Manual de CIRURGIA COLORRETAL

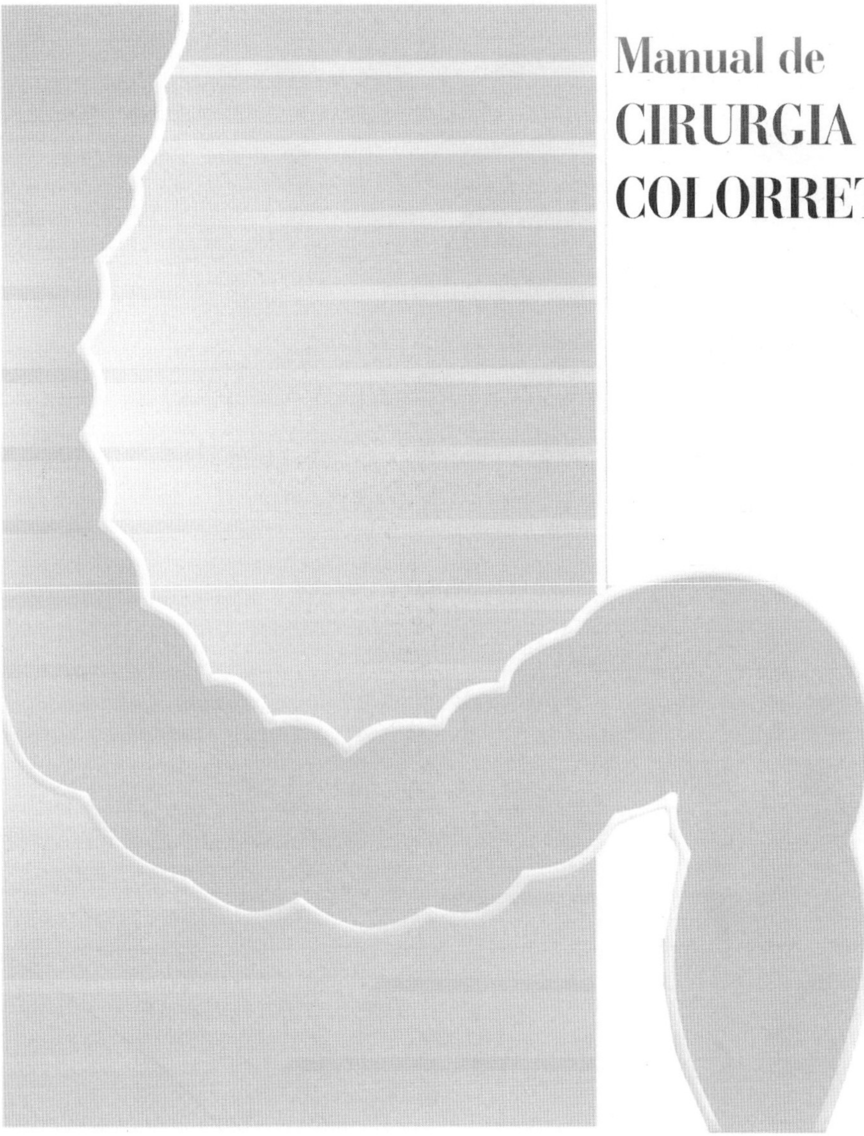

Manual de CIRURGIA COLORRETAL

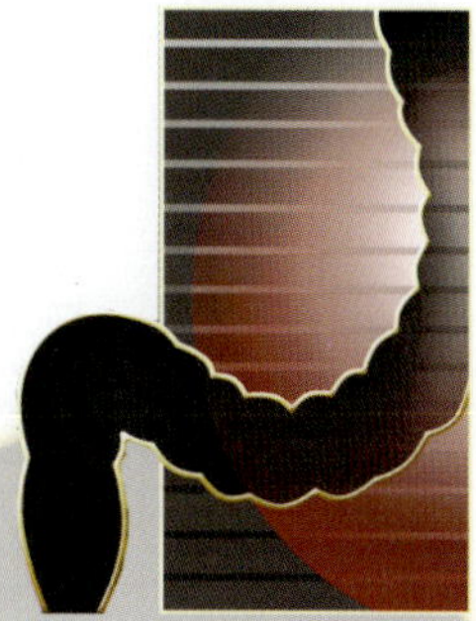

Marvin L. Corman, M.D.
Vice-Chairman, Department of Surgery
North Shore–Long Island Jewish Hospital;
Associate Surgeon-in-Chief
Long Island Jewish Medical Center
Long Island, New York

Stephen I. Allison, M.B.B.S., F.R.A.C.S.
Senior Lecturer
Department of Surgery
University of Queensland;
Department of Surgery
Mater Misericordiae Hospital
Brisbane, Queensland
Australia

Jonathan P. Kuehne, M.D.
Voluntary Faculty
University of Southern California
Los Angeles County Medical Center
Los Angeles, California

Prefácio e Revisão Técnica
Geraldo Magela Gomes da Cruz
Mestre e Doutor em Medicina
Professor Titular de Coloproctologia da Faculdade de Ciências Médicas de Minas Gerais
Chefe do Serviço de Coloproctologia de Mulheres da
Santa Casa de Belo Horizonte
Ex-Presidente da Sociedade Brasileira de Coloproctologia

REVINTER

ISBN 85-7309-994-1

Tradução:
ALESSANDRO LEMOS PASSOS LOIOLA (Caderno Zero ao Cap. 16)
Médico, MG
NELSON GOMES DE OLIVEIRA (Caps. 17 ao 25)
Médico, RS
MICHAEL SASSO (Caps. 26 ao 33)
Médico, RJ

Revisão Técnica:
GERALDO MAGELA GOMES DA CRUZ
Mestre e Doutor em Medicina
Professor Titular de Coloproctologia da Faculdade de Ciências Médicas de Minas Gerais
Chefe do Serviço de Coloproctologia de Mulheres da Santa Casa de Belo Horizonte
Ex-Presidente da Sociedade Brasileira de Coloproctologia
Titular da Sociedade Brasileira de Coloproctologia
Titular da Associação Latino-Americana de Coloproctologia
Titular da International Society of University Colon and Rectal Surgeons
Titular do Colégio Brasileiro de Cirurgiões
Titular da Federação Brasileira de Gastroenterologia
Fellow of the American Society of Colon and Rectal Surgeons
Fellow of the Harrison Department of the University of Pennsylvania, USA
Titular da Academia Mineira de Medicina
Titular do Instituto Histórico e Geográfico de Minas Gerais
Titular do Instituto Mineiro da História da Medicina

Nota: A medicina é uma ciência em constante evolução. À medida que novas pesquisas e experiências ampliam os nossos conhecimentos, são necessárias mudanças no tratamento clínico e medicamentoso. Os autores e o editor fizeram verificações junto a fontes que se acredita sejam confiáveis, em seus esforços para proporcionar informações acuradas e, em geral, de acordo com os padrões aceitos no momento da publicação. No entanto, em vista da possibilidade de erro humano ou mudanças nas ciências médicas, nem os autores e o editor nem qualquer outra parte envolvida na preparação ou publicação deste livro garantem que as instruções aqui contidas são, em todos os aspectos, precisas ou completas, e rejeitam toda a responsabilidade por qualquer erro ou omissão ou pelos resultados obtidos com o uso das prescrições aqui expressas. Incentivamos os leitores a confirmar as nossas indicações com outras fontes. Por exemplo e em particular, recomendamos que verifiquem as bulas em cada medicamento que planejam administrar para terem a certeza de que as informações contidas nesta obra são precisas e de que não tenham sido feitas mudanças na dose recomendada ou nas contra-indicações à administração. Esta recomendação é de particular importância em conjunto com medicações novas ou usadas com pouca freqüência.

Título original em Inglês:
Handbook of Colon & Rectal Surgery

Livraria e Editora REVINTER Ltda.
Rua do Matoso, 170 – Tijuca
20270-131 – Rio de Janeiro – RJ
Tel.: (21) 2563-9700 – Fax: (21) 2563-9701
livraria@revinter.com.br – www.revinter.com.br

Prefácio da Edição Brasileira

Fui procurado pela direção da Revinter com a proposta de um grande desafio: fazer a revisão técnica da tradução do *Handbook of Colon and Rectal Surgery*, de Marvin L. Corman, Stephen I. Allison e Jonathan P. Kuehne, adaptando o texto traduzido ao jargão da especialidade. Aceitei o convite imediatamente, pois nada me honra mais do que participar do ensino da especialidade em nosso país, mesmo sabendo da dimensão do trabalho: um texto com cerca de mil páginas, repletas de conhecimentos, escrito pelos mais consagrados coloproctologistas americanos.

Solicitou-me, ainda, a direção da Revinter, que, a exemplo do que fizera em outro livro, que tive a honra de traduzir para a mesma Editora – *Atlas of Colorectal Surgery* –, acrescentasse notas de rodapé, atendendo às demandas de cunho específico da Coloproctologia e ao aspecto cultural e histórico da especialidade. Aceitei, também, esta difícil tarefa, pois a história sempre me cativou, o que ficou claro quando traduzi, para a mesma Editora, *Cambridge – Illustrated History of Medicine.*

Como o livro não tem referências bibliográficas, solicitou-me, ainda, a Revinter, que criasse uma bibliografia a partir dos nomes referidos pelos autores. Mesmo sabendo das dificuldades, aceitei, também, este desafio.

Vi, nestas propostas, não um capricho, mas o extremo zelo que a Revinter vem demonstrando com suas publicações na área da saúde e o extremo respeito que sempre permeia as suas relações com os médicos, especialistas, residentes, enfim, todos os leitores, que honram a Editora lendo as suas publicações e confiando que as mesmas são obras sérias e preparadas com o máximo respeito e inquestionável competência editorial.

Atendendo à primeira proposta, procedemos a inúmeras substituições de palavras, depois a modificações de frases e até de parágrafos inteiros, procurando dar uma linguagem médica técnica e que, ao mesmo tempo, possibilitasse uma leitura agradável e sem a conotação de se estar lendo uma tradução.

Quanto à segunda proposta, inserimos 273 notas de rodapé, privilegiando a história da especialidade, procurando acrescentar aos nomes consagrados e referidos pelos autores detalhes de suas vidas e de suas obras, além de explicar e descrever técnicas e instrumentos relatados, mas não descritos.

No tocante à terceira proposta, conseguimos levantar 166 referências bibliográficas a partir dos nomes referidos pelos autores, para tanto usando datas, nomes e títulos, ensejando um resgate bibliográfico o mais fiel possível.

Fiquei emocionado ao ler o texto final, na segunda revisão, quando senti, desta vez como um leitor não comprometido, como se os três autores tivessem escrito "em português" e não "em inglês". Não ficou parecido com uma tradução do inglês, mas com uma obra original em português.

Confesso que fui tomado por um sentimento de orgulho com relação à Editora por dois motivos: o primeiro, pela confiança depositada em mim; e o segundo, por ela ter-me colocado como intermediário entre estes três grandes coloproctologistas e tantos colegas por todo o Brasil, que optaram pelo conforto de ler e consultar um livro tão maravilhoso na própria língua.

Pode ter certeza, o leitor, que dei o melhor de mim como especialista, que fiz o melhor que pude como escritor e tradutor, que procurei manter a originalidade quando da adaptação lingüística, e, acima de tudo, que admirei o livro escrito em inglês da mesma forma que o leitor vai admirá-lo em português.

Geraldo Magela Gomes da Cruz

Colaboradores

Marvin L. Corman, M.D., Vice-Chairman, Department of Surgery, North Shore–Long Island Jewish Hospital; Associate Surgeon-in-Chief, Long Island Jewish Medical Center, Long Island, New York

Eric J. Daniels, M.D., UCLA School of Medicine, Los Angeles, California

Robert Gilliland, M.D., Research Fellow; Department of Colorectal Surgery, Cleveland Clinic Florida, Fort Lauderdale, Florida

Anthony A. Goodman, M.D., Professor of Medicine, Adjunct Professor of Medicine, Montana State University, Billings, Montana

Lester Gottesman, M.D., Assistant Professor, Columbia University College of Physicians and Surgeons, Division of Colon and Rectal Surgery, St. Luke's/Roosevelt Hospital Center, New York, New York

José Marcio N. Jorge, M.D., Instituto do Aparelho Digestivo, São Paulo, Brazil

Anthony M. Nyerges, M.D., Associate Clinical Professor, Co-Director, UCLA Pain Service, Department of Anesthesiology, UCLA School of Medicine, Los Angeles, California

Alberto Peña, M.D., Professor of Surgery, Albert Einstein College of Medicine, The Bronx; Chief, Pediatric Surgery, Long Island Jewish Medical Center, New Hyde Park, New York

John L. Petrini, M.D., Clinical Associate Professor of Medicine, University of Southern California, Los Angeles; Chief, Department of Gastroenterology, Sansum Medical Clinic, Santa Barbara, California

Daniel Rosenthal, M.D., Clinical Professor of Surgery, University of Texas Health Sciences Center, San Antonio, Texas

Ronald M. Stewart, M.D., Director of Trauma and Emergency Surgery, Assistant Professor of Surgery, University of Texas Health Sciences Center, Houston, Texas

Steven D. Wexner, M.D., Chairman, Department of Colorectal Surgery, Cleveland Clinic Florida, Fort Lauderdale, Florida

Sumário

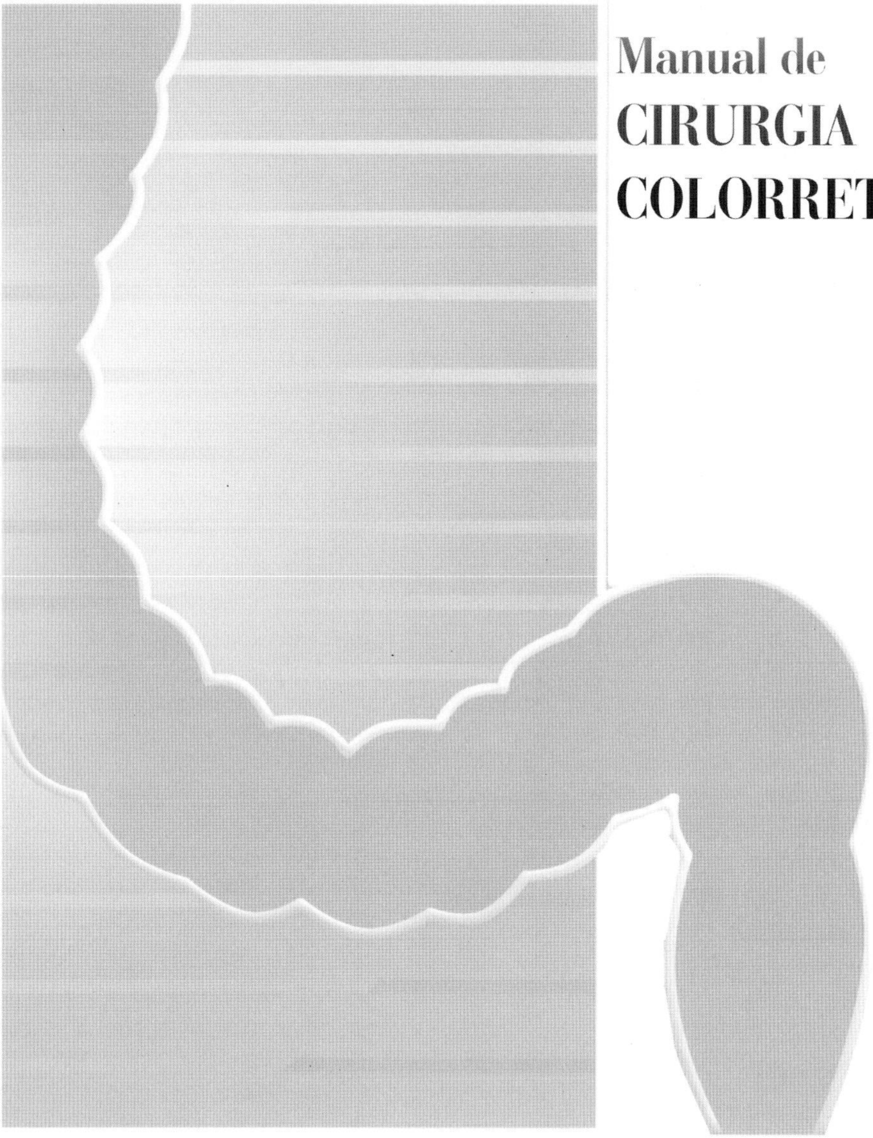

Manual de CIRURGIA COLORRETAL

1

Embriologia e Anatomia do Cólon, Reto e Ânus

EMBRIOLOGIA

O tubo digestivo primitivo desenvolve-se no embrião a partir do folheto endodérmico e, por volta da terceira semana de desenvolvimento, ele já pode ser dividido em três regiões: anterior, localizada na prega cefálica; posterior, com crescimento ventral em direção à prega caudal menor e, entre essas duas porções, o intestino médio, que neste estágio abre-se ventralmente no saco vitelino. Após os estágios de (a) herniação fisiológica, (b) retorno ao abdome e (c) fixação, o intestino médio se insinua por sob a papila pancreática maior formando o intestino delgado, o cólon ascendente e os dois terços proximais do cólon transverso. A artéria do intestino médio (artéria mesentérica superior), com suas drenagens venosa e linfática correspondentes, irriga este segmento. A inervação simpática do intestino médio – e provavelmente do intestino posterior – deriva de T8 a L2, via nervos esplâncnicos e plexos autonômicos abdominopélvicos. A via parassimpática do intestino médio deriva do 10º par craniano (nervo vago), com os corpos celulares pré-ganglionares contidos na massa encefálica.

O cólon distal (terço distal do cólon transverso descendente e sigmóide), o reto e o canal anal acima da linha pectínea originam-se do intestino posterior. Dessa forma, a artéria do intestino posterior (artéria mesentérica inferior), com suas drenagens venosa e linfática correspondentes, irriga este segmento. Nervos esplâncnicos de S2, S3 e S4 fornecem a inervação parassimpática.

A linha pectínea marca o ponto de fusão entre os tubos endodérmico e ectodérmico, ou seja, o local onde a porção terminal do intestino posterior (ou cloaca) se une a uma invaginação da margem anal (denominada proctódio). Antes da quinta semana de desenvolvimento, os tratos intestinal e urogenital apresentam um término comum na cloaca. Na sexta semana, o septo urorretal migra caudalmente, e os dois tratos são separados. A parte cloacal do canal anal, que possui elementos tanto endodermais quanto ectodermais, forma a zona de transição após o rompimento da membrana anal. Na décima semana, os tubérculos anais, um par de expansões ectodermais em torno do proctódio, fundem-se dorsalmente para constituir uma estrutura em forma de ferradura e, anteriormente, para criar o corpo perineal. O esfíncter cloacal é separado pelo corpo perineal em porções urogenital e anal (esfíncter anal externo). O esfíncter anal interno é formado mais tarde (sexta à décima segunda semana), a partir de fibras da camada muscular circular do reto. Os esfíncteres aparentemente migram durante seu desenvolvimento: o esfíncter externo se insinua cefalicamente e o interno, caudalmente. Concomitantemente, a musculatura longitudinal desce pelo plano interesfincteriano.

ANATOMIA DO CÓLON

Em geral, o cólon circunda as alças do intestino delgado como uma moldura. Sua extensão é variável no adulto, apresentando em média 150 cm ou cerca de um quarto do tamanho do intestino delgado. Seu diâmetro, que pode aumentar substancialmente na presença de distensão, decresce gradualmente de 7,5 cm (no ceco) até 2,5 cm (no sigmóide).

Três tênias colônicas – anterior (tênia livre), póstero-medial (tênia mesocolônica) e póstero-lateral (tênia omental) – representam espessamentos da camada muscular longitudinal externa e percorrem o cólon desde a base do apêndice até a junção retossigmóide, onde elas se fundem. Na verdade, a camada muscular longitudinal envolve toda a circunferência colônica, mas é consideravelmente mais espessa nas tênias. A pequena extensão das tênias, em relação ao comprimento do cólon, provoca a formação de pregas na parede intestinal denominadas saculações haustrais ou boceladuras.

Ceco

O ceco é o segmento do intestino grosso que se projeta para baixo como uma bolsa em fundo cego na entrada do íleo. É um órgão saculado de 6 a 8 cm de extensão e largura, geralmente situado na fossa ilíaca direita e quase que inteiramente coberto pelo peritônio visceral. Sua mobilidade é variável, mas, em 10 a 20% dos indivíduos, é incrivelmente móvel.

O íleo termina na face póstero-medial do ceco. Os ligamentos ileocecais superior e inferior mantêm a angulação entre estas duas estruturas. Esses ligamentos, em conjunto com o mesoapêndice, formam três recessos ou fossas pericecais: ileocecal superior, ileocecal inferior e retrocecal. O esfíncter ileocecal origina-se de um leve espessamento da camada muscular do íleo terminal.

Apêndice

O apêndice vermiforme é um divertículo alongado localizado na face póstero-medial do ceco, cerca de 3 cm abaixo da junção ileocecal. Sua extensão varia de 2 a 20 cm (média de 8-10 cm), e possui cerca de 5 mm de diâmetro. A confluência das três tênias é um guia útil para se localizar a base do apêndice. Devido à sua grande mobilidade, o apêndice pode ocupar várias posições, variando-as de tempos em tempos em um mesmo indivíduo: retrocecal (encontrado em 65% das pessoas), pélvico (31%), subcecal (2,3%), pré-ileal (1,0%) e retroileal (0,4%). O mesoapêndice, uma prega triangular ligada ao folheto posterior do mesentério do íleo terminal, geralmente contém os vasos apendiculares próximos à sua margem livre.

Cólon Ascendente

O cólon ascendente se estende por 15 cm, da junção ileocecal até a flexura hepática, localizando-se lateralmente ao músculo psoas e anteriormente ao ilíaco, quadrado lombar e pólo inferior do rim direito. Ele é coberto com peritônio anteriormente e em ambas laterais. Da mesma forma que a face posterior do cólon descendente, a face posterior do cólon ascendente também é desprovida de peritônio. Em seu lugar, possui uma camada de tecido areolar (fáscia de Toldt[1]) resultante de um processo embriológico de fusão ou coalescência do mesentério com o peritônio parietal posterior. Na reflexão peritoneal lateral, este processo é representado pela linha branca de Toldt, tornando-se mais evidente na junção cólon descendente/sigmóide. Essa linha serve de guia para o cirurgião, facilitando e permitindo a mobilização dos cólons ascendente, descendente ou sigmóide.

Na superfície visceral do lobo hepático direito e lateralmente à vesícula biliar, o cólon ascendente curva-se medialmente de maneira abrupta e, de modo mais leve, caudalmente e ventralmente, formando a flexura colônica direita (ou hepática). Essa flexura, sustentada pelo ligamento nefrocolônico, localiza-se ventralmente à porção inferior do rim direito e sobre o duodeno.

Relação com os Ureteres

Em ambos os lados, os ureteres repousam sobre a porção ínfero-medial do músculo psoas. Anteriormente, são cruzados obliquamente pelos vasos espermáticos; posteriormente, pelo nervo genitofemoral. O ureter direito localiza-se lateralmente à veia cava inferior e é cruzado anteriormente pelas artérias colônica direita e ileocolônica, pela raiz do mesentério e pelo íleo terminal. Em sua porção pélvica, o ureter cruza o cíngulo pélvico em frente ou um pouco lateralmente à bifurcação da artéria ilíaca comum, descendo, abruptamente, entre o peritônio e a artéria ilíaca interna. No homem, antes de penetrar na bexiga, os ductos deferentes cruzam os ureteres lateromedialmente em sua porção superior. Na mulher, à medida que os ureteres atravessam a camada posterior do ligamento largo e do paramétrio próximo ao cérvice uterino e na porção superior da vagina, eles são envolvidos pelos plexos venosos vesical e vaginal e cruzados; superior e lateromedialmente, pela artéria uterina.

Cólon Transverso

O cólon transverso é o maior segmento do intestino grosso, medindo cerca de 45 cm. Atravessa todo o abdome, sendo relativamente fixo em cada flexura (hepática e esplênica). Ao longo deste trajeto, ele é completamente envolvido pelo peritônio e suspenso por um mesocólon transverso de aproximadamente 10-15 cm de extensão, o que lhe confere uma considerável mobilidade. O ponto inferior do cólon transverso pode atingir o hipogástrio. O grande omento se funde com a margem ântero-superior do cólon transverso. A flexura colônica esquerda (ou esplênica) situa-se sob o ângulo inferior do baço e está firmemente presa ao diafragma pelo ligamento frenocolônico.

Cólon Descendente

Este segmento do intestino grosso se dirige para baixo a partir da flexura esplênica até o cíngulo pélvico, uma distância de aproximadamente 25 cm. De modo semelhante ao cólon ascendente, o cólon descendente é coberto por peritônio visceral apenas em sua face anterior e lateralmente. Posteriormente, ele repousa diretamente sobre o rim esquerdo e os músculos quadrado lombar e transverso do abdome. O cólon descendente é mais estreito e situa-se mais dorsalmente que o cólon ascendente.

Cólon Sigmóide

O cólon sigmóide se estende da extremidade mais inferior do cólon descendente – no cíngulo pélvico – até o limite proximal do reto, variando acentuadamente de comprimento (15-50 cm, média de 38 cm) e configuração. Em geral, o cólon sigmóide é uma alça móvel, em forma de ômega aberto para a esquerda, completamente coberta por peritônio. O mesossigmóide está fixado às paredes pélvicas como um V invertido, ocupando um recesso chamado de fossa intersigmóide. O ureter esquerdo, localizado imediatamente sob esta fossa, é cruzado em sua face anterior pelos vasos espermáticos, colônicos esquerdo e sigmóide.

Junção Retossigmóide

Macroscopicamente, a junção retossigmóide pode ser identificada como o ponto onde as tênias livre e omental se fundem para formar uma única tênia anterior e onde as haustrações e o mesocólon terminam.

Reto

O reto tem 12-15 cm de extensão, mas tanto os limites proximais quanto os distais são motivo de discussão. Enquanto os anatomistas admitem o limite reto à junção retossigmóide no nível da terceira vértebra sacral, os cirurgiões admitem este limite no promontório sacral. Da mesma forma, os cirurgiões consideram o limite inferior do reto como sendo o anel muscular anorretal, mas os anatomistas identificam este limite no nível da linha pectínea que se situa cerca de 3 cm abaixo. O reto ocupa a concavidade sacral e termina 2-3 cm abaixo da ponta do cóccix.

O reto possui três curvas laterais: a superior e a inferior são convexas à direita, e a média é convexa à esquerda. Essas curvas correspondem, intraluminalmente, às pregas ou válvulas de Houston. As válvulas retais não contêm todas as camadas musculares e não possuem qualquer função específica.

O reto caracteriza-se pela ausência de tênias, apêndices epiplóicos, haustrações ou um mesentério bem definido. Uma exceção, contudo, ocorre nos pacientes com procidência, onde pode-se observar um mesorreto peritonizado. O terço superior do reto é coberto, anterior e lateralmente, pelo peritônio. O terço médio é coberto pelo peritônio apenas em seu aspecto anterior, enquanto que o terço inferior é inteiramente extraperitoneal.

Relações Fasciais do Reto

As paredes e o assoalho pélvico são revestidos pela *fáscia endopélvica* parietal, que continua sobre os órgãos internos como uma fáscia pélvica visceral. Então, a fáscia própria do reto é uma extensão da fáscia pélvica, encerrando o reto, tecido adiposo, nervos e vasos sangüíneos e linfáticos. Os espessamentos laterais dessa fáscia formam os ligamentos (ou pregas) laterais do reto.[2]

A fáscia *pré-sacral* é um espessamento da fáscia endopélvica parietal que cobre a concavidade do sacro e do cóccix, bem como nervos, veias pré-sacrais e a artéria sacral média.

A *fáscia retossacral* é uma reflexão fascial espessa, dirigida ântero-inferiormente desde a fáscia pré-sacral ao nível de S4 até a fáscia própria do reto, logo acima do anel anorretal. Anteriormente, o reto extraperitoneal é separado da próstata e das vesículas seminais (ou vagina) por um septo fascial robusto, a fáscia pélvica visceral de Denonvilliers.[3] Tanto a fáscia retossacral quanto a fáscia pélvica visceral são pontos de referência anatômica importantes durante a mobilização cirúrgica do reto.

Canal Anal

Duas definições encontradas na literatura descrevem o canal anal. O canal anal "cirúrgico" ou "funcional" se estende por aproximadamente 4 cm, da margem anal até o anel anorretal. O canal anal "anatômico" ou "embriológico" é mais curto (2 cm), estendendo-se da margem anal até a linha denteada, nível que corresponde à membrana proctodeal.[4]

O ânus ou orifício anal é uma fenda ântero-posterior que, ao longo do canal anal, se mantém virtualmente fechado durante o repouso. Este fechamento é resultado de uma contração circunferencial tônica dos esfíncteres e da pressão exercida pelos tecidos perianais. Posteriormente, o canal anal relaciona-se ao cóccix e, anteriormente, à uretra (no homem) ou à parte mais inferior da parede vaginal posterior (na mulher). Em ambos os lados situa-se a fossa isquiorretal, contendo tecido adiposo e vasos e nervos retais inferiores, que cruzam a fossa para penetrar na parede do canal anal.

Epitélio

O revestimento do canal anal consiste de um segmento mucoso superior e um cutâneo inferior. A linha pectínea (ou denteada) representa o ponto de junção do ectoderma com o endoderma embrionários – ou seja, o local de divisão entre dois sistemas distintos de drenagens venosa e linfática, inervação e revestimento epitelial. Acima do nível da linha pectínea, o intestino é inervado pelos sistemas simpático e parassimpático, com suprimento arterial e drenagens venosa e linfática relacionados aos vasos hipogástricos. Abaixo dessa linha, o canal anal é inervado pelo sistema nervoso cerebroespinhal (motor e sensitivo), e o suprimento sangüíneo e a drenagem relacionam-se ao sistema hemorroidário.

A linha pectínea corresponde a uma linha de válvulas anais, remanescentes da membrana proctodeal. Acima de cada válvula existe um pequeno recesso conhecido como *sinus* ou cripta anal, em número de 4 a 12. A obstrução destes ductos, possivelmente pelo acúmulo de corpos estranhos nas criptas, pode levar à formação de abscessos e fístulas.

Superiormente à linha pectínea encontram-se 8 a 14 pregas longitudinais, conhecidas como colunas retais (ou colunas de Morgani).[5] Cada par de colunas possui sua base conectada a uma válvula na linha pectínea. Na extremidade inferior das colunas localizam-se as papilas anais. Essas pequenas faixas de mucosa, com 0,5 a 1,0 cm de extensão, constituem a zona de transição ou cloacogênica e dão origem a certos tipos de tumores anais[6] (ver Capítulo 24). Na porção superior desta área o epitélio passa a ser constituído por uma simples camada de células colunares e, macroscopicamente, adquire a coloração rosa-claro característica da mucosa retal.

A parte cutânea do canal anal consiste de epitélio escamoso modificado, fino, macio, pálido e desprovido de cabelos e glândulas. A margem anal, que marca o limite inferior do canal anal, costuma ser utilizada como ponto de referência para medições realizadas durante colonoscopias ou cirurgias. Distalmente à margem anal, o epitélio apresenta folículos pilosos, glândulas (incluindo glândulas apócrinas) e outras características da pele normal, sobretudo a camada córnea.

Esfíncter Anal Interno

O esfíncter anal interno (EAI) representa o espessamento distal da camada muscular circular do reto. Esse músculo liso, em estado de contínua contração máxima, é uma barreira natural contra a perda involuntária de fezes e gases. O EAI é responsável por 50 a 85% do tônus anal de repouso – o esfíncter anal externo (EAE) responde por 25 a 30%; e os 15% restantes são atribuídos à pressão exercida pelos tecidos de sustentação do canal anal.

Músculo Longitudinal Conjunto

A camada circular interna do reto dá origem ao EAI. A camada longitudinal externa, por sua vez, associa-se a fibras do músculo elevador do ânus ao nível do anel anorretal para formar o músculo longitudinal conjunto, que desce entre o EAI e o EAE. Algumas de suas fibras (denominadas músculo corrugador do ânus) atravessam a porção mais inferior do EAE e vão inserir-se na pele perianal, possuindo um papel rudimentar entre os seres humanos.

Esfíncter Anal Externo

O EAI consiste em um cilindro elíptico de musculatura estriada que envolve o tubo mais interno de musculatura lisa, terminando um pouco mais distalmente que o EAI. O EAE possui três divisões: subcutâneo, superficial e profundo. A parte mais profunda relaciona-se intimamente ao músculo puborretal, que, por sua vez, é considerado um componente em comum do complexo muscular constituído pelo músculo elevador do ânus e o EAE. Alguns autores consideram o EAE como sendo composto de um compartimento profundo (esfíncter profundo e puborretal) e outro superficial (esfíncter superficial e subcutâneo). Com base em estudos embriológicos, o EAE parece de fato subdividir-se em duas partes – superficial e profunda –, sendo que nenhuma delas relaciona-se ao puborretal.

Elevador do Ânus

O músculo elevador do ânus, ou diafragma pélvico, é o principal componente do assoalho pélvico. Este conjunto de camadas musculares simétricas é formado por três músculos estriados: iliococcígeo, pubococcígeo e puborretal. Um quarto componente variável, o isquiococcígeo ou coccígeo, é rudimentar entre os seres humanos e encontra-se representado por algumas poucas fibras musculares na superfície do ligamento sacroespinhoso. As fibras do iliococcígeo originam-se da espinha isquiática e da face posterior da fáscia obturadora, dirigindo-se inferior e medialmente e indo inserir-se na face lateral de S3, S4, no cóccix e na rafe anococcígea. O pubococcígeo origina-se da face posterior do púbis e da parte anterior da fáscia obturadora. Dirige-se dorsalmente ao longo da junção anorretal para entrelaçar com fibras do lado oposto ao nível da rafe anococcígea, inserindo-se na face anterior do quarto segmento sacral e do primeiro segmento coccígeo.

O assoalho pélvico apresenta uma falha na linha mediana. Esta falha, chamada "hiato do elevador", consiste em um espaço elíptico situado entre os dois músculos pubococcígeos. O ligamento hiatal, originado da fáscia pélvica, mantém as vísceras intra-hiatais unidas e evita sua constrição durante a contração do elevador do ânus Tem-se atribuído a esta rafe anococcígea uma função dilatadora devido à sua disposição em linhas cruzadas.

O puborretal, a porção mais medial do músculo elevador do ânus, situa-se imediatamente acima do componente profundo do EAE. É uma alça de musculatura estriada forte, em forma de "*U*", que traciona a junção anorretal para a face posterior do púbis. Entre os dois músculos pubococcígeos existe uma falha por meio da qual passam a porção mais inferior do reto, a uretra e a veia dorsal do pênis ou da vagina. O puborretal, atualmente considerado parte de ambos os grupamentos musculares – EAE e elevador do ânus –, possui a mesma inervação destes.

Agindo sobre o anel anorretal o músculo puborretal contribui para formar o ângulo anorretal. O anel anorretal é um anel muscular forte que representa o limite superior do esfíncter e a borda superior do EAI, contornando a junção anorretal. Acredita-se que o ângulo anorretal seja resultado da configuração anatômica da alça do músculo puborretal em torno da junção anorretal. Enquanto os esfíncteres anais são responsáveis pelo fechamento do canal anal, evitando o vazamento de gases e fezes líquidas, o músculo puborretal e o ângulo anorretal destinam-se à manutenção da continência para fezes normais – para tanto, utilizam-se de uma atividade oclusiva persistente (atribuída, principalmente, ao puborretal).

Espaços Para-Anal e Pararretal

Os espaços potencialmente importantes na região anorretal incluem os espaços isquiorretal, perianal, interesfincteriano, submucoso, pós-anal superficial, pós-anal profundo, supra-elevador e retrorretal. Uma fina fáscia horizontal subdivide a fossa isquiorretal em dois espaços: perianal e isquiorretal. O espaço isquiorretal compreende os dois terços superiores da fossa isquiorretal, possui formato triangular e situa-se de cada lado do canal anal, tendo o reto como limite medial e a parede pélvica lateralmente. Seu ápice encontra-se na origem do músculo elevador do ânus, na fáscia obturadora, e sua base é o espaço perianal. Anteriormente, a fossa isquiorretal é delimitada pelo diafragma urogenital e pelo músculo transverso do períneo. Posteriormente à fossa isquiorretal encontra-se o ligamento sacrotuberoso e a borda inferior do músculo glúteo maior. Na parede súpero-lateral, o nervo pudendo e os vasos pudendos internos atravessam o canal pudendo (canal de Alcock).[7] A fossa isquiorretal contém tecido adiposo e os vasos e nervos retais inferiores.

O espaço perianal circunda a parte inferior do canal anal. É contíguo com o tecido adiposo das nádegas lateralmente, estendendo-se medialmente para dentro do espaço interesfinctérico. O plexo hemorroidário externo encontra-se no espaço perianal e comunica-se com o plexo hemorroidário interno ao nível da linha pectínea. Este espaço é um local viável para formação de hematomas, abscessos perianais e trajetos fistulosos. O espaço perianal também contém a porção subcutânea do EAE, a parte inferior do EAI e fibras do músculo longitudinal.

O espaço interesfincteriano é um espaço virtual entre o EAI e o EAS. O espaço anal submucoso (EAS), situado entre o EAE e o revestimento mucocutâneo do canal anal, contém o plexo hemorroidário interno e a camada muscular submucosa do ânus. Acima, continua-se com a camada submucosa do reto e, inferiormente, termina ao nível da linha pectínea.

O espaço pós-anal superficial encontra-se entre o ligamento anococcígeo e a pele. O espaço pós-anal profundo situa-se entre o ligamento anococcígeo e a rafe anococcígea. Ambos os espaços pós-anais comunicam-se posteriormente com a fossa isquiorretal e são o local de ocorrência dos abscessos em ferradura.

Os espaços supra-elevadores situam-se entre o peritônio (superiormente) e o elevador do ânus (inferiormente). Medialmente, esses espaços bilaterais são delimitados pelo reto e, lateralmente, pela fáscia obturatória. O espaço retrorretal localiza-se entre a fáscia própria do reto, anteriormente, e a fáscia pré-sacral, posteriormente. Lateralmente, encontram-se os ligamentos laterais do reto. Inferiormente, observa-se o ligamento retossacral e, acima, o espaço continua com o retroperitônio.

Suprimento Arterial

As artérias mesentéricas superior e inferior nutrem os vários segmentos do intestino grosso. O limite de vascularização dos dois sistemas é o ângulo ou flexura esplênica – antes dela a irrigação é pela mesentérica superior; após ela, pela mesentérica inferior. Há uma riquíssima rede de circulação colateral entre os dois sistemas, fomando uma "arcada marginal" na face interna ou medial dos cólons (face mesentérica), terminando na artéria marginal, em contato com toda a face medial dos cólons, da qual partem ramos arteriais denominados "vasos retos", responsáveis diretos pela irrigação. A irrigação da região anorretal é provida pelas artérias ilíacas internas ou hipogástricas.

Artéria Mesentérica Superior

A artéria mesentérica superior (AMS), que se origina da aorta atrás da borda superior do pâncreas, ao nível de L1, irriga o ceco, o apêndice, os cólons ascendente e transverso. Além disso, a AMS irriga todo o intestino delgado, o pâncreas e, ocasionalmente, o fígado. Após passar posteriormente ao colo do pâncreas e ântero-medialmente ao processo uncinado, a AMS cruza a terceira parte do duodeno e prossegue inferiormente e para a direita, ao longo da raiz do mesentério. De sua superfície esquerda nasce uma série de cerca de 12 a 20 ramos jejunais e ileais. Do lado direito, nascem as artérias colônica média, direita e ileocolônica. A artéria ileocolônica bifurca-se em um ramo superior (ou ascendente), que comunica-se com o ramo descendente da artéria colônica direita, e um ramo inferior (ou descendente), que por sua vez subdivide-se em ramos cecal anterior, cecal posterior e apendicular. Finalmente, a ileocolônica prossegue ao longo do mesentério como um ramo ileal.

A artéria colônica direita também pode originar-se das artérias colônica média ou ileocolônica, podendo inexistir em até 20% dos pacientes.

A artéria colônica média é a divisão mais alta dos três ramos da artéria mesentérica superior, surgindo próxima à borda inferior do pâncreas. Seu ramo direito irriga o cólon transverso direito e a flexura hepática, anastomosando-se com o ramo ascendente da artéria colônica direita. Seu ramo esquerdo irriga a metade distal do cólon transverso. As variações anatômicas desta artéria incluem ausência em 4 a 20% das pessoas e presença de uma artéria colônica média acessória em 10%.

Artéria Mesentérica Inferior

A artéria mesentérica inferior (AMI) origina-se da face anterior da aorta, 3 a 4 cm acima de sua bifurcação ao nível de L2-3, e dirige-se para baixo e para a esquerda, adentrando na pelve. No abdome, a AMI ramifica-se na artéria colônica esquerda e em duas a seis artérias sigmóides. Após cruzar a artéria ilíaca comum esquerda, passa a ser denominada "artéria hemorroidária superior" ou "artéria retal superior".

A artéria colônica esquerda, ramo mais superior da AMI, bifurca-se em um ramo ascendente direcionado para a flexura esplênica, contribuindo para a arcada de Riolan,[8] e um ramo descendente, que irriga boa parte do cólon descendente. As artérias sigmóides formam arcadas dentro do mesocólon sigmóide, lembrando a vasculatura do intestino delgado. Proximalmente, anastomosam-se com ramos da artéria colônica esquerda; distalmente, com a artéria hemorroidária superior. A artéria marginal termina na arcada sigmóide. A artéria hemorroidária superior percorre o mesocólon sigmóide até o nível de S3 e então passa para a face posterior do reto. Em 80% dos casos, ela se bifurca em ramos direito (em geral mais calibroso) e esquerdo. Ramos múltiplos estão presentes em 17% dos casos. Essas divisões, uma vez dentro da submucosa retal, dirigem-se diretamente para baixo, irrigando o reto inferior e o canal anal. Os ramos que atingem o nível das colunas retais organizam-se em plexos capilares, especialmente nas posições posterior direita, anterior direita e lateral esquerda, correspondendo à localização dos principais grupos hemorroidários.

O suprimento sangüíneo do anorreto dá-se, principalmente, pelas artérias hemorroidárias superior e inferior. A contribuição da artéria hemorroidária média varia de acordo com o calibre da artéria hemorroidária superior. Em geral, a artéria hemorroidária média origina-se de uma divisão anterior das artérias ilíacas ou pudendas internas, e alcança, ântero-lateralmente, o reto e o terço inferior do reto próxima ao nível do assoalho pélvico e profundamente à fáscia do elevador do ânus.

As artérias hemorroidárias inferiores são ramos da artéria pudenda interna de cada lado que, por sua vez, é um ramo da artéria ilíaca interna isolateral. A artéria hemorroidária inferior emerge do canal pudendo, seguindo a partir daí um curso inteiramente extrapélvico. Ela atravessa a fáscia obturadora, a fossa isquiorretal e o esfíncter anal externo, alcançando a submucosa do canal anal.

Drenagem Venosa

A drenagem venosa do intestino grosso basicamente segue o suprimento arterial. O sangue originário do cólon direito segue pela veia mesentérica superior, e aquele do cólon esquerdo segue pela veia mesentérica inferior. Todo este efluxo atinge os capilares intra-hepáticos por meio da veia porta. Através das veias hemorroidárias média e inferior, o sangue originário do anorreto drena para a veia ilíaca interna, passando então para a veia cava inferior.

Drenagem Linfática

A drenagem linfática de todas as partes do cólon segue o suprimento sangüíneo. As camadas submucosa e subserosa do cólon e do reto possuem uma vasta rede de plexos linfáticos que drenam para sistemas de canais e gânglios extramurais. Os linfonodos colorretais são classicamente divididos em quatro grupos: epiplóicos, paracolônicos, intermediários e principais. O grupo epiplóico localiza-se na parede intestinal sob o peritônio e nos apêndices epiplóicos. Os gânglios paracolônicos situam-se ao longo da artéria marginal e suas arcadas. Os gânglios intermediários seguem o curso dos vasos colônicos principais. Finalmente, os gânglios principais localizam-se nos vasos mesentéricos superior e inferior. Todos esses linfonodos drenam para a cisterna quilosa através da cadeia ganglionar paraórtica.

Os linfonodos dos dois terços superiores do reto drenam exclusivamente para os gânglios mesentéricos inferiores e, daí, para os gânglios paraórticos. A drenagem linfática do terço inferior do reto pode seguir curso cefálico, ao longo das artérias hemorroidária superior e mesentérica inferior, ou lateral, ao longo dos vasos hemorroidários médios em direção aos gânglios ilíacos internos. No canal anal, a linha pectínea é o ponto divisor para dois sistemas linfáticos diferentes: acima dela, a drenagem segue para os gânglios mesentéricos inferiores e ilíacos internos; abaixo, dirige-se para os linfáticos retais inferiores e gânglios inguinais superficiais ou, mais raramente, ao longo da artéria hemorroidária inferior.

Inervação

Os componentes simpático e parassimpático da inervação autonômica do intestino grosso seguem o suprimento sangüíneo.

Cólon Direito

A inervação simpática se origina dos seis últimos segmentos torácicos. Estes nervos esplâncnicos torácicos alcançam os gânglios celíaco, pré-aórtico e mesentérico superior, onde fazem sinapses. As fibras pós-ganglionares então dirigem-se para o intestino delgado e cólon direito ao longo da artéria mesentérica superior. O suprimento parassimpático se origina do nervo vago direito (posterior) e do plexo celíaco. As fibras acompanham o trajeto da artéria mesentérica superior e fazem sinapses com células nos plexos autonômicos no interior da parede intestinal.

Cólon Esquerdo e Reto

O suprimento simpático tem origem em L1, L2 e L3. As fibras pré-ganglionares fazem sinapses no plexo pré-aórtico através de nervos simpáticos lombares, e as fibras pós-ganglionares seguem os ramos da AMI e da artéria retal superior para o cólon esquerdo e reto alto. Os nervos pré-sacrais, formados pela fusão do plexo aórtico e dos nervos esplâncnicos lombares, inervam o reto baixo. Um pouco abaixo do promontório sacral, os nervos pré-sacrais formam o plexo hipogástrico (ou plexo hipogástrico superior). Dois grandes nervos hipogástricos, de cada lado do reto, levam inervação simpática do plexo hipogástrico para o plexo pélvico. O plexo pélvico encontra-se na parede lateral da pelve e ao nível do terço inferior do reto, adjacente às pregas laterais.

O suprimento parassimpático deriva de nervos esplâncnicos de S2, S3 e S4. Essas fibras, que emergem do forame sacral, são chamadas de "nervos erigentes". Elas dirigem-se lateral, anterior e superiormente, unindo-se aos nervos simpáticos hipogástricos no plexo pélvico. A partir do plexo pélvico, as fibras pós-ganglionares parassimpáticas e simpáticas são distribuídas para o cólon esquerdo e o reto superior através do plexo mesentérico inferior e, diretamente, para o reto baixo e canal anal. O plexo periprostático, uma subdivisão do plexo pélvico situada sobre a fáscia de Denonvilliers, irriga a próstata, as vesículas seminais, os corpos cavernosos, os ductos deferentes, a uretra, os ductos ejaculatórios e as glândulas bulbouretrais.

A secção de ambos os plexos hipogástricos ou ambos os nervos hipogástricos, produzindo desnervação simpática, mas mantendo-se os nervos erigentes intactos, resulta em ejaculação retrógrada, devido à disfunção do esfíncter vesical. Uma lesão isolada dos nervos erigentes elimina completamente a função erétil. Finalmente, a dissecção próxima às vesículas seminais e à próstata pode danificar o plexo periprostático, levando a uma lesão simpática-parassimpática mista, o que pode causar tanto impotência quanto bexiga neurogênica. Na mulher, as complicações sexuais também ocorrem, mas ainda são mal diagnosticadas. O principal sintoma é a sensação de desconforto durante o intercurso sexual.

Canal Anal

Inervação Motora

A inervação simpática (L5) e parassimpática (S2, S3 e S4) do esfíncter anal interno segue a mesma rota dos nervos direcionados para o reto. O elevador do ânus é suprido por raízes sacrais em sua face pélvica (S2, S3 e S4) e pelo ramo perineal do nervo pudendo interno em sua face inferior. O músculo puborretal recebe inervação adicional dos nervos retais inferiores. O EAE é inervado de cada lado pelo ramo retal inferior do nervo pudendo (S2 e S3) e pelo ramo perineal de S4. Apesar de o puborretal e o EAE possuírem inervações diferentes, esses músculos parecem agir em perfeita harmonia. Após a transecção unilateral de um nervo pudendo, a função do EAE ainda fica preservada, devido ao cruzamento de fibras nervosas ao nível da medula espinhal.

Sensibilidade

O canal anal superior é rico em terminações nervosas livres ou organizadas, especialmente na intimidade das válvulas anais. As terminações nervosas organizadas incluem os corpúsculos de Meissner[9] (tato), bulbos de Krause[10] (frio), corpos de

Mazzoni[11] (pressão) e corpúsculos genitais (fricção). Acredita-se que a sensação anal, transportada no ramo retal inferior do nervo pudendo, participe da manutenção da continência anal.

RESUMO

O conhecimento da anatomia, do suprimento sangüíneo, da drenagem linfática, da inervação e função e distribuição muscular ao longo dos cólons e do reto é extremamente importante para minimizar complicações de intervenções cirúrgicas que serão discutidas em capítulos subseqüentes.

NOTAS DO REVISOR TÉCNICO

1. TOLDT, Karl (1840-1920), anatomista austríaco: fáscia, membrana e linha branca de Toldt. Linha branca de Toldt (I) é a reflexão lateral do peritônio parietal posterior do abdome sobre o mesentério dos cólons ascendente e descendente; linha branca de Toldt (II) é a junção do peritônio parietal com a fáscia de Denonvilliers.
2. Ligamentos ou pregas laterais do reto: ligamentos ou pregas ou asas laterais do reto atualmente não são considerados para efeito de cirurgia a existência destas estruturas anatômicas, que, inclusive, em cirurgias laparoscópicas são dissecadas sem ligaduras.
3. DENONVILLIERS, Charles P. (1808-1872), cirurgião francês. Fáscia ou ligamento ou aponeurose de Denonvilliers: é uma fáscia visceral pélvica que se estende da reflexão peritoneal anterior, acima, à fáscia superior do diafragma urogenital (ligamento triangular), abaixo, tornando-se, lateralmente, contínua com os ligamentos laterais; é, em outras palavras, o septo retovesical, que é uma camada fascial que se estende, superiormente, do tendão central do períneo ao peritônio, entre a próstata e o reto (tem, também, o nome de fáscia de Tyrell).
4. Membrana proctodeal: o proctódeo ou proctodeo é uma estrutura embrionária tubular, estreita, de natureza ectodérmica, e, portanto, cerebroespinhal e reflexa, sensitiva e motora; o intestino posterior é uma estrutura embrionária tubular, de diâmetro muito maior que o proctódeo, de natureza endodérmica e, portanto, vagossimpática e autônoma; da fusão desta duas estruturas (o intestino posterior muito amplo e o proctódeo muito estreito) origina-se uma linha circunferencial toda franzida ao nível do meio do canal anal anatômico (cerca de 2,5 cm de distância do anel anorretal e cerca de 2,5 cm de distância do orifício anal, denominada "linha pectínea", contendo papilas e colunas e criptas, fruto do franzimento das estruturas que se fundiram.
5. MORGAGNI, Giovanni B. (1682-1771), anatomista e patologista italiano: colunas anais, criptas anais, lóbulo, hidátide, valva, ventrículo e hérnia. Colunas de Morgagni (elevações crânio-caudais da mucosa ao nível do canal anal acima da linha pectínea, que marca o pregueamento da fusão do proctódeo ectodérmico com o intestino posterior ectodérmico embrionário). Criptas anais de Morgagni (fossetas dispostas circularmente e alternando-se com as extremidades das colunas de Morgagni, com as quais formam a linha pectínea, que é o ponto de fusão do proctódeo ectodérmico com o intestino posterior ectodérmico embrionário). Hérnia de Morgagni (hérnia diafragmática paraesternal anterior direita através do trígono esternocostal direito, denominado forame ou trígono de Morgagni).
6. Tumores anais: várias classificações visando catalogar os tumores malignos anais têm surgido ao longo dos anos. Alguns autores tentam classificar os tumores anais centrando-se nos carcinomas de células escamosas, por serem os mais comuns, em detrimento da relativa raridade dos demais. Deixando de lado a história e as justificativas para as

várias modalidades de classificação e de nomenclaturas, será adotada, neste capítulo, a CHTIT (Classification of Histological Typing of Intestinal Tumor), adotada pela WHO (World Health Organization) desde 1976, quando foi publicada por MORSON & SOBIN. Para se entender bem esta classificação é necessário dividir-se esta região em duas partes: o "canal anal" (região acima da linha pectínea, de revestimento mucoso instável e de origem endodérmica) e o "ânus" ou "margem anal" (região abaixo da linha pectínea, de revestimento mucoso estratificado e de origem ectodérmica).

No ânus ou margem anal podem desenvolver seis tipos de tumores malignos: carcinoma de células escamosas, carcinoma de células basais, doença de BOWEN, carcinoma verrucoso ou tumor de BUSCHKE-LOWENSTEIN, sarcoma de KAPOSI e doença de PAGET perianal. Os tumores malignos do canal anal são de quatro naturezas histológicas: carcinomas de células escamosas (tipo epidermóide, tipo basalóide ou cloacogênico e tipo mucóide), melanoma maligno, adenocarcinoma (tipo retal, de glândulas e ductos anais e de fístulas anoretais) e sarcomas. Embora a maioria de autores de trabalhos recentes adote esta nomenclatura e esta classificação, outros admitem variantes, como a inclusão dos carcinomas cloacogênicos nos epidermóides.

7. ALCOCK, Benjamin (1801-1881), anatomista irlandês: Canal de Alcock.
8. RIOLAN, Jean (1577-1657), anatomista e botânico francês: arcada ou anastomose de Riolan, entrelaçamento dos ramos da artéria cólica direita (ramo da artéria mesentérica superior) com a artéria cólica esquerda (ramo ascendente da artéria mesentérica inferior), participando da irrigação da parte alta do hemicólon esquerdo.
9. MEISSNER, Georg (1829-1905), histologista alemão: plexo de Meissner (plexo intramural submucoso de comando autônomo).
10. KRAUSE, Wilhem (1833-1910), anatomista alemão, tendo contribuído para conhecimentos anatômicos e funcionais de ossos (osso de Krause: centro de ossificação secundária, entre o ílio, ísquio e o púbis), de bulbos terminais (terminações nervosas na pele, boca, conjuntiva e outras partes do corpo, formada por uma cápsula laminada de tecido conjuntivo englobando a terminação de uma fibra nervosa aferente), da árvore respiratória, das válvulas, entre tantos outros estudos.
11. MAZZONI, Vittorio (1880-1940), médico italiano, que se dedicou muito aos estudos anatômicos e funcionais de corpúsculos nervosos, que lhe levaram o nome – "corpúsculos de Mazzoni", que são corpúsculos táteis semelhante aos "bulbos terminais de Krause" e os "corpúsculos de Golgi".

2

Fisiologia do Cólon

Vários processos importantes ocorrem no intestino grosso, dentre eles: digestão do material ingerido pelo metabolismo da microflora intestinal, absorção de água e eletrólitos, secreção de eletrólitos e muco, armazenagem de matéria semi-sólida e propulsão das fezes em direção ao reto e ânus. Essas funções colônicas agem em sintonia para corresponder às necessidades do corpo ao mesmo tempo em que produzem matéria fecal passível de evacuação. Este capítulo apresenta uma visão geral e atual da fisiologia normal do intestino grosso, facilitando o entendimento dos processos fisiopatológicos apresentados em capítulos subseqüentes.

CLASSIFICAÇÃO FUNCIONAL

O intestino grosso possui aproximadamente 150 cm de extensão e consiste de apêndice vermiforme, cólon (ceco, ascendente, transverso, descendente e sigmóide) e reto. Essa segmentação não é apenas anatômica: o intestino grosso é um órgão heterogêneo, com diferenças regionais, bioquímicas, farmacológicas e funcionais.

Ceco e Cólon Ascendente (Cólon Direito)

O material digerido ganha o intestino grosso e permanece no cólon direito por um longo período, permitindo o metabolismo aeróbio e anaeróbio dos carboidratos e proteínas residuais pela flora intestinal e produzindo vários subprodutos, que são absorvidos ao longo do restante do cólon. Ainda, os cólons ascendente e transverso participam da regulação intraluminal de fluidos e da absorção de sódio e água.

Cólon Transverso

O cólon transverso é mais que apenas um trajeto rápido entre os cólons direito e esquerdo. Neste segmento ocorre uma absorção importante de água e sódio, uma função crítica para a regulação da volemia.

Cólon Esquerdo

O cólon esquerdo é o local de modulação final do conteúdo intraluminal antes da evacuação. O intestino grosso distal (reto) ainda apresenta uma função de reservatório ou capacidade de armazenagem, importante para a manutenção da continência anal.

Estudos *in vitro* mostram que pouca ou nenhuma absorção acontece no reto.

DIGESTÃO

O cólon saudável, a despeito de sua participação pouco reconhecida na quebra de alimentos para a produção de energia, é capaz de retirar calorias de proteínas e carboidratos mal-absorvidos.

Flora do Intestino Grosso

Os processos digestivos do cólon derivam dos microrganismos que o colonizam e, dessa forma, participam de uma relação simbiótica com seu hospedeiro. Mais de 400 espécies diferentes de bactérias Gram-positivas,[12] Gram-negativas e anaeróbias já foram identificadas. Estudos revelaram que existem até 10^{12} bactérias por grama de fezes líquidas. Por isso, não causa surpresa constatar que as bactérias constituem 40 a 55% da matéria fecal sólida em indivíduos que consomem uma dieta de padrão ocidental.

Substratos da Fermentação

Amido Não-Digerível

Em geral, em indivíduos que consomem uma dieta de padrão ocidental, cerca de 10% do amido ingerido dribla a digestão do intestino delgado e atinge o cólon, onde sofrerá fermentação.

Polissacarídeos Não-Amido

Esses nutrientes derivam de materiais vegetais como celulose e substratos não-celulósicos. Variáveis, como o tempo de trânsito colônico, podem determinar a intensidade de digestão da celulose pela flora residente.

Outros Substratos

No geral, o efluente diário ideal disponibiliza 6 a 18 g de compostos nitrogenados e 8 a 40 g de carboidratos para fermentação bacteriana.

Produtos do Metabolismo Bacteriano

Os principais produtos da fermentação de polissacarídeos no intestino grosso são os ácidos graxos de cadeia curta (AGCC) ou ácidos graxos voláteis. Esses ácidos graxos apresentam de um a seis carbonos e são os principais ânions colônicos. Os mais abundantes são acetato, propionato e butirato – correspondem a 85-95% da produção total de AGCC.

Absorção de AGCC

Mais de 90% dos AGCC produzidos por fermentação bacteriana são absorvidos pelas células da mucosa colônica. Contudo, os mecanismos de captação do epitélio colônico permanecem um mistério.

Ações Fisiológicas do AGCC

Os AGCC são produzidos pela fermentação bacteriana. Uma vez absorvidos, eles respondem por cerca de 7% da necessidade metabólica basal em seres humanos. Na verdade, o epitélio colônico obtém 75% de suas necessidades energéticas desses ácidos graxos, metabolizando-os em dióxido de carbono, corpos cetônicos e precursores lipídicos. Além disso, a absorção de AGCC está intimamente ligada ao transporte de bicarbonato, sódio e água, constituindo, assim, um mecanismo regulador do volume intraluminal.

Outros Produtos da Fermentação Bacteriana

A fermentação de peptídeos por microrganismos resulta em substâncias como AGCC, ácidos graxos de cadeias ramificadas, isobutirato e metilbutirato. Adicionalmente, o catabolismo dos aminoácidos resulta na produção de fenóis, indóis e aminas, que têm sido associados ao coma hepático e ao câncer colorretal.

ABSORÇÃO E SECREÇÃO COLÔNICA

A absorção e secreção de água, muco e eletrólitos (particularmente sódio) são realizadas por uma série de processos complexos envolvendo a atividade colônica normal.

Absorção de Sódio

O transporte de sódio através da parede colônica é um processo ativo. Medições do conteúdo líquido diário das fezes normais mostram um resíduo de 1 a 5 mEq de sódio, equivalendo a uma absorção superior a 90% dos 200 mEq de sódio encontrados no efluente ileal.

Mecanismos de Transporte

Transporte Eletrogênico

No cólon distal, o transporte do sódio luminal em direção às células mucosas ocorre a partir de um gradiente eletroquímico. Os íons sódio, incapazes de permear a membrana fosfolipídica, atravessam canais protéicos caracterizados por sua sensibilidade à amilorida, um bloqueador do transporte de sódio e antagonista da aldosterona. Esse processo se mantém devido à atividade da adenosina trifosfatase (ATPase) Na^+/K^+ localizada na face basolateral das células epiteliais colônicas, que assegura uma diferença adequada entre as concentrações intracelulares e intraluminais de Na^+.

Absorção Eletroneutra

Um outro mecanismo de transporte do sódio envolve a absorção concomitante de íons cloreto. Este processo eletroneutro ocorre principalmente através da troca com íons cloreto-bicarbonato.

Efeitos da Aldosterona

Por ser um hormônio esteróide, a aldosterona cruza a membrana celular e liga-se a receptores intracelulares. Esta interação acelera a absorção de sódio e intensifica a atividade da ATPase Na^+/K^+, aumentando a permeabilidade ao sódio no cólon distal.

Absorção do Íon Cloreto

O transporte do íon cloreto através da membrana apical colônica nos seres humanos parece resultar de vários processos, mas ainda permanece um tanto obscuro. Acredita-se que a absorção de cloreto no cólon ocorra através de um mecanismo passivo. Este processo apóia-se na carga negativa do íon e no potencial de difusão gerado pela absorção eletrogênica do sódio. Alguns pesquisadores descobriram que os gradientes luminais de bicarbonato estimulam a captação de íons cloreto. Este transporte eletroneutro de bicarbonato-cloreto contribui para o mecanismo primário de absorção de cloreto de sódio no cólon humano proximal. Tem-se afirmado que os canais iônicos bicarbonato-cloreto e cloreto-hidroxila possuem aspectos funcionais únicos, estando o primeiro envolvido no transporte transcelular de cloreto e o segundo, na manutenção do pH intracelular. Estudos adicionais serão necessários para detalhar os mecanismos (e seus reguladores) envolvidos nos transportes ativo e passivo de cloreto.

Transporte de Água

Uma das principais funções do intestino grosso é controlar o nível de água nas fezes. O fluxo ileocecal médio em um indivíduo saudável é de cerca de 1.500 a 2.000 ml/dia. Deste volume, apenas cerca de 100 a 150 ml de água são eliminados nas fezes. Caso necessário, o cólon, com sua grande capacidade de reserva de transporte, é capaz de absorver 5 a 6 litros de água em um período de 24 h. O volume de água absorvido é regulado por mediadores do fluxo luminal, da composição do líquido e/ou do transporte de eletrólitos.

Transporte de Bicarbonato

O transporte de íons bicarbonato através da membrana apical do epitélio colônico é considerado, geralmente, um processo secretor envolvendo a troca de íons cloreto-bicarbonato. Obviamente, a fonte mais provável de bicarbonato intracelular é a conversão de dióxido de carbono e água pela anidrase carbônica, cujos níveis encontram-se elevados nas células da mucosa colônica.

Transporte de Potássio

Atualmente, acredita-se que a absorção de potássio seja predominantemente um fenômeno eletroneutro do cólon distal, independente do sódio, e mediado por uma ATPase K^+/H^+ apical e um canal basolateral de íons potássio.

Uma vez que manutenção dos níveis de potássio seja um aspecto crítico para o bom funcionamento celular e do próprio corpo como um todo, o interesse na regulação colônica deste íon é de grande importância.

MOTILIDADE COLÔNICA

O fenômeno de motilidade gastrintestinal integra várias funções teciduais complexas, incluindo atividade elétrica da musculatura lisa, atividade contrátil, pressão intraluminal e coordenação neural intrínseca e extrínseca. Contudo, ainda não se tem uma compreensão clara da função normal, da motilidade subjacente e dos mecanismos reguladores.

Várias técnicas já foram utilizadas para ampliar os conhecimentos nesta área. Três métodos de medição têm sido mais empregados: manometria colônica, observação radiográfica (p. ex., marcadores radiopacos, fluoroscopia, defecografia) e cintigrafia.

Regulação

Miogênica

Conforme registradas em estudos eletromiográficos, as ondas elétricas lentas resultam de alterações rítmicas nos potenciais de membrana da musculatura lisa. No cólon, essas ondas possuem amplitude e freqüência variáveis, mas não se correlacionam necessariamente com a contração das fibras musculares. A contração ocorre apenas com ondas lentas que possuem um forte potencial de despolarização. As células responsáveis pela produção de ondas lentas, conhecidas como marca-passos colônicos, são encontradas na camada muscular circular da parede colônica.

Neural

A partir de vários estudos farmacológicos e histológicos, foram encontrados quatro tipos de nervos externos ativos na musculatura colônica. Eles são nervos *excitatórios* colinérgicos e não-colinérgicos e *inibitórios* adrenérgicos e não-adrenérgicos.

O vago e os nervos sacrais provêem a inervação colinérgica do intestino grosso. Adicionalmente, estudos em animais mostraram que fibras aferentes do nervo vago contêm os seguintes neuropeptídeos: substância P, somatostatina, gastrina, colecistocinina e peptídeos inibitórios vasoativos.

Acredita-se que a inervação vagal do plexo mioentérico, que controla a motilidade neural intrínseca, contenha dois tipos de neurônios. Além dos bem-caracterizados nervos colinérgicos pré-ganglionares, crê-se que o suprimento vagal para os cólons também contenha neurônios pré-ganglionares não-colinérgicos não-adrenérgicos. Este tipo de neurônio faz sinapse com neurônios inibitórios do plexo mioentérico, utilizando peptídeos inibitórios vasoativos como neurotransmissores.

A inervação simpática do cólon inicia-se com os corpos celulares localizados no corneto lateral da medula na coluna lombar. Seus axônios percorrem diversas vias e fazem sinapse com neurônios adrenérgicos pós-ganglionares dos gânglios celíaco, mesentéricos superior e inferior.

O sistema nervoso simpático possui um efeito inibidor sobre o cólon. Os neurotransmissores nas células ganglionares da parede colônica são os mesmos neuropeptídeos responsáveis pela mediação da função parassimpática, bem como por inúmeras outras atividades não-relacionadas à motilidade. Novos estudos sobre o papel desses neuropeptídeos certamente revelarão importantes informações sobre os mecanismos de funcionamento colônico.

CONCLUSÃO

As três principais funções do cólon normal são digestão, motilidade e transporte, todas componentes importantes da fisiologia humana. Elas vêm sendo incansavelmente investigadas e podem, com o tempo, levar à introdução de novos tratamentos para uma série de distúrbios que afetam o intestino grosso.

NOTA DO REVISOR TÉCNICO

12. GRAM, Hans C.J. (1853-1938), bacteriologista tcheco-eslovaco, criador da técnica de coloração para bactérias: após fixados, os esfregaços são corados com uma solução de cristal violeta, tratada com uma solução de iodo, e, após descorada , são contracoradas

com safranina O; organismos gram-positivos coram-se em vermelho-escuro; organismos gram-negativos coram-se em rosa. É uma técnica muito útil na identificação e taxonomia das bactérias e nas diferenças fundamentais das estruturas das paredes celulares. Gram tornou-se um nome tão antológico na literatura médica, que seu nome é escrito, como neste texto de Corman, em letras minúsculas.

3

Dietas e Medicamentos em Cirurgia Colorretal

A discussão sobre o papel da dieta em um intestino saudável já dura dois milênios. Apesar das afirmações e recomendações sustentadas por diversas evidências, ainda não existem testes clínicos controlados definindo os benefícios de certos alimentos e/ou terapias específicas. Em geral, dietas ricas em fibras e derivados celulósicos ajudam o trânsito fecal. Além disso, estes compostos beneficiam a saúde global do indivíduo pois reduzem a colesterolemia, mantêm a glicemia dentro da normalidade e diminuem a incidência de diverticulose. Diversos vegetais possuem anticarcinógenos que podem reduzir a incidência de neoplasias colônicas. A aspirina e outros antiinflamatórios não-esteróides também parecem reduzir a incidência de câncer colônico.

Vários distúrbios (p. ex., síndrome do intestino irritável, doença inflamatória intestinal, diverticulite, diarréia e constipação) podem ser aliviados através de alterações dietéticas, mesmo quando sua causa não se relaciona diretamente a um determinado alimento. Este capítulo aborda os sintomas e alterações mais comuns relatadas pelos pacientes durante uma consulta coloproctológica.

PROBLEMAS INTESTINAIS FUNCIONAIS

Constipação

A constipação pode ser definida como um decréscimo na freqüência das fezes ou um aumento na dificuldade em exonerá-las. Os pacientes também costumam se queixar de evacuações penosas ou de pequeno volume, incapacidade para evacuar ou mesmo evacuação incompleta. Indivíduos com menos que três evacuações por semana podem ser considerados "constipados". Contudo, mesmo esses pacientes podem não ser verdadeiramente sintomáticos ou, ainda, podem não procurar avaliação médica. Devido à natureza das queixas, direciona-se o tratamento para o aumento do conteúdo líquido das fezes (p. ex., amaciantes do bolo fecal) ou da freqüência das evacuações.[13]

Anamnese

É essencial colher uma história detalhada do paciente antes de iniciar o tratamento. Esta deve incluir a duração das queixas, hábitos alimentares, uso de medicações e estilo de vida. É importante levar em conta distúrbios endócrinos que comumente afetam o intestino, tais como hipotireoidismo, diabetes melito e hiperparatireoidismo. Outras doenças que podem predispor à constipação incluem uremia, porfiria, amiloidose e doença de Hirschsprung[14] segmentar.

Várias medicações podem causar constipação, por isso é importante descobrir se o paciente faz uso habitual de medicações e quais são elas. Embora a lista seja extensa, as drogas mais comuns são os opióides, analgésicos, antipsicóticos (particularmente os inibidores da monoaminoxidase e os antidepressivos tricíclicos), anticolinérgicos, ferro e outros metais pesados, antiácidos, anticonvulsivantes, bloqueadores de canais de cálcio e diuréticos.

Avaliação

O períneo deve ser inspecionado cuidadosamente, procurando-se por alterações óbvias que possam impedir a passagem das fezes.[15] Exames com instrumentos, estudos contrastados, avaliação do trânsito intestinal, avaliação ginecológica, ultra-sonografia, tomografia computadorizada e estudos fisiológicos[16] podem ser necessários, de acordo com o caso. A avaliação gastrintestinal deve ser feita em algum momento, para excluir a presença de fatores etiológicos específicos. Os exames complementares serão abordados nos capítulos subseqüentes.

Tratamento

O tratamento padrão da constipação inespecífica inicia-se com dieta, geralmente aumentando-se a ingesta de fibras e líquidos. A ingesta diária total de fibras deve ser ajustada para 30 g ou mais. Além disso, várias classes de medicamentos podem ser utilizadas para aumentar o conteúdo de água nas fezes ou a freqüência das evacuações, tais como laxativos incrementadores do bolo fecal, amaciantes, agentes osmóticos ou salinos, catárticos e drogas intensificadoras da motilidade (pró-cinéticos).

Suplementos de Fibras

Laxativos contendo fibras aumentam a capacidade das fezes em reter água. A principal desvantagem destes agentes incrementadores do bolo fecal está na maior produção de gases devido ao aumento do conteúdo de celulose na dieta. As fibras também ajudam a reduzir a colesterolemia, provavelmente devido à ligação aos sais biliares, diminuindo sua reabsorção.

Amaciantes

Os pacientes que não respondem satisfatoriamente ao suplemento com fibras podem optar por aumentar o conteúdo líquido das fezes com amaciantes ou emolientes. O principal agente nesta classe é o docussato, que inibe a capacidade absortiva normal do cólon, produzindo uma redução mínima no conteúdo do trânsito fecal.

Laxantes Osmóticos ou Salinos

O passo seguinte a ser dado na abordagem dos pacientes resistentes às duas classes anteriores de laxantes é o uso de agentes osmóticos ou salinos. Magnésio, fosfato, sulfato de sódio e tartarato de potássio são produtos químicos mal absorvidos. Sua ingestão aumenta, osmoticamente, o conteúdo de água nas fezes. Devem ser utilizados com cuidado em indivíduos com nefropatia, hepatopatia ou cardiopatia, uma vez que podem aumentar os níveis séricos de fosfato e comprometer a contratilidade cardíaca.

Polissacarídeos

Alguns carboidratos são mal absorvidos, resultando em um efeito osmótico que aumenta o conteúdo de água nas fezes. Entre esses produtos encontramos a lactose, a lactulose e o sorbitol. Os efeitos colaterais incluem gases, flatulência, cólicas e, obviamente, perda excessiva de líquido (quando utilizados em doses exageradas).

Lubrificantes

O óleo mineral, um destilado do petróleo, há muito tem sido utilizado para tratar a constipação. Ele parece atuar através do embebimento do bolo fecal com óleo, resultando em fezes mais macias. Contudo, devido ao potencial de complicações (incluindo diminuição da absorção de vitaminas lipossolúveis e ácidos graxos essenciais), seu uso a longo prazo deve ser evitado.

Laxantes Estimulantes

Laxantes catárticos são agentes ativos ao nível da mucosa intestinal, reduzindo a absorção de eletrólitos e aumentando a motilidade intestinal. As substâncias mais utilizadas incluem os derivados do difenilmetano (fenolftaleína e bisacodil) e os catárticos à base de antraquinona (sena e cáscara sagrada). A melanose colônica, uma pigmentação escura da mucosa colônica, pode ser uma conseqüência do uso prolongado de sena e cáscara.

Ativadores da Motilidade

Atualmente, estão disponíveis três agentes que diminuem o tempo de trânsito colônico através da aceleração da atividade muscular: metoclopramida, cisaprida e eritromicina. Nos casos de pseudo-obstrução, a neostigmina mostrou-se útil em restaurar a motilidade normal.

Resumo

O uso prolongado de estimulantes e catárticos intestinais pode levar a distúrbios hidroeletrolíticos, incluindo desidratação, hipocalemia, hiponatremia, hipoalbuminemia, esteatorréia, enteropatia por perda de proteínas e hiperaldosteronismo secundário. Além disso, devido ao risco de dependência (situação denominada "cólon catártico" ou cólon flácido crônico), faça prevalecer o bom senso: se for necessário utilizar laxantes, administre então a menor dose necessária e desestimule o uso prolongado. A intervenção cirúrgica como tratamento da constipação é excepcional e deve ser recomendada apenas nos casos de falha do tratamento clínico e após uma boa avaliação do trato gastrintestinal (ver Capítulo 16).

Diarréia

Diarréia é um distúrbio comum e pode ser causada por medicamentos, infecção, radioterapia, doença hepatobiliar, insuficiência pancreática, intolerância alimentar, infiltração da mucosa ou da submucosa com linfóticos ou eosinófilos, neoplasias, doença inflamatória intestinal e síndrome do intestino irritável. Uma discussão mais extensa sobre as causas e os tratamentos de todas as causas possíveis da diarréia não é o escopo deste capítulo.

A apresentação mais comum da diarréia é o aumento no conteúdo de água das fezes. Isto leva à formação de fezes aquosas e aumento do volume e/ou freqüência das evacuações. Por definição, a diarréia é classificada como aguda até a sexta semana de evolução. Após este período, é considerada crônica.

Diarréia Aguda

A diarréia aguda em geral é causada por medicamentos ou processos infecciosos, incluindo enterite bacteriana, ingestão de toxinas e parasitoses intestinais (p. ex., Giárdia, Criptosporidíase, *Isospora* etc.). Abordagem das colites infecciosas e não-infecciosas é feita no Capítulo 33.

Princípios do Tratamento

O tratamento da diarréia aguda compreende identificação do agente etiológico e adoção das medidas necessárias para eliminá-lo ou erradicá-lo. No paciente com um episódio agudo de diarréia e febre, devem-se evitar medicações que diminuem a motilidade gastrintestinal, uma vez que o maior tempo de contato com o patógeno aumenta a probabilidade de translocação e bacteremia. Uma boa alternativa consiste no uso de pectina ou compostos de bismuto, como o caulim com pectina ou subcitrato de bismuto. Esses produtos se ligam a várias toxinas bacterianas e reduzem a secreção de água e cloretos no intestino delgado. Na ausência de manifestações sistêmicas, o uso de opiáceos oferece um certo alívio sintomático (p. ex., aumento do tempo de trânsito colônico e diminuição da freqüência das evacuações).

Diarréia crônica

Uma grande variedade de distúrbios que acometem o sistema hepatobiliar, o pâncreas, o intestino delgado e os cólons pode causar diarréia crônica. Freqüentemente, pacientes com diarréia crônica representam um desafio diagnóstico que leva a um extenso (e caro) trabalho de propedêutica. Presumindo que não haja sucesso na avaliação, o distúrbio mais provável é a "síndrome do intestino irritável". O tratamento para esta alteração direciona-se para a redução do volume e da freqüência das evacuações, melhorando o padrão de vida do paciente.

Tratamento

A abordagem terapêutica dos pacientes com diarréia crônica sem causa definida inicia-se com uma história detalhada de seus hábitos alimentares. Em geral, a remoção de prováveis agentes irritantes reduz os sintomas.

Em termos de farmacoterapia, existem várias opções, sendo que os agentes mais utilizados são:

Suplementos de fibras: atuam reduzindo o conteúdo de água das fezes e podem diminuir a freqüência das evacuações se o paciente estiver ingerindo menos água que o ideal por dia. Qualquer agente incrementador do bolo fecal, ingerido nestas circunstâncias, diminui a absorção de água ao longo do trato gastrintestinal. A água nas fezes também pode ser reduzida com o uso de resinas de sais biliares (p. ex., colestiramina).

O Caulim (silicato de albumina desidratada), e pectina (um carboidrato – ácido poligalacturônico), também podem ser utilizados como agentes absorventes para tratar a diarréia.

Os opiáceos são as drogas mais eficazes no tratamento dos distúrbios diarréicos e em geral são administrados na forma de difenoxilato ou loperamida. Também estão disponíveis em muitas outras apresentações, incluindo fosfato de codeína e tintura de ópio (elixir paregórico). Um paciente com diarréia sem resposta a qualquer uma das medidas expostas anteriormente deve ser avaliado mais detalhadamente.

Síndrome do Intestino Irritável

A síndrome do intestino irritável (SII) é definida como dor abdominal com ou sem alterações dos hábitos intestinais e em um paciente sem qualquer anormalidade anatômica no trato gastrintestinal. Esses indivíduos podem apresentar uma série de manifestações, entretanto mais de 90% referem os seguintes sintomas e sinais: distensão abdominal perceptível, aumento da freqüência das evacuações, fezes mais pastosas e dor abdominal aliviada à evacuação. A maioria dos pacientes se queixa de dores abdominais difusas tipo cólica e alternância de períodos de constipação com episódios de diarréia.

Patogênese

Não se sabe o que causa a SII. Contudo, existem evidências significativas da participação de fatores psiquiátricos e do estresse em sua fisiopatologia.

Tratamento

Na maioria dos casos, a SII é uma doença[17] para toda a vida, com períodos assintomáticos pontuados por outros de agudização dos sintomas.

O papel do tratamento psiquiátrico nesta situação vem sendo pesquisado amplamente, existindo inclusive relatos de sucesso com o uso de hipnoterapia, psicoterapia para redução do estresse, psicoterapia dinâmica e técnicas de relaxamento.

Sem dúvida alguma, a dieta possui um papel central na SII. Pacientes com diarréia devem ser aconselhados a evitar alimentos que aumentam a quantidade de água nas fezes e a freqüência das evacuações – p. ex., fibras, carboidratos não absorvíveis, cafeína e lactose. Se a constipação é o sintoma predominante, o aumento da ingesta de fibras e de água pode reduzir a disquezia, mas, em contrapartida, pode produzir gases, flatulência e cólicas abdominais.

Para a cólica intestinal, os anticolinérgicos são os medicamentos de primeira linha. Eles reduzem as contrações tônicas dos cólons. Alguns trabalhos demonstraram redução das cólicas com o uso de antidepressivos em doses bem menores que aquelas recomendadas para pacientes psiquiátricos.

Antiinflamatórios não-esteróides são pouco eficazes no tratamento da dor em pacientes com SII. Praticamente não existe lugar para o uso de analgésicos mais fortes.[18]

Síndrome do Intestino Curto

Pacientes submetidos à ressecção do intestino delgado, particularmente do íleo distal, podem apresentar sintomas de urgência evacuatória e diarréia (em geral pós-prandial), perda de peso e/ou desidratação. Quando um segmento substancial do intestino delgado for ressecado, a área restante pode não ser suficiente para absorver os nutrientes. Calcula-se que a extensão mínima de intestino delgado necessária para manter um bom estado de nutrição enteral seja cerca de 1 m, mas a presença do cólon pode transformar extensões menores também toleráveis. Pacientes incapazes de se manterem nutridos por via enteral podem necessitar suporte parenteral (ver Capítulo 30).

Estudos recentes demonstraram que o cólon pode absorver uma quantidade razoável de calorias, principalmente na forma de ácidos graxos de cadeia curta. Além de prover nutrientes para as células da própria mucosa, cerca de 500 kcal/dia são absorvidas e lançadas na circulação sistêmica via absorção colônica.

O uso do hormônio do crescimento e glutamina, associados a uma dieta rica em carboidratos e pobre em gorduras, aumenta a absorção de proteínas e diminui o volume das fezes. Em alguns pacientes com intestino curto demais para oferecer uma superfície mínima de absorção, este regime pode diminuir ou até mesmo eliminar a necessidade de suporte parenteral.

O transplante de intestino delgado, junto com o transplante de pâncreas, tem sido utilizado como opção terapêutica, mas, até o momento, encontra-se em nível experimental.

Diarréia Colerréica

Pacientes submetidos à ressecção do íleo terminal, particularmente da válvula ileocecal, podem apresentar cólicas, flatulência e diarréia, em geral pós-prandrais. A causa deste fenômeno ainda não está bem clara, mas parece relacionar-se à desconjugação de sais biliares não absorvidos por bactérias colônicas. Os sais biliares desconjugados são tóxicos para a mucosa colônica. Eles desencadeiam secreção de líquido e eletrólitos, provocando cólicas e diarréia (Diarréia Colerréica). O tratamento se dá com sais que se ligam à bile, como a colestiramina. A diarréia também pode ser reduzida utilizando-se loperamida ou defenoxilato nos pacientes cujos sintomas persistem apesar do uso de colestiramina e outros sais de ligação.

NOTAS DO REVISOR TÉCNICO

13. Constipação intestinal: é aconselhável consultar o Critério de Roma II, que conceitua e caracteriza a constipação intestinal (pequena freqüência de evacuações, consistência endurecida de fezes, volume ou calibre fecal diminuído, dificuldade para defecar e sensação de evacuação incompleta), classifica (primária e orgânica ou secundária), caracteriza a constipação primária (constipação intestinal funcional, por inércia colônica, por obstrução distal, por síndrome de intestino irritável), além de balizar critérios para diagnóstico e para abordagem de cada uma delas.
14. HIRSCHSPRUNG, Harold (1830-1916), cirurgião dinamarquês, nascido em Copenhague, Dinamarca, em 14 de dezembro de 1830. Foi professor de Pediatria na Universidade de Copenhague no *Queen Louise Children's Hospital.* Apesar de ter ficado mundialmente famoso pelos estudos sobre a doença que lhe leva o nome, o megacólon agangliônico (1888), contribuiu, muito mais, nos estudos da estenose pilórica (1888) e no uso da pressão hidrostática para redução das intussuscepções colônicas (1905). É interessante, todavia, a restauração da verdade científica: não foi, na verdade, HIRSCHSPRUNG, o primeiro a descrever o megacólon agangliônico. Na verdade, o primeiro caso de megacólon agangliônico foi descrito por FREDRICK RUYSCH, em 1691, portanto, muito antes do nascimento de Hirschsprung (Leenders E & Sieber WK: *Congenital Megacolon observation by Fredrick Ruysch in* 1691. In: J Pediatr Surg, 1970;5:1-3). O segundo caso foi descrito em 1825, por PARRY, e o terceiro, por LEVI-

NE, de Chicago, em 1867. Em 1886, em um congresso, HIRSCHSPRUNG relatou um caso de megacólon agangliônico, que foi publicado em 1888 (*Stuhlträgheit Neugeborener in Folge Von Dilatation und Hypertrophye des Colons.* Jahrbuch für Kinderheilkunde, 1888;27:1). E, ainda assim, somente em 1900 que a origem neurogênica foi sugerida, pela primeira vez, por LENNANDER.

15. É evidente que o "exame de períneo" aqui referido inclui, além do exame ginecológico básico, o exame do ânus e o toque retal, dois últimos recursos estes que integram todo o exame proctológico eletivo.
16. Estudos fisiológicos anorretais: tempo de trânsito colorretal, defecografia, manometria e eletromanometria anorretal, tempo de latência do pudendo e eletromiografia anorretal.
17. Síndrome de intestino irritável: embora seja referida como "doença" pelo autor, por não haver lesão tissular (como na DII), seria mais adequado evitar este termo e ser referida como sintoma, síndrome ou distúrbio.
18. Analgésicos não-esteróides e SII.

4

Avaliação e Diagnóstico

Este capítulo aborda a avaliação dos sintomas freqüentemente associados às doenças do ânus, do reto e do cólon. Além disso, devem ser considerados o instrumental e os estudos utilizados para diagnosticar esses distúrbios. Mesmo sendo abordados os princípios gerais da anamnese e do exame físico, recomenda-se ao leitor consultar o capítulo apropriado para cada distúrbio em particular.

ANAMNESE

Como em todas as áreas da medicina, a anamnese é a peça mais importante do exame clínico. Uma entrevista cuidadosa pode estabelecer o diagnóstico ou, pelo menos, sugerir possibilidades com uma boa margem de acerto. Na avaliação de doenças do cólon, reto e ânus, existem apenas alguns sintomas pertinentes.

Sangramento

O sangue pode ser róseo, vermelho vivo, escuro ou inaparente (oculto), perceptível no papel higiênico, na toalha de banho ou em ambos. Nenhuma dessas manifestações é patognomônica de um distúrbio específico ou determina sua localização. Sangue presente apenas no papel higiênico sugere etiologia anal (p. ex., hemorróidas, fissura etc.). Sangue alterado (p. ex., coagulado) sugere lesões mais proximais (p. ex., carcinoma do ceco). A presença de sangue na região anal pode ser indício ou não de uma hemorragia volumosa.

A retorragia pode não ser um sintoma isolado. Quando associada a uma tumefação anal dolorosa e não relacionada à defecação, costuma significar trombose hemorroidária. Se relacionada à defecação e associada à dor, costuma decorrer de uma fissura anal (causa mais comum de sangramento anal na criança). Quando o sangramento acompanha um quadro diarréico, deve-se pensar em doença inflamatória intestinal.

A solicitação de exames complementares na vigência de retorragia depende de um bom índice de suspeita, bem como uma ótima capacidade de julgamento clínico.

Dor

A dor anorretal é uma queixa comum e, quando contínua, costuma ser causada por trombose hemorroidária ou abscesso. Se piora com e após a defecação, sugere a presença de fissura anal. Nos casos em que a dor é intensa, intermitente e não relacionada à defecação, deve-se pensar em proctalgia fugaz (espasmo do elevador do ânus). Quando a dor se encontra mais relacionada ao cóccix e é exacerbada pelo movimento de erguer-se da posição sentada, o diagnóstico mais provável é coccidinia. Raramente a dor anorretal relaciona-se a tumores, a menos que a lesão tenha invadido o esfíncter interno e esteja produzindo tenesmo retal (necessidade intensa e dolorosa de defecar).

A obstrução intestinal pode causar dor tipo cólica, mas este sintoma é mais comum nos casos de síndrome do intestino irritável. O exame físico e radiografias simples de abdome distinguem prontamente esses dois diagnósticos. Dor abdominal contínua pode decorrer de irritação peritoneal. O exame físico, incluindo a determinação da presença ou ausência de sinais dolorosos peritoneais, direciona a investigação.

Massas Anais e Perianais

O diagnóstico diferencial de um tumor anal ou perianal inclui diversas lesões neoplásicas benignas e malignas, bem como alguns distúrbios dermatológicos. A causa de tumores nesta região é a trombose hemorroidária. Outros incluem hemorróidas prolapsadas, prolapso retal, cistos sebáceos, lipomas, papilas anais hipertrofiadas, plicomas sentinelas e condilomas. A biopsia é mandatória nas lesões de natureza duvidosa.

Corrimento Anal (Soiling)

O corrimento mucoso com umidecimento (*soiling*) das roupas íntimas é uma queixa comum. O paciente pode relatar antecedente de cirurgia anal resultando em deformidade ou lesões esfincterianas de outra natureza (acidental, trauma obstétrico, etc.). Em alguns casos, o corrimento encontra-se associado a edema local doloroso, podendo significar a presença de abscessos.

Contudo, o corrimento anal, em geral, não se relaciona a qualquer distúrbio específico. A maioria dos pacientes apresenta esta queixa como conseqüência de maus hábitos alimentares ou atenção excessiva à higiene anal. Nestes casos, um bom aconselhamento pode ser a melhor conduta (ver Capítulo 19). Nos pacientes com ânus hipotônico, exercícios de fortalecimento perineal costumam ser úteis (ver Capítulo 13).

Incontinência Fecal

A incontinência pode ser causada por doença anorretal, impactação fecal, uso abusivo de laxantes ou distúrbios neurológicos, mas também pode resultar de lesões esfincterianas (ver Capítulo 13).

Alterações do Hábito Intestinal

A alteração do hábito intestinal é um dos sintomas sugestivos de neoplasia colorretal e quase sempre necessita ser investigada com colonoscopia ou através de métodos de imagem.

Uma alteração do hábito intestinal pode ser algo tão óbvio quanto uma diarréia em um paciente com antecedente de constipação, ou tão sutil quanto um padrão evacuatório normal em um indivíduo com relato de anos de evacuações irregulares. A presença de sangue nas fezes associada à alteração do hábito intestinal aumenta a probabilidade de neoplasia colorretal maligna.

EXAME FÍSICO

O exame físico geral do paciente com queixas colorretais pode ser constrangedor, cabendo ao médico uma abordagem individual.

As cinco fases da avaliação colorretal são as seguintes:

1. Inspeção.
2. Palpação.
3. Anuscopia.
4. Proctossigmoidoscopia rígida ou sigmoidoscopia flexível.
5. Colonoscopia.

Por motivos práticos e didáticos, o termo *proctossigmoidoscopia* é utilizado ao invés de proctoscopia e *retossigmoidoscopia*, os três termos implicando no uso do aparelho rígido de 25 cm.

Posicionamento do Paciente para Retossigmoidoscopia Rígida

A posição prona em canivete requer uma mesa especial que inclina o paciente de cabeça para baixo (Figura 4.1).[19] A mesa é cara, mas oferece ao examinador um acesso mais fácil e uma excelente visualização da região. Entretanto, é a posição menos confortável para o paciente.

A posição mais confortável para o paciente é o decúbito lateral esquerdo (posição de Sims).[20,21] O paciente deita-se sobre seu lado esquerdo sobre a mesa de exame, com as nádegas protruindo por sobre a borda, o quadril fletido, joelhos levemente estendidos e o ombro direito rodado anteriormente. O examinador pode sentar-se ou permanecer de pé, dependendo da altura da mesa de exame.

A posição genupeitoral é mais confortável para o paciente que a posição prona, mas é a mais embaraçosa para o médico. Em nossa opinião, esta posição deveria ser abandonada.[22]

Não existem evidências sugerindo que esta posição interfira ou facilite a inserção completa do instrumento.

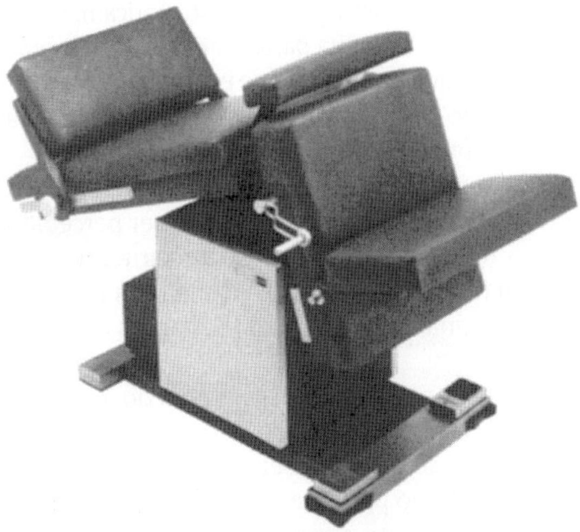

FIG. 4.1. Mesa de Ritter, usada para exame proctológico do paciente em posição prona "em canivete." (Cortesia de Sybron Corp.)

Para realizar um exame proctológico satisfatório e razoavelmente confortável, obtendo todas as informações necessárias, é essencial o médico informar, continuamente, ao paciente, o que se espera encontrar e o que está ocorrendo durante o exame.

Inspeção

A inspeção da região anal pode revelar hemorróidas, pregas cutâneas hipertrofiadas, plicomas sentinelas (indicativas de fissura anal), ou lesões dermatológicas (p. ex., alterações secundárias a prurido crônico, abscessos, fístulas; cicatrizes e deformidades). A avaliação da região sacrococcígea pode evidenciar cicatrizes de laminectomia, sugerindo uma etiologia neurológica nos casos de incontinência.

Além de inspecionar a pele da região perianal, é importante avaliar o estado de repouso do ânus. Um orifício anal patular pode ser observado em pacientes com prolapso retal, anormalidades neurológicas, lesões esfincterianas ou adeptos de coito anal receptivo.

Com o esforço evacuatório pode-se observar protrusão de prolapso retal, de papilas anais hipertrofiadas ou, mais comumente, de hemorróidas. Nos casos suspeitos de procidência o paciente deve agachar e fazer esforço para evacuar, permitindo ao médico identificar a massa procidenciada.

Palpação

O médico deve usar uma luva de látex com um lubrificante hidrossolúvel. O paciente deve ser informado que o toque retal pode desencadear sensação de urgência evacuatória. É de boa norma informar e tranqüilizar o paciente continuamente sobre o exame.

O médico deve examinar o reto e as estruturas circunjacentes sistematicamente. A avaliação do tônus e da contratilidade esfincteriana é uma parte importante do exame do canal anal, e esses dados devem ser registrados rotineiramente em todos os casos.

No paciente do sexo masculino, deve-se avaliar a próstata, observando a presença de hipertrofia, nodulações e endurecimentos.

No paciente do sexo feminino, apalpa-se facilmente a cérvice uterina, a menos que esta tenha sido removida cirurgicamente. O corpo uterino pode ser percebido em eutopia ou deslocado posteriormente. No útero, pode-se detectar a presença de tumores fibróides. O exame bidigital (um dedo indicador de uma das mãos no reto e dedo indicador de outra mão na vagina) pode distinguir variações anatômicas e patológicas.

O dedo do examinador deve avaliar toda a circunferência interna do anorreto, procurando anormalidades. Nódulos retais submucosos não perceptíveis à inspeção podem ser detectados pelo toque. Pode ser possível sentir um tumor ou uma massa diverticular no cólon sigmóide. Solicitar ao paciente que faça força (manobra de Valsalva)[23] é útil, pois pode revelar lesões no reto alto ou retossigmóide que, de outra maneira, não seriam palpadas. O exame acima da próstata (homem) e acima do fundo-de-saco[24,25] (mulher) pode revelar uma prateleira de Blumer,[26] que é uma massa endurecida na parede retal anterior causada por tumores pélvicos metastáticos, geralmente de origem gástrica ou pancreática. A área pré-sacral pode abrigar massas extrínsecas (p. ex., cistos, tumores, cordoma sacrococcígeo) e deve ser examinada cuidadosamente.

Finalmente, à medida que o dedo é retirado, observa-se a presença de alterações anais (p. ex., papilas hipertrofiadas, hemorróidas internas trombosadas, estenoses, retrações cicatriciais). O exame digital do canal anal é um ótimo recurso para diagnosticar a Doença de Crohn[27] nesta região.

Anuscopia

A anuscopia é o melhor meio para visualizar hemorróidas, fissuras, papilas e outras lesões do canal anal. Aliada à retossigmoidoscopia permite uma boa avaliação retossigmoideana. As posições das alterações encontradas devem ser registradas da seguinte maneira: direita anterior, esquerda posterior e daí por diante.

Proctossigmoidoscopia Rígida

O retossigmoidoscópio é uma das ferramentas diagnósticas mais valiosas da proctologia: é capaz de evidenciar ulcerações mucosas, lesões polipóides, câncer, alterações inflamatórias, estenoses, malformações vasculares e distorções anatômicas causadas por massas extraluminais. Pode detectar distúrbios anais, embora a anuscopia seja ideal para este propósito.

Equipamento

Vários aparelhos descartáveis e reutilizáveis estão disponíveis no mercado, com fonte luminosa proximal ou distal, e com ou sem fibras ópticas. Os instrumentos reutilizáveis necessitam de cuidados e limpeza criteriosos. Instrumentos reaproveitáveis estão disponíveis em vários diâmetros, variando de 1,1 a 2,7 cm. O instrumento de diâmetro médio (1,9 cm) é uma boa escolha, permitindo ao médico examinar o reto e o sigmóide do paciente e realizar diversos procedimentos.

Além do espéculo, o instrumental inclui uma fonte de luz, lentes proximais de aumento e uma conexão para insuflação de ar. Também é importante providenciar uma boa aspiração – o que pode ser conseguido utilizando-se bombas a vácuo. *Swabs.*[28] longos também podem ser úteis.

Preparação do Intestino para Exame

Não são necessários catárticos ou restrições dietéticas no dia anterior ao exame. O preparo pode ser feito com administração de um pequeno enema (p. ex., *Fleet*), horas antes do exame, exceto nos casos em que a queixa do paciente é sugestiva de doença inflamatória intestinal.

Técnica

Cinco princípios devem ser seguidos para se realizar uma proctossigmoidoscopia com segurança e competência:

1. Ser paciente.
2. Insuflar o mínimo de ar para distender o retossigmóide.
3. Ter sempre um auxiliar à disposição.
4. Conversar com o paciente durante o exame, explicando, distraindo, transmitindo segurança.
5. Não machucar o paciente.

O exame digital retal deve sempre preceder o exame com aparelho. O sigmoidoscópio deve ser bem lubrificado e inserido até a sua altura máxima o mais rápido possível, minimizando o desconforto do paciente.

A insuflação com ar, valiosa para evidenciar o lúmen, enseja um benefício ainda maior na visualização da mucosa quando o aparelho é retirado.

A inserção bem sucedida do sigmoidoscópio requer familiaridade com a anatomia do reto e do sigmóide. Durante toda endocospia o proctologista deve ver a parede e a luz retais e sigmoideamas, evitando traumas desnecessários. Quando o sigmoidoscópio é introduzido, o reto baixo e o reto médio são medianos ou centrais, e o reto alto é curvado, discretamente, para a esquerda do paciente.

O instrumento deve ser retirado fazendo-se leves movimentos circulares, observando-se toda a circunferência da parede intestinal. As pregas mucosas devem ser achatadas pelo aparelho para certificar que nenhuma lesão tenha passado despercebida.

Complicações da Retossigmoidoscopia

Perfuração Colorretal

A perfuração colorretal com o sigmoidoscópio rígido é muito rara e pode acontecer ao se introduzir o aparelho intempestivamente, sobretudo em pacientes com doença inflamatória intestinal, diverticulite, proctite por radiação ou câncer. A insuflação de ar pode causar perfuração de um divertículo ou um abscesso intramural. Da mesma forma os demais procedimentos, como biopsia e eletrocoagulação, também podem resultar em perfuração.

Bacteremia

A bacteremia é um risco possível em todos os procedimentos endoscópicos através do ânus. Indica-se antibioticoterapia profilática nos pacientes com maior risco, de acordo com as recomendações da American Heart Association. Os procedimentos que devem ser considerados de maior risco são: proctossigmoidoscopia com biopsia, sigmoidoscopia flexível com biopsia, colonoscopia ou procedimentos anais (p. ex., ligadura elástica de mamilos hemorroidários). São as seguintes as indicações dos distúrbios nos quais se indica profilaxia antibiótica.

Distúrbios Cardíacos que Necessitam de Profilaxia Antibiótica

- Próteses valvulares cardíacas, incluindo biológicas e aquelas de homoenxerto.
- Maioria das malformações cardíacas congênitas.
- *Shunts* pulmonares sistêmicos criados cirurgicamente.
- Valvulopatias reumáticas e outras disfunções valvulares, mesmo após correção cirúrgica.
- Cardiomiopatia hipertrófica.
- Antecedente de endocardite bacteriana, mesmo na ausência de cardiopatia.
- Prolapso de válvula mitral com regurgitação.

O pós-operatório de *bypass* coronariano não necessita de profilaxia antibiótica, tampouco tal conduta é recomendada para pacientes com marca-passos, desfibriladores implantados, ou sopros fisiológicos, funcionais ou inocentes.

A antibioticoterapia profilática padrão é a seguinte:

Ampicilina, 2 g (50 mg/kg para crianças) por via intramuscular ou endovenosa, mais Gentamicina, 80 mg (não exceder 1,5 mg/kg) por via intramuscular ou endovenosa (2 mg/kg para crianças). Ambos devem ser administrados meia hora antes do procedimento.

Para pacientes alérgicos à ampicilina, amoxicilina ou penicilina:

Vancomicina, 1 g (20 mg/kg até total de 1 g para crianças) por via endovenosa, lentamente em 1 hora, mais gentamicina (1,5 mg/kg).

Amoxicilina, 3 g por via oral 1 hora antes do procedimento, então 1,5 g cerca de 6 horas após a dose inicial.

Procedimentos Realizados através do Sigmoidoscópio

Três procedimentos são comumente realizados através do sigmoidoscópio rígido: biopsia de mucosa e de tumores, fulguração (eletrocoagulação) e, excisão de pólipos com alça diatérmica.

Há algum tempo, os procedimentos com fibro e videoendoscópios praticamente substituíram endoscopias realizadas com o sigmoidoscópio rígido.

Complicações

Sangramentos pediculares podem ser controlados por fulguração, aplicando-se pressão com um *swab* embebido em epinefrina ou utilizando-se um aparelho de ligadura elástica longo (ver Capítulo 8).

Em contraste com a endoscopia flexível em sistemas fechados, a eletrocoagulação ou excisão com alça no sigmoidoscópio aberto não requer uma preparação intestinal rigorosa. Mesmo na presença de misturas gasosas explosivas, a simples ventilação é suficiente para evitar lesão do intestino proximal ao exame. Contudo, a perfuração intestinal nestas circunstâncias é um perigo em potencial, ainda que raríssimo.

ENEMA BARITADO

Indicações

O enema baritado é útil em urgências e emergências para diferenciar obstruções do intestino delgado das localizadas no intestino grosso, e em alguns pacientes com apendicite aguda. Também pode ser utilizado, com sucesso, na abordagem do volvo e da intussuscepção.

Preparação

O procedimento é simples e não requer cuidados específicos. Vários preparos intestinais já foram recomendados e todos consistem, basicamente, em certas restrições dietéticas no dia anterior ao exame (p. ex., uma dieta pobre em resíduos e líquida na véspera), um bom laxante e um supositório ou enema no dia do exame.

É importante manter uma hidratação adequada ao se utilizarem laxantes, evitando-se complicações renais, cardíacas e eletrolíticas, particularmente em pacientes idosos.

Alternativas ao Uso do Bário nos Enemas

Enemas hidrossolúveis ou enemas baritados de duplo contraste substituíram os enemas baritados simples. As soluções hidrossolúveis de diatrizoato sódico (p. ex., Hypaque, Gastrografin) oferecem uma radiopacidade razoável, não são irritantes e são relativamente bem tolerados se introduzidos acidentalmente na cavidade peritoneal. Assim, são mais seguros em situações tais como megacólon tóxico, peritonite e nas primeiras 24 horas após biopsia ou excisão de pólipos por alças diatérmicas. A maior limitação decorre da menor opacificação e visualização algumas vezes menor que o adequado. Essas substâncias hidrossolúveis não apresentam resíduos pós-evacuatórios. A hipertonicidade é um risco, podendo acarretar alterações significativas dos eletrólitos séricos, especialmente em crianças e idosos. Pacientes cardiopatas ou nefropatas também apresentam um risco maior de complicações.

Enema Baritado com Duplo Contraste ou com Contraste Aéreo

O enema baritado com duplo contraste tem sido utilizado na tentativa de melhorar a avaliação do cólon, identificando pequenas lesões mucosas e permitindo o diagnóstico da doença inflamatória intestinal e outras.

Neste exame, procura-se revestir o cólon com uma fina camada de material de contraste e então distendê-lo com insuflação de ar, permitindo uma visualização de toda a circunferência mucosa. Contudo, este procedimento apresenta várias desvantagens, destacando-se: resulta em maior exposição à radiação – um exame bem realizado necessita em média de 10 a 12 filmes; necessita-se de um paciente cooperativo, capaz de movimentar-se, ficar de pé e cumprir instruções. Ainda assim, apesar destes percalços e tomando-se os devidos cuidados, o enema baritado com duplo contraste pode ser realizado, em tese, em qualquer pessoa.

Apesar das vantagens deste exame, a colonoscopia ainda é a melhor abordagem para triar pacientes para neoplasias colorretais.

Complicações do Enema Baritado

Felizmente, as complicações do enema baritado são raríssimas mas, quando ocorrem, podem ser catastróficas, destacando-se perfuração retal pela ponta do aplicador de enema ou por insuflação excessiva do balão, laceração retal com retorragia, perfuração colônica, peritonite por bário, granuloma submucoso por bário, megacólon tóxico, septicemia, embolia venosa por bário e enchimento gastrintestinal retrógrado com vômitos e aspiração em crianças.

A perfuração idiopática dos cólons ocorre em 1 a cada 5.000 enemas baritados. A peritonite por bário apresenta uma mortalidade de 50%, ainda que esta porcentagem tenha caído consideravelmente desde a disponibilidade de antibióticos mais eficazes e intervenções cirúrgicas mais precoces. Ainda que as perfurações sejam mais comuns em pacientes com tumor, diverticulite, colite isquêmica e doença inflamatória intestinal inespecífica, elas também podem ocorrer em intestino sem doenças.

O momento para a realização de um enema baritado após ter sido feita biopsia retal ou colônica tem sido objeto de discussão. Em nossa experiência a melhor abordagem seria realizar o exame radiológico o mais rápido possível nos pacientes em que a biopsia sugere lesão mucosa exofítica. Nos pacientes que ainda não realizaram exames endoscópicos, recomendamos que a biopsia seja realizada após o exame radiográfico. Entretanto, esta discussão parece um tanto inútil uma vez que, nestas circunstâncias, a maioria dos médicos utiliza a colonoscopia para avaliar o intestino proximal.

Tratamento da Perfuração por Enema Baritado

A perfuração em peritônio livre é uma emergência cirúrgica e, durante a laparotomia, deve-se remover o máximo possível da substância contaminante, irrigando-se e lavando-se exaustivamente a cavidade abdominal, seguindo-se a remoção do segmento intestinal perfurado, implantando-se então um estoma na parede abdominal.

O tratamento do paciente apresentando laceração retal com extravasamento de bário é um problema mais difícil de ser solucionado, pois além de ser necessário confeccionar um estoma, o tratamento clínico pode ser empregado, com hidratação venosa vigorosa, antibioticoterapia e restrição dietética.

A perfuração do reto ou do cólon também pode ocorrer como conseqüência do enema baritado em duplo contraste, com extravasamento de ar e não necessariamente de bário. Uma vez que os sinais clínicos de peritonite podem não ser evidentes, tem-se sugerido que pacientes sintomáticos com evidências radiográficas de enfisema perirretal, mediastinal ou cervical sejam abordados com observação hospitalar cuidadosa antes de se indicar laparotomia. O sucesso obtido com esta abordagem pode ser atribuído ao fato de que os pacientes em geral submeteram-se a uma limpeza completa do intestino antes do exame.

DEFECOGRAFIA

A defecografia é uma técnica radiológica dinâmica onde o reto é examinado com o paciente eliminando bário na posição sentada ou agachada; mimetizando o ato defecatório. A técnica e as aplicações clínicas da defecografia são discutidas nos Capítulos 6, 16 e 17.

ESTUDO RADIOLÓGICO DO INTESTINO DELGADO (TRÂNSITO DIGESTIVO)

Ainda que o intestino delgado represente 75% da extensão e 90% da superfície mucosa do tubo digestivo, a incidência de doenças neste segmento é muito pequena. Existem várias indicações para exame do intestino delgado:

- Sangramento gastrintestinal não esclarecido.
- Diarréia ou esteatorréia.
- Dor abdominal inexplicada.
- Febre de origem desconhecida.
- Suspeita de retocolite ulcerativa ou doença de Crohn.

Técnica

A avaliação radiológica é realizada após jejum de uma noite. O paciente deve ingerir um grande volume de caldo baritado que imediatamente inicia progressão pelo tubo digestivo. Inicialmente, o paciente é examinado fluoroscopicamente e, se o caldo baritado progride o suficiente, as radiografias são realizadas. Em intervalos de 30 a 60 minutos, dependendo do ritmo da passagem de bário, até que o material atinja o cólon proximal. Normalmente, em indivíduos saudáveis, a coluna de bário leva de 2 a 6 horas para recorrer o intestino delgado e chegar ao cólon. Manobras de compressão abdominal devem ser feitas sobretudo para forçar o contraste a passar do íleo terminal para o ceco. Este segmento do intestino delgado tende a permanecer escondido entre outras alças na pelve e, uma vez que seja um local comum de acometimento por diversas doenças, é necessário realizar estudos especiais. Esta afirmação é particularmente verdadeira nos casos de doença de Crohn.

Enteróclise

Na enteróclise, utiliza-se cerca de 250 ml de bário de alta densidade, suplementado com metilcelulose (que distende o intestino delgado). O material é inserido através de uma sonda nasogástrica, avançada até o ligamento de Treitz,[29] permitindo um estudo do trânsito no delgado equivalente àquele do enema contrastado com ar, realizado no cólon.

A enteróclise é a técnica mais eficaz para exame contrastado do intestino delgado, esta técnica não é o melhor método para avaliar doenças localizadas na região do íleo terminal.

CITOLOGIA ESFOLIATIVA

A citologia esfoliativa nunca desfrutou de muita aceitação, principalmente pela metodologia embaraçosa e pelo fato de a colonoscopia ser uma técnica muito superior na avaliação do intestino grosso como um todo. A menos que possa ser simplificada e seus resultados apurados com maior acurácia, a citologia esfoliativa, com toda a certeza, tornar-se-á um exame obsoleto.

PESQUISA DE SANGUE OCULTO NAS FEZES

A pesquisa de sangue oculto nas fezes provavelmente é o exame de triagem em massa mais barato disponível para detecção de doenças gastrintestinais que sangram.

Materiais e Métodos

Em geral, recomenda-se uma dieta rica em fibras, mas deve-se atentar para o fato de que o aumento do peso fecal reduz significativamente a concentração de hemoglobina fecal, correndo-se o risco de resultados falsos-negativos. Deve-se evitar ingerir carne malpassada, nabos, melões, raiz-forte, salmão e sardinhas nas 48 horas que antecedem a coleta do primeiro espécime de fezes. Medicações como aspirina e suplementos vitamínicos especialmente vitamina C (ácido ascórbico) em mais de 250 mg/dia devem ser evitados. A aspirina e outros antiinflamatórios não-esteróides devem ser suspensos por 7 dias antes e durante o período de realização do teste.

Inicia-se o teste no terceiro dia, quando o paciente recolhe a 1ª amostra de fezes e a aplica ao cartão contendo o reagente. Devem-se colher amostras de duas ou três evacuações consecutivas. Na interpretação dos resultados, a Sociedade Americana de Câncer recomenda que leituras duvidosas sejam registradas como negativas, e leituras com quaisquer vestígios positivos sejam registradas como positivas. Uma única leitura positiva torna todo o exame positivo. Nos casos de positividade do teste, o médico deve realizar, em ordem, o toque retal, a proctossigmoidoscopia ou sigmoidoscopia flexível e a colonoscopia. Se o resultado da colonoscopia for normal, deve-se realizar uma endoscopia digestiva alta (para avaliação do esôfago, estômago e duodeno) e uma avaliação do intestino delgado (trânsito digestivo para a avaliação do intestino delgado).

Resultados dos Testes

Já foram publicados incontáveis artigos sobre a boa relação custo-benefício da triagem em massa para câncer colorretal (ver Capítulo 22) utilizando a pesquisa de sangue oculto nas fezes.

A maioria dos autores acredita que este exame deve ser uma parte integrante do exame físico completo. Mas até que ponto esta pesquisa é capaz de reduzir a mortalidade ainda é uma pergunta sem resposta. Este ponto de vista tem sido questionado por publicações recentes, onde cada vez mais pesquisadores sugerem que a ferramenta de triagem mais eficaz frente ao teste positivo é a colonoscopia, e que esta deveria substituir todas as demais modalidades, inclusive o próprio teste de sangue oculto. E isto é exatamente o que vem ocorrendo com pacientes entre 50 e 60 anos de idade. Se a colonoscopia é negativa não encontrando pólipos, conclui-se que estes pacientes tendem a não formar pólipos e, dessa forma, provavelmente não necessitarão de outras colonoscopias – uma vez que seu risco para câncer colorretal é mínimo. Ainda não se sabe se esta abordagem tornar-se-á ou não uma norma, ou se a comunidade, como um todo, pode arcar com os custos da colonoscopia como exame de rotina. Todavia, a pergunta, sem resposta permanece: quanto vale uma vida humana?

COLETA DE FEZES

Diarréia e enterites infecciosas recorrentes são alterações que requerem do médico familiaridade com alguns conceitos básicos da coleta de fezes.

Coletando Fezes para Cultura

A amostra de fezes deve chegar ao laboratório no máximo meia hora após ter sido colhida, a menos que seja acondicionada em um meio de transporte apropriado. A refrigeração é contra-indicada. Não se devem utilizar *swabs* para coleta.

As coproculturas são realizadas através de semeadura, com um *swab* estéril, em placas de ágar contendo vários agentes inibitórios e não-inibitórios, permitindo o crescimento da flora intestinal e de organismos patogênicos (p. ex., *Salmonella, Shigella, Campylobacter* [ver Capítulo 33]). As placas são examinadas após 24 horas, e as colônias suspeitas são inoculadas em meios de cultura para a identificação. Caso sejam encontradas espécies de *Salmonella* ou *Shigella*, envia-se uma subcultura para tipagem sorológica e confirmação.

Alguns microrganismos são incomuns e difíceis de serem identificados em uma amostra de fezes, sendo necessário um pedido específico para sua cultura por parte do médico. Dentre esses microrganismos constam: fungos (o teste costuma ser limitado à pesquisa de *Candida*), *Mycobacterium*, vibriões patogênicos (p. ex., Cólera), *Campylobacter* e *Yersinia*. A descoberta de determinados patógenos deve ser notificada às autoridades públicas sanitárias.

Coletando Amostras de Fezes para Pesquisa de Ovos e Parasitas

Amostras de fezes devem ser colhidas no máximo cerca de 1 hora antes de serem entregues ao laboratório. Recomendam-se três amostras colhidas em um período de 5 dias, podendo a coleta ser realizada utilizando-se solução salina morna ou um *Fleet* enema.

Para pesquisa de parasitas as amostras de fezes devem ser examinadas macroscopicamente quanto à cor e aparência (p. ex., pastosas ou líquidas, com muco ou sangue), devendo-se procurar vermes adultos, proglotes de tênia e ovos (ver Capítulo 33).

A amostra líquida de fezes é colocada sobre a lâmina, adicionando-se uma gota de solução salina e outra de iodeto, cobrindo-se com uma lamínula e examinando-se o conjunto ao microscópio para procura de parasitas (p. ex., ovos, cistos, larvas) e leucócitos fecais. Uma pequena porção da amostra também é processada para concentrar ovos e cistos – mais tarde, também será examinada ao microscópio, o que facilita os achados anormais. Finalmente, a lâmina é corada com tricromo e examinada com lentes de imersão em óleo.

PIELOGRAFIA ENDOVENOSA

Com o uso disseminado da tomografia computadorizada, o trato urinário em geral é avaliado de maneira adequada sem a necessidade de pielografia endovenosa.

ESTUDOS FISIOLÓGICOS

Ver Capítulo 6.

NOTAS DO REVISOR TÉCNICO

19. Mesa de Ritter: esta mesa – RITTER, Johann (1776-1810), médico alemão – atribuída à Ritter por alguns autores, é atribuída, por outros, à Hines. Caso realmente haja as duas mesas, elas devem ter grande semelhança, pois visam ao mesmo intuito: paciente em decúbito ventral com dupla flexão de pernas sobre as coxas e de coxas sobre o abdome, sem esforço físico por parte do mesmo. No Brasil, esta mesa, se ainda for usada, deve ser por muito poucos proctologistas. Baseado em sua própria experiência (teve oportunidade de usar esta mesa durante cerca de 10 anos) o revisor técnico e autor destas notas sempre preferiu a posição genupeitoral, como posição de escolha para o exame proctológico.
20. Sims, J. MARION (1813-1883), ginecologista americano, criador de posição em decúbito lateral esquerdo com discreta flexão das pernas sobre as coxas e das coxas sobre o abdome.
21. Posição de Sims: uma variante muito popular desta posição é a flexão apenas da perna e coxa direita, mantendo o membro inferior esquerdo esticado. Na opinião do revisor técnico e autor destas notas, é uma posição mais cômoda para o paciente que a genupeitoral, mas não oferece a mesma facilidade de penetração do retossigmoidoscópio.
22. Posição genupeitoral: apesar de o autor aconselhar "abandonar" esta posição, ela é a posição de escolha do revisor técnico e autor destas notas, além de ser a posição de escolha de um grande número de proctologistas brasileiros e mesmo estrangeiros. O revisor técnico acha que esta posição facilita muito a retossigmoidoscopia e manobras como biopsias, ligaduras elásticas de hemorróidas, entre outras. Por levar ao esmagamento do tórax pelas vísceras abdominais, ela deve ser evitada em pacientes com comprometimentos cardiorrespiratórios (p. ex., idosos, obesos, grávidas, enfisematosos, cardiopatas) e outras situações especiais (paraplégicos, fratura de membros inferiores, próteses de bacia e de cabeça de fêmur, entre outras).
23. VALSALVA, Antonio M. (1666-1723), anatomista italiano : seio de V, manobra de V, ligamentos de V, músculo de V. A manobra de Valsalva é a expiração forçada contra as passagens aéreas superiores fechadas (nariz, boca e glote), causando um aumento da pressão intratorácica, impedindo o retorno venoso ao átrio direito. É usado para estu-

dar os efeitos cardiovasculares do aumento da pressão venosa periférica e diminuição do enchimento e vazão cardíacos.

24. RETZIUS, Anders A. (1796-1860), anatomista e antropologista sueco: fibra, ligamento, veia e espaço de Retzius.
25. Fundo de saco (na mulher): é o espaço de Retzius, que é o espaço anatômico retropúbico situado entre a borda posterior da sínfise pubiana e a bexiga.
26. BLUMER, Jean (1858-1940), cirurgião americano: prateleira de Blumer (metástases no fundo pélvico comprimindo a ampola retal oriundas de cânceres de andar superior do abdome, notadamente dos cólons e estômago).
27. CROHN, Burrill B. (1884-1983), gastroenterologista americano: Doença de Crohn (processo inflamatório granulomatoso vazio, inespecífico, que acomete a região ileocecal, ocorrendo, ainda, em quaisquer segmentos do tubo digestivo e no períneo).
28. SWAB: mecha de algodão, gaze ou outro material absorvente, montada na extremidade de uma haste fina ou de uma pinça anatômica ou de dissecção ou hemostática, usada para, pelo esfregaço, aplicar ou remover substâncias da superfície abordada.
29. TREITZ, Wenzel (1819-1872), médico patologista da Boêmia: ligamento duodeno-jejunal, arcos e fossas de Treitz.

5

Sigmoidoscopia Flexível e Colonoscopia

A capacidade de visualizar os cólons, o reto e o ânus tem progredido paralelamente à capacidade do cirurgião em diagnosticar e tratar adequadamente pacientes com distúrbios nestas áreas. A endoscopia flexível do cólon teve início com o advento anterior dos instrumentos de endoscopia digestiva alta ou esofagoduodenoscopia (semi-rígidos e então flexíveis). Subseqüentemente, houve uma grande melhora na qualidade da transmissão de luz com os cabos de fibra óptica, que permitiram a transmissão da iluminação ao longo de vias não-lineares. Quando combinadas com feixes de fibras similares cuja orientação era preservada, a imagem iluminada podia ser transmitida de volta ao observador. Inicialmente, os instrumentos flexíveis de fibra óptica eram pequenos e examinavam apenas o reto e o cólon distal, mas logo instrumentos mais longos foram desenvolvidos – em geral, gastroscópios aplicados ao intestino grosso.

O último avanço na instrumentação foi a videoendoscopia, onde as fibras ópticas foram substituídas por uma câmera que fornece uma imagem eletrônica do campo examinado. O endoscopista não necessita mais inclinar-se sobre as lentes do aparelho, passando a trabalhar observando um monitor de alta-resolutividade. Além disso, a imagem digitalizada pode ser manuseada como qualquer arquivo eletrônico: armazenada, impressa e anotada. Assim, além do recurso do exame, o método provou ser superior para a armazenagem de registros e documentação.

SIGMOIDOSCOPIA FLEXÍVEL POR FIBRA ÓPTICA E VIDEOENDOSCOPIA

O termo "endoscópio" vem das palavras gregas *endon* (dentro) e *skopein* (vista). O diâmetro de cada uma das fibras é similar, variando de 9 a 12 μm. Nos instrumentos flexíveis de fibra óptica, as fibras são presas apenas em suas extremidades. Esses aparelhos podem ser feitos com a extensão que for necessária, uma vez que a perda de luminosidade é desprezível ao longo de vários metros de extensão.

A sigmoidoscopia flexível (SF) não é um exame de fácil domínio. A parte mais difícil de uma colonoscopia é a manipulação do cólon sigmóide, problema que permanece o mesmo para a SF. Talvez a única diferença seja o fato de que o médico examinador não tenha que utilizar as diversas manobras de correção do eixo do instrumento, ainda que isto possa ser feito se necessário (ver a seção *Colonoscopia* a seguir). O exame requer habilidade e paciência, e não existem substitutos para a experiência, havendo uma curva de aprendizado.

As desvantagens reais e teóricas deste exame são:

1. Custo do exame:
   - Para aquisição e reparos do aparelho.
   - Pessoal e tempo para aplicação do enema e limpeza intestinal.
   - Duração do exame.
2. Doenças contagiosas pelo exame.
3. Complicações do exame:
   - Perfuração intestinal.
   - Hemorragia secundária a procedimentos invasivos.
   - Explosão de ar pelo uso do eletrocautério.
   - Comprometimento do exame de todo o cólon nos casos em que a colonoscopia está indicada.

São as seguintes as indicações da proctossigmoidoscopia flexível:

- Substituir a proctossigmoidoscopia rígida em triagens, na avaliação de queixas gastrintestinais, e como exame de acompanhamento entre duas colonoscopias em pacientes sob vigilância para pólipos ou câncer colorretais.
- Avaliar achados radiológicos (enema opaco) duvidosos no cólon sigmóide.
- Confirmar achados radiológicos dentro do alcance do instrumento (70 cm).
- Confirmar diagnóstico e acompanhar pacientes com doença inflamatória intestinal, especialmente quando a doença encontra-se confinada ao cólon esquerdo ou distal.
- Examinar anastomoses colônicas localizadas dentro do nível de alcance do aparelho.

Equipamento

As especificações do sigmoidoscópio flexível variam entre os vários fabricantes. Em geral, o tamanho do canal varia de 2,6 a 3,8 mm; o diâmetro, de 12,2 a 14,0 mm; e a extensão, de 60 a 71 cm. Com finalidades intervencionistas podem ser usados vários recursos como: fórceps de biopsia, escovas de citologia e alças de eletrocautério, que podem ser passados através dos canais de trabalho. A parte distal do instrumento é angulada e pode ser manipulada por comando normal maior. O comando normal menor gira a ponta de um lado para o outro. Ao passar o aparelho, recomenda-se: mantêm-se os comandos de direção na posição mais neutra possível (ver *Técnicas de Colonoscopia*).

Preparo Intestinal

A SF exige um preparo intestinal mínimo: são administrados dois enemas (p. ex., *Fleet*), o segundo cerca de 10 minutos após a eliminação do primeiro, não sendo necessárias restrições dietéticas.

Técnica

O paciente é colocado em decúbito lateral (posição de Sims) em uma mesa de exame relativamente alta, com a perna direita um pouco mais fletida que a esquerda e o ombro direito rodado anteriormente. Em geral, é mais fácil para o médico examinador permanecer em pé ao invés de sentado. Alguns médicos preferem a participação de um segundo profissional – enquanto um maneja os comandos, o outro avança o aparelho. Esta abordagem em dupla requer a utilização de um videoendoscópio ou um foco "carona" nos fibroscópios. Por outro lado, outros acreditam que uma única pessoa é mais que suficiente e manuseia os comandos com uma das mãos e guia o aparelho com a outra, facilitando as manobras de retificação e resultando em maior conforto para o paciente.

Inserir a ponta romba do SF pelo ânus sem realizar antes um toque é difícil e causa um desconforto considerável para o paciente. Por isto a passagem do instrumento deve ser precedida pelo toque retal bem lubrificado.

A simples insuflação de ar, sem redirecionamento da ponta, permite que o examinador avance o instrumento até uma profundidade de 10 a 12 cm, permitindo visualização da ampola retal. Nas abordagens em dupla, o responsável pelo avanço do aparelho possui um controle maior do exame que aquele no manejo dos comandos.

O aparelho é introduzido sob visualização direta da luz intestinal ou por deslizamento sobre a mucosa. O médico no comando da extremidade vai julgando o nível de resistência e a força necessária para avançar o aparelho.

Se a progressão é impedida por algum motivo, o aparelho é retrocedido levemente, e busca-se a luz intestinal angulando-se a ponta do aparelho, avançando-se, novamente. Existem vários métodos para avançar o aparelho: torções, avanço/recuo (vaivém), e combinações destes dois movimentos (sanfonamento – ver adiante).

A manipulação do cólon sigmóide é a parte mais difícil. Se as tentativas de avanço apenas resultam em alongamento do cólon, deve-se tentar uma outra manobra. Rotações no sentido anti-horário produzem "alças em alfa". Rotações no sentido horário resultam em estiramento do cólon sigmóide, o que permite avançar o instrumento para dentro do cólon descendente. Outra maneira de progredir para o cólon descendente após ultrapassar o sigmóide consiste em recuar o aparelho enquanto se realiza uma rotação em sentido horário.

Uma vez passado o aparelho até o máximo, ele é lenta e cuidadosamente retirado, utilizando-se aspiração, irrigação e insuflação com ar, conforme a necessidade, obtendo-se uma ótima visualização de toda a mucosa colorretal. É importante lembrar que a SF e a colonoscopia são ferramentas ruins para avaliar doenças da ampola retal ou do reto distal. Deve-se tomar cuidado especial ao examinar esta área, recomendando-se retroflexão da extremidade distal do aparelho ao final do exame.

Finalmente, o médico deve estar alerta para o motivo pelo qual o exame está sendo realizado. Se a indicação for hemorragia colorretal, uma SF normal não é suficiente, pois os cólons têm cerca de 180 cm de extensão e o SF apenas 70 cm. Além disso, a SF não é um método adequado para avaliar sintomas de doenças anais como prurido anal, hemorróidas, fissuras e, obviamente, o próprio canal anal em si – casos em que a anuscopia é mais indicada.

Complicações

Complicações (p. ex., hemorragia ou perfuração) são raras, porém tendem a ocorrer com mais freqüência com o aparelho rígido que com o flexível. Obviamente, deve-se tomar cuidado quando o procedimento for realizado na presença de doenças intestinais, como doença inflamatória em atividade, diverticulite e isquemia. Nestas circunstâncias, deve-se utilizar o menor volume de ar possível, para que não ocorram explosões, recomenda-se, ainda, não utilizar o eletrocautério para biopsia ou excisão em alça.

COLONOSCOPIA

Em 1969 a colonoscopia por fibras ópticas foi introduzida como um meio de visualizar diretamente os cólons e o reto, e, em algumas circunstâncias, o íleo terminal. Poucos anos após, Wolff e Shinya demonstraram que, utilizando uma alça de aço e um eletrocautério, era possível remover pólipos colônicos, aposentando o procedimento de colotomia para polipectomia através de laparotomia.

Equipamentos

Os aparelhos são fabricados em vários tamanhos, desde cerca de 115 cm até 180 cm. São de visão frontal e possuem um campo de visão de até 140°. Da mesma forma que a sigmoidoscopia flexível, a manipulação dos controles produz angulações da ponta de 180° (para cima e para baixo) e 160° (esquerda e direita). Outras características incluem saída de ar, ejetor de água e um canal de aspiração ou para passagem de pinças. Para insuflação, pode-se utilizar ar ou dióxido de carbono. Os acessórios incluem uma fonte de luz halógena, uma unidade eletrocirúrgica e equipamento fotográfico. Os itens necessários para realização de procedimentos consistem em pinças de biopsia, alça diatérmica, pinças de captura e material para citologia esfoliativa.

Indicações

As indicações para colonoscopia são as seguintes:

- Confirmação ou exclusão de alterações sugeridas pelo exame radiológico (p. ex., falhas de contraste, estenoses [etiologia extrínseca ou intrínseca?], pólipos, etc.).
- Avaliação e acompanhamento de doença inflamatória intestinal (p. ex., displasia).
- Diagnóstico diferencial de doença diverticular ou malignidade.
- Presença de pólipos retais com ou sem alteração, no enema opaco (p. ex., lesão sincrônica).
- Sintomas gastrintestinais (p. ex., retorragias, dor abdominal, anemia por deficiência de ferro), com ou sem investigação radiológica.
- Acompanhamento de um paciente com antecedente de cirurgia colônica.
- Hemorragia digestiva baixa aguda.
- Diarréia clinicamente importante de etiologia desconhecida.
- Polipectomia endoscópica.
- Redução de volvo de sigmóide.
- Descompressão de dilatação colônica (p. ex., síndrome de Ogilvie).[30]
- Colonoscopia intra-operatória: confirmação de lesão no momento da laparotomia ou durante procedimentos laparoscópicos.

Em muitas circunstâncias, o procedimento é utilizado porque o enema opaco evidenciou uma possível anormalidade ou foi incapaz de indicar ou identificar a causa dos sintomas colônicos. Contudo, atualmente acredita-se que a maioria dos procedimentos colonoscópicos é realizada sem que o paciente tenha sido previamente submetido a um enema opaco.

A colonoscopia diagnóstica não é recomendada nos seguintes casos: (a) pacientes estáveis com queixas crônicas compatíveis com síndrome do intestino irritável; (b) diarréia aguda limitada, quando a fonte da hemorragia é prontamente identificada (p. ex., fissura, hemorróidas, úlcera péptica); (c) quando o tratamento do paciente não será alterado pelos achados (p. ex., carcinoma metastático na ausência de sintomas intestinais) e (d) triagem de rotina em pacientes sem risco de malignidades.

As contra-indicações absolutas para este exame limitam-se, essencialmente, aos pacientes com cardiovasculopatias agudas (p. ex., infarto miocárdico) e aqueles com processo inflamatório abdominal agudo (p. ex., peritonite, diverticulite aguda, colite fulminante, perfuração intestinal e megacólon tóxico). As contra-indicações relativas incluem os dois últimos trimestres de gestação, gravidez em qualquer estágio (caso se tencione utilizar fluoroscopia), esplenomegalia acentuada, ou aneurisma de aorta abdominal. Os pacientes com anemia secundária a discrasias sangüíneas devem fazer coagulogramas antes da colonoscopia e aqueles em uso de Warfarin devem trocar a medicação para Heparina.

Preparo do Paciente

Por segurança e para melhorar a qualidade do exame, os cólons devem ser previamente limpos. A presença de fezes pode esconder a luz intestinal e levar o endoscopista a realizar movimentos equivocados. Mesmo um pequeno volume de fezes pode provocar confusão e erros de julgamento.

Vários trabalhos foram publicados verificando a segurança e eficácia da lavagem com Polietileno Glicol (PEG) no preparo intestinal para colonoscopia e enema baritado, especialmente com a adição de bisacodil para assegurar evacuação do líquido residual. Um volume de 4 L pode ser administrado por via oral ou por sonda, produzindo uma limpeza adequada. A queixa mais freqüente relacionada a este método de preparo é o desconforto e a repugnância associados à ingestão de um volume tão grande de líquido.

Nós preferimos administrar um *Fleet* de Fosfo-Soda (duas doses de 45 ml) um dia antes do exame, associado a um *Fleet* enema na noite anterior e na manhã do exame. O *Fleet* de Fosfo-Soda não é recomendável nos pacientes com insuficiência renal, ascite, insuficiência cardíaca congestiva, antecedente de infarto miocárdico nos últimos 6 meses ou em uso de bloqueadores de canais de cálcio. Já foi relatado um caso de hiperfosfatemia e tetania hipocalcêmica em um paciente com insuficiência renal.

Resultados

Muitos estudos compararam os vários métodos de preparo: PEG, PEG com metoclopramida oral e *Fleet* de Fosfo-Soda por via oral. Alguns pesquisadores descobriram que todos os regimes são igualmente eficazes. Contudo, o preparo com Fosfo-Soda foi mais bem tolerado e angariou mais adeptos que os demais.

Sedação e Monitoramento do Paciente

A sedação com monitoramento é recomendada sempre que se planeja uma colonoscopia total. A insuflação de ar ou dióxido carbônico (este é mais rapidamente absorvido) e a tração do intestino com o aparelho podem causar desconforto e ansiedade consideráveis. Entretanto, a anestesia geral é contra-indicada. É importante que o examinador esteja atento para qualquer desconforto excessivo relatado pelo paciente, evitando possíveis lesões da parede intestinal, mesentério ou estruturas vizinhas.

Várias combinações medicamentosas têm sido recomendadas para reduzir o desconforto, incluindo fenobarbital, meperidina, hidroxizina, diazepam e midazolam. Deve-se tomar cuidado para evitar depressão respiratória e hipotensão, uma vez que pacientes idosos e pacientes com distúrbios respiratórios e pulmonares apresentam um risco particularmente elevado para complicações. O monitoramento deve incluir avaliações do ritmo cardíaco, da pressão arterial e da freqüência respiratória, antes, durante e imediatamente após o procedimento. A oximetria de pulso, um método não-invasivo que oferece medições contínuas da hemoglobina arterial e da saturação de oxigênio, é necessária em todos os casos de sedação.

Profilaxia Antibiótica

O risco de endocardite infecciosa (ou qualquer outra complicação infecciosa relacionada à colonoscopia) é pequeno. Ainda assim, este risco de fato existe. As recomendações para a profilaxia antibiótica – discutidas no Capítulo 4 – são igualmente aplicáveis para colonoscopia e SF.

Técnica do Exame: Princípios Gerais

A colonoscopia costuma ser vista pelos não-iniciados como um processo de empurrar um tubo pelo cólon até se atingir o ceco. Ocasionalmente, como ocorre nos pacientes com antecedentes de sigmoidectomia, pode ser quase tão simples assim. Contudo, a maioria dos exames requer pelo menos uma boa dose de habilidade, e muitos são verdadeiramente desafiadores. Além disso, é fundamental uma perfeita compreensão da anatomia dos cólons. Cada região dos cólons tem sua própria complacência, e a intubação bem-sucedida depende de levar vantagem dela, bem como ultrapassar os diversos obstáculos no percurso colorretal.

Vários recursos e várias manobras são usados pelos colonoscópios para se conseguir uma boa intubação: angulação da ponta, rotação (ou torque) e avanço-recuo ("vaivém"). Esses movimentos físicos do aparelho são combinados com insuflação de ar, aspiração, posicionamento do paciente e pressão abdominal.

Angulação da Ponta

A ponta articulada, elemento mais crítico no colonoscópio, permite que o endoscopista analise por curvas ou pregas, ajustando sua progressão. Esta articulação é essencial em manobras intervencionistas, permitindo posicionar corretamente a alça ou a pinça de biopsia. Em determinadas circunstâncias, pode-se realizar uma retrovisão para se obter uma vista panorâmica mais clara de uma certa área (p. ex., topo do canal anal ou o lado cecal da válvula ileocecal).

A ponta articulada, tão essencial para facilitar a intubação, pode, ao mesmo tempo, ser o maior obstáculo para a passagem do aparelho, principalmente para o colonoscopista iniciante. Também é a parte do aparelho que mais causa lesões. Tentativas de aumentar a angulação em mais de 90°, no esforço de visualizar além de uma curva ou ângulo na profundidade do intestino, altera a distribuição de forças contra a parede intestinal. Uma proporção maior da força de avanço é distribuída contra a parede intestinal em vez de na direção de sua luz. O avanço longitudinal do endoscópio não mais segue a ponta do instrumento, e a parte angulada se torna o guia do instrumento, com as forças de progressão dirigidas agora contra a parede do cólon. Conseqüentemente, as chances de traumas e dilacerações aumentam.

Em resumo, deve-se utilizar o mínimo possível de angulação necessário para se conseguir a visão desejada. Limite os movimentos da ponta ao comando acima e abaixo – o que reduz as chances de produzir curvaturas indesejadas.

Rotação da Haste

A rotação (ou torque) é uma manobra essencial para uma intubação eficaz, bem como para uma boa visualização durante a retirada do aparelho. A rotação pode acarretar três efeitos principais. Quando se aplica uma rotação no sentido anti-horário, existe uma tendência para se produzir uma "alça redundante" no cólon sigmóide. Segundo, quando se aplica uma rotação no sentido horário, o cólon sigmóide tende a retificar-se. O terceiro efeito é produzido pela ponta do endoscópio. Quando se realiza uma rotação em qualquer sentido, mantendo-se uma leve curvatura da ponta, um forte movimento de elevação com alavanca é transmitido em direção ao intestino mais proximal. Essa manobra é mais eficaz para localizar um segmento proximal esquivo que simplesmente deve manter o aparelho rígido, enquanto se manipula a ponta isoladamente.

Se o endoscópio está relativamente retificado, a rotação será transmitida fielmente para o campo de visão. Contudo, se o endoscópio se encontra dentro de uma ou mais alças, a rotação terá um efeito muito mais profundo no intestino do que é percebido no visor do aparelho. Na presença de uma "alça em alfa" no cólon sigmóide, o efeito da rotação em sentido horário (especialmente quando combinada com um movimento de recuo) reduzirá a extensão da alça, "sanfonando-a" em torno do endoscópio. Uma vez reduzida, a alça de sigmóide tende a se refazer, particularmente quando se aplica um movimento de rotação anti-horário durante o avanço do aparelho. Assim, para manter a redução de uma alça de sigmóide redundante, o aparelho deve ser avançado mantendo-se o torque em sentido horário.

Ocasionalmente, um cólon extremamente redundante desenvolverá duas alças completas durante a intubação. Quase sempre, ambas são redutíveis. Contudo, ao contrário da configuração em alça simples, neste caso a primeira alça deve ser desfeita com rotação em sentido anti-horário, e a segunda, em sentido horário. A remoção de ambas as alças em geral é fundamental para se conseguir intubação do cólon descendente.

A rotação também é uma manobra importante na flexura hepática. Se o cólon transverso for mantido no abdome superior, o endoscópio segue uma linha reta até a flexura hepática. Neste ponto, a rotação em sentido horário é benéfica, bem como uma leve curvatura da ponta para baixo, em direção ao cólon ascendente. Por outro lado, se o cólon transverso é redundante, estendendo-se em direção à pelve, a flexura hepática é abordada por baixo. Um leve retrocesso do aparelho, associado à rotação em sentido horário e deflação intermitente, ajuda a alargar a flexura hepática e passar o aparelho para o cólon ascendente e ceco.

Durante a retirada do endoscópio, a mão direita do examinador é mantida sobre o tubo para aplicar o torque. A mão esquerda apóia a cabeça de comando do endoscópio com o polegar livre para movimentar o controle acima-abaixo. A retirada lenta e criteriosa, com movimentos acima-abaixo da ponta para examinar toda a superfície mucosa, minimiza o risco de deixar alguma lesão passar despercebida. Essa manobra permite que o sanfonamento do cólon sobre o aparelho seja desfeito pouco a pouco. Caso o instrumento seja simplesmente retirado, utilizando-se ambas as mãos nos controles, a visualização por detrás das pregas mais proeminentes tende a ser inadequada. Além disso, se o cólon é redundante, o intestino provavelmente deslinhará pelo endoscópio muito rapidamente, prejudicando o exame.

Avanço e Recuo

Quando a progressão do instrumento é impedida por angulações acentuadas da ponta, pode-se promover um sanfonamento do cólon redundante realizando-se movimentos de avanço e recuo. Quando combinada com torções no cólon sigmóide ou descendente, esta manobra reduz a redundância das alças e evita a formação de alças completas. Em segmentos mais livres (p. ex., cólon transverso redundante), recomenda-se realizar esta manobra com segmentos maiores (30 a 50 cm), sanfonando o excesso de intestino em uma pequena extensão do aparelho.

Insuflação com Ar

A insuflação com ar é essencial para uma boa visualização durante a colonoscopia. Contudo, ar em excesso pode levar a uma distensão abdominal desconfortável ou mesmo reflexo vasovagal. Ambas as reações trabalham contra o processo de intubação, particularmente nas flexuras ou quando se está manuseando uma alça intestinal redundante. A distensão aérea empurra a extremidade proximal da alça ou flexura para longe da ponta do endoscópio. Conseqüentemente, o ângulo se torna mais agudo e difícil de ser ultrapassado. Por outro lado, quando o ar é aspirado, o intestino é encurtado. Uma rotação concomitante facilita esta manobra.

Posição do Paciente e Pressão Abdominal

Apesar de não existir uma posição ideal, a fabricação da maioria dos endoscópios e a prevalência de endoscopistas destros levam o paciente a assumir o decúbito lateral esquerdo. Pacientes colostomizados ou ileostomizados podem se sentir mais confortáveis na posição lateral ou supina. Em pacientes com flacidez da musculatura abdominal (p. ex., paraplegia, grandes hérnias, antecedente de deiscência), o exame na posição prona pode ser mais aconselhável.

Havendo impedimento de avanço do aparelho durante o exame, indica-se mudança de posição do paciente. Esta manobra não apenas altera a relação do instrumento com o cólon como também redistribui as pressões entre os órgãos da cavidade abdominal. A aplicação de pressão externa sobre o abdome pode ser benéfica. Em particular, uma pressão aplicada à direita do umbigo e dirigida para a fossa ilíaca esquerda ajuda a desfazer alças sigmóides. Da mesma forma, uma pressão exercida no mesogástrio evita a queda do cólon transverso redundante para a cavidade pélvica.

Abordagem Geral

Antes de iniciar de fato o procedimento, é importante checar o estado de funcionamento do aparelho. Isto inclui manobras básicas como ligar o aspirador e as conexões. A insuflação de ar e a lavagem das lentes devem ser testadas. A ponta da haste deve ser angulada ao máximo. Os controles devem estar destravados.

Alguns endoscopistas preferem utilizar uma abordagem em dupla: enquanto um manipula os controles, o outro avança e aplica manobras de torque no tubo. Em contrapartida, outros preferem realizar o exame sozinhos. O colonoscopista experiente deve ser capaz de realizar um exame amplo e minucioso, evitando a formação de alças que interfiram no avanço do aparelho. O colonoscopista pode (e deve) detectar as mínimas alterações que indicam a formação de uma alça: perda da correspondência de inserção do aparelho e movimento da imagem, aumento gradual na resistência ao avanço e sinais de desconforto do paciente. Como mencionado, o recuo do aparelho em geral facilita sua progressão. O avanço do endoscópio deve ser realizado, quase sempre, sob visão direta, evitando-se a técnica de deslizamento, onde a ponta da haste é parcialmente encoberta pela parede colônica. Ainda que inevitável ficar com uma visão não tão clara quanto o desejado, a inserção às cegas deve ser desencorajada. Deve-se estar atento para a possibilidade de lesões, caso a mucosa colônica empalideça e o paciente se queixe de dor.

Fluoroscopia

Ainda que desnecessária na maioria dos casos, a fluoroscopia pode ser inestimável em casos difíceis de colonoscopia. Quando exames anteriores forem inadequados ou existir confusão quanto à anatomia e localização das lesões, deve-se considerar a possibilidade de se utilizar um guia fluoroscópico.

Imageamento Eletrônico

O imageamento eletromagnético em tempo real tem sido aplicado como um auxiliar à colonoscopia. Neste método, três bobinas geradoras são colocadas sob a mesa de endoscopia, produzindo campos eletromagnéticos externos pulsáteis de baixa força. Esses campos são detectados por uma série de sensores posicionados a intervalos de 12 cm ao longo da extensão de um cateter inserido no canal de biopsia do colonoscópio. A partir do sinal elétrico produzido, podem-se determinar a posição e a orientação exatas de cada sensor. Essa modalidade auxiliar ainda não é muito difundida.

Sedação

Sem sedação, a colonoscopia total pode ser uma experiência dolorosa e intolerável para o paciente, impedindo uma avaliação adequada. Preferimos iniciar o exame após administração de uma pequena dose endovenosa de demerol e midazolam, que podem ser suplementados, se necessário, dependendo da reação psicológica e fisiológica do paciente. Deve-se oferecer ao paciente um exame seguro e razoavelmente confortável (ver discussão anterior).

Realizando o Exame

Exame retal

O exame digital do reto deve ser o passo inicial em todos os pacientes. Como discutido no Capítulo 4, é comum detectarem-se doenças importantes (p. ex., hemorróidas de graus avançados, fissura anal, nódulos prostáticos ou massas anorretais). Além disso, lesões extra-retais não podem ser identificadas apenas pelo colonoscópio. O exame digital também permite ao examinador "relaxar" o tônus do esfíncter anal, facilitando a subseqüente inserção do aparelho.

Intubação Anorretal

Uma vez que o ânus foi pré-relaxado durante o toque retal, necessita-se apenas de um leve revestimento de lubrificante sobre o tubo do colonoscópio, tomando-se cuidado para não aplicar o lubrificante sobre as lentes, uma vez que a substância não é facilmente removida pelo jato de água do aparelho. A ponta deve ser delicadamente guiada através do canal anal, utilizando-se o indicador para angulá-la e apoiar a ponta flexível. Uma vez que a ponta do endoscópio foi inserida aproximadamente 10 cm acima da margem do ânus, os comandos de angulação da ponta responderão adequadamente, e o reto poderá ser insuflado e prontamente visualizado.

Intubação do Sigmóide

Tendo-se alcançado o retossigmóide, o próximo passo é a intubação do sigmóide. Com a ponta do instrumento posicionada no retossigmóide, segurem-se os controles com a mão esquerda e o tubo, com a mão direita. A angulação da ponta é controlada quase que exclusivamente pela rotação do controle maior (acima/abaixo), realizada pelo polegar. Isto mantém os dedos médio e indicador livres para operar a aspiração e insuflação de ar.

Intubação do Cólon Sigmóide e do Cólon Descendente

Mantendo-se a extremidade de controle na mão esquerda, utiliza-se a mão direita para segurar o tubo a não mais que 10 a 15 cm de distância do ânus. Deve-se evitar a todo custo trazer a mão direita até os controles, evitando a manobra de rotação e angulação simultâneas. Deve-se manter a mão na haste próxima ao ânus, manobra que melhora o controle e evita a inserção de extensões muito longas do endoscópio no cólon.

As três manobras para ultrapassar o cólon sigmóide são intubação por alongamento, manobra alfa e sanfonamento (rotação com vaivém). Utilizando-se essas três manobras, o examinador terá um excelente controle sobre o processo de intubação.

Intubação por Alongamento

A intubação por alongamento nada mais é que o processo de inserir o aparelho até ultrapassar todo o sigmóide – esta é a abordagem mais comumente utilizada durante uma sigmoidoscopia flexível. Se o sigmóide é pouco redundante, o examinador pode conseguir passar diretamente pelo sigmóide e cólon descendente, chegando até o nível da flexura esplênica. Contudo, na presença de um sigmóide redundante, em geral são necessárias algumas manobras.

Manobra Alfa

O cólon sigmóide é relativamente móvel, fixando-se proximalmente ao nível da junção com o cólon descendente e distalmente, no reto. Em contraste com o avanço simples, a rotação anti-horária com uma leve angulação da ponta estica o sigmóide, de início ventralmente, e então em direção ao quadrante inferior direito do abdome. À medida que o endoscópio é avançado, utilizando-se continuamente a rotação anti-horária, ele cruza a pelve superior em direção à junção cólon descendente – sigmóide. Esta curva ampla, criada intencionalmente, achata o ângulo da junção descendente – sigmóide. Uma vez que a ponta do endoscópio tenha atingido o nível médio do cólon descendente, a alça pode ser removida aplicando-se uma rotação no sentido horário. O aparelho então pode ser avançado até a flexura esplênica, mantendo-se uma rotação horária durante o avanço do tubo. Esta é uma manobra eficiente para manipular o cólon sigmóide moderadamente redundante na ausência de aderências intestinais firmes e/ou múltiplas.

Intubação por Sanfonamento ("rotação e vaivém")

Quando o cólon a ser intubado não é um percurso simples ou mostra-se incapaz de formar uma alça ampla, recomenda-se utilizar a abordagem de "rotação e vaivém". Este método endireita o cólon à medida que o endoscópio é avançado. Nesta abordagem, procura-se sanfonar o máximo de cólon possível em um segmento limitado do aparelho.

A técnica, conforme mencionado anteriormente, utiliza a aplicação simultânea de rotação e avanço/recuo.

Intubação da Flexura Esplênica e do Cólon Transverso

Se o cólon sigmóide foi sanfonado no endoscópio e transformado em uma curva ampla e leve, em geral não é difícil manipular a flexura esplênica. A ponta do aparelho é rodada para dentro do cólon transverso distal – atenção para o perigo de se criar uma inclinação excessiva. Uma vez no meio do cólon transverso, a alça da flexura esplênica pode ser desfeita com uma rotação anti-horária.

O avanço do colonoscópio pelo cólon transverso costuma ser fácil. Esta parte do cólon caracteriza-se pela sua aparência interna triangular. Se o cólon transverso não é redundante, chega-se rapidamente à flexura hepática. A redundância do cólon transverso pode resultar em uma alça com formato da letra grega "gama" (conforme observado à fluoroscopia). Antes de prosseguir para o cólon ascendente, esta alça pode ser desfeita por rotação do tubo no sentido horário. Uma vez realizado este procedimento a alça tende a permanecer nesta posição final. Se o cólon transverso é redundante, a técnica de "rotação e vaivém" também pode ser utilizada para facilitar o avanço do aparelho.

Flexura Hepática e Cólon Ascendente

A flexura hepática costuma ser identificada pela coloração azulada da parede colônica à medida que esta se aproxima do fígado.

Se o cólon transverso foi manipulado na transversal ou na descendente a partir da flexura esplênica, então a intubação do cólon ascendente pode ser feita através de rotação no sentido horário, nivelando-se a ponta do tubo e aspirando-se o gás luminal. Essas três manobras combinam-se para levar o endoscópio até o ceco. Se o cólon transverso é excessivamente redundante, pode não ser possível mantê-lo no abdome alto, mesmo aplicando-se pressão abdominal. Nesse caso, o aparelho aproxima-se da flexura hepática inferiormente e não transversalmente. Inevitavelmente a ponta deve ser angulada em 180° para manuseio desta área, sendo necessários esforços repetidos de rotação horária e aspiração de gás para progredir e, finalmente, atingir o cólon ascendente e o ceco.

Finalmente, se a manipulação da flexura hepática continua a ser um problema, a mudança de posição do paciente pode ser benéfica. Inicialmente, o paciente deve ser deitado em posição prona, mas se esta mudança não for adequada, deve-se tentar o decúbito lateral direito.

Intubação do Ceco e Íleo Distal

Os pontos de referência mais confiáveis para confirmação visual da chegada do aparelho ao ceco são:

- Óstio apendicular.
- Triangulação das tênias confluentes.
- Válvula ileocecal.
- Intubação do íleo distal.

A palpação do quadrante inferior direito do abdome associada ao movimento endoscópico do cólon, bem como transiluminação da parede abdominal ao nível da fossa ilíaca direita, são sinais importantes. A fluoroscopia é útil, mas deve-se ter em mente que o ceco nem sempre se localiza na fossa ilíaca direita. Obviamente, o indicador menos confiável de que o ceco foi atingido é a impressão de que não resta mais cólon para ser intubado. Se os pontos de referência ileocecais usuais não estão presentes e o cólon parece ter terminado, o endoscopista provavelmente esticou um segmento proximal (p. ex., cólon transverso), formando um recesso em fundo cego.

Algumas vezes é importante intubar o íleo distal, especialmente nos casos de doença inflamatória intestinal, sobretudo doença de Crohn. O índice de sucesso em se realizar esta manobra aumenta com a experiência até em torno de 80%.

Quando a intubação do íleo distal for indicada, deve-se verificar que a entrada está em um ângulo menor que 90° em relação ao eixo do cólon ascendente. Este ângulo é ainda mais agudo devido ao deslocamento caudal do ceco produzido pela insuflação de ar ao final da intubação colônica completa. A ponta do aparelho deve ser posicionada no lado cecal da válvula e angulada em direção a ela, mantendo o orifício aberto à medida que o tubo é lentamente recuado. Uma combinação de rotação e aspiração em geral direciona o endoscópio para dentro do íleo terminal. A superfície mucosa pode ser reconhecida pela sua aparência áspera grosseira, em contraste com a textura lisa do ceco distendido logo adjacente.

Recuo e Exame

A inspeção do cólon deve ser um processo cuidadoso e permanente. Se o aparelho é simplesmente retirado o cólon sanfonado desprender-se-á da ponta do endoscópio de modo descontrolado, e áreas escondidas entre as pregas da mucosa não serão examinadas. A retirada brusca resulta em uma má avaliação do cólon, podendo lesões não serem visualizadas.

Algumas vezes, o espasmo muscular ou a irritabilidade do cólon interferem com a visualização perfeita durante o recuo do aparelho, problema que pode ser minorado pela administração de 1 mg de glucagon por via endovenosa. Contudo, isto não funciona quando o impedimento é causado por estenoses fibrosas ou espessamentos da parede intestinal relacionados à diverticulite, mas somente em contrações parietais.

O exame do cólon durante a retirada do aparelho é realizado de modo mais eficiente mantendo-se a mão direita sobre o tubo, enquanto a angulação da ponta vai sendo realizada com a mão esquerda. A visualização da luz intestinal pode ser reajustada continuamente enquanto o tubo vai sendo retirado. As faces internas do lado proximal das flexuras hepática e esplênica são áreas que devem ser examinadas cuidadosamente, uma vez que até mesmo grandes lesões podem passar despercebidas.

Limpeza do Aparelho

Nos Estados Unidos, normas governamentais estabelecidas através dos Centros para Controle e Prevenção de Doenças produziram inúmeras recomendações para a limpeza de aparelhos de endoscopia. A limpeza mecânica vigorosa utilizando detergentes enzimáticos, realizada logo após o exame, seguida de aplicação de desinfetante e enxágüe abundante, é considerado o método mais eficiente. Os canais de trabalho do aparelho devem ser igualmente limpos e secos. Já existem esterilizadores ultra-sônicos, lavadores de endoscópios e equipamentos computadorizados de desinfecção, desenvolvidos para diminuir a possibilidade de efeitos tóxicos sobre os pacientes e demais pessoas em contato com os produtos químicos de limpeza. As empresas, os produtos e os conceitos continuam em evolução permanente.

É importante observar que após a desinfecção o aparelho deve ser lavado cuidadosamente em água corrente. Um tipo de colite química – complicação possivelmente relacionada à contaminação do canal de água/ar com produtos químicos de limpeza potencialmente tóxicos – tem sido observado em alguns pacientes submetidos à colonoscopia.

Colonoscopia Terapêutica

Indicações

Provavelmente a principal indicação para uso do colonoscópio como ferramenta terapêutica é a polipectomia e a biopsia colônica. A colonoscopia terapêutica também está indicada para tratamento de lesões sangrantes (p. ex., malformações vasculares, ulcerações, tumores e hemorragias em locais de polipectomia). Indicações adicionais incluem descompressão de volvo cecal e sigmóide, descompressão colônica na síndrome de Ogilvie, remoção de corpos estranhos, dilatação de estenoses com balões e tratamento paliativo de lesões malignas estenosantes ou sangrantes.

Equipamento

A polipectomia requer uma fonte geradora de eletricidade que possa ser transmitida para a alça ou eletrodo de coagulação, procedimento realizado através do canal acessório do aparelho.

A insuflação de gás durante a polipectomia é particularmente preocupante, devido ao risco de misturas explosivas. Por isso torna-se essencial um preparo intestinal adequado. Frühmorgen[31] não relatou qualquer episódio de explosão utilizando métodos tradicionais de preparo intestinal em mais de 2.700 polipectomias colonoscópicas.

Muitas pinças de biopsia a quente e a frio, cestas de coleta, ganchos e alças das mais variadas formas (ovais, hexagonais etc.) são disponíveis para a realização de polipectomias.

O *laser* (acrônimo para Amplificação da Luz por Emissão Estimulada de Radiação) produz uma luz intensa, monocromática, que pode destruir tecido em profundidades variadas. O *laser* de argônio é considerado o mais útil para tratar lesões mucosas, uma vez que sua energia penetre apenas 1 mm no tecido. O *laser* Nd-YAG é melhor para lesões profundas e exofíticas, penetrando 3 a 4 mm. As fibras ópticas produzidas atualmente podem ser passadas pelo canal de trabalho da maioria dos endoscópios. Os *lasers* têm sido utilizados com maior eficácia no tratamento de lesões angiodisplásicas, mas também têm sido aplicados em tumores benignos e malignos, bem como em uma ampla gama de anormalidades anatômicas.

Técnica de Polipectomia

Manter uma boa visualização e o instrumento em posição são os fundamentos da polipectomia. Manipulando a ponta do colonoscópio e algumas vezes o próprio paciente, a alça pode ser avançada, laçando o pólipo. Lesões pequenas podem ser removidas apenas com a pinça de biopsia. Posiciona-se a alça no pedículo da lesão, e o endoscópio é manuseado de maneira a afastar o pólipo da parede intestinal, evitando lesão ou mesmo perfuração. Aplica-se então a corrente elétrica, excisando o pólipo. Ele pode ser removido utilizando-se uma pinça, gancho ou cesta, ou por aspiração. Caso existam outros pólipos, eles podem ser removidos individualmente ou coletados peneirando-se as fezes nas horas seguintes. Todos os pólipos retirados devem ser submetidos a exame histopatológico.

Pólipos maiores (p. ex., acima de 2,5 cm) podem ser removidos pelas técnicas descritas anteriormente, desde que se consiga uma boa visualização do pedículo, e a cabeça do mesmo possa ser laçada. Caso contrário ele pode ser removido em partes ou fatias, coletando-as conforme descrito. Algumas vezes, é útil elevar um pólipo séssil injetando-se solução salina na submucosa. Essa manobra proporciona uma melhor separação entre a camada muscular própria e a base do pólipo. Além disso, a melhor hidratação do tecido facilita a eletrocoagulação. Mesmo com a baixa probabilidade de perfuração, o paciente deve ser informado do risco de ser necessária uma intervenção cirúrgica (ver *Complicações*). O intestino deve ser bem preparado e a mortalidade e morbidade associadas ao procedimento, baixas. Colotomia com polipectomia ou mesmo colectomias segmentares devem ser reservadas para lesões grandes demais para serem removidas colonoscopicamente.

A aplicação correta do eletrocautério é essencial para uma polipectomia segura. Não existe uma combinação única de voltagem ou corrente de corte ou coagulação. Em geral, utilizam-se pulsos de corrente monopolar em corte, enquanto se aperta a alça. Pulsos intermitentes permitem esfriamento dos tecidos mais profundos, minimizando o risco de queimaduras na espessura total da parede.

Pólipos malignos, mesmo se tecnicamente removíveis pela colonoscopia, podem necessitar de ressecção completa posterior (ver Capítulo 22). Essas lesões raramente são palpáveis durante a cirurgia, dificultando sua localização. A localização precisa é importante, particularmente na ausência de pontos de referência intraluminais e quando não se dispõe de localização fluoroscópica. Alguns especialistas recomendam realizar um enema baritado para definir a localização da lesão. Uma alternativa é aplicar um clipe à lesão e então fazer uma radiografia simples para definir sua localização. Uma injeção de partículas de azul da Índia aplicada na submucosa com agulhas de escleroterapia também pode ser utilizada – a mancha servirá de referência do local da lesão no momento da laparotomia.

Resultados

Shinya e Wolf[32] não relataram mortes em cerca de 7.000 polipectomias colonoscópicas. Cerca de dois terços das lesões são pólipos adenomatosos (ou seja, adenomas tubulares), alguns poucos são adenomas vilosos, e os restantes, tumores malignos, neoplasias benignas e outras lesões não-neoplásicas. O significado dos pólipos, sua distribuição e os critérios para seguimento dos pacientes são discutidos no Capítulo 21.

Complicações

O imenso volume de exames realizados desde a introdução da colonoscopia resultou em uma ampla diversidade de complicações relacionadas a procedimentos diagnósticos e terapêuticos. A tabela a seguir lista as complicações das colonoscopias e das polipectomias colonoscópicas:

- Hemorragia causada por lesão intraluminal ou mesentérica. Laceração seromuscular. Trauma esplênico.
- Perfuração.
- Abscesso retroperitoneal.
- Enfisema retroperitoneal e mediastinal.
- Pneumoescroto.
- Pneumotórax.
- Explosão gasosa.
- Distensão pós-colonoscopia.
- Síndrome de coagulação pós-polipectomia.
- Obstrução colônica.
- Perda do pólipo na luz intestinal.
- Volvo.
- Bacteriemia.
- Infecções.
- Complicações clínicas (p. ex., pulmonares, cardiovasculares, renais).
- Falha mecânica.

Hemorragia

O sangramento é a complicação mais comum da polipectomia, podendo também ser causada por biopsia, laceração da mucosa, do mesentério ou da cápsula esplênica. O risco é particularmente maior nos pacientes em uso regular de salicilatos, Warfarin ou portadores de coagulopatias. A familiaridade com o equipamento elétrico, uso de corrente de coagulação e a experiência do endoscopista reduzem o risco de hemorragia. O endoscopista deve ser especialmente cauteloso ao tentar remover um pólipo de pedículo largo. Em tais circunstâncias, muitos endoscopistas experientes sugerem utilizar corrente mista (ou seja, coagulação com corte). A aplicação intermitente oferece o melhor controle, evitando a transecção precipitada. Alternando-se a soltura e a preensão da alça durante a aplicação da corrente, o pedículo pode ser seccionado de maneira controlada.

A magnitude da hemorragia define a maneira como será abordada. Se o sangramento é percebido no momento da polipectomia, a área pode ser novamente enlaçada (nos casos em que o pedículo ainda está aparente) e estrangulada por pelo menos 5 minutos. Não se deve utilizar o eletrocautério, particularmente se não existe pedículo remanescente. Se a região está ao alcance do retossigmoidoscópio rígido, o sangramento pode ser controlado por alguma das maneiras sugeridas no Capítulo 4. Caso não se obtenha um controle adequado do sangramento, a observação em regime hospitalar é mandatória. Alguns casos podem necessitar de intervenção cirúrgica. Os sintomas de persistência do sangramento incluem todos os sinais de uma hemorragia (p. ex., adinamia, hipotensão, palidez, hipotensão e taquicardia), podendo-se observar ainda dor e distensão abdominal e dor no ombro esquerdo. A queda do hematócrito é um indício ruim. Na verdade, a melhor recomendação para diagnosticar precocemente um sangramento é ter em mente que esta é uma complicação que pode ocorrer.

Para tratar estes pacientes, alguns autores recomendam cintilografia com hemácias marcadas com tecnécio. Este exame pode ser utilizado para identificar os pacientes com sangramento persistente e nos quais possíveis procedimentos terapêuticos (p. ex., arteriografia ou nova endoscopia) devem ser realizados para se evitar uma intervenção cirúrgica. Contudo, a maioria dos cirurgiões acredita que a ressecção de um determinado segmento do intestino é uma opção terapêutica melhor que realizar novas investigações que em nada irão alterar a condução do caso.

Perfuração

A perfuração do cólon com pneumoperitônio em geral se manifesta quase que imediatamente ou em algumas poucas horas após o procedimento. A incidência de perfuração varia de 0,03 a 0,65% nas colonoscopias diagnósticas e de 0,073 a 2,1% nas colonoscopias terapêuticas. Em geral, a perfuração é causada pela polipectomia, por doenças colônicas (p. ex., diverticulite) ou manipulação vigorosa, rotação ou angulação do instrumento. A superdistensão com ar ou gás também pode resultar em perfuração.

As apresentações clássicas de queimadura transmural são febre, dor abdominal localizada, sinais peritoneais focais, distensão e leucocitose, sendo a internação necessária. Ocasionalmente, os sintomas do paciente podem ser mínimos em relação ao volume de gás observado na radiografia simples de abdome. O tratamento não-cirúrgico pode ser aventado nas seguintes circunstâncias:

- Condição clínica estável.
- Diagnóstico tardio.
- Bom preparo intestinal.
- Pneumoperitônio sem sinais de expansão.
- Nenhuma evidência de peritonite.
- Ausência de obstrução intestinal distal.
- Melhora do quadro geral com medidas de suporte clínico.
- Ausência de doenças subjacentes que demandariam ressecção.

O acompanhamento médico é imprescindível. Deve-se suspender a dieta oral, iniciando-se hidratação e antibioticoterapia de largo espectro por via endovenosa. Nos casos duvidosos, pode-se realizar um enema com Gastrografin (ver Capítulo 4).

A laparotomia deve ser realizada quando o paciente mostra sinais e sintomas de peritonite. A cirurgia é formalmente indicada na presença de uma grande perfuração demonstrada colonoscopicamente ou radiograficamente e nos casos apresentando peritonite generalizada ou sepse. Qualquer doença concomitante no momento da perfuração (p. ex., um grande pólipo séssil potencialmente maligno, colite intratável, ou uma perfuração próxima a uma lesão colônica), que inevitavelmente necessitaria de tratamento cirúrgico, pode levar o examinador a indicar imediatamente a cirurgia. Febre e leucocitose isoladamente ou associadas não são indicações absolutas para intervenção cirúrgica, mas o fardo pesado da responsabilidade cairá inevitavelmente sobre o cirurgião. Uma perfuração tamponada deve aguardar evolução.

Quando a perfuração for identificada logo após a endoscopia, o orifício ou laceração pode ser suturado primariamente sem necessidade de estomas proximais, caso o intestino esteja bem preparado. Havendo necessidade de se ressecar um segmento, o procedimento também pode ser realizado sem colostomias ou ileostomias proximais, a menos que se observe sepse ou contaminação grosseira no local.

Tem-se observado que as perfurações por colonoscopia terapêutica ocorrem por mecanismos diferentes daqueles atuantes na colonoscopia diagnóstica e podem ser tratadas seletivamente, sem necessidade de intervenção cirúrgica. Em geral, perfurações resultantes de colonoscopias diagnósticas são graves e tendem a necessitar de tratamento cirúrgico.

O risco de perfuração pode ser reduzido significativamente utilizando-se pulsos intermitentes de corrente elétrica, reduzindo o risco de lesão tecidual, uma conseqüência da transferência de calor para os tecidos profundos ou do contato da cabeça do pólipo com a parede intestinal. Quando possível, deve-se suspender o pólipo dentro da luz intestinal e mantê-lo afastado da parede intestinal durante a remoção eletrocirúrgica.

Já foram relatados enfisema subcutâneo, retroperitoneal e mediastinal, bem como o pneumoescroto e o pneumotórax, após colonoscopias. Essas apresentações não necessariamente constituem indicações de exploração cirúrgica (exceto nos casos de perfuração em cólon livre). Nos casos de enfisema retroperitoneal, o tratamento não cirúrgico deve ser a conduta inicial. Na verdade, como sugerido anteriormente, a observação cuidadosa, associada à antibioticoterapia, pode ser considerada uma opção mesmo nos casos de pneumoperitônio.

Explosão

A explosão é rara em pacientes com bom preparo colônico. O uso de gases inertes (p. ex., dióxido de carbono) tem sido defendido por alguns especialistas, mas provavelmente é uma precaução desnecessária. O examinador deve estar alerta para o uso de corrente elétrica caso o preparo intestinal esteja insatisfatório.

Distensão Pós-Colonoscopia

Tem sido descrita uma síndrome pós-colonoscopia, manifestada por distensão abdominal, desconforto e alças dilatadas visíveis ao raios X. Os pacientes não costumam mostrar sinais de peritonite. O tratamento consiste em observação e medicações sintomáticas.

Síndrome de Coagulação Pós-Polipectomia

O paciente com síndrome de coagulação pós-polipectomia pode desenvolver sinais locais de peritonite, dor, febre e leucocitose sem evidências de perfuração ao exame radiológico. Acredita-se que esse distúrbio seja causado pela lesão térmica transmural no local da polipectomia. O tratamento pode envolver internação para observação, hidratação endovenosa e antibioticoterapia de largo espectro.

Obstrução e Encarceramento de Hérnia

A obstrução colônica pode ser precipitada pela colonoscopia, em geral no local de uma alteração sigmóide. Também tem sido relatado volvo, possivelmente secundário à manobra alfa ou por insuflação excessiva. O encarceramento do colonoscópio em uma hérnia inguinal, impedindo tanto a remoção do aparelho quanto a redução da hérnia, foi descrito em conjunto à técnica para sua extração.

Perda do Pólipo

Todos os pólipos removidos devem ser submetidos à histopatologia. Aqueles com menos de 8 mm de diâmetro podem ser aspirados pelo canal acessório com auxílio de uma armadilha. Se o pólipo não puder ser removido pelos métodos tradicionais de aspiração ou recaptura em alça, deve-se administrar um enema. O pólipo é então evacuado com o líquido em uma comadre. Infelizmente, apesar de todos os esforços, em alguns casos o pólipo é irremediavelmente perdido.

Bacteremia

Tem-se relatado uma possível associação da bacteremia com a colonoscopia, mas alguns estudos não conseguiram confirmar esta observação. A antibioticoprofilaxia de rotina está indicada em pacientes de alto risco (p. ex., valvulopatia cardíaca, próteses valvulares; ver Capítulo 4).

Complicações Clínicas

Já foram observados e relatados hipotensão, bradicardia, taquicardia e infarto miocárdico durante e após colonoscopia.

Falha Mecânica

Vários problemas podem decorrer do mau funcionamento do endoscópio e seus acessórios (p. ex., quebra do aparelho impedindo sua retirada). Defeitos elétricos e inexperiência com seu uso são os dois motivos mais comuns para hemorragia pós-polipectomia e necrose da parede intestinal. A alça pode quebrar ou se fundir com o pólipo. A secção incompleta do pedículo pode ocorrer mesmo com a alça completamente fechada.

Resumo

Apesar da longa lista de complicações, a colonoscopia e a polipectomia colonoscópica podem ser realizadas com baixa morbidade e baixíssima mortalidade.

Situações Especiais

Remoção de Corpos Estranhos

Os problemas relacionados à remoção de corpos estranhos inseridos no reto ou ingeridos são abordados no Capítulo 15. O endoscópio tem sido uma ferramenta extremamente útil para resolver tais situações.

Volvo

A colonoscopia tem tido sucesso em desfazer volvos de sigmóide. Apesar de a proctossigmoidoscopia rígida estar mais disponível e mais fácil de ser realizada, existem situações em que se indica a redução com colonoscópio. O diagnóstico e o tratamento do volvo são discutidos no Capítulo 28.

Colonoscopia Intra-Operatória

A colonoscopia intra-operatória pode ser indicada em várias situações:

- Quando tentativas anteriores de colonoscopia convencional não obtiveram sucesso.
- Para avaliar o cólon restante nos casos de ressecção segmentar.
- Para evitar contaminação ao se deparar com um pólipo durante uma cirurgia "limpa".

- Para determinar a localização de uma lesão, especialmente nos casos em que se planeja uma ressecção laparoscópica.
- Para complementar a arteriografia no diagnóstico de hemorragias gastrintestinais.

Em geral o paciente é colocado na posição de litotomia, como aquela dos casos de ressecção abdominoperineal combinada do reto. O cirurgião abdominal guia o instrumento pelo intestino, dinamizando o exame.

Colonoscopia Pediátrica

A colonoscopia pediátrica pode ser realizada com um endoscópio de menor calibre ou com um aparelho padrão, dependendo da idade do paciente. Em geral, recomenda-se anestesia geral para crianças. A preparação pode consistir de dieta líquida restrita por 24 h, adicionando-se um laxante em crianças maiores. As indicações mais comuns para a realização do procedimento em crianças são avaliação de sangramento retal e suspeita de pólipos, doença inflamatória intestinal e anormalidades congênitas. A colonoscopia não é útil na avaliação de crianças com constipação e dor abdominal recorrente isolada.

A intubação do ileo terminal deve ser considerada um tempo padrão da colonoscopia pediátrica, pela sua importância na avaliação da doença de Crohn.

ENEMA BARITADO "VERSUS" COLONOSCOPIA

A maioria dos especialistas concorda que a colonoscopia obtém mais sucesso na detecção de pequenas lesões quando comparada ao enema baritado, mesmo quando este é realizado em condições ótimas de preparo intestinal e/ou com técnica de duplo contraste. Além disso, a colonoscopia é recomendada como a principal avaliação colônica nos pacientes com testes positivos para sangue oculto nas fezes. Alguns pesquisadores até mesmo recomendam a colonoscopia como parte de um exame físico completo em homens acima de 50 anos, assintomáticos mesmo com pesquisa de sangue oculto negativa.

Muitos médicos que descobrem e removem pólipos durante uma proctossigmoidoscopia passam diretamente para a colonoscopia e não para o exame baritado. A necessidade de um "mapa" do cólon não parece mais ser um pré-requisito.

Todos os protocolos desenvolvidos para acompanhamento de pacientes portadores de pólipos retais envolvem o uso da colonoscopia (ver Capítulo 21). Na verdade, utilizamos o enema baritado para avaliar pacientes sem suspeita de neoplasia (p. ex., lesão extrínseca ou compressão, doença diverticular, como parte de uma avaliação fisiológica, concomitante com a defecografia), ainda que a tomografia computadorizada deva ser considerada o exame de escolha nos casos suspeitos de lesões ou massas extramurais.

NOTAS DO REVISOR TÉCNICO

30. OGILVIE, William Heneage, cirurgião chileno, radicado em Londres, Inglaterra, primeiro a descrever a síndrome que lhe leva o nome, publicada em: OGILVIE, W.H. A large intestine colic due to sympathetic deprivation: a new clinical syndrome. *Br Med J* 1948;2:671-3. A síndrome de pseudo-obstrução aguda dos cólons (ou síndrome de OGILVIE ou dilatação cecal não-oclusiva ou megacólon não tóxico ou obstrução colônica idiopática ou íleo adinâmico do cólon ou íleo colônico) é uma síndrome obstrutiva sem obstáculo mecânico, transitória e reversível com quadro clínico semelhante à obstrução intestinal mecânica dos cólons, de diagnóstico geralmente hospitalar e raramente ambulatorial. Acompanhou dois pacientes portadores de neoplasia abdominal invadindo o plexo simpático subdiafragmático, explicando ele a ocorrência oclusiva como sendo devida à desnervação simpática intestinal, causada pela invasão tumoral.
31. Frühmorgem H.P., Holzmann J.G., Altendorf A., Matek W. The malignant potential of colorectal polyps – A new statistical approach. *Endoscopy* 1983;15:16-20.
32. Shinya, Hiromi,. Colonoscopy diagnosis and treatment of colonic diseases, 1982. Shinya H. & Wolff W.I.: Morphology, anatomic distribution and cancer potential of colonic polyps. *Ann Surg* 1979;190:679-683.

6

Montando um Laboratório de Fisiologia Colorretal

Avaliar e testar as funções dos cólons e do anorreto vêm se tornando um exercício cada vez mais popular em propedêutica desde a última década. Estes estudos não só aumentaram a compreensão da complexa fisiologia dos cólons e anorreto como também ofereceram informações importantes para diagnosticar e tratar corretamente diversos distúrbios. Neste capítulo, discutiremos os tipos de equipamentos disponíveis para exame dos cólons e anorreto, e as vantagens e desvantagens de cada um deles, auxiliando na decisão pelos aparelhos a comprar ao montar um laboratório de fisiologia colorretal.

Nenhum teste, isoladamente, pode definir o estado de saúde da região anorretal. O diagnóstico correto depende da integração de uma anamnese bem feita, um bom exame físico e investigações fisiológicas adequadas.

MANOMETRIA

A manometria anorretal é um método objetivo utilizado para avaliar o tônus muscular, a complacência retal, a sensibilidade anorretal e a integridade do reflexo inibitório retoanal. Apesar da disponibilidade de vários métodos para obtenção e análise desta informação, nenhum exame isolado é aceito universalmente. No que diz respeito ao método escolhido, é imperativo realizar a manometria de modo preciso e reproduzível, definindo claramente os parâmetros a serem medidos.

Indicações

A manometria tem sido bastante utilizada em pacientes com incontinência fecal para (a) identificar a presença de falhas sensoriais ou musculares, (b) documentar o funcionamento do aparelho esfincteriano antes da realização de procedimentos que possam afetar a continência ou requerem uma continência ótima (p. ex., anastomose entre o cólon ou bolsa ileal e o ânus), e, possivelmente, (c) para ajudar na avaliação da constipação crônica por obstrução distal.

Preparo do Paciente

Fatores comuns na realização das manometrias anorretais estáticas: existe ainda controvérsia quanto ao uso de enemas para limpeza prévia do reto; o propósito e a natureza do exame devem ser explicados ao paciente, minorando sua ansiedade; deve-se enfatizar que a manometria anorretal é indolor e qual exame deve ser realizado na posição de decúbito lateral esquerdo, com o quadril fletido o mais confortavelmente e próximo dos 90°. Finalmente, durante a coleta dos dados, o paciente deve permanecer quieto e não falar (do contrário, poderia introduzir alterações nos registros).

Sistemas de Manometria Anorretal

Existem três sistemas básicos para realizar exames manométricos: (a) sistemas com balões de ar ou água, (b) sistemas de perfusão com água e (c) sistemas com microtransdutores em estado sólido.

Balões de Ar ou Água

Nos sistemas que utilizam enchimento com ar ou água, os balões são posicionados dentro do anorreto e então conectados aos transdutores através de pequenos cateteres.

Este sistema é relativamente simples, podendo ser operado por apenas uma pessoa. Ele permite avaliar o reflexo inibitório retoanal e obter informações sobre a sensibilidade e complacência retais. Contudo, só podem ser obtidas informações das pressões de repouso e de esforço do canal anal.

Sistemas de Perfusão com Água

Estes sistemas criam uma cavidade artificial entre o ânus e o cateter. À medida que a perfusão prossegue, alcança-se a capacidade retal total. A partir deste ponto, o líquido vaza para dentro da ampola retal ou para fora do ânus. A pressão necessária para vencer a resistência inicial após preenchimento do espaço vazio é chamada *pressão de rendimento*. À medida que a pressão no canal anal aumenta, a mucosa entra em contato com as entradas do cateter e impede o fluxo de água. A *pressão de rendimento* então se torna a pressão necessária para vencer esta obstrução. Esta informação é transmitida via tubos capilares não distensíveis para os transdutores e convertida em sinais elétricos, que são registrados.

Os sistemas de perfusão com água fornecem muitos dados reproduzíveis sobre o estado dos esfíncteres anais e do reto. Sua única limitação é a necessidade de manter o paciente na posição de decúbito lateral, impedindo o exame ambulatorial.

Equipamento

Cateteres

Os cateteres variam de acordo com a rigidez, o diâmetro e o número e localização das portas. O diâmetro externo deve ser de 4 a 8 mm, minimizando a distorção do canal anal. O número de passagens e portas varia de 2 a 8, dispostas radial ou longitudinalmente, em espirais, com intervalos de 5 a 8 mm. Também podem ser incluídas portas adicionais para avaliar as pressões internas dos balões retais.

Motor de Retirada

Diferentemente dos cateteres balonados, os motores de retirada destinam-se a medir as pressões ao longo da extensão do canal anal. Alguns pesquisadores preferem técnicas manuais que podem ser realizadas por técnicos habilidosos. Contudo, a velocidade de recuo pode ser mais bem padronizada utilizando-se um motor de retirada controlado por computador.

Aparelhos de Perfusão

Sistemas hidráulicos de infusão capilar utilizam gás nitrogênio ou ar comprimido para forçar a entrada de água a partir de um reservatório, passando por pequenos tubos capilares, permitindo a perfusão de cada cateter e transdutor separadamente.

Transdutores

O número de transdutores necessários depende do número de canais dentro do cateter.

Aparelhos de Registro

Existem programas que calculam automaticamente os vários parâmetros manométricos. A reconstrução tridimensional das curvas de pressão do esfíncter anal pode demonstrar assimetria e presença de defeitos da contração.

Cateteres de Não-Infusão em Estado Sólido

Estes cateteres em geral contêm três ou mais canais de pressão. Apesar de não serem tão versáteis quanto os cateteres de infusão, eles eliminam preocupações quanto ao posicionamento, de modo que os registros podem ser feitos com o paciente sentado – a melhor posição fisiológica. Além disso, esses cateteres podem ser utilizados ambulatorialmente.

Técnica de Avaliação Manométrica

Com o paciente na posição de decúbito lateral esquerdo, o cateter é inserido cerca de 6 cm, aguardando-se 20 a 30 segundos para que o esfíncter recupere sua pressão de repouso e ocorra equilíbrio das pressões.

Após este período, podem emergir vários padrões de onda, demonstrando a presença de atividade cíclica intrínseca atribuível, principalmente, ao esfíncter interno. São observados três padrões básicos:

Ondas lentas: são as mais comuns, com freqüência de 10 a 20 ciclos por minuto, com uma amplitude que vai desde um pouco acima dos valores basais até 15 mmHg. Seu significado clínico ainda é desconhecido.

Ondas ultralentas: são a segunda forma mais comum de encontrar; com freqüência de 0,5 a 1,5 ciclo por minuto e grande amplitude (até 100 mmHg). Costumam ser encontradas em pacientes com pressões anais de repouso elevadas (p. ex., indivíduos com fissuras anais, hemorróidas ou hipertonia esfincteriana anal primária), sendo observadas na região de maior pressão de repouso.

Ondas intermediárias: são a oscilação menos comum com freqüência de 4 a 8 ciclos por minuto, observadas em pacientes com incontinência fecal neurogênica ou após anastomose de bolsa ileal com o canal anal. Quando presentes dificultam a interpretação das pressões de repouso e de esforço. A *pressão de repouso* deve ser considerada a média das pressões maior e menor durante o repouso.

Após estabilização das pressões anais, solicita-se ao paciente fazer um esforço de contração anal máxima, seguindo-se um período de repouso e então um esforço de evacuação. Dessa forma pode-se calcular a zona de alta pressão, definida como a extensão do canal anal onde as pressões são maiores que 50% da média da pressão máxima.

O cateter é então reinserido até cerca de 2 cm da margem anal, sendo o balão de látex insuflado com 40 ml de ar em 2 a 3 segundos e mantido inflado por 20 segundos para desencadear o reflexo inibitório retoanal. A distensão do reto baixo e parte superior do canal anal causa contração do esfíncter externo seguida de relaxamento do esfíncter interno. Se o reflexo não estiver presente, pode-se repetir o teste com volumes cada vez maiores e em níveis progressivamente mais altos do canal anal. Alguns pacientes, especialmente aqueles com incontinência fecal neurogênica, sensibilidade anal reduzida ou megarreto, podem responder apenas a volumes maiores.

O cateter é novamente inserido a uma distância de 6 cm da margem anal, posicionando-se o balão na ampola retal. O balão é lentamente preenchido com água à temperatura ambiente a uma velocidade de aproximadamente 1 ml por segundo. A primeira sensação notada pelo paciente é anotada como o volume mínimo de sensibilidade retal. O balão continua sendo enchido até que se alcance o volume máximo tolerável pelo paciente e, novamente, anotando-se a pressão. Utilizando estes valores, a complacência retal pode ser calculada a partir da fórmula $\Delta V/\Delta P$.[33]

A medição da *complacência retal* não é um teste diagnóstico, mas suplementa outras investigações na avaliação da fisiopatologia da doença anorretal, sendo de valor particular em pacientes portadores de proctite e incontinência fecal, determinando se a incontinência é causada por falta de função de reservatório retal ou por redução do tônus esfincteriano anal. Da mesma forma, em alguns pacientes constipados, a complacência pode estar anormalmente alta, refletindo superacomodação do reto ao seu conteúdo e, dessa forma, um componente de sensibilidade à obstrução da via de saída.

MANOVOLUMETRIA

As limitações da manometria em avaliar a complacência retal incluem a dependência da percepção subjetiva do balão retal e o uso de balões deformáveis, o que pode reduzir a acurácia. A manovolumetria evita estas causas de erro, ensejando medições mais objetivas da complacência.

Procedimento

Após esvaziar o reto com um ou dois *Fleet* enemas, posiciona-se o paciente em decúbito lateral esquerdo. Uma vez inserido o cateter, inicia-se uma série de distensões retais a partir de uma pressão de 5 cm de água, aumentando gradativamente de 5 em 5 cm e esvaziando-se o balão entre cada nova distensão. Cada distensão dura cerca de 1 minuto.

As variações de volume (ml) *versus* pressão (cm de água) podem ser utilizadas para elaborar um gráfico que será comparado ao gráfico de controles normais. A complacência do reto pode ser determinada em intervalos definidos de distensão ou pressão, produzindo comparações confiáveis.

DEFECOGRAFIA (PROCTOGRAFIA EVACUATÓRIA)

A defecografia consiste no exame fluoroscópico do ato defecatório ou expulsão retal. Quase todos os pesquisadores realizam este procedimento com o paciente na posição sentada, mimetizando o vaso sanitário.

Indicações

A defecografia visa investigar queixas relacionadas à constipação relacionada com obstrução distal. Além disso, pacientes portadores de constipação intestinal por inércia colônica devem ser submetidos à defecografia antes da colectomia, para excluir disfunções do assoalho pélvico. O procedimento também é indicado para investigar pacientes com síndrome da úlcera retal solitária ou dor retal. Seu papel na avaliação de pacientes com incontinência fecal é menos claro, uma vez que a importância do ângulo anorretal na manutenção da continência ainda é motivo de discussão.

Equipamento

Imageamento

A defecografia pode ser realizada com um equipamento padrão de fluoroscopia associado a uma mesa capaz de configurar posições supina e ereta. Pode-se conectar um videocassete à saída de vídeo do sistema de fluoroscopia para registrar a dinâmica do procedimento.

Meio de Contraste

Utilizando-se um cateter padrão para enemas administra-se um volume variável de solução baritada (a mesma utilizada para enemas contrastados: suspensão de sulfato de bário a 58%). Pode-se utilizar uma pasta de bário viscosa e de alta densidade para simular as fezes. À medida que o cateter é retirado, insere-se uma pequena quantidade de pasta pelo ânus, delineando o canal anal. Terminado o estudo, são desenhadas três linhas de referência, de maneira que o ângulo anorretal, a extensão do puborretal e do descenso perineal possam ser avaliados nos proctogramas.

Ângulo Anorretal

O ângulo anorretal é formado pelo eixo da parede retal posterior e o eixo do canal anal. Em geral, mede 70° a 140° em repouso anal, tornando-se mais agudo na fase de contração anal (75° a 90°) e mais obtuso durante a evacuação (100° a 180° no esforço máximo). A ampla variação observada nos valores normais provavelmente resulta de diferenças na interpretação. Assim, a alteração no ângulo vista durante as fases de contração e esforço evacuatório é mais importante que as próprias medidas em si.

Extensão do Puborretal e Descenso Perineal

A *extensão do puborretal* é medida como a menor distância entre a face ântero-superior da sínfise púbica e a impressão de inserção muscular do puborretal. Varia de 14 a 16 cm em posição de repouso, encurtando para 12 a 15 cm durante a fase de contração e alongando para 15 a 18 cm durante a fase de esforço evacuatório. Da mesma forma que a determinação do ângulo anorretal, a alteração destes parâmetros é mais importante que seus valores específicos.

O descenso perineal é definido como a extensão longitudinal de queda da linha pubococcígea em relação à junção anorretal. Um descenso perineal maior que 3 cm na fase de repouso ou uma queda maior que 3 cm na fase de esforço evacuatório são considerados achados anormais.

Interpretação

No defecograma normal deve-se observar relaxamento do puborretal, conforme demonstrado pelo (a) aumento no ângulo anorretal, (b) alongamento do músculo puborretal e (c) redução da impressão do puborretal. Estas alterações devem se acompanhar de uma abertura simétrica do canal anal, formando um cone invertido. Este processo dura cerca de 4 a 5 segundos. O material de contraste na porção superior do reto deve passar para o reto baixo e ser eliminado pelo ânus durante a contração retal, um processo que pode ser facilitado pela manobra de Valsalva, comprimindo o reto dentro do elevador do ânus. A evacuação completa leva cerca de 10 a 12 segundos quando se utiliza contraste espesso, mas é mais rápida (8 a 9 segundos) quando a mistura do contraste é mais fluida.

Em até 50% dos pacientes saudáveis, observa-se uma pequena invaginação da mucosa na parede posterior do reto durante a evacuação (cerca de 3 a 7 cm do canal anal). A intussuscepção caracteriza-se pela configuração circunferencial e anular destas mesmas pregas. Obviamente, se a intussuscepção faz protrusão pelo canal anal ela passa a ser denominada "prolapso retal" ou "procidência".[34]

O abaulamento da parede retal anterior ou posterior é um achado relativamente comum à defecografia, particularmente em mulheres. Nas mulheres, uma *retocele* de 2 cm, que se esvazia à evacuação, deve ser considerada como dentro dos limites normais. Uma retocele que permite o esvaziamento do conteúdo retal não pode ser considerada patológica, mas este achado deve ser interpretado à luz dos sintomas do paciente. A presença de *sigmoidocele* é avaliada durante a fase de esforço máximo. A presença de uma *sigmoidocele* de primeiro grau (alça sigmóide presente na cavidade pélvica, sem ultrapassar ou alcançar a linha pubococcígea) também deve ser considerada normal. Uma sigmoidocele de segundo grau (ou seja, que alcança ou ultrapassa a linha pubococcígea) é um achado anormal embora possa não ter significado clínico. Uma alça sigmóidea que se estende abaixo da linha imaginária entre o cóccix e as tuberosidades isquiáticas é considerada uma "*sigmoidocele de terceiro grau*" – achado muito raro.

Defecação Obstruída

Em pacientes constipados, a incapacidade de evacuar ou o retardamento da eliminação do conteúdo fecal é um achado comum, normalmente secundário à contração inadequada do puborretal ou do esfíncter anal externo. Esta condição recebe denominação de anismo, defecação obstruída, síndrome espástica do assoalho pélvico, ausência de relaxamento do puborretal e contração paradoxal do puborretal.

ESTUDOS DA EVACUAÇÃO

Defecar é um ato solitário, sendo a capacidade de defecar normalmente e com serenidade na frente de uma equipe médica um ato que requer muito esforço do paciente. Conseqüentemente, a evacuação malsucedida pode levar a diagnósticos errôneos de obstrução da evacuação ou obstrução distal.

Cintigrafia

Vários autores utilizam isótopos radioativos e cintigrafia para avaliar quantitativamente a evacuação. Esta técnica compreende a introdução de material semi-sólido no reto, com consistência similar à das fezes (p. ex., papa de aveia ou ovos mexidos pré-marcados com tecnécio-99 [^{99m}Tc]). Utiliza-se uma gama-câmara padrão para obter imagens antes e após a evacuação, sendo a porcentagem de esvaziamento calculada. Apesar de este teste oferecer uma boa informação quantitativa do percentual de conteúdo retal eliminado por unidade de tempo, tem a desvantagem de necessitar que o paciente evacue em público e não oferece qualquer informação sobre intussuscepção ou outras anormalidades anatômicas (mais bem diagnosticadas pelo defecograma).

Fecofluxometria

A fecofluxometria avalia tanto a totalidade da evacuação quanto o ritmo em que ela ocorre. Após esvaziar o reto, o paciente se posiciona em decúbito lateral esquerdo, instilando-se pelo ânus uma determinada quantidade de água ou pasta baritada. Solicita-se então que o paciente deambule até sentir necessidade de evacuar, momento em que o paciente senta-se sobre o fecofluxímetro e defeca com privacidade. Este equipamento consiste em um transdutor de peso conectado a um amplificador e um osciloscópio. O ritmo e a extensão com que o conteúdo retal é eliminado são calculados a partir das mudanças de peso dentro do fecofluxímetro. Plotando-se peso *versus* tempo, obtém-se uma curva de fluxo da defecação. Esta técnica, entretanto, ainda não ganhou grande aceitação no meio médico.

PERINEOMETRIA

Um método alternativo e mais simples para avaliar o descenso perineal consiste em utilizar um equipamento chamado perineômetro de Saint Marks.[35] Apesar de ser um teste simples, a perineometria acrescenta pouco à defecografia e é de valor mínimo na avaliação proctológica da maioria dos pacientes.

ULTRA-SOM ENDOANAL

Indicações

A ultra-sonografia endoanal fornece uma boa imagem bidimensional do aparelho esfincteriano. Esta técnica pode ser aplicada em pacientes com incontinência fecal, suspeita de sepse perianal oculta, fístulas complexas ou recorrentes, proctalgia de etiologia obscura, para estadiamento pré-operatório e vigilância do carcinoma anal, avaliar pacientes com malformações congênitas do aparelho esfincteriano, e estadiamento pré-operatório e vigilância de tumores retais.

Equipamento

Utilizam-se transdutores de várias freqüências. Contudo, existe controvérsia se um transdutor de 10 MHz (extensão focal de 1 a 4 cm) oferece uma resolução maior dos esfíncteres anais que um transdutor de 7 MHz (extensão focal de 2 a 5 cm). Os transdutores modernos são do tipo de 360° alternados.

Um cone sonolucente rígido cobre a cabeça do transdutor. É cuidadosamente preenchido com água, assegurando-se a ausência de bolhas para evitar a ocorrência de imagens caprichosas.

Coloca-se um preservativo contendo gel de ultra-som sobre a sonda e aplica-se um lubrificante hidrossolúvel. A saída de vídeo do *scanner* pode ser conectada a uma impressora. O sinal, ainda, pode ser transmitido a um aparelho comum de vídeo (VHS), uma vez que imagens em tempo real são mais informativas que fotos estáticas, especialmente ao se tentar identificar trajetos fistulosos ou cavidades abscedadas.

Interpretação

O exame é realizado com o paciente em decúbito lateral esquerdo, com a sonda orientada de maneira que a saída de água esteja na posição vertical. O canal anal é dividido em três regiões: a porção superior tem início ao nível do músculo puborretal e assemelha-se a uma banda em forma de *U* ou *V* com ecogenicidade variável passando por detrás da luz do ânus. À medida que o *scanner* vai sendo lentamente retirado, a camada hipoecóica, que representa o esfíncter interno, gradualmente aumenta de espessura, e a camada de ecogenicidade variada encontra-se com o esfíncter interno formando uma alça muscular contínua anular. O ponto de espessura máxima do esfíncter anal interno marca o canal anal médio. Prosseguindo distalmente, o esfíncter interno gradualmente desaparece em uma fita muscular imperceptível. Neste ponto, a porção superficial hiperecóica do esfíncter anal externo pode ser visualizada no canal anal inferior.

Conclusões e Recomendações

A ultra-sonografia possui várias vantagens quando comparada a outros exames fisiológicos e anatômicos. Em geral é indolor e mais barato que outras modalidades de estudo por imagem, como tomografia computadorizada ou ressonância magnética de imagem (RMI). Também é mais rápido de ser realizado, e o paciente não é exposto à radiação. Finalmente, por ser portátil, o equipamento pode ser levado à sala de cirurgia ou utilizado no próprio consultório.

ESTUDO POR IMAGEM POR RESSONÂNCIA MAGNÉTICA

O advento do imageamento por ressonância magnética de imagem ofereceu uma nova modalidade de investigação funcional do anorreto. Várias desvantagens e limitações associadas à ultra-sonografia endoanal podem ser contornadas pela RMI.

A RMI possui ainda a vantagem de não ser dependente do operador, e as imagens podem ser obtidas em cortes sagitais laterais ou coronais ântero-posteriores. Apesar de a defecografia permanecer como a modalidade de estudo por imagem de escolha para avaliação dinâmica do anorreto, recentemente algumas modalidades de RMI têm sido introduzidas como alternativas. Porém, anormalidades funcionais que ocorrem durante a defecação (p. ex., intussuscepção, prolapso e retocele) não podem ser detectadas.

ESTUDO DE TRÂNSITO COLÔNICO

Apesar de a constipação freqüentemente ser causada por insuficiência dietética ou distúrbios evacuatórios, a inércia colônica pode ser responsável por alguns casos. Estes pacientes são particularmente resistentes ao tratamento habitual (orientação dietoterápica e uso de catárticos). Dessa forma, é importante identificar os pacientes portadores de distúrbios primários da motilidade colônica (ver Capítulo 16). Atualmente, a avaliação do trânsito colônico é realizada através de marcadores radiopacos ou cintigrafia colônica.

Marcadores Radiopacos

Após ingestão de uma única cápsula com 20 anéis radiopacos e realizando-se radiografias abdominais diárias, o normal é descobrir que um em cada 16 ou mais marcadores foi eliminado após o quinto dia de ingestão, e todos foram evacuados ao sétimo dia. Alguns pesquisadores modificaram este teste, sugerindo o uso de três doses de 20 marcadores cada um ingerido em intervalos de 24 horas, realizando duas radiografias abdominais 24 e 96 horas após a ingestão da última dose. Utilizando modificações destes métodos, o trânsito pelo cólon direito foi estimado em 6,9 a 13 horas; o trânsito no cólon esquerdo, em 9,1 a 15 horas; e o trânsito no retossigmóide, em 11 a 18,4 horas. Uma vez que o estudo com marcadores radiopacos seja simples, barato e reproduzível, ele passou a ser o método de avaliação do trânsito colônico mais utilizado.

Cintigrafia Colônica

A cintigrafia colônica consiste no seguimento de um *bolus* (ingerido pelo paciente)marcado com radionuclídeos ao longo do cólon, utilizando-se uma gama-câmera. Partículas de poliestireno ou resina marcados com tecnécio-99 (^{99m}Tc) ou Índio (^{111}In) podem ser inseridos em uma cápsula gelatinosa coberta com polímero de metacrilato e então ingeridos. Esta cápsula passa intacta pelo pH ácido do estômago e duodeno, dissolvendo-se no intestino delgado distal, onde o pH tipicamente encontra-se entre 7,2 e 7,4. Podem ser obtidas múltiplas imagens por 3 dias consecutivos, sem aumentar a exposição à radiação. Contudo, este tipo de estudo intensivo consome um tempo considerável na gama-câmera e é inconveniente para o paciente. Estas dificuldades podem ser reduzidas limitando-se a aquisição dos dados em três momentos: 28, 52 e 60 horas após a ingestão. Contudo, a resolução da imagem continua sendo um problema, dificultando a interpretação da disposição anatômica do cólon devido à superposição de alças ou mesmo confusão com intestino delgado.

Recomendações

O paciente recebe uma única cápsula contendo 24 anéis radiopacos e é instruído a evitar o uso de laxantes ou suplementos de fibras a partir do dia anterior à ingestão e até o término do estudo. Radiografias simples de abdome total (desde o diafragma até o púbis) são realizadas nos dias 3 e 5 após a ingestão, e o número total de marcadores é contado em cada filme. Não são feitas tentativas para determinar o tempo de trânsito segmentar uma vez que não existem evidências sugerindo que colectomias segmentares sejam uma opção adequada no tratamento da inércia colônica. Contudo, se a maior parte dos marcadores estaciona no retossigmóide, deve-se suspeitar de obstrução da via de saída. Os resultados devem ser considerados normais se 80% dos marcadores foram evacuados até o quinto dia.[36]

ESTUDO DO TRÂNSITO DO INTESTINO DELGADO

Acredita-se que o aumento do tempo de trânsito oroanal reflita principalmente distúrbios colônicos. Contudo, muitos pacientes com aumento do trânsito colônico podem apresentar distúrbios da motilidade do trato gastrintestinal. Assim, antes de submeter um paciente a uma colectomia total, recomenda-se realizar uma avaliação do trânsito do intestino delgado. Certamente, uma indicação de estudo do trânsito do intestino delgado é benéfica nos casos de diarréia, má absorção, ou aumento na freqüência das evacuações após anastomose coloanal ou bolsa ileal – ânus.

Análise do Hidrogênio Expirado

O teste de tempo de trânsito do intestino delgado mais utilizado consiste na análise do hidrogênio expirado. Entretanto, esta é uma medição do trânsito orocecal. Após um jejum de 12 horas, o paciente ingere um carboidrato inabsorvível (p. ex., lactulose), que fornece um valor para o trânsito para líquidos, ou feijões cozidos, que fornecem uma amostra do trânsito para sólidos. Ao atingir o ceco estes substratos são metabolizados pelas bactérias colônicas em hidrogênio e ácidos graxos de cadeia curta. O hidrogênio, altamente difusível e relativamente hidrossolúvel, é rapidamente absorvido pelo sangue, transportado aos pulmões e então exalado.

Apesar de ser um teste relativamente simples, existem pontos importantes que devem ser considerados. Primeiro, 5 a 20% da população saudável não produz hidrogênio. As bactérias orais podem metabolizar parte do substrato, mas isto pode ser facilmente contornado realizando-se uma lavagem oral antes da ingestão da refeição-teste. De modo semelhante, o supercrescimento da flora bacteriana intestinal também pode desencadear um metabolismo precoce do substrato. O uso de antibióticos até 10 dias antes do teste pode reduzir a flora colônica e resultar em um falso aumento do tempo de trânsito. O tabagismo e a prática de exercícios pesados devem ser evitados antes do teste, uma vez que estes fatores afetam o hidrogênio expirado. Ainda, pode-se encontrar uma certa dificuldade em interpretar o primeiro pico de hidrogênio expirado, o que levaria a resultados pouco confiáveis. A bem da verdade, os valores normais variam de laboratório para laboratório devido aos diferentes critérios utilizados para identificar o momento de entrada da refeição no ceco.

Cintilografia do Intestino Delgado

O tempo de esvaziamento gástrico e do trânsito do delgado pode ser avaliado ingerindo-se tabletes de poliestireno marcados com tecnécio-99 (^{99m}Tc) ou índio (^{111}In) ou marcando-se uma refeição de purê de batatas com tecnécio-99 (^{99m}Tc) em enxofre coloidal ou mesmo ácido acético penta-dietilenotriamina. Os métodos utilizando tabletes de poliestireno avaliam o tempo de trânsito do intestino delgado para sólidos não-digeríveis, enquanto que a refeição com purê de batatas pode avaliar o trânsito de líquidos. O tempo de trânsito do intestino delgado é calculado como o tempo consumido para que uma determinada quantidade do isótopo (p. ex., 10% ou 50%) deixe o estômago e chegue ao cólon. A interpretação pode ser dificultada por alças de intestino delgado superpostas ao ceco, mas este contratempo pode ser resolvido permitindo-se que o teste prossiga até obtenção de imagens inequívocas de preenchimento do ceco.

Recomendações

Em nosso laboratório, o estudo do trânsito do intestino delgado é utilizado principalmente como complemento dos estudos de trânsito colônico, permitindo identificar indivíduos com hipomotilidade intestinal generalizada. Descobrimos que as medidas do trânsito orocecal utilizando hidrogênio são confiáveis, reproduzíveis e bem toleradas.

Aceitamos um aumento de 3 ppm como sinal de que a refeição chegou ao ceco, uma vez que este valor demonstrou ser o menor coeficiente de variação individual em nossa experiência. Pacientes que não apresentam uma elevação significativa (> 2 ppm) ou um aumento sustentado (mais de três medições consecutivas) do hidrogênio expirado após 3 horas de ingestão são classificados como não-fermentadores.

MOTILIDADE DO INTESTINO DELGADO, DO CÓLON E DO RETO

Estudos Não-Ambulatoriais

A relação entre a atividade motora do intestino delgado, do cólon e do reto ainda não foi completamente desvendada. A maioria dos estudos até o momento foi realizada em indivíduos sadios e, dessa forma, as implicações de atividades anormais nos estados patológicos permanecem incertas. Ainda não existem indicações clínicas específicas para a utilização destas ferramentas propedêuticas.

Estudos Ambulatoriais

A inserção de cateteres de manometria no ânus em geral necessita de limpeza prévia do cólon. Os próprios laxativos e enemas reconhecidamente alteram a motilidade colônica. Dois métodos, a radiotelemetria e transdutores acoplados a tubos, foram desenvolvidos para permitir o monitoramento ambulatorial sem preparo intestinal. Atualmente, ambos ainda possuem apenas uma pequena implicação clínica.

ELETROMIOGRAFIA

A eletromiografia (EMG) anal consiste no registro da atividade elétrica das fibras musculares do esfíncter externo e do complexo puborretal durante (a) repouso, (b) contração máxima, (c) esforço evacuatório e (d) em resposta a vários reflexos. Vem sendo progressivamente substituída pelo tempo de latência do nervo pudendo (TLNP) na avaliação da função nervosa.

TEMPO DE LATÊNCIA DO NERVO PUDENDO

Uma vez que o nervo pudendo inerva o esfíncter anal externo, a avaliação quantitativa da velocidade de transmissão do impulso ao longo desta via pode oferecer informações úteis em pacientes com incontinência, prolapso retal e constipação. A estimulação do nervo pudendo e o tempo consumido para que o impulso seja transmitido é conhecida como "tempo de latência do nervo pudendo" (TLNP). Além do uso nos distúrbios intestinais, o TLNP pode ser utilizado para avaliar indiretamente o estado da inervação perineal em pacientes com incontinência urinária. Observa-se uma relação linear entre o tempo de latência dos nervos pudendo e perineal, sendo o primeiro discretamente maior que o segundo.

Equipamento

Eletrodos

A maioria dos laboratórios utiliza o equipamento da Dantec (Dantec Medical Inc., Skovlunde [Dinamarca] e Allentown [New Jersey, EUA]). Este aparelho consiste em uma fina fita de papel adesivo colocada sobre um dedo de luva com dois eletrodos estimuladores, com um ânodo maior e um pequeno cátodo distantes 1 cm da ponta, e dois eletrodos de registro na base, cerca de 4 cm distalmente ao ânodo.

Equipamento Eletromiográfico

O equipamento eletromiográfico consiste em uma unidade que pode fornecer estímulos de 50-V em 0,1 m/s, registrando o potencial motor em unidades.

Recomendações

Utiliza-se um único enema de *Fleet* para esvaziar o reto antes do exame. O paciente é posicionado em decúbito lateral esquerdo. O eletrodo é colocado na face flexora do dedo enluvado do examinador. Após aplicação do gel condutor, o examinador realiza um toque retal, alcançando o cóccix posteriormente. O dedo então é movimentado lateralmente para a esquerda até encontrar a espinha isquiática ipsilateral. Este ponto pode ser reconhecido pela forte contração do esfíncter externo sobre o dedo do examinador e um pico motor máximo no aparelho de registro. O tempo de latência do nervo pudendo é o intervalo de tempo entre o início do estímulo e o princípio do potencial motor. Os valores normais do TLNP na maioria dos laboratórios é de 2,0 ± 0,2 ms.

SENSIBILIDADE ANORRETAL

A continência normal é mantida, em parte, pela sensibilidade anorretal. Distalmente à zona de transição anal, o epitélio do ânus é sensível à dor, temperatura e toque. Apesar de não existirem fibras proximais para dor, os vários corpos de Golgi-Mazzoni[37] e corpúsculos pacinianos[38] são sensíveis às alterações de pressão.

O reto não é sensível à dor, mas é sensível à distensão de seu lúmen, produzindo uma percepção de enchimento. Acredita-se que esta percepção não ocorra ao nível da mucosa devido à escassez de fibras nervosas, originando-se do estímulo dos músculos do assoalho pélvico e dos receptores das estruturas circunjacentes.

O exato papel da sensibilidade na manutenção da continência ainda é incerto. O reflexo de amostragem, que permite diferenciar entre flatos e fezes sólidas ou líquidas, em geral encontra-se ausente após uma anastomose ileoanal ou coloanal. Contudo, estes pacientes costumam manter a continência. Além disso, nem a excisão ou tampouco a preservação da zona de transição anal produziram resultados funcionalmente diferentes após este tipo de cirurgia. Existe um grande interesse na investigação do componente sensitivo do canal anal. Em particular, duas técnicas têm sido aplicadas – a eletrossensibilidade mucosa e a sensibilidade térmica. Atualmente, ambas as modalidades são principalmente investigativas e seu papel no tratamento clínico permanece obscuro.

BIOFEEDBACK

No *biofeedback* os pacientes são treinados para aumentar a percepção e a resposta a determinados estímulos biológicos. Este tratamento tem sido cada vez mais utilizado em distúrbios funcionais do assoalho pélvico, tais como incontinência fecal, proctalgia e defecação obstruída.

No tratamento da incontinência fecal, o *biofeedback* procura melhorar a percepção do paciente em relação ao seu mecanismo esfincteriano e o funcionamento muscular deste aparelho. Da mesma forma, pacientes com defecação obstruída podem aumentar a percepção dos seus esfíncteres, relaxando-os conscientemente durante a evacuação. Evidentemente, o *feedback* visual ou auditivo do tônus muscular dentro do esfíncter externo ou puborretal é de grande importância – este retorno pode ser obtido utilizando-se manometria, balão de defecografia, EMG de superfície ou EMG endoanal. O treinamento de sensibilidade com balão intra-retal pode ser utilizado separadamente ou em combinação com o treinamento muscular, particularmente nos pacientes com incontinência fecal.

CONCLUSÕES

Até bem pouco tempo atrás, a fisiologia era considerada um aglomerado de exames interessantes porém de pouca relevância prática. Atualmente, porém, a fisiologia anorretal não apenas é familiar para aqueles que realizam cirurgias colorretais, mas também está disponível (e é compreensível) para a maioria dos médicos. A fisiologia anorretal fornece dados úteis tanto para decisões clínicas como para confecção de prognósticos mais confiáveis.

NOTAS DO REVISOR TÉCNICO

33. V/P: relação entre V ("volume mínimo de sensibilidade retal", que é o volume de água injetado dentro do balão colocado dentro da ampola retal suficiente para causar a primeira sensação de reto cheio notada pelo paciente) e P ("pressão da água dentro do balão" no momento em que ocorre a sensibilidade máxima de reto cheio tolerável pelo
34. Procura-se, na prática, frente a uma intussuscepção através do canal anal, proceder-se a uma diferença entre prolapso e procidência, designando-se o prolapso como a intussuscepção da mucosa retal através do canal anal, e procidência retal à intussuscepção de todas as camadas do reto através do ânus.
35. Saint Marks: referência feita ao Saint Marks Hospital, em Londres, certamente o hospital de onde mais saíram trabalhos sobre a especialidade "Coloproctologia" e local por onde passaram os maiores vultos mundiais desta especialidade.
36. Permanecendo os marcadores dentro dos cólons o diagnóstico mais óbvio é o de constipação intestinal por inércia colônica, ou seja, não há um peristaltismo propulsor eficaz dos cólons, não conseguindo empurrar os marcadores para dentro da ampola retal. Permanecendo os marcadores dentro do reto, conclui-se que o peristaltismo colônico é eficaz, empurrando os marcadores para o interior do reto, aí permanecendo por haver uma constipação intestinal por obstrução distal ou obstrução defecatória.
37. Corpos de Golgi-Mazzoni: Mazzoni, Vittorio (1880-1940), médico italiano, que se dedicou muito aos estudos anatômicos e funcionais de corpúsculos nervosos, que lhe levaram o nome – "corpúsculos de Mazzoni", que são corpúsculos táteis semelhantes aos "bulbos terminais de Krause" e os "corpúsculos de Golgi".
38. Corpúsculos paCcinianos: Vater, Abraham (1684-1751), botânico e anatomista alemão (papila ou ampola, corpúsculo e corpúsculos de Vater-Paccini). Papila ou ampola de Vater: condensação muscular esfincteriana que circunda a entrada do canal de Wirsung na segunda porção do duodeno.

7

Analgesia na Cirurgia Colorretal

Com exceção do bloqueio do nervo pudendo e da infiltração local das regiões anal e perineal, não existem técnicas analgésicas específicas para a cirurgia dos cólons ou do reto. O "bloqueio locorregional" para hemorroidectomia é discutido no Capítulo 8.

A intensidade da dor pós-operatória que ocorre em toda prática cirúrgica costuma ser subestimada e, conseqüentemente, submedicada. O tratamento da dor pós-operatória costuma ser difícil devido às variações óbvias das necessidades de analgesia, às interações fisiopatológicas com os diferentes tratamentos e, obviamente, ao histórico subjetivo de experiências dolorosas do paciente. Conceitos recentes no tratamento da dor pós-operatória utilizam a avaliação da dor ao movimento, dor enquanto acamado e a pior crise de dor durante o dia. Um método para analisar a eficácia do controle da dor é a chamada "escala visual analógica da dor". Utilizando este método de pontuação, os pacientes relatam a intensidade da dor em uma escala de 1 a 10, onde 1 é quase nenhuma dor e 10 é a dor mais intensa já experimentada. O analgésico é então administrado para controlar a percepção da dor do paciente bem como para permitir-lhe a realização de tarefas importantes, como tossir e realizar exercícios de fisioterapia, por exemplo.

Existem várias abordagens para controlar a dor. Sabe-se que a analgesia epidural oferece um alívio da dor maior que a analgesia controlada pelo próprio paciente (ACP) ou administrações intramusculares de analgésicos. A utilização de medicações opióides pré-operatórias causa tolerância a estas drogas e aumenta seu consumo no período pós-operatório. Além disso, a dor pré-operatória e o uso de opiáceos costumam associar-se a uma maior intensidade da dor no pós-operatório. Este capítulo contém discussões sobre o lugar dos opióides e o uso da anestesia epidural na cirurgia colorretal.

OPIÓIDES

Os opióides produzem seu efeito ligando-se a receptores específicos. Estes receptores estão presentes no sistema límbico, tálamo, corpo estriado, hipotálamo, mesencéfalo e medula espinhal, e receberam identificações em letras gregas de acordo com sua localização.

mu	analgesia, miose, depressão respiratória
kappa	analgesia
delta	analgesia, miose, depressão respiratória
sigma	excitação, disforia

Ações e Efeitos

Além de sua ação analgésica, os opióides apresentam vários outros efeitos, dentre eles depressão respiratória e supressão do reflexo de tosse, aumento do tônus da musculatura lisa ao longo do trato gastrintestinal, aumento do tônus do esfíncter vesical impedindo a diurese e efeitos sobre o sistema endócrino.

A náusea ocorre devido à hipotensão ortostática ou por estimulação direta da zona quimiotática na medula oblonga. Por sua vez, a hipotensão ortostática pode resultar da vasodilatação por liberação periférica de histamina ou da supressão do estímulo simpático dos centros vasomotores medulares.

A inibição da liberação de tirotropina pela adenoipófise leva a um decréscimo dos níveis circulantes de hormônios tireóideos. Os opióides também podem produzir hiperglicemia através de estímulos dos receptores próximos ao forame de Monro[39] ou por liberação de epinefrina, o que pode estar associado a um decréscimo de 10 a 20% no ritmo do metabolismo.

A única exceção é a meperidina, que pode causar excitação, crises convulsivas e taquicardia, mas com menor aumento do tônus da musculatura lisa gastrintestinal. A potência relativa dos vários opióides encontra-se resumida na Tabela 7.1.

Metabolismo

Os opióides são primariamente metabolizados pelos microssomas do retículo endoplasmático do fígado através de hidrólise, oxidação e conjugação com glucoroneto. O metabolismo também ocorre no sistema nervoso central (SNC), nos rins, nos pulmões e na placenta.

TABELA 7.1. Conversão de Equivalência de Potência entre Analgésicos

Opióides	*Intramuscular (mg)*	*Oral (mg)*	*Endovenoso (mg)*
Morfina	10	40-60	10
Codeína	130	200	–
Heroína	5	60	5
Hidromorfona	1,5	7,5	1,0
Levorfanol	2	4	1,5
Meperidina	75	400	75
Metadona	10	20	10
Oxicodona	15	30	–
Fentanil	–	500 μg	100 μg

Mecanismo de Ação

Todos os receptores opióides parecem funcionar exercendo uma modulação inibitória da transmissão sináptica na medula espinhal, no plexo mioentérico e no SNC. Quando localizados em terminais pré-sinápticos, esses receptores reduzem a liberação de neurotransmissores e, dessa forma, diminuem a condutância. Tudo parece estar ligado a proteínas reguladoras da ligação de nucleotídeos guanina (Proteínas G). Os opióides regulam o assim chamado "sistema de sinalização transmembrana" – atividade da adenilato ciclase, dos canais de íons e a da fosfolisase ou fosfoinositol.

Dentro do trato intestinal, os próprios enterócitos podem possuir receptores opióides. O transporte de líquidos e eletrólitos dentro do lúmen intestinal é inibido pelos opióides, e a secreção basal dos enterócitos diminui. Além disso, ocorre inibição dos estímulos mediados pela acetilcolina, pela prostaglandina E_2 e pelos peptídeos vasoativos intestinais. A atividade dos opióides na substância cinza periaqueductal ou na medula espinhal também inibe a atividade gastrintestinal, desde que a inervação extrínseca para o intestino se encontre intacta. Isto explicaria por que agentes com baixa penetração no SNC (p. ex., elixir paregórico) causam constipação mesmo em doses subanalgésicas.

Analgesia Controlada pelo Paciente

No período pós-operatório, os equipamentos de ACP são utilizados principalmente para administrar opióides para alívio da dor. Em geral, utiliza-se morfina, hidromorfona, fentanil ou meperidina. A intenção da ACP é otimizar a posologia das drogas, tornando-a mais oportuna e aumentando a satisfação dos pacientes. A escolha do agente analgésico deve ser feita pelo cirurgião com base em suas experiências prévias com a medicação e sua percepção das necessidades do paciente.

Na primeira programação de um equipamento de ACP, deve-se selecionar uma dose horária "segura". A partir daí, os "intervalos" e a "demanda" podem ser ajustados de acordo com o tempo de distribuição para uma boa analgesia. O total de analgésico administrado por hora depende do volume de distribuição, do equilíbrio ácido-básico, da capacidade de ligação protéica do plasma, da mecânica ventilatória, dos padrões de fluxo sangüíneo cerebral e da presença de anormalidades metabólicas (p. ex., hipotireoidismo), entre outros fatores.

Infusões basais (contínuas) não são reguladas pelo paciente e podem predispor ao acúmulo de efeitos colaterais.

ANALGESIA EPIDURAL

Em uma clínica de dor pós-operatória movimentada, infusões epidurais contínuas de anestésicos locais em concentrações diluídas, associadas a opióides epidurais, constituem uma abordagem eficaz no tratamento da dor. Todos os opióides epidurais atingem níveis plasmáticos sistêmicos, dependendo das qualidades lipofílicas da droga. Utilizando ACP epidural, os pacientes podem se automedicar dentro de parâmetros estritamente controlados, com baixo risco de superdosagem ou efeitos colaterais. A analgesia epidural parece associar-se a uma resolução mais rápida do íleo paralítico pós-operatório devido às baixas doses de opióides necessárias.

A analgesia epidural melhora a recuperação e a morbidade pós-operatórias em pacientes de alto risco submetidos a procedimentos de grande porte. Isto é o que pode ser observado no caso da morbidade cardiovascular, das complicações pulmonares (incluindo embolia pulmonar) e das infecções que costumam ocorrer no período perioperatório.

Opióides Epidurais

Os opióides epidurais agem tanto por absorção venosa (atingindo níveis plasmáticos sistêmicos) como por absorção pelo líquido cefalorraquidiano (LCR). Sua atividade pode decorrer de sua ligação direta ao complexo de receptores *mu* na substância gelatinosa, da ligação direta às raízes nervosas ou à disseminação e assimilação da morfina pelo LCR até a substância cinzenta periaqueductal do SNC. Através do sinergismo entre opióides e anestésicos locais, podem-se reduzir as concentrações, minimizando o bloqueio motor ou o bloqueio sensorial total.

A maior incidência de estados de hipercoagulabilidade perioperatórios mostrou-se concomitante ao decréscimo da trombose venosa e arterial.

O início da analgesia epidural opiácea relaciona-se diretamente ao coeficiente de partição lipídica. Quanto maior a solubilidade lipídica, mais rápido o início da analgesia. A duração da analgesia relaciona-se inversamente à solubilidade lipídica, mas também é influenciada pelo ritmo de dissociação dos receptores.

É importante pesar o potencial benefício da boa analgesia obtida com opióides epidurais com seu caráter invasivo e possíveis complicações (p. ex., depressão respiratória, prurido, náuseas e retenção urinária). Por outro lado, a infusão endovenosa de opióides pode oferecer uma analgesia similar, ainda que não tão satisfatória em alguns aspectos, mas com um risco maior de náuseas e depressão respiratória.

Complicações da Analgesia Epidural

As complicações da analgesia epidural incluem toxicidade, crises convulsivas, retenção urinária, abscessos epidurais, punção inadvertida da dura, lombalgia e lesão de raízes nervosas.

Retenção Urinária

A retenção urinária decorre da redução da sensibilidade, uma vez que os opióides afetam a capacidade do paciente em detectar a necessidade de urinar. Este efeito leva a uma distensão exagerada da bexiga, até um volume em que ela é incapaz de se contrair para esvaziar-se. Em geral, mantém-se cateterismo urinário durante a analgesia epidural. Cerca de 6 horas após a remoção do sistema epidural, pode-se retirar o cateter urinário com segurança, pois o paciente certamente será capaz de urinar espontaneamente.

Toxicidade e Crises Convulsivas

Toxicidade e crises convulsivas são problemas relacionados ao posicionamento incorreto do cateter epidural, levando a um aumento inapropriado da concentração da droga no SNC.

Punção da Dura-Máter

A punção da dura-máter resulta em uma anestesia espinhal, com necessidade de doses menores para se conseguir o bloqueio neural desejado. O bloqueio será completo (motor e sensitivo) e não apenas analgésico. O risco de meningite é maior e, conseqüentemente, o cateter deve ser retirado e não deixado *in situ* para controle da dor no pós-operatório. Ainda, a punção da dura-máter pode causar cefaléia epidural – que se resolve espontaneamente com repouso no leito em posição supina. Pode ser necessário um adesivo de hemoderivado para selar o defeito caso as medidas conservadoras não sejam suficientes para resolver o problema.

Lombalgia

A lombalgia pode ocorrer em qualquer tipo de procedimento epidural ou espinhal. Nas pessoas com antecedente de cirurgias lombares ou portadoras de lombalgia crônica, desaconselha-se o uso de cateteres epidurais sob o risco de agravar suas queixas dolorosas prévias.

Abscesso Epidural

Abscessos epidurais são complicações raras na analgesia epidural. O paciente pode queixar-se de lombalgia acentuada, hiperestesia local e febre associada à leucocitose. A mielografia subseqüente ajuda a evidenciar obstrução do fluxo.

Hematoma Epidural

Esta lesão provavelmente decorre do trauma das veias epidurais pela ponta da agulha ou do cateter. Em um paciente saudável, o sangramento é mínimo e cessa rapidamente.

A anestesia regional é recomendada na presença de trombocitopenia, após administração de agentes antiplaquetários ou em pacientes com defeitos qualitativos das plaquetas (p. ex., aumento no tempo de sangramento). Caso a anticoagulação seja mantida no pós-operatório, o próprio movimento do cateter durante a mobilização do paciente pode causar trauma venoso e originar um hematoma.

O tratamento com baixas doses de heparina na profilaxia da trombose venosa profunda representa um tópico controverso na utilização da analgesia epidural. Na presença de heparinização venosa, deve-se evitar a analgesia epidural. Mesmo levando-se em conta o baixo risco de trauma e sangramento associados a um cateter residente em um paciente em uso de doses baixas ou mínimas de heparina, o anestesiologista deve evitar utilizar a analgesia epidural nestes casos. Utilizamos a epidural em pacientes em uso de Warfarin e baixas doses de heparina, mas aguardamos a normalização do tempo de protrombina antes de remover o cateter.

Duração do Cateterismo

A duração pós-operatória da infusão epidural depende das necessidades de analgesia do paciente. Na maioria dos casos, o cateter epidural é deixado por 7 dias ou mais, caso o cateter seja substituído. Entretanto, vários estudos mostraram a segurança dos cateteres epidurais tunelizados.

Resumo

Em resumo, a analgesia epidural apresenta riscos que devem ser contrabalançados com os benefícios da deambulação precoce, menor índice de complicações respiratórias e melhor motilidade gastrintestinal. No geral, a analgesia epidural tem se mostrado uma técnica extremamente segura e eficaz.

NOTA DO REVISOR TÉCNICO

39. Forame de MONRO: MONRO, Alexander, Jr. (1733-1817), anatomista escocês. Linha, sulco e forame interventricular de Monro.

8

Hemorróidas

A doença hemorroidária afeta cerca de 1 milhão de pessoas nos EUA a cada ano. Do ponto de vista do paciente, a queixa de "hemorróidas" representa qualquer problema situado no ânus – desde prurido, nodulações, dor, edema até sangramentos ou protrusão. Por isso, é comum encontrar pacientes se referindo a hemorróidas quando na verdade possuem algum outro problema anal.

As veias hemorroidárias são parte essencial da anatomia humana, e sua sintomatologia é uma das mais comuns da civilização ocidental. O problema pode ocorrer em qualquer idade, afetando ambos os sexos. Calcula-se que cerca de 50% das pessoas com mais de 50 anos de idade já foram afetadas por queixas hemorroidárias em algum momento de suas vidas. Indivíduos brancos tendem a ser mais afetados que negros, observando-se uma incidência maior nas pessoas com melhor nível socioeconômico. A doença hemorroidária também é mais comum na zona rural em relação à área urbana, entretanto, este distúrbio é relativamente raro nas zonas rurais da África. Os seguintes fatores contribuem para o desenvolvimento das hemorróidas:

- Hereditariedade.
- Aspectos anatômicos.
- Nutrição.
- Ocupação profissional.
- Clima.
- Problemas psicológicos.
- Senilidade.
- Alterações endócrinas.
- Infecção.
- Gravidez.
- Exercícios.
- Tosse.
- Esforço evacuatório.
- Vômitos.
- Roupas justas.
- Constipação.

ANATOMIA E FISIOLOGIA

Em 1975, em sua tese de mestrado baseada em estudos anatômicos e fisiológicos, Thomson[40] introduziu o termo *coxins vasculares*. De acordo com esta teoria, a submucosa não forma um anel contínuo de tecido espesso em torno do canal anal, mas uma série de coxins. Os três coxins principais localizam-se nas posições lateral esquerda, anterior direita e posterior direita (Figura 8.1). A camada submucosa de cada uma dessas regiões é rica em vasos sangüíneos e fibras musculares. Essas fibras musculares da submucosa originam-se do esfíncter interno e do músculo longitudinal conjunto, e são importantes para manter a aderência dos tecidos mucoso e submucoso ao esfíncter interno subjacente e sustentar os vasos sangüíneos da submucosa. Afirma-se que os coxins, ao se encherem de sangue durante a defecação, protegem o canal anal de lesões. A camada muscular da submucosa e suas fibras de tecido conjuntivo retornam ao revestimento do canal anal após seu deslocamento caudal temporário durante a defecação.

Os coxins anais recebem suprimento sangüíneo dos ramos terminais das artérias hemorroidárias superiores e dos ramos das artérias hemorroidárias médias. Esses ramos comunicam-se uns com os outros e com ramos das artérias hemorroidárias inferiores, que irrigam a região mais inferior do canal anal. As veias hemorroidárias superior, média e inferior, que drenam o sangue dos tecidos do canal anal, correspondem a cada uma das artérias hemorroidárias.

O tecido de sustentação deteriora-se com o envelhecimento e este fenômeno se torna evidente a partir da terceira década de vida, manifestando-se com distensão venosa, erosão, sangramento e trombose.

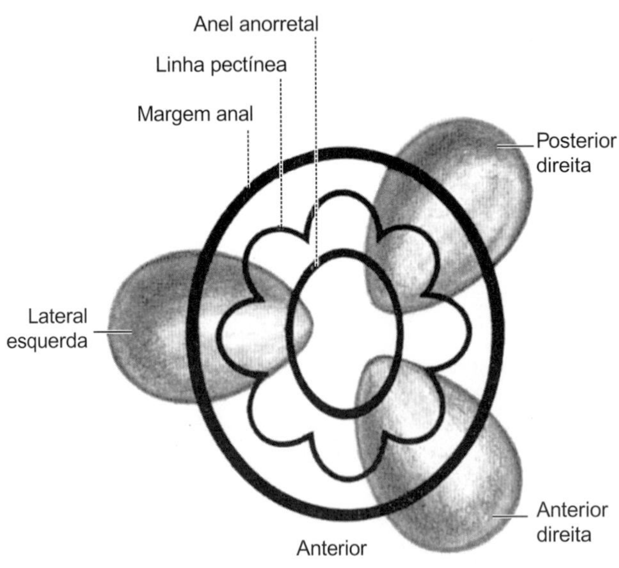

FIG. 8.1. Os três grupos hemorroidários principais.

As quatro principais teorias com respeito à causa das hemorróidas são:

1. Dilatação anormal das veias do plexo venoso hemorroidário interno, uma rede de tributárias das veias hemorroidárias média e superior.
2. Distensão anormal das anastomoses arteriovenosas, que encontram-se nos mesmos pontos dos coxins anais.
3. Deslocamento caudal ou prolapso dos coxins anais.
4. Destruição do tecido conjuntivo de sustentação.

As hemorróidas não são veias varicosas. São estruturas normais, mas que não produzem sintomas até que ocorra deterioração do tecido de sustentação fibromuscular acima dos coxins. Essa deterioração permite que os coxins deslizem, ingurgitem, prolapsem e sangrem.

Apesar da vasta literatura sobre hemorróidas, a patogênese permanece controversa. Além disso, ainda existem opiniões diferentes sobre a definição do que exatamente é a doença hemorroidária. A alta prevalência de evidências proctoscópicas desta entidade nosológica e a pouca relação que existe entre ela e os sintomas sugerem que talvez estes achados sejam conseqüência do processo de envelhecimento e não uma verdadeira doença.

Hipertensão Porta e Varizes Retais

Vários estudos não conseguiram demonstrar uma maior incidência de hemorróidas em pacientes com hipertensão porta. Contudo, as varizes retais podem ser observadas como veias colaterais portossistêmicas nestes pacientes. Esta circulação colateral a partir da veia porta passa para a circulação sistêmica através das veias hemorroidárias média e inferior. Em outras palavras, as hemorróidas e as varizes retais devem ser reconhecidas como duas entidades diferentes, sem correlação entre a presença destas varizes e a severidade das alterações da mucosa gastroesofágica observadas na hipertensão porta.

É essencial diferenciar varizes retais de hemorróidas sangrantes, uma vez que o tratamento seja essencialmente diferente. A ultra-sonografia e o estudo por imagem com ressonância magnética são modalidades diagnósticas não-invasivas que também podem ser utilizadas para controle do tratamento.

O sangramento das varizes pode ser tratado com técnicas de sutura transanal, venografia mesentérica inferior trans-hepática associada à embolização, ou qualquer um dos métodos de *shunt* portossistêmico descompressivo.

FISIOLOGIA

Em muitos pacientes com hemorróidas, os esfíncteres anais mostram contrações rítmicas anormais e exercem uma força de contração maior que aquela de pacientes-controle assintomáticos. Ainda não se sabe se esta anormalidade esfincteriana é uma causa ou uma conseqüência das hemorróidas. Estudos utilizando manometria anorretal mostram um aumento da pressão no canal anal em pacientes com hemorróidas sintomáticas, em relação aos pacientes-controle. Contudo, estudos ultra-sonográficos endoanais revelam imagens claras do esfíncter interno não muito diferentes daquelas dos controles. Esta ausência de alterações significativas na espessura do esfíncter interno entre pacientes normais e aqueles com hemorróidas sugere que a pressão do canal anal observada nos casos com hemorróidas é de origem vascular. Essa pressão aumentada em geral retorna aos níveis normais após hemorroidectomia.

CLASSIFICAÇÃO

As hemorróidas são classificadas de acordo com sua localização (p. ex., externa, interna, mista) e grau (p. ex., primeiro, segundo, terceiro e quarto). As hemorróidas externas originam-se do plexo hemorroidário inferior e são cobertas por epitélio escamoso modificado. Elas ocorrem abaixo da linha pectínea e podem trombosar ou ulcerar. As hemorróidas internas podem prolapsar de modo redutível ou irredutível. Este tipo de hemorróida ocorre acima da linha pectínea e pode ulcerar, sangrar e trombosar. Elas surgem do plexo hemorroidário superior e são cobertas por mucosa. As hemorróidas mistas (p. ex., interna-externa) podem ser prolapsadas, irredutíveis, trombosadas ou ulceradas. Elas surgem dos plexos hemorroidários inferior e superior e suas conexões anastomóticas.

Nas hemorróidas de primeiro grau as veias do canal anal estão aumentadas em número e dimensões, podendo sangrar durante o ato defecatório. Estas hemorróidas não prolabam através do ânus, mas podem se projetar no canal anal. As hemorróidas de segundo grau apresentam-se do lado externo do canal anal durante o ato defecatório, mas retornam espontaneamente para dentro do canal anal imediatamente após a defecação, onde permanecem. As hemorróidas de terceiro grau (são internas e mistas) prolabam para fora do ânus, exigindo manobras manuais do paciente para retornarem ao canal anal. As hemorróidas de quarto grau nunca reduzem no interior do canal anal, permanecendo, permanentemente, para fora do ânus.

Hemorróidas externas

Existem dois tipos de hemorróidas externas ao nível do orifício anal. O primeiro ocorre principalmente na forma de dilatação e ingurgitamento das veias sob a pele, e o segundo manifesta-se com trombose dessas veias. Quando o coágulo se forma, o paciente finalmente se torna ciente de sua doença hemorroidária. A intensidade da dor depende do tamanho do coágulo e de sua relação com os esfíncteres anais. Coágulos grandes causam dor, mas mesmo coágulos pequenos podem ser bastante desconfortáveis caso estejam dentro da musculatura anal. Hemorróides pequenas e trombosadas raramente ulceram e sangram.

Quando o processo avança pelo tecido externo e interno em torno das veias hemorroidárias, ocorre um edema considerável pela infiltração de líquido na área subcutânea às margens do ânus. Isto pode resultar em trombose venosa hemorroidária aguda interna e externa e prolapso.

Plicomas Cutâneos

Os plicomas cutâneos são deformidades da pele na margem anal externa na forma de pregas redundantes. Eles podem ser vestígios de hemorróidas trombosadas organizados na forma de apêndices fibrosos.

Hemorróidas Internas

A hemorróida interna normalmente não é visível à inspeção simples da área anal. Ao realizar um esforço evacuatório, o paciente sente como se uma grande massa envolvesse todo ou parte do canal anal. O canal anal sofre os efeitos da pressão máxima apenas durante a defecação ou esforço evacuatório. Assim, para se conseguir um exame verdadeiramente confiável, deve-se avaliar o paciente na posição de cócoras sobre a mesa de exame.

Hemorróidas Trombosadas

Hemorróidas trombosadas são observadas com maior freqüência em pacientes que (a) exercem um esforço muito intenso durante a evacuação ou ao levantar objetos pesados, (b) evacuam com freqüência excessiva (p. ex., doença inflamatória intestinal ou síndromes disabsortivas), ou (c) permanecem sentados por longos períodos de tempo. Teoricamente, traumas diretos na região anal criam uma resposta inflamatória que leva à trombose. Além disso, a manobra de Valsalva durante o esforço pode causar protrusão que, se irredutível, pode precipitar esta complicação. A estase do sangue durante o esforço é outra possível explicação.

DIAGNÓSTICO DIFERENCIAL

Adenomas e Carcinomas Polipóides

Massas polipóides sésseis (p. ex., adenomas) e mesmo carcinomas verdadeiros devem ser prontamente diferenciados do tecido hemorroidário. Hemorróidas internas não complicadas por trombose, edema, prolapso ou outros fatores em geral são fáceis de diagnosticar. Qualquer anormalidade anorretal palpável e não atribuível à trombose ou injeções recentes tende a não ser tecido hemorroidário. Todas as lesões suspeitas devem ser biopsiadas para histopatologia de todas as lesões suspeitas.

Papila Anal Hipertrofiada

A papila anal hipertrofiada costuma manifestar-se como uma massa firme elevando-se de um pedículo na região da linha pectínea. O estudo endoscópico define o diagnóstico, mostrando o pedículo originado a partir da linha pectínea e toda a lesão coberta por pele.

Prolapso Retal

O prolapso retal pode ser parcial, envolvendo apenas a camada mucosa da parede retal, ou completo, comprometendo toda a espessura da parede. O prolapso parcial pode afetar partes ou toda a circunferência anal. Diferenciar hemorróidas internas prolapsadas de um prolapso parcial ou mucoso pode ser difícil, mas as hemorróidas internas são separadas por sulcos radiais, enquanto que o prolapso mucoso costuma exibir uma protrusão de formato mais concêntrico. O prolapso retal parcial não apresenta aspectos inflamatórios. Em geral, existe algum componente de prolapso mucoso nos pacientes com trombose hemorroidária em roseta (Figura 8.2). O prolapso retal completo é prontamente identificado pelas suas pregas mucosas de disposição concêntrica, bastante diferentes dos sulcos radiais que separam as hemorróidas internas prolapsadas.

SINAIS E SINTOMAS

A queixa mais comum dos pacientes com doença hemorroidária é o sangramento, habitualmente ocorrendo durante ou após a defecação e exacerbando-se ao esforço evacuatório e evacuações repetidas. Ocasionalmente, a perda de sangue pode ser grave o suficiente para produzir uma anemia profunda. A dor em geral não é causada pela hemorróida, exceto nos casos de trombose, ulceração ou gangrena. O prolapso é um sintoma comum das hemorróidas.

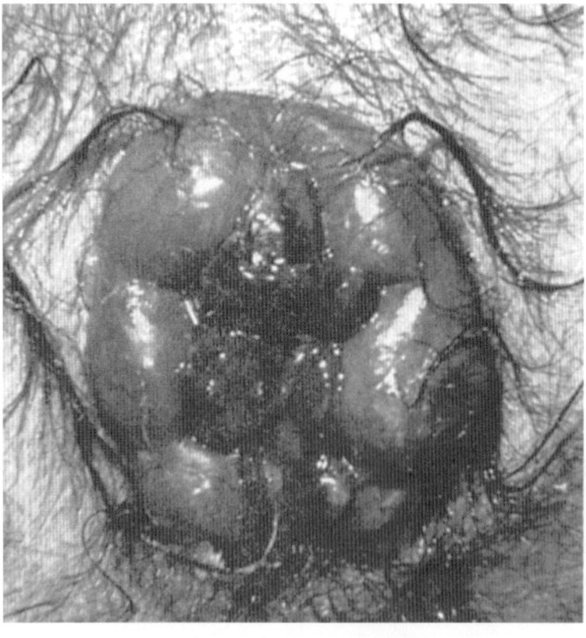

FIG. 8.2. Trombose hemorroidária prolapsada. Estes mamilos são irredutíveis e apresentam um componente de prolapso mucoso.

A constipação não é um sintoma das hemorróidas, mas a defecação pode ser dificultada pela dor produzida por trombose ou gangrena. Os pacientes tendem a evitar o banheiro caso os sintomas hemorroidários sejam exacerbados pela defecação. Isto pode levar à negação do reflexo de urgência evacuatória, resultando em constipação ou mesmo obstipação.

EXAME

O exame físico deve incluir proctossigmoidoscopia e anuscopia.[41] Deve-se realizar colonoscopia ou enema baritado em todos os pacientes com retorragia quando a fonte não for facilmente identificada nos dois primeiros exames. Nos pacientes com mais de 50 anos de idade, devem-se avaliar os cólons em algum momento, mesmo quando as hemorróidas parecem ser as responsáveis pelos sintomas. Esta sistematização perde o sentido caso os sintomas do paciente por si só já indiquem de imediato a realização de uma colonoscopia ou um enema baritado.

A incidência de sangramento hemorroidário responsável por anemia é de 0,5/100.000 pessoas por ano. A convalescença da anemia após o tratamento definitivo das hemorróidas é rápida. A incapacidade de recuperar os níveis ideais de hemoglobina indica prontamente a realização de novos exames para pesquisar outras causas da anemia.

PRINCÍPIOS GERAIS DO TRATAMENTO

Sangramento

O sangramento, quando ocasional e relacionado ao esforço ou diarréia, deve ser tratado clinicamente. A constipação pode ser controlada através de medidas dietoterápicas, amaciadores do bolo fecal, laxantes ou uma combinação dessas medidas. A diarréia ou a defecação freqüente podem ser tratadas com antidiarréicos e dieta. Deve-se salientar a necessidade de melhora da higiene anal.

A utilização de cremes tópicos, loções e supositórios merece alguns comentários. Esses medicamentos incluem uma miríade de agentes, alguns contendo óleo de fígado de tubarão e "fatores de oxigenação da pele" de formulação desconhecida que supostamente melhoram a cicatrização. A maioria desses remédios simplesmente oferece alívio da irritação cutânea. Existem ainda diversos dispositivos e produtos que facilitam a higiene do ânus (p. ex., minibidês, duchas higiênicas etc.).

É difícil avaliar a verdadeira eficácia dos supositórios em relação às hemorróidas. Uma vez que esta doença anorretal costuma ser autolimitada, a resolução pode ocorrer independentemente de qualquer tratamento. Além disso, o médico não pode menosprezar o benefício psicológico que tais produtos exercem sobre o paciente. Finalmente, os supositórios em formato pontiagudo freqüentemente utilizados para tratar distúrbios anais não exercem seus efeitos diretamente no canal anal, uma vez que devem ser avançados pelo menos até o reto. Para ser verdadeiramente útil, o supositório deve possuir um formato de ampulheta ou achatado para manter um bom contato com a mucosa anal. Tal modificação ainda aguarda ser implementada.

Caso o sangramento persista apesar das medidas supramencionadas, deve-se considerar a possibilidade de realizar algum tipo de intervenção.

Prolapso

Hemorróidas prolapsadas que reduzem espontaneamente ou por meio de manobras manuais podem ser tratadas ambulatorialmente. A tentativa de redução é importante uma vez que o prolapso persistente predispõe o paciente a trombose e gangrena. Se o prolapso é irredutível ou caso esteja presente um componente externo, pode-se indicar uma intervenção cirúrgica sob anestesia local ou mesmo uma hemorroidectomia propriamente dita.

Dor

Quando a dor é causada por mamilos hemorroidários gangrenados, ulcerados ou trombosados, a intervenção cirúrgica é o melhor tratamento. Se as hemorróidas apresentam-se associadas a uma fissura anal, recomenda-se adicionar uma esfincterotomia interna à hemorroidectomia. Mamilos externos edemaciados, trombosados e dolorosos devem ser tratados com excisão local.

Poucos questionam o valor da aplicação de calor local (p. ex., banhos de assento) no alívio da dor. Uma vez que os pacientes em geral apresentam hipertonia esfincteriana, o relaxamento muscular produzido pela aplicação de calor provavelmente responde pelos efeitos observados.

TRATAMENTO AMBULATORIAL

Escleroterapia

O principal agente esclerosante utilizado na Grã-Bretanha atualmente é o Fenol a 5% em óleo vegetal – injetam-se cerca de 3 ml em cada mamilo hemorroidário.[42]

A combinação de quinino e hidrocloreto de uréia, amplamente utilizada como anestésico antes da introdução da procaína, associa-se ao desenvolvimento de tecido fibrótico no local da injeção. Dentre os vários esclerosantes, podem ser utilizados o morruato sódico e o sulfato de tetradecil sódico, mas o fenol continua sendo o mais seguro. Essencialmente, todas as abordagens ambulatoriais para tratamento de hemorróidas produzem fibrose da submucosa, obliterando assim o tecido redundante.

Indicações e Contra-Indicações

Os mamilos hemorroidários internos que não prolapsam são os que apresentam o melhor índice de sucesso relacionado à escleroterapia. Ocasionalmente, um mamilo hemorroidário grande, em leve protrusão, pode ser tratado dessa forma. A injeção em geral oferece apenas alívio temporário dos sintomas quando as hemorróidas são volumosas, contêm uma grande quantidade de tecido fibroso ou necessitam de manobras digitais para a redução após a evacuação. Hemorróidas externas e internas infectadas ou contendo trombos jamais devem ser tratadas com escleroterapia. Plicomas, fístulas, tumores e fissuras anais são complicadores que contra-indicam a utilização de injeções esclerosantes. Este tratamento deve-se limitar aos pacientes com hemorróidas sintomáticas (principalmente sangrantes) e sem capacidade de tolerar uma ligadura elástica.

Técnica

Com o paciente na posição prona em canivete ou em decúbito lateral esquerdo (posição de Sims), insere-se um anuscópio no canal anal (ver Figura 8.1). O local exato de injeção, a quantidade de solução a ser usada e a data do tratamento devem ser anotados no prontuário do paciente. Deve-se evitar a utilização dos pontos horários para descrever a localização do tratamento ou dos mamilos hemorroidários.

A agulha é introduzida pela membrana mucosa até o centro da massa de veias. Anti-sépticos são desnecessários. Deve-se tomar cuidado para não puncionar ao nível da margem sensível do canal anal (linha pectínea). Ao contrário da escleroterapia venosa, nesta técnica deve-se evitar injetar o agente esclerosante intraluminalmente.

Após injeção de cerca de 0,5 ml do esclerosante, observa-se a formação de uma mancha hipocrômica no local – uma indicação de que a aplicação foi feita no plano certo. No caso dos esclerosantes comerciais, não se devem injetar mais que 3 ml em cada sessão. Com a solução de fenol, podem-se aplicar 3 ml em cada mamilo hemorroidário principal. Todas as hemorróidas devem receber esclerose na primeira sessão. Se a primeira série completa de tratamento não for capaz de controlar o sangramento, devem-se considerar outras abordagens terapêuticas.

Complicações

Escaras

Caso ocorram escaras após injeção do agente esclerosante, certamente ocorreu um dos 3 erros:

1. A injeção foi muito superficial.
2. Injetou-se solução esclerosante em excesso em uma só área.
3. Uma segunda injeção muito próxima da primeira foi feita em um mamilo hemorroidário.

A conduta expectante em geral resulta em resolução sem seqüelas a longo prazo. Contudo, estenoses anais podem ser conseqüência de destruição tecidual extensa.

Trombose

A escleroterapia pode resultar em trombose hemorroidária interna ou externa (ou ambas). Nestes casos, assim como na eventualidade de escaras, o tratamento é conservador, consistindo em banhos de assento, analgésicos e cremes tópicos.

Abrasões

Escleroterapias repetidas podem resultar, tardiamente, na formação de abrasões. O desconforto é incapacitante, persistente e sem resposta favorável às medidas usuais. Esta complicação é o principal motivo pelo qual injeções repetidas são contra-indicadas.

Abscesso e Parafinoma

Abscessos submucosos e parafinomas (oleogranulomas) já foram relatados, sendo o último após uso de agentes esclerosantes oleosos. Estas complicações são extremamente raras, assim como a perfuração retal com abscesso retroperitoneal.

Bacteremia

A bacteremia após escleroterapia pode ocorrer em 8% dos pacientes. A profilaxia antibiótica é recomendada nos casos de maior risco (p. ex., pacientes portadores de valvulopatia cardíaca), ainda que não se tenha relatado septicemia nestes pacientes.

Resultados

Uma única sessão de escleroterapia utilizando "doses apropriadas do agente" (3 a 5 ml) é tão eficaz quanto múltiplas sessões, mas oferece apenas um curto benefício para a maioria dos pacientes. Além disso, a escleroterapia é menos eficaz que várias outras opções terapêuticas. Caso os sintomas persistam após um tratamento completo, deve-se indicar uma outra abordagem terapêutica.

Ligadura Elástica

A fixação e necrose tecidual também podem ser produzidas por ligadura elástica.[43] Qualquer paciente com hemorróidas apresentando sangramento, prolapso ou ambos é um potencial candidato a este procedimento. Não é necessário anestesia, mas os anéis elásticos devem ser colocados em uma área insensível, em geral ao nível ou logo acima da linha pectínea. Plicomas e papilas anais hipertrofiadas não podem ser tratadas com ligadura elástica pois produziriam um desconforto intenso no paciente.

Após aplicação de um pequeno enema para limpeza, procede-se à proctossigmoidoscopia e anuscopia completas. Se a história do paciente for sugestiva de distúrbio colônico, recomenda-se colonoscopia ou enema baritado antes de se efetuar qualquer tratamento para a doença hemorroidária. Deve-se explicar ao paciente a natureza do problema e a técnica que serão utilizadas para tratá-lo. Podem ser necessárias várias sessões, em intervalos de 3 a 4 semanas, dependendo de quantos mamilos precisam ser eliminados para alívio dos sintomas. Geralmente, não recomendo múltiplas ligaduras elásticas logo na primeira sessão. As exceções ocorrem de acordo com a insistência ou conveniência do paciente, ausência de desconforto com a primeira aplicação ou a necessidade do paciente em viajar longas distâncias logo após o tratamento.

Técnica

Todos os aparelhos sem sucção possuem a desvantagem de necessitar de duas pessoas para realização do procedimento – uma para manter o anuscópio ou afastador na posição, outra para segurar o aplicador e a pinça de preensão. Por outro lado, aplicadores dotados de sucção mantêm o mamilo hemorroidário em posição, dispensando o uso da pinça. O maior mamilo hemorroidário deve ser tratado primeiro. Ele é seguro com a pinça (Figura 8.3A) e puxado para dentro do tambor do aplicador (Figura 8.3B). Se o paciente queixar-se de dor, seleciona-se um ponto um pouco mais proximal, repetindo-se os passos anteriores. (Se o paciente ainda queixa-se de muita dor, o aconselhável é abandonar este procedimento e procurar por alguma das alternativas.) O tecido é trazido para dentro do tambor até estar tenso e então aciona-se o gatilho, expelindo dois anéis elásticos (Figura 8.3C). Utilizam-se dois anéis para a eventualidade de um deles se partir. Quando os anéis estiverem em posição, o anuscópio é retirado (Figura 8.3D).

Raramente, o paciente queixa-se de dor tão intensa que necessita de retirada dos anéis. Caso necessário, isto pode ser realizado com uma tesoura apropriada para remoção de ligaduras elásticas ou uma alça de crochê. Outros métodos de retirada dos anéis (p. ex., cortar a banda com uma lâmina) podem provocar sangramentos. A remoção dos anéis elásticos pode ser realizada com trauma mínimo até poucos minutos após a aplicação. Se o paciente retornar mais tarde com queixas álgicas, o edema local impede a remoção segura. Nestes casos, a melhor opção é prescrever uma boa medicação analgésica.

Cuidados após o Tratamento

A evacuação deve ser mantida sem esforço excessivo. Orientações dietoterápicas e laxantes podem ser utilizados. Pode-se observar inicialmente um pequeno sangramento, e mais um pouco quando os anéis se soltarem.

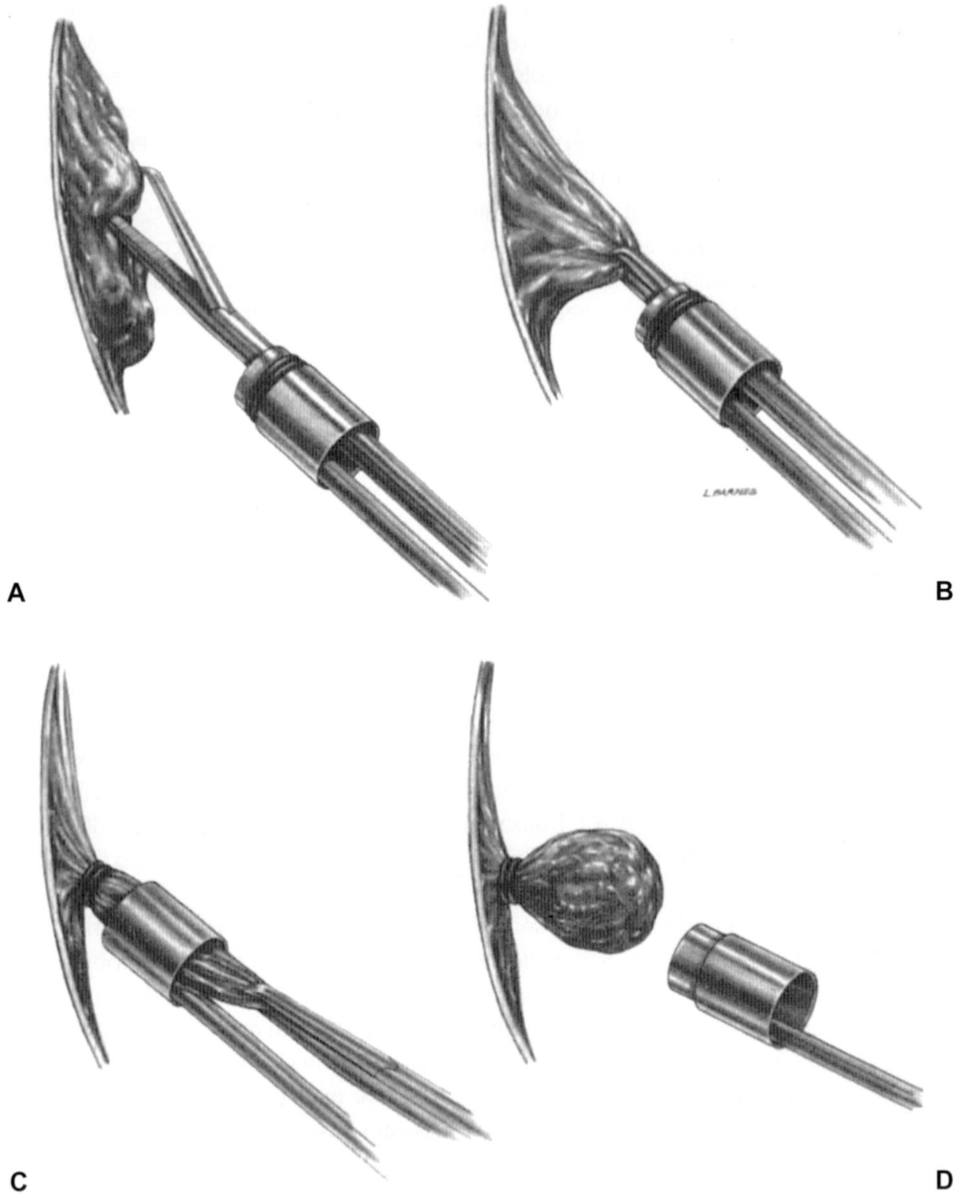

FIG. 8.3. Ligadura elástica. **A, B.** O mamilo hemorroidário é pinçado e reparado com segurança. **C.** O tecido é tracionado para dentro do tambor. Se o paciente tolerar esta manobra, a ligadura pode ser realizada com pouco ou nenhum desconforto. **D.** Os dois anéis elásticos são liberados.

Uma das maiores vantagens da ligadura elástica é sua conveniência. O paciente não precisa retornar em intervalos determinados para novas ligaduras. Contudo, ele deve estar consciente de que, caso os sintomas não desapareçam completamente, provavelmente será necessário realizar o tratamento em outros pontos do canal anal. Caso os sintomas desapareçam, não serão necessárias novas ligaduras.

Complicações

Um pequeno desconforto ou sensação de preenchimento do reto podem durar alguns dias, mas as queixas em geral são mínimas e costumam ser aliviadas com banhos de assento e analgésicos leves. As complicações mais comumente observadas após ligadura elástica são:

- Hemorragia tardia.
- Dor acentuada.
- Trombose hemorroidária externa.
- Ulceração.
- Escape da ligadura.
- Sepse fulminante.

Hemorragia tardia

Cerca de 1% dos pacientes submetidos a ligadura elástica apresenta hemorragia tardia (p. ex., 1 a 2 semanas após o tratamento). Isto pode ser atribuído à sepse no pedículo e constituir um problema hemorrágico sério, necessitando hospitalização, sutura e transfusão. O aumento do sangramento por volta do sétimo ao décimo dias pós-ligação sugere necessidade de reavaliação do paciente. Este é o principal motivo pelo qual a ligadura elástica é contra-indicada em paciente sob tratamento com anticoagulantes. Nestes casos, deve-se considerar a possibilidade de tratamento excisional, escleroterapia ou algum outro método terapêutico.

Dor

A aplicação de anestésico local no momento do procedimento é um auxiliar valioso nos pacientes muito ansiosos. A dor costuma ser mais freqüente e preocupante quando são feitas ligaduras múltiplas. A piora da dor justifica o reexame do paciente, especialmente se concomitante a febre ou distúrbios da micção. A ocorrência de sepse nesta região pode evoluir para gangrena e até mesmo morte.

No cenário habitual (ou seja, não-complicado), banhos de assento e analgésicos costumam ser suficientes para aliviar o desconforto e a dor. Evidentemente, para efeito de planejamento terapêutico, se o paciente tolerou mal o primeiro procedimento deve-se pensar em métodos alternativos caso sejam necessárias sessões adicionais.

Trombose

Na ligação de mamilos hemorroidários internos, o risco subseqüente de trombose dos mamilos externos correspondentes é cerca de 2 a 3%. Ocorrendo trombose, recomendam-se banhos de assento e laxantes. Ocasionalmente, necessita-se excisar o mamilo trombosado.

Ulceração

A ulceração anal é uma conseqüência normal da ligadura. Os anéis elásticos causam necrose tecidual e caem em 2 a 5 dias, deixando uma área ulcerada. Em raras ocasiões, a lesão se transforma em uma úlcera maior associada à fissura anal. Nestes casos, o tratamento consiste em banhos de assento e, em alguns casos, corticoterapia tópica. Se a úlcera ou fissura persistir, deve-se realizar esfincterotomia anal interna.

Escape do anel

Os anéis elásticos podem escapar ou se partir em qualquer momento, mas isto costuma acontecer apenas após a primeira ou segunda evacuação. Eles podem se partir por defeitos intrínsecos – motivo pelo qual utilizamos dois anéis –, mas habitualmente isto ocorre devido à tensão produzida pela ligadura de uma grande massa de tecido. O uso de laxantes leves ajuda a evitar a passagem de fezes muito ressecadas e pode ser útil no sentido de evitar o deslocamento dos anéis. A ligadura repetida do mesmo mamilo pode ser realizada com segurança 3 a 4 semanas após o primeiro procedimento.

Sepse

Além da escara normal que ocorre devido à necrose tecidual, a ocorrência de sepse após ligadura elástica era um evento desconhecido até cerca de 15 anos. Apenas alguns poucos casos foram relatados, mas todos parecem apresentar certas características em comum. A população de maior risco é a de homens jovens, com queixas de dor perineal, edema escrotal e disúria – este cenário demanda avaliação emergencial.

A causa desta complicação potencialmente devastadora é incerta, mas alguns sugerem que estes indivíduos possam estar em um estado imunocomprometido. Contudo, uma explicação mais provável talvez seja o reconhecimento tardio do processo séptico como sendo responsável pelas queixas "hemorroidárias" do paciente. Obviamente, devem-se pesquisar causas alternativas de queixas anorretais (especialmente nos pacientes com relato de proctalgia) antes de embarcar em uma ligadura elástica.

Os achados ao exame físico incluem febre, edema perineal, edema escrotal, ulceração perineal, celulite e gangrena franca. O exame retal pode revelar um canal anal edemaciado e bastante sensível. A tomografia computadorizada da pelve é útil, especialmente para avaliar espessamento da parede retal ou qualquer distúrbio extra-retal.

O tratamento inclui antibioticoterapia pesada, debridamento vigoroso e, possivelmente, oxigenoterapia hiperbárica. Uma colostomia pode ser necessária. De acordo com relatos da literatura, apenas alguns poucos indivíduos sobreviveram a esta complicação, e aqueles que conseguiram foram diagnosticados precocemente e tratados de modo agressivo.

Erros no Diagnóstico

Uma desvantagem teórica da ligadura elástica e todos os métodos não-excisionais para tratar a doença hemorroidária está no fato de que não se obtém qualquer espécime para histopatologia. O carcinoma epidermóide invasivo e outros tumores têm sido ocasionalmente relatados em associação a espécimes hemorroidários excisados (talvez em até 1% dos casos). Este diagnóstico é perdido nos pacientes submetidos à ligadura elástica.

Resultados

Na avaliação após 30 dias, cerca de 96% dos pacientes encontram-se assintomáticos. Observa-se um pequeno sangramento em 3%, sem necessidade de intervenção adicional. Sangramento significativo pode ser esperado em 1%. Apenas 2% de todos os pacientes tratados apresentam complicações severas o bastante para interferir em suas atividades diárias.

A avaliação a longo prazo (5 anos) revela que a maioria (75 a 90%) considera-se curada ou com melhora significativa. Contudo, apenas 44% encontram-se completamente livre dos sintomas. Os melhores resultados são observados nos casos com doença hemorroidária de primeiro grau. A eficácia do tratamento não depende do número de mamilos hemorroidários ligados. Talvez o achado mais importante seja a observação de que uma única sessão já seja capaz de produzir resultados satisfatórios. Caso sejam necessárias mais de três sessões para controlar os sintomas, o procedimento deve ser abandonado, realizando-se então uma hemorroidectomia.

Vários estudos demonstraram que a ligadura elástica é bastante superior ao uso de agentes esclerosantes. A ligadura apresenta melhores resultados a longo prazo, melhor controle dos sintomas de protrusão e maior probabilidade de controle do sangramento.

Criocirurgia

A criocirurgia baseia-se no conceito de destruição celular por congelamento rápido seguido de degelo.[44] O tratamento de hemorróidas através desta técnica é indolor, eficaz e especialmente recomendado para pacientes clinicamente incapazes de serem submetidos à anestesia.

Técnica

O seguinte protocolo é recomendado pela maioria dos autores:

1. Explica-se o procedimento ao paciente, avisando-o sobre a possibilidade de drenagem profusa e edema considerável no pós-operatório. Se necessário,

administra-se uma injeção endovenosa de sedativo. Em geral, recomenda-se anestesia local.

2. O paciente é colocado em posição prona em canivete ou em decúbito lateral esquerdo. Utilizando-se os dedos, um espéculo vaginal lubrificado ou um proctoscópio plástico modificado, isola-se um plexo hemorroidário principal de cada vez (equipamentos metálicos estão contra-indicados pois conduzem o frio). Utiliza-se uma geléia hidrossolúvel para melhorar o contato entre a criossonda e a hemorróida.
3. Aplica-se a criossonda. O tecido congela em torno da ponta e pode-se determinar visualmente quanto de tecido está sendo destruído. Apenas o tecido em contato com a bola de gelo sofrerá destruição celular irreversível. As alterações nos tecidos circunvizinhos são reversíveis (teoricamente, não ocorre destruição celular verdadeira).

A princípio, podem-se tratar mamilos hemorroidários internos e externos em uma aplicação. A ponta da criossonda é posicionada no centro do plexo hemorroidário interno ou externo, permanecendo no local até que o tecido a ser destruído esteja englobado no gelo. O período de congelamento varia de acordo com o poder de resfriamento da sonda. Com uma sonda de nitrogênio líquido a -196°C ou uma sonda de óxido nítrico líquido a -89°C, a aplicação leva cerca de 2 minutos por área hemorroidária. Quanto maior a vascularidade da hemorróida, maior o poder de resfriamento necessário para congelá-la. Dessa forma, nos casos de grandes mamilos hemorroidários, a sonda de nitrogênio líquido é mais eficaz que a de óxido nítrico. Após congelar uma quantidade adequada de tecido, a sonda é desligada e recolhida. Cada plexo deve ser tratado desta mesma forma.

Cuidados após o Tratamento

Ocorre um edema considerável nas primeiras 24 horas após o procedimento, mas em geral sem prejuízo do hábito intestinal normal. A produção e a drenagem de secreção costumam iniciar várias horas após, sendo razoavelmente intensas nos primeiros 3 a 4 dias e diminuindo nas duas a três semanas subseqüentes. Os pacientes são orientados a utilizar algum tipo de forro estéril, trocando-o várias vezes ao dia durante os primeiros 3 a 4 dias.

Duas a três horas após o congelamento, o tecido se torna edemaciado e eritematoso. Por volta do terceiro dia, surgem pontos brancos na superfície que coalescem para formar máculas irregulares no quarto dia. No quinto ou sexto dia, toda a região da hemorróida encontra-se pálida, com pequenas áreas escuras de gangrena. A gangrena em geral se completa em torno do sétimo ao nono dia pós-operatório. Daí em diante, a hemorróida começa a se desintegrar e deve se soltar completamente até o décimo oitavo dia pós-operatório, deixando o ânus com aparência normal.

Resultados

Quando a hemorroidectomia criocirúrgica foi introduzida, dizia-se ser uma técnica indolor, sem necessidade de anestesia e eficaz para plicomas externos e papilas hipertrofiadas. Desde aquela época, diversos relatos confirmaram que não se trata de um procedimento indolor – praticamente todos os cirurgiões indicam anestesia local ou raquianestesia –, sendo ainda ineficaz no tratamento de papilas anais hipertrofiadas e plicomas. Para hemorróidas internas, a ligadura elástica é superior à criocirurgia. É mais rápida e barata e não necessita de anestesia. Para o componente externo ou papilas hipertrofiadas, pode-se utilizar excisão sob anestesia local. A cicatrização completa nestes casos leva 7 a 10 dias. A destruição criocirúrgica requer a utilização de um equipamento caro e consome um bom tempo – alguns autores chegam até sugerir hospitalização. Ainda, produz uma drenagem profusa de secreção, e algumas vezes a cicatrização é demorada. A bem da verdade, a dor pós-anestesia é um pouco menor que aquela da hemorroidectomia cirúrgica, mas ambas podem ser razoavelmente bem controladas com analgésicos.

A criocirurgia parece adicionar nada ao tratamento das hemorróidas que já não se encontre disponível a um custo menor, com menos complicações e resultados iguais ou até mesmo melhores.

Coagulação Infravermelha

Em 1979, a coagulação infravermelha foi descrita pela primeira vez como um método para tratamento de hemorróidas.[45] O aparelho produz radiação infravermelha que é concentrada em um fotocondutor. A coagulação infravermelha foi desenvolvida como uma tecnologia de disparo para *lasers*, mas não é um *laser*. A luz infravermelha penetra no tecido até um nível predeterminado e é convertida em calor. A quantidade de tecido destruído pode ser controlada por visualização direta e ajustando-se os pulsos do instrumento.

Técnica

Em geral, utilizam-se pulsos de 1 segundo ou 1,5 segundo no tratamento de hemorróidas, aplicando-se a sonda no mesmo local em que se realiza a escleroterapia. A radiação causa coagulação protéica em um raio de 3 mm e a uma profundidade de 3 mm. O fabricante recomenda aplicação de três a cinco pulsos na mucosa normal adjacente à hemorróida, acima da linha pectínea e circunferencialmente em torno do ápice da hemorróida, mas nunca diretamente sobre o mamilo hemorroidário. Após a coagulação, o tecido se torna esbranquiçado. Na semana seguinte, forma-se uma escara escura que finalmente dá lugar a uma cicatriz rósea ou vermelha. Aplicações adicionais podem ser realizadas a cada duas semanas, se necessário. Apesar de o procedimento poder ser realizado sem anestesia local (particularmente se o coagulador for aplicado acima da linha pectínea), costuma-se recomendar infiltrar a região com bupivacaína (Marcaína) a 0,5%. Obviamente, caso tencione-se tratar também plicomas externos, a anestesia é mandatória.

Resultados

A comparação entre fotocoagulação e ligadura elástica no tratamento da doença hemorroidária não mostrou diferenças na evolução sintomática após 1 ano de acompanhamento. Observa-se uma maior incidência de sangramento e dor após a ligadura, mas a fotocoagulação tende a ser mais utilizada em regime ambulatorial. A fotocoagulação e a escleroterapia também se equivalem, ainda que o grupo de escleroterapia necessite de menos sessões. Estudos comparativos entre coagulação infravermelha e diatermia bipolar (BICAP; ver *Diatermia Bipolar* a seguir) não mostraram diferenças significativas relacionadas à incidência de complicações e número de sessões necessárias. Em um estudo envolvendo a técnica de infravermelho, a diatermia e o aparelho Ultroid (Microvasive, Watertown, Massachusetts [ver abaixo]), conclui-se que todos os três métodos são eficazes para hemorróidas de primeiro e segundo graus.

Ultroid

O Ultroid é outra ferramenta para o tratamento ambulatorial da doença hemorroidária. É um aparelho monopolar de baixa voltagem que consiste em uma unidade geradora, uma manopla de encaixe, sondas estéreis descartáveis, uma placa terra e um anuscópio não-condutor. Pode causar certa confusão o fato de o aparelho possuir dois eletrodos, mas não ser bipolar. O fabricante justifica-se dizendo que o aparelho não funciona por energia térmica, mas através da produção de hidróxido de sódio no eletrodo negativo.

Técnica

Utilizando o anuscópio não-condutor, a ponta da sonda é colocada no ápice da hemorróida, acima da linha pectínea. A amperagem é lentamente aumentada até o nível de tolerância do paciente, à medida que a sonda seja inserida dentro da hemorróida. A sonda é mantida nesta posição por cerca de 10 minutos, ou até que o som de estalidos cessem. Uma vez completado o tratamento, a corrente é gradualmente reduzida até zero – isto é necessário para reduzir a dor durante a retirada da sonda. Em geral, trata-se um sítio por sessão devido ao tempo prolongado de anuscopia.

Resultados

Os resultados são comparáveis àqueles de outras técnicas, mas o tempo de anuscopia necessário para esta modalidade é uma desvantagem em particular. Além disso, o operador deve manter a sonda parada em um mesmo ponto por um longo período de tempo.

Diatermia Bipolar

Da mesma forma que a fotocoagulação, a BICAP é um modo de tratamento que produz destruição tecidual, ulceração e fibrose através da aplicação local de calor. A sonda de diatermia produzida pela Circon ACMI (Santa Barbara, Califórnia) utiliza uma corrente bipolar para coagular vasos sangüíneos. O princípio de ação consiste na passagem de corrente elétrica pelo tecido enquanto ela vai de um eletrodo a outro na ponta da sonda. A possível vantagem desta técnica sobre outras (p. ex., coagulação monopolar, coagulação a *laser* ou fotocoagulação) é o fato de o equipamento (BICAP) utilizar um caminho pequeno para a corrente, produzindo uma profundidade limitada de penetração mesmo após múltiplas aplicações.

Técnica

Utilizando um anuscópio descartável não-condutor, a ponta da sonda é aplicada direta e firmemente à hemorróida acima da linha pectínea. O gerador é acionado por um pedal, produzindo um coágulo de aproximadamente 3 mm de profundidade. Todas as hemorróidas são tratadas em uma única sessão, sem necessidade de anestesia.

Resultados

Vários testes controlados foram publicados comparando o BICAP com outros métodos ambulatoriais para tratamento de hemorróidas, e todos mostraram-se igualmente eficazes, sem diferenças significativas. Até mesmo os índices e tipos de complicações foram similares.

Dilatação de Lord

Além dos métodos ambulatoriais para tratamento das hemorróidas já discutidos, outro procedimento (a dilatação anal) deve ser incluído nesta categoria.

Em 1968, Lord[46] relatou seu método para tratamento da doença hemorroidária. Ele se baseava na hipótese de que o aumento da pressão no canal anal contribui para o distúrbio hemorroidário, e que a dilatação reduziria esta pressão, resolvendo assim o problema. Apesar de este método necessitar de anestesia local ou raquidiana, a hospitalização freqüentemente pode ser limitada a um dia, ou o paciente pode ser dispensado logo após o procedimento.

Técnica

O paciente é colocado em decúbito lateral esquerdo, recebe anestesia endovenosa e procede-se à identificação do ponto de constrição anal (que Lord acredita estar presente em todos os pacientes com hemorróidas de terceiro grau).

Realiza-se um toque retal com dois dedos de uma das mãos enquanto que o indicador da outra procura pelo ponto de constrição. O objetivo é dilatar gentil e firmemente a parte mais baixa do reto e o canal anal, até que não sobre qualquer ponto constritivo. Este processo é realizado com movimentos circulares em todos os quadrantes, evitando-se esgarçamentos. Durante o procedimento, oito dedos são inseridos o mais alto possível, dilatando não somente o canal anal, mas também a ampola retal. Nem todos os retos e canais anais podem ser dilatados com segurança até esta altura, e Lord recomenda que é melhor fazer bem menos do que muito mais.

Obtendo-se dilatação, um assistente insere uma gaze, em geral utilizando uma pinça. A gaze pressiona as paredes do reto inferior e do canal anal, aparentemente reduzindo o risco de hematomas no pós-operatório. A gaze é deixada no local por cerca de 1 hora, dispensando-se o paciente assim que ele estiver alerta.

Cuidados Pós-Operatórios

O paciente é orientado a utilizar cone dilatador para aliviar os sintomas anais (muitos pesquisadores se perguntam se isto é vital para o sucesso do método). Sob circunstâncias normais, o paciente leva de um a dois dias para retornar ao trabalho e deve comparecer para a revisão após duas semanas. Caso esteja assintomático, pode ser dispensado.

Resultados

Lord afirma que a dilatação produz menos dor e morbidade pós-operatória que a hemorroidectomia, e que seu método não causa retenção urinária, trombose venosa profunda, hemorragia pós-operatória ou impactação fecal. Os pacientes não apresentam dor durante a defecação, poupam-se horas de centro cirúrgico, e a hospitalização é bastante reduzida. Ainda, na opinião de Lord, a ligadura elástica é o tratamento de escolha para a maioria dos problemas hemorroidários, e a dilatação deveria ser utilizada como uma alternativa aos mamilos hemorroidários de indicação cirúrgica. Contudo, ele sugere que a hemorroidectomia deva ser considerada caso estejam presentes plicomas externos ou papilas anais hipertrofiadas.

O procedimento de Lord não resulta em diminuição da pressão quando comparado à hemorroidectomia convencional. Após cinco anos, cerca de 75% dos pacientes encontram-se assintomáticos ou relatam uma melhora significativa.

Um estudo prospectivo foi realizado em 50 pacientes tratados pela técnica de Lord e acompanhados por 4 anos. Dos 36 indivíduos assintomáticos, 19 ainda apresentavam evidências de congestão anal, porém sem hemorróidas distintas, e quatro subseqüentemente foram submetidos a uma hemorroidectomia tradicional para tratamento de prolapso persistente e sangramento.

Pacientes mais velhos submetidos à dilatação anal relatam, ocasionalmente, problemas de continência. Por este motivo, não se recomenda este procedimento a pacientes com mais de 55 anos de idade.

Comentário: a incapacidade de lidar com plicomas e papilas e o risco de incontinência, especialmente em paciente com mais de 60 anos de idade, são contra-indicações relativas ao uso desta técnica. A dilatação afeta inevitavelmente tanto o esfíncter externo quanto o interno.

TRATAMENTO DA TROMBOSE HEMORROIDÁRIA

Externa

O paciente com hemorróidas externas trombosadas em geral se apresenta com uma massa anal bastante dolorosa (Figura 8.4), cujo surgimento pode estar relacionado a episódios de constipação ou diarréia. A demora durante a evacuação é um fator predisponente importante no surgimento de tromboses hemorroidárias recorrentes.

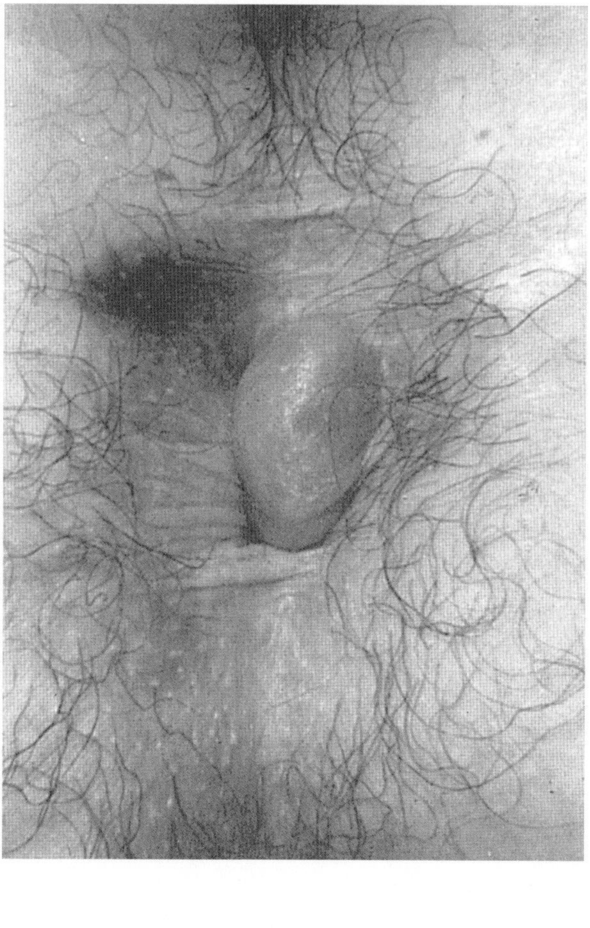

FIG. 8.4. Trombose hemorroidária externa.

Se o problema possuir cerca de 2 a 3 dias, o desconforto encontra-se em fase de resolução, e o paciente deve ser tratado clinicamente, com banhos de assento, laxantes e analgésicos. A massa em geral desaparece em 7 a 10 dias. Caso ocorra ulceração ou ruptura, ou se o paciente for avaliado dentro das primeiras 48 horas, é recomendável excisar a lesão. Obviamente, se a dor for muito intensa, esta conduta pode ser indicada em qualquer momento da doença.

Técnica

A hemorróida deve ser excisada e não incisada. Fazer uma pequena incisão e retirar-se apenas o coágulo costuma resultar em hemorragia recorrente na submucosa e reacúmulo do coágulo (Figura 8.5). A área é infiltrada com anestésico local. A solução de bupivacaína preparada comercialmente é ácida e em geral produz uma queimação intensa ao ser instilada. A adição de 1 ml de bicarbonato de sódio a 8,4% a 9 ml de bupivacaína com epinefrina a 1:200.000 reduz acentuadamente o desconforto associado à injeção.

A hemorróida subjacente é excisada, bem como sua margem cutânea (Figura 8.5). O sangramento pode ser controlado com compressão local, epinefrina tópica, ou eletrocauterização. Outra opção é a solução de Monsel, um agente abrasivo (sulfato férrico). Recomenda-se utilizar um curativo compressivo.

Cuidados Pós-Operatórios

O paciente é orientado a manter o curativo compressivo por algumas horas. Após este período, o curativo começa a produzir um certo desconforto e pode ser retirado. Caso ocorra sangramento, este pode ser controlado comprimindo-se com um pano limpo (p. ex., toalha, compressa). Pequenos curativos ajudam a melhorar a higiene do local. Recomenda-se banho de assento de 12 em 12 horas até que a ferida cicatrize, o que ocorre por volta do sétimo ou décimo dia. Se necessário, prescrevam-se analgésicos e cremes anestésicos tópicos.

Interna

Além dos fatores mencionados anteriormente que podem causar trombose hemorroidária externa, o prolapso com redução inadequada causa estase venosa e trombose hemorroidária interna.

O tratamento da trombose hemorroidária interna não é tão simples quanto o da externa. Felizmente, a dor não é uma queixa freqüente. A excisão da trombose hemorroidária interna requer instrumentos específicos e infiltração anestésica local mais extensa. A sutura é necessária para hemostasia, uma vez que a aplicação de pressão diretamente sobre o sítio cirúrgico seja virtualmente impossível.

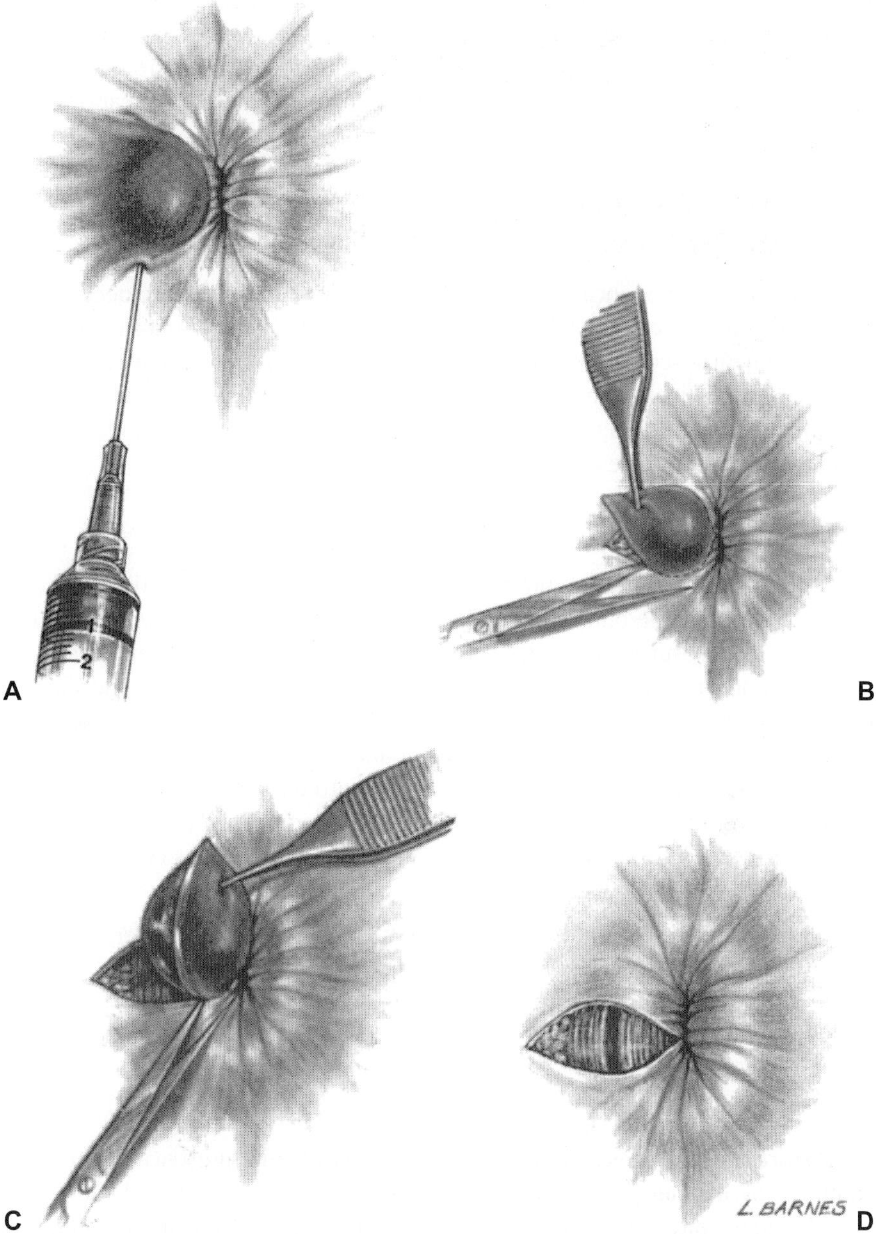

FIG. 8.5. Excisão de uma hemorróida trombosada. **A.** O local é infiltrado com bupivacaína a 0,5% com epinefrina a 1:200. **B, C.** A trombose é excisada com a veia subjacente e com sua margem cutânea. **D.** As margens cutâneas são suficientemente separadas para permitir uma boa drenagem local, evitando o reacúmulo do coágulo.

Como a intervenção aguda do problema raramente é indicada, recomendam-se banhos de assento, analgésicos sistêmicos, laxantes e cremes ou supositórios anestésicos. Se o paciente apresentar concomitantemente doença hemorroidária extensa, plicomas, papilas hipertrofiadas ou fissura anal, recomenda-se uma abordagem cirúrgica.

TRATAMENTO DAS HEMORRÓIDAS EDEMACIADAS, PROLAPSADAS E/OU GANGRENOSAS

O paciente com doença hemorroidária gangrenosa incapacitante necessita de medidas urgentes e, em geral, hemorroidectomia nas próximas 24 horas. Dor, edema, sangramento, secreção de odor fétido e dificuldade para evacuar são queixas comuns. Das principais complicações hemorroidárias, o prolapso é a mais freqüente. A proctossigmoidoscopia e a anuscopia revelam mamilos hemorroidários edemaciados, trombosados e irredutíveis (ver Figuras 8.2 e 8.5).

Técnica

No consultório, realiza-se um bloqueio locorregional perianal utilizando uma solução alcalinizada de bupivacaína (Marcaína) a 0,5% com epinefrina a 1:200.000, adicionando-se a esta solução duas ampolas de hialuronidase (300 unidades NF de Wydase). A anestesia é aplicada na pele em torno do ânus, circunferencialmente (Figura 8.6). Quatro injeções são feitas no plano interesfincteriano em cada quadrante para bloquear o mecanismo esfincteriano, criando uma anestesia perianal completa. Após aguardar alguns minutos pelo efeito da medicação, aplica-se uma massagem direta sobre o local com uma gaze estéril para reduzir a massa hemorroidária. Aplica-se um curativo compressivo e as nádegas são fixadas com fita (p. ex., esparadrapo).

Normalmente, o paciente é admitido no hospital via setor de emergência, e a hemorroidectomia é realizada no dia seguinte. Agindo dessa forma, o paciente se sente mais confortável, e a cirurgia pode ser realizada com maior segurança e menor edema – o que não aconteceria sem a redução prévia sob anestesia local.

Resultados

Historicamente, a realização de hemorroidectomia na presença de mamilos trombosados, ulcerados e gangrenosos era considerada uma temeridade devido ao risco de pieloflebite, sepse perianal, hemorragia e desenvolvimento subseqüente de estenose anal. Contudo, aplicando-se a técnica cirúrgica apropriada, o índice de complicações é mínimo. A cirurgia na fase aguda da doença hemorroidária prolapsada e estrangulada é segura e eficaz, em comparação à cirurgia eletiva para queixas hemorroidárias crônicas.

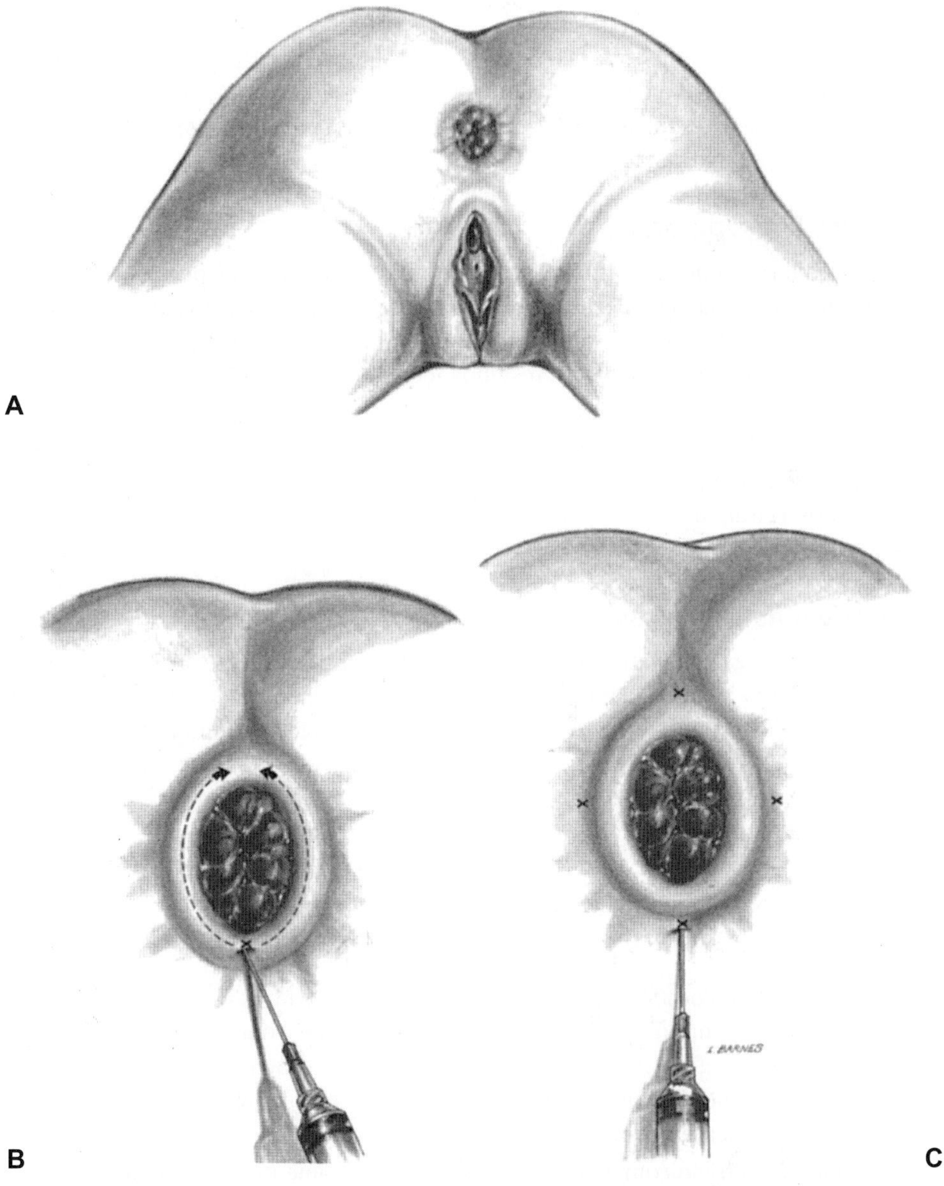

FIG. 8.6. Método para se realizar um bloqueio locorregional perianal. **A.** Paciente na posição prona em canivete. **B.** Injeta-se um botão perianal de anestésico subcutâneo. **C.** Injeções profundas são aplicadas em pontos cardeais para anestesiar e bloquear os músculos esfincterianos.

HEMORROIDECTOMIA

A hemorroidectomia cirúrgica clássica deve ser considerada quando a arquitetura anorretal for severa e irreversivelmente comprometida (p. ex., na presença de um componente externo, ulceração, gangrena, trombose extensa, papilas hipertrofiadas ou fissura associada).

Preparo Pré-Operatório

A medida pré-operatória mais importante é a realização de um pequeno enema na manhã da cirurgia. A limpeza mecânica vigorosa utilizando laxantes é contraproducente. O paciente deve ser capaz de defecar o mais cedo possível após a cirurgia, mas é importante que esteja sem resíduos fecais no momento da operação para não atrapalhar o procedimento.

Não são indicados antibióticos. Deve-se administrar um volume mínimo de fluidos endovenosos antes da indução anestésica, e o paciente deve ser encorajado a urinar após a cirurgia. A tricotomia, se necessária, deve ser realizada na menor área possível.

Abordagens Cirúrgicas

Inserir uma gaze no reto e retirá-la lentamente é uma excelente maneira de evidenciar o tecido hemorroidário, plicomas, papilas e a extensão da mucosa redundante. Sempre que possível, deve-se deixar uma ponte cutaneomucosa entre um mamilo excisado e outro – com isso, evita-se a formação posterior de estenoses. Esta medida é particularmente importante ao se operar mamilos na fase aguda de edema e gangrena.

Hemorroidectomia Fechada ou Hemorroidectomia de Ferguson[47]

O paciente é colocado na posição prona em canivete com as nádegas afastadas. Deitar o paciente em posição de litotomia complica o desempenho do assistente durante a fase de sutura. Apesar de a posição de decúbito lateral ser recomendada pelo grupo da Clínica Ferguson, evitando a necessidade de raquianestesia, esta posição é razoavelmente inconveniente para o assistente.

O ânus é infiltrado com uma solução de aproximadamente 20 ml de bupivacaína a 0,5% com epinefrina a 1:200.000. A técnica de infiltração minimiza o sangramento e delineia o plano anatômico entre a massa hemorroidária e o esfíncter interno infrajacente. Além disso, o bloqueio anestésico locorregional, associado à sedação endovenosa, pode dispensar a necessidade de outra abordagem anestésica. Alternativas ao bloqueio locorregional seriam as anestesias geral, caudal e/ou espinhal.

Um afastador Hill-Ferguson colocado no canal anal expõe o mamilo hemorroidário. Alguns cirurgiões gostam de colocar um ponto de reparo no reto correspondendo ao local da hemorróida, mas eu prefiro colocar apenas uma pinça englobando a prega cutânea e o mamilo hemorroidário a ser excisado (Figura 8.7). A excisão pode ser realizada com lâmina de bisturi, tesoura ou eletrocautério. A incisão deve se estender para além da margem do ânus, removendo o plexo hemorroidário externo e expondo a porção subcutânea do músculo esfíncter externo (Figura 8.8). A incisão então se dirige para o canal anal, e o músculo esfíncter interno é cuidadosamente rebatido do plano de dissecção. O sangramento pode ser evitado mantendo-se a dissecção fora do mamilo e medialmente ao esfíncter interno. Quando todo o pedículo hemorroidário se encontra mobilizado, sua base é suturada com fio absorvível e retira-se o mamilo (Figura 8.9). Qualquer hemorróida residual, interna ou externa, deve ser removida utilizando-se pinça e tesoura (Figura 8.10). Esta manobra minimiza a possibilidade de sintomas tardios relacionados a veias hemorroidárias deixadas para trás. A hemostasia pode ser completada com eletrocautério.

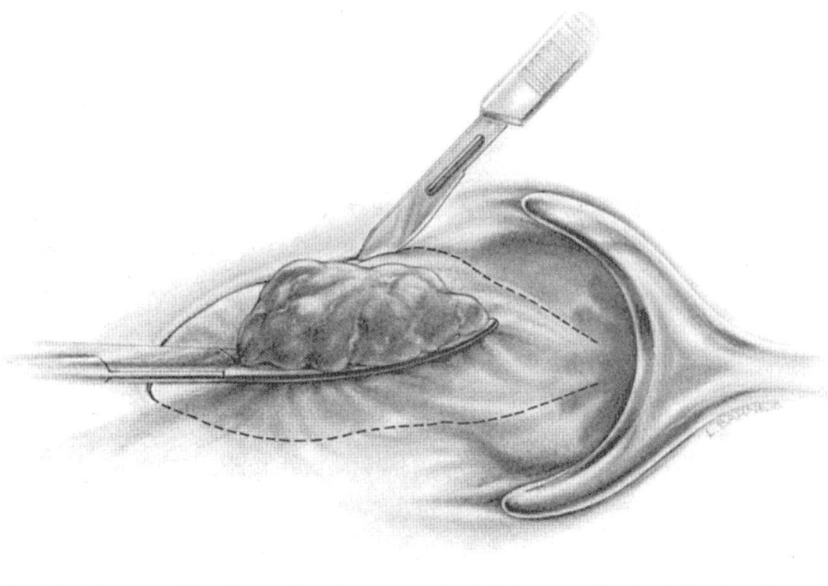

FIG. 8.7. A hemorróida é identificada e pinçada. A linha pontilhada delineia a área a ser excisada.

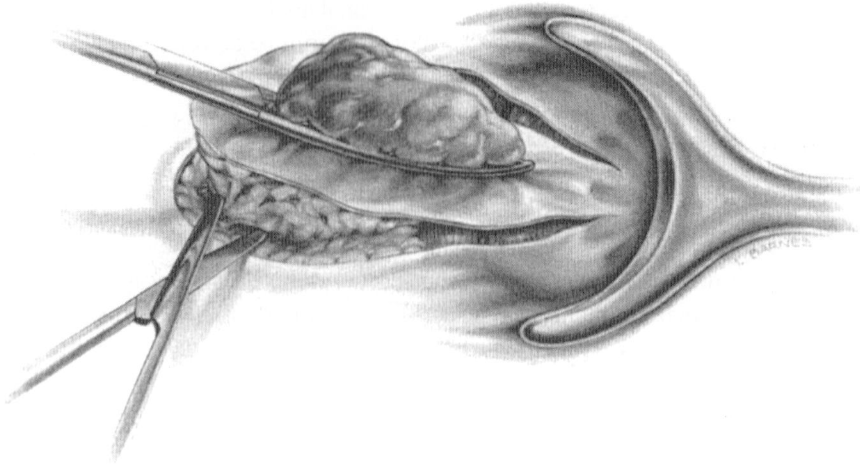

FIG. 8.8. Após delineamento da área de excisão, o plexo hemorroidário é liberado da porção subcutânea dos esfíncteres interno e externo.

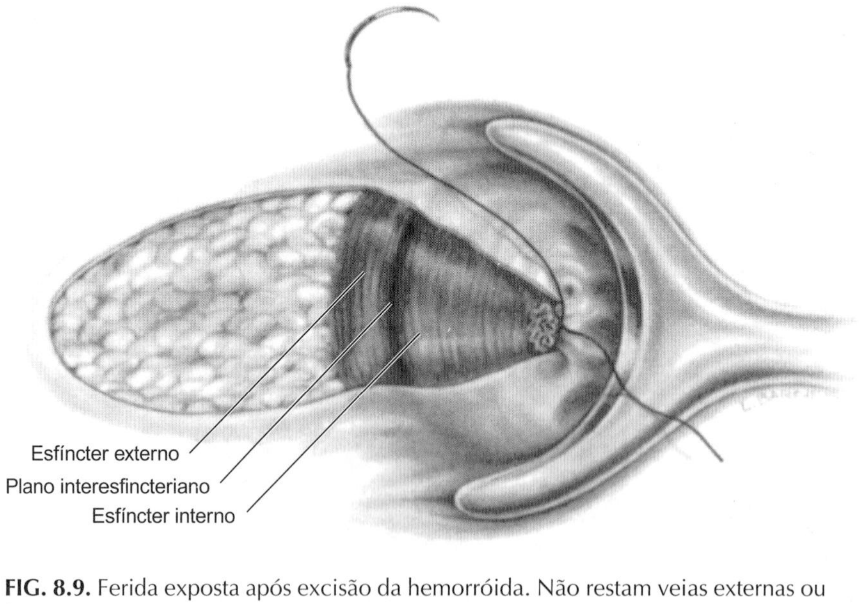

FIG. 8.9. Ferida exposta após excisão da hemorróida. Não restam veias externas ou internas.

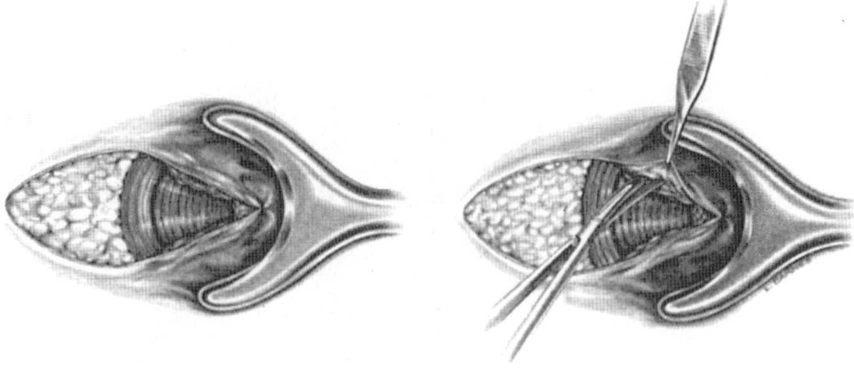

FIG. 8.10. Mamilos hemorroidários residuais são removidos dissecando-se a mucosa.

A ferida é fechada completamente com uma sutura contínua, utilizando o mesmo fio da ligadura do pedículo (Figura 8.11). Quando a junção mucocutânea é alcançada, a pele é fechada de modo subcutâneo ou com uma sutura contínua simples. De modo similar, os mamilos restantes são excisados, ligados e suturados (Figura 8.12). Além da aparência cosmética das feridas, o fato de o cirurgião poder fechar todas as incisões e manter o afastador no local implica na manutenção de uma boa abertura do canal anal, eliminando assim a preocupação com estenoses subseqüentes.

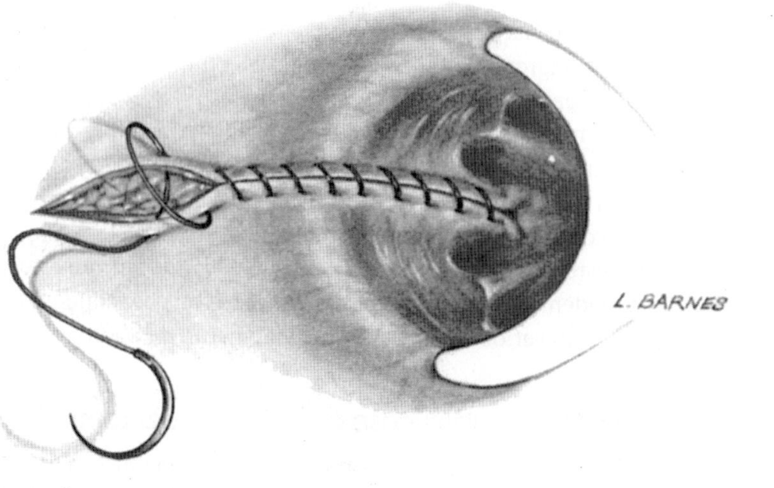

FIG. 8.11. Fechamento primário da ferida.

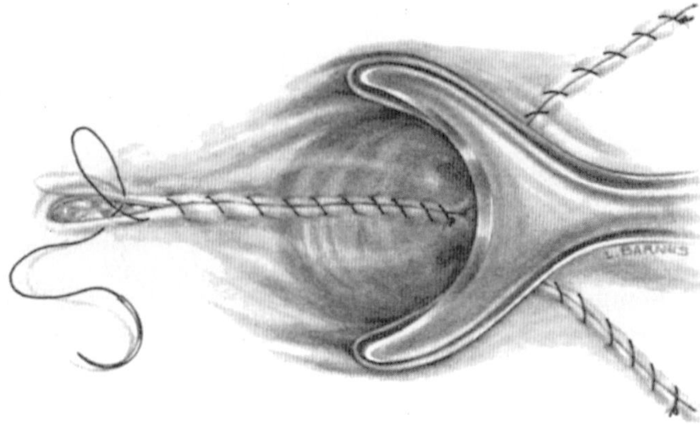

FIG. 8.12. Hemorroidectomia completamente fechada (técnica de Ferguson). Utilizando-se um retrator Hill-Ferguson, não ocorre estreitamento do canal anal.

Hemorroidectomia e esfincterotomia

Se o paciente possui uma fissura associada, pode-se realizar uma esfincterotomia anal interna no mamilo lateral esquerdo, seccionando-se um terço do esfíncter anal interno. Particularmente, não utilizo a esfincterotomia de modo rotineiro, ainda que alguns cirurgiões acreditem que este procedimento reduza as queixas de dor.

Hemorroidectomia aberta

Existem inúmeras variações da hemorroidectomia aberta ou fechada. Quando as hemorróidas são gangrenosas ou circunferenciais, ou quando o fechamento da ferida não pode ser realizado até mesmo com um afastador estreito em posição, pode-se indicar a técnica aberta para um, dois ou todos os mamilos. Certamente, a hemorroidectomia aberta é uma técnica de execução mais rápida.

Na técnica aberta,[48] o procedimento é igual ao descrito para a cirurgia de Ferguson no que concerne à ligação dos pedículos hemorroidários, exceto que esta cirurgia termine neste ponto. A hemostasia é estabelecida com o eletrocautério. Um ou dois sítios podem ser deixados abertos, fechados ou parcialmente fechados. Bons resultados podem ser obtidos com uma combinação de abordagens.

Hemorroidectomia Submucosa ou Hemorroidectomia de Parks

Na hemorroidectomia submucosa descrita por Parks,[49] a mucosa do canal anal e do reto é incisada, removendo-se o tecido hemorroidário subjacente. A mucosa então é reaproximada. O objetivo deste método é excisar todo o tecido hemorroidário sem lesar o epitélio escamoso e colunar subjacentes. A principal vantagem em potencial deste procedimento é o fato de a ferida cicatrizar bem rápido, com redução da induração e fibrose e menor probabilidade de estenose.

Técnica

Os cirurgiões do Reino Unido costumam utilizar um afastador anal autostático (p. ex., Parks). Contudo, virtualmente qualquer afastador pode ser utilizado. Injeta-se uma solução de bupivacaína (ou lidocaína) a 0,5% com epinefrina a 1:200.000 na submucosa e na massa hemorroidária (Figura 8.13A).

A incisão cutânea se inicia do lado de fora do ânus e contorna a pinça que repara a pele anal, removendo uma quantidade mínima de mucosa (Figura 8.13B). O canal anal é dissecado com uma tesoura, expondo o tecido hemorroidário. A mucosa é liberada dos vasos hemorroidários (Figura 8.13C). O limite superior da dissecção está a 4 cm da junção mucocutânea. Os esfíncteres externo e interno são identificados à medida que a massa hemorroidária é levantada e separada do esfíncter interno até o nível considerado adequado (Figura 8.13D). A massa hemorroidária é transfixada (Figura 8.13E) e excisada. Os retalhos mucosos do canal anal são reaproximados, e o esfíncter interno, incorporado à sutura – isto evita deslocamentos (Figura 8.13F). A pele pode ser deixada aberta ou fechada.

Resultados

Não existem resultados estatisticamente significativos desta técnica.

Hemorroidectomia de Whitehead

Atualmente, a hemorroidectomia segundo a técnica de Whitehead[50] raramente é utilizada devido ao risco de estenose e ectrópio, mas o procedimento que resulta nestas complicações não é exatamente o mesmo descrito pelo autor. Conforme originalmente proposto por Whitehead, a mucosa deve ser suturada no canal anal acima do nível da linha pectínea, mas alguns cirurgiões interpretaram erroneamente esta descrição e passaram a ancorar a mucosa na pele ao nível da margem anal (Figura 8.14). Quase sempre, ocorria deiscência da linha de sutura, e a ferida cicatrizava por segunda intenção. Em outras ocasiões, ocorria um ectrópio da mucosa, o chamado "ânus úmido" ou "deformidade de Whitehead" (Figura 8.15).

Resultados

Se o cirurgião simplesmente ancorar a margem do reto ao esfíncter interno subjacente, ou combinar uma hemorroidectomia com avanço de pele perianal para

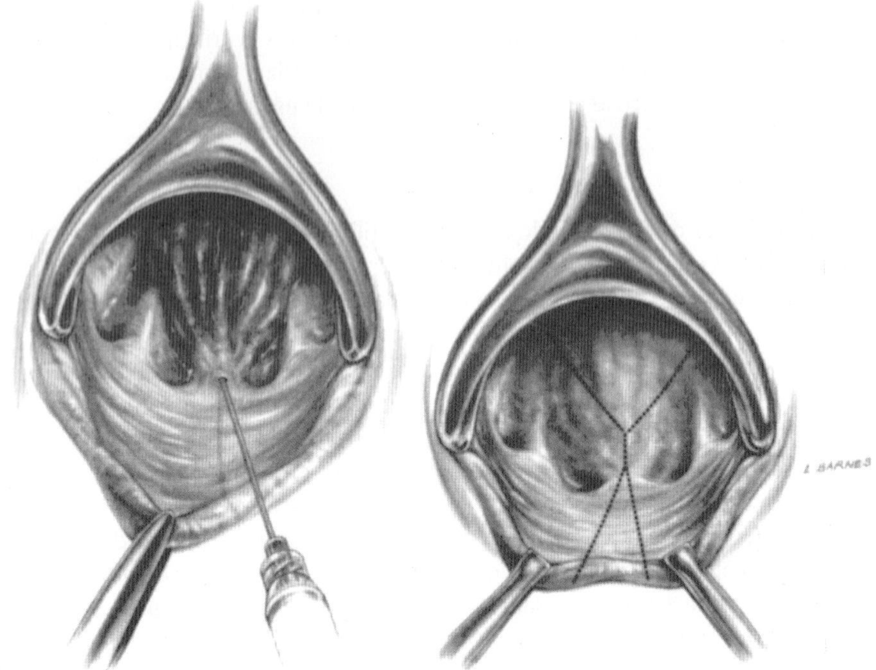

A B

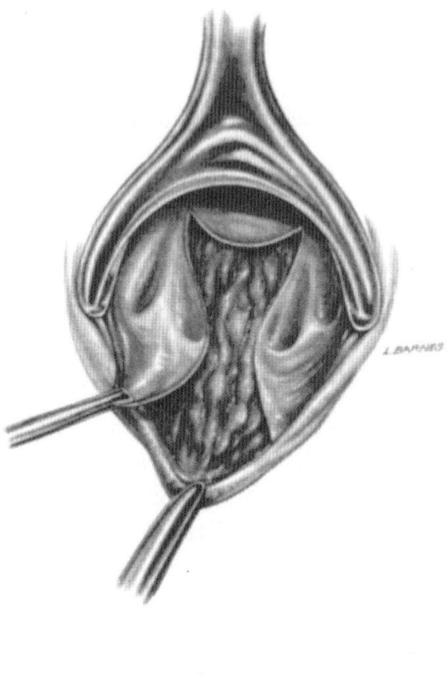

C

FIG. 8.13. Hemorroidectomia de Parks. **A.** Injeta-se epinefrina para hemostasia e evidenciamento dos planos de dissecção. **B.** Realiza-se a incisão em cruz. Dois ramos da incisão em V se encontram ao nível da junção mucocutânea e se dividem novamente cerca de 1 cm acima deste ponto. **C.** A mucosa é liberada da massa hemorroidária subjacente, dissecando-se com a tesoura.

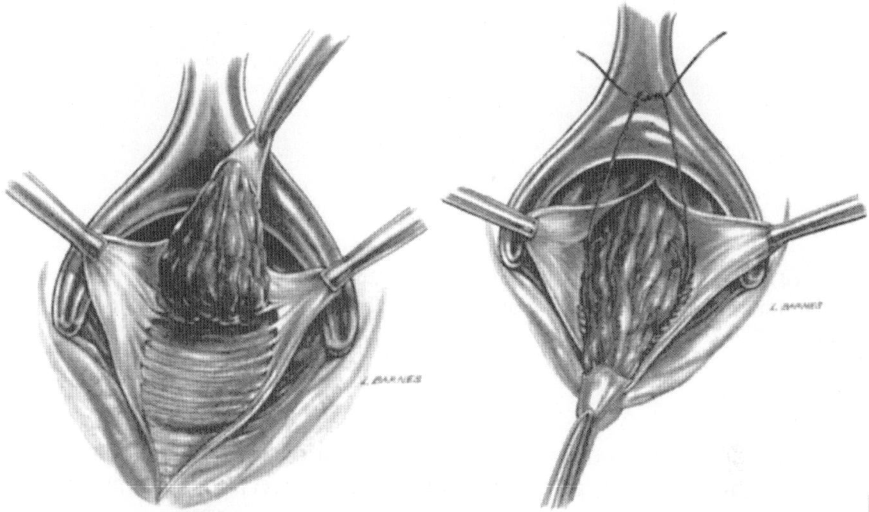

D E

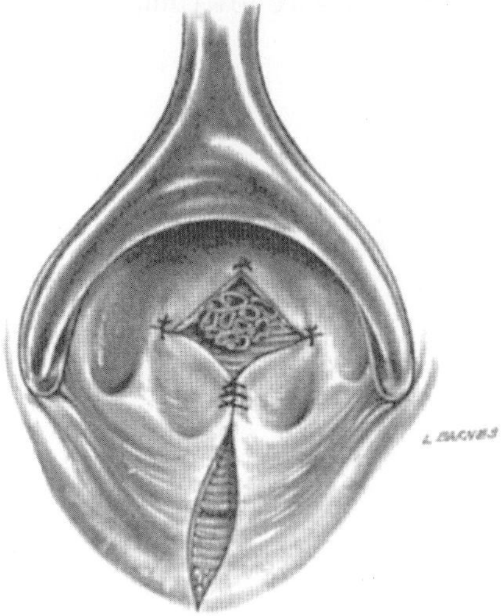

F

FIG. 8.13. *Continuação.* **D.** A massa hemorroidária é separada do esfíncter anal interno subjacente. **E.** Laqueadura do mamilo hemorroidário. **F.** A mucosa anal é parcialmente fechada, e a pele, deixada aberta.

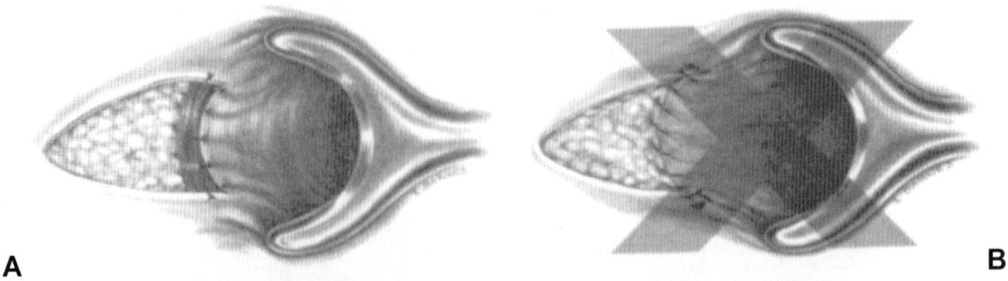

FIG. 8.14. Hemorroidectomia de Whitehead. **A.** Ancoramento correto da mucosa ao esfíncter interno subjacente. **B.** Ancoramento inadequado da mucosa pode levar a ectrópio.

dentro do canal anal, os resultados serão satisfatórios. Obviamente, a mucosa jamais deve ser ancorada na pele do lado de fora do ânus. A retenção urinária ocorre em 33% dos pacientes; cerca de 5% apresentam hemorragia e 10%, complicações tardias (p. ex., estenose, ectrópio e incontinência).

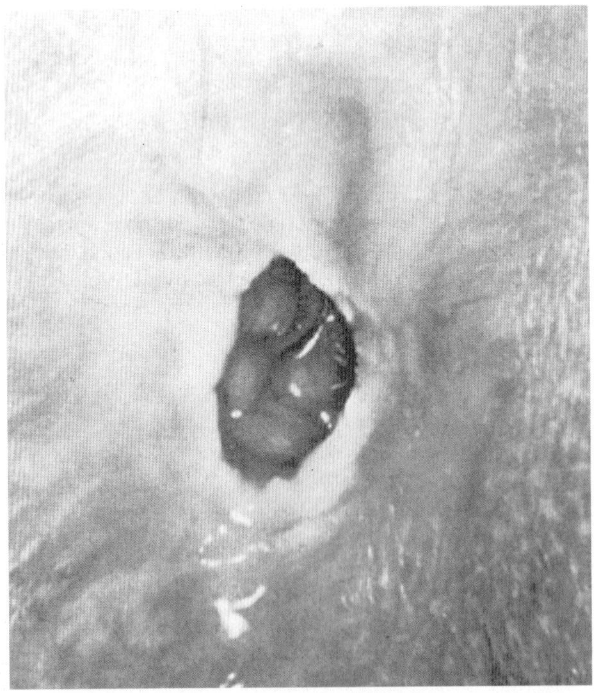

FIG. 8.15. Deformidade de Whitehead. Observe o ectrópio mucoso que se desenvolveu após excisão do canal anal, o característico "ânus úmido".

Cirurgia com "Laser"

Os três *lasers* cirúrgicos mais comuns são o dióxido de carbono, o argônio e o Nd:YAG. Seus diferentes comprimentos de onda produzem efeitos teciduais que determinam sua utilidade na cirurgia. O corte é a principal característica do *laser* de dióxido de carbono, sendo ineficaz para uso endoscópico. Por outro lado, o *laser* de argônio coagula bem vasos superficiais, enquanto que o *laser* Nd:YAG pode ser utilizado para vasos mais profundos. Ambos, contudo, são limitados por seu baixo poder de corte. Uma vantagem particular está no fato de a luz do Nd:YAG poder ser transmitida através de fibras ópticas e, dessa forma, ser utilizada pelo canal de trabalho da maioria dos endoscópios.

Técnica

O uso do *laser* requer treinamento e precauções especiais. Uma vez que a luz seja invisível, o operador deve utilizar óculos protetores. Após administração do anestésico local, o paciente assume a posição prona em canivete e posiciona-se um afastador Hill-Ferguson. O feixe de *laser* é então dirigido diretamente sobre a superfície do mamilo. Uma luz vermelha piloto, produzida por um *laser* de baixa potência, serve de guia e permite focar o feixe. Movendo-se o guia, o feixe de *laser* destrói o tecido até que a área tratada esteja coberta por uma membrana branca. Utiliza-se o mesmo princípio de tratamento para hemorróidas internas e externas.

Resultados

Analgésicos narcóticos são necessários nos primeiros dias, e a cicatrização se completa por volta de 1 mês. A incidência de complicações imediatas e tardias não são significativamente diferentes daquelas da hemorroidectomia convencional. Devido ao preço elevado do *laser*, existe um diferencial de custo importante ao se utilizar este equipamento.

Princípios Gerais de Cuidados Após Hemorroidectomia

O curativo é removido na noite da cirurgia, iniciando-se então banhos de assento de 20 minutos. Pequenos curativos ajudam a manter uma higiene adequada da região.

O paciente obtém alta assim que se encontrar apto para evacuar. As medicações de alta incluem analgésicos, laxante incrementador do bolo fecal, laxante amaciador ou estimulador (se necessário) e cremes para o curativo.

O paciente não é reexaminado antes de 3 a 4 semanas após a alta, período em que a ferida costuma já se encontrar cicatrizada.

Complicações da Hemorroidectomia

Para evitar as armadilhas da cirurgia de hemorróidas, necessita-se de um esforço consciente, não apenas com respeito à técnica cirúrgica meticulosa, mas também com relação à abordagem compulsiva no tratamento pós-operatório. Os principais problemas relacionados à hemorroidectomia são:

- Dor.
- Retenção urinária.
- Infecção urinária.
- Constipação.
- Impactação fecal.
- Hemorragia.
- Infecção.
- Plicomas anais.
- Prolapso mucoso.
- Ectrópio mucoso.
- Estenose retal.
- Fissura anal.
- Pseudopólipos.
- Cistos epidérmicos.
- Fístula anal.
- Prurido anal.
- Incontinência fecal.
- Hemorróidas recorrentes.

Dor

Apesar de a dor não ser exatamente uma complicação da cirurgia, ela é o motivo mais importante pelo qual os pacientes evitam a hemorroidectomia.

Tem-se dado uma grande ênfase no tratamento da dor no paciente submetido à hemorroidectomia, não apenas pela dor em si, mas devido à sua relação aos sintomas urinários. Analgésicos narcóticos são base do tratamento pelo tempo que for necessário (em geral alguns dias). O Toradol (ketorolac trometamina) também tem sido utilizado na cirurgia anorretal pela sua eficácia em reduzir a dor e a retenção urinária. Também é um adjunto eficaz aos analgésicos narcóticos e, em algumas circunstâncias, pode suprimir completamente a necessidade de narcóticos.

Retenção Urinária

A retenção urinária é a complicação mais comum após hemorroidectomia, ocorrendo em até 20% dos pacientes. Os fatores freqüentemente responsáveis são:

- Raquianestesia.
- Dor e espasmo retal.
- Ligadura alta do pedículo hemorroidário.
- Manuseio grosseiro do tecido.

- Material de sutura grosseiro.
- Suturas muito numerosas.
- Super-hidratação.
- Curativos muito compressivos.
- Anticolinérgicos.
- Narcóticos.

Em geral, a incidência de retenção urinária não parece ser afetada pela administração profilática de Urecolina (cloreto de betanecol). O bloqueio alfa-adrenérgico profilático não se mostrou capaz de prevenir esta complicação, da mesma forma que a administração de ansiolíticos.

A dor e a super-hidratação são fatores etiológicos primariamente relacionados à retenção urinária. Se a analgesia é inadequada, a dor impede que o paciente relaxe o mecanismo esfincteriano o suficiente para urinar. A reposição endovenosa de líquidos deve ser limitada, administrando-se o mínimo necessário durante a cirurgia e suspendendo-se a hidratação parenteral ainda na sala de recuperação. Se as normas hospitalares determinam a manutenção de um acesso venoso, a heparinização ou salinização do cateter resolve o problema. A hidratação oral é suspensa até a manhã seguinte. Finalmente, os pacientes não são sondados rotineiramente. Isto é realizado apenas quando a bexiga encontra-se distendida ou o paciente apresenta queixas e sempre após avaliação médica. Pela manhã, quando do início dos banhos de assento, a maioria dos pacientes urina – caso ainda não o tenha feito. Orientando-se o corpo de enfermagem a nem mesmo perguntar quanto à diurese, é possível reduzir significativamente a incidência de retenção e infecções do trato urinário.

Se a sondagem for necessária, ela deve ser realizada com um cateter balonado. Se a urina residual for maior que 500 ml, a sonda deve ser deixada por 24 horas, uma vez que é pouco provável que o paciente seja capaz de urinar precocemente. Por outro lado, com um volume residual menor que 500 ml, a sonda pode ser retirada com segurança, pois provavelmente o paciente será capaz de urinar espontaneamente.

A anestesia local associa-se a uma incidência significativamente menor de retenção urinária quando comparada à raquianestesia.

Infecção do Trato Urinário

A infecção do trato urinário costuma ser conseqüência direta da sondagem de alívio para retenção urinária. Os agentes etiológicos mais comuns são bactérias coliformes. Uma cobertura antibiótica adequada e a remoção do cateter em geral resolvem rapidamente o problema, mas alguns pacientes podem apresentar como seqüela infecções crônicas, cistite e pielonefrite.

Constipação

A constipação após cirurgia anorretal deve ser aliviada ou evitada, uma vez que, se não tratada, pode levar à impactação fecal – motivo de preocupação especial neste grupo de pacientes. Apesar disso, podem se passar 72 horas após a cirurgia até que seja administrada a primeira dose de laxante. Os fatores que contribuem para este hiato incluem efeitos dos analgésicos administrados antes e após a operação, efeitos da anestesia, disfunção fisiológica local resultante da manipulação cirúrgica, repouso prolongado no leito, e o medo do paciente em defecar pela primeira vez. Antecedentes de hábitos intestinais irregulares e hipomotilidade colônica complicam ainda mais o problema.

Laxantes estimulantes são administrados na noite da cirurgia e mantidos em doses crescentes até que a defecação ocorra. Após o segundo dia pós-operatório, caso o paciente ainda não apresente defecação, administra-se um leve enema de água morna.

Hemorragia

A presença de hemorragia maciça na sala de recuperação é sempre resultado de um erro técnico e em geral pode ser atribuída a uma ligadura inapropriada ou inadequada do pedículo hemorroidário. Isto costuma ocorrer quando o pedículo é simplesmente amarrado e não transfixado pela sutura. Tal complicação suscita reintervenção cirúrgica de urgência. O tratamento da hemorragia ativa após hemorroidectomia inclui injeção submucosa de 1 a 2 ml de adrenalina a 1:10.000, compressão direta com dedo ou gaze, uso de epinefrina tópica ou nova ligadura do pedículo.

A hemorragia tardia (7 a 14 dias após a cirurgia) provavelmente resulta de sepse no pedículo, ocorrendo em cerca de 2% das hemorroidectomias. Os pacientes podem relatar desde sangramento discreto até passagem de coágulos ou hemorragia maciça. Episódios de sangramento uma semana ou mais após a cirurgia em um paciente cuja hemorragia já havia cessado devem ser investigados cuidadosamente. O tratamento varia de conduta expectante até observação hospitalar, transfusão e ressutura. A hemorragia tardia em geral não é uma complicação evitável.

Infecção

Parece surpreendente a baixa incidência de complicações sépticas após esta cirurgia. A despeito da presença de microrganismos potencialmente virulentos (p. ex., clostrídios, estreptococos anaeróbios, bacteróides e *Escherichia coli*), os problemas sépticos são raros. Acredita-se que a drenagem venosa principal do reto, passando pelas veias hemorroidárias superiores para o sistema porta, tenha seus microrganismos eliminados pelo sistema reticuloendotelial no fígado. Este *clearance* hepático remove as bactérias circulantes e pode ser importante na redução do impacto da flora colônica na circulação sistêmica, respondendo assim pelo baixo índice de complicações infecciosas pós-hemorroidectomia. Além disso, como os banhos de assento são uma parte rotineira dos cuidados pós-operatórios, a maioria dos problemas cutâneos (p. ex., celulite, abscessos) é tratada profilaticamente.

Plicomas anais

Plicomas anais interferem na higiene adequada do ânus e provocam irritação da pele. Eles podem ser evitados excisando-se a pele redundante no momento da cirurgia. Mais freqüentemente, os plicomas resultam da maneira como a ferida cicatriza, talvez de um modo análogo à formação de quelóides em outros locais. Plicomas incômodos podem ser excisados ambulatorialmente, se necessário.

Prolapso Mucoso

A remoção inadequada da mucosa retal redundante ou excessivamente móvel no momento da hemorroidectomia resulta em prolapso mucoso. Os pacientes se queixam de uma protuberância que necessita redução manual. Problemas relacionados à secreção mucosa e sintomas pruriginosos são comuns.

O tratamento em geral consiste em ligadura elástica da mucosa prolapsada. Se existe comprometimento extenso ou circunferencial, deve-se realizar o exame associado a manobras de esforço evacuatório para pesquisar procedência.

Ectrópio

Uma vez que a mucosa seja mais móvel que a pele perianal, a tendência de descenso mucoso é maior que a de ascensão da pele para recompor o canal anal (ver Figura 8.15). Se a mucosa redundante acima do local de excisão do tecido hemorroidário não for corretamente ancorada ao esfíncter interno subjacente, a mucosa pode cicatrizar do lado de fora da margem anal (ver Figura 8.14). Se todo o canal anal for removido e a extremidade livre do reto, suturada à pele perianal, observa-se a deformidade de Whitehead. O ectrópio parcial resulta da ancoragem da mucosa à pele em um ou mais quadrantes. O ectrópio resulta em secreção mucosa, dermatite e prurido anal. Um ectrópio evidente em apenas um quadrante pode ser tratado de modo simples. Desde que não exista estenose, a excisão simples com sutura transversa do reto ao esfíncter anal interno subjacente é suficiente. A ferida aberta cicatriza então sem extrusão da mucosa. A anoplastia é uma alternativa.

Estenose Anal

Uma área considerável da mucosa e do anoderma pode ser desnudada na tentativa de se remover mamilos hemorroidários circunferenciais e extensos. Se as hemorróidas encontram-se presentes em vários pontos, serão deixados intactos apenas segmentos mínimos de tecido anal elástico. Quando a cicatrização estiver completa, restará então um orifício anal estenótico.

Da mesma forma que o ectrópio, a estenose anal é uma complicação evitável. Preservando-se pontes cutâneas adequadas, o risco de reduzir a circunferência do canal anal é mínima. Contudo, na presença de mamilos gangrenosos, distorção do canal anal, fibrose crônica, fissura crônica, plicomas externos e papilas anais hipertrofiadas, a remoção extensa do canal anal costuma ser necessária para obter uma hemorroidectomia adequada. Sob essas circunstâncias, o cirurgião possui duas opções: resignar-se na quantidade menor de tecido a ser removido e aceitar as conseqüências de queixas do paciente relacionadas à doença residual, ou realizar uma anoplastia concomitante à hemorroidectomia.

Deve-se tentar preservar as pontes cutâneas – até mesmo uma única ponte é melhor que ponte alguma. Se, devido à sepse, escaras ou cirurgia radical (não tratada por anoplastia), forem observados indícios da formação de estenose, recomenda-se a realização de toques retais diários o mais cedo possível. Vale a pena orientar o paciente da necessidade de inserir um dilatador anal duas vezes ao dia após a alta e realizar consultas semanais. A prevenção da estenose anal nos casos de risco é a única justificativa legítima para a realização de exames digitais freqüentes e o uso de dilatadores. Se a ferida cicatriza sem estenose, o exame digital e o dilatador podem ser suspensos, o que em geral ocorre por volta da sexta a oitava semanas. Entretanto, se o paciente desenvolver uma estenose, eu prefiro realizar uma anoplastia em vez de recomendar o uso do dilatador por tempo indeterminado.

Anoplastia

A anoplastia é um procedimento onde a pele perianal é removida para cobrir um defeito no canal anal. Este defeito em geral é resultado de um procedimento cirúrgico, tal como excisão de uma porção ou de todo o canal anal, hemorroidectomia, fissurectomia ou excisão de outras lesões anais. A anoplastia pode ser realizada para corrigir uma estenose anal, como reparo na correção de uma fístula retovaginal ou associada à esfincteroplastia nas lesões esfincterianas. As principais indicações para este procedimento são:

1. Estenose anal:
- Congênita.
- Inflamatória (p. ex., fístulas, abscessos).
- Trauma: cirúrgico (p. ex., hemorroidectomia, fissurectomia, abaixamentos, procedimentos excisionais), acidental.
- Mau uso causado por laxantes, enemas, diarréia crônica.
- Concomitante a lesões anais.
- Úlcera.
- Tumor.

2. Concomitante a cirurgias de reconstrução anorretal:
- Reparo da fístula retovaginal.
- Fístula anterior em mulheres.
- Reparo esfincteriano.
- Anomalia congênita (p. ex., ânus imperfurado, ânus ectópico)

A estenose anal é uma das complicações mais incapacitantes da cirurgia anal ou da doença anal. A estenose pode ocorrer como conseqüência de vários distúrbios:

- Tumores benignos e malignos.
- Inflamações, especialmente na doença de Crohn.
- Anormalidades congênitas (p. ex., ânus ectópico e ânus imperfurado).
- Abuso de laxantes.
- Trauma, especialmente cirúrgico.

Contudo, o excesso de entusiasmo durante uma hemorroidectomia continua sendo a principal causa para indicação de anoplastia.

Sintomas, Achados e Diagnósticos Diferenciais

A queixa mais comum dos pacientes com estenose anal é a dificuldade para evacuar. Constipação, obstipação, afilamento do calibre fecal, cólicas abdominais e sangramento são outros sintomas freqüentes. O medo de impactação fecal ou dor em geral leva o paciente a abusar de laxativos e enemas.

O exame físico revela imediatamente o problema. Pode ser impossível realizar um exame digital, ou o paciente pode tolerar apenas o dedo mínimo. A proctossigmoidoscopia e a anuscopia devem ser realizadas com aparelhos de pequeno calibre. Havendo preocupação quanto à causa da estenose ou à existência de uma lesão proximal, deve-se realizar um enema opaco ou uma colonoscopia – caso esses exames sejam tecnicamente exeqüíveis. Algumas vezes, é difícil distinguir uma verdadeira estenose com perda tecidual do espasmo esfincteriano associado à fissura anal. A administração de anestésicos locais é útil, mas ocasionalmente necessita-se raquianestesia. A anestesia elimina o espasmo associado à fissura aguda, mas não aumenta o diâmetro luminal em um paciente com estenose verdadeira.

É importante descobrir a causa da estenose para determinar o tratamento mais adequado. A doença inflamatória intestinal é uma contra-indicação absoluta para a anoplastia, e processos malignos obviamente devem ser tratados por exérese. A ferramenta diagnóstico mais útil é a anamnese. Se o paciente associa o início dos sintomas à realização de hemorroidectomia ou eletrocoagulação para condiloma acuminado, o distúrbio pode ser tratado com anoplastia. Por outro lado, se este tipo de história não existe e o paciente é um usuário crônico de laxantes, a correção da estenose pode levar à incontinência anal. Este problema ocorre quando o enfraquecimento muscular acompanha uma estenose anal, conseqüência da passagem de bolos fecais pequenos e estreitos durante vários anos. Óleos minerais são notórios produtores de estenose, provavelmente porque as fezes lubrificadas não conseguem dilatar o canal anal.

Os sintomas presentes desde o nascimento implicam uma etiologia congênita. O mais comum é um ânus ectópico de localização anterior, em geral no orifício vaginal de pacientes do sexo feminino.

O ânus imperfurado e a atresia anal são outras malformações congênitas que também podem evoluir para estenose anal, apesar do tratamento precoce.

Tratamento Clínico

Conforme mencionado, o tratamento conservador da estenose anal consiste no uso de laxantes, supositórios, dilatação e enemas. Essas abordagens são eficazes para ajudar a defecação, mas não tratam especificamente a causa do problema – ou seja, o estreitamento no diâmetro do canal anal. O uso de dilatadores pode levar ao esgarçamento do canal, precipitando a necessidade de intervenção cirúrgica.

Tratamento Cirúrgico

Excisão da Escara e Esfincterotomia

O tratamento clássico da estenose anal consiste em lise e excisão da escara, sutura transversa da mucosa retal no esfíncter interno subjacente e esfincterotomia. O termo *anoplastia* deve ser limitado aos procedimentos que de fato recobrem o canal anal com pele.

Técnica: quando a estenose é excisada ou lisada na presença de um afastador de Hill-Ferguson de 29 mm (tamanho médio), a margem livre do reto pode ser suturada transversalmente ao esfíncter interno, ampliando ainda mais o canal anal (Figura 8.16 A, B). Se o lúmen ainda for inadequado, repete-se a mesma manobra do lado oposto (Figura 8.16C).

Esta é uma técnica perfeitamente aceitável e de resultados satisfatórios desde que sejam mantidas pontes cutâneo-mucosas suficientes. Se as pontes não forem suficientes, devem-se realizar exames digitais ou aplicações de dilatadores com freqüência para evitar a re-estenose. Da mesma forma que a esfincterotomia ou o

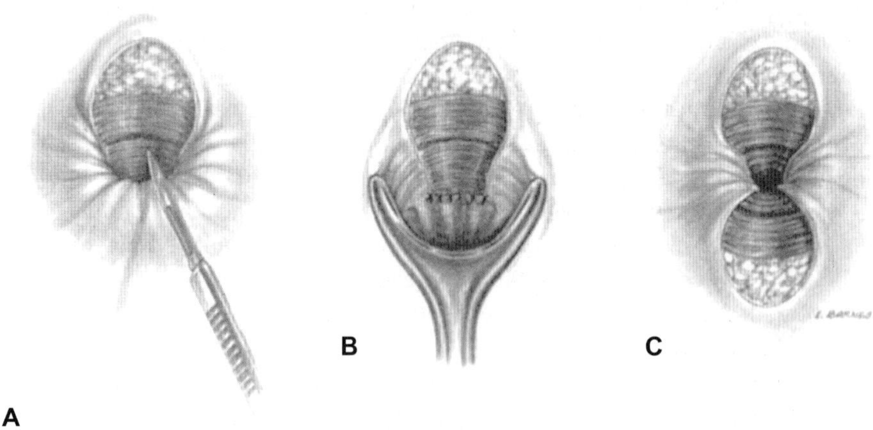

FIG. 8.16. A. A lise da estenose anal permite inserção de um afastador de Hill-Ferguson de 29 mm. **B.** O reto é suturado ao esfíncter anal interno subjacente. **C.** Pode-se ampliar ainda mais o lúmen realizando o mesmo procedimento no lado oposto.

esgarçamento do esfíncter, esta cirurgia não cria um novo canal anal com revestimento mucoso sensível. Contudo, este procedimento, ou mesmo a esfincterotomia isoladamente, costuma ser adequado para pacientes com estreitamentos de baixo grau. Nos casos de estenose mais severa, deve-se realizar uma anoplastia formal para resolver o problema básico (a perda de tecido do canal anal).

Anoplastia para Estenose Mínima

As manobras anoplásticas verdadeiras devem ser reservadas para os casos com perda de tecido do canal anal, mas mesmo a estenose mínima pode ser tratada com reposição de pele. Um pequeno avanço de retalho (Y-V) pode ser útil na estenose que acompanha a fissura anal posterior crônica.

Cuidados pré-operatórios: recomenda-se um preparo mecânico completo e cobertura com antibióticos de amplo espectro. O enema duas horas antes da cirurgia também é importante.

Técnica cirúrgica: o paciente é colocado na posição prona em canivete na mesa cirúrgica, separando-se as nádegas com fita adesiva (p. ex., esparadrapo). Podem-se utilizar anestesias local, caudal, espinhal ou geral com suporte ventilatório. Incisa-se a estenose ou fissura (Figura 8.17A), realizando-se uma esfincterotomia interna (Figura 8.17B). Um retalho cutâneo de espessura total é mobilizado na linha mediana posterior (Figura 8.17C). Para manter um lúmen adequado, mantém-se um afastador de Hill-Ferguson de 29 mm inserido durante toda a cirurgia. Se o canal for reconstruído com o afastador em posição no campo, a abertura anal será adequada.

As incisões estendem-se proximalmente por 5 a 8 mm. Deve-se tomar cuidado para evitar a criação de um pedículo muito estreito, comprometendo o suprimento sangüíneo para o ápice do retalho. A mobilização por sobre o sacro é desnecessária neste tipo de defeito anal. Toda a espessura da pele é suturada na mucosa retal e esfíncter anal interno subjacente com pontos separados de fio absorvível. A Figura 8.17D mostra reparo completo. A porção externa pode ser deixada aberta se o fechamento for muito tenso, caso contrário, pode-se fechar toda a ferida primariamente. Essa técnica é simples e útil nos casos de estenose associada à fissura anal. Entretanto, sendo necessário cobrir mais de 25% da circunferência do canal anal, deve-se indicar outra abordagem anoplástica.

A anoplastia V-Y ou em ilha de retalho é uma opção no tratamento da estenose anal leve ou do ectrópio mucoso limitado. Um retalho de pele perianal de espessura completa é mobilizado e avançado para dentro do canal anal, criando uma nova margem (Figura 8.18). Deve-se tomar cuidado para preservar o suprimento sangüíneo do enxerto. Uma modificação similar foi chamada de "avanço de retalho tipo casa". As vantagens teóricas desta técnica são o fato de (1) oferecer um retalho amplo para a extensão completa do canal anal e (2) permitir o fechamento primário do sítio doador. O termo *tipo casa* denota a representação esquemática do retalho, que possui as formas geométricas de uma casa. A técnica é ilustrada na Figura 8.19.

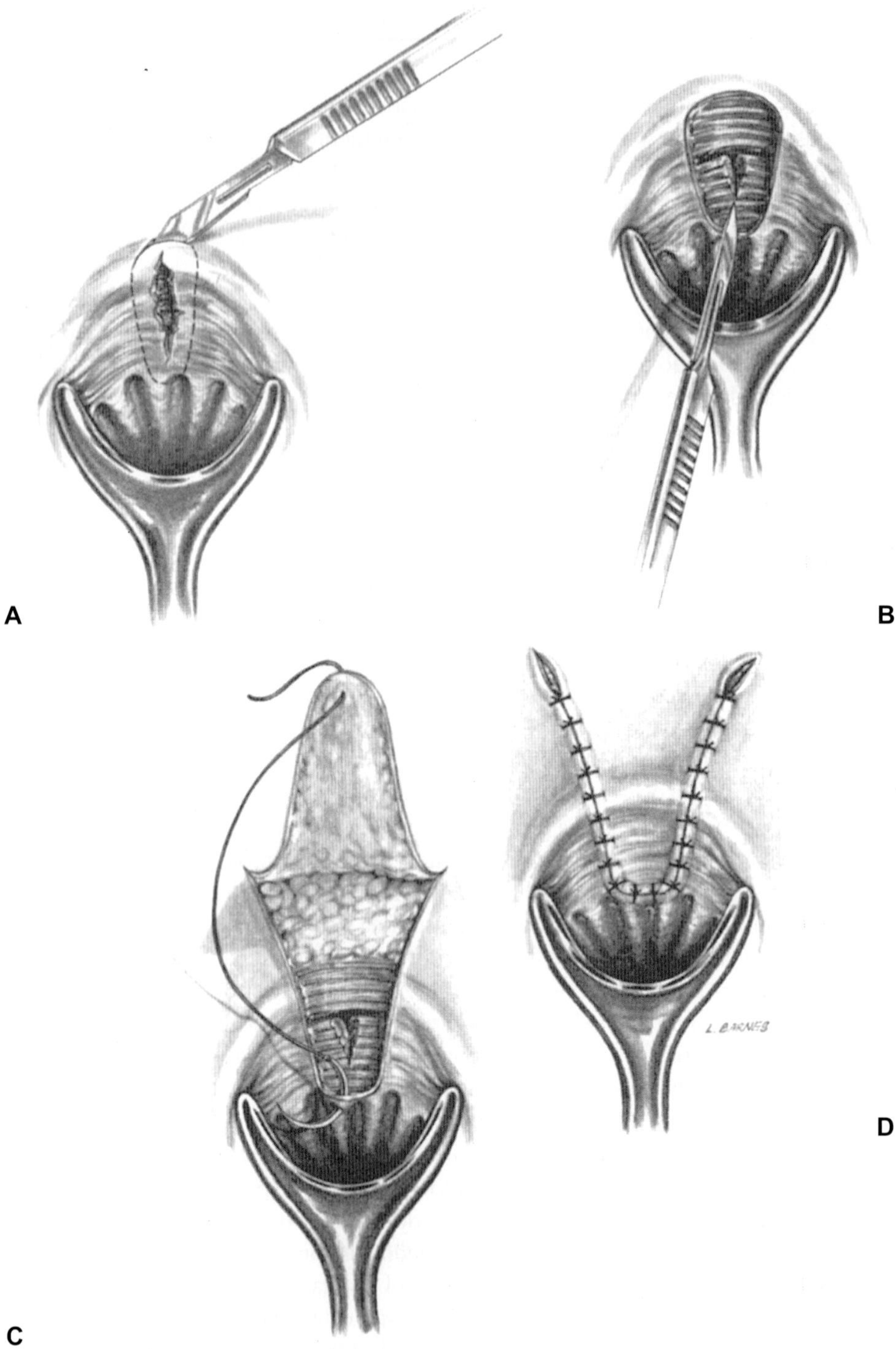

FIG. 8.17. Anoplastia para fissura anal crônica com estenose mínima. **A.** A *linha pontilhada* mostra o plano de incisão. **B.** Realiza-se uma esfincterotomia anal interna. **C.** O retalho cutâneo é mobilizado. **D.** O retalho é avançado e suturado ao reto.

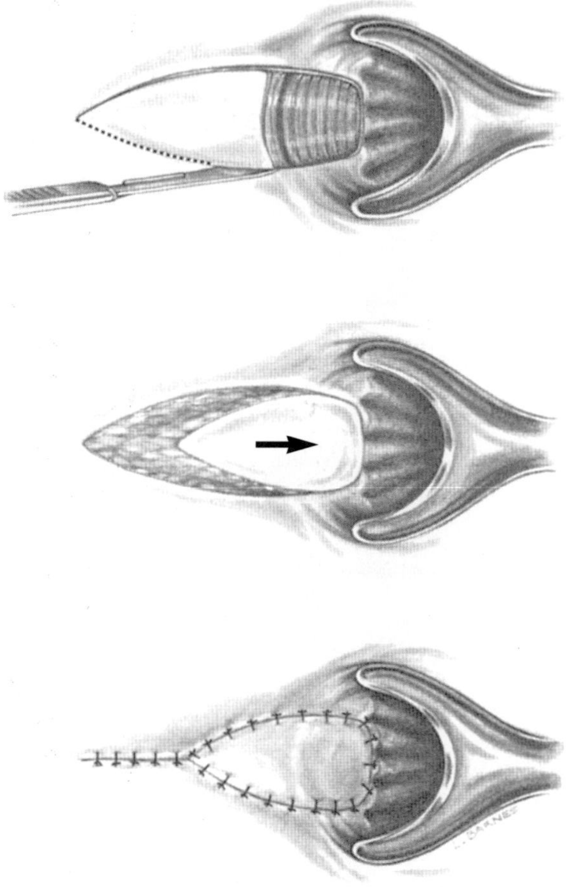

FIG. 8.18. Anoplastia V-Y. **A.** A pele é mobilizada. **B.** O pedículo de pele é avançado. **C.** Término do fechamento primário.

Cuidados pós-operatórios: em todas as cirurgias de anoplastia, utiliza-se antibioticoterapia (em geral uma cefalosporina) via parenteral por 2 a 5 dias, dependendo da extensão da reconstrução. Não são feitas tentativas de evitar a evacuação no período pós-operatório, uma vez que apenas um pequeno enxerto é criado na anoplastia para estenose leve. O paciente alimenta-se de uma dieta livre suplementada por laxantes incrementadores do bolo fecal contendo *psyllium* ou amaciadores. Duchas higiênicas são permitidas, mas banhos de assento devem ser evitados. A limpeza simples da ferida é o suficiente, uma vez que a infecção seja incomum. Raramente, necessita-se de um dreno subcutâneo para eliminar um hematoma ou uma coleção purulenta, mas mesmo nestas circunstâncias a viabilidade do enxerto não costuma ser comprometida. O paciente obtém alta à primeira evacuação, sendo reexaminado semanalmente ou a cada duas semanas, até que a ferida cicatrize (o que ocorre em torno de 5 a 6 semanas).

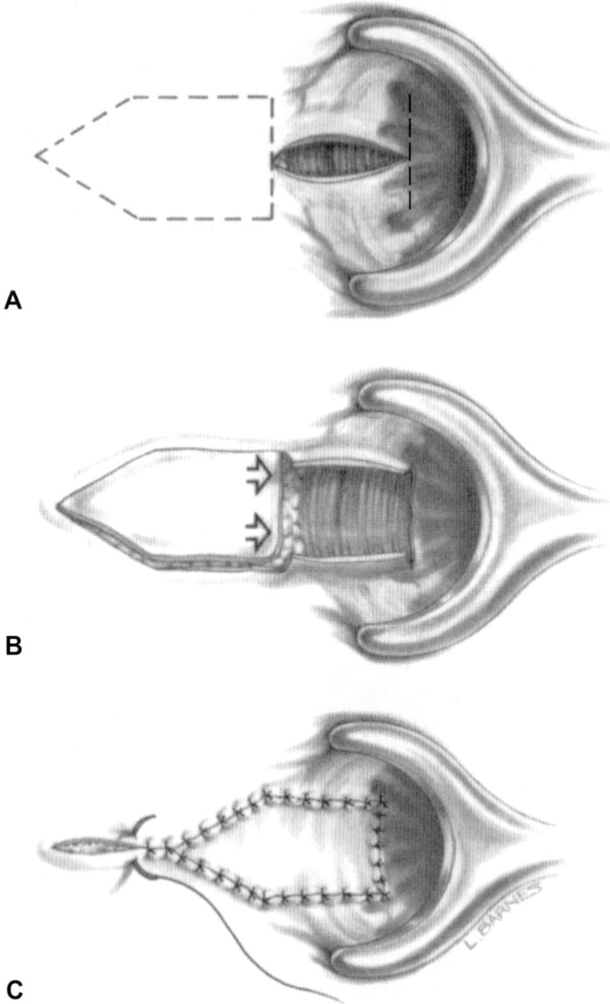

FIG. 8.19. Avanço de retalho tipo casa para estenose anal. **A.** Incisão longitudinal realizada lateralmente ao canal anal. **B.** Após dissecção das bordas, a ferida assume um formato retangular. **C.** O retalho tipo casa completo é avançado, cobrindo toda a extensão do canal anal, e suturado. (De Christensen MA, *et al.*: "House" advancement pedicle flap for anal stenosis. *Dis Colon Rectum* 1992;35:201).

Anoplastia para a Estenose Moderada

Quando é necessário cobrir uma área maior que aquela possível utilizando-se um único retalho, pode-se obter pele suficiente realizando avanços bilaterais nas posições laterais direita e esquerda. Esta técnica permite reconstituir até 50% da circunferência anal.

Técnica operatória: o paciente é colocado na posição prona em canivete, com as nádegas separadas com fita adesiva (p. ex., esparadrapo). Não se recomenda a aplicação de anestésicos locais devido à infiltração extensa que seria necessária e o desconforto associado. Toda a espessura da pele é suturada à margem livre do reto e ao esfíncter anal interno com pontos absorvíveis, ampliando o diâmetro do canal anal.

Cuidados pós-operatórios: em geral, recomenda-se manter o intestino em confinamento após este procedimento, devido à extensão de pele mobilizada. Pode-se conseguir isto utilizando hidrocloreto de difenoxilato (Lomotil; até 8 comprimidos por dia), codeína (até 240 mg por dia) e/ou tintura de ópio (até 80 gotas por dia). Banhos de assento devem ser evitados, limpando-se as feridas com uma solução anti-séptica (p. ex., povidine) quatro vezes ao dia.

Após 3 dias, as medicações são suspensas, e inicia-se uma dieta livre suplementada com laxantes incrementadores do bolo fecal ou agentes amaciadores. Pode ocorrer um leve descolamento da ferida. O paciente obtém alta tão logo apresente retorno das funções intestinais e, em geral, é reexaminado a cada 10-14 dias até a cicatrização completa.

Anoplastia para Estenose Severa ou para Grande Cobertura do Canal Anal

As manobras plásticas descritas anteriormente são úteis para problemas leves ou moderados. Contudo, quando é necessário reconstruir 50% ou mais do canal anal, recomenda-se rodar um retalho de pele. Os distúrbios que podem necessitar desta abordagem incluem estenose secundária à hemorroidectomia radical, perda tecidual concomitante ao se excisar uma lesão do canal anal e ectrópio mucoso. Este último pode ser observado não apenas após a hemorroidectomia de Whitehead (ver Figura 8.15), mas também após procedimentos de abaixamento abdominoanal. Outra indicação para esta operação é para corrigir a deformidade em "fechadura", observada após excisão de uma fissura ou uma fístula anal.

Em geral, a rotação é mais eficaz que o avanço de retalho para cobrir defeitos da pele, uma vez que a viabilidade do enxerto e a tensão na linha de sutura são menos preocupantes na rotação.

Técnica operatória: o paciente é colocado na posição prona em canivete, separando-se as nádegas com fita adesiva (p. ex., esparadrapo). Na maior parte das vezes, um único retalho é capaz de fornecer pele suficiente. Após excisão da cicatriz, delineia-se a incisão, e o retalho é mobilizado e rodado medialmente. A ferida é fechada primariamente com pontos separados de fio absorvível (Figura 8.20).

Ao se corrigir a deformidade de Whitehead – ou quando todo o canal anal precisa ser substituído –, devem-se confeccionar retalhos bilaterais (plastia em S). O paciente é mantido sob anestesia espinhal, caudal ou geral com intubação. Anestésicos locais não são recomendados. O canal anal é incisado posteriormente, seccionando-se a porção mais inferior do esfíncter anal interno. O canal anal é incisado um pouco mais para permitir a inserção de um afastador de Hill-Ferguson.

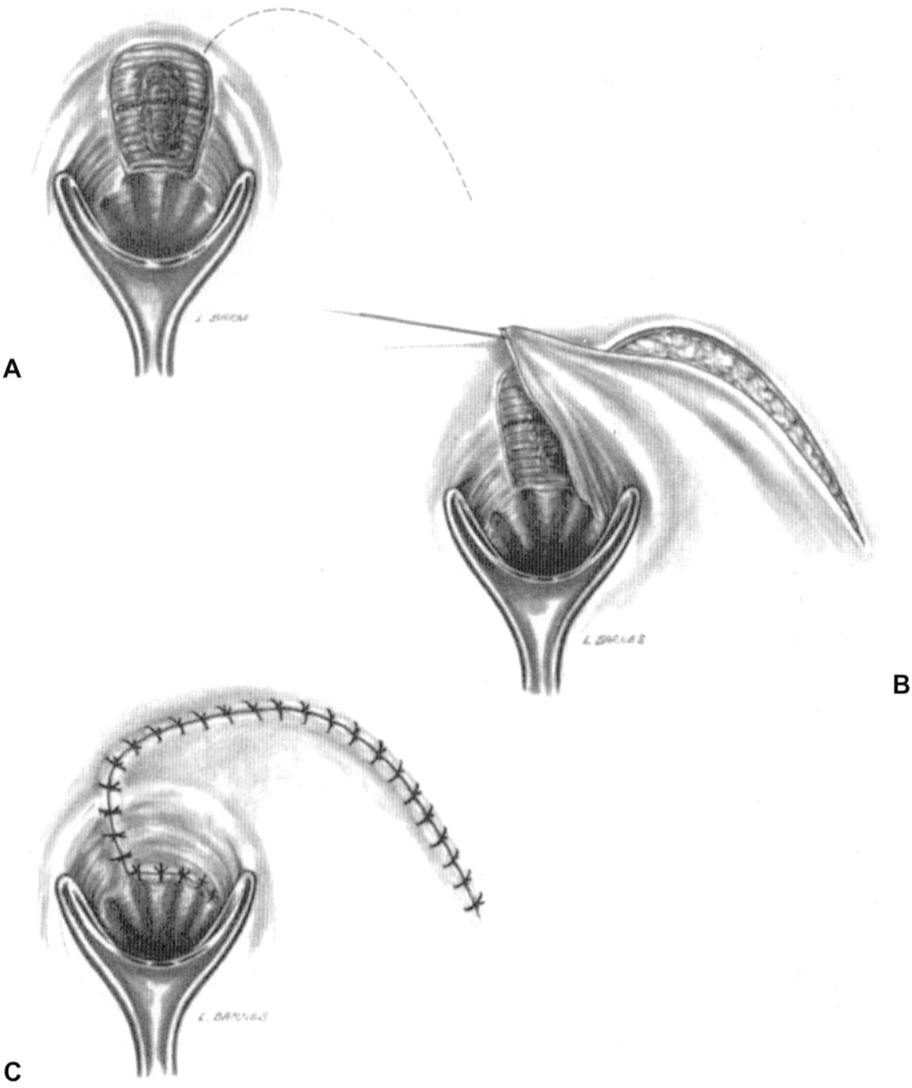

FIG. 8.20. Correção do ânus em fechadura. **A.** A cicatriz é excisada; observe o delineamento da pele a ser mobilizada (*linha pontilhada*). **B.** O retalho cutâneo é mobilizado e rodado medialmente. **C.** A ferida é fechada primariamente.

O retalho cutâneo de espessura total é mobilizado, e a incisão é iniciada medialmente, estendendo-se lateralmente de modo curvilíneo por cerca de 8 a 10 cm.

Pode-se obter um retalho maior ampliando a incisão lateralmente e, eventualmente, medialmente. Deve-se tomar cuidado para evitar necrose – por isso prefere-se um retalho espesso que inclua tecido subcutâneo. Conforme mencionado, raramente necessita-se de mais de um retalho, uma vez que um novo canal anal com metade da circunferência é mais que suficiente. Contudo, se todo o canal anal precisa ser reconstruído, como na deformidade de Whitehead (onde a mucosa deve ser removida completamente, desnudando o canal), realiza-se uma incisão similar do lado oposto. A hemostasia é feita com eletrocautério. A ferida é irrigada com solução salina e a pele, rodada medialmente e suturada ao reto e ao esfíncter anal interno com fio absorvível (Figura 8.21). A mucosa tende a se protrair imediatamente, por isso é importante excisar a mucosa retal redundante. Completando-se a nova junção mucocutânea, a ferida é completamente fechada com pontos separados de fio 3-0 absorvível, mobilizando-se os retalhos cefálica e lateralmente. Persistindo tensão na linha de sutura, uma alternativa mais fácil é deixar o aspecto mais lateral aberto para granular. O enxerto utilizando pele de espessura total retirada da coxa pode ser realizado, mas raramente é indicado.

Tratamento pós-operatório: o regime de confinamento retal descrito anteriormente é mantido por 3 dias. A cobertura antibiótica ampla é mantida durante todo este tempo. Raramente, um hematoma ou um abscesso se desenvolvem sob um dos retalhos. Inserindo-se uma pinça hemostática entre as suturas, a coleção pode ser esvaziada sem comprometer o retalho.

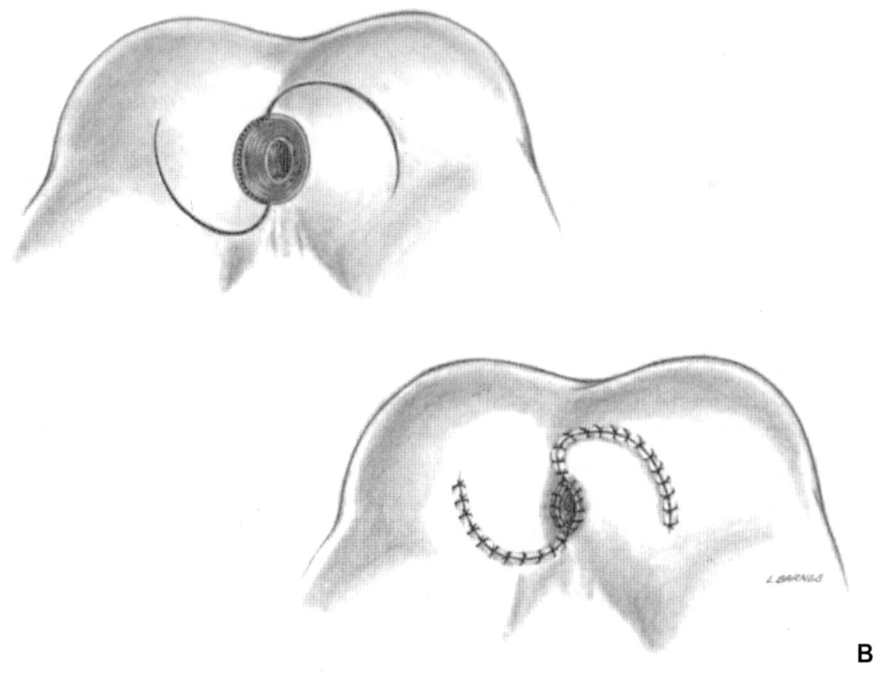

A

B

FIG. 8.21. A anoplastia é utilizada na estenose anal severa ou nos casos de perda significativa de tecido do canal anal. **A.** Os retalhos cutâneos são delineados; a escara foi retirada. **B.** Os retalhos são rodados e suturados ao reto e ao esfíncter interno. O afastador de Hill-Ferguson não é mostrado na figura.

Uma estenose anal de longa duração ou uma deformidade de Whitehead em geral resultam em atenuação do mecanismo esfincteriano. Com um orifício anal amplo e patente, pode ocorrer uma descarga de muco e incontinência para flatos ou mesmo fezes nas primeiras semanas após a cirurgia. Por isso, recomenda-se iniciar um regime de exercícios de fortalecimento perineal 10 a 15 vezes por dia. A melhora no controle da continência pode levar algumas semanas, mas costuma-se conseguir um resultado relativamente normal, exceto nos pacientes com estenose anal associada à atrofia esfincteriana. Esses indivíduos devem ser selecionados cuidadosamente antes de se indicar a anoplastia. Se a cirurgia for recomendável, deve-se construir uma abertura menos generosa. O paciente deve ser informado da possibilidade de incontinência.

Anoplastia com Retalho Pudendo Interno

Outra opção recentemente proposta para a reconstrução do canal anal é a anoplastia com retalho pudendo interno. Este procedimento está indicado nos casos em que se necessita de uma cobertura extensa concomitante à excisão de doença anal. O retalho baseia-se nos ramos terminais dos vasos pudendos internos.

Anoplastia com Prepúcio

Freeman descreveu uma cirurgia interessante utilizando anoplastia com prepúcio para tratar ectrópio mucoso. O procedimento, que obviamente implica na disponibilidade de prepúcio, utiliza este segmento de pele como enxerto de espessura total para o canal anal. Freeman relatou sua experiência com seis crianças em 1984, mas nenhum outro relato foi visto desde então.

Anoplastia com Esfincteroplastia

Nos procedimentos de restauração do mecanismo esfincteriano, a pele costuma ser mobilizada para se conseguir um bom reparo. A anoplastia com esfincteroplastia pode ser utilizada nos casos de ânus ectópico, reconstrução do corpo perineal e tratamento de fístulas retovaginais, entre outros problemas obstétricos. A anoplastia descrita no Capítulo 13 é bastante útil em mulheres com ânus ectópico, fístula retovaginal e lesão esfincteriana.

Resultados da Anoplastia

É extremamente difícil interpretar os resultados das várias técnicas de anoplastia. Não existem estudos controlados comparando as vantagens e desvantagens dos vários procedimentos. Contudo, praticamente qualquer abordagem pelo menos melhorará os sintomas do paciente. Os métodos descritos para reconstrução plástica do canal anal e da pele perianal devem ser utilizados apenas em indivíduos criteriosamente selecionados. Não se recomenda seu uso rotineiro nas complicações de hemorroidectomias, fissurectomias e fistulectomias complicadas. Contudo, esses procedimentos são extremamente úteis no tratamento da estenose anal, do ectrópio mucoso, da lesão esfincteriana, da fístula retovaginal, da lesão obstétrica ou nos pacientes apresentando perda tecidual.

Estenose Retal

A estenose do reto é uma seqüela rara da hemorroidectomia e costuma ser equivocadamente diagnosticada como estenose anal. Esta complicação decorre da ligadura excessivamente forte dos pedículos hemorroidários, estreitando a mucosa retal em vários pontos. Sua ocorrência é mais provável em pacientes com prolapso ou lassidão da mucosa retal concomitantes. Como em todas as complicações, a prevenção é o melhor tratamento: deve-se tomar cuidado para não ligar em massa o revestimento retal nas cirurgias anoorificiais.

O tratamento desta complicação consiste no uso de dilatadores de Young (para estenoses distais) ou Hegar (para estenoses proximais). Alguns pacientes podem necessitar de lise cirúrgica, possivelmente envolvendo avanço de mucosa retal ou proctoplastia.

Fissura ou Úlcera

Uma fissura anal pode ocorrer em pacientes com contração da via de saída pós-hemorroidectomia. Em geral, a fissura situa-se posteriormente. Traumas evacuatórios recorrentes resultam em lacerações da escara, que se torna uma úlcera anal crônica e dolorosa. Fissuras pós-operatórias deste tipo costumam responder satisfatoriamente ao tratamento clínico (laxantes, enemas, supositórios, medicações tópicas à base de cortisona etc.) e dilatação. Contudo, muitos pacientes necessitam de procedimentos adicionais, como uma esfincterotomia anal interna. A excisão da úlcera associada à esfincterotomia pode ser benéfica, mas não raramente é necessário realizar uma anoplastia para aumentar a circunferência do canal anal.

Pseudopólipos

A hemorroidectomia em geral requer ligadura do novelo hemorroidário. O estrangulamento tecidual que ocorre no local evolui para uma pequena escara, que posteriormente cicatriza por granulação. Algumas vezes, ao final deste processo, forma-se um pseudopólipo. Outro possível fator contribuinte é um granuloma de corpo estranho, que pode ser conseqüência da presença de material de sutura residual. Este quadro pode manifestar-se como um tumor adenomatoso polipóide ou séssil no local de sutura. Os pseudopólipos podem ser excisados com anestesia local ou por eletrocoagulação.

Cistos Epidérmicos

Em raras ocasiões, podem surgir cistos de inclusão assintomáticos no canal ou anal ou na região perianal alguns meses após a hemorroidectomia. Sua origem parece estar relacionada à retenção de queratina, partículas pilosas ou células epiteliais escamosas esfoliadas da ferida cirúrgica. Se estiverem causando algum desconforto, podem ser removidos através de excisão local.

Fístula Anal

A fístula anal é uma complicação incomum da hemorroidectomia, ocorrendo em cerca de 1% dos pacientes. A fístula é inevitavelmente baixa e subcutânea, nunca transesfincteriana ou interesfincteriana – a menos que seu achado seja coincidente ao da doença hemorroidária. A fistulotomia é o tratamento indicado e em geral pode ser realizado ambulatorialmente.

Prurido Anal

A maior parte das causas de prurido anal relaciona-se à dieta ou reflete uma atenção excessiva à higiene anal. Contudo, a ocorrência de prurido pós-hemorroidectomia não é incomum e pode, na verdade, possuir bases anatômicas. Por exemplo, um ectrópio de mucosa ou deformidade de Whitehead podem produzir secreção mucosa e contribuir para o prurido. Havendo anormalidade anatômica específica, indica-se anoplastia. O tratamento clínico do prurido anal é discutido no Capítulo 19.

Incontinência Fecal

A incontinência fecal pós-hemorroidectomia, ainda que incomum, não é tão rara quanto se pensa. Uma explicação possível está na perda de sensibilidade no canal anal resultante da remoção e substituição de tecido sensível por tecido cicatricial.

Quase todos os pacientes com prejuízo do controle fecal após hemorroidectomia são idosos. Uma anamnese cuidadosa revela quais pacientes já apresentavam algum grau de incontinência antes da cirurgia, ainda que o procedimento possa exacerbar o problema. Em geral, este costuma ser o caso nos indivíduos portadores de prolapso mucoso ou retal, sendo uma preocupação particular entre pacientes do sexo feminino. Deve-se tomar um cuidado extra ao realizar a cirurgia em pacientes de idade mais avançada, evitando-se dilatação desnecessária do esfíncter ou mesmo esfincterotomia.

Recorrência

A maioria dos pacientes com queixas de hemorróidas recorrentes na verdade se queixa de plicomas anais ou prurido. Contudo, em alguns casos, ocorre o desenvolvimento de hemorróidas verdadeiras, tornadas sintomáticas após uma hemorroidectomia presumivelmente completa. A "recorrência" consiste em veias que, ou devido à sua aparência normal no momento da cirurgia ou no esforço de se preservar pontes mucosas adequadas, foram negligenciadas. Com o tempo, havendo aumento da pressão ou desenvolvimento de circulação colateral, ocorre dilatação e formação de novos mamilos hemorroidários sintomáticos.

Devido a este risco em potencial, todas as veias hemorroidárias devem ser removidas no momento da cirurgia. Tunelizar pequenos vasos da mucosa subjacente e desbridar todas as veias acima do esfíncter externo são manobras profiláticas importantes (ver Figura 8.10). Quando os mamilos recorrentes se tornam sintomáticos, o ideal é realizar um tratamento extra-hospitalar, em geral com ligadura elástica ou excisão ambulatorial.

Ar Retroperitoneal

Até hoje, foi relatado apenas um caso de ar retroperitoneal após uma hemorroidectomia por Kriss *et al.* O paciente estava sob corticoterapia para artrite reumatóide, e esta medicação pode ter sido em parte responsável pela complicação. Os autores sugerem que o ar foi introduzido durante a dissecção ou subseqüentemente, quando o paciente tossiu ou fez esforço evacuatório. Uma terceira explicação, não aventada pelos autores, é a possibilidade de esta complicação não estar relacionada ao procedimento. O paciente respondeu bem ao tratamento não-cirúrgico.

Resultados da Hemorroidectomia Cirúrgica

Poucos estudos atuais avaliam os resultados das hemorroidectomias.

Para avaliar qual técnica de hemorroidectomia poderia ser considerada superior, foi realizada uma metanálise envolvendo um total de 18 estudos. Concluiu-se que:

- A hemorroidectomia é mais eficaz que a dilatação e ainda dispensa a necessidade de tratamentos adicionais.
- Não existem diferenças significativas na incidência de complicações entre os vários métodos.
- A hemorroidectomia cirúrgica é significativamente mais dolorosa que outros métodos de tratamento para doença hemorroidária.
- Pacientes submetidos à hemorroidectomia apresentam uma resposta melhor ao tratamento que aqueles submetidos à ligadura elástica.
- A ligadura elástica é melhor que a escleroterapia em todos os graus de doença hemorroidária.

HEMORRÓIDAS E DOENÇA INFLAMATÓRIA INTESTINAL

A exacerbação de queixas hemorroidárias não é uma ocorrência rara em pacientes com doença inflamatória intestinal.

Qualquer procedimento realizado no ânus ou na pele perianal em indivíduos portadores de doença inflamatória intestinal deve ser limitado aos tempos mínimos necessários para produzir alívio do paciente. Tratamentos definitivos ou extensos de qualquer problema anorretal em tais casos podem resultar em cicatrização demorada ou ausência de cicatrização, piorando ainda mais o nível de incapacitação do paciente. Ocasionalmente, quando a doença estiver quiescente e não existirem sinais de sepse, fístulas e retrações cicatriciais, os episódios de sangramento ou protrusão hemorroidária podem ser tratados com ligadura elástica.

HEMORROIDECTOMIA NO PACIENTE HIV-POSITIVO

Apesar de não estar bem documentada na literatura, a hemorroidectomia cirúrgica definitiva em pacientes portadores do vírus da imunodeficiência humana (HIV) só está contra-indicada naqueles casos com sinais de desenvolvimento da síndrome de imunodeficiência adquirida (AIDS). Com o advento de antivirais de melhor qualidade, os pacientes HIV-positivos estão cada vez mais longevos e tendem a levar vidas mais normais. Exceto nos estágios finais da doença, a cicatrização se encontra preservada, e a hemorroidectomia pode ser realizada.

HEMORROIDECTOMIA DURANTE A GRAVIDEZ

Conforme mencionado anteriormente neste capítulo, é comum encontrar gestantes com queixas hemorroidárias ao final da gravidez. A maioria destes problemas pode ser tratada com medidas dietoterápicas, laxantes e banhos de assento. Em alguns casos de tromboses hemorroidárias indica-se excisão local. Não existem respostas diretas sobre o que deve ser feito quando uma grávida apresenta complicações hemorroidárias tão intensas a ponto de necessitar intervenção cirúrgica para o problema. Os procedimentos realizados sob anestesia local provavelmente são seguros, e procedimentos anestésicos maiores (p. ex., raquianestesia ou anestesia geral) devem ser evitados para a segurança do bebê.

NOTAS DO REVISOR TÉCNICO

40. THOMSON W.H.F. The nature of Haemorrhoids. *Br. J. Surgery* 1975; vol 62 : 542-52. Thomson W.H.F. The treatment of hemorrhoids by a new method. *Trans Am Proctologic Soc* 1916; 65-63.
41. É evidente que devem ser incluídos a inspecção anal e perianal e o toque retal, ficando provas de esforço na dependência dos sintomas do paciente.
42. Esclerose hemorroidária: a primeira publicação científica sobre esclerose hemorroidária data de 1869, por MORGAN, John (1821-1891), cirurgião e anatomista inglês, introdutor da escleroterapia para processos hemorroidários com tintura de persulfato de ferro.
    MORGAN, J. Varicous state of saphenous haemorrhoids treated successfully by the injection of tincture of persulphate of iron. *Medical Press & Circular,* 1869;29-30.
43. Ligadura Elástica de Hemorróidas: é o método não cirúrgico mais usado no tratamento das hemorróidas, podendo ser feito por pinçamento ou aspiração dos mamilos inter-

nos, em número de sessões que variam com a experiência de cada proctologista, tendo sido idealizada e criada por BARRON, J., que publicou, em 1963, sua criação em dois periódicos:
BARRON, J. Office Ligation of internal hemorrhoids. *Am J Surg,* 1963;105:563-570.
BARRON, J. Office Ligation treatment of haemorrhoids. *Dis Colon Rectum,* 1963; 6:109-113).

44. Criocirurgia: a crioterapia congela, instantaneamente, o tecido onde é aplicada, resultando em queimadura da mucosa e em trombose das veias submucosas. As aplicações de oxigênio líquido devem ser feitas bem acima do mamilo hemorroidário com o que se evita dor severa. O desânimo no uso da crioterapia decorre das descargas excessivas de muco e da grande extensão de lesão tissular que ela causa.

45. Coagulação infravermelha: a fotocoagulação é um tratamento à base de luz infravermelha, que atravessa tecido e se transforma em calor, sendo a radiação emanada de um aparelho foto-condutor (Redfield Corp., 210 Summit Ave., Montvale, New Jersey; Estados Unidos; e Lumatec, Munich, Alemanha), com os primeiros trabalhos publicados em 1979. Os primeiros relatos atribuem a esta modalidade de tratamento os mesmos resultados obtidos com a escleroterapia e a ligadura elástica, no tocante ao sangramento, mas inferiores no tocante ao prolapso.

46. LORD, P.H. A new regime for the treatment of haemorrhoids. *Proc R Soc Med* 1968; 61: 935-939.
LORD, P.H. Diverse methods of managing hemorrhoids: dilatation. *Dis Colon Rectum* 1973;16:180-181.

47. FERGUSON, Sir William (1808-1877), cirurgião escocês, criador de incisões e vias de acesso cirúrgicos, entre as quais a incisão que leva seu nome (incisão ao longo da junção da face com o nariz, usada na maxilectomia). Mais conhecido entre os proctologistas por ter sido o criador da hemorroidectomia fechada, técnica da qual derivam todas as técnicas fechadas para abordagem desta doença.
FERGUSON J.A. & Heaton J.R. Closed hemorrhoidectomy. *Dis Colon Rectum* 1959; 2: 176-179.

48. Hemorroidectomia aberta: MILLIGAN-MORGAN: MILLIGAN, Edward Thomas Campbell, 1886-1972, nasceu na Austrália em 23 de julho de 1986, tendo se radicado na Inglaterra, onde se sobressaiu como exímio cirurgião de doenças anorretais, destacando-se, entre suas contribuições à Proctologia, a técnica aberta de hemorroidectomia. MORGAN, C.N., nascido e radicado em Londres, Inglaterra, foi cirurgião geral respeitado, com notáveis contribuições, particularmente à Coloproctologia, tendo, com Milligan, estabelecido os passos da hemorroidectomia aberta, além de participar, com ele, de monumental obra sobre hemorroidectomia aberta:
MILLIGAN, E.T.C., MORGAN, C.N., JONES, L.E., OFFICER, R.: Surgical Anatomy of the Anal Canal and the operative treatment of hemorrhoids. *Lancet,* 1937;233: 1119-1124.
MILLIGAN, E.T.C., MORGAN, C.N. Haemorrhoids and Their Surgical Treatment. A Description of The St. Mark's Hospital Operation for Haemorrhoids. *S Clin North America,* 1955;35:1457.

49. PARKS, Allan Guyatt (1920-1982), cirurgião inglês, nascido em 19/12/1920, radicado no *Guy's Hospital,* consultante do *St. Mark's Hospital.* Inúmeras pesquisas e publicações foram deixadas em tão curto período de vida, principalmente sobre fístulas, hemorróidas, assoalho pélvico, incontinência anal, reservatório ileal, cirurgias para retocolite ulcerativa e poliposes, etc., além de ter criado tantos instrumentos cirúrgicos. Foi coroado Mestre de Cirurgia com o trabalho sobre Hemorroidectomia Submucosa de sua autoria. Faleceu a 3 de novembro de 1982, aos 61 anos de idade.

PARKS, A.G. The surgical treatment of haemorrhoids. *Br J Surg* 1956;43:337-351.
A proctocolectomia total com anastomose ileoanal direta resulta, em um grande número de casos, em disenteria, urgência defecatória e incontinência ou semi-continência anal, o que fez suscitar a idéia de se interpor uma bolsa de íleo terminal entre o trânsito ileal e o ânus. As primeiras experiências foram realizadas, em laboratório, com pequenos animais, em 1955 (VALIENTE & BACON) e 1964 (PECK & HALLENBECK). As primeiras tentativas de confecção de bolsas ileais no ser humano foram levadas a termo em 1968 (KOCK) e 1978 (PARKS & NICHOLLS), que criaram as bolsas em "S", e, depois, em 1980, com as bolsas em "J" (UTSONOMYIA, IWANA and IMAJO) e em "W" (FONKALSRUD). A bolsa ileal com reservatório em "S" foi criada por PARKS e descrita pela primeira vez pelo autor em 1978.
PARKS, A.G. & NICHOLLS, R.J.. Proctocolectomy without ileostomy for ulcerative colitis. *Br Med J*, 1978;2:85-8.

50. WHITEHEAD, Walter (1840-1913), cirurgião inglês, responsável, entre outras técnicas cirúrgicas, pela introdução de uma técnica de hemorroidectomia que lhe leva o nome (excisão de hemorróidas por duas incisões circulares acima e abaixo do plexo venoso comprometido, permitindo puxar a mucosa para baixo para ser suturada à pele anal).
WHITEHEAD, W. The surgical treatment of haemorrhoids. *Br Med J* 1882;1:148-150.

9

Fissura Anal

A fissura anal é um distúrbio anorretal comum, consistindo em uma rágade do canal anal (ou da margem anal) que pode estender-se da junção mucocutânea até a linha pectínea. Pode ser aguda ou crônica e acometer pessoas de todas as idades (é a causa mais comum de hemorragia digestiva baixa em crianças), mas tende a ser mais comum em adultos jovens. Ambos os sexos são igualmente afetados. Entretanto, fissuras anteriores são muito mais comuns em mulheres do que em homens (apenas 1% dos casos masculinos ocorrem na posição anterior).

ETIOLOGIA E PATOGÊNESE

Em geral, a fissura anal é atribuída à constipação ou ao esforço evacuatório exagerado. Observa-se aumento do risco em pessoas que consomem muito pão, molhos condimentados, *bacon* e salsichas. O risco é reduzido consumindo-se frutas frescas, vegetais e cereais. O consumo de café, chá ou álcool não influencia o surgimento e/ou evolução da doença.

A fissura anal também pode decorrer de defecações freqüentes e diarréia, estando associada à doença inflamatória intestinal inespecífica. De acordo com o caso, solicitam-se biopsias, coprocultura e outras avaliações gastrintestinais. Quando a fissura anal ocorre em uma localização aberrante, especialmente nas posições laterais, deve-se considerar a possibilidade de colite ulcerativa ou doença de Crohn.

Mas, por que a fissura costuma ocorrer na porção posterior do canal anal? A explicação pode estar na estrutura do esfíncter externo: a porção mais inferior deste músculo não é verdadeiramente circular, mas forma uma banda de fibras musculares que contornam o ânus póstero-anteriormente. Assim, a mucosa anal é bem amparada lateralmente, mas não recebe o mesmo suporte na região posterior. O suporte anterior é ainda menor nas mulheres e talvez isto responda pela maior ocorrência de fissuras nessa posição em relação aos homens. Outra teoria envolve o suprimento sangüíneo para a área. A comissura posterior é menos irrigada que outras regiões do canal anal. Dessa forma, a isquemia seria um fator etiológico importante na fissura anal, especialmente na região posterior. Também foi proposto que a isquemia da mucosa do canal anal pode ser a causa da dor e da incapacidade das fissuras em cicatrizar espontaneamente.

Por que algumas fissuras cicatrizam espontaneamente e outras se tornam crônicas? Esta é outra pergunta ainda não respondida. Talvez a isquemia, a infecção ou a obstrução linfática secundária à inflamação persistente possam ser responsáveis.

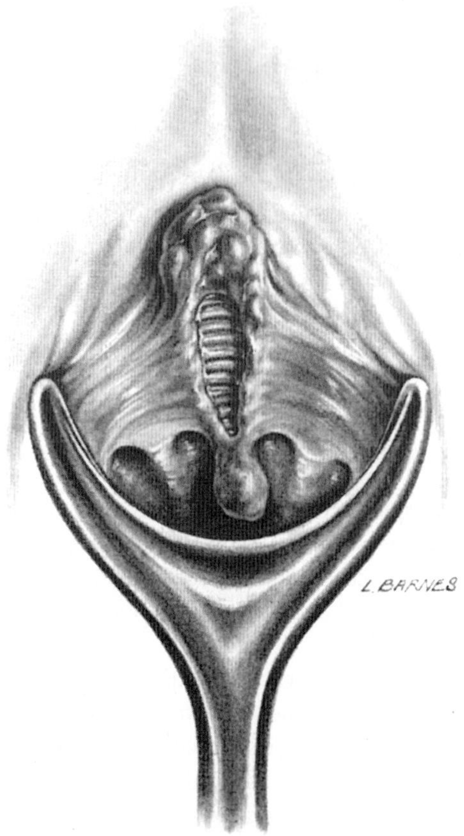

FIG. 9.1. Fissura anal crônica posterior com plicoma sentinela e papila anal hipertrofiada. Observe as fibras do esfíncter anal interno na base da ferida.

Na maioria dos casos, um plicoma cutâneo característico (plicoma sentinela) desenvolve-se distalmente, enquanto que, proximalmente, observa-se uma papila anal hipertrofiada. Outro dado importante é a facilidade com que as fibras do esfíncter anal podem ser vistas no assoalho da fissura (Figura 9.1).

ESTUDOS FISIOLÓGICOS

Testes manométricos revelam aumento das pressões de repouso nos pacientes com fissura anal. Após distensão do esfíncter, observa-se uma queda moderada na pressão, mas esta retorna virtualmente aos valores normais por volta do oitavo dia pós-operatório. É possível que o efeito terapêutico da distensão esfincteriana não esteja relacionado somente à redução da pressão anal, mas também à prevenção do espasmo. Alguns pesquisadores afirmam ainda que a principal anormalidade na fissura é uma hipertonia persistente que afeta todo o esfíncter interno.

Se o reto for distendido com um balão, observa-se relaxamento do esfíncter interno (resposta normal) seguido de contração acentuada e prolongada acima da linha basal inicial. Acredita-se que este espasmo esfincteriano reflexamente simulado esteja envolvido na gênese da fissura anal.

A ultra-sonografia do canal anal é útil para identificar lesões esfinctéricas obstétricas antes de se realizar uma esfincterotomia anal interna. Apesar de este estudo ser de realização difícil na presença de uma fissura aguda dolorosa, deve-se considerar cuidadosamente a chance de identificar estas pacientes antes de criar cirurgicamente um segundo defeito esfincteriano.

HISTOPATOLOGIA

A fissura anal não possui características histopatológicas patognomônicas. Em geral, o exame patológico mostra alterações inflamatórias inespecíficas crônicas e fibrose ao longo do esfíncter interno.

SINTOMAS

As queixas características dos pacientes com fissuras anais são dor e sangramento. A dor costuma ocorrer durante e imediatamente após a defecação, cedendo em alguns minutos (mas pode persistir por horas em alguns casos). A dor da fissura anal pode ser diferenciada daquela da proctalgia fugaz na medida em que esta última produz um incômodo não-relacionado à evacuação. Ainda, o paciente com fissura sente um incômodo persistente na região anal, enquanto que a dor da proctalgia fugaz é mais alta e profunda. Outro distúrbio anal que produz dor similar é a trombose hemorroidária, mas nestes casos o paciente também se queixa de uma nodulação no ânus.

O sangue costuma ser mínimo e freqüentemente é observado apenas no papel higiênico, mas algumas vezes chega a ser observado no vaso sanitário. É comum pacientes com fissura relatarem sangramento anal.

Pacientes com fissura anal crônica apresentam um cortejo sintomático diferente, incluindo nodulação (representada pelo plicoma sentinela), secreção (da ferida aberta), prurido ou uma combinação de vários sintomas. O sangramento pode estar ou não presente, e a dor em geral é leve ou está mesmo ausente. Problemas como enurese e dispareunia costumam acompanhar tanto a fissura aguda como a crônica.

O paciente com freqüência relata que a constipação é um evento anterior à fissura, mas, uma vez surgida a dor, o medo de defecar e a recusa em atender ao reflexo evacuatório exacerbam o problema. Esta ansiedade leva à impactação fecal, particularmente em crianças e idosos.

EXAME

Fissura Aguda

A história do paciente é tão característica que o diagnóstico não oferece maiores dificuldades. A rágade pode ser vista durante a inspeção ou com tração delicada da pele perianal. Se as nádegas não podem ser separadas para visualizar a área, a presença da fissura torna-se uma certeza virtual. Sob tais circunstâncias, deve-se iniciar o tratamento apropriado sem outras evidências confirmatórias mais específicas.

Se necessário, realiza-se o exame sob anestesia tópica. A palpação mostra um esfíncter anal espástico ou um canal anal apertado, exacerbando o desconforto do paciente. A rágade não costuma ser perceptível ao toque em um paciente com fissura aguda – nesses casos, pode não haver fibrose, e o corte é relativamente superficial.

A anuscopia, quando possível, confirma a localização da fissura. A tolerância a este exame evidencia a natureza crônica do problema. O ideal é que se realize uma proctossigmoidoscopia antes de qualquer procedimento cirúrgico, excluindo assim a possibilidade de doença inflamatória no reto.

Fissura Crônica

A fissura é considerada crônica quando se torna uma úlcera circunscrita facilmente reconhecível. O exame do paciente com fissura anal crônica revela o característico plicoma sentinela, que chega a atingir 3 a 4 cm. O exame digital mostra a presença da fissura com induração e fibrose associados. Freqüentemente, a papila anal hipertrofiada é percebida no ápice da úlcera, podendo ser confundida com um tumor (ver Figura 9.1).

A anuscopia costuma ser realizada sem grande dificuldade e com pouca dor. Contudo, o processo inflamatório-cicatricial pode estreitar o canal anal, sendo necessário utilizar anuscópios de menor diâmetro. Usualmente, as fibras do esfíncter anal interno podem ser vistas no leito da fissura anal crônica.

Ocasionalmente, o leito da fissura infecta-se e forma abscessos com trajetos fistulosos (normalmente superficiais). Nestes casos, o exame revela uma abertura externa quase sempre na linha mediana, não mais que 1 a 2 cm distais do plicoma sentinela, drenando material purulento. Uma pequena sonda passada na abertura externa emerge na extremidade distal da fissura – em geral, o esfíncter anal interno não é atravessado.

TRATAMENTO

Tratamento Clínico

Os pacientes com história sugestiva de fissura anal relativamente recente podem ser tratados com medidas conservadoras (p. ex., amaciadores do bolo fecal, agentes incrementadores, dieta rica em fibras e banhos de assento). Preparações contendo óleo mineral não são recomendadas devido à dificuldade em limpar a área após a defecação. Supositórios também não são recomendados, uma vez que eles não agem dentro do canal anal. O uso de cremes tópicos, com ou sem anestésicos, pode oferecer algum alívio, ainda que transitório. Para evitar a recorrência, o paciente deve ser encorajado a manter a dieta mesmo após a resolução dos sintomas, talvez adicionando-se um agente incrementador.

A injeção local de anestésicos de ação prolongada oferece alívio temporário, permitindo o exame da área, mas seu uso em nível ambulatorial não é recomendado. Dilatadores anais não devem ser usados. A escleroterapia sob anestesia local pode ser tentada nos pacientes sintomáticos sem resposta ao tratamento conservador.

Chen *et al.* relataram o uso tópico de Solcoderm no tratamento da fissura anal com um índice de cicatrização estatisticamente significativo utilizando a droga durante 1 mês (84% *versus* 28%) e 1 ano (82% *versus* 44%). Outros vêm utilizando o trinitrato de gliceril (nitroglicerina, N. do T.), um doador de óxido nítrico que produz relaxamento do esfíncter anal interno. O uso tópico de trinitrato de gliceril oferece um alívio rápido e prolongado da dor em indivíduos com fissura anal. A cicatrização ocorre em 45 a 70% dos pacientes, mas a cefaléia é uma queixa comum e reduz a aderência do paciente ao tratamento. Além disso, os índices de recorrência se aproximam de 25%, necessitando repetição do tratamento ou adoção de medidas alternativas. Nitratos orais também foram sugeridos como eficazes e, teoricamente, resultariam em índices menores de cefaléia.

Em 1993, Jost e Schimrigk[51] relataram a injeção de toxina botulínica tipo A no esfíncter anal como um novo tratamento para a fissura anal. A toxina age ligando-se ao terminal pré-sináptico ao nível da junção neuromuscular, evitando (pré-sinapticamente) a liberação de acetilcolina e bloqueando a transmissão. O espasmo esfincteriano é aliviado por desnervação química temporária do músculo, oferecendo tempo suficiente para a cicatrização da fissura (80 a 85%). A principal desvantagem do procedimento está no custo relativamente alto da toxina. Problemas transitórios de continência foram relatados, mas parecem resolver espontaneamente em algumas semanas, à medida que os efeitos da toxina vão cedendo.

Tratamento Cirúrgico

O tratamento cirúrgico da fissura anal refratária à terapia clínica é a esfincterotomia anal interna. Tanto a técnica aberta quanto a fechada podem ser realizadas no consultório ou em ambulatórios de cirurgia, sob anestesia raqueana ou locorregional. Todo paciente com risco aumentado para complicações infecciosas deve receber profilaxia antibiótica.

A abordagem cirúrgica depende da duração dos sintomas e dos achados ao exame físico. Para uma fissura anal aguda sem plicoma sentinela, papila hipertrófica ou mamilos hemorroidários significativos, os dois procedimentos recomendados são esgarçamento esfincteriano e esfincterotomia anal interna. Na fissura anal crônica associada a um componente externo, ou quando o distúrbio é concomitante à presença de mamilos hemorroidários grandes e sintomáticos, a terapia excisional é a melhor opção.

Esgarçamento Esfincteriano

O esgarçamento do esfíncter pode ser realizado sob anestesia local, mas é preferível realizar o procedimento em nível ambulatorial com uma raquianestesia rápida. O paciente é colocado em posição de litotomia. Campos estéreis não são necessários (Figura 9.2). O indicador de uma das mãos é inserido no reto, seguido pelo indicador da outra mão. Realiza-se então uma retração lateral leve com cada dedo por aproximadamente 30 segundos. Os dedos médios são então inseridos, um de cada vez.

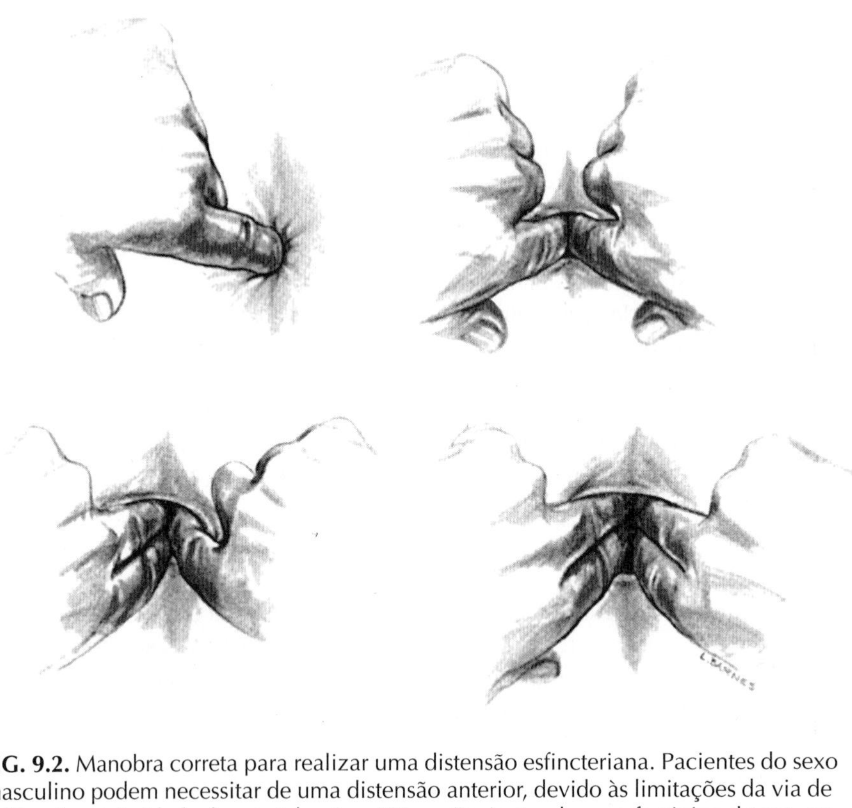

FIG. 9.2. Manobra correta para realizar uma distensão esfincteriana. Pacientes do sexo masculino podem necessitar de uma distensão anterior, devido às limitações da via de saída e à proximidade das espinhas isquiáticas. Pacientes do sexo feminino devem ser submetidas sempre à dilatação lateral.

Com os quatro dedos posicionados, o canal anal é "esgarçado", massageando-o cuidadosamente por 4 minutos. Nos homens, é mais fácil esgarçar o esfíncter no plano ântero-posterior devido à estreiteza da pelve inferior. Por outro lado, nas mulheres, as manobras devem ser sempre realizadas no plano transverso. A estreiteza não é uma preocupação tão grande quanto o rompimento do mecanismo anterior de apoio.

Resultados

O esgarçamento esfincteriano é um procedimento eficaz para alívio sintomático da fissura anal, com índices de cura de 93 a 94%. O rompimento de algumas fibras do esfíncter externo ocorre em 2 a 28% dos pacientes, podendo levar a complicações relacionadas à continência para secreções e flatos e, às vezes, até mesmo para fezes. Dessarte, o esgarçamento esfincteriano deve ser aplicado apenas em pacientes jovens, sendo contra-indicado em indivíduos acima dos 60 anos de idade devido à probabilidade de incontinência. Deve-se lembrar que o esgarçamento afeta tanto o esfíncter interno quanto o externo. O prejuízo do controle esfincteriano, assim, é uma conseqüência inevitável, sendo simplesmente uma questão do quanto o paciente será afetado.

Esfincterotomia Anal Interna

O esfíncter anal interno é a continuação da porção distal do músculo circular do reto. Sua extensão é essencialmente igual àquela do canal anal. Distalmente, pode ser detectado na porção medial do sulco interesfincteriano, do lado de fora da margem anal. A porção subcutânea do esfíncter externo fica lateralmente ao sulco.

O esfíncter interno mantém o canal anal fechado – sua ação é involuntária. Por outro lado, o esfíncter externo é composto por musculatura estriada. O esfíncter externo e o elevador do ânus estão envolvidos no controle voluntário. Pode-se seccionar completamente o esfíncter interno sem prejuízo significativo da continência fecal.

Técnica

Classicamente, a esfincterotomia anal interna é realizada na linha mediana posterior. Apesar de esta abordagem curar o distúrbio em 93% dos casos, ela tem sido associada a uma complicação denominada "deformidade em fechadura", a uma elevada incidência (34%) de incontinência para flatos e uma incidência de 15% no controle das fezes.

Em 1969, Notaras[52] desenvolveu uma técnica utilizada para realizar a esfincterotomia anal interna de modo fechado na posição lateral, resultando em uma incidência de 6% de complicações relacionadas à continência. O procedimento pode ser realizado no consultório utilizando anestesia local ou em uma unidade de cirurgia ambulatorial.

O paciente pode ser colocado em posição de litotomia, em decúbito lateral esquerdo ou na posição prona em canivete. A fissura é infiltrada com anestésico, bem como o local onde será feita a incisão – lateral direita ou lateral esquerda. Utiliza-se um afastador anal estreito nos casos em que o procedimento é realizado sob anestesia local. O sulco interesfincteriano em geral é facilmente palpável (Figura 9.3), sendo a lâmina inserida na face lateral esquerda (Figura 9.4A). Existe uma vantagem teórica em se realizar o procedimento do lado direito, uma vez que os mamilos hemorroidários costumam localizar-se nas posições anterior e posterior. A ponta da lâmina é angulada medialmente (Figura 9.4B), apontando para um nível um pouco acima da linha pectínea, seccionando-se cerca de um terço à metade da porção inferior do esfíncter anal interno. Quando a lâmina puder ser observada sob a mucosa intacta, ela é retirada. Quaisquer fibras esfincterianas residuais podem ser quebradas utilizando-se a face lateral do dedo (Figura 9.4C). Se o médico empurrar com a ponta do dedo, existe uma tendência de rasgar a mucosa, ocasionando sangramento e até mesmo a formação de fístulas. Havendo sangramento no local de punção, este pode ser prontamente controlado, exercendo-se compressão direta por alguns minutos. Caso exista um plicoma ou papila, a lesão pode ser excisada

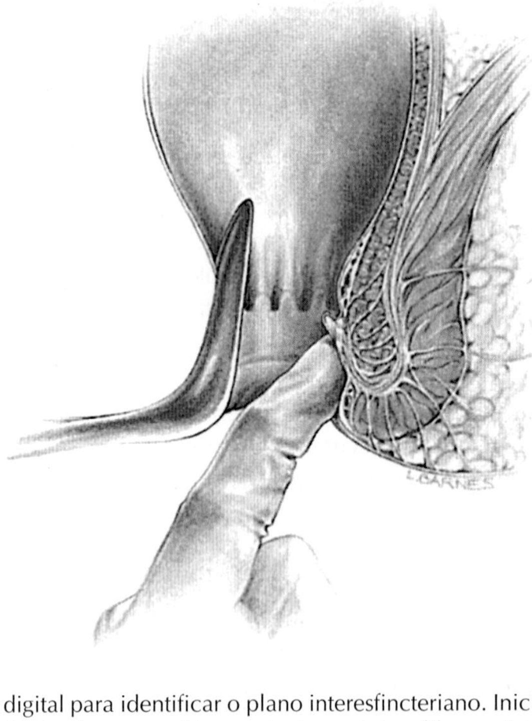

FIG. 9.3. Exame digital para identificar o plano interesfincteriano. Iniciantes devem praticar a palpação do plano em vários pacientes assintomáticos antes de realizar uma esfincterotomia fechada. A localização do plano é variável. O dedo pode ser utilizado para proteger o esfíncter anal externo à medida que a lâmina de bisturi é inserida.

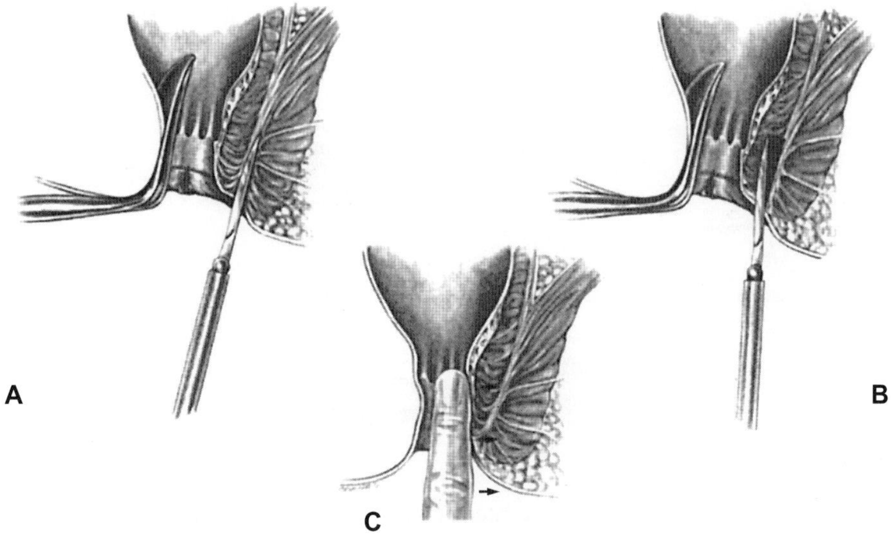

FIG. 9.4. Esfincterotomia anal interna lateral utilizando a técnica fechada com afastador. O paciente se encontra na posição de litotomia. **A.** Insere-se a lâmina no plano interesfincteriano. **B.** Secciona-se cerca de 1/3 ou metade da porção inferior do esfíncter interno. **C.** As fibras residuais são rompidas com o dedo.

com tesouras ou eletrocautério. Não são necessários curativos, e o paciente é dispensado assim que estiver consciente.

Uma abordagem alternativa é realizar a cirurgia sem um afastador, utilizando o indicador para sentir a lâmina abaixo da mucosa anal, e o lado do dedo para quebrar as fibras residuais do esfíncter anal interno. Uma terceira variação da esfincterotomia lateral é a técnica aberta, onde realiza-se uma pequena incisão radial lateralmente, ao nível da borda inferior do esfíncter interno e do sulco interesfincteriano (Figura 9.5). Também pode-se utilizar uma incisão curvilínea externamente à margem anal. Devido à ferida aberta e à possibilidade de sangramento, é importante infiltrar a área com anestésico local contendo epinefrina. O esfíncter interno distal é alçado com uma pinça e dissecado. Corta-se cerca de um terço à metade com uma tesoura. A ferida é fechada com pontos de fio absorvível, aplicando-se um pequeno curativo.

Cuidados Pós-Operatórios

Banhos de assento e analgésicos leves são as únicas medidas pós-operatórias recomendadas. A dor em geral é menor que o esperado, e a maioria dos pacientes retoma às suas atividades normais em 48 horas.

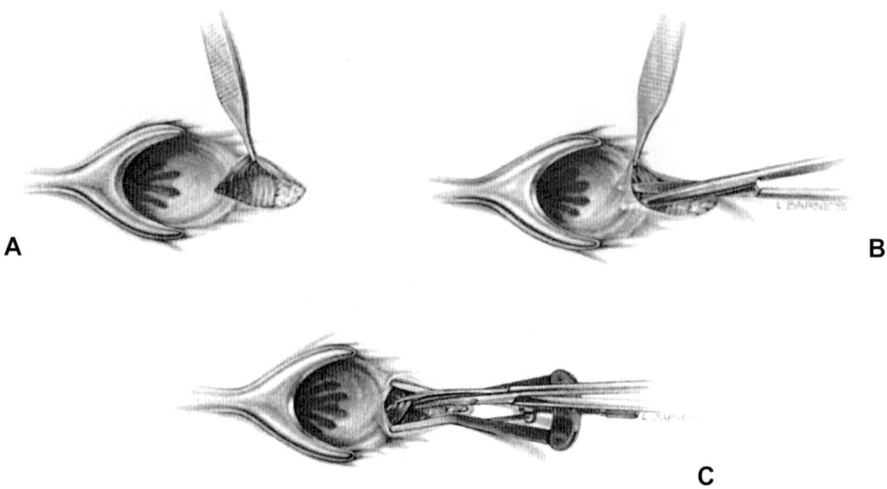

FIG. 9.5. Esfincterotomia anal interna lateral utilizando a técnica aberta, com o paciente posicionado em decúbito lateral esquerdo ou em posição prona (em canivete). **A.** Realiza-se uma incisão radial cruzando o plano interesfincteriano. Mantém-se um afastador de Hill-Ferguson no campo. **B.** O esfíncter anal interno é separado do anoderma por dissecção romba. **C.** O esfíncter interno é seccionado. A ferida pode ser fechada ou deixada aberta.

Complicações

A cirurgia para fissura anal associa-se a várias complicações, muitas evitáveis apenas utilizando-se técnicas cirúrgicas judiciosas e familiarizando-se com a anatomia anorretal.

A equimose costuma ser observada em torno do local de punção na técnica fechada, mas não é preocupante. Um hematoma volumoso pode ser a conseqüência da falta de compressão adequada logo após o procedimento. A hemorragia, extremamente rara, é muito mais freqüente após a técnica aberta. Pode ser necessário suturar o local.

Abscessos perianais ocorrem após 1% das esfincterotomias internas laterais, associando-se a uma fístula anal em virtualmente todos os casos. Provavelmente, esta complicação resulta de penetração da mucosa do canal anal pela lâmina. É surpreendente que esta complicação seja incomum, uma vez que a mucosa do canal anal deve ser seccionada com maior freqüência do que se supõe. O tratamento consiste em drenagem do abscesso, identificação do orifício interno (se presente) e fistulotomia. Felizmente, a fístula quase sempre é baixa.

A incontinência anal após uma esfincterotomia anal interna realizada corretamente é um evento extraordinariamente raro. Contudo, relatos de umedecimento excessivo das roupas íntimas ou incontinência para flatos não são incomuns. Devido ao seu canal mais curto, este é um problema particular em algumas mulheres, uma vez que a esfincterotomia interna lateral freqüentemente secciona uma quantidade maior de fibras na mulher do que no homem. Dessa forma, o cuidado deve ser redobrado, especialmente em pacientes com antecedentes de traumas obstétricos e naquelas com ânus ectópico. A deformidade em fechadura é uma conseqüência importuna da fissurectomia posterior e da esfincterotomia anal interna realizada na linha mediana posterior. Este defeito pode resultar em secreção mucosa, prurido e umedecimento excessivo das roupas íntimas. Se as medidas de controle clínico não forem satisfatórias, indica-se anoplastia.

Resultados

Os dois aspectos preocupantes em relação aos resultados a longo prazo são incontinência e recorrência (ou persistência). A incontinência fecal (ou seja, perda completa do controle intestinal) não deve ocorrer após uma esfincterotomia, uma vez que o esfíncter anal interno possui apenas um pequeno papel na manutenção da continência anal. A maioria dos trabalhos relata algum grau de incontinência para umidade e flatos em 3 a 12% dos pacientes.

Cerca de 95 a 100% das fissuras cicatrizam após a aplicação correta de alguma das técnicas mencionadas. Se a fissura não cicatriza com o tratamento conservador (p. ex., banhos de assento, amaciadores do bolo fecal), pode-se repetir a esfincterotomia, seccionando-se dessa vez uma porção mais generosa do esfíncter interno. Se a cicatrização ainda assim não ocorrer, o paciente deve realizar exames gastrintestinais para avaliar a possibilidade de doença inflamatória intestinal concomitante.

Não existem diferenças significativas nos índices de cicatrização ou morbidade entre as técnicas abertas e fechadas. Fístulas anais ocorrem em 1 a 2% dos pacientes; abscessos, em 2 a 3%. Utilizando-se critérios mais estritos para avaliar a morbidade, observa-se que complicações menores ocorrem em cerca de 35% dos casos. Deve-se considerar a possibilidade de doença inflamatória intestinal nos pacientes com dificuldade acentuada de cicatrização do leito cirúrgico.

FISSURA ANAL CRÔNICA

A fissura anal crônica em geral produz dor e sangramento, mas a dor não é tão intensa quanto aquela observada na fissura aguda. Freqüentemente, o paciente atribui seus sintomas a alterações secundárias (p. ex., presença de uma nodulação). Outras queixas comuns incluem secreção mucosa, umedecimento das roupas íntimas e prurido. Se o paciente estiver preocupado principalmente com o prurido, a limpeza da área com água morna após cada defecação costuma ser útil. Muitos pacientes acreditam que o prurido resulta de uma má higiene e passam a escovar vigorosamente a área com água e sabão. Isto serve apenas para exacerbar o problema. Recomenda-se evitar café, bebidas alcoólicas, cigarro e comidas muito temperadas. Se a secreção for um problema maior e a cirurgia não for considerada a melhor opção, ou o paciente se recusar a ser operado, pode-se recomendar a aplicação de um chumaço de algodão na abertura anal, trocando-o sempre que necessário para evitar umedecimento das roupas íntimas e exacerbação do prurido.

Tratamento Cirúrgico

A abordagem cirúrgica clássica para a fissura anal crônica consiste em excisão e esfincterotomia anal interna na posição posterior, mas este procedimento possui o risco de resultar em uma deformidade em fechadura. Uma alternativa é realizar a esfincterotomia na posição lateral. A menos que as bordas de fissura sejam extremamente fibrosas, a remoção do plicoma e da papila com uma tesoura é suficiente. O esfíncter interno subjacente não deve ser incisado.

Resultados

Os resultados do tratamento da fissura anal crônica com esfincterotomia anal interna lateral são similares àqueles da fissura anal aguda, com 94 a 100% dos pacientes apresentando cicatrização completa – sem diferenças entre as técnicas abertas e fechadas. Manchas fecais são um problema um pouco mais comum nos pacientes submetidos à esfincterotomia mediana posterior.

Fissura Anal Crônica e Estenose

A dificuldade para evacuar secundária ao estreitamento do canal anal por uma fissura crônica pode ocorrer ocasionalmente. Contudo, este problema é mais comum quando se remove excesso de mucosa do canal anal durante uma hemorroidectomia. Nestes casos, podem ocorrer estenoses e fissuras. Costuma-se recomendar tratamento conservador com amaciadores do bolo fecal e dilatadores, mas a anoplastia também produz bons resultados.

Fissura Anal e Hemorróidas

Quando um paciente tem uma fissura anal e um distúrbio hemorroidário suficientemente convincente para justificar uma intervenção cirúrgica, pode-se realizar a hemorroidectomia com esfincterotomia em um só tempo. A esfincterotomia deve ser feita lateralmente, em geral no local do mamilo lateral esquerdo ressecado.

Fissura Anal e Doença de Crohn

Se a fissura for ectópica, estender-se proximalmente em direção à linha pectínea, possuir bases muito largas ou for excessivamente purulenta, deve-se pensar na possibilidade de uma doença inflamatória intestinal. Antecedentes de diarréia ou dor abdominal são altamente sugestivos de doença inflamatória intestinal. Havendo dúvida quanto à causa do distúrbio, deve-se proceder a uma avaliação intestinal antes de realizar qualquer procedimento cirúrgico definitivo. Vale a pena biopsiar o canal anal. Outros distúrbios podem produzir uma fissura ou úlcera anal, mas o diagnóstico diferencial em geral não apresenta grandes dificuldades. Carcinoma anal, carcinoma da margem anal e tuberculose cutânea, todos estes exibem alterações mais extensas que uma fissura anal solitária.

O tratamento conservador (clínico/medicamentoso) é a melhor conduta. Nestes casos, a ferida cirúrgica tende a ser indolente, mais sintomática que o distúrbio primário, e tão debilitante a ponto de necessitar de desvio do trânsito intestinal. Ainda assim, existem vários trabalhos mostrando um índice de cicatrização satisfatório na esfincterotomia anal interna mesmo em pacientes com doença de Crohn ativa.

Fissura Anal na População Homossexual

Fissuras anais são comuns entre homossexuais masculinos, talvez como conseqüência de traumas durante o intercurso anal. Contudo, várias úlceras anais ocorrem nestes pacientes, exigindo um certo trabalho no diagnóstico diferencial. (Estas lesões podem ser causadas por sífilis, Clamídia, *Haemophilus ducreyi*,[53] citomegalovírus, vírus do herpes simples, HIV, carcinoma de células escamosas, linfoma não-Hodgkin[54] e sarcoma de Kaposi.[55]) Devido ao alto índice de suspeita necessário para diagnosticar estes distúrbios, qualquer fissura ou úlcera perianal deve ser biopsiada para histopatologia e submetida à cultura. Pacientes HIV-positivos sem etiologia identificável podem se beneficiar de um desbridamento agressivo ou corticoterapia intralesional. Nos casos de fissura não-complicada e sem resposta ao tratamento clínico, pode-se realizar a esfincterotomia com boas expectativas de cura.

NOTAS DO REVISOR TÉCNICO

51. JOST, W.H. One hundred cases of anal fissure treated with botulin toxin: early and long-term results. *Dis Colon Rectum* 1997;40:1029-1032.
52. NOTARAS, M.J. Lateral subcutaneous sphincterotomy for anal fissure: a new techinique. *Proc R Soc Med* 1969; 1969; 62: 713.
    NOTARAS, M.J. The treatment of anal fissure by lateral subcutaneous internal sphincterotomy. A technique and results. *Br J Surg* 1971;58: 96-100.
    NOTARAS, M.J. Fissure-in-ano: Lateral subcutaneous internal anal sphincterotomy. In: Toded IP (ed). *Colon, Rectum and Anus.* 3 ed, (Operative Surgery Series). London. Butterworth, pp 354-360, 1977.
53. DUCREY, Augusto (1860-1940), dermatologista italiano. Descobridor do *Haemophylus* que lhe leva o nome, causador do cancróide ou cancro mole ou cancro de Ducrey.
54. HODGKIN, Thomas (1798-1866), médico inglês: doença ou linfoma ou linfadenoma de Hodgkin (linfadenopatia hipertrófica crônica, com aumento regional dos gânglios linfáticos e, posteriormente, generalizado, esplenomegalia, hepatomegalia, anemia, febre descontínua, considerada uma neoplasia maligna de células linfóides de origem desconhecida, associada a um infiltrado

inflamatório de linfócitos e eosinófilos e fibrose, classificando-se em linfocítica, de esclerose nodular, de celularidade mista e de depleção linfocítica).

55. KAPOSI, Moritz Kohn (1837-1902), dermatologista húngaro radicado na Áustria: sarcoma de Kaposi (tumor maligno multifocal de neoformação vascular primitiva, que ocorre na pele, e, secundariamente, em gânglios linfáticos e vísceras; freqüentemente apresenta-se infiltrado por macrófagos e hemácias extravasadas; clinicamente apresenta-se como lesões cutâneas avermelhadas a escuras em forma de placas ou máculas ou nódulos, observado mais freqüentemente em pessoas acima de 60 anos de idade e integrando as doenças oportunistas em pacientes portadores de AIDS).

10

Abscesso Anorretal

ETIOLOGIA

O abscesso anorretal, um processo inflamatório agudo, em geral é a manifestação de uma fístula anal subjacente e pode decorrer de causas específicas e inespecíficas. As causas específicas incluem:

- Introdução de corpo estranho.
- Trauma.
- Neoplasias.
- Radiação.
- Imunossupressão.
- Dermatites infecciosas (p. ex., hidradenite supurativa).
- Tuberculose.
- Actinomicose.
- Doença de Crohn.
- Fissura anal.

O abscesso anorretal também pode ocorrer após cirurgias anais (p. ex., hemorroidectomia e esfincterotomia). As etiologias inespecíficas encontram-se relacionadas ao tamponamento dos ductos anais – é a chamada "teoria criptoglandular". Existem cerca de 6 a 10 glândulas e ductos localizados nas bases das criptas anais. Em uma revisão histológica realizada por Parks, ficou demonstrado que (a) metade das criptas não apresenta glândulas, (b) os ductos freqüentemente possuem fundo cego e (c) seu eixo em geral estende-se caudalmente, por dentro da submucosa. Particularmente interessante é a observação de Parks de que em dois terços dos espécimes, um ou mais ramos ductais penetravam no esfíncter, e em metade, os cruzavam em toda a espessura do esfíncter interno, indo terminar na camada longitudinal. Contudo, ele não encontrou ramos atravessando o esfíncter externo. Por isso, a infecção do ducto pode resultar em um abscesso capaz de estender-se em várias direções, levando ao desenvolvimento subseqüente de uma fístula anal.

Os abscessos também podem ser atribuídos a um defeito na porção dorsal da membrana cloacal que se funde com o intestino posterior durante a sétima semana de gestação. Levando-se este dado em conta, poder-se-ia afirmar que as fístulas anais resultam de uma predisposição congênita.

A etiologia congênita vem recebendo cada vez mais apoio. Uma versão afirma que o excesso de hormônios androgênicos leva à formação de glândulas anormais *in utero*, aumentando a predisposição à infecção. Também tem-se sugerido que células migratórias do *sinus* urogenital no intestino posterior primitivo poderiam se deslocar distalmente e permanecer presas. Isto explicaria a maior incidência de fístulas em homens, uma vez que a fusão nas mulheres é menos extensa.

IDADE E SEXO

Abscessos e fístulas acometem mais homens do que mulheres em uma proporção de 2:1. Cerca de dois terços dos pacientes encontram-se na terceira ou quarta décadas de vida. A incidência também é maior durante a primavera e o verão (Estados Unidos).

Crianças com menos de 2 anos de idade representam um espectro diferente da doença quando comparados a crianças mais velhas e adultos. Nesta faixa etária, existe uma prevalência masculina avassaladora, observando-se (em mais de 85% dos casos) abscessos e fístulas anais concomitantes. Contudo, a incidência nas faixas etárias um pouco acima lembra bastante aquela da população anterior.

TIPOS DE ABSCESSOS

Foram descritas quatro apresentações de abscessos anorretais (Figura 10.1):

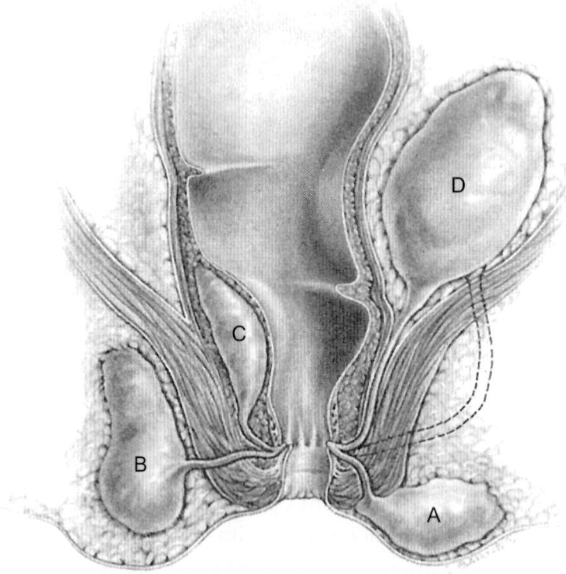

FIG. 10.1. Infecção do ducto anal pode apresentar-se como abscesso nas mais variadas localizações. (*A*) Perianal; (*B*) isquiorretal; (*C*) interesfincteriano; (*D*) supra-elevador.

1. Perianal.
2. Isquiorretal.
3. Interesfincteriano (submucoso).
4. Supra-elevador.

É importante determinar o tipo de apresentação do abscesso, uma vez que a causa, o tratamento e as implicações subseqüentes variam de uma para a outra.

Abscesso Perianal

O abscesso perianal/perirretal pode ser identificado como uma massa dolorosa adjacente à margem anal. É o tipo mais comum de abscesso anorretal, respondendo por 40 a 45% dos casos. O paciente em geral relata um período relativamente curto de edema e dor, às vezes exacerbada pela defecação e ao sentar-se. Febre e leucocitose são incomuns.

O exame físico revela uma área eritematosa, endurecida ou com ponto de flutuação. A proctossigmoidoscopia costuma ser difícil devido à dor e, mesmo quando realizada, adiciona pouco ao caso. Ocasionalmente, a anuscopia mostra drenagem purulenta na base de uma cripta ou em uma fissura anal crônica.

Tratamento

A Sociedade Americana de Cirurgia Colorretal estabeleceu diretrizes para o tratamento do abscesso e da fístula anal:

SUPURAÇÃO AGUDA (ABSCESSO)

Apresentação e Tratamento

O abscesso deve ser drenado precocemente, não se recomendando aguardar pela formação de ponto de flutuação. Os abscessos superficiais podem ser drenados no próprio consultório ou ambulatório de pequena cirurgia, sob anestesia tópica. Se a dor do paciente impossibilita o exame e a drenagem, então essas medidas devem ser realizadas no bloco cirúrgico. Os antibióticos desempenham um papel adjunto em circunstâncias especiais, como valvulopatia cardíaca, imunossupressão, celulite extensa ou diabetes. A localização do abscesso deve ser documentada no momento da drenagem cirúrgica. Se possível, realizar anuscopia para determinar o ponto primário de infecção. Os pacientes devem comunicar ao médico caso sintam recorrência da dor após o procedimento.

Quando existe apenas eritema e nenhuma massa aparente, o cirurgião pode enganar-se e julgar a drenagem desnecessária. A despeito da ausência de flutuação ou endurecimento importante, o abscesso costuma estar sempre presente. O procedimento é facilmente realizável no consultório sob anestesia local. Inserir uma agulha hipodérmica na região endurecida é um teste diagnóstico simples. Havendo secreção purulenta, realiza-se uma pequena incisão para drenagem do restante sob anestesia local. Utiliza-se um dreno e uma gaze iodada para fazer o curativo, orientando-se o paciente a retirar ambos após 24 horas, durante um banho de assento. São recomendados banhos de assento em água morna três vezes ao dia. O paciente é reexaminado após 7 a 10 dias, quando então realiza-se a proctossigmoidoscopia e a anuscopia. Havendo persistência de uma abertura externa e formação de trajeto fistuloso, indica-se um procedimento mais definitivo.

Antibióticos

A antibioticoterapia de amplo espectro está justificada em pacientes com riscos associados (p. ex., diabetes melito, valvulopatia cardíaca ou imunossupressão).

Microbiologia

Em geral, não são necessários antibióticos, mas culturas ajudam a determinar a probabilidade de formação de uma fístula. Se a cultura não evidenciar microrganismos da flora intestinal, a chance de uma fístula subseqüente é virtualmente nula. Por outro lado, caso sejam identificados microrganismos entéricos, a probabilidade de haver evolução para fístula anal é grande.

Fistulotomia Sincrônica

Fístulas com aberturas internas podem ser observadas no momento da drenagem do abscesso. Se a abertura interna for baixa, o cirurgião pode realizar uma fistulotomia simultaneamente à drenagem do abscesso, evitando assim a necessidade de um segundo procedimento cirúrgico.

A fístula anal costuma não ser reconhecida no momento da drenagem de um abscesso perianal. Observando-se um trajeto simples, recomendo incisar logo o trajeto fistuloso – caso isto seja exeqüível. Eu geralmente realizo a drenagem do abscesso em ambulatório. Infelizmente, nestes casos, o desconforto do paciente impossibilita uma avaliação mais extensa e a capacidade de se realizar uma fistulotomia definitiva. Entretanto, havendo indicação para realizar a drenagem sob raquianestesia ou anestesia geral, a fistulotomia sincrônica é mais adequada.

Abscesso Isquiorretal

O abscesso isquiorretal pode apresentar-se como uma massa grande, eritematosa, endurecida e dolorosa nas nádegas, ou ser virtualmente inaparente exceto pelas queixas álgicas do paciente. Este tipo de abscesso é observado em 20 a 25% de sepse anorretal. Quase sempre há pus, e a punção aspirativa costuma elucidar os casos duvidosos. A proctossigmoidoscopia e a anuscopia devem ser postergadas devido ao desconforto do paciente, mas deve-se manter em mente a possibilidade de um carcinoma ou algum outro distúrbio colorretal ser o responsável pelo quadro. A avaliação retal adequada é mandatória em algum momento da evolução da doença.

Técnicas de Drenagem

A drenagem de um abscesso isquiorretal requer um certo planejamento, uma vez que a lesão em geral decorre de uma fístula transesfincteriana. A maioria dos pacientes com este tipo de abscesso necessitará de uma cirurgia para fístula mais tarde. Por isso, é importante drenar o abscesso criando uma abertura externa o mais próximo possível da margem anal. A cavidade do abscesso pode ser penetrada, obtendo-se uma drenagem adequada, sem que seja necessário atacar o ponto de apresentação ou a área de maior flutuação.

A técnica de drenagem de um grande abscesso isquiorretal difere pouco daquela dos abscessos perianais menores e não necessariamente implica em anestesia geral ou manipulação cirúrgica vigorosa. Após aplicação de anestesia local, faz-se uma pequena incisão para eliminação do conteúdo purulento. A cavidade é irrigada e drenada introduzindo-se (não muito) uma gaze iodada. O paciente é instruído a manter o curativo e realizar banhos de assento, retirando-se o dreno após 24 a 48 horas. O paciente deve ser reexaminado após 1 semana, quando então realizam-se a proctossigmoidoscopia e a anuscopia.

Drenagem Hospitalar

Vários fatores contra-indicam a drenagem ambulatorial de um abscesso isquiorretal. Primeiro, pode ser necessário um procedimento anestésico de maior porte devido à insistência do paciente ou à incapacidade do mesmo em tolerar manipulação apenas sob bloqueio local. Segundo, algumas vezes o cirurgião não possui as acomodações adequadas – a contaminação da sala de exame certamente limita seu uso por algum tempo. Finalmente, um abscesso isquiorretal não deve ser drenado no consultório se o paciente estiver séptico, exceto como medida preliminar à hospitalização. Nestes casos, necessita-se de antibioticoterapia sistêmica e irrigação mais agressiva que aquela possível de ser realizada ambulatorialmente.

A drenagem hospitalar segue essencialmente os mesmos passos citados anteriormente. A incisão deve ser mínima e medial. Irriga-se a cavidade com soro fisiológico ou solução anti-séptica, inserindo então um pequeno dreno. A anestesia também permite realizar a proctossigmoidoscopia e a anuscopia, ajudando na identificação de causas específicas para o abscesso e localizando o orifício interno.

Um modo simples de determinar a presença de uma abertura interna antes da drenagem consiste em passar um anuscópio enquanto se comprime a massa, observando-se a drenagem de pus da cripta afetada. Identificando-se a abertura, sua posição é anotada para o tratamento definitivo, que em geral ocorre após duas semanas. Eu não recomendo realizar fistulotomia de um trajeto transesfinctérico concomitantemente à drenagem de um abscesso isquiorretal.

Uma vez iniciados, os antibióticos são mantidos por 48 horas. A drenagem é o tratamento definitivo, e o paciente quase sempre se torna afebril poucas horas após o procedimento.

Abscesso Pós-Anal Profundo

Uma fístula transesfinctérica pode se apresentar como um abscesso na profundidade do espaço pós-anal (Figura 10.2). Este espaço encontra-se acima do esfíncter interno e abaixo do levantador do ânus. Os pacientes em geral se queixam de desconforto retal importante. A dor pode irradiar para o sacro, cóccix ou nádegas, ou apresentar uma distribuição ciática, exacerbando-se na posição sentada. O comprometimento da defecação pode chegar à impactação fecal. Em alguns casos, os sintomas imitam aqueles da proctalgia fugaz, da coccigodinia ou do estiramento lombossacral. Um achado útil que denuncia a natureza do problema é o fato de o paciente normalmente estar febril. Deve-se suspeitar de infecção no espaço pós-anal profundo em qualquer indivíduo com proctalgia posterior relativamente recente (menos de 48 horas), intermitente e não afetada pelo posicionamento corporal.

Exame

O exame físico pode ser quase normal, exceto pela hipersensibilidade atípica na região posterior do reto. Freqüentemente, o diagnóstico não é feito e são recomendados ao paciente banhos de assento, exercícios perianais e analgésicos. Eventualmente, o abscesso tornar-se-á visível na pele ou drenará espontaneamente, estabelecendo de uma vez o diagnóstico. Por isso, deve-se manter um alto nível de suspeita

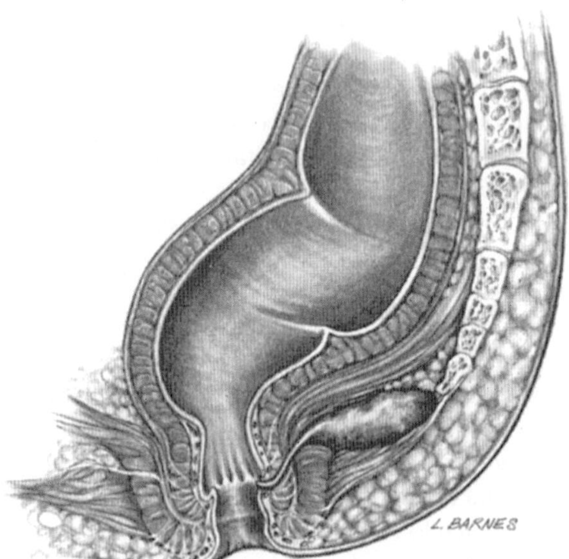

FIG. 10.2. Abscesso pós-anal profundo originando-se em uma cripta anal posterior. A drenagem deve ser feita através de uma incisão da abertura interna do abscesso ao cóccix.

para iniciar o tratamento correto. O diagnóstico pode ser confirmado através de uma punção aspirativa entre o reto e o cóccix. Havendo presença de massa extra-retal, deve-se realizar o diagnóstico diferencial com cisto pré-sacral, teratoma, cordoma e uma gama de distúrbios inflamatórios e neoplásicos. É preciso estar atento para o fato de que infecções na fossa anal posterior podem se comunicar com a fossa isquiorretal do lado oposto. A doença, assim, manifesta-se na forma de um abscesso isquiorretal bilateral, também conhecido como "abscesso em ferradura".

Tratamento

O tratamento consiste em drenagem do espaço pós-anal, um procedimento que não pode ser realizado apenas com anestesia local. Invariavelmente, identifica-se um orifício interno na linha mediana posterior no momento da drenagem.

O melhor acesso para o espaço pós-anal profundo foi descrito por Hanley[56] (ver Capítulo 11). Ele recomendava inserir uma sonda no orifício primário, na linha mediana posterior, e fazer uma incisão por sobre a sonda em direção à ponta do cóccix. Esta incisão secciona as porções superficial e subcutânea do esfíncter externo. Contra-incisões podem ser feitas para drenar a fossa isquiorretal, se necessário (p. ex., no abscesso em ferradura). Recomenda-se cobrir o local com curativo por 24 a 48 horas.

Abscesso Interesfincteriano

O abscesso interesfincteriano foi descrito por Eisenhammer, que subseqüentemente o dividiu em dois tipos (alto e baixo). O distúrbio se origina de uma cripta infectada no canal anal, e a infecção se propaga cefalicamente, manifestando-se como uma massa na porção inferior do reto. O abscesso disseca o plano interesfincteriano (e não a submucosa), ainda que algumas vezes seja confundido e erroneamente chamado de abscesso "submucoso". O abscesso interesfincteriano representa cerca de 2 a 5% dos abscessos perirretais.

O paciente se queixa de dor retal ou anal exacerbada à defecação. Uma sensação de preenchimento retal costuma estar presente, assim como drenagem de secreção purulenta. A febre é variável.

O exame retal revela uma massa submucosa dolorosa algumas vezes inaparente à proctossigmoidoscopia e anuscopia. O distúrbio pode ser confundido com trombose hemorroidária interna, mas o exame visual é capaz de diferenciar um mamilo arroxeado ou enegrecido de um abscesso. A superfície é edematosa e endurecida. Cerca de 25% dos pacientes apresentam uma fístula anal associada ao abscesso. O pus proveniente da cripta não deixa muitas dúvidas quanto à natureza da lesão.

Tratamento

O tratamento deve ser realizado sob anestesias espinhal, caudal ou mesmo geral. Não deve ser um procedimento ambulatorial. Utiliza-se um afastador de Hill-Ferguson ou algum outro igualmente apropriado. O abscesso é incisado através do esfíncter interno, removendo-se toda a área até a cripta anal. Finalmente, a margem livre do reto e o esfíncter interno são suturados para hemostasia, deixando a ferida aberta para drenagem. Não é necessário cobrir com curativo. Na alta, orienta-se o paciente para utilizar agentes amaciadores do bolo fecal e banhos de assento. A cicatrização em geral leva 3 a 4 semanas, e nenhum procedimento adicional é necessário.

Abscesso Supra-Elevador

O abscesso supra-elevador é relativamente raro, compreendendo menos de 2,5% dos abscessos na maioria dos relatos. Dor perianal e nas nádegas costuma ser a apresentação mais comum. A maioria dos pacientes apresenta-se febril e com leucocitose.

A maior parte dos indivíduos possui uma história de distúrbio pélvico inflamatório (p. ex., doença de Crohn, diverticulite, salpingite) ou passaram recentemente por uma cirurgia pélvica ou abdominal. O abscesso supra-elevador também pode ser uma extensão cefálica de um abscesso transesfincteriano ou interesfincteriano (ver Figura 10.1).

Tratamento

A causa do abscesso determina o tratamento: drenagem transretal ou transvaginal para abscessos causados por sepse pélvica e drenagem externa para abscessos secundários a fístulas transesfincterianas. Fazer uma drenagem transretal na presença de uma abertura interna ao nível da cripta é um convite ao desastre. Da mesma forma, drenar um abscesso no períneo quando existe uma comunicação acima dos elevadores pode resultar em uma fístula extra-esfincteriana alta. O tratamento eficaz requer uma compreensão do processo séptico. Para conseguir isto, uma boa anamnese é fundamental. Mais importante, entretanto, é avaliar a situação utilizando bloqueio anestésico para tentar identificar o orifício interno ao nível da cripta. Se o orifício estiver presente, o procedimento de drenagem deve ser externo; se ausente, a drenagem deve ser interna (Figura 10.3).

Drenagem Interna

Na *drenagem interna*, o paciente é colocado na posição prona (abscessos localizados anteriormente) ou de litotomia (abscessos localizados posteriormente). Contudo, uma vez que o procedimento de drenagem seja relativamente rápido e devido às reservas com que os anestesistas encaram o decúbito ventral, a maioria dos casos é abordada na posição de litotomia.

Após aspiração, penetra-se na cavidade abscedada através de uma incisão ou realizando-se dissecção romba com uma pinça hemostática curva. Uma sonda de Pezzer[57], Malecot[58] ou Foley[59] é inserida na cavidade e exteriorizada pelo ânus. A abertura é feita pequena o suficiente para que o cateter permaneça em posição sem necessidade de suturas. O dreno é removido em 24 a 48 horas.

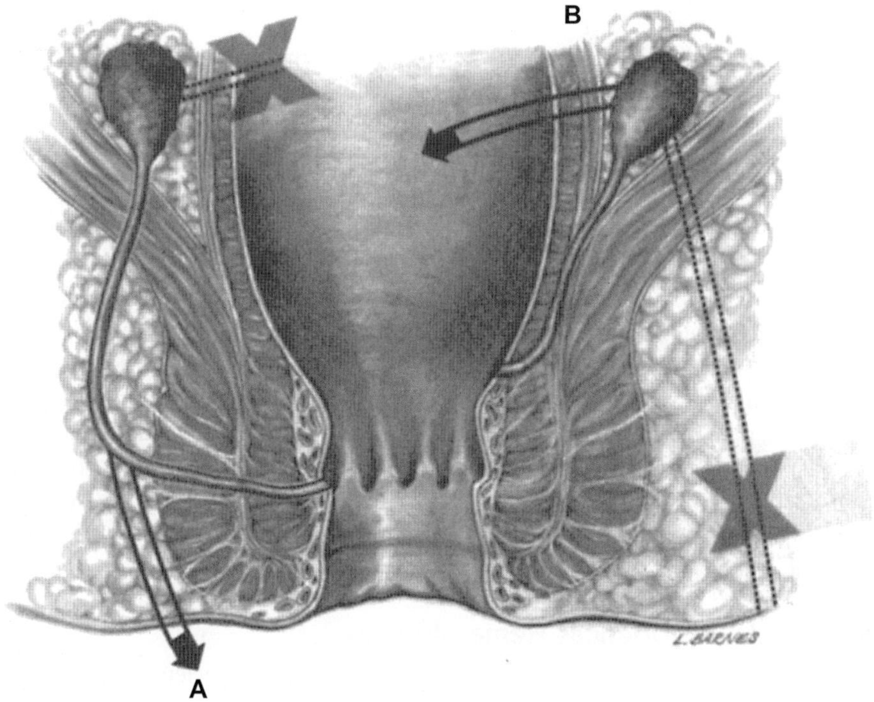

FIG. 10.3. Métodos de drenagem dos abscessos supra-elevadores. **A.** Drenagem perineal secundária à fístula transesfinctérica. **B.** Drenagem transretal da sepse pélvica.

Nas mulheres, sempre que possível, o abscesso anterior deve ser drenado por via transvaginal, através do fundo-de-saco posterior. A drenagem é tecnicamente mais fácil de ser realizada, e a paciente se sente mais confortável evitando-se lesar o esfíncter anal intacto.

A despeito das sugestões e recomendações feitas, o cirurgião pode questionar – e com razão – a utilidade do dreno. Uma vez drenado o abscesso, a cavidade em geral colapsa e pode cicatrizar ainda mais rapidamente sem a presença do dreno.

Drenagem externa

Se a *drenagem externa* for a medida mais apropriada, o paciente é colocado na posição prona em canivete. Nestes casos, é necessária uma incisão externa maior, uma vez que é imperativo drenar adequadamente a coleção acima do elevador do ânus. A incisão deve ser o mais medial possível. O espaço supra-elevador é tamponado com gazes ou pode-se inserir uma sonda de Pezzer, Malecot ou Foley por 24 a 48 horas. A sonda traz a vantagem adicional de permitir irrigação e lavagem da cavidade.

Resultados

Praticamente não existem dados na literatura com respeito aos resultados de cirurgias para drenagem de abscessos supra-elevadores. O ideal é realizar a cirurgia definitiva para fístula mais tarde, durante uma outra hospitalização.

TIPOS DE INFECÇÃO

Infecção Necrotizante

O abscesso anorretal pode causar infecção severa, necrose e morte. A gangrena gasosa perineal (Doença de Fournier[60]) também pode ocorrer. Já foram relatados até mesmo casos de tétano pós-abscesso anorretal. A demora em se estabelecer o diagnóstico e iniciar o tratamento – uma semana ou mais na maioria dos casos –, e a presença de doenças associadas (p. ex., diabetes, obesidade, neoplasias, AIDS, tuberculose) são fatores contribuintes para a significativa morbiletalidade da infecção necrosante. O tratamento consiste em antibióticos, suporte nutricional, desbridamento extenso, drenagem adequada da coleção purulenta e, em geral, colostomia.

Infecção Anal e Doenças Hematológicas

Abscessos, fístulas e infecções perirretais são comuns em pacientes com discrasias sangüíneas (p. ex., leucemia, granulocitopenia, linfoma). Estes problemas representam cerca de 3 a 8% das admissões em um serviço de hematologia. A incidência de granulocitopenia, definida como uma contagem de neutrófilos abaixo de 500/mm^3, é de 11%. Cerca de metade dos pacientes morre no primeiro mês após o diagnóstico, a maioria devida a complicações sépticas. Em um estudo envolvendo mais de 200 indivíduos com leucemia aguda, sete por cento desenvolveram infecções perirretais.

Sintomas e Achados

Os pacientes apresentam dor anal, mas febre, septicemia e choque também podem estar presentes. Não costuma haver secreção purulenta ou pontos flutuantes. Retenção urinária, sinais de irritação peritoneal e infecção da genitália são comuns. Digno de nota é o fato de que os microrganismos isolados na cultura tendem a ser significativamente diferentes daqueles geralmente identificados nos processos sépticos perirretais não-complicados.

Tratamento e Resultados

O prognóstico correlaciona-se bastante com a resposta ao tratamento do distúrbio hematológico subjacente. Recomenda-se tratamento conservador (p. ex., antibióticos, banhos de assento, radioterapia) nos casos que apresentem leucemia fora de controle. A drenagem cirúrgica sob tais circunstâncias pode resultar em sepse fulminante e morte. Os pacientes com agranulocitose submetidos à intervenção cirúrgica apresentam cicatrização lenta, hospitalização prolongada e um maior índice de mortalidade quando comparados com pacientes que receberam apenas antibióticos. Apesar de existir uma certa controvérsia a respeito das opções de tratamento nestes pacientes, a abordagem não-cirúrgica costuma ser a mais recomendada.

Infecção Perianal após Transplante de Medula Óssea

A infecção perianal é uma complicação rara do transplante de medula óssea. Grandes séries estudadas demonstraram que apenas 2,5% dos pacientes submetidos a um transplante apresentam infecções perianais. O tratamento desta complicação é essencialmente o mesmo descrito nos pacientes com doenças hematológicas. Em geral, a cicatrização da ferida perianal não se encontra prejudicada nos pacientes submetidos à drenagem cirúrgica.

Infecção Anal e AIDS

Pacientes com AIDS são extremamente suscetíveis a infecções oportunistas na área anorretal. As manifestações colorretais da AIDS são discutidas no Capítulo 5.

NOTAS DO REVISOR TÉCNICO

56. HANLEY, P.H., Ray J.E., Pennington, E.E., Grablowsky, O.M. A ten-year follow-up study of horseshoe abscess-in-ano. *Dis Col Rectum* 1976;19:507-515.
57. Sonda de PEZZER: PEZZER, O. Médico francês do século XIX, criador da sonda balonada para inserção no estômago e em outros órgãos ocos e cavidades anatômicas.
58. MALECOT, Achille-Etienne (1852-1932), cirurgião francês, criador do cateter que leva o seu nome.
59. FOLEY, Frederic, E.B. (1891-1966), urologista americano, criador do cateter vesical balonado de demora e da pieloplastia em "Y".
61. FOURNIER, Jean-Alfred (1832-1914), clínico, dermatologista, venerologista e sifilologista francês, um dos pioneiros no diagnóstico das doenças venéreas, doutorando-se com a tese sobre contágio sifilítico, mundialmente famoso pelos seus ensinamentos.

11

Fístula Anal

Operações de fístulas já mancharam a reputação de mais cirurgiões que qualquer outro procedimento. As complicações da fistulectomia são inúmeras, incluindo incontinência fecal, secreção mucosa e recorrência do abscesso e da fístula. O cirurgião que teve a primeira oportunidade de tratar o caso é o mais provável de consegui curar o processo, limitar a morbidade e minimizar a incapacidade do paciente.

SINTOMAS

As queixas mais comuns são edema, dor e secreção. Os primeiros dois sintomas costumam associar-se ao abscesso quando o orifício externo (ou secundário) encontra-se fechado. A secreção pode originar-se do orifício externo, ou os pacientes podem relatá-la como muco e pus misturado às fezes. A maioria dos pacientes apresentando uma fístula possui antecedente de abscesso no local.

A fístula anal pode ser confundida com hidradenite supurativa e doença pilonidal, ou ser secundária a um carcinoma anal ou retal, ou, ainda, estar associada a doenças inflamatórias intestinais específicas e inespecíficas.

CLASSIFICAÇÃO

A lista a seguir foi adaptada do artigo de Parks AG, Gordon PH, Hardcastle JD. A classification of fistula-in-ano. *Br J Surg* 1976;63:1.

1. Interesfinctérica:
   - Trajeto baixo simples.
   - Trajeto alto em fundo cego.
   - Trajeto alto com abertura retal.
   - Fístula alta sem abertura perineal.
   - Fístula alta com extensão extra-retal ou pélvica.
   - Fístula originária de doença pélvica.
2. Transesfinctérica:
   - Não-complicada.
   - Trajeto alto em fundo cego.
3. Supra-esfinctérica:
   - Não complicada.
   - Trajeto alto em fundo cego.

4. Extra-esfinctérica:
   - Secundária a uma fístula transesfinctérica.
   - Secundária a trauma.
   - Secundária à doença anorretal (p. ex., doença de Crohn).
   - Secundária à inflamação pélvica.
5. Combinada.
6. Em Ferradura:
   - Interesfinctérica.
   - Transesfinctérica.

As fístulas complexas são aquelas não classificadas como interesfinctéricas ou extra-esfinctéricas baixas. Elas são mais difíceis de se tratar que as fístulas convencionais e associam-se a um risco maior de recidiva e prejuízo da continência anal. A maioria dos autores descreve cinco tipos principais de fístulas:

1. Submucosa.
2. Interesfinctérica (Figura 11.1).
3. Transesfinctérica (Figura 11.2).
4. Supra-esfinctérica (Figura 11.3).
5. Extra-esfinctérica (Figura 11.4).

A fístula *submucosa* é um equívoco de nomenclatura (ver discussão no Capítulo 10).

A *fístula interesfinctérica* atravessa o esfíncter interno e se desloca ao longo do plano interesfincteriano até chegar à pele. Ocasionalmente, observa-se um trajeto estendendo-se cefalicamente no plano interesfincteriano (trajeto alto em fundo cego), mas isto não influencia o planejamento terapêutico. Apenas a parte mais superficial (ou subcutânea) do esfíncter externo pode ser seccionada ao se realizar a fistulotomia. Esta fístula é o tipo mais comum, e sua incidência em relação às outras apresentações varia de 55 a 70%.

A *fístula transesfinctérica* atravessa os esfíncteres interno e externo antes de chegar à pele. O nível do trajeto determina quanto do esfíncter necessita ser seccionado – e, assim, o risco de prejuízo da continência. Esse tipo de fístula representa 20 a 25% dos casos. Ocasionalmente, uma fístula transesfinctérica apresenta uma extensão supra-elevador (Figura 11.5). O tratamento inclui diagnóstico correto do distúrbio, curetagem, irrigação e tamponamento da extensão supra-elevador. Nunca se deve drenar a extensão para dentro do reto.

A fístula supra-esfinctérica responde por cerca de 3% dos casos. Esta fístula se inicia no plano interesfincteriano, passa para uma localização supra-elevador e, finalmente, avança entre o puborretal e os músculos elevadores do ânus, indo terminar na fossa isquiorretal.

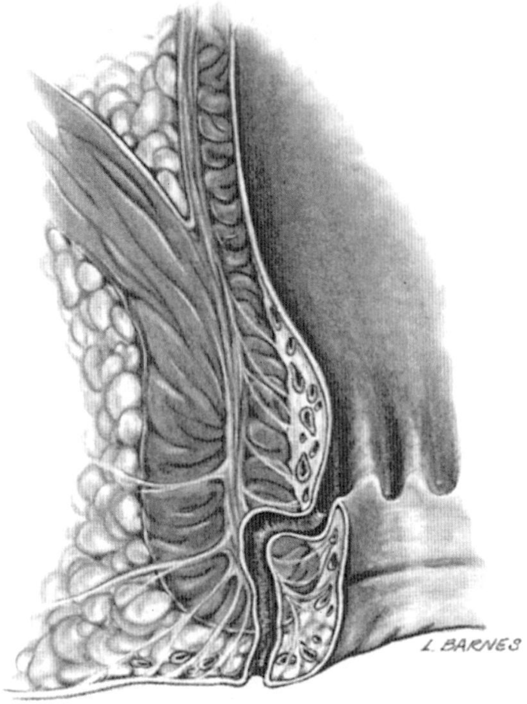

FIG. 11.1. Fístula interesfincteriana. O trajeto atravessa o esfíncter anal interno no plano interesfincteriano.

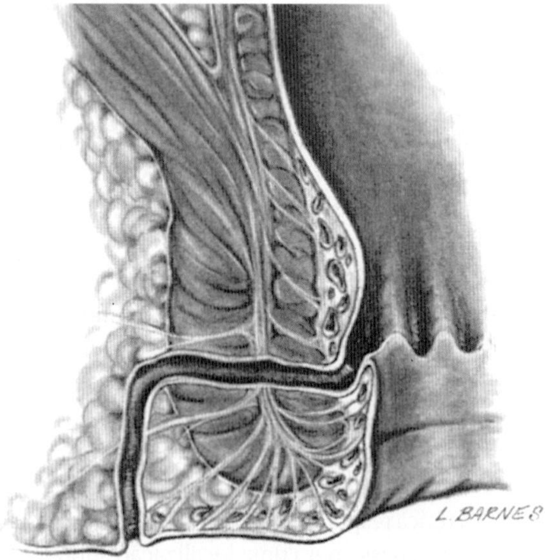

FIG. 11.2. Fístula transesfincteriana. O trajeto atravessa os esfíncteres interno e externo, adentrando a fossa isquiorretal, e chegando então à pele.

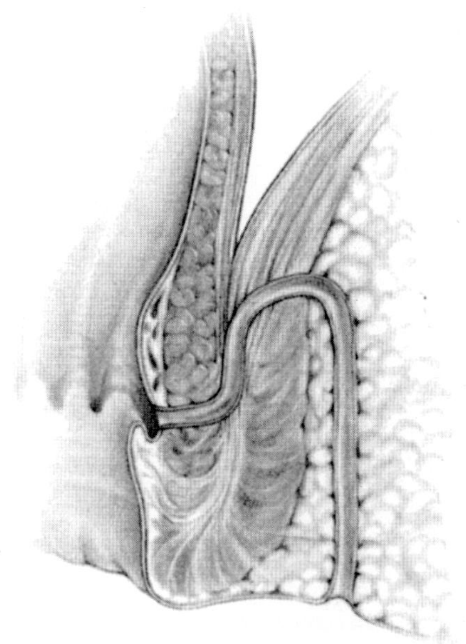

FIG. 11.3. Fístula supra-esfincteriana. O trajeto se estende cefalicamente como uma fístula interesfincteriana e então cruza acima do músculo puborretal, atravessando a fossa isquiorretal em direção à pele.

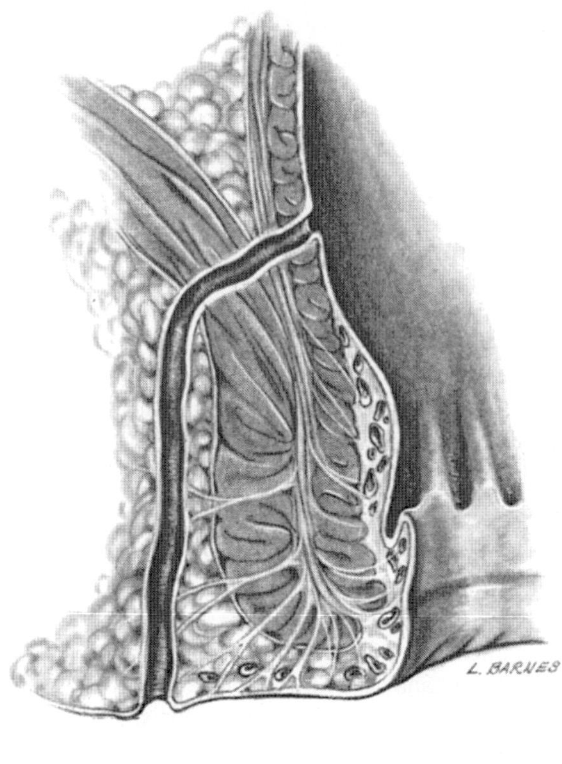

FIG. 11.4. Fístula extra-esfincteriana. A abertura interna encontra-se acima do nível do músculo elevador do ânus, e o trajeto alcança a pele passando pela fossa isquiorretal externamente ao esfíncter externo.

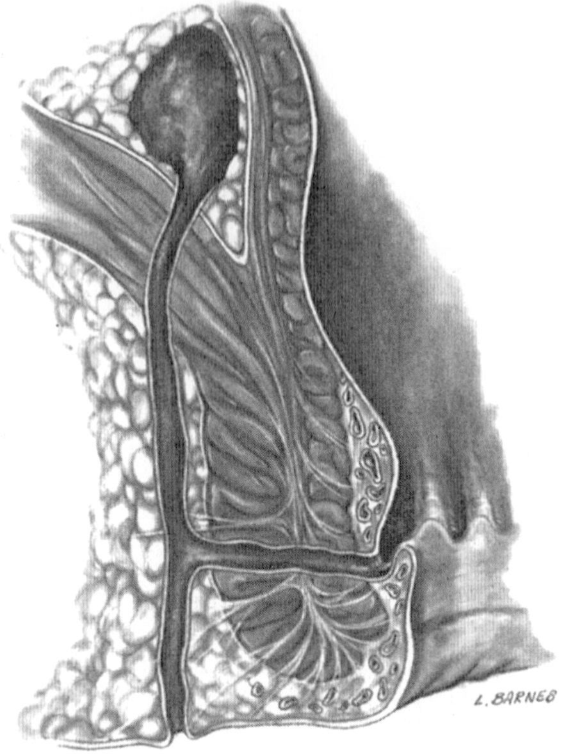

FIG. 11.5. Fístula transesfincteriana com extensão supra-elevador. A drenagem da extensão para dentro do reto está contra-indicada.

A *fístula extra-esfinctérica* apresenta uma aberta interna acima do nível do elevador e um trajeto que atravessa todo o aparato esfincteriano até chegar à pele. Em geral, este tipo de fístula é conseqüência de um trauma (p. ex., corpo estranho, manipulação cirúrgica, empalamento), doença de Crohn ou doença inflamatória pélvica. Também pode ocorrer quando um abscesso supra-elevador ou uma fístula transesfinctérica com extensão supra-elevador abre espontaneamente no reto. Este tipo de fístula responde por cerca de 2 a 3% de todas as fístulas, mas nos serviços com muitos pacientes portadores de doença inflamatória intestinal, a incidência pode ser maior.

DIRETRIZES PRÁTICAS PARA TRATAMENTO

As diretrizes práticas para tratamento de vários distúrbios colorretais elaboradas pela Força Tarefa da Sociedade Americana de Cirurgia Colorretal também incluem recomendações para a avaliação e o tratamento das fístulas anais.

IDENTIFICAÇÃO DO TRAJETO FISTULOSO

Regra de Goodsall[61]

Quando o orifício externo se encontra anteriormente ao plano transversal, o orifício interno tende a estar localizado radialmente. Por outro lado, quando o orifício externo encontra-se posterior a este plano, o orifício interno em geral localiza-se na linha mediana posterior (Figura 11.6).

O trajeto posterior pode resultar de um defeito na fusão do músculo longitudinal e o esfíncter externo na linha mediana posterior. Assim, nesta posição, o mais provável é ocorrer uma fístula transesfincteriana, e seu trajeto pode dissecar para dentro de uma ou ambas as fossas isquiorretais.

Apesar de esta regra ser relativamente confiável, as exceções ocorrem.

A regra não substitui a técnica meticulosa, a certificação da direção do trajeto e identificação precisa da localização do orifício interno.

Em geral, observa-se apenas um orifício externo ou secundário, e as fístulas atravessam o plano interesfincteriano. Contudo, na fístula transesfincteriana, pode haver múltiplos orifícios comunicando-se com o espaço pós-anal posterior profundo e a fossa isquiorretal – é a chamada "fístula transesfincteriana em ferradura".

Exame Físico e Endoscopia

Nos casos em que a fístula é relativamente superficial, a palpação cuidadosa revela o trajeto espesso adentrando o canal anal. Este achado é bastante caracterís-

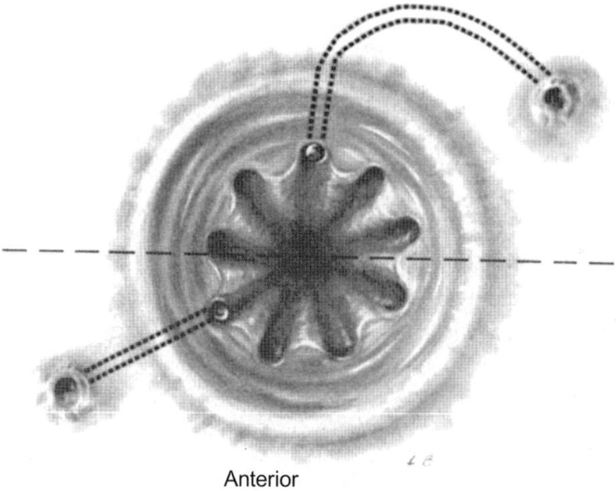

FIG. 11.6. Trajetos típicos das fístulas, segundo a regra de Goodsall.

tico de uma fístula interesfincteriana. O exame bidigital, colocando-se o polegar do lado de fora e o indicador dentro do canal anal, também pode ser útil para evidenciar o trajeto fistuloso. A dificuldade em se identificar o trajeto através da palpação significa que este é profundo e, possivelmente, trata-se de uma fístula transesfincteriana. A anuscopia pode demonstrar exsudação de material purulento na base de uma cripta. A sondagem cuidadosa da cripta ajuda a confirmar a presença do trajeto. Ocasionalmente, a fístula percorre um longo trajeto subcutâneo, indo terminar no períneo, no escroto, nos grandes lábios ou até mesmo na raiz da coxa. A incapacidade de identificar o orifício interno não significa que o mesmo esteja fechado. Angulações ou estreitamentos no trajeto podem impedir uma avaliação adequada; além disso, a manipulação excessiva é desconfortável para o paciente. Sob essas circunstâncias, recomenda-se realizar o exame sob anestesia para determinar o curso do trajeto.

Sondagem

A passagem de uma sonda pode ser tentada tanto a partir do orifício externo quanto do interno. Áreas estenóticas ou com angulações agudas no trajeto podem impedir a passagem completa. Deve-se sempre manusear a sonda gentilmente, nunca forçando seu avanço.

Tração do Trajeto

Teoricamente, mobilizando-se uma pequena porção do trajeto a partir do orifício secundário (externo) e aplicando-se uma leve tração, é possível observar uma reentrância ou afundamento no local da cripta afetada – ou seja, no local do orifício interno. Contudo, o trajeto variável e muitas vezes curvilíneo das fístulas mais complexas reduz o potencial benefício desta manobra.

Técnicas de Injeção

Contraste

Injetando-se uma substância como o azul de metileno ou o índigo carmim no trato, o contraste surge no reto, confirmando a existência do trajeto e sua comunicação com um orifício interno. O problema com estes agentes está no fato de o cirurgião ter apenas uma chance para identificar a abertura interna antes que o corante tinja toda a mucosa retal.

Leite

Pode-se utilizar leite (não necessariamente estéril) para identificar o trajeto e o orifício interno. A aplicação é feita com uma agulha DeBakey[62] de ponta olivada ou um cateter endovenoso comum, enquanto se realiza uma anuscopia. O leite pode ser retirado do lúmen sem tingir a mucosa, permitindo tentativas repetidas. A incapacidade em demonstrar comunicação com o orifício interno significa estenose do trajeto. Entretanto, se o leite puder ser observado na submucosa do canal anal, mesmo sem escapar para o lúmen, toda a área da cripta deve ser excisada (possivelmente, a abertura interna encontra-se fechada).

Peróxido de Hidrogênio

A injeção de peróxido de hidrogênio provavelmente é o melhor meio para se identificar o orifício interno. O oxigênio liberado faz borbulhas no orifício interno. Além disso, a pressão criada pelo gás pode ser suficiente para penetrar em um trajeto estenótico e chegar ao canal anal e não ocorre qualquer tingimento.[63]

Fistulografia

A fistulografia consiste na delineação radiológica do trajeto fistuloso utilizando um contraste hidrossolúvel e, em geral, é de pouca utilidade. A técnica é simples. O paciente é colocado sobre a mesa de raios X, normalmente em decúbito lateral esquerdo, e um pequeno cateter é inserido no orifício externo. Injeta-se um pequeno volume do contraste, sendo realizadas radiografias em várias projeções.

A fistulografia pode ser particularmente valiosa em casos selecionados, quando (a) não se consegue identificar um orifício interno, (b) existe suspeita ou confirmação de doença de Crohn e (c) o paciente possui antecedente de cirurgias para fístula anal. Infelizmente, muitos pacientes nestas categorias não irão beneficiar-se do procedimento uma vez que o orifício interno não será identificado.

Endossonografia Anal

Da mesma forma que a ultra-sonografia na avaliação do câncer retal, tem-se sugerido a ultra-sonografia endoanal para examinar doenças do canal anal e da região perianal. Esta é uma técnica acurada e minimamente invasiva para delinear a relação entre o trajeto fistuloso e o mecanismo esfincteriano anal, bem como para identificar áreas mais profundas de sepse.

Áreas particularmente problemáticas incluem a diferenciação entre certos orifícios internos e cavidades abscedadas, trajetos em granulação e tecidos cicatriciais. O peróxido de hidrogênio intensifica o contraste, sendo uma maneira simples, eficaz e segura de aumentar a acurácia da ultra-sonografia endoanal neste distúrbio.

Ressonância Magnética de Imagens

Outro método de imageamento recentemente introduzido para evitar as conseqüências da identificação incorreta do orifício interno é a Ressonância Magnética de Imagens (RMI). A RMI dinâmica com contraste (RMIDC) apresenta sensibilidade de 97% e especificidade de 100% na detecção de fístulas anais. Além disso, a RMIDC é capaz de identificar mais trajetos secundários e mostrou-se mais acurada na identificação de fístulas complexas que qualquer outro exame retal isoladamente ou exploração cirúrgica. A RMI aguarda novos testes para definir seu lugar na avaliação do paciente com fístula anal.

Estudos Adicionais

Em geral, além da sigmoidoscopia rígida ou flexível, não se recomenda avaliação gastrintestinal adicional nos pacientes com fístula anal convencional. Contudo, na presença (ou suspeita) de doença inflamatória intestinal, devem-se realizar colonoscopia e estudo do trânsito do intestino delgado.

PRINCÍPIOS DO TRATAMENTO CIRÚRGICO

O tratamento da fístula anal por secção ou "deixar o trajeto aberto" foi descrito pela primeira vez por John de Arderne,[64] no Século XIV. Com pequenas variações, este ainda é o método mais utilizado atualmente. A incapacidade em curar o paciente em geral resulta de falta ou excesso de temeridade. O cirurgião que identifica o trajeto do orifício externo até o nível da cripta, mas não consegue passar a sonda até o canal anal, desistindo de excisar a área da cripta, está sendo muito tímido. Nesta situação, deve-se presumir que a abertura da cripta encontra-se selada.

Se o cirurgião identifica o orifício interno, mas reluta em deixá-lo aberto por ser muito alto, esta decisão pode prejudicar a oportunidade de curar o paciente. Haverá persistência da fístula, e um novo procedimento, realizado posteriormente, não contará com a segurança de saber se o orifício interno foi uma ocorrência natural. Com poucas exceções (p. ex., doença de Crohn, antecedente de trauma), o cirurgião deve ser capaz de realizar a fistulotomia sem receio de causar incontinência fecal. Caso persistam dúvidas sobre a segurança de seccionar o trajeto no nível do orifício interno, pode-se utilizar um reparo (ver a seguir).

Quando o trajeto for identificado apenas parcialmente (p. ex., não até o nível da cripta), pode-se tentar "adivinhar" onde estaria o orifício interno e terminar criando um falso trajeto. Nestes casos, o cirurgião estaria sendo muito agressivo e tanto o orifício quanto o trajeto tendem a ser completamente perdidos.

As técnicas de injeção mencionadas anteriormente confirmam a presença da fístula e do orifício interno, mas não identificam o trajeto fistuloso. Se for possível sondar o trajeto, simplesmente secciona-se o tecido até o nível da sonda. Entretanto, quando não se obtém sucesso na sondagem, a dissecção deve ser realizada lenta e meticulosamente, seguindo o trajeto epitelizado até sua comunicação com o canal anal.

A cirurgia para fístula deve ser sempre realizada com eletrocautério. A identificação do trajeto requer um campo cirúrgico limpo e seco. Em uma área tão vascularizada, não existe meio melhor que este para manter uma boa hemostasia.

Fistulotomia "versus" Fistulectomia

Outro ponto controverso tem sido quando realizar uma fistulotomia ou uma fistulectomia. O tempo de cicatrização é significativamente menor quando a fístula é simplesmente deixada aberta em comparação à excisão, mas os índices de recorrência são equivalentes. Contudo, é aconselhável remover uma pequena parte do trajeto para histopatologia, especialmente se houver preocupação quanto à possibilidade de doença de Crohn (ver a seguir).

Fistulotomia Ambulatorial

A fistulotomia ambulatorial pode ser realizada concomitantemente à drenagem do abscesso quando o orifício interno é baixo e interesfincteriano, sob bloqueio anestésico locorregional. Entretanto, em alguns pacientes, deve-se realizar uma cirurgia formal para fístula em bloco cirúrgico, sob anestesias geral, caudal ou espinhal. Exceto nos casos de fístulas complexas ou aquelas com indicação de esfincteroplastia concomitante, a cirurgia freqüentemente pode ser feita em regime ambulatorial.

A Força Tarefa de Diretrizes Práticas da Sociedade Americana de Cirurgia Colorretal recomendou alguns parâmetros para a cirurgia ambulatorial nos casos de fístula:

- Uma fístula, uma fístula com abscesso ou uma fístula associada a algum distúrbio anorretal pode ser tratada ambulatorialmente caso, a critério do cirurgião, tal procedimento seja seguro.
- Fístulas envolvendo órgãos ou estruturas adjacentes (p. ex., retovaginal, retouretral, ou em ferradura) em geral necessitam de uma abordagem mais extensa, recomendando-se internação hospitalar para cirurgia.
- Fístulas associadas à celulite ou abscesso extensos ou distúrbios anorretais adicionais também podem requerer hospitalização, especialmente quando há indicação de antibioticoterapia endovenosa.

ABORDAGENS CIRÚRGICAS

Tratamento de Fístulas Convencionais

Após identificação dos orifícios interno e externo, o trajeto é incisado. A continuidade do revestimento epitelial confirma a totalidade da cirurgia. O tecido de granulação deve ser removido por curetagem. Parte do trajeto fistuloso pode ser excisado e enviado para histopatologia. A porção externa da incisão é alargada em relação à porção localizada no canal anal, uma vez que a pele tende a cicatrizar mais rapidamente que a mucosa anal. Se este tempo não for realizado corretamente, a cicatrização do canal anal pode ser mais demorada. As bordas livres da mucosa anal e o esfíncter anal interno podem ser suturados com fio absorvível para melhorar a hemostasia. Fora isso, o restante da ferida é deixado aberto, colocando-se apenas um curativo. O curativo é removido na noite do mesmo dia ou no dia seguinte, quando se iniciam banhos de assento. Deve-se encorajar a limpeza mecânica vigorosa da ferida, tanto com duchas como com gazes úmidas. O uso de duchas higiênicas no pós-operatório tem um papel crucial no tratamento da ferida. O princípio é ser o mais severo possível, mantendo a ferida bem desbridada e limpa. A primeira visita ao consultório ocorre no décimo dia pós-operatório, e então a cada uma ou duas semanas, até que ocorra a cicatrização. Consultas menos freqüentes podem ser ideais nos casos com fístulas simples, desde que o paciente compreenda a necessidade de (e se comprometa a) manter a ferida limpa.

Caso seja necessário seccionar um segmento muito grande do esfíncter externo, deve-se considerar a realização de uma esfincteroplastia ou, talvez, o uso de reparos (ver *Secção com Reparos*). Contudo, nas mulheres com fístula anterior, é preciso considerar um procedimento de reconstrução ou alguma outra opção para limitar a lesão esfincteriana. Quando uma fístula ocorre anteriormente ao plano transverso em uma mulher, a cirurgia inevitavelmente cria algum grau de prejuízo da continência. Para minimizar isto, a reconstrução do esfíncter deve ser o tempo cirúrgico seguinte à fistulotomia. Uma alternativa para contornar este problema é utilizar um reparo ou fechar o orifício interno avançando um retalho endorretal, tal como aquele recomendado para o tratamento da fístula retovaginal e fístulas anais altas (ver a seguir). A drenagem externa completa o reparo.

Tratamento da Fístula em Ferradura

A fístula em ferradura pode ser interesfincteriana ou transesfincteriana. Recebe este nome por apresentar múltiplos orifícios externos unidos por um túnel subcutâneo em forma de "U" ou ferradura (Figura 11.7). Os braços do "U" estendem-se anteriormente, e o orifício interno localiza-se na linha mediana posterior. Raramente, uma fístula em ferradura apresenta uma configuração oposta – ou seja, orifício interno na linha mediana anterior e os braços do U direcionados posteriormente.

O tratamento deste tipo de fístula evoluiu e tornou-se bem menos radical do que o anteriormente descrito. O procedimento clássico envolvia identificação dos trajetos fistulosos e do orifício interno, excisando-se cada um deles (Figura 11.8). Este procedimento inevitavelmente resultava em uma ferida extensa e uma cicatrização bastante demorada. A incapacidade após a cirurgia chegava a durar meses.

Em 1965, Hanley[65] descreveu uma abordagem conservadora para o tratamento da fístula em ferradura, limitando o número e a extensão das incisões. A excisão do

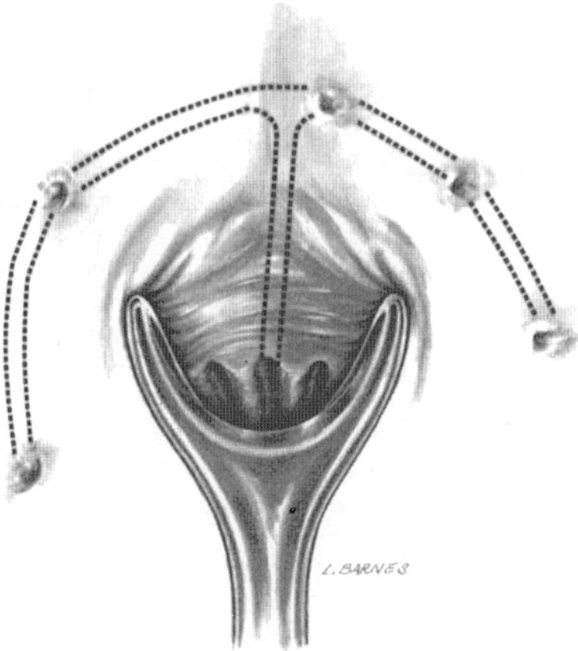

FIG. 11.7. Diagramação de uma fístula anal em ferradura. O orifício interno encontra-se na linha mediana posterior.

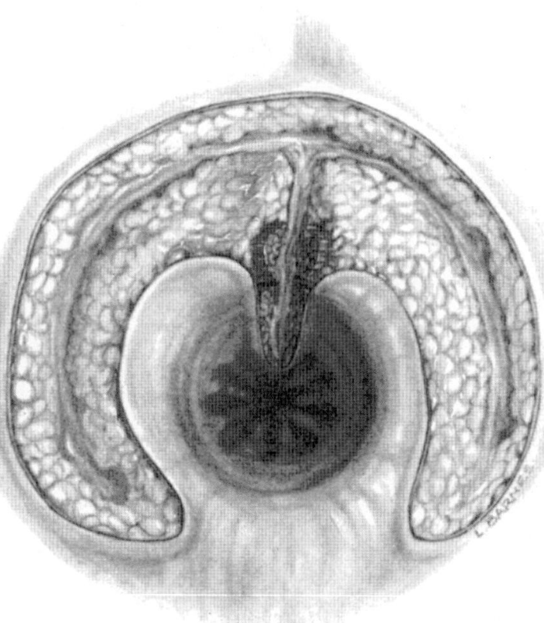

FIG. 11.8. Tratamento clássico da fístula em ferradura, com excisão de todos os orifícios.

orifício interno e a drenagem externa adequada resulta em cura. Se o orifício interno for removido, os orifícios externos fecharão. A maioria dos cirurgiões atualmente adota esta abordagem no tratamento da fístula anal em ferradura.

Caso a fístula seja transesfincteriana, o espaço pós-anal profundo deve ser aberto, curetado e irrigado. Para realizar este tempo cirúrgico, deve-se incisar o esfíncter interno e parte do esfíncter externo. Após isto, deve-se apenas excisar a porção mais superficial dos orifícios externos, curetar os trajetos e drenar a ferida (Figura 11.9). As margens livres do canal anal e o esfíncter interno subjacente são suturados para hemostasia. O curativo do espaço pós-anal profundo é feito com gazes iodadas.

Quando a fístula for tratada desta forma, a cicatrização é rápida e reduz-se consideravelmente a duração da incapacidade e o risco de prejuízo funcional do ânus decorrente de cicatrização incorreta e deformidades.

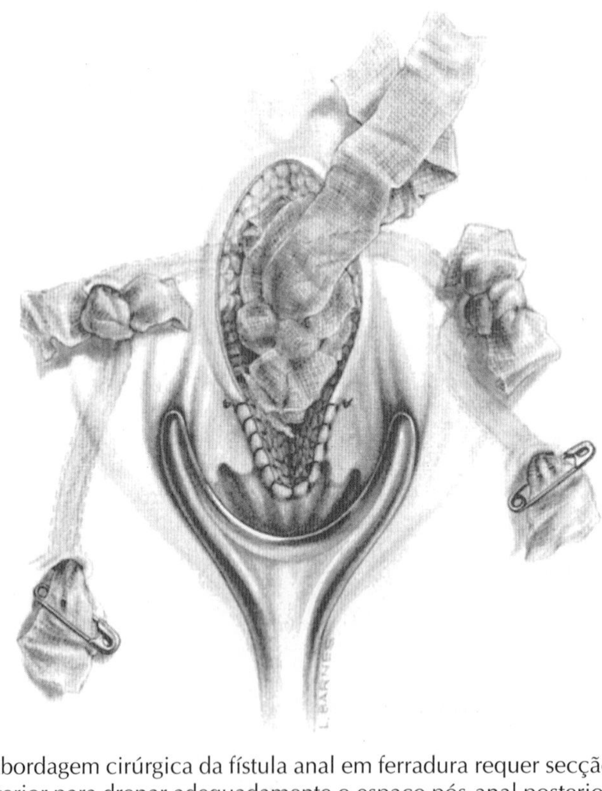

FIG.11.9. A abordagem cirúrgica da fístula anal em ferradura requer secção da linha mediana posterior para drenar adequadamente o espaço pós-anal posterior. Os orifícios externos são drenados individualmente, realizando-se apenas curetagem dos trajetos subjacentes. São passadas gazes através de cada orifício e no espaço pós-anal profundo.

No pós-operatório, o curativo é trocado após 24 a 48 horas, quando então se iniciam os banhos de assento. São realizadas avaliações semanais até o término da cicatrização.

Tratamento da Fístula Supra-Esfincteriana

O tratamento da fístula supra-esfincteriana é comparável àquele de outras fístulas complexas, incluindo técnicas de avanço de retalho endorretal, fechamento primário e drenagem, e secção por reparo. Em geral, a fistulotomia pode ser realizada distalmente ao orifício interno seccionando-se as porções inferiores dos esfíncteres anais interno e externo. O componente cefálico, incluindo o orifício interno, é tratado com secção por reparo (ver a seguir).

Tratamento das Fístulas Extra-Esfincterianas

Quando se acredita que o orifício interno esteja localizado acima dos elevadores do ânus, a secção de todo o trato fistuloso pode resultar em incontinência fecal. Se a alça do puborretal for completamente dividida, a incontinência é certa. Existindo dúvida quanto ao nível do orifício interno, pode-se utilizar um reparo como ferramenta diagnóstica. Neste procedimento, um fio calibroso de sutura é passado pelo lúmen de uma sonda introduzida na fístula, exteriorizado no canal anal e ligado frouxamente, não se realizando nenhum procedimento adicional após isto.

Quando o paciente estiver alerta, realiza-se o exame retal. Enquanto o paciente alterna contrações e relaxamento do esfíncter, avalia-se a altura do reparo em relação aos elevadores. Se ele estiver abaixo, pode-se realizar a fistulotomia com segurança. Se estiver acima, deve-se realizar um procedimento alternativo – e existem vários deles.

Secção com Reparo

A secção com reparo foi descrita por Hipócrates no Século V a.C., em sua *Coletânea Hipocrática*. Seus conceitos ainda são aplicáveis hoje em dia no tratamento das fístulas mais difíceis, consistindo, certamente, no método mais simples de tratamento das fístulas extra-esfincterianas e com resultados comparáveis às abordagens mais esotéricas (pelo menos em relação aos índices de cura). Contudo, o controle da evacuação tende a ser menos satisfatório quando comparado com outras opções.

O princípio envolvido na utilização do reparo como uma ferramenta terapêutica é análogo àquele de um fio cortando um bloco de gelo. O gelo mantém sua integridade e aderência, mesmo após ter sido cortado pelo fio. Teoricamente, o aumento gradual na tensão da sutura ao longo de dias ou semanas resulta em um corte gradual, enquanto a resposta inflamatória evita a retração do aparato esfincteriano.

Caso seja utilizado um reparo, a pele e a mucosa do canal anal entre os dois orifícios devem ser incisadas antes de passar a sutura. Alguns cirurgiões preferem a seda dupla número 2, mas podem ser utilizadas bandas elásticas ou drenos de Penrose. O reparo é amarrado com uma leve tensão. Outro método de amarrar o reparo com segurança consiste em utilizar o "nó do enforcado" (Figura 11.10). Também podem ser utilizados inicialmente vários reparos, amarrando-se apenas um. À medida que cada um vai cortando o esfíncter, vai-se amarrando o seguinte. Caso se utilize uma banda elástica ou um dreno de Penrose, é necessário amarrar o dreno a si mesmo, criando tensão similar.[66]

O paciente é examinado uma semana mais tarde. Neste momento, a sutura se encontra frouxa ou, caso tenha incorporado uma quantidade mínima de tecido, atravessou o músculo com necrose. Pode-se realizar uma segunda sutura sob anestesia local. Caso se tenha utilizado uma banda elástica, ela pode ser torcida ou esticada e reatada um pouco mais acima. Em geral, o reparo cai espontaneamente após duas semanas. Caso contrário, a fistulotomia pode ser realizada ambulatorialmente, uma vez que restará apenas uma pequena quantidade de tecido para ser seccionado. Se necessário, pode-se repetir o processo, reatando o nó em consultas subseqüentes até que a quantidade de esfíncter seja mínima, permitindo sua secção com segurança.

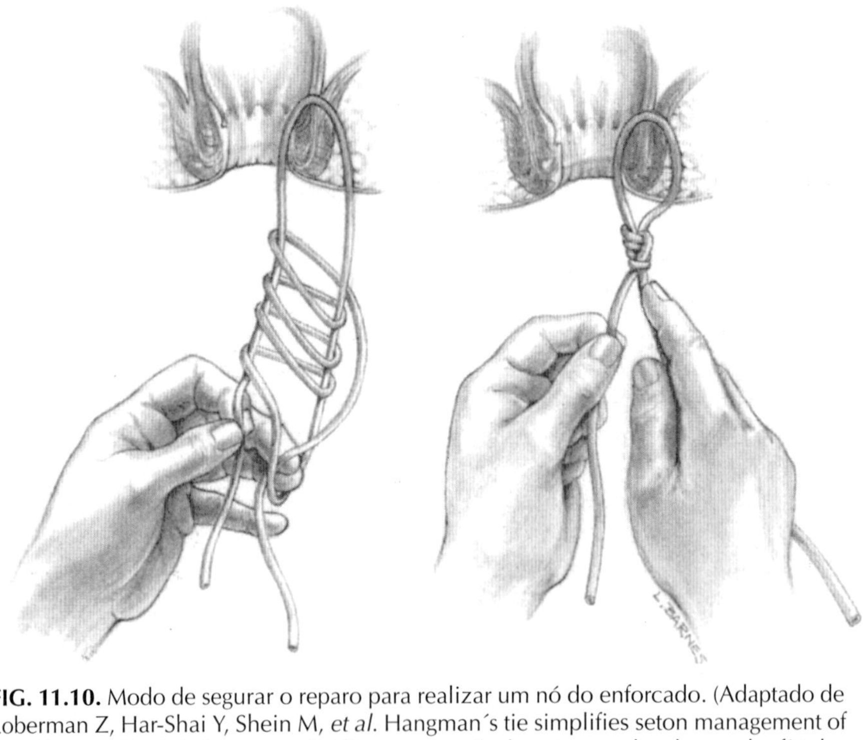

FIG. 11.10. Modo de segurar o reparo para realizar um nó do enforcado. (Adaptado de Loberman Z, Har-Shai Y, Shein M, *et al*. Hangman´s tie simplifies seton management of anal fistulas. O nó de Hangman facilita o manuseio do *seton* na abordagem das fístulas anais. *Surg Gynecol Obstet* 1993;177:413).

Drenagem a Longo Prazo com Reparo

O conceito de drenagem com reparo sem fistulotomia definitiva tem sido aplicado há algum tempo ao tratamento das fístulas extra-esfincterianas em pacientes com doença de Crohn (ver a seguir). Contudo, esta abordagem também tem sido utilizada no tratamento das fístulas anais interesfincterianas e transesfincterianas baixas, permitindo drenagem contínua da fístula e impedindo a recorrência do abscesso. A sutura pode cortar através do canal anal e da pele perianal por si só ou permitir ao cirurgião, mais tarde, realizar uma fistulotomia com maior segurança. A duração média da presença do reparo pode chegar a um ano. Esta, sem dúvida alguma, é uma desvantagem no sentido de que o paciente deve se conformar com a situação por um período de tempo razoavelmente longo. Apesar disso, o índice de recorrência é de apenas 3,7% e menos de 1% dos pacientes experimentam problemas relacionados à continência.

Fistulotomia com Esfincteroplastia

A secção completa de uma fístula extra-esfincteriana é uma empreitada perigosa. Apesar de o reparo direto poder ser realizado imediatamente, a deiscência é comum. Ainda assim, esta abordagem deve ser considerada como uma alternativa no tratamento de fístulas altas, e, como mencionado, no tratamento de fístulas transesfincterianas anteriores em mulheres.

Todo o trajeto fistuloso é seccionado. O revestimento epitelial é excisado, e a ferida, irrigada. Realiza-se então uma sutura por planos utilizando fios absorvíveis, fechando-se a parede retal e reconstruindo-se os músculos esfincterianos. A fossa isquiorretal é drenada externamente. É extremamente recomendável construir uma colostomia protetora nos casos de fistulotomia com esfincteroplastia.

Esta cirurgia em geral é reservada para os pacientes com relatos de várias tentativas para curar a fístula. A decisão de embarcar nesta abordagem deve ser feita por alguém com amplos conhecimentos da anatomia anorretal e uma considerável experiência na cirurgia de fístulas complexas.

Fechamento do Orifício Interno e Drenagem do Trajeto Extra-Esfincteriano

O fechamento do orifício interno e a drenagem do trajeto extra-esfincteriano causa menos destruição tecidual que a fistulotomia com esfincteroplastia, mas o procedimento também é tecnicamente difícil de ser realizado. Além disso, raramente a cirurgia obtém sucesso. O procedimento consiste em desbridamento e fechamento do orifício interno por meio de uma abordagem transanal. Realiza-se uma drenagem externa ampla e a área acima do elevador é vigorosamente curetada, irrigada e tamponada. Recomenda-se colostomia concomitante para aumentar a possibilidade de sucesso. Outra opção que conserva o aparelho esfincteriano nas fístulas anais altas é realizar esta mesma cirurgia com fechamento primário através do plano interesfincteriano, uma técnica descrita pelo grupo do Saint Mark´s Hospital (Figura 11.11). Nesta cirurgia, todo o trajeto é excisado, fechando-se primariamente os defeitos esfincterianos produzidos pela remoção da fístula.

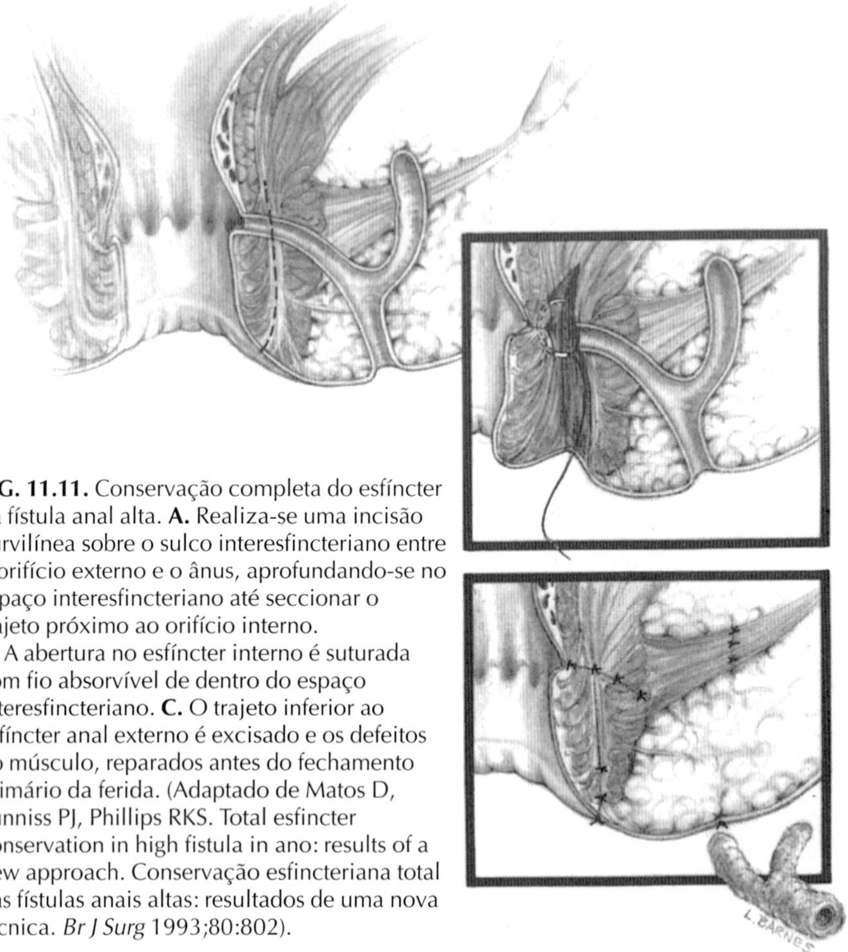

FIG. 11.11. Conservação completa do esfíncter na fístula anal alta. **A.** Realiza-se uma incisão curvilínea sobre o sulco interesfincteriano entre o orifício externo e o ânus, aprofundando-se no espaço interesfincteriano até seccionar o trajeto próximo ao orifício interno. **B.** A abertura no esfíncter interno é suturada com fio absorvível de dentro do espaço interesfincteriano. **C.** O trajeto inferior ao esfíncter anal externo é excisado e os defeitos no músculo, reparados antes do fechamento primário da ferida. (Adaptado de Matos D, Lunniss PJ, Phillips RKS. Total esfíncter conservation in high fistula in ano: results of a new approach. Conservação esfincteriana total nas fístulas anais altas: resultados de uma nova técnica. *Br J Surg* 1993;80:802).

Os autores relatam um índice de insucesso de aproximadamente 30%, mas concluem que, se bem-sucedida, a continência é melhor que após qualquer outra abordagem. Ao contrário da fistulotomia com esfincteroplastia, o fechamento do orifício interno e drenagem do trajeto extra-esfincteriano é menos danoso ao paciente. Contudo, a fistulectomia com avanço mucoso endorretal é a abordagem recomendada nos pacientes com fístulas anais altas.

Fistulectomia Extra-Esfincteriana com Avanço Mucoso Endorretal

O conceito de avanço de retalhos mucosos endoanais ou endorretais evoluiu em três métodos principais: retalhos verticais, retalhos semilunares e retalhos circunferenciais ou tubulares (Figura 11.12).

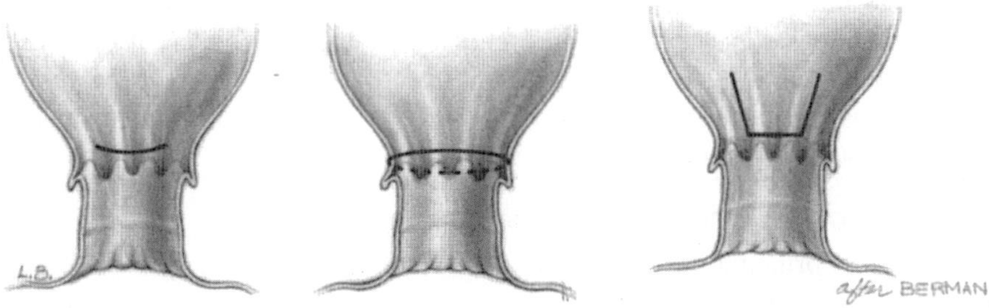

FIG. 11.12. Avanço mucoso endorretal. **A.** Retalho semilunar. **B.** Retalho tubular. **C.** Retalho vertical. (Adaptado de Berman IR. Sleeve advancement anorectoplasty for complicated anorectal/vaginal fistula. *Dis Colon Rectum* 1991;34:1032).

A incisão inicia-se distalmente ao orifício interno. O retalho é mobilizado e o tecido cicatricial, excisado. O método utilizado para a construção do retalho merece ser discutido. Alguns autores sugerem uma incisão oblíqua, mas essas possuem um maior risco de necrose do ápice. Outros preferem uma mobilização circunferencial, incorporando até 50% do reto. A dissecção pode ser facilitada infiltrando-se a mucosa com uma solução diluída de epinefrina. Existe um consenso geral de que apenas mucosa não é o bastante para manter a vitalidade do retalho: é necessário incluir um pouco da camada muscular também. Alguns especialistas acreditam que o retalho deva ser de espessura total, limitando assim as chances de deiscência. O orifício interno deve ser fechado separadamente e pode ser coberto por uma sutura na camada muscular.

O tratamento da porção externa do trajeto apresenta pontos controversos com respeito à "enucleação" *versus* desbridamento simples. Tem-se sugerido confeccionar um avanço de retalho nos pacientes com fístulas ainda mais complexas.

Gotas de PMMA

Tem-se sugerido o uso de esferas de polimetil metacrilato (PMMA) no tratamento de fístulas complexas. Nos pacientes onde as abordagens mais tradicionais falharam, a remoção gradual das esferas com fechamento do orifício interno em geral resulta em cura. O material das esferas, utilizado no tratamento da osteomielite, consiste em um polímero impregnado com sulfato de gentamicina e dióxido de zircônio como meio de contraste.

Outras Técnicas

De acordo com a causa, podem ser utilizadas outras abordagens para tratar fístulas extra-esfincterianas, incluindo ressecção anterior baixa, ressecção abdômino-sacral e excisão transacral. Raramente, uma colostomia isoladamente será capaz de permitir a cicatrização espontânea, mas é recomendável considerar a indicação de uma ileostomia ou colostomia concomitante ao se tentar fazer um reparo. Isto é especialmente verdadeiro nos casos com antecedentes de insucesso em outras intervenções. Quando o paciente apresenta manifestações mínimas, medidas expectantes (p. ex., curativos e banhos de assento), drenagem de abscessos (quando houver) e drenagem ou inserção de reparo no trajeto fistuloso podem oferecer uma paliação adequada dos sintomas (ver a seguir).

Resultados da Cirurgia para Fístula Anal

Os três principais critérios para determinar o sucesso ou o insucesso em uma cirurgia para fístula são:

1. Recidiva.
2. Cicatrização demorada.
3. Incontinência.

Podem-se fazer algumas generalizações a partir dos resultados publicados até o momento:

- Quanto mais complexa a fístula, mais alto o orifício interno.
- Quanto maior a extensão de esfíncter seccionado, maiores o tempo de cicatrização, a probabilidade de recidiva e o risco de incontinência fecal.

Contudo, a causa mais comum de recorrência é o insucesso do cirurgião em identificar e excisar adequadamente o orifício interno.

Resultados da Cirurgia para Fístulas Convencionais

Geralmente, os índices de recorrência variam de 4 a 10%, com a falha na identificação do orifício interno durante a primeira cirurgia respondendo pela maioria dos casos. Certamente, os pacientes com orifícios altos, orifícios posteriores ou fístulas ramificadas apresentam o maior risco de recorrência. Os fatores associados à recorrência incluem fístulas complexas, falta de identificação ou localização lateral dos orifícios fistulosos, cirurgias anteriores para fístula e nível de experiência do cirurgião.

Além da recorrência, a segunda preocupação principal é a incontinência, que ocorre em algum grau entre 10 e 50% dos pacientes. Tipicamente, os pacientes relatam incontinência para gases e vazamentos líquido-pastosos ocasionais. A incontinência fecal franca é rara.

Resultados da Cirurgia para Fístulas Extra-Esfincterianas

Avanço de Retalho

A técnica de avanço de retalho resulta em índices de recorrência de 13 a 29%. A cicatrização parece ser mais rápida que com outros métodos, a destruição tecidual é menor, e o desconforto pós-operatório é mínimo. Certamente, o controle da evacuação é ótimo quando comparado a outros métodos. Caso ocorra recorrência, ainda é possível refazer o reparo sem necessariamente esperar deterioração da função esfincteriana.

Secção por Reparo

Nenhum dos pacientes tratados com secção por reparo (13 casos) apresentou recorrência. Graus mínimos de incontinência ocorreram em 5 a 55% daqueles tratados com Fistulotomia de dois estágios ou secção por reparo.

Apenas 5% dos pacientes evoluíram com incontinência fecal, necessitando uso de absorventes, sendo que 3% deles apresentaram fístula recorrente.

Resultados da Cirurgia para Fístula em Ferradura

Utilizando a técnica de Hanley, conforme descrita, os índices de recorrência variam de 7 a 18%. Recomenda-se o uso freqüente de reparos para drenagem e evitar o fechamento precoce.

Tratamento dos Defeitos Cutâneos

O uso de enxertos de pele para corrigir os defeitos cutâneos resultantes de cirurgias para fístulas não é muito encorajador. Nos casos em que o tecido cicatricial produz sintomas significativos, recomenda-se utilizar avanço ou rotação de retalhos. As técnicas de reconstrução do aparato esfincteriano em pacientes com incontinência esfincteriana são descritas no Capítulo 13.

FÍSTULAS ANAIS DUPLAS

Raramente, um paciente pode apresentar duas fístulas anais, cada uma com seus próprios orifícios internos e externos (incidência de 2 a 4%). O tratamento de fístulas baixas simultâneas consiste em identificar os orifícios internos e externos e realizar uma fistulotomia convencional. Este distúrbio costuma ser facilmente diferenciado da fístula em ferradura, uma vez que esta última em geral está associada a apenas um orifício interno.

FÍSTULA ANAL E DOENÇA DE CROHN

Fístulas e abscessos são as manifestações de tratamento mais difícil na doença de Crohn (ver Capítulo 30). Fissuras anais, fístulas e abscessos representam complicações em 22% dos pacientes. As fístulas são comuns nos pacientes com colite (52%) que naqueles com comprometimento do intestino delgado (14%).

Aspectos Clínicos

As lesões nos pacientes com doença de Crohn tendem a ser crônicas, endurecidas, cianóticas e, em geral, indolores, exceto nos casos associados a abscesso local. A irritação de pele é comum e pode ser decorrente mais da diarréia que da anusite própria da doença. A fístula pode ser baixa, com um orifício interno no nível da cripta. Contudo, o mais freqüente são fístulas associadas a úlceras profundas, e o orifício interno pode estar escondido ou apresentar localização alta (supra-elevador).

Tratamento

A presença ou ausência de sintomas é um critério importante para determinar o tratamento. Muitos pacientes com fístulas são relativamente assintomáticos – cerca de 25% deles sequer necessitam de tratamento específico. Tem-se sugerido que o metronidazol produz um certo alívio sintomático em alguns pacientes com doença perianal, mas não existem provas irrefutáveis de que as fístulas se fechem com a terapia prolongada (ver Capítulo 30).

Quando a fístula anal ocorre em um paciente com doença de Crohn, é importante diferenciar os casos de doença de Crohn com fístula e daqueles com doença de Crohn gastrintestinal apresentando uma fístula anal coincidente. Essa distinção é crítica, uma vez que o procedimento pode ser realizado com relativa segurança em um paciente com doença de Crohn sem envolvimento anal, desde que as manifestações abdominais estejam sob controle. Não se deve realizar uma cirurgia para fístula em pacientes com doença de Crohn em atividade. O tratamento da cicatriz resultante pode ser mais difícil que a própria doença em si. Outra precaução importante é avaliar todo o trato gastrintestinal antes de embarcar em uma cirurgia em um paciente com suspeita de doença de Crohn.

Na presença de doença de Crohn perianal, pode ser possível melhorar as condições do paciente e aliviar o desconforto associado ao abscesso e à fístula anal sem realizar uma fistulotomia definitiva. Contudo, a cirurgia pode ser bem-sucedida nas fístulas criptoglandulares superficiais. A incisão simples com drenagem é a escolha nos abscessos perianais e isquiorretais. Assim como nos casos de abscessos não relacionados à doença de Crohn, a incisão deve ser feita o mais medial possível. A drenagem contínua a longo prazo pode ser obtida inserindo-se um cateter de Pezzer ou Malecot, ou, ainda, aplicando-se um reparo.

Outro método para tratar pacientes com doença de Crohn é estabelecer uma drenagem adequada do orifício interno. A melhor maneira de se fazer isto é excisar o orifício interno e o esfíncter anal interno subjacente de modo similar ao tratamento do abscesso interesfincteriano. O orifício externo pode então ser exposto, drenando-se o trajeto entre o esfíncter externo e o orifício externo. Apesar de não ser uma fistulotomia convencional, este procedimento fornece uma drenagem completa da fístula de cada lado do esfíncter externo. Contudo, uma vez que esta lesão freqüentemente anuncia o início das manifestações gastrintestinais, a medida mais prudente é incisar e drenar o abscesso quando este se tornar sintomático.

Uma terceira alternativa é utilizar um avanço de retalho mucoso retal. Este é o método mais seguro para tratar fístulas anteriores em mulheres, fístulas extra-esfincterianas e fístulas com trajeto alto.

Obviamente, a proctectomia cura a fístula. Muitos pacientes estarão mais bem servidos após a remoção do reto.

Resultados das Cirurgias para Fístulas na Doença de Crohn

Selecionando-se adequadamente os casos, mais de 90% das fístulas na doença de Crohn cicatrizam após uma fistulotomia definitiva. O sucesso correlaciona-se com a ausência de doença retal e controle da doença no restante do trato gastrintestinal. A maioria dos autores concorda que o tratamento clínico ou procedimentos cirúrgicos mínimos são mais aconselháveis nos casos de fístulas complexas, transesfincterianas altas ou nos pacientes com doença inflamatória intestinal em atividade. Derradeiramente, a proctectomia é a melhor opção nestes pacientes. A fistulotomia definitiva é um procedimento relativamente seguro em pacientes cuidadosamente selecionados.

Com respeito ao avanço de retalho, parece claro que o procedimento é justificável neste grupo de pacientes – principalmente por oferecer melhora a curto prazo sem precipitar a necessidade de cirurgias mais radicais.

Comentário: ao analisar os resultados dos tratamentos de fístulas anais associadas à doença de Crohn, existe muita confusão devido à ampla gama de abordagens utilizadas e às manifestações variadas da doença. Assim, para facilitar a compreensão, podem-se utilizar as seguintes categorias na determinação do tratamento:

- *Pacientes assintomáticos:* não tratar.
- *Pacientes com doença de Crohn em atividade:* tratamento sistêmico e drenagem cirúrgica, ou drenagem a longo prazo apenas.
- *Pacientes com doença de Crohn sob controle apresentando comprometimento anorretal:* fistulotomia.
- *Fístulas superficiais, interesfincterianas e transesfincterianas baixas:* fistulotomia definitiva.
- *Fístulas complexas:* drenagem com possível avanço de retalho mucoso retal.

FÍSTULA ANAL E CARCINOMA

Raramente um carcinoma pode associar-se a uma fístula anal crônica – menos de 150 casos foram relatados até hoje. Acredita-se que a inflamação crônica na região das glândulas anais possa evoluir com degeneração maligna. Massa tumoral, secreção sanguinolenta e/ou mucinosa são sinais sugestivos da presença de um tumor.

O diagnóstico diferencial inclui carcinoma do canal anal (p. ex., epidermóide, cloacogênico) com fístula, carcinoma do reto com fístula, hidradenite supurativa com degeneração maligna e carcinoma originário de um ducto anal. O carcinoma do cólon também pode insinuar-se e invadir uma fístula preexistente. Esta observação certamente corrobora a opinião de que todo o cólon deve ser avaliado quando se identifica uma neoplasia perianal. A histopatologia da peça cirúrgica em um paciente operado de fístula anal é extremamente importante – especialmente se houver suspeita de tumores associados.

FÍSTULA ANAL EM RECÉM-NASCIDOS E CRIANÇAS

A anomalia de uma fístula anal congênita sem um ânus imperfurado é rara, representando menos de 1% de todas as malformações anorretais. Como mencionado, existe uma elevada prevalência masculina entre as crianças apresentando abscesso, observando fístula concomitante em mais de 85% dos casos. A base embriológica para esta malformação congênita em um ânus normal permanece especulativa e pode não ser a mesma para ambos os sexos. Na experiência de Duhamel, o início da doença ocorria em 70% dos pacientes nos primeiros 10 meses de vida, a maioria surgindo no primeiro mês (22%). Os sintomas iniciais incluem diarréia, adenopatia inguinal e proctite. A fístula em geral é simples, com o trajeto estendendo-se diretamente entre uma cripta e o orifício externo. Nas crianças, as fístulas quase sempre são superficiais e interesfincterianas. Mais uma vez, na experiência de Duhamel, fístulas múltiplas são bastante comuns, mas apresentam trajetos separados. O tratamento consiste em identificação do trajeto e fistulotomia padrão.

NOTAS DO REVISOR TÉCNICO

61. Fístula e GOODSALL-SALMON: Frederick SALMON (1796-1868), cirurgião inglês, nascido em Bath. Em 1935 abriu uma enfermaria denominada "Enfermaria para Alívio dos Pobres Afligidos por Fístulas Anais e Outras Doenças do Reto", mais tarde (25 de abril de 1854; dia de São Marcos) batizada com o nome de Hospital São Marcos (Saint Mark Hospital), que viria a se tornar a Meca da Coloproctologia. David Henry GOODSALL (1843-1906), cirurgião inglês nascido em Gravesend, cujo pai, quando estudante de Medicina, faleceu de infecção contraída durante uma necropsia realizada no Hospital São Bartolomeu. Este foi o motivo que levou seu filho David a seguir a carreira abortada do pai. Sempre se dedicou à cirurgia colorretal, e, dentre vários trabalhos, ficaram alguns sobre corpos estranhos no reto, seio pilonidal, fissura anal e colostomia. Juntamente com Salmon estudou fístulas anorretais e deixou um trabalho que até hoje é atual sobre as fístulas: as caracterizações das fístulas anorretais em relação a distância e posições do orifício fistuloso externo em relação ao ânus.
    GOODSALL D.H. Anorectal Fistula. In: Goodsall, D.H., Miles, W.E. Diseases of the Anus and Rectum, Longmans, Green & Co., pp. 92-137, 1900.
62. DeBakey, Michael Ellis, cirurgião cardíaco norte-americano, nascido em 1908, criador da pinça que lhe leva o nome e a classificação de sua área de estudo.
63. Peróxido de hidrogênio: como muitos coloproctologistas, o autor destas notas tem experiência em injetar mistura de peróxido de hidrogênio e azul de metileno, com duas vantagens – a coloração do trajeto fistuloso pelo azul de metileno e a pressão criada pelo gás (hidrogênio) que permite a penetração mais eficaz do corante.
64. John de Ardene (século XIV). Corman, M.L. Colon and rectal surgery. 2nd. ed. Philadelphia: Lippincott, 1990.
65. HANLEY P.H. Conservative Surgical Correction of horseshoe abscess and fistula. *Dis Col Rectum* 1965; 8:364-368.
66. Ligadura elástica de fístulas anorretais transesfincterianas: pode-se passar 4 a 6 monofilamentos pelo trajeto fistuloso; à medida que um fio se afrouxa (em cerca de 10 a 15 dias) ele é removido e outro fio passado é amarrado sob maior tensão.

12

Fístulas Retovaginal e Retouretral

FÍSTULA RETOVAGINAL

A fístula retovaginal não costuma ser uma manifestação da fístula anal, uma vez que este distúrbio raramente é causado por infecção criptoglandular. A fístula retovaginal em geral decorre de trauma, especialmente obstétrico. Cerca de 5% dos partos normais associam-se a episiotomias com ruptura perineal de terceiro e quarto graus. Cerca de 10% das lacerações de quarto grau cedem após a sutura inicial.

Além das causas obstétricas, existem outros fatores etiológicos, tais como:

- Doença inflamatória intestinal (segunda causa mais comum).
- Carcinoma.
- Diverticulite.
- Corpo estranho.
- Traumas penetrantes.
- Processos infecciosos.
- Anomalias congênitas.
- Cirurgias perineais, retais e pélvicas (especialmente histerectomia).
- Ergotismo anorretal.

Sintomas e Classificação

As pacientes em geral se queixam de passagem de flatos, fezes ou pus pela vagina. Dependendo da causa, localização e extensão do problema, também pode haver dificuldade em controlar a eliminação de flatos e fezes pelo reto.

Eu prefiro categorizar as fístulas em anal, retal baixa ou retal alta, com base na altura de sua abertura no canal anal ou no reto. A classificação ginecológica equivalente é vaginal alta, média ou baixa. A localização da fístula é importante, pois determina qual a abordagem cirúrgica mais adequada.

Uma fístula baixa costuma ser percebida prontamente à inspeção ou anuscopia. Em geral, existe pouca dificuldade em identificar e sondar o trajeto, mas o tônus e a contratilidade muscular acima da fístula devem ser cuidadosamente avaliados. Fístulas retais médias (vaginais médias) também são relativamente fáceis de visualizar, especialmente ao se tentar passar uma sonda da vagina para o reto. Fístulas altas podem ser difíceis de diagnosticar, especialmente se o orifício é muito pequeno. Este tipo costuma ser uma complicação da diverticulite ou da histerectomia. Também pode se desenvolver como conseqüência de um vazamento anastomótico após ressecção anterior.

Avaliação

O exame físico deve incluir avaliação do reto e da vagina. A proctossigmoidoscopia e estudos gastrintestinais contrastados estão indicados especialmente nos casos onde existe dúvida quanto à causa da fístula. Nas fístulas altas, raramente a proctossigmoidoscopia é capaz de mostrar o orifício, mas uma sondagem cuidadosa no ápice da vagina costuma permitir a identificação do defeito. O enema baritado pode mostrar opacificação da vagina. Devem-se realizar biopsias nos casos de fístulas secundárias à radioterapia para determinar a presença ou ausência de tumor.

Se os sintomas da paciente forem característicos, mas a fístula não pode ser confirmada utilizando-se os meios mencionados anteriormente, existem outras duas abordagens que merecem ser tentadas. Coloca-se a paciente na posição de litotomia e insere-se um proctoscópio. Com a paciente em um leve Trendelenburg,[67] a vagina é preenchida com água morna, insuflando-se então ar pelo proctoscópio. Se forem observadas bolhas na vagina, o diagnóstico está confirmado. Outra opção é realizar um enema de retenção com azul de metileno e aplicar um tampão vaginal. Após uma hora, o tampão é removido e examinado quanto à presença do corante.

Dependendo da causa da fístula, recomenda-se avaliar o cólon proximal com colonoscopia ou enema baritado antes de realizar o reparo definitivo. Em alguns casos, pode ser difícil avançar o endoscópio acima do ponto da fístula ou o meio de contraste pode passar completamente fora da vagina. Nessas circunstâncias, a utilização de guias para passagem do colonoscópio ou a colocação de um cateter de Foley[68] acima da comunicação (ou ambos) podem facilitar a avaliação proximal.

Tratamento

O tratamento da fístula retovaginal depende de sua localização e causa. Fístulas retovaginais altas devem ser abordadas pelo abdome, envolvendo ressecção segmentar nos casos de comprometimento colônico ou retal. Se a fístula for secundária à histerectomia, pode ser necessário apenas separar o intestino da vagina, fechar a abertura e interpor omento, retalho peritoneal ou fáscia. Nas fístulas retovaginais médias e baixas, existem várias técnicas envolvendo abordagens transvaginais, perineais, transanais e transesfincterianas. A única cirurgia que não deve ser feita, mesmo nas fístulas anovaginais ou introitais, é a fistulotomia. A secção do períneo, mesmo nas fístulas relativamente superficiais, prejudica ainda mais a continência fecal. As principais alternativas cirúrgicas são:

1. Perineais:
   - Fistulotomia apenas.

- Fistulotomia com reparo muscular: anoplastia.
- Interposição (p. ex., retalho bulbocavernoso – labial [Martius[69]]).

2. Transanais:
   - Reparos por planos.
   - Reparos por planos com avanço de retalho: parede retal anterior, esfíncter interno.
3. Transesfincteriana (Mason[70]).
4. Transvaginal:
   - Reparo por planos: com avanço de retalho vaginal (Warren[71]), com interposição.
5. Abdominais:
   - Fechamento simples: com interposição.
   - Ressecção (anterior baixa, abaixamento, abdômino-sacral, coloanal): com interposição.
   - Colostomia.

A seguir será discutido o tratamento das fístulas baixas e médias. As cirurgias que necessitam de acesso abdominal são similares àquelas indicadas para outros distúrbios e encontram-se descritas nos Capítulos 22 e 23. Aquelas relacionadas à lesão por radiação são abordadas no Capítulo 28.

Todas as pacientes devem receber preparo intestinal completo. Também se recomenda a cobertura com antibióticos de amplo espectro. Deve-se inserir um cateter de Foley antes da cirurgia, mantendo-o no lugar pelo tempo que for necessário. No momento da cirurgia, deve-se realizar um preparo anti-séptico padrão na vagina.

Técnicas para Reparo de Fístulas Anais e Retais Baixas

Qualquer tentativa de reparo deve envolver, primariamente, o orifício retal ou anal, ainda que a fístula tenha origem vaginal. Muitos cirurgiões e ginecologistas preferem a abordagem transvaginal, mas isto não é recomendável, uma vez que a zona de alta pressão localiza-se no reto. Se o reparo do orifício retal for realizado satisfatoriamente, não é necessário abordar a vagina. Por outro lado, não importa quão meticulosa seja a técnica realizada pela vagina, se o fechamento retal não for seguro, o procedimento estará fadado ao insucesso.

Nas fístulas do canal anal ou retais baixas secundárias a traumas obstétricos, eu prefiro realizar um procedimento perineal com anoplastia e esfincteroplastia concomitantes. Acredito que isto seja necessário uma vez que o distúrbio em geral resulte de uma localização ectópica – deslocamento anterior do reto. Muitas dessas pacientes apresentam comprometimento do controle fecal, ainda que não apresentem de fato uma fístula retovaginal. Para conseguir um reparo satisfatório, é necessário reconstruir o corpo perineal – sendo este o motivo da anoplastia. A Figura 12.1 ilustra um tipo de reparo transvaginal.

Recentemente, têm-se tentado técnicas de avanço de retalho para reparar fístulas anais ou retais baixas. Esta abordagem, a mesma descrita para fístulas anais no Capítulo 11, tende a obter mais sucesso nas fístulas retovaginais baixas que nas fístulas anovaginais. Técnicas de avanço de retalho são particularmente úteis nos casos de fístulas retovaginais e anorretais complicadas, onde a fístula envolve uma porção extensa da parede anal ou retal ou naquelas com múltiplos orifícios internos.

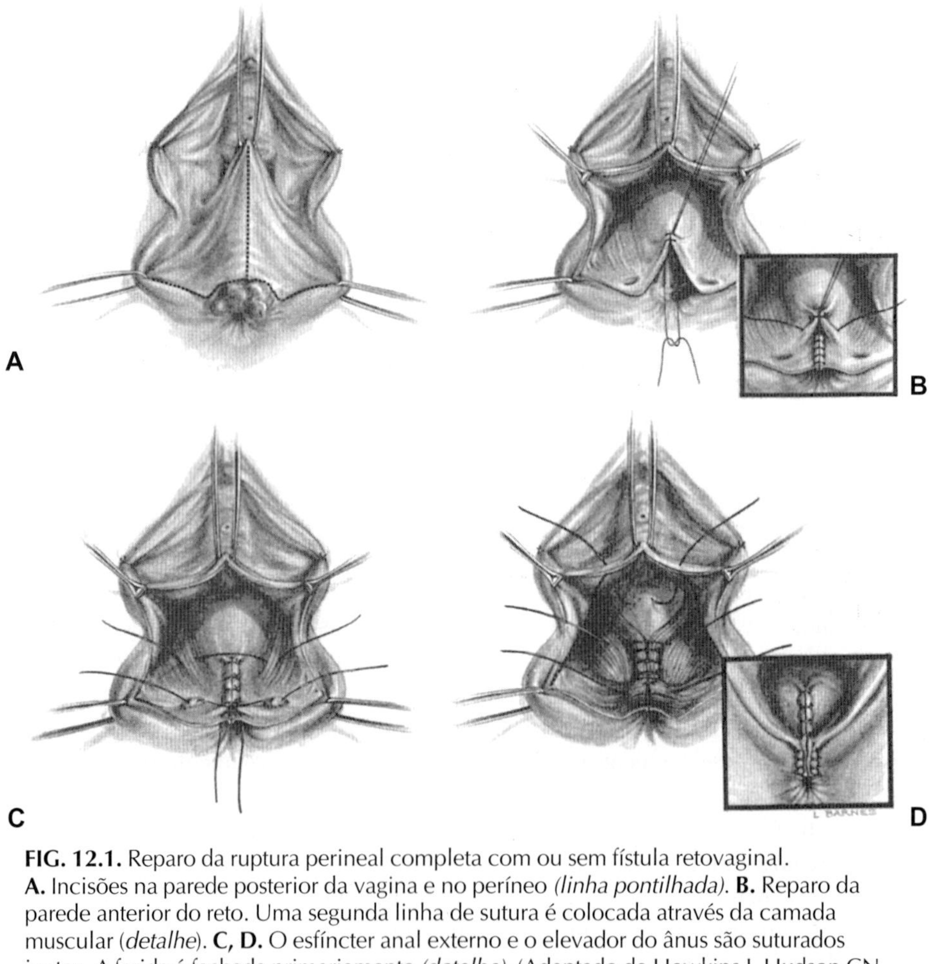

FIG. 12.1. Reparo da ruptura perineal completa com ou sem fístula retovaginal. **A.** Incisões na parede posterior da vagina e no períneo *(linha pontilhada).* **B.** Reparo da parede anterior do reto. Uma segunda linha de sutura é colocada através da camada muscular (*detalhe*). **C, D.** O esfíncter anal externo e o elevador do ânus são suturados juntos. A ferida é fechada primariamente *(detalhe).* (Adaptado de Howkins J, Hudson CN. *Shaw's textbook of operative gynecology,* 4th ed. Edinburgh: Churchill-Livingstone, 1977).

Técnicas de Reparo para Fístulas Retais Médias

A fístula retal média é a de tratamento mais difícil. Este distúrbio costuma ser conseqüência de tumor ou radioterapia – daí o mau resultado da maioria das técnicas. Por conveniência, a cirurgia costuma ser realizada por via vaginal, mas uma abordagem transcoccígea ou transanal pode ser vantajosa. Os princípios de excisão, fechamento por planos e avanço de retalho endorretal são ilustrados no Capítulo 11 e na Figura 12.2.

A Figura 12.3 mostra uma alternativa transcoccígea (transacral). Esta técnica é essencialmente a mesma descrita no Capítulo 23 para tratamento de certos tipos de tumores retais. A abordagem também é útil em fístulas retouretrais (ver adiante). Outras opções defendidas por vários autores incluem interposição de músculo grácil, fáscia lata ou gordura.

Cola de Fibrina

A fibrina tem sido utilizada para fechar feridas cirúrgicas por quase um século. Com o desenvolvimento de técnicas de microcirurgia, sistemas de selantes com fibrina vêm sendo cada vez mais utilizados (especialmente na Europa). A ortopedia é sua principal área de aplicação, mas outras áreas estão descobrindo os benefícios desta ferramenta. Combinando fibrinogênio autólogo em crioprecipitado com trombina bovina reconstituída, reproduz-se o estágio final da cascata de coagulação, resultando em um selo de fibrina. Cerca de 50 a 60% dos pacientes apresentam cicatrização completa.

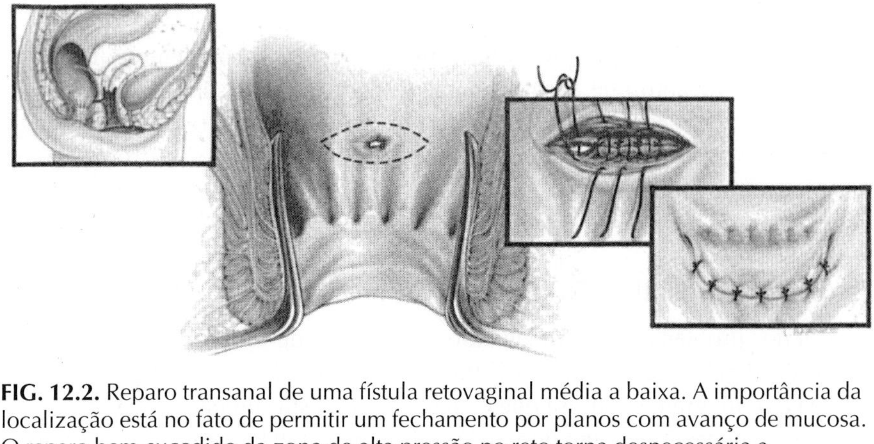

FIG. 12.2. Reparo transanal de uma fístula retovaginal média a baixa. A importância da localização está no fato de permitir um fechamento por planos com avanço de mucosa. O reparo bem-sucedido da zona de alta pressão no reto torna desnecessária a abordagem (ou fechamento) transvaginal.

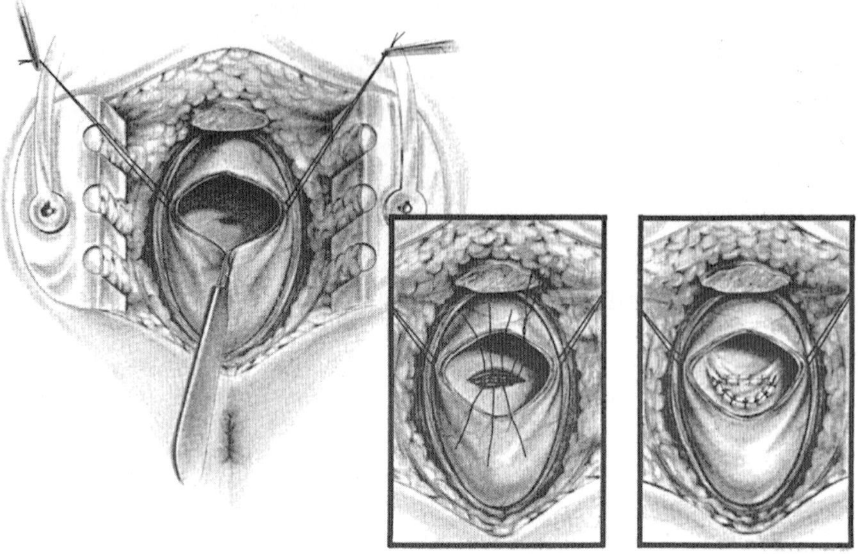

FIG. 12.3. Reparo transcoccígeo de uma fístula retovaginal ou retouretral. A chamada "cirurgia de Kraske"[72] permite uma excelente exposição das fístulas retais médias e baixas. Por meio de uma proctotomia posterior, o local da fístula é identificado e suturado com avanço de retalho mucoso.

Resultados

A bem da verdade, existem tantas causas e opções cirúrgicas para tratar fístulas que os resultados só podem ser analisados de modo geral. A abordagem transanal com avanço de retalho endorretal é o método mais popular para tratar esta complicação atualmente, resultando em cicatrização primária em 75 a 100% dos casos.

Pacientes submetidas a procedimentos combinados quase sempre mantêm a continência, enquanto que aproximadamente 50% daquelas sem esfincteroplastia ou reconstrução do corpo perineal com avanço de retalho anal relatam prejuízo do controle esfincteriano. Parece que a ênfase na importância da reconstrução do corpo perineal é justificada (ver Capítulo 13). O avanço de retalho não deve ser utilizado nos casos de fístulas persistentes anteriormente tratadas com cirurgia.

Fístula Retovaginal na Doença de Crohn

Um dos problemas mais desafiadores na doença de Crohn é o tratamento da fístula retovaginal. Certamente, a fístula retovaginal relaciona-se com maior freqüência à colite granulomatosa que com a enterite. Esta complicação pode, derradeiramente, necessitar de um desvio do trânsito intestinal ou uma proctectomia; o desvio isolado, contudo, dificilmente resulta em cura. O avanço de retalho endorretal provavelmente é a única opção cirúrgica a ser considerada nestes casos. As principais vantagens deste procedimento são a ausência de secção do esfíncter, de prejuízo da continência, de ferida perineal e de reagudização da doença de base.

As considerações técnicas que devem ser implementadas no avanço de retalho anal são:

- Utilize a posição prona em canivete.
- Certifique-se da posição anatômica exata da fístula.
- Infiltre o local com epinefrina para facilitar a dissecção e minimizar o sangramento.
- Construa um retalho espesso (isto pode requerer mobilização de parte do esfíncter interno).
- Mobilize o retalho sem tensão.
- Excise, curete e suture com segurança o defeito na camada muscular.
- Considere a indicação de um desvio do trânsito intestinal.

Resultados

Vários fatores afetam adversamente as técnicas de avanço de retalho: um orifício interno mais de 2 cm acima da linha pectínea, doença de Crohn ativa em algum outro local, proctite severa, e sepse persistente ou não-drenada no septo retovaginal (nestes casos, a drenagem a longo prazo deve ser realizada inicialmente). Contudo, selecionando-se corretamente os casos, é possível obter bons resultados.

Muitas pacientes com fístula retovaginal e doença de Crohn são tratadas clinicamente e cerca de um terço daquelas levadas à sala de cirurgia são submetidas à proctectomia. Deve-se ter em mente que, ocasionalmente, fístulas retovaginais ocorrem em pacientes com retocolite ulcerativa. Contudo, nas pacientes com doença de Crohn, o melhor método de reparo é o avanço de retalho endorretal. Esta técnica possui um índice de sucesso de 60 a 70%, com recorrência de 30%.

Fístula Retovaginal Pós-Radioterapia

A fístula retovaginal pós-radioterapia representa um problema particularmente difícil (ver Capítulo 28). Entretanto, em algumas pacientes, o reparo cirúrgico produz resultados satisfatórios.

Pacientes com este distúrbio freqüentemente apresentam antecedentes de radioterapia há vários anos, em geral para carcinoma do colo uterino. Mais recentemente, esta complicação tem sido relatada em pacientes submetidas à radioterapia para neoplasias do canal anal, do reto ou da bexiga. A maioria destas pacientes apresenta uma fístula supra-esfincteriana, no reto médio ou alto.

Em uma paciente com antecedente de malignidade, é imperativo determinar a possibilidade de recorrência do processo neoplásico. Obviamente, isto contra-indicaria a reconstrução cirúrgica. A paciente deve ser completamente avaliada, com múltiplas biopsias, tomografia computadorizada e exames de sangue. O trato geniturinário também deve ser investigado.

Técnicas e Resultados

Existem várias abordagens cirúrgicas para tratar a fístula retovaginal induzida por radiação. O ideal é realizar um reparo com tecido normal não-irradiado. Esta abordagem envolve ressecção (p. ex., cirurgia de rebaixamento), anastomose coloanal, interposição intestinal ou ressecção abdômino-transacral.

O fechamento por planos também costuma obter sucesso, assim como as interposições de músculo sartório ou grácil. O avanço de retalho endoanal é, sem dúvida alguma, a pior escolha. Nas pacientes sem condições para reconstrução, pode-se empregar colostomia.

CISTO RETOVAGINAL

Os cistos benignos da vagina, especialmente os cistos de inclusão, são extremamente comuns e costumam localizar-se no intróito ou sobre cicatrizes de episiotomias. Outras lesões císticas que podem aparecer na região são os cistos dos ductos de Gardner, endometriose, adenose e vaginite enfisematosa. Ocasionalmente, um cisto de inclusão pode ocorrer no septo retovaginal. A lesão em geral é assintomática, mas pode estar associada à constipação, fluxo mucoso e, se ulcerada, retorragia. A maioria das pacientes se queixa de inchaço ou massa vaginal, algumas vezes acompanhada de incontinência de urgência, dispareunia, hemorragia uterina disfuncional ou relato de episiotomia ou lacerações vaginais.

O exame físico revela uma massa no septo retovaginal, mas a endoscopia é incapaz de identificar anormalidades na mucosa. Os cistos variam de tamanho, mas boa parte possui menos de 2 cm de diâmetro.

A maioria destas lesões são cistos de inclusão simples, mas cerca de um terço dos casos possuem origem mülleriana.[73] Outros cistos relatados na literatura incluem cistos de Gardner,[74] Bartholin[75] e endometriótico.

Em geral, estas lesões podem ser ressecadas por via transvaginal, mas quando o cisto parece estender-se para a submucosa do reto, recomenda-se excisão transanal.

FÍSTULA RETOURETRAL

Felizmente, a fístula retouretral é um distúrbio raro. Na maioria dos casos, ocorre como uma complicação de prostatectomia, especialmente quando realizada via perineal. Ocasionalmente, é uma seqüela de radioterapia para carcinoma vesical ou prostático. Trauma, infecção e doença de Crohn são causas menos freqüentes. Anomalias congênitas podem ocorrer, mesmo entre adultos. Thompson relatou a experiência da Clínica Mayo[76] em um período de 30 anos. Das 36 fístulas retouretrais, 14 ocorreram pós-prostatectomia, seis pós-trauma, três estavam associadas à doença de Crohn e quatro decorreram de outras causas. Nove pacientes apresentavam fístulas neoplásicas. Ainda que não existam diferenças entre os sintomas das fístulas retovesical e retouretral, noventa por cento dos pacientes apresentam infecções do trato urinário e 83% relatam eliminação de urina pelo reto. Mais da metade dos pacientes no relato de Thompson relatou pneumatúria e fecalúria. A retorragia costuma estar associada a malignidades. A cistoscopia foi capaz de estabelecer o diagnóstico em 84% dos pacientes, e a proctoscopia mostrou-se útil em 70%.

Tratamento

Existem várias técnicas para tratar a fístula retouretral, incluindo (a) abaixamento abdominoanal com reparo perineal, (b) abordagem abdominal com interposição de omento e (c) abordagem transanal com secção posterior do reto e dos esfíncteres, fechamento da fístula em planos e reconstrução do reto.

O avanço de mucosa transretal tem sido realizado com e sem desvio do trânsito fecal. Pacientes selecionados com fístula retouretral e doença de Crohn, que apresentam o reto relativamente poupado, podem ser tratados com avanço de retalho retal. A abordagem perineal com avanço de mucosa retal também tem sido utilizada, assim como a via transcoccígea. A ressecção com anastomose coloanal em bolsa em "J" também é uma escolha em potencial.

Nos pacientes com neoplasia irressecável, recomenda-se desvio do trânsito. Se o tumor for ressecável, o esvaziamento da pelve é a abordagem mais indicada. Nos distúrbios benignos, o reparo bem-sucedido requer cateterismo vesical prolongado ou drenagem suprapúbica do trato urinário.

No paciente não irradiado, eu prefiro utilizar uma abordagem transanal ou transcoccígea, avançando um retalho retal. Contudo, não posso deixar de mencionar a importância de utilizar a assistência de um urologista com experiência em procedimentos reconstrutivos.

CISTO OU SÍNUS PERINEAL ANTERIOR

Os cistos congênitos da rafe genitoperineal são extremamente raros. Sua origem pode ser explicada por duas teorias:

1. Invaginação de elementos dérmicos durante o fechamento das pregas genitais.
2. Supercrescimento de células epiteliais na rafe após fechamento das pregas genitais.

Os pacientes se queixam de secreção perineal, irritação e dor. Infecções locais recorrentes são comuns. O diagnóstico diferencial inclui cisto epidérmico, hidradenite e fístula anal.

A predominância masculina (87%) e a apresentação na meia-idade (idade média de 44 anos) caracterizam estes pacientes. As lesões em geral ocorrem ao longo da rafe mediana. O tratamento consiste em excisão do nódulo com fechamento secundário do trato sinusal. A recorrência ocorre em 15% dos casos.

NOTAS DO REVISOR TÉCNICO

67. TRENDELENBURG, Friedrich (1844-1924), cirurgião alemão: posição, sinal, teste e sinais. Posição de Trendelenburg é uma posição supina do paciente na mesa cirúrgica, inclinada em ângulos variáveis, de modo que a pelve fica acima do nível da cabeça, com os joelhos fletidos e as pernas dependuradas sobre o pé da mesa, usada durante e após operações pélvicas e para melhorar a irrigação cerebral de paciente em choque hemodinâmico. Manobra de Trendelenburg: angulação da mesa cirúrgica de modo a inclinar sua cabeceira para baixo, independente da posição em que o paciente se encontra .
68. FOLEY, Frederic E.B. (1891-1966), urologista americano, criador do cateter vesical balonado de demora e da pieloplastia em "Y".
69. Matius (186). Corman M.L. Colon and rectal surgery. 2nd. ed. Philadelphia: Lippincott, 1990.
70. Mason Edward, E. Cirurgião americano, nascido em1920, criador do procedimento cirúrgico "bypass gástrico".
71. Warren, Dean, cirurgião americano nascido em 1924, criador do *shunt* esplenorrenal distal.
72. KRASKE, Paul (1851-1930), nascido na Rússia e radicado na Alemanha, interessou-se, particularmente na cirurgia colorretal, tendo criado a abordagem cirúrgica que leva seu nome (remoção do cóccix e excisão da asa esquerda do sacro como via de acesso para cirurgias retrorretais e ressecção retal por tumor e estenoses).
73. MÜLLER, Johannes P. (1801-1858), anatomista e fisiologista alemão: cápsula, ducto, tubérculo e manobra de Müller.
74. GARDNER, Eldon J. (1909-), geneticista americano: Síndrome de Gardner (polipose adenomatosa colorretal múltipla carcinogênica, osteomas no crânio, fibromas e cistos epidermóides) (*cistos de Gardner*), de herança autossômica dominante.
75. BARTHOLIN, Casper (1665-1738), anatomista dinamarquês (glândula, cisto, abscesso e ducto de Bartholin).
76. *MAYO CLINIC*: Clínica cirúrgica estabelecida em Rochester, Minnesota, oficialmente fundada, com esse nome, em 1903, integrada por William Worral Mayo e seus dois filhos, o mais velho, William J. Mayo, e o mais novo, Charles Horace Mayo. MAYO, Charles Horace (1865-1939), cirurgião americano nascido em Rochester, Minnesota, integrando, com seu pai (William Worral Mayo) e seu irmão mais velho (William J. Mayo) a *Mayo Clinic*, oficialmente fundada, com esse nome, em 1903. Excelente cirurgião, como seus familiares, desenvolveu, entre vários instrumentos cirúrgicos, a tesoura que leva seu nome (empunhadura longa, ramos cortantes curvos e curtos, de extrema delicadeza). MAYO, William J. (1961-1939), cirurgião americano, criador de instrumentos cirúrgicos e de técnicas cirúrgicas abdominais.

13

Incontinência Anal

INCIDÊNCIA

Os dados quanto à incidência da incontinência anal são limitados. Um estudo avaliou 2.570 famílias compreendendo quase 7.000 indivíduos e encontrou uma incidência de 2,2%. Dos indivíduos incontinentes, 30% estavam acima dos 65 anos de idade, e aproximadamente dois terços eram mulheres. Os fatores de risco independentes incluíram sexo feminino, idade avançada, estado geral de saúde ruim e limitações físicas.

ETIOLOGIA

Causas de Incontinência Fecal

1. Trauma:
   - Cirurgia (p. ex., fistulectomia, fistulotomia, hemorroidectomia, esfincterotomia, esgarçamento esfincteriano, cirurgias de abaixamento intestinal, anastomoses baixas).
   - Obstétrico.
   - Acidentes (p. ex., lesões de guerra, ferimentos corto-contusos perineais etc.).
2. Doença colorretal (p. ex., hemorróidas, prolapso retal, doença inflamatória intestinal, tumores malignos).
3. Malformações congênitas (p. ex., espinha bífida, mielomeningocele, ânus imperfurado, doença de Hirschsprung).
4. Doenças neurológicas:
   - Cerebral (p. ex., tumor, acidente vascular, demência, trauma).
   - Medular.
   - Periférica (p. ex., diabetes melito, esclerose múltipla, lesão do nervo pudendo).
5. Miscelânea:
   - Abuso de laxativos.
   - Distúrbios diarréicos.
   - Impactação fecal.
   - Encoprese.

Trauma Cirúrgico

O tratamento cirúrgico de fístula anal é a causa iatrogênica mais comum de incontinência fecal. Podem ser observados vários graus de comprometimento do controle, mesmo após uma esfincterotomia considerada adequada (ver Capítulo 11).

A esfincterotomia anal interna realizada para tratamento de fissura anal também pode resultar em incontinência anal parcial (ver Capítulo 9).

O esgarçamento esfincteriano para a fissura anal e a dilatação manual como tratamento para doença hemorroidária devem ser abandonados, uma vez que esses procedimentos associam-se a um alto risco de incontinência fecal.

A incontinência parcial pode ser uma complicação tardia da hemorroidectomia – especialmente na técnica de Whitehead,[77] com risco de prolapso mucoso. O fluxo mucóide ou a incontinência para flatos também podem associar-se a ressecções intestinais direcionadas para a preservação do esfíncter anal (p. ex., ressecção anterior baixa, as várias técnicas de abaixamento, anastomose coloanal e ressecção abdômino-sacral).

Trauma Obstétrico

A incontinência anal causada por lesões obstétricas é incomum. A maioria das lesões esfincterianas anais pós-parto é identificada e reparada pelo obstetra, em geral por planos anatômicos. Contudo, ocasionalmente, pode haver deiscência devido à sepse, hematoma ou rompimento da sutura. A deiscência pode levar ao comprometimento do controle para flatos ou fezes e pode associar-se a uma fístula entre o ânus ou reto e a vagina (ver Capítulo 12).

Mesmo mulheres sem lesões após partos normais estão sujeitas a um certo nível de prejuízo do controle fecal. Estudos fisiológicos em mulheres pós-parto mostraram que a multiparidade, partos com fórceps, trabalho de parto prolongado e bebês com alto peso ao nascimento podem danificar o nervo pudendo, levando à atrofia esfincteriana. Isto é especialmente verdadeiro nas mulheres com ânus ectópico (ver *Tratamento das Lesões Obstétricas*).

Acidentes

Traumas perineais podem lesar o mecanismo esfincteriano. O tratamento depende do nível de lesão e a presença de sepse locorregional (ver adiante).

Doença Colorretal

A incontinência para flatos ou fezes pode estar associada a uma doença anorretal (p. ex., hemorróidas, fístulas, fissuras), mesmo na ausência de procedimentos cirúrgicos prévios. O prolapso retal esgarça o esfíncter e danifica os nervos pudendos. O tratamento consiste em cirurgia definitiva para prolapso (ver Capítulo 17) e conduta expectante. Outros distúrbios que podem se associar à incontinência incluem doença inflamatória intestinal inespecífica (p. ex., colite ulcerativa e doença de Crohn), neoplasias, infecções e parasitoses.

Más-Formações Congênitas

A incontinência congênita pode ser causada por espinha bífida, meningocele, mielomeningocele, megacólon agangliônico (doença de Hirschsprung) e cirurgias para corrigir malformações anorretais (p. ex., ânus imperfurado; ver Capítulo 18).

Doença Neurológica

Doenças neurológicas, tais como diabetes melito, trauma raquimedular e lesões da cauda eqüina, podem afetar o controle intestinal – a incontinência decorre de desnervação do esfíncter externo e dos músculo elevador do ânus.

Incontinência idiopática (ou seja, neurogênica) é o termo utilizado para descrever desnervação esfincteriana sem causa aparente. Têm sido implicados na gênese deste distúrbio o esforço evacuatório exagerado, o aprisionamento de nervos, o estado pré-prolapso e a síndrome do descenso perineal.

Abuso de Laxativos

Uma das causas não-cirúrgicas mais comuns de incontinência fecal é o uso excessivo de laxativos. Após vários anos de uso, a musculatura anal pode atrofiar, uma vez que o esfíncter não é mais distendido pela passagem de fezes com consistência normal. Qualquer tentativa de reparar o esfíncter em um paciente com este tipo de antecedente produzirá resultados pouco satisfatórios.

Diarréia

A diarréia pode associar-se à incontinência fecal, mesmo nos pacientes com esfíncteres normais.

Impactação Fecal

A impactação fecal freqüentemente associa-se à incontinência. O tratamento pode consistir em desimpactação manual, enemas e laxativos. Após liberação da massa impactada, a prevenção consiste na adoção de um bom programa intestinal. Este roteiro pode ser suplementado por irrigações colônicas e exercícios de reforço perineal (ver *Tratamento Não-Cirúrgico*).

Encoprese

A encoprese é definida como a eliminação de fezes formadas ou semiformadas nas vestes ou em locais pouco apropriados, um distúrbio relativamente comum após os 4 anos de idade. É essencialmente uma evacuação involuntária não relacionada a fatores orgânicos. A encoprese é cerca de quatro vezes mais comum em meninos que em meninas, sendo análoga à enurese.

Os fatores comportamentais que podem contribuir para o problema incluem:

- Atenção excessiva aos hábitos evacuatórios.
- Uso de laxantes.
- Educação rude para higiene pessoal.
- Medo para evacuar.
- Desejo de atenção.
- Alto nível de ansiedade pessoal ou familiar.

O objetivo é estabelecer um momento prático e ideal para a defecação e, finalmente, um hábito evacuatório espontâneo. O tratamento costuma ser direcionado para a redução do estresse e aconselhamento psicológico para a criança e sua família. Recomendam-se laxantes, enemas e dietas, bem como encorajar a criança a sentar-se no vaso sanitário por 10 minutos duas vezes ao dia no mesmo horário, todo dia. Alguns estudos mostraram um potencial benefício no uso de Uridina-5-trifosfato.

BASES FISIOLÓGICAS E ANATÔMICAS DA CONTINÊNCIA

O controle neuromuscular da continência fecal tem sido objeto de intensas investigações nos últimos anos (ver Capítulo 6). Refira ao Capítulo 1 para uma discussão sobre a anatomia desta região. Em essência, a continência é controlada por dois cilindros concêntricos – um interno composto de musculatura lisa, e um externo, composto de musculatura estriada. O esfíncter interno é a continuação da porção distal da musculatura circular do reto. O esfíncter interno é mantido permanentemente em um estado próximo à contração máxima e responde por cerca de 85% do tônus de repouso do canal anal. Seu principal reflexo à distensão da ampola retal é o relaxamento do puborretal.

O esfíncter anal externo é parte de um músculo composto que circunda o canal anal e permite um controle voluntário da continência. É dividido arbitrariamente em três partes: subcutâneo, superficial e profundo. A distinção entre estas três partes possui pouca importância prática.

De modo similar ao esfíncter interno, o esfíncter externo também é mantido em um estado de contração. Contudo, sua principal resposta reflexa é contrair-se ainda mais na presença de estímulo. O grau de contração do esfíncter externo varia de acordo com a pressão intra-abdominal e a postura. A atividade de repouso pode ser suplementada pela contração voluntária, que se acompanha de uma acentuada elevação nos potenciais de ação elétrica e no registro de pressão intra-esfincteriana. Devido à fadiga, a contração voluntária máxima pode ser mantida por apenas cerca de 50 segundos.

FISIOLOGIA DA DEFECAÇÃO

As forças de retenção mecânica e fisiológica no retossigmóide mantêm o reto distal vazio e colapsado a maior parte do tempo. À medida que as fezes se acumulam no reto, a musculatura parietal intestinal relaxa e distende, permitindo acomodação da massa fecal. Os receptores sensoriais do canal anal avaliam a natureza do conteúdo luminal (flatos, fezes sólidas ou diarréia). Quando o limiar de estímulo das terminações nervosas aferentes for atingido, ocorre um reflexo involuntário do canal anal, esvaziando o reto. A atividade segmentar sucessiva do cólon produz uma onda peristáltica acima da massa fecal. Concomitantemente, a parte distal do intestino e o esfíncter interno relaxam, e o esfíncter externo contrai. Caso a evacuação prossiga, ocorre uma inibição voluntária da contração do esfíncter externo.

Se for necessário um esforço voluntário para defecar, a pressão intra-abdominal é aumentada com fechamento da glote e contração dos músculos do assoalho pélvico, oferecendo resistência e promovendo fechamento do lúmen distal. Ao término da defecação, quando o esforço cessa, o assoalho pélvico ascende à sua posição normal e novamente oblitera o lúmen. Ocorre então uma contração de rebote do esfíncter anal, chamada "reflexo de fechamento".

AVALIAÇÃO DO PACIENTE

Anamnese

Determinar a etiologia do problema é o critério mais importante para avaliar qual a abordagem terapêutica mais adequada no paciente com incontinência fecal. Pacientes com perda da função esfincteriana decorrente de traumas (cirúrgicos, obstétricos ou acidentais) possuem a maior indicação para reconstrução cirúrgica. Contudo, naqueles em que a incontinência é secundária a outras doenças, a reconstrução não produz bons resultados. Neste grupo de pacientes, o aconselhamento apropriado (p. ex., dietoterapia, exercícios, programas intestinais) é a abordagem mais eficaz.

Devem-se colher do paciente informações sobre seus antecedentes intestinais (início, duração, freqüência, uso de medicações e fatores relacionados à incontinência), neurológicos (incluindo qualquer perda sensorial) e obstétricos.

A coleta de informações do paciente deve incluir uma história acurada do funcionamento intestinal (início, duração, fatores causais ou desencadeantes, freqüência, efeito de medicamentos), informações neurológicas (incluindo perdas de sensibilidade), história obstétrica das mulheres, além de graus de outras disfunções, passagem involuntária de flato, perda de fezes (e de que consistência). Provavelmente o escore de Wexner[78] seja o mais utilizado para acessar os graus de incontinência fecal.

Exame Físico

Na ausência de história de trauma, recomenda-se uma avaliação médica abrangente, mas esta raramente traz alguma luz ao caso. Em geral, a inspeção e a palpação revelam informações que irão direcionar o tratamento. Afastar as nádegas permite avaliar a presença de ânus patular (significando perda de musculatura esfincteriana ou comprometimento neurológico), evidências de rupturas perineais, lesões obstétricas ou outras deformidades.

A palpação determina o tônus de repouso do aparato esfincteriano, e, solicitando-se ao paciente para contrair, pode-se avaliar o grau de contratilidade. Defeitos musculares também podem ser percebidos desta forma. Em pacientes com alterações neurológicas, incluindo lesões raquimedulares e da cauda eqüina, o tônus pode estar aparentemente normal. Contudo, aplicando-se uma tração delicada a qualquer segmento do anel anorretal, observa-se relaxamento do canal anal. Alguns autores demonstraram que uma boa anamnese e um exame digital bem feito são tão confiáveis quanto análises manométricas sofisticadas.

O comprometimento da sensibilidade ao toque ou à ponta de agulha significa que o reparo cirúrgico provavelmente não será bem-sucedido.

Apesar da importância da proctossigmoidoscopia, da colonoscopia e do enema opaco em qualquer paciente com queixas colorretais, esses exames não produzem muitos dados relevantes em pacientes com incontinência fecal. Por outro lado, a defecografia pode ser bastante útil (ver adiante e Capítulos 6, 16 e 17).

Estudos Fisiológicos

Tem havido um interesse crescente na avaliação fisiológica do trato gastrintestinal (ver Capítulos 2 e 6).

Eletromiografia

A eletromiografia (EMG) vem substituindo o teste de latência motora do nervo pudendo (TLMNP), exceto nos casos em que se necessita identificar a musculatura anal no momento da reconstrução (p. ex., pacientes com ânus imperfurado).

Estudos de Condução Nervosa

As técnicas de estimulação dos nervos pudendo e perineal avaliam a inervação motora distal do esfíncter anal externo e o esfíncter estriado periuretral. O método consiste em estimular o nervo pudendo de cada lado da pelve e medir a latência relacionada ao início da resposta elétrica muscular. A determinação do TLMNP, discutida no Capítulo 6, é um teste útil. Achados anormais significam pior evolução pós-operatória.

Manometria Anorretal

A manometria anorretal (MAR) pode ser realizada através de vários métodos (p. ex., cateteres de ponta aberta ou fechada, cateter perfundido, macrobalões e microbalões; ver Capítulo 6). Nos Estados Unidos, o tipo mais comum é o cateter perfundido e ponta aberta, enquanto que no Reino Unido o microbalão é mais utilizado. Os métodos e as técnicas de MAR são discutidos no Capítulo 6.

Manometria de Vetores Computadorizada

Na manometria de vetores computadorizada tridimensional, o computador pode reconstruir um modelo tridimensional das pressões ao longo do anorreto. Esta modalidade permite uma avaliação mais acurada do mecanismo esfincteriano, mas ainda não se determinou se essas informações detalhadas de fato resultam em melhoras na abordagem terapêutica.

Indicações

A manometria anorretal é uma ferramenta útil na avaliação pré e pós-operatória de pacientes com queixas de constipação ou incontinência relacionadas a qualquer uma das etiologias a seguir:

- Hemorróidas.
- Fissura anal.
- Fístula anal.
- Prolapso retal.
- Descenso perineal.
- Intussuscepção retossigmoideana (alteração pré-prolapso).
- Procidência retal.
- Encoprese.
- Cirurgias poupadoras do esfíncter.
- Lesões obstétricas.
- Malformações congênitas (p. ex., doença de Hirschsprung).

Além disso, o procedimento é valioso para avaliar a complacência retal. Com esta investigação, podem-se determinar objetivamente as conclusões subjetivas tiradas com o exame digital.

Sensação Anal

O papel da sensação do canal anal na manutenção da continência é um assunto que tem produzido debates acirrados. Alguns autores afirmam que alterações na temperatura influenciam a função do canal anal. Outros acreditam que as alterações são pequenas demais para serem detectadas pela mucosa do canal anal.

Sensação Retal

Acredita-se que a sensação retal tenha alguma participação no mecanismo de controle intestinal, mas esta é uma área ainda obscura. Atualmente, a utilidade da determinação da sensação retal é incerta.

Proctometrografia ou Ampolametrografia e Defecometria

O proctometrograma é um procedimento retal análogo ao cistometrograma (exame utilizado para avaliar a resposta vesical ao enchimento). A insuflação de uma sonda ou um microtransdutor balonados fornece informações sobre a distensibilidade, complacência, limiar de sensibilidade e tolerância máxima retal. Esta é a melhor técnica para avaliar a complacência retal, mas o papel da complacência anormal ou diminuída na etiologia da incontinência fecal nem sempre é claro.

Proctografia com Balão ou Topografia

Um balão preenchido com bário ou outra substância radiopaca pode ser inserido no reto e utilizado para avaliar o assoalho pélvico e a função esfincteriana durante a contração e o esforço evacuatório. Contudo, a defecografia é o teste escolhido pela maioria dos especialistas.

Defecografia e Cinerradiografia ou Videoproctografia

A defecografia é um estudo fisiológico onde o retossigmóide é preenchido com uma suspensão baritada espessa, solicitando-se então ao paciente que defeque enquanto uma série de radiografias é realizada em projeção lateral. O exame fluoroscópico suplementa os filmes permanentes. A cinedefecografia (ou seja, videoproctografia) avalia a velocidade da evacuação e a registra de modo dinâmico para a revisão e análises subseqüentes. Ambos os estudos podem demonstrar alterações evacuatórias funcionais, tais como prolapso retal, úlcera retal solitária e pré-prolapso, e são utilizados pós-operatoriamente em crianças com malformações anorretais.

Defecografia Cintigráfica

A defecografia cintigráfica tem sido proposta como um método de investigação alternativo. São colocados três marcadores radioativos de tecnécio-99 m (^{99m}Tc) sobre o púbis, a junção lombossacra e o cóccix. Introduz-se no reto um bolo fecal artificial (p. ex., mingau de aveia) contendo 100 MBq de ^{99m}Tc, batendo-se radiografias seriadas a cada 5 segundos durante 30 segundos, em repouso, e então solicita-se ao paciente que evacue, mantendo-se a aquisição de imagens a cada 5 segundos por até 10 minutos.

Com este exame, é possível obter dados objetivos sobre a dinâmica anorretal. As vantagens deste exame sobre a defecografia clássica são controversas.

Endossonografia Anal

Além do Capítulo 6, a endossonografia anal é abordada no Capítulo 11 com relação à sua aplicação em pacientes com abscessos e fístulas anais. Esta técnica fornece imagens de alta resolução dos aparelhos esfincterianos. Os defeitos aparecem como áreas amorfas de ecogenicidade variável, interrompendo o padrão estriado normal.

A maioria dos autores recomenda a endossonografia anal para todos os pacientes com incontinência fecal com o intuito de detectar falhas esfincterianas ocultas passíveis de correção cirúrgica.

Ressonância Magnética de Imagens

A ressonância magnética de imagens (RMI) possui inúmeras indicações, incluindo avaliação de sepse e tumores anorretais. Recentemente, o uso da RMI para avaliação do mecanismo esfincteriano anal foi melhorado com o advento de bobinas endoanais.

TRATAMENTO NÃO-CIRÚRGICO

O tratamento da incontinência anal deve ser sempre direcionado para a causa. Pacientes com incontinência secundária a traumas são ótimos candidatos para reparos cirúrgicos. Contudo, apesar da aparência sedutora das intervenções cirúrgicas, muitos indivíduos podem ser tratados com sucesso utilizando medidas não-invasivas. O tratamento clínico deve ser oferecido aos pacientes (a) que não apresentam antecedentes de trauma, (b) cuja relação risco-benefício da intervenção cirúrgica não seja favorável e (c) que recusam a cirurgia.

Programa de Educação Intestinal

O objetivo de um programa de educação intestinal é estabelecer uma rotina de evacuação que seja segura e conveniente. O intestino deve ser reeducado a esvaziar-se regularmente e em intervalos previsíveis. As seguintes recomendações podem ajudar ao paciente neste sentido:

- Certifique-se de que o paciente mantenha uma boa ingesta de fibras e líquidos (2,5 a 3,0 litros/dia).
- Estabeleça horários práticos para defecação. Verifique o hábito intestinal do paciente e tome vantagem do reflexo gastrocólico que ocorre 20-30 minutos após as refeições.

- Inicie o regime de treinamento após o esvaziamento do reto. Retire fezes impactadas, se necessário, e realize enemas até que o refluxo se mostre limpo.
- Utilize supositórios (p. ex., glicerina ou bisacodil) em horários fixos todos os dias durante a primeira semana do programa.
- Instrua o paciente a massagear o abdome da direita para a esquerda e de cima para baixo várias vezes, iniciando 15-20 minutos após inserção do supositório.
- Amaciadores e incrementadores do bolo fecal, medicações constipantes, ou mesmo estimulantes catárticos podem ser utilizados conforme a necessidade.

Exercícios Perineais

Em 1950, Kegel[79] sugeriu um programa de exercícios para tratamento das incontinências fecal e urinária. Desde então, vários trabalhos analisaram e aprovaram seu método. Um exercício simples deste tipo consiste em fingir estar segurando um reflexo evacuatório e contar até 15. Esta manobra pode ser feita 15 a 20 vezes por dia, nos mais diversos locais e situações. Contudo, uma abordagem mais eficaz é combinar o programa de exercícios com *biofeedback*.

Condicionamento Funcional ou "Biofeedback"

O treinamento com *biofeedback* parece ser especialmente valioso no tratamento da incontinência fecal em idosos. O tratamento com *biofeedback* também foi aplicado com sucesso no tratamento da evacuação excessiva refratária e na incontinência pós-ressecção anterior e colectomia total.

Os resultados do tratamento com *biofeedback* podem deteriorar com o tempo, mas o programa pode ser reiniciado nestes pacientes.

Vários sistemas eletrônicos domiciliares de *biofeedback* estão disponíveis para venda no mercado. Um dos mais utilizados é o Dobbhoff Anorectal Biofeedback (Biosearch Medical Products, Inc., Somerville, NJ). Este aparelho consiste em uma sonda anorretal de silicone e um monitor movido à bateria com indicadores luminosos para a resposta do paciente. É uma excelente ferramenta para instruir os pacientes quanto à maneira mais correta de realizar os exercícios de fortalecimento perineal, bem como para treinar indivíduos com síndrome da evacuação obstruída (ver Capítulo 16).

Tratamento Elétrico

Alguns equipamentos elétricos específicos aplicam estímulos no canal anal e no assoalho pélvico através de eletrodos em forma de plugue. A corrente elétrica faz com que a musculatura anal se contraia, resultando em incremento do tônus e da contratilidade esfincteriana. Apesar de os exercícios de fortalecimento perineal terem o mesmo objetivo e efeito, a estimulação elétrica é útil em pacientes incapazes de realizar tais exercícios.

Plugue Anal

Um plugue balonado é inserido no reto e pode ser inflado e desinflado com uma seringa de 30 ml. Este equipamento é indicado no tratamento de pacientes selecionados com incontinência anal.

TRATAMENTO CIRÚRGICO

O sucesso do reparo cirúrgico da incontinência requer um bom nível de compreensão da fisiopatologia subjacente ao distúrbio, e apenas os pacientes com lesões passíveis de reconstrução devem ser selecionados.

As duas principais técnicas para tratamento cirúrgico da incontinência anal são o reparo direto de um defeito esfincteriano localizado e o reparo destinado a suplementar o mecanismo esfincteriano.

Opções Cirúrgicas no Tratamento da Incontinência

Entre as opções cirúrgicas utilizadas para tratar a incontinência, destacamos as seguintes:

1. Reparos musculares anorretais:
- Aposição de músculos esfincterianos.
- Superposição de músculos esfincterianos.
- Plicatura dos músculos esfincterianos.
- Reparo pós-anal do assoalho pélvico (cirurgia de Parks).
- Estreitamento do canal anal.
- Utilização de outros músculos perineais além do esfíncter anal.
- Reparo pubococcígeo.

2. Utilização de outros músculos:
- Glúteo.
- Vasto interno.
- Adutor longo.
- Grácil.

3. Cerclagem anal:
- Fáscia lata.
- Cirurgia de Thiersch[80] utilizando fio de aço, teflon, marlex, catgut, mersilene, dacron, silastic.
- Esfíncter artificial.

4. Colostomia.

Não existe uma incisão única perfeita para todos os reparos esfincterianos. Incisões curvilíneas externamente à margem anal são as mais utilizadas. Elas em geral oferecem uma boa exposição da musculatura subjacente caso seja necessário realizar um reparo direto. Contudo, caso haja necessidade de um retalho cutâneo maior para fechar o defeito, pode-se necessitar uma anoplastia concomitante (ver Capítulo 8).

As três cirurgias consideradas padrões para reparo do esfíncter lesado são aposição, superposição e plicatura. Cada método possui seus defensores, mas nenhum desses procedimentos pode ser empregado com certeza de sucesso. Em geral, o cirurgião tenta reparar o músculo esfíncter externo, a alça do puborretal ou ambos. Caso encontre dificuldade em identificar um músculo viável, pode-se utilizar um estimulador muscular tipo Pena.

O reparo do esfíncter em pacientes incontinentes costuma ser bem sucedido após traumas cirúrgicos ou não-cirúrgicos, aumentando o índice de sucesso quanto mais cedo for realizado. O reparo pode ser realizado muitos meses após o trauma original e ainda assim apresentar bom resultado. Contudo, com a falta de uso, ocorre perda de tecido muscular, o que pode comprometer o prognóstico.

Preparo Pré-Operatório

Todos os pacientes submetidos à reconstrução anorretal devem receber um preparo colônico completo. Administra-se antibioticoterapia sistêmica aproximadamente uma hora antes da cirurgia e por tempo variável no pós-operatório, dependendo da natureza do procedimento e do nível de contaminação.

Alguns pacientes submetidos a cirurgias anorretais podem já apresentar uma colostomia. A colostomia nunca deve ser fechada no momento da reconstrução. A necessidade de se criar uma colostomia durante o reparo depende do julgamento do cirurgião. Uma regra geral bastante segura diz que, quanto mais extensa a reconstrução, mais se deve considerar a possibilidade de desviar o trânsito.

Cuidados Pós-Operatórios

Dependendo da extensão da reconstrução e do risco de deiscência, o paciente deve permanecer em uma dieta sem resíduos – ou seja, líquido-restrita associada às seguintes medicações: codeína (60 mg), difenoxilato (dois comprimidos) e tintura de ópio (15 gotas), todas quatro vezes ao dia. As feridas operatórias devem ser limpas três vezes ao dia com solução anti-séptica tópica. Após 3-5 dias, as medicações são suspensas, e inicia-se a dieta regular.

Reparo Esfincteriano Direto

No setor de urgência, o tratamento inicial em geral consiste em desbridamento do tecido inviável, remoção de corpos estranhos, drenagem aberta e, freqüentemente, colostomia proximal com lavagem distal (ver Capítulo 14). Dependendo da extensão da lesão, especialmente aquelas relacionadas a traumas, a reconstrução esfincteriana pode ser postergada. Contudo, qualquer tentativa de aposição da musculatura esfincteriana, mesmo nestas circunstâncias adversas, é bem-vinda.

Resultados

É difícil avaliar os méritos relativos às diferentes técnicas utilizadas para tratamento da incontinência fecal. Geralmente, os melhores resultados estão associados ao reparo esfincteriano direto – sucesso em 70% dos casos. Caso não haja esfíncter residual (ou o músculo disponível seja ínfimo), a tentativa de ressutura provavelmente não terá sucesso, recomendando-se então a adoção de abordagens alternativas.

Reparo Esfincteriano na Doença de Crohn

Mesmo na doença de Crohn, pacientes altamente selecionados devem ser submetidos a reparo esfincteriano direto, podendo-se aguardar uma boa evolução na maioria dos casos.

Lesões Obstétricas

A incidência de complicações anorretais após parto normal é de aproximadamente 5%. Talvez 10% destas mulheres não obtenham sucesso no reparo no momento do parto e venham a necessitar posteriormente de revisão ou reconstrução cirúrgica.

Um aviso quanto à episiotomia. Apesar de a fístula retovaginal e as rupturas perineais de quarto grau serem complicações incomuns do parto normal, deve-se tomar muito cuidado ao realizar episiotomias medianas caso a paciente seja portadora de ânus ectópico, ou seja, se o ânus encontrar-se deslocado anteriormente em direção à vagina. Esta variação anatômica pode ser observada em cerca de 10% das mulheres.

Técnica de Reparo

Freqüentemente, o reparo da fístula retovaginal requer uma reconstrução concomitante do esfíncter (Capítulo 12). O tipo de abordagem utilizada dependerá da localização das aberturas e da causa do problema. Para fístulas entre a vagina e o canal anal, eu prefiro realizar o reparo por via transperineal, realizando uma anoplastia concomitantemente. Para fístulas mais altas, deve-se considerar a opção de avanço de retalho mucoso (ver Capítulo 12), ainda que seja possível abordar a fístula pelo períneo. Para fístulas ainda mais altas, recomenda-se avanço de retalho mucoso ou abordagem abdominal. A maioria das mulheres com fístula retovaginal possui um ânus ectópico. Para conseguir os melhores resultados funcionais, o corpo perineal deve ser reconstruído.

A paciente é colocada na posição prona em canivete, realizando-se uma incisão cruzada através do corpo perineal e mobilizando-se retalhos de pele de espessura total. Posiciona-se um afastador de Hill-Ferguson no canal anal durante toda a cirurgia para manter um lúmen adequado, enquanto se completa o reparo muscular. O septo retovaginal é infiltrado com bupivacaína a 0,5% com epinefrina, o que ajuda na hemostasia e facilita a dissecção. O reto é separado da vagina, identificando-se o possível trajeto fistuloso (caso este esteja presente). Alcançando-se o limite cefálico, realiza-se plicatura do elevador do ânus anteriormente ao reto. Esta plicatura em geral requer três ou quatro pontos com fio absorvível (p. ex., vicryl 1 ou dexon). A mucosa redundante, incluindo qualquer fístula, é excisada da vagina e do reto. O músculo esfíncter externo é reaproximado em uma ou duas camadas, utilizando o mesmo material de sutura. Pode ser difícil identificar o esfíncter externo residual, mas o estimulador de Pena pode ser utilizado para facilitar este tempo. O passo final da operação é o avanço e interdigitação dos dois retalhos triangulares de pele.

Comentário: geralmente, os resultados da esfincteroplastia anal com ou sem anoplastia no tratamento tardio da incontinência anal por lesão obstétrica são bons. A única exceção está entre as pacientes com neuropatia do pudendo concomitante. Para que a paciente possa tomar uma decisão consciente e tenha expectativas realistas em relação aos resultados da reconstrução, recomenda-se realizar uma análise do tempo de latência motora do nervo pudendo. Contudo, em nossa experiência, a despeito dos resultados desta avaliação, as pacientes com prejuízo significativo do controle intestinal optarão por um reparo cirúrgico mesmo sabendo que o prognóstico não será tão excelente.

Reparo Pós-Anal do Assoalho Pélvico ou Reparo de Parks

O reparo pós-anal do assoalho pélvico não tem sido mais utilizado no tratamento da incontinência fecal.

Cirurgias para Suplementação do Mecanismo Esfincteriano

O reparo direto produz bons resultados quando se dispõe de uma quantidade suficiente de esfíncter. Contudo, se o tecido muscular estiver atrofiado em decorrência de trauma ou falta de uso, esta abordagem não é bem sucedida. Nessas circunstâncias, indica-se reconstrução com esfíncter artificial.

Transposição do Músculo Grácil

A transposição do músculo grácil é o procedimento mais eficaz para pacientes incontinentes devido a trauma ou malformações congênitas. Em geral, é indicada após o insucesso com outras técnicas. Os pacientes com relato de diarréia e aqueles com comprometimento neurológico em geral não obtêm bons resultados. Indivíduos com problemas no hábito intestinal também não são muito adequados para esta abordagem, uma vez que é difícil treinar o comando da evacuação nestes pacientes.

Estimulação Neuromuscular do Músculo Grácil (Graciloplastia Dinâmica)

A graciloplastia dinâmica possui um prognóstico melhor devido ao implante de um estimulador. Esta abordagem resulta em alterações histológicas no músculo transposto, com aumento da porcentagem de fibras tipo I resistentes à fadiga. Vários estudos indicam que cerca de 70% dos pacientes apresentam melhora após este procedimento. Os insucessos são atribuídos à mácontração muscular, perfuração do canal anal durante a estimulação, infecção no local de implantação do estimulador, e, lógico, incontinência e constipação intratável.

Transposição do Glúteo Máximo

A transposição do glúteo máximo é um procedimento de interesse puramente histórico.

Esfíncter Artificial

Pacientes com alterações do hábito intestinal (p. ex., constipação, diarréia) ou aqueles com comprometimento sensorial são maus candidatos para implante de mecanismos esfincterianos artificiais. Tais pacientes devem ser encaminhados para uma das seguintes abordagens:

Cerclagem Anal ou Procedimento de Thiersch

A cerclagem anal (cirurgia de Thiersch) foi originalmente desenvolvida para tratamento do prolapso retal (ver Capítulo 17), mas Gabriel recomendava seu uso na incontinência anal.

Uma alternativa mais simples, porém menos satisfatória para a transposição do músculo grácil ou glúteo, é o emprego de uma alça de Dacron-Silastic para realizar a cerclagem anal.

As complicações deste procedimento incluem: infecção, estenose, impactação fecal, incontinência persistente e dor. Este procedimento e o esfíncter urinário artificial formaram a base para o desenvolvimento do esfíncter anal artificial.

Implante de Próteses

Recentemente, participamos de um estudo multicêntrico utilizando um esfíncter anal artificial. O implante teve de ser retirado em cerca de 40% dos nossos pacientes devido à sepse ou erosão, mas naqueles em que o implante foi bem sucedido, pôde-se observar uma significativa melhora no controle fecal. Outras instituições não apresentaram o mesmo índice de sucesso, mas, em contrapartida, relataram necessidade de retirar o implante em apenas 10% dos pacientes. O papel deste equipamento no futuro do tratamento da incontinência anal ainda é incerto.

Neurólise do Pudendo

Shafik[81] descreveu o tratamento da incontinência anal em indivíduos com lesão do nervo pudendo utilizando descompressão do nervo.

Este é um conceito único e, até o momento em que este livro foi publicado, não havia dados conclusivos a respeito desta abordagem.

Colostomia

A construção de uma colostomia em um paciente com incontinência fecal costuma ser considerada um sinal de insucesso, mas esta idéia está equivocada. O desvio do trânsito intestinal é quase sempre a melhor escolha para pacientes em casas de asilo ou similares. Com freqüência maior que aquela válida para pessoas com qualquer outro distúrbio neste texto, pacientes com incontinência fecal devem participar ativamente do processo de tomada de decisões ao longo do seu tratamento.

Conduto Colônico Continente

O conduto colônico continente apresenta uma válvula intussusceptada, incorporada, utilizada para lidar com a incontinência fecal e permitir a utilização de técnicas de irrigação para promover a evacuação. Os poucos relatos na literatura a respeito desta técnica são, todos, encorajadores.

Fechamento da Colostomia

A decisão de fechar uma colostomia construída antes da reconstrução do esfíncter anal é uma decisão difícil. Ao tomá-la, devem-se considerar os estudos fisiológicos mencionados anteriormente. Nós confiamos apenas no exame físico, na presença de feridas operatórias cicatrizadas e, nesta sociedade litigiosa, no consentimento por escrito.

Comentário: a incontinência anal pós-trauma é tratada com reparo esfincteriano direto, com ou sem plicatura do puborretal. Se esta abordagem não obtém sucesso ou se o músculo residual é insuficiente, indica-se transposição muscular ou uso de esfíncter artificial. A colostomia deve ser o último recurso terapêutico para pacientes com incontinência anal.

NOTAS DO REVISOR TÉCNICO

77. WHITEHEAD, Walter (1840-1913), cirurgião inglês, responsável, entre outras técnicas cirúrgicas, pela introdução de uma técnica de hemorroidectomia que leva seu nome (excisão de hemorróidas por duas incisões circulares acima e abaixo do plexo venoso comprometido, permitindo puxar a mucosa para baixo para ser suturada à pele anal). WHITEHEAD, W. The surgical treatment of haemorrhoids. *Br Med J* 1882; 1: 148-150.
78. WEXNER, S.D., Jorge JM. Colorectal physiological tests: use or abuse of technology? *Eur J Surg* 1994; 160:167-174.
    WEXNER, S.D., Marchetti, F., Salanga, V.D., Corredor, C., Jagelman, D.G. Neurophysiologic assessment of the anal sphincters. *Dis Colon Rectum* 1991, 34:606-12.
    WEXNER, S.D., Cheape, J.D., Jorge, J.M.N., Jagelman, D.G. Prospective assessment of *biofeedback* for the treatment of paradoxical puborectalis syndrome. *Dis Colon Rectum* 1993; 35:145-50.
    WEXNER, S.D., Jorge, J.M.N. Physiological assessment of colorectal functional disorders: use or abuse of technology ? *Eur J Surg* 1994; 160:167-74.

79. KEGEL, A.H., ginecologista americano, criador dos exercícios que levam seu nome – contrações e relaxamentos alternados da musculatura perineal para tratamento da incontinência urinária de estresse.
80. THIERSCH, Carl (1822-1895), cirurgião alemão, nascido em Munique, Alemanha. Iniciou sua vida profissional como professor e cirurgião geral, dedicando-se, a partir dos 32 anos, à cirurgia de cabeça e pescoço e à cirurgia infantil. Tornou-se mundialmente famoso com a criação dos enxertos cutâneos (enxertos de Thiersch), baseados em estudos microscópicos de tecidos de granulação. Foi autor de várias técnicas cirúrgicas. Seu nome ficou ligado à Coloproctologia, por ter criado a técnica (de Thiersch) para tratamento da procidência retal (colocação de um anel de arame de prata subcutâneo em volta do ânus).
81. SHAFIK, A. A new concept of the anatomy of the anal sphincter mechanism and the physiology of defecation. The external anal sphincter: A triple-loop system. *Invest Urol* 1975;12:412-419.
    SHAFIK, A. A new concept of the anatomy of the anal sphincter mechanism and the physiology of defection. II.Anatomy of the levator ani muscle with special reference to puborectalis. *Invest Urol* 1975;13:175-182.
    SHAFIK, A. A new concept of the anatomy of the anal sphincter mechanism and the physiology of defecation. III. The longitudianal anal muscle: Anatomy and role in anal sphincter mechanism. *Invest Urol* 1976;13:271-277

14

Trauma Colorretal

Boa parte da literatura sobre traumas abdominais penetrantes em geral e lesões colônicas especificamente derivou de experiências em campos de batalha. Contudo, muitas das clássicas dietas envolvidas no tratamento não são consideradas apropriadas hoje em dia, mesmo nas lesões de alta velocidade que ocorrem na população civil.

O cólon é lesado em 15 a 39% dos traumas abdominais penetrantes. Acredita-se que este ainda será um problema em nossa sociedade por vários anos devido à freqüência dos acidentes automobilísticos e a facilidade de acesso a armas de fogo, especialmente nos Estados Unidos. Existe uma controvérsia considerável com respeito ao tratamento mais adequado das lesões colorretais. Assim como em todos os aspectos do tratamento do trauma agudo, o julgamento correto, a experiência do médico assistente e o bom senso são imprescindíveis.

HISTÓRIA

Durante muitos séculos, as lesões colônicas foram consideradas intratáveis e quase sempre resultavam em morte da vítima. A opção pela abordagem não-cirúrgica era tomada pelo simples motivo que tais lesões eram virtualmente sempre fatais, a despeito do método terapêutico empregado. Além disso, a abordagem não-intervencionista provavelmente baseava-se no fato de que os cirurgiões não sabiam exatamente o que fazer frente a uma lesão como esta.

Após a Segunda Guerra Mundial, a exteriorização do segmento lesado e o emprego de colostomia se tornaram padrão para todas as lesões colorretais. Contudo, alguns consideravam as lesões civis diferentes daquelas ocorridas em combate e, por isso, em certas circunstâncias, recomendavam o reparo primário. Atualmente, nos Estados Unidos, a vítima de trauma abdominal penetrante é transportada para o hospital poucos minutos após o ocorrido, tendo imediatamente à sua disposição sofisticados equipamentos radiográficos, bem como todo um arsenal de suporte (p. ex., ressuscitação hidroeletrolítica, hemoderivados e antibióticos). Além disso, a equipe cirúrgica pode ser mobilizada em um intervalo curto de tempo. Sob estas condições, não surpreende observar que a mortalidade das lesões colorretais na população civil é inferior a 5%.

Nos últimos 30 anos, vários artigos abordaram o reparo primário. Em 1979, Stone e Fabian[82] relataram um estudo randomizado de pacientes com "bons critérios de risco". Pacientes com lesões colônicas com riscos favoráveis eram aleatoriamente direcionados para reparo primário ou colostomia. O primeiro grupo apresentou um índice menor de complicações sépticas. Na verdade, muitos acreditam que a anastomose primária é segura para a maioria dos pacientes que necessita ressecção colônica segmentar pós-trauma.

ETIOLOGIA E AVALIAÇÃO

Trauma Penetrante

A maioria das lesões colônicas resulta de traumas abdominais penetrantes. De todas estas lesões, 20% associam-se à lesão do intestino grosso. A morbidade séptica é um perigo real devido à combinação de vazamento fecal, lesão de partes moles e sangramento – todos fatores que predispõem à infecção. Além disso, lesões colônicas por projéteis de arma de fogo tipicamente associam-se à destruição tecidual relativamente extensa, com maior número de lesões associadas em comparação às lesões por arma branca. Uma vez que os ferimentos abdominais por projéteis de arma de fogo associam-se a lesões intra-abdominais em 95% dos casos, não existem muitos argumentos contra a necessidade de laparotomia. Esta conduta contrasta com aquela dos ferimentos abdominais por arma branca, onde apenas 50% dos casos apresentam lesões intra-abdominais. Porém, é preciso salientar que todos os pacientes hipotensos ou com sinais de irritação peritoneal devem ser submetidos à laparotomia. Por outro lado, pacientes com ferimentos que não penetram a fáscia anterior podem ser tratados ambulatorialmente.

A verdadeira controvérsia diz respeito ao tratamento de pacientes estáveis e sem sinais de irritação peritoneal, onde o ferimento penetra na fáscia anterior ou no peritônio. As opções incluem:

- Laparotomia exploradora imediata.
- Lavado peritoneal diagnóstico.
- Avaliação fechada com exames abdominais seriados.
- Laparoscopia.

Ao longo da última década, a laparoscopia foi bastante utilizada para avaliar pacientes com trauma abdominal penetrante. Vários autores sugeriram que, em pacientes estáveis com trauma penetrante e sem evidências clínicas de lesão intraperitoneal, a laparoscopia é capaz de detectar com segurança a presença de violação da cavidade abdominal.

Trauma Fechado

O trauma abdominal fechado associa-se a lesões colônicas em menos de 5% dos casos. Os segmentos colônicos móveis (ou seja, ceco, cólon transverso e sigmóide) são mais suscetíveis a lesões, ainda que outras regiões do intestino também possam ser afetadas. A utilização de cintos de segurança parece ser um fator predisponente. Estes indivíduos apresentam uma alta incidência de lesões gastrintestinais e lesões associadas à coluna lombar.

As mesmas condutas de tratamento já discutidas em relação aos traumas penetrantes se aplicam aqui, mas devemos estar alertas para o fato de que a demora em diagnosticar e tratar é um dos pontos mais importantes. Certamente em concomitância com ferimentos associados, este é um dos mais importantes fatores preditivos de morbidade e mortalidade.

Diagnóstico

O lavado peritoneal, a tomografia computadorizada e a ultra-sonografia são úteis para avaliar pacientes com traumas fechados. Das três abordagens, o lavado peritoneal é a mais sensível.

Ainda que o lavado possa ser francamente positivo para fezes ou sangue, ou microscopicamente positivo para sangue, alguns pacientes com pequenas perfurações ou lesões vasculares mesentéricas podem não apresentar qualquer anormalidade até algumas horas após a lesão.

Os resultados da tomografia computadorizada e da ultra-sonografia podem ser difíceis de interpretar. Certamente, a presença de líquido livre na cavidade sem lesão hepática ou esplênica é preocupante, assim como a presença de edema ou hematoma mesentérico.

A ultra-sonografia abdominal não detecta lesões colônicas a menos que exista uma quantidade significativa de sangue ou líquido na cavidade abdominal. Alguns autores acreditam que esta ferramenta deva ser utilizada como método inicial de investigação em pacientes com trauma abdominal fechado.

Nolan *et al.*[83] afirmam que deve-se considerar a possibilidade de lesão mesentérica em todos os pacientes vítimas de trauma abdominal fechado, mesmo naqueles com sinais clínicos discretos ou sem ferimentos aparentes à tomografia. A contusão, em particular, requer um alto grau de suspeição para minimizar o risco de não diagnosticar um trauma intraperitoneal.

Tratamento Cirúrgico

Princípios Gerais

Uma vez tomada a decisão de realizar uma laparotomia exploradora, o abdome é abordado via incisão mediana. Como em toda operação no abdome, uma incisão mediana é recomendada. É importante preservar a área sobre os músculos retos abdominais para a eventual necessidade de se construir um estoma (ver Capítulo 31). Os esforços iniciais são direcionados para a identificação e controle de focos hemorrágicos. Deve-se procurar conter o vazamento de conteúdo intestinal utilizando clampes atraumáticos e compressas. Após controle da hemorragia e das fontes de contaminação, realiza-se uma ampla avaliação em busca de outras lesões. Todo o trato gastrintestinal e mesentério devem ser cuidadosamente inspecionados. Deve-se prestar atenção especial ao número e localização de todos os ferimentos. Em geral, o intestino apresenta várias perfurações e é preciso estar atento para não deixar passar em branco uma delas. O intestino deve ser minuciosamente reinspecionado, especialmente na região adjacente ao mesentério – que pode esconder brechas na parede intestinal. Após identificação das lesões, procede-se ao reparo.

No reparo primário, deve-se evitar estreitar o lúmen colônico – para tanto, recomenda-se fechamento transversal das lesões. A ressecção é indicada quando o cólon encontra-se destruído ou com comprometimento significativo do seu suprimento sangüíneo. Caso seja necessário desvio do trânsito fecal, o segmento lesado é exteriorizado ou, então, seleciona-se um segmento intestinal proximal para construir uma colostomia ou ileostomia. A criação do estoma deve ser meticulosa. Geralmente, a incisão cirúrgica na pele deve ser deixada aberta ou fechada tardiamente. Cerca de 50% de todos os fechamentos primários em cirurgias de urgência por trauma se infectam. A presença concomitante de choque, lesão de partes moles e contaminação fecal cria um ambiente desfavorável para a cirurgia colônica e favorável para a sepse fulminante.

Tratamento Cirúrgico

As opções para tratamento cirúrgico são:

As alternativas cirúrgicas para a abordagem dos ferimentos penetrantes dos cólons são:

- Fechamento simples.
- Ressecção com anastomose primária.
- Ressecção com desvio proximal do trânsito.
- *Bypass* intracolônico.
- Exteriorização com reparo.
- Exteriorização do local lesado.

Existem diversas técnicas cirúrgicas para a abordagem do cólon lesado. Contudo, cada uma delas pode ser classificada como: desvio do trânsito, reparo primário ou reparo exteriorizado. Todas essas abordagens possuem seus méritos e são apoiadas por várias evidências na literatura.

Reparo Exteriorizado

O reparo exteriorizado é um misto de reparo primário e desvio fecal, onde o ferimento colônico é corrigido e trazido para fora da parede abdominal. Subseqüentemente, havendo deiscência na sutura intestinal, o segmento é maturado como um estoma convencional. Contudo, havendo cicatrização, a alça é devolvida à cavidade peritoneal. Ainda que vários pesquisadores tenham recomendado esta abordagem, os índices de conversão para estoma variam de 21 a 50% – uma porcentagem consideravelmente maior que a incidência de vazamento após reparo primário.

O reparo exteriorizado não elimina completamente o risco de sepse intra-abdominal. Pode ocorrer formação de abscesso ou fístula fecal quando o intestino for devolvido à cavidade. Esta abordagem tem sido cada vez mais abandonada e não é mais recomendada.

Desvio do Trânsito "versus" Reparo Primário "versus" Ressecção e Reparo Primário

Mesmo hoje, a colostomia é atraente, pois elimina ou minimiza as complicações associadas à criação de uma anastomose. Em 1951,[84] o reparo primário foi proposto como uma alternativa à colostomia sistemática. Desde então, tem-se debatido calorosamente o tratamento das lesões colônicas. Recentemente, Murray *et al.*[85] sugeriram ressecção e anastomose primária para pacientes com lesões colônicas graves. Diversos fatores influenciam a morbidade e mortalidade deste paciente e afetam a decisão quanto ao tratamento.

Fatores que predispõem o aumento da morbidade e mortalidade:

- Idade avançada.
- Lesões associadas.
- Hemotransfusões múltiplas.
- Lesão do cólon esquerdo.
- Choque pré-operatório.
- Contaminação fecal grosseira.
- Retardo no início do tratamento.
- Lesão colônica extensa.
- Viabilidade intestinal questionável.
- Necessidade de mais de uma linha de sutura para efetuar o reparo.

Estes fatores de risco também podem ser avaliados pela Escala de Lesão Colônica (ELC) (Tabela 14.1) e o Índice de Trauma Abdominal (ITA). O ITA é um método de

TABELA 14.1. Escala de Lesão Colônica

Grau	*Tipo de Lesão*	*Descrição da Lesão*
1	Hematoma	Contusão ou hematoma sem desvascularizacão
2	Laceração	Laceração < 50% da circunferência
3	Laceração	Laceração ≥ 50% da circunferência sem transecção
4	Laceração	Transecção do cólon
5	Laceração	Transecção do cólon com perda tecidual segmentar
	Vascular	Desvascularização de um segmento colônico

quantificação do risco de complicações após trauma abdominal penetrante. O índice é calculado pontuando-se a severidade do trauma em cada órgão abdominal em uma escala de 1 a 5. Este número é então multiplicado pelo fator de risco (1 a 5) para cada órgão. As estruturas com maior potencial para complicações pós-trauma (p. ex., duodeno, pâncreas ou cólon) recebem um fator de risco 5. O ITA corresponde à soma final das pontuações para cada órgão. Pacientes com ITA ≥ 25 apresentam um risco acima de 50% para complicações.

Trauma Retroperitoneal

O trauma retroperitoneal em geral afeta tanto a parede peritoneal anterior quanto a posterior. O retroperitônio deve ser inspecionado sempre que houver perfuração peritoneal ou nos casos com ferimento localizado no flanco ou nas costas. A colostomia é sempre mandatória nestas lesões.

Estratégias para Evitar Infecções

A combinação de lesão de partes moles, hipotensão e contaminação fecal oferece todos os elementos necessários para a infecção (um meio de nutrientes, um hospedeiro suscetível e a presença de bactérias). Por isso, é imprescindível realizar um desbridamento minucioso, deixando-se apenas tecido não-lesado, bem vascularizado e limpo. Além disso, deve-se considerar a possibilidade de reoperação para novo desbridamento e irrigação.

Os ferimentos devem ser tratados com fechamento primário ou curativos seriados (cicatrização por segunda intenção).

Até hoje, nenhum estudo prospectivo randomizado comparou o uso de antibióticos profiláticos com placebos após lesão colônica. Contudo, os dados disponíveis certamente apóiam a indicação destes medicamentos nesta situação. Com base nos bons resultados do uso de antibióticos em outras circunstâncias e na presença da flora colônica, recomenda-se o emprego de agentes ativos contra anaeróbios e aeróbios gram-negativos o mais cedo possível. Para aumentar a eficácia, o nível tecidual deve estar alto no momento da incisão cutânea. Geralmente, os antibióticos podem ser suspensos após 24 horas. Estudos prospectivos, randomizados e duplo-cego demonstraram que cinco dias de antibioticoterapia não são superiores a 24 horas. Caso o sangramento intra-operatório seja um problema ou a cirurgia dure mais que o dobro da meia-vida dos agentes empregados, recomenda-se uma nova dose no peroperatório. O uso prolongado de antibióticos associa-se à superinfecção, formação de cepas resistentes e colite pseudomembranosa (ver Capítulo 33).

O risco de infecção relaciona-se à idade avançada, presença de lesões no cólon esquerdo e em outros órgãos, e hemotransfusão múltipla. Outro fator que pode aumentar o risco de infecção é a hipotermia. A presença de corpos estranhos (especificamente: projéteis de arma de fogo) é outro tópico que tem despertado interesse. Alguns autores descobriram que a passagem de uma bala através dos cólons pode levar à formação de abscesso pós-operatório por retenção de corpo estranho. Geralmente, a remoção da bala é tecnicamente fácil. Dessa forma, recomenda-se levar o tempo necessário para remover o projétil, especialmente se ele atravessou o cólon ou o reto.

O valor do suporte nutricional e qual modo é o mais eficaz (enteral ou parenteral) tem sido intensamente discutido. Dois estudos randomizados relataram o uso de jejunostomia seguida de alimentação enteral imediata. Os grupos com dieta enteral apresentaram índices menores de infecções pulmonares e abscessos. Outro estudo comparou uma fórmula enteral com outra acrescida com arginina, ácidos graxos ômega-3 e glutamina (dieta imunoestimulante). O regime imunoestimulante reduziu significativa e estatisticamente a incidência de infecções em comparação à dieta padrão. A alimentação enteral precoce deve ser empregada sempre, exceto nos casos de hipotensão intensa ou íleo paralítico prolongado. A passagem de sondas nasoentéricas possui um baixo índice de complicação.

Resultados

Stone e Fabian realizaram um estudo controlado, randomizado, sobre o fechamento primário *versus* exteriorização em pacientes com trauma colônico perfurante. Durante um período de 44 meses, foram operados 268 pacientes com ferimentos colônicos, sendo excluídos aqueles com (a) choque pré-operatório profundo, (b) perda sangüínea acima de 20% da volemia e mais de dois órgãos intra-abdominais lesados, (c) contaminação fecal intensa e (d) pacientes cuja cirurgia teve início mais de 8 horas após o trauma. Os autores concluíram que o fechamento primário da ferida colônica pode ser realizado com segurança em pacientes criteriosamente selecionados.

Outro estudo prospectivo, randomizado, foi realizado por Chappuis *et al.*,[86] envolvendo 56 pacientes direcionados para reparo primário ou ressecção ou desvio do trânsito. Os autores concluíram que, independentemente dos fatores de risco associados, a incidência de complicações era similar. Burch *et al.*[87] revisaram mais de 700 pacientes civis com ferimentos colônicos e discordaram da afirmação de que o fechamento primário não deve ser realizado na presença de choque, postulando que a sutura simples de pequenos ferimentos pode ser a abordagem mais eficaz para minimizar a perda sangüínea e poupar tempo. Eles acreditam que o reparo primário deve ser a peça chave do tratamento nestes casos. A maioria dos autores concorda que, utilizando critérios sensatos de seleção, o trauma em civis pode ser tratado com reparo primário, desbridamento, fechamento ou ressecção.

Ainda que o princípio do reparo primário para tratamento de lesões colônicas seja aplicado de modo liberal, é importante reconhecer que existem sérias preocupações quanto ao descarte da colostomia. Pacientes que necessitam ressecção colônica em decorrência do trauma em si ou da interrupção do suprimento sangüíneo devem ser avaliados com cautela. As lesões são complexas e freqüentemente envolvem outros órgãos.

Flint *et al.*[88] revisaram sua experiência com lesões colônicas para avaliar se sua classificação intra-operatória poderia determinar o procedimento mais adequado. Lesões de grau 1 caracterizavam-se por contaminação mínima e ausência de lesões associadas, sendo tratadas com sutura primária. As lesões de grau 2 consistiam em transfixação com contaminação moderada, e a lesão de grau 3 indicava perda tecidual intensa, desvascularização e contaminação considerável. Os autores defendiam exteriorização com ou sem colostomia ou ressecção com colostomia para os dois últimos grupos. Houve apenas uma morte entre os 25 pacientes classificados como grau 1 e nenhuma complicação. Entre os 116 pacientes grau 2, o índice de mortalidade foi de 2% e a incidência de complicações, 20%. Nos pacientes com lesões de grau 3 (16 casos), ocorreram quatro mortes (25%), e 31% dos indivíduos apresentaram complicações.

Revisando ressecções primárias sem estomas, Stewart *et al.* observaram em sua experiência no Regional Trauma Center (Centro Regional de Trauma) (Memphis, Tennessee, EUA) que, mesmo em pacientes com feridas desvitalizadas, o índice de vazamento em 43 pacientes tratados dessa forma era de 14% – uma porcentagem muito maior que o previsto. Os fatores de risco específicos eram hemotransfusões múltiplas e patologias preexistentes. O índice de deiscência anastomótica nos pacientes sem qualquer fator de risco era de 3%, em comparação a 42% nos pacientes que haviam recebido mais de seis unidades de sangue ou apresentavam patologias preexistentes. Curiosamente, o volume de contaminação ou a presença de lesões associadas não pareceu aumentar o risco de deiscência. A incidência de vazamentos e complicações sépticas foi idêntica tanto para anastomoses ileocolônicas quanto para as colocolônicas. O índice de mortalidade associado à deiscência anastomótica foi de 40%.

Murray *et al.* revisaram 140 pacientes submetidos à ressecção para traumas colônicos graves no Los Angeles County Hospital (Hospital Municipal de Los Angeles). Realizaram-se anastomose primária em 80% e colostomia em 20%. Não foram encontradas diferenças significativas na incidência de abscessos, infecções da ferida cirúrgica, deiscência fascial e mortalidade entre os pacientes submetidos à colostomia ou anastomose ileocólica ou colocólica, sendo que as anastomoses não apresentaram diferenças na incidência de vazamento a despeito do segmento. Contudo, observou-se uma mortalidade de 29% entre os sete pacientes que desenvolveram vazamento anastomótico à esquerda. Os pesquisadores concluíram que, devido à baixa incidência de vazamentos anastomóticos, apenas a hipotensão à admissão e um ITA > 25 podiam ser considerados fatores de risco para complicações anastomóticas. Os autores recomendaram redobrar os cuidados ao realizar anastomoses na presença destes fatores de risco.

Conclusões

O estado fisiológico do paciente no momento da anastomose é o principal determinante do sucesso ou insucesso da anastomose. Assim, recomenda-se colostomia em todos os pacientes de alto risco e apresentando ferimentos colônicos extensos. Quando a contaminação e as lesões associadas são mínimas, pode-se realizar o fechamento primário ou ressecção e anastomose com segurança. No trauma colônico extenso, com comprometimento vascular, múltiplas lesões orgânicas, contaminação grosseira e hemotransfusões múltiplas, é mais prudente fazer um desvio do trânsito. Contudo, diversos fatores influenciam o processo de decisão, e, ainda que as recomendações e as várias classificações ofereçam alguma ajuda, a escolha do tratamento dependerá apenas da experiência e da avaliação pessoal do cirurgião.

Trauma Anorretal

As lesões anorretais podem resultar de vários procedimentos cirúrgicos (p. ex., obstétricos, ginecológicos e urológicos), proctossigmoidoscopia, ingestão de corpos estranhos e traumas perineais fechados ou abertos. Além disso, o trauma pode ser secundário a lesões pneumáticas, higiene a vácuo, violência sexual, inserção de tubos para enema e termômetros, chifradas e até mesmo suicídio (p. ex., administração retal de corrosivos). O trauma anorretal é classificado em:

- Perfurações intraperitoneais.
- Perfurações retroperitoneais.
- Perfurações subperitoneais.
- Perfurações incompletas.
- Lesões perineais.

Sintomas

A dor é a queixa mais comum e pode levar várias horas ou mesmo dias para surgir. A dor abdominal é um sinal de alarme, uma vez que implica em peritonite. A retorragia em um paciente com relato de trauma sugere, no mínimo, uma lesão de mucosa.

Exame

O exame físico deve incluir toque retal e palpação perineal cuidadosa. Em mulheres, o exame vaginal é imprescindível. Deve-se solicitar ao paciente que contraia os músculos esfincterianos – isto ajuda a avaliar a integridade do mecanismo. A anuscopia e a proctossigmoidoscopia devem ser realizadas com delicadeza para evitar agravamento da lesão. A irrigação retal com solução salina facilita a visualização.

Estudos Diagnósticos

Sempre que houver suspeita de trauma anorretal é preciso tomar cuidado para não subestimar a possível gravidade da lesão. Deve-se manter um alto índice de suspeição para realizar um diagnóstico correto e instituir as medidas terapêuticas mais adequadas. Isto é particularmente verdadeiro nas lesões perineais por avulsão e nos ferimentos abdominais por projétil de arma de fogo. O índice de mortalidade de lesões retais não-diagnosticadas aproxima-se de 100%. O enema baritado está contra-indicado no paciente com suspeita de lesão retal – deve-se utilizar contraste hidrossolúvel. Obviamente, a presença de gás na cavidade peritoneal implica em perfuração de víscera oca.

O exame de urina deve ser realizado rotineiramente para detectar possível hematúria. Havendo presença de sangue, o paciente é submetido a um uretrocistograma. Também é importante lembrar que o não-reconhecimento de uma perfuração retal extraperitoneal possui o mesmo potencial letal que uma perfuração intraperitoneal.

O lavado peritoneal pode levar a conclusões equivocadas nestes pacientes, com resultados falsos-negativos naqueles com lesões ou perfurações retais, retroperitoneais ou retossigmóides isoladas.

Tratamento

Assim como no trauma colônico, a localização, causa, tempo decorrido desde a lesão e a presença de lesões associadas determinam o tratamento mais apropriado. No paciente com suspeita de lesão retal, deve-se iniciar antibioticoterapia de amplo espectro preferivelmente nas primeiras 6 horas pós-acidente – quanto antes for iniciado o antimicrobiano, maior a sua eficácia. Em geral, é difícil identificar a lesão retal no momento da laparotomia. Hematomas são as manifestações mais comuns e deve-se estar atento quanto à sua presença e significado. A detecção das lesões pode ser facilitada inserindo-se uma sonda vesical de demora no reto e infundindo azul de metileno enquanto se mantém a extremidade proximal ocluída com um dedo. Lesões anais pequenas ou moderadas abaixo do nível dos elevadores do ânus podem ser tratadas com desbridamento, sutura, drenagem, antibioticoterapia, profilaxia do tétano e observação clínica. Recomenda-se ainda hidratação endovenosa e restrição da ingesta oral. Pode-se empregar uma dieta elementar por vários dias até que as condições gerais do paciente estabilizem.

As lesões acima do elevador do ânus devem ser tratadas de acordo com os princípios discriminados abaixo:

Princípios para tratamento do paciente com trauma retal:

- Posição de litotomia.
- Tratamento das lesões concomitantes.
- Desbridamento.

- Derivação proximal completa do trânsito intestinal.
- Remoção de corpos estranhos.
- Drenagem do espaço pré-sacral.
- Limpeza do reto distal.
- Reparo da lesão retal (se possível).
- Reparo primário dos esfíncteres (se possível).
- Drenagem externa da ferida operatória.
- Antibioticoterapia de amplo espectro.

Os princípios do tratamento podem ser sumarizados assim – desvio, limpeza distal e drenagem. A irrigação copiosa do segmento distal com solução salina deve ser feita até que o efluente se mostre claro. A drenagem é executada penetrando-se no espaço pré-sacral após secção do ligamento anococcígeo.

O reparo esfincteriano como parte do tratamento inicial do trauma retal é motivo de discussão. Não existem dados estatísticos disponíveis. Como o objetivo inicial é salvar a vida do paciente, a maior parte dos artigos dedica pouca ou nenhuma ênfase à reconstrução esfincteriana. Contudo, deve-se ter sempre em mente a importância de preservar o mecanismo esfincteriano caso seja necessário um desbridamento perineal mais extenso. O reparo direto deve ser realizado com calma e tecidos viáveis. A reconstrução tardia também pode ser empregada, de acordo com os princípios citados no Capítulo 13. Finalmente, a possibilidade de complicações sépticas é reduzida deixando-se as feridas cutâneas da área perineal abertas (cicatrização por segunda intenção) ou fechando-as posteriormente (fechamento primário retardado).

A maioria dos cirurgiões recomenda fechamento do estoma quando o paciente encontra-se completamente recuperado – em geral, após 3-4 meses.

Na ausência de sangramento importante, os pacientes com hipotensão refratária à reposição volêmica devem ser avaliados quanto à presença de hemorragia intra-abdominal ou hematoma pélvico em expansão. Nos pacientes com hipotensão persistente e abdome não-distendido, recomendam-se arteriografia e embolização dos vasos sangrantes antes da laparotomia. A ligadura das artérias hipogástricas não é uma abordagem adequada nos pacientes com hemorragias pélvicas decorrentes de fraturas.

Lesões Perineais Complexas

Os ferimentos perineais complexos, com ou sem fratura pélvica, representam um desafio considerável. A morte precoce em geral é conseqüência de hemorragia e sepse pélvica, enquanto que o embolismo pulmonar e a insuficiência de múltiplos órgãos e sistemas respondem pelos óbitos mais tardios. Freqüentemente, observa-se lesão extensa de partes moles. É essencial sistematizar a abordagem destes pacientes para evitar complicações. Os princípios encontram-se sumarizados na

TABELA 14.2. Diretrizes para Tratamento dos Ferimentos Perineais Complexos

- Ressuscitação com controle da hemorragia
- Identificação e tratamento das lesões associadas
- Desvio do trânsito fecal (considerar construção simultânea de jejunostomia para suporte nutricional)
- Desvio do trânsito urinário para lesão urológica complexa concomitante
- Desbridamento agressivo com pulsos de irrigação pressurizada
- Fixação imediata das fraturas
- Nutrição enteral precoce
- Desbridamento diário do ferimento
- Cobertura do ferimento com enxerto de pele assim que for possível
- Profilaxia da trombose venosa profunda

Tabela 14.2. Conforme discutido anteriormente, a colostomia com irrigação distal é fundamental, assim como o desbridamento agressivo das lesões em partes moles. Esta abordagem reduz significativamente a incidência de sepse pélvica. Apesar de a remoção de todos os tecidos inviáveis ser imperativa, deve-se esforçar ao máximo para preservar o mecanismo esfincteriano anal, desbridando-se conservadoramente a área. Nestas circunstâncias, deve-se postergar o reparo do aparelho muscular. Deve-se prestar atenção especial à prevenção da trombose venosa profunda, uma vez que o embolismo pulmonar é uma causa comum de morbidade e mortalidade, especialmente após lesões pélvicas com fraturas.

Ferimentos por Projéteis de Arma de Fogo nas Nádegas

Ferimentos por arma de fogo na região glútea merecem consideração especial, uma vez que este tipo de lesão freqüentemente representa um desafio diagnóstico e um dilema terapêutico. A questão é se este tipo de lesão é apenas uma lesão de partes moles – ou seja, um ferimento não relacionado à área colorretal – ou significa acometimento anorretal. Velmahos *et al.*[89] identificaram 59 pacientes consecutivos com ferimentos nas nádegas durante um período de 1 ano em Los Angeles, no Southern California Medical Center (Centro Médico do Sul da Califórnia). As nádegas foram definidas como a área confinada entre as espinhas ilíacas póstero-superiores (superiormente), as pregas glúteas (inferiormente) e a projeção da linha axilar média (lateralmente). Foram excluídos os ferimentos superficiais e aqueles com trajeto distante do retroperitônio. O estudo postulava que o exame clínico é uma ferramenta segura e confiável para triar indivíduos com este tipo de lesão. Essencialmente, acreditava-se que os pacientes poderiam ser tratados seletivamente com base apenas nos achados clínicos. A partir dessas observações, cerca de um terço (19) dos pacientes foram submetidos à cirurgia, e apenas dois não apresentavam lesões intra-abdominais importantes. Nenhuma lesão passou despercebida e não houve retardo no diagnóstico. Os autores concluíram que o exame clínico é um método seguro para selecionar pacientes com ferimentos por projétil de arma de fogo nas nádegas passíveis de tratamento não-cirúrgico. Os autores recomendam emprego *seletivo* da proctossigmoidoscopia em pacientes com este tipo de ferimento, especificamente nos casos em que existe dúvida quanto ao envolvimento retal. Esta recomendação se baseia no fato de que nenhuma laceração retal foi perdida durante o estudo.

CONCLUSÕES E RECOMENDAÇÕES

A história dos ferimentos colorretais e seu tratamento é fascinante e costuma cercar-se de controvérsias. Contudo, estudos prospectivos, randomizados e controlados realizados recentemente ajudaram a determinar qual deve ser o tratamento apropriado para a maioria dos pacientes. Infelizmente, os dados se aplicam mais aos ferimentos colônicos não-destrutivos, enquanto que, para as lesões retais extensas, as evidências são menos conclusivas.

Em resumo, o reparo primário é um tratamento seguro para todas as lesões colônicas não complicadas. Lesões colônicas destrutivas ou desvitalizadas necessitam ressecção e apresentam risco maior de vazamento anastomótico. O tratamento destas lesões deve ser individualizado. A anastomose primária sem desvio do trânsito deve ser reservada para pacientes saudáveis de baixo risco sem hemorragia significativa concomitante.

As lesões retais extraperitoneais são tratadas com desvio do trânsito, irrigação distal e drenagem pré-sacral. Ainda que os dados com respeito à drenagem não sejam claros, esta abordagem certamente reduz a morbidade e o risco de sepse pélvica.

NOTAS DO REVISOR TÉCNICO

82. STONE, H.H.; Fabian, T.C.: Management of perforating colon trauma. *Ann. Surg* 1979;190(4):430-36.
83. Nolan (211). Corman, M.L. *Colon and rectal surgery.* 2nd. ed. Philadelphia: Lippincott, 1990.
84. Reparo primário (1951). Corman, M.L. *Colon and rectal surgery.* 2nd. ed. Philadelphia: Lippincott 1990 p. 213.
85. Murray (213). Corman ML. *Colon and rectal surgery.* 2nd. ed. Philadelphia: Lippincott, 1990.
86. CHAPPIUS, C.W.; FREY, D.J.; DIETZEN, C.D. *et al.* Management of penetrating colon injuries - a prospective randomized trial. *Ann. Surg* 213, p. 492-7, 1991.
87. BURCH, J.M.; Brock, J.C.; Gevirtzman, L. *et al.* The injured colon. Ann. Surg. 1986;203(6):701-11.
88. FLINT, L.M.; VITALE, G.C.; RICHARDSON, J.D. The injured colon relationship of management to complications. *Ann. Surg* 193: p. 619-23, 1981.
89. Velmahos (220). Corman, M.L. *Colon and rectal surgery.* 2nd. ed. Philadelphia: Lippincott, 1990.

15

Tratamento de Corpos Estranhos

Corpos estranhos podem ser ingeridos acidentalmente (p. ex., deglutição de pontes odontológicas, unha, clipes de papel, osso de galinha etc.) ou intencionalmente (p. ex., pacientes psiquiátricos ou detentos). Ocasionalmente, o médico pode ser responsável pela introdução de um corpo estranho que necessita esforços especiais para sua remoção. Uma vez que o material ultrapassa o piloro, ele em geral pode ser eliminado sem dificuldade. Contudo, o íleo terminal representa um obstáculo. Pode ocorrer erosão, perfuração, abscesso e formação de trajetos fistulosos. Os fatores de risco que aumentam a probabilidade de perfuração por corpo estranho incluem doença inflamatória intestinal, aderências, doença diverticular, divertículo de Meckel,[90] tumores e hérnias.

Os pacientes com maior risco para ingestão de corpos estranhos podem ser divididos em quatro grupos principais:

1. Crianças com até 5 anos de idade, que acidentalmente ingerem um corpo estranho (p. ex., botões, moedas).
2. Adultos com impactação alimentar.
3. Indivíduos que acidental ou deliberadamente ingeriram um corpo estranho.
4. Indivíduos tentando escapar de flagrante por tráfico de drogas também chamados "MULAS". Nestes casos, a ruptura ou impactação pode levar a um quadro fatal de toxicidade.

A lista de objetos que já foram removidos do reto é virtualmente infinita (p. ex., lâmpadas, cateteres, lápis, canetas, copos, velas, vibradores, botões etc.)

AVALIAÇÃO

Os pacientes podem se apresentar com as mais diversas queixas, incluindo retorragia, proctalgia e disúria. Devido ao embaraço e constrangimento, muitos negam o ocorrido e relatam ter caído sobre o objeto, que, por sua vez, miraculosamente escapou ao seu alcance.

É importante avaliar o abdome do paciente quanto à presença de sinais e sintomas sugestivos de irritação peritoneal. A sondagem vesical pode ser necessária caso exista suspeita de retenção urinária. A inspeção e palpação do canal anal e do reto pode revelar o corpo estranho. Radiografias da pelve também podem evidenciar o contorno de materiais radiopacos. Detectando-se um corpo estranho, deve-se suspeitar e pesquisar a presença de outros objetos no trato gastrintestinal.

TRATAMENTO

A extração de corpos estranhos retais vem se tornando quase epidêmica. A presença destes objetos no reto ou no cólon pode representar um desafio terapêutico. Existem alguns princípios que devem ser levados em conta nesta situação:

1. Em geral, tentar remover o objeto à força causa mais danos ao anorreto que aqueles ocorridos durante sua inserção.
2. A remoção do corpo estranho deve ser feita apenas com relaxamento completo do esfíncter anal (paciente sob raquianestesia ou anestesia geral).
3. Não utilize instrumentos para retirar o objeto em um paciente não-cooperativo, uma vez que movimentos súbitos podem resultar em fissuras ou perfurações.
4. Corpos estranhos maiores devem ser removidos na sala de cirurgia, sob anestesia geral ou raquianestesia.
5. Após retirada do objeto, deve-se examinar meticulosamente o trajeto e reparar quaisquer lacerações presentes.
6. A perfuração retal, seja intra ou extraperitoneal, deve ser tratada com estoma.
7. Pacientes senis com ânus patular podem ser submetidos à remoção do corpo estranho sem necessidade de anestesia. Termômetros são o objeto mais comumente encontrado neste grupo de pacientes.

Tendo estes princípios em mente, foi elaborado o seguinte protocolo terapêutico:

1. A tentativa de retirada colonoscópica imediata do corpo estranho associa-se à hemorragia e obstrução.
2. A radiografia simples de abdome ajuda a determinar a natureza e a localização do objeto.
3. O enema baritado está indicado nos pacientes com objetos difíceis de localizar ou sabidamente radiotransparentes.
4. O acompanhamento da progressão pode ser feito através de radiografias seriadas.
5. Utilizar dieta rica em fibra, laxantes incrementadores do bolo fecal ou óleo mineral (não empregar catárticos).
6. Enemas antes do procedimento melhoram a visualização.
7. Antibioticoterapia de amplo espectro antes do procedimento.
8. Extrair colonoscopicamente caso não ocorra progressão radiográfica do objeto após 48 horas.
9. Observar o paciente por 24 horas após a remoção.

Em geral, a remoção de corpos estranhos retais pode ser realizada ambulatorialmente ou na sala de urgência, desde que o paciente seja cooperativo. Por outro lado, nos casos de corpos estranhos localizados acima do reto e/ou em pacientes pouco cooperativos, a remoção deve ser realizada na sala de cirurgia, onde a administração de glucagon, raquianestesia ou anestesia geral ajuda a relaxar o esfíncter. A remoção colonoscópica pode ser empregada sempre que se mostrar adequada. Contudo, havendo manifestações de irritação peritoneal, a remoção deve ser feita através de laparotomia e colotomia.

Já foram descritas várias técnicas de remoção de objetos do reto, incluindo o uso de ganchos atraumáticos, manipulação bimanual e sondas nasogástricas utilizadas como laço, entre outros. A sonda de Foley é particularmente útil nos pacientes com objetos ocos. É crucial remover o corpo estranho sob bloqueio anestésico apropriado para evitar maiores traumas. Se for necessário realizar laparotomia, deve-se tentar "ordenhar" o objeto para baixo, até o campo de visão do cirurgião na posição perineal – obviamente, para este fim, o paciente deve ser operado na posição de litotomia. Havendo lesão retal, devem-se aplicar os princípios mencionados anteriormente. Se o objeto não puder ser removido pelo ânus, realiza-se colotomia. Em situações controladas, sem contaminação fecal grosseira, não é necessário confeccionar uma colostomia.

NOTA DO REVISOR TÉCNICO

91. MECKEL, Johann F. (1781-1833), embriologista e anatomista alemão: divertículo de Meckel (remanescente embrionário do saco vitelino, que, quando persiste anormalmente, apresenta-se como uma herniação no íleo terminal, podendo seu revestimento interno apresentar mucosa gástrica, e, portanto, ser sede de ulceração e hemorragia).

16

Distúrbios da Defecação

CONSTIPAÇÃO

A constipação intestinal crônica e a dor abdominal estão entre as queixas mais comuns da prática médica. Apenas nos Estados Unidos, o custo do uso excessivo de laxantes em 1991 foi superior a 400 milhões de dólares. Este capítulo aborda diversas doenças relacionadas aos distúrbios da defecação, sendo que esta primeira parte trata dos casos onde a constipação é a queixa principal.

Fisiologia (Ver Também Capítulo 2)

As duas principais funções do cólon são absorção e propulsão. O intestino grosso absorve água, certos eletrólitos, ácidos graxos de cadeia curta e produtos do metabolismo bacteriano. As atividades motoras básicas dos cólons podem ser resumidas em ondas lentas de propulsão, mistura e exposição uniforme do seu conteúdo na superfície mucosa. O material luminal é movido com um gradiente de pressão, sendo que a velocidade e o volume propelido são determinados pela diferença de pressão, diâmetro da alça e viscosidade do conteúdo. A extensão e o diâmetro do cólon favorecem o contato entre o conteúdo colônico e a mucosa, aumentando a quantidade de água removida e, como conseqüência, produzindo fezes mais ou menos ressecadas.

O cólon apresenta três tipos de contrações (ver Capítulos 2 e 6):

1. Contração fásica individual de duração longa e curta.
2. Contrações agrupadas organizadas.
3. Contrações propulsoras especiais.

A contração fásica individual é a unidade básica de atividade contrátil ao longo do trato gastrintestinal. As contrações curtas duram menos de 15 segundos, e as longas, 40 a 60 segundos. As contrações fásicas individuais são bastante desorganizadas em tempo e espaço, mas são eficazes para misturar e bascular, e produzem alguma propulsão distal. As contrações propulsoras especiais (p. ex., contrações migratórias gigantes) fornecem a força propulsora necessária para defecação e movimento de massa. Apesar destes conceitos, ainda existem controvérsias sobre os méritos das técnicas utilizadas para avaliar fisiopatologicamente os vários distúrbios colônicos.

Mesmo hoje, ainda não compreendemos totalmente como todos os elementos do cólon (morfologia, inervação, função) se integram para produzir o movimento do conteúdo intestinal. Além disso, ainda é necessário definir os limites de normalidade da atividade motora colorretal e suas variações patológicas.

O processo de eliminação das fezes ocorre em dois estágios. O *primeiro estágio* é involuntário, onde o conteúdo é gradualmente propelido em direção ao reto como resultado da soma das contrações curtas, longas e migratórias gigantes. O *segundo estágio* é o ato defecatório em si, durante o qual as fezes são expelidas. Alterações neste processo são extraordinariamente comuns e necessitam uma abordagem diagnóstica sistemática, caso se tencione iniciar algum tratamento. Vários testes específicos – especialmente análises fisiológicas – podem ser utilizados. Alguns destes testes são discutidos no Capítulo 13. Também pode ser útil revisar as seções sobre análises fisiológicas nos Capítulos 2, 6 e 13, para se obter uma melhor perspectiva da propedêutica empregada.

Os distúrbios da defecação podem ser divididos em três categorias: (a) problemas da motilidade (p. ex., alterações no trânsito intestinal), (b) defecação obstruída (p. ex., anismo) e (c) síndrome do intestino irritável (ver Capítulo 26).

Etiologia

Várias doenças podem estar associadas à constipação crônica e até mesmo ao megacólon. Primeiro, deve-se determinar se o paciente está em uso de qualquer medicamento capaz de produzir constipação (ver Capítulo 3). Os sintomas intestinais e achados radiológicos de dilatação colônica podem desaparecer completamente após suspensão destes medicamentos. Segue abaixo um resumo das causas e distúrbios associados à constipação:

1. Dieta:
   - Baixa ingesta de fibras (considerar dentição ruim, pobreza).
   - Baixa ingesta líquida.
2. Funcional:
   - Depressão.
   - Confusão.
   - Banheiro inadequado.
   - Imobilidade
   - Psicose.
   - Encoprese.
3. Medicações:
   - Anticolinérgicos.
   - Antidepressivos.
   - Narcóticos e opiáceos.
   - Ferro.
   - Bismuto.
   - Antiparkinsonianos.
   - Antiácidos (p. ex., alumínio).

- Anti-hipertensivos (p. ex., diuréticos, bloqueadores gangliônicos, bloqueadores de canais de cálcio).
- Anticonvulsivantes.
- Resinas de troca iônica.
- Uso de laxantes incrementadores do bolo fecal, porém sem aumento da ingesta líquida.

4. Doenças endócrinas, metabólicas, vasculares e do colágeno:

- Hipotireoidismo.
- Hipoparatireoidismo.
- Diabetes melito.
- Hipocalemia.
- Insuficiência renal crônica.
- Gestação.
- Hipopituitarismo.
- Porfiria.
- Esclerodermia.
- Amiloidose.
- Hipercalcemia.

5. Distúrbios neuromusculares:

- Cerebrais:
  - Acidente vascular cerebral.
  - Doença de Parkinson[91].
  - Tumor intracraniano.
- Medulares:
  - Cauda eqüina.
  - Mielomeningocele.
  - Trauma raquimedular.
  - Esclerose múltipla.
  - Sífilis terciária.
- Periférica:
  - Diabetes melito.
  - Neuropatia autonômica.
  - Doença de Chagas[92].
  - Doença de Hirschsprung[93].
  - Doença de Von Recklinghausen[94].
  - Abuso de laxantes.
  - Vincristina.
- Funcional:
  - Obstrução da via de saída (p. ex., anismo, evacuação obstruída, síndrome do assoalho pélvico espástico).

6. Inércia colônica:
   - Constipação por trânsito lento.
   - Pseudo-obstrução intestinal (síndrome de Ogilvie[95]).

Uma causa potencialmente grave de distúrbio evacuatório é a distensão colônica maciça, sugerindo obstrução intestinal. Esta pseudo-obstrução, conhecida como "síndrome de Ogilvie", é discutida mais à frente neste capítulo.

Manifestações Clínicas

A constipação pode ser a manifestação de vários distúrbios e pode acompanhar-se de sinais e sintomas similares aos de um abdome agudo grave. Contudo, em geral os pacientes se queixam simplesmente de incapacidade para evacuar. Pelo menos 80% desta população é constituída de mulheres.

A constipação crônica intensa é definida como menos de uma evacuação a cada cinco dias, com os sintomas persistindo por mais de 18 meses. A despeito da duração dos sintomas, pode-se considerar constipação a presença de menos de três evacuações semanais em um indivíduo cuja dieta habitual contém pelo menos 19 g de fibra por dia. Não podem estar presentes sinais de obstrução intestinal, e o tempo de trânsito intestinal deve estar aumentado (ver *Trânsito Intestinal*).

Uma complicação importante da constipação, especialmente em pacientes idosos, é a impactação fecal, mas a causa de todas as manifestações clínicas observadas no paciente pode ser simplesmente a incapacidade para evacuar normalmente. Os seguintes distúrbios podem influenciar o padrão evacuatório:

- Incontinência fecal.
- Diarréia.
- Retenção urinária.
- Distúrbio mental e ansiedade.
- Arritmias.
- Síncope.
- Disreflexia autonômica.
- Pneumotórax.
- Hipóxia.
- Hipotensão.
- Parto disfuncional.
- Volvo.
- Ulceração estercoral.
- Perfuração cecal.
- Hemorróidas.
- Fissura anal.
- Prolapso retal.

Entretanto, deve-se estar atento para a situação paradoxal onde a ocorrência de diarréia ou incontinência fecal pode confundir o diagnóstico do paciente constipado com impactação. Apesar de a impactação ser uma causa rara de obstrução colônica (1,3%), em determinados grupos de pacientes (p. ex., indivíduos em asilos ou portadores de lesões raquimedulares), a incidência se aproxima de 50%.

Os pacientes, em geral mulheres com constipação idiopática severa, caracterizam-se por comprometimento significativo do estado geral e dor e distensão abdominal acentuadas. A síndrome em geral tem início na infância, ou, mais comumente, na menarca. Pesquisas mostraram que indivíduos constipados apresentam aumento do volume e da pressão de distensão retal para sensação e relaxamento esfincteriano, baixos índices de motilidade basal e pós-morfina no reto distal, trânsito lento e um reto vazio (mesmo na constipação intensa).

Úlcera Estercoral

A passagem de um bolo fecal excessivamente ressecado pode produzir uma lesão ulcerada no cólon ou no reto, com risco de perfuração. Este distúrbio em geral ocorre em pacientes acamados e constipados e se apresenta como uma lesão isolada no retossigmóide, ao longo da margem antimesentérica, mas em alguns casos as lesões são múltiplas.

Ao revisar a literatura, torna-se evidente a elevada mortalidade associada à úlcera estercoral. Estes índices podem ser atribuídos a diversos fatores, mas todos possuem como denominador comum a perfuração colônica com peritonite subseqüente. Além disso, estes pacientes freqüentemente são idosos e apresentam distúrbios associados potencialmente graves, o que contribui para aumentar seus riscos.

Avaliação do Paciente Constipado

Deve-se colher uma anamnese minuciosa, especialmente com respeito à freqüência das evacuações e consistência das fezes. É importante observar a presença de dor, muco ou sangue, tenesmo retal e se são necessárias manobras digitais para efetuar a evacuação. A história pessoal do paciente deve avaliar a concomitância de outros distúrbios e uso de medicamentos (ver Capítulo 3).

Exame Físico e Endoscopia

Obviamente, é mister descartar alterações primárias do ânus, do reto ou do cólon como causa da constipação. Para tanto, realiza-se exame completo do abdome e do reto, com sigmoidoscopia rígida ou flexível.

Biopsia Retal

Biopsias de espessura total da parede retal estão indicadas nos pacientes com suspeita de doença de Hirschsprung (ver adiante). Classicamente, a ausência de gânglios sela o diagnóstico. Alguns autores afirmam que a biopsia é supérflua na forma segmentar da doença. É importante incluir a muscular própria no espécime para que o material seja adequado para a análise, mas o principal problema com este procedimento é o fato de que mesmo indivíduos normais podem não possuir células ganglionares no reto. Sabendo-se das dificuldades em interpretar a biopsia, o diagnóstico pode ser estabelecido ou auxiliado pelo enema opaco e pela manometria.

Estudos Radiológicos

Pacientes com distensão abdominal devem realizar radiografias simples do abdome. O enema opaco nestes casos em geral revela um cólon aumentado com bastante resíduo fecal ou alças redundantes. Apesar de este achado não identificar uma causa específica para o problema, ele determina a magnitude da anormalidade anatômica e serve de guia para a decisão entre o tratamento clínico e o cirúrgico.

O enema opaco em pacientes com suspeita de doença de Hirschsprung segmentar não mostra o reto colapsado observado na forma clássica, pelo contrário, o reto encontra-se dilatado ao longo do segmento agangliônico. O enema baritado costuma ser o exame mais útil no paciente constipado. Quando associado à defecografia (ver Capítulos 6 e 17), constitui nossa propedêutica inicial de rotina.

Defecografia ou Proctografia Evacuatória

Os aspectos técnicos da defecografia são discutidos nos Capítulos 6, 13 e 17. Este exame é particularmente valioso em duas situações: procidência interna (*i. e.*, distúrbio pré-prolapso) e defecação obstruída. A contração paradoxal do músculo puborretal pode ocorrer durante a tentativa de eliminação da pasta baritada (ver adiante), ou então pode-se observar prolapso interno. A implicação desta segunda alteração na lesão do nervo pudendo e como causa de incontinência fecal é discutida no Capítulo 13. A defecografia também pode revelar enterocele, retocele, descenso perineal e incontinência, mas este exame não deve ser utilizado isoladamente no processo diagnóstico.

Trânsito Intestinal

A avaliação mais objetiva do trânsito colônico pode ser realizada ambulatorialmente através da ingestão de três diferentes tipos de marcadores radiopacos toda manhã, por três dias consecutivos, associados a laxantes. Outro método para calcular o trânsito colônico é discutido no Capítulo 6. Uma abordagem simples é solicitar ao paciente que tome uma cápsula contendo 24 anéis radiopacos, sem uso concomitante de laxantes. Realiza-se uma radiografia simples do abdome no quinto dia

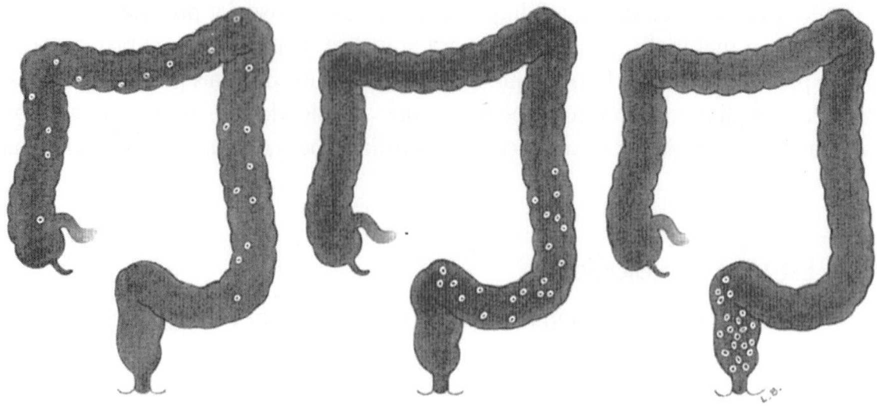

FIG. 16.1. Representação artística dos três tipos de aparências radiológicas que podem ser vistas ao raios X simples de abdome no exame com anéis radiopacos. **A.** Inércia colônica. Padrão típico de distribuição em todo o cólon. **B.** Inércia do cólon distal. Os marcadores concentram-se no cólon esquerdo, mas não se limitam ao reto. **C.** Obstrução distal. Os marcadores concentram-se no reto, um padrão clássico denotando a presença de obstrução da defecação.

após a ingestão. Por volta do quinto dia, 80% dos marcadores devem ter sido eliminados e, por volta do sétimo dia, todos eles devem ter sido evacuados.

A Figura 16.1 mostra os três padrões de distribuição anormal destes marcadores, ilustrando a variedade de processos responsáveis por anormalidades da defecação. Obviamente, os resultados do estudo de trânsito devem ser correlacionados aos outros exames complementares.

Cintilografia

Marcadores radiopacos são extremamente úteis para diferenciar pacientes com trânsito normal daqueles com trânsito alterado. Neste último grupo, contudo, não são muito úteis para identificar exatamente qual o segmento responsável pelo retardo. Os exames cintigráficos estão sendo cada vez mais utilizados para avaliar o trânsito intestinal de modo quantitativo e não-invasivo. Contudo, esta ferramenta propedêutica não influencia a decisão terapêutica quando comparado a outros estudos de trânsito mais simples.

Manometria Anorretal

O valor da manometria anorretal na propedêutica de pacientes com incontinência fecal é discutido nos Capítulos 2, 6 e 16. Os estudos manométricos também se mostraram úteis no diagnóstico da doença de Hirschsprung segmentar (ver adiante), onde observa-se a ausência de relaxamento reflexo do esfíncter interno (também conhecido como "reflexo inibitório retoanal"). O reflexo também pode estar ausente quando as pressões de repouso do canal anal são baixas, como em certos indivíduos com prolapso retal e incontinência fecal neurogênica após excisão do reto inferior.

Eletromiografia

O papel da eletromiografia (EMG) na avaliação do paciente com incontinência anal é discutido nos Capítulos 2, 6 e 15, mas a EMG do esfíncter anal externo e do puborretal é outra técnica para estabelecer o diagnóstico de contração inapropriada do puborretal. A incapacidade de inibir a atividade elétrica durante o ato de defecar é patognomônica de anismo. Contudo, a maioria dos especialistas utiliza o teste de expulsão do balão para fazer este diagnóstico.

Sensibilidade Retal

Conforme mencionado no Capítulo 15, a sensibilidade retal pode ser avaliada pela distensão com balão. O aumento do limiar de sensibilidade em pacientes com constipação intensa sugere presença de neuropatia retal. Contudo, ainda não se sabe que influência esta informação terá na abordagem terapêutica.

Análise da Atividade Mioelétrica

A atividade mioelétrica do cólon pode ser avaliada com eletrodos acoplados ao sigmoidoscópio em contato com a mucosa colorretal. Pacientes constipados são incapazes de mostrar aumento da atividade, sugerindo um possível defeito neurogênico como causa da constipação.

Tempo de Latência Motora do Nervo Pudendo

A importância deste exame em pacientes constipados é discutida nos Capítulos 2, 6 e 15. Acredita-se que cerca de 24% dos pacientes constipados apresentem algum nível de neuropatia.

Perfil Psicológico

Existem diversas opiniões com respeito aos estudos avaliando a incidência de distúrbios psicológicos em mulheres com constipação intensa, especialmente aquelas com trânsito intestinal lento. Certos pacientes necessitam uma abordagem comportamental e psicológica para tratar sua constipação. Alguns centros dispõem de um teste padrão de personalidade (p. ex., Questionário para Depressão de Beck,

Questionário de Personalidade Multifásica Minnesota) que é aplicado a todos os pacientes candidatos à cirurgia. Com certeza, é importante avaliar em que intensidade os fatores psicossociais influenciam as queixas do paciente. Esta avaliação e o teste de função tireóide são os estudos mais úteis e mais comumente negligenciados nos pacientes com constipação refratária.

Tratamento Clínico

Dieta, Exercícios, Laxantes, Enemas e Supositórios

Para a maioria dos pacientes, o tratamento da constipação inclui orientação dietoterápica, atividade física rotineira e uso de laxantes, enemas ou supositórios (ver Capítulo 3). Na ausência de distúrbios orgânicos ou quando a constipação não for contornada inicialmente com medidas farmacológicas ou cirúrgicas, o tratamento direciona-se para medidas dietéticas. Geralmente, estas consistem em aumento na ingesta de fibras (especialmente cereais, frutas e vegetais) e líquidos. A prática de atividades físicas também é importante.

A despeito dos esforços e dos conselhos para a melhora do padrão alimentar, prática de exercícios e respeito à urgência evacuatória, boa parte dos pacientes constipados acredita que precisa tomar algum tipo de laxante. Vencer este hábito é especialmente difícil devido ao conceito popular de que todos devem evacuar pelo menos uma vez ao dia. Contudo, algumas pessoas necessitam e de fato se beneficiam do uso de catárticos (ver também Capítulo 3). A Tabela 16.1 ilustra a classificação dos catárticos de acordo com seu mecanismo de ação.

Catárticos Estimulantes

Catárticos estimulantes atuam produzindo irritação local ou agindo sobre o plexo de Auerbach, aumentando a atividade motora intestinal. Assim como todos os catárticos, os estimulantes estão contra-indicados na presença de obstrução intestinal ou peritonite e no pós-operatório de laparotomias, especialmente nos pacientes submetidos à ressecção de segmentos intestinais.

Melanose colônica: catárticos da cáscara sagrada e da sena podem produzir melanose colônica. A proctossigmoidoscopia mostra uma mucosa amarronzada, púrpura ou escura, com "estrias mais claras agrupadas em pequenos desenhos poliédricos".

A melanose colônica em geral acomete pacientes idosos, uma vez que são necessários vários anos de uso ou abuso de laxantes para alterar a coloração da mucosa. A biopsia retal revela presença de macrófagos contendo pigmentos na lâmina própria. Suspendendo-se o uso do laxante, o pigmento desaparece em 3 a 6 meses.

TABELA 16.1. Classificação dos Catárticos

Classe	*Medicamentos*
Estimulantes	Cáscara sagrada Sena Fenolftaleína Acetofenolisatina Bisacodil Óleo de castor
Salinos	Sulfato de magnésio Leite de magnésio Citrato de magnésio Sulfato de sódio Fosfato de sódio Fosfato de potássio Tartrato sódico de potássio
Osmóticos	Polietielenoglicol e eletrólitos
Incrementadores do bolo fecal	Plantago/*psyllium* Metilcelulose Carboximetilcelulose sódica Ágar Cereais e fibras (p. ex., germe de trigo com fibras)
Lubrificantes	Óleo mineral Dioctil sulfosuccionato sódico Docusato cálcico

Catárticos Salinos

Os catárticos salinos exercem seu efeito através da atividade osmótica de íons salinos de absorção lenta. A água é retida no intestino delgado quando se ingere sais contendo sulfato de magnésio, fosfato ou tartrato. O aumento no volume provoca contração intestinal e eliminação do conteúdo. O período de latência depende da dose e em geral varia de 3 a 6 horas.

Apesar dos catárticos salinos serem relativamente seguros, eles podem ser perigosos em nefro ou cardiopatas.

A forma de enema constitui uma das aplicações mais valiosas dos catárticos, especialmente no preparo para proctossigmoidoscopia, retossigmoidoscopia flexível e cirurgias anorificiais. Terapeuticamente, podem ser eficazes no tratamento da impactação fecal.

Catárticos Osmóticos

Os catárticos osmóticos em geral são lavagens eletrólitas administradas por via oral para preparo colônico (p. ex., GoLYTELY), na forma de componentes solúveis para reconstituição. Apesar de sua capacidade em limpar o cólon e produzir diarréia, praticamente não produzem perda hidroeletrolítica mesmo quando são utilizados grandes volumes. Os catárticos osmóticos são bastante utilizados para limpeza intestinal antes de colonoscopia, enema baritado ou cirurgia colônica. Também podem ser úteis para tratar pacientes com constipação intensa – nesta situação, pode-se aumentar sua eficácia associando a um enema de volume.

Catárticos Incrementadores do Bolo Fecal

Os catárticos incrementadores do bolo fecal são polissacarídeos naturais ou sintéticos e derivados celulósicos que intumescem ou se dissolvem no trato intestinal sem serem absorvidos. Atuam principalmente adicionando volume ao bolo fecal. Todos estes laxantes devem ser utilizados associados a uma ingesta hídrica adequada. Seu efeito é bem menos dramático que os demais e pode levar 12 a 72 horas para surgir.

Catárticos Lubrificantes

Os catárticos lubrificantes atuam lubrificando as fezes sem estimular a peristalse – o que os torna bastante úteis em pacientes pós-hernioplasia e/ou coronariopatas. O óleo mineral é útil quando se deseja evitar esforço evacuatório, mas possui muitos efeitos colaterais e contra-indicações. Pode levar à formação de granulomas em feridas em cicatrização. A aspiração do óleo produz uma pneumonia lipóide freqüentemente fatal. O óleo absorvido pode produzir granulomas nos linfonodos mesentéricos, na mucosa intestinal, no fígado e no baço. Finalmente, como o óleo mineral resulta em fezes excessivamente lubrificadas, seu uso prolongado pode levar à atrofia do mecanismo esfincteriano anorretal por falta de estiramento.

O dioctil sulfossuccinato sódico e outros agentes emulsificantes também podem ser considerados catárticos lubrificantes. Têm sido amplamente utilizados na indústria para facilitar a mistura de água e substâncias lipídicas e costumam ser prescritos como amaciadores do bolo fecal após cirurgias anorificiais.

Enemas

Os enemas não são verdadeiramente laxantes, mas devem ser considerados uma opção terapêutica no paciente constipado. Várias substâncias podem ser administradas nessa forma, tais como água morna, soluções salinas, óleos vegetais, peróxido de hidrogênio, leite e melado, e até mesmo champagne em certos pacientes.

Os enemas possuem várias indicações:

- Para produzir evacuação antes de cirurgia, parto, estudo radiológico ou exame endoscópico.
- Para remover fezes impactadas – associados a manobras digitais.

- Para remover soluções baritadas do intestino terminal.
- Para estimular atividade intestinal após certos procedimentos cirúrgicos.
- Para aliviar obstruções colônicas (p. ex., impactação fecal proximal a um carcinoma do cólon sigmóide).
- Para esvaziar o cólon distal antes de certos procedimentos, exames ou cirurgias.
- Para evacuar o intestino em pacientes com problemas evacuatórios, especialmente aqueles de etiologia neurológica.

Supositórios

Os supositórios podem conter glicerina, bisacodil, dioctil sulfossuccinato sódico ou sena, ou podem liberar dióxido de carbono. Os fabricantes recomendam seu uso sempre que se considerar necessário um enema, mas a diferença na eficácia entre estes dois métodos ainda necessita ser avaliada.

Farmacoterapia (Ver Também Capítulo 3)

É sempre preferível empregar um agente que age especificamente produzindo aumento da atividade propulsora no lugar de um irritante intestinal. A metoclopramida é um agente procinético que afeta principalmente a motilidade do trato gastrintestinal superior. A eritromicina, outro agente procinético, possui pouco efeito sobre o cólon. A cisaprida tem se mostrado uma droga promissora no tratamento de distúrbios da motilidade no intestino terminal. Também é capaz de reduzir o limiar do reflexo de inibição retoanal e de sensibilidade retal consciente em crianças constipadas. Novos agentes procinéticos (p. ex., prucaloprida e SDZ HTF-919), que atuam via receptor 5-HT4,[96] estão sendo avaliados em grandes estudos multicêntricos.

A somatostatina tem sido utilizada para tratar problemas da motilidade intestinal em pacientes com esclerodermia. Em indivíduos sadios, ela foi capaz de manter a velocidade dos complexos migratórios e aumentar em dois terços a amplitude dos complexos espontâneos, além de reduzir sintomas intestinais tais como náuseas, flatulência e dor. A comunidade científica ainda aguarda estudos mais profundos analisando o papel da somatostatina neste cenário.

O maleato de trimebutina também tem sido empregado para tratar manifestações de doenças intestinais funcionais, incluindo dor abdominal e constipação. Esta droga pode ser útil no tratamento de pacientes com constipação crônica idiopática, desde que a avaliação fisiológica revele aumento do tempo de trânsito intestinal.

A metilnaltrexona, o primeiro antagonista de receptores opióides periféricos, tem sido avaliada em testes clínicos de pacientes com câncer avançado e em uso de metadona para controle da dor, e refratários ao tratamento da constipação associada. Todos os pacientes tratados com a droga apresentaram melhora do trânsito intestinal em comparação aos controles. Não ocorreram efeitos colaterais, e não foi necessário suspender o uso do opióide.

Alguns pesquisadores vêm avaliando o uso de colchicina, um estimulador neurogênico do trato gastrintestinal, em pacientes com constipação intratável. Os estudos preliminares produziram resultados animadores, mas ainda serão necessárias análises mais profundas até que o papel desta droga no tratamento da constipação intestinal fique esclarecido.

Síndrome do Assoalho Pélvico Espástico; Defecação Obstruída; Anismo

A síndrome do assoalho pélvico espástico decorre da ausência de relaxamento dos músculos elevadores do ânus durante a defecação. Diversos autores confirmaram este mecanismo através da defecografia, observando aumento anormal da atividade do aparato esfincteriano durante a evacuação.

O teste de expulsão do balão é um método simples e barato para avaliar a capacidade evacuatória do paciente. Podem ser utilizados balões de látex comuns, uma sonda de Foley ou um dos equipamentos de *biofeedback* mencionado no Capítulo 13.

Tratamento

Medicina Comportamental; Condicionamento; "Biofeedback"

A técnica de *biofeedback* e suas aplicações no paciente com incontinência fecal são discutidas no Capítulo 13. Através de recomendações verbais ou utilizando diversos equipamentos, pode-se melhorar o controle intestinal.

Expulsão do balão: os mesmos equipamentos podem ser utilizados para treinar pacientes constipados, especialmente aqueles apresentando "defecação obstruída" (anismo). No *biofeedback*, os pacientes observam um calibrador ou indicadores luminosos, enquanto procuram ajustar a resposta esfincteriana à insuflação do balão retal. Desta forma, eles aprendem a relaxar o mecanismo esfincteriano para expelir o balão.

Ho *et al.* relataram os resultados do tratamento com *biofeedback* utilizando os aparelhos manométricos descritos no Capítulo 13. Dos 56 pacientes, 90% apresentaram melhora subjetiva.

Biofeedback eletromiográfico: alguns especialistas recomendam o biofeedback EMG seguido de estimulação do processo evacuatório com administração retal de mingau de aveia. O índice de sucesso aproxima-se de 89% com seguimento médio de 9 meses.

Feedback com sonda anal manométrica: Turnbull e Ritvo estudaram o *biofeedback* com base em uma sonda anal manométrica. O seguimento de 4-5 anos mostrou uma melhora significativa do funcionamento intestinal e dos sintomas abdominais.

"Biofeedback" – Outros Métodos

Utilizando um plugue, o paciente registra a atividade muscular de repouso, contração e durante o esforço para expelir o plugue. As sessões subseqüentes procuram desenvolver o controle do mecanismo esfincteriano durante o esforço evacuatório. O passo final é a administração de uma solução de *psyllium* (120 ml) para simular e estimular um reflexo evacuatório verdadeiro.

Comentário: não está claro ainda por quanto tempo e com que freqüência as sessões de *biofeedback* devem ser realizadas, mas todos os pesquisadores parecem concordar que os casos recidivantes devem receber novas sessões. O ideal é que sejam realizadas várias sessões com duração de 10 a 15 minutos, ao longo do dia.

Toxina botulínica: até o momento, a toxina botulínica foi utilizada em quatro pacientes sem resposta ao *biofeedback* convencional. Todos apresentaram melhora, sem morbidade ou mortalidade associadas.

Tratamento Cirúrgico

A colectomia subtotal ou qualquer outra abordagem cirúrgica parecem não produzir benefícios em pacientes com síndrome do assoalho pélvico espástico, a menos que a operação consiga sobrepujar a resistência dos esfíncteres espásticos.

Maria *et al.* realizaram dilatação anal progressiva em 13 pacientes com anismo, utilizando dilatadores de 20, 23 e 27 cm de diâmetro. Os dilatadores eram inseridos todo dia durante 30 minutos. Após seis meses, eram observadas evacuações semanais espontâneas na maioria dos pacientes e o número daqueles utilizando laxantes baixou de 12 para 2. Nenhum dos indivíduos tratados apresentou incontinência para fezes bem formadas ou vazamento de muco.

Comentário: a questão óbvia é – qual o nível de agressividade necessário para tratar clinicamente pacientes constipados e a partir de qual ponto se deve indicar intervenção cirúrgica? Certamente, se os sintomas são incapacitantes ou intratáveis pelos meios convencionais, deve-se considerar o emprego de abordagens alternativas.

Tratamento da Impactação Fecal

A impactação fecal é um achado comum em pacientes cirúrgicos. O diagnóstico não costuma ser difícil, a menos que a impactação esteja localizada acima do alcance do dedo do examinador. Mesmo nestas circunstâncias, a história do paciente e a radiografia simples de abdome são capazes de selar o diagnóstico.

A impactação fecal possui várias complicações, sendo a incontinência a mais comum. Outras seqüelas com maior potencial de gravidade são:

- Úlcera estercoral.
- Obstrução colônica.
- Perfuração intestinal (especialmente no ceco).

- Gangrena isquêmica.
- Disreflexia autonômica.
- Pneumotórax por esforço evacuatório excessivo.
- Hipóxia.
- Distúrbios colorretais associados (p. ex., hemorróidas, prolapso retal, volvo).

O tratamento em geral consiste em desimpactação manual, laxantes e enemas de retenção. Para maior segurança e conforto do paciente, a desimpactação manual deve ser realizada na sala de cirurgia com sedação endovenosa ou bloqueio anestésico (local ou geral). Após remoção da massa, o intestino grosso deve ser irrigado generosamente com solução salina.

Doença de Hirschsprung Segmentar do Adulto ou Tardia

A doença de Hirschsprung (ver Capítulo 18) ocorre em um a cada 5.000 nascimentos, sendo quatro vezes mais freqüente em meninos do que em meninas. O quadro clínico é o de uma obstrução intestinal fisiológica causada por ausência de peristalse no segmento agangliônico. Se o segmento agangliônico for muito extenso, o tratamento clínico não apresentará resultados, e o paciente deverá ser submetido a uma colostomia proximal. Quando a criança atingir cerca de 10 quilos de peso, realiza-se a intervenção definitiva: abaixamento abdominoanal ou anastomose endoanal (p. ex., Swenson,[97] Duhamel,[98] Soave;[99] ver Capítulo 18).

Ocasionalmente, crianças com formas leves da doença (segmento agangliônico retal com até 3 cm de extensão) podem atingir vários anos de idade ou mesmo a idade adulta. Nestes casos, a doença manifesta-se com constipação intensa ou incapacidade de evacuar sem a ajuda de manobras digitais e enemas. O diagnóstico baseia-se em avaliações clínicas, radiográficas, manométricas e histológicas mencionadas anteriormente.

Tratamento

A miectomia anorretal é o tratamento mais indicado para a doença segmentar curta. Essencialmente, consiste em uma extensa esfincterectomia anal interna. O esfíncter anal interno é seccionado – ou, de preferência, excisado parcialmente – lateralmente à linha pectínea, incorporando a camada muscular do intestino ao longo de 8 a 10 cm.

Se o cólon já estiver bastante dilatado, a miectomia anorretal não será capaz de produzir bons resultados, mesmo que o problema inicial tenha sido restrito a um pequeno segmento. Esses pacientes em geral necessitam ressecções mais extensas. As opções incluem abaixamentos (p. ex., Swenson ou Soave) e ressecção anterior baixa com anastomose coloanal com ou sem interposição de uma bolsa, cirurgia de Duhamel ou anastomose entre bolsa ileal e ânus.

Resultados

Os resultados da miectomia anorretal dependem da extensão do segmento agangliônico. Quanto menor o comprometimento, maior o índice de sucesso.

Cerca de 90% dos pacientes tratados com cirurgia de Duhamel apresentam excelentes resultados funcionais. Outros procedimentos (p. ex., cirurgia de Swenson, miectomia anorretal e diversas outras ressecções intestinais) têm sido empregados com baixa morbidade, contudo, cerca de 40% destes pacientes não obtêm sucesso com a intervenção. Conseqüentemente, não existe um padrão-ouro no tratamento cirúrgico da doença de Hirschsprung, mas a miectomia anorretal (com ou sem ressecção anterior baixa), as técnicas de abaixamento e a operação de Duhamel são capazes de produzir resultados satisfatórios a longo prazo. Uma vez que a doença segmentar curta inevitavelmente evolui para sintomas intratáveis e megacólon, o tratamento cirúrgico deve ser realizado o mais cedo possível.

Cirurgia no Tratamento da Constipação

Ressecções

Caso seja necessário realizar alguma ressecção intestinal como tratamento definitivo para a constipação crônica idiopática, recomenda-se remover todo ou quase todo o cólon. A ressecção do reto pode resultar em diarréia intratável e incontinência fecal. Nos pacientes submetidos à ressecção do reto por algum motivo, indica-se alguma forma de cirurgia reconstrutora (p. ex., anastomose ileoanal em bolsa). Os aspectos técnicos destes procedimentos são discutidos em outros capítulos: colectomia total e subtotal no Capítulo 22 e proctocolectomia restaurativa no Capítulo 29. Como última alternativa, pode-se realizar uma ileostomia em pacientes selecionados.

Resultados

Pemberton *et al.* categorizaram os pacientes em constipação por trânsito lento, disfunção do assoalho pélvico, combinação de ambos e intestino irritável. A adequação do tratamento ao distúrbio fisiológico subjacente é essencial para triar pacientes candidatos à colectomia total e ileoproctostomia. Utilizando esta abordagem, cerca de 97% dos pacientes com constipação por trânsito lento apresentaram resultados cirúrgicos satisfatórios no estudo. Curiosamente, não foram observadas diferenças na evolução de pacientes apenas com constipação por trânsito lento e aqueles que apresentavam disfunção do assoalho pélvico associada.

Outros pesquisadores relataram índices de sucesso de aproximadamente 80%, com tempo médio de acompanhamento de 5 anos entre os pacientes submetidos à colectomia subtotal.

Um artigo do Johns Hopkins mostrou que 88% dos pacientes com alterações da motilidade apresentavam melhora inicial da constipação após colectomia total, mas apenas 13% mantiveram sua melhora a longo prazo. Os autores concluíram que existem dois tipos distintos de alterações da motilidade colônica: com e sem doença generalizada. A identificação dos pacientes com maiores chances de insucesso pós-colectomia foi feita com base em estudos fisiológicos do trato gastrintestinal superior, mas a maioria dos especialistas ainda questiona o valor desta abordagem.

Enemas Anterógrados

Existem várias técnicas cirúrgicas para facilitar administrações de lavagens anterógradas para esvaziar o cólon em pacientes com constipação ou incapacidade para evacuar. Na maior parte das vezes, realiza-se uma apendicocecostomia. O orifício construído é então cateterizado e utilizado para a administração da lavagem. O procedimento tem sido utilizado com sucesso em crianças submetidas a abaixamentos para doença de Hirschsprung ou outras malformações anais.

Conduto Colônico Continente

O conduto colônico continente consiste na intussuscepção de uma válvula construída a partir do cólon sigmóide. Alguns autores indicam a construção do conduto no cólon transverso. A cateterização do conduto permite irrigação e evacuação em pacientes com constipação intensa.

Comentário: a constipação idiopática pode ser secundária a vários distúrbios – trânsito lento, inércia retal, doença de Hirschsprung segmentar curta e obstrução da via de saída (p. ex., defecação obstruída). Alguns pacientes podem apresentar características relacionadas a mais de uma destas alterações.

Estes pacientes devem ser abordados de modo sistemático, de acordo com a etiologia do seu distúrbio. Devem ser realizados exames específicos – incluindo manometria anorretal – para avaliar a presença de evacuação obstruída. A manometria também é útil para estabelecer o diagnóstico de doença de Hirschsprung, ainda que a biopsia com técnicas de coloração especial também seja valiosa. A presença de anismo pode ser excluída com teste de expulsão do balão, equipamentos de *biofeedback* e defecografia. Estudos de trânsito para avaliar a presença de constipação por trânsito lento e a área mais afetada são mandatórios.

Nossa abordagem para tratar o paciente adulto com megacólon na ausência de alterações anorretais é realizar uma colectomia total ou subtotal. Mesmo havendo alteração do reto, estes pacientes podem recuperar um padrão de funcionamento intestinal normal. A anastomose é realizada a uma distância aproximada de 15 a 18 cm da margem do ânus, a menos que exista algum empecilho específico. Anastomoses mais baixas predispõem o paciente à diarréia e incontinência. Sinceramente, não possuímos experiência com procedimentos em bolsa nestes casos em particular, mas certamente consideramos esta técnica uma alternativa em pacientes com hipomotilidade colônica e evidências de doença de Hirschsprung segmentar curta. Utilizando os critérios descritos anteriormente, realizando uma propedêutica adequada e selecionando criteriosamente os pacientes, é possível chegar a uma indicação cirúrgica sensata e com grandes chances de sucesso.

PSEUDO-OBSTRUÇÃO INTESTINAL; SÍNDROME DE OGILVIE

Síndrome de Ogilvie e pseudo-obstrução intestinal são termos utilizados para descrever um distúrbio onde o paciente apresenta sinais e sintomas sugestivos de obstrução intestinal sem, contudo, possuir um ponto de obstrução mecânica. Esta alteração freqüentemente encontra-se associada a outras doenças, complicando a evolução pós-operatória de pacientes submetidos a vários tipos de cirurgias, particularmente procedimentos abdominais. O diagnóstico diferencial inclui doença de Hirschsprung (especialmente aquela com comprometimento segmentar curto); megacólon tóxico na colite ulcerativa e doença de Crohn; volvo; impactação fecal e presença de lesão distal causando obstrução. Os fatores predisponentes incluem:

- Esclerodermia.
- Dermatomiosite.
- Lúpus eritematoso sistêmico.
- Periarterite nodosa.
- Doença de Chagas.
- Distrofia miotônica.
- Esclerose múltipla.
- Disautonomia familial.
- Distúrbios psicóticos.
- Hipotireoidismo.
- Diabetes melito.
- Hipoparatireoidismo.
- Insuficiência renal.
- Transplante renal.
- Trauma abdominal fechado.
- Procedimentos ortopédicos.
- Porfiria.
- Amiloidose.
- Insuficiência cardíaca congestiva.
- Hipóxia.
- Sepse.
- Envenenamento por chumbo.
- Distúrbio eletrolítico.
- Cesariana.
- Radioterapia.
- Certos medicamentos.
- Abuso de drogas.

Manifestações Clínicas e Diagnóstico

O quadro clínico consiste em distensão abdominal, dor, constipação e, ocasionalmente, diarréia. É importante excluir a possibilidade de constipação idiopática intensa e obstrução mecânica. A pseudo-obstrução é basicamente um diagnóstico radiológico, sendo necessários exames endoscópicos e contrastados para confirmar a ausência de uma causa mecânica. A tomografia computadorizada costuma ser inútil, mostrando apenas dilatação intestinal maciça.

A pseudo-obstrução intestinal crônica manifesta-se com sinais e sintomas recorrentes. O paciente em geral apresenta-se caquético, com ruídos hidroaéreos ausentes ou diminuídos, e abdome distendido e levemente doloroso. A causa mais comum é a esclerodermia. Outros distúrbios associados incluem diversas miopatias e neuropatias viscerais familiais.

Tratamento e Resultados

Tratamento Clínico

O tratamento inicial deve incluir restrição da ingesta oral, sonda nasogástrica e correção dos distúrbios hidroeletrolíticos. É imperativo o tratamento de problemas específicos associados (p. ex., infecções). Podem ser utilizados enemas, sonda retal e baixas doses de narcóticos.

Colonoscopia

A descompressão colonoscópica é o tratamento mais eficaz em pacientes com dilatação colônica não-obstrutiva. Deve-se tomar cuidado para visualizar corretamente a luz intestinal e insuflar o volume mínimo de ar necessário para o exame.

Farmacoterapia

Outra modalidade de tratamento é o uso de ceruletídeo, um decapeptídeo sintético capaz de estimular a motilidade intestinal.

A cisaprida, mencionada anteriormente, também pode ser empregada e pode ser um coadjuvante importante na abordagem terapêutica.

A neostigmina endovenosa é capaz de produzir um bom nível de descompressão colônica na maioria dos casos. O paciente deve ser monitorado durante a infusão.

Cirurgia

A intervenção cirúrgica no paciente com pseudo-obstrução intestinal não deve ser realizada até que exista risco verdadeiro de perfuração cecal. Esta é uma das poucas indicações para realizar uma cecostomia. Geralmente, a cirurgia é realizada pela técnica convencional a céu aberto. A cecostomia percutânea utilizando guia tomográfica tem sido utilizada com sucesso para descompressão do ceco e constitui uma alternativa à abordagem cirúrgica padrão. Outra sugestão é realizar uma cecostomia percutânea colonoscópica, uma técnica análoga à gastrostomia percutânea. Finalmente, pode-se optar ainda pela cecostomia percutânea sob guia laparoscópica.

Na presença de isquemia ou perfuração intestinal, deve-se realizar ressecção com ou sem anastomose, conforme os princípios discutidos no Capítulo 26.

PROCTALGIA FUGAZ; SÍNDROME DO ELEVADOR DO ÂNUS; ESPASMO DO ELEVADOR

O espasmo (ou "síndrome") do elevador do ânus afeta principalmente mulheres. O paciente se queixa de episódios de dor retal intensa, agonizante, comumente à esquerda. A localização da dor é diferente daquela da trombose hemorroidária ou da fissura anal – alterações que também se localizam na área anal ou perianal. A dor pode acordar o paciente de um sono profundo e em geral não se relaciona à evacuação, ainda que algumas vezes possa ser exacerbada por ela. O desconforto em geral dura alguns segundos, mas ocasionalmente persiste por várias horas. As crises são mais comuns em pacientes que passam muito tempo assentados na privada, seja fazendo esforço para evacuar, com diarréia ou lendo. Outros fatores predisponentes incluem trauma (até mesmo por cavalgar longas distâncias); parto; ressecção anterior baixa ou cirurgia pélvica, anal ou raquimedular; distúrbios psiquiátricos; síndrome do intestino irritável e intercurso sexual. Já foi relatada uma certa predisposição hereditária.

O exame físico em geral é inconclusivo, mas em alguns pacientes é possível perceber um músculo puborretal espástico, doloroso, particularmente do lado esquerdo. O desconforto característico pode ser reproduzido quando o médico examinador pressiona a área mais sensível.

Tratamento

O tratamento primário consiste em instruções para a evacuação (p. ex., não ler quando estiver no banheiro). Exercícios de Kegel são úteis para fortalecer os músculos perineais, mas não resolvem o problema de base. Uma alternativa é a estimulação eletrogalvânica (EGS) por meio de uma sonda retal especial.

Em nossa experiência, aproximadamente dois terços dos pacientes apresentam melhora após três ou mais sessões de 1 hora cada, em intervalos semanais. Houve um caso em que uma sessão apenas foi o suficiente. Cerca de um terço dos pacientes relata melhora do quadro.

COCCIGODINIA

A coccigodinia é parte da síndrome do elevador do ânus, ou outra manifestação da proctalgia fugaz, mas a dor localiza-se no cóccix. Provavelmente, é causada pelo espasmo da porção pubococcígea do elevador do ânus. A manifestação clássica é a dor que exacerba quando a pessoa passa da posição sentada para de pé.

O tratamento é o mesmo descrito para espasmo do elevador.

A coccigectomia tem sido proposta como uma alternativa terapêutica para a coccigodinina, em geral por cirurgiões ortopédicos. Em nossa opinião, esta cirurgia não deve ser realizada para este fim, a menos que exista deslocamento ou lesão do cóccix. E mesmo nestas circunstâncias, a coccigectomia raramente alivia a dor.

NOTAS DO REVISOR TÉCNICO

91. PARKINSON, James (1755-1824), médico inglês: doença ou síndrome de Parkinson (síndrome neurológica resultante da deficiência da dopamina neurotransmissora, como conseqüência de processos patológicos degenerativos, vasculares, inflamatórios ou medicamentosos, ao nível dos gânglios basais, caracterizando-se, clinicamente, por tremores musculares rítmicos, rigidez de movimentos, face em máscara, entre outros sintomas).
92. CHAGAS, Carlos (1879-1934), médico e sanitarista brasileiro: doença de Chagas (Tripanossomíase americana, tendo descoberto suas causas, seu ciclo evolutivo, seus hospedeiros, suas formas de contaminação e seu quadro clínico e diagnóstico).
93. HIRSCHSPRUNG, Harold (1830-1916), cirurgião dinamarquês, nascido em Copenhague, Dinamarca, em 14 de dezembro de 1830. Foi professor de Pediatria na Universidade de Copenhague no *Queen Louise Children's Hospital.* Apesar de ter ficado mundialmente famoso pelos estudos sobre a doença que leva seu nome, o megacólon agangliônico (1888), contribuiu, muito mais, nos estudos da estenose pilórica (1888) e no uso da pressão hidrostática para redução das intussuscepções colônicas (1905). É interessante, todavia, a restauração da verdade científica: não foi, na verdade, HIRSCHSPRUNG, o primeiro a descrever o megacólon agangliônico. Na verdade, o primeiro caso de megacólon agangliônico foi descrito por FREDRICK RUYSCH, em 1691, portanto, muito antes do nascimento de Hirschsprung (Leenders, E. & Sieber, W.K: *Congenital Megacolon observation by Fredrick Ruysch in* 1691. In: *J Pediatr Surg,* 1970;5:1-3). O segundo caso foi descrito em 1825, por PARRY, e o terceiro, por LEVINE, de Chicago, em 1867. Em 1886, em um congresso, HIRSCHSPRUNG relatou um caso de megacólon agangliônico, que foi publicado em 1888 (*Stuhlträgheit Neugeborener in Folge Von Dilatation und Hypertrophye des Colons.* Jahrbuch für Kinderheilkunde, 1888;27:1). E, ainda assim, somente em 1900 que a origem neurogênica foi sugerida, pela primeira vez, por LENNANDER.
94. von RECKLINGHAUSEN, Friedrich D. (1833-1910), histologista e patologista alemão: doença de Recklinghausen (tumores de origem neural de constituição neurofibromatosa, formando neurofibromatose subcutânea, no relato contido em seu trabalho publicado em Berlin, em 1882, intitulado *"Ueber die multiplen Fibrome der Haut und ihre Beziehung zu den multiplen Neuromen"*. Ficou a nosologia conhecida, desde sua descrição, por doença de Recklinghausen: a doença de Recklinghausen tipo 1 ou periférica tem herança dominante, com o gene localizado no braço longo do cromossoma 17; a doença de Recklinghausen tipo 2 ou central tem poucas manifestações cutâneas, constituindo-se, geralmente, de neuromas acústicos bilaterais, causando surdez,

acompanhando-se de gliomas e meningiomas, tendo, também, herança autossômica dominante, localizando-se o gene no braço longo distal do cromossoma 22).

95. OGILVIE, William Heneage, cirurgião chileno, radicado em Londres, Inglaterra, primeiro a descrever a síndrome que leva seu nome, publicada em: OGILVIE, W.H. *A large intestine colic due to sympathetic deprivation: a new clinical syndrome.* Br Med J 1948; 2:671-3. A síndrome de pseudo-obstrução aguda dos cólons (ou síndrome de OGILVIE ou dilatação cecal não oclusiva ou megacólon não tóxico ou obstrução colônica idiopática ou íleo adinâmico do cólon ou íleo colônico) é uma síndrome obstrutiva sem obstáculo mecânico, transitória e reversível com quadro clínico semelhante à obstrução intestinal mecânica dos cólons, de diagnóstico geralmente hospitalar e raramente ambulatorial. Acompanhou dois pacientes portadores de neoplasia abdominal invadindo o plexo simpático subdiafragmático, explicando ele a ocorrência oclusiva como sendo devida à desnervação simpática intestinal, causada pela invasão tumoral.

96. Posteriormente ao lançamento deste livro, outros produtos procinéticos que atuam via receptor 5HT4 foram avaliados em estudos multicêntricos, não somente em animais como no homem, sendo que um deles, o Tegaserode, foi lançado no mercado recentemente, prometendo ser uma droga procinética capaz de aliviar as dores abdominais e a constipação intestinal do paciente portador de síndrome de intestino irritável.

17

Prolapso Retal, Úlcera Retal Solitária, Síndrome de Descida do Períneo e Retocele

PROLAPSO OU PROCIDÊNCIA RETAL

Prolapso (*i.e.*, procidência[100]) retal é uma entidade clínica incomum que era reconhecida na Antiguidade, tendo sido descrita no Papiro Ebers de 1500 a.C. Ele geralmente ocorre em pessoas nos extremos da vida. Os dois tipos de apresentação são (a) comprometimento completo ou de espessura total do intestino e (b) parcial ou incompleto, envolvendo somente prolapso da mucosa. Este último pode ser circunferencial ou pode comprometer apenas uma parte da mucosa retal.

Anatomia e Fisiologia

A coluna vertebral normal, com as suas curvaturas, e a inclinação da pelve servem para transferir o peso dos órgãos abdominais para a frente, afastando-os do assoalho pélvico, e fazer o reto obedecer a um trajeto sinuoso através da pelve. A estabilidade do reto é grandemente ajudada pelo suporte do músculo elevador do ânus. Um extenso entrelaçamento das fibras longitudinais do reto com as fibras do elevador cria uma fixação estável entre o reto e este músculo. Esta fixação proporciona uma ligação firme ao assoalho pélvico, e é um elemento importante na estabilidade retal (Figura 17.1). A funda puborretal funciona elevando a extremidade inferior do reto e inclinando-o para frente na direção do púbis, criando um ângulo anorretal agudo e comprimindo as estruturas na frente do reto para diminuir a abertura do assoalho pélvico. O relaxamento da funda puborretal resulta na descida do assoalho pélvico, obliterando o ângulo anorretal de tal modo que o reto se torna mais vertical.

Durante o ato de defecação, a pressão intra-abdominal é aumentada pela contração da musculatura da parede abdominal e o diafragma. A contração do músculo elevador do ânus é inibida, a funda puborretal alonga-se e o assoalho pélvico desce desse modo obliterando o ângulo anorretal. O músculo esfíncter externo, que funcionalmente forma uma só unidade com a funda puborretal, relaxa-se ao mesmo tempo. O reto agora ocupa uma posição vertical, e a massa fecal é expelida pela contração do músculo circular do reto combinada com a pressão vinda de cima. O reto é mantido no lugar pela fixação do músculo elevador anteriormente, e pelas várias estruturas

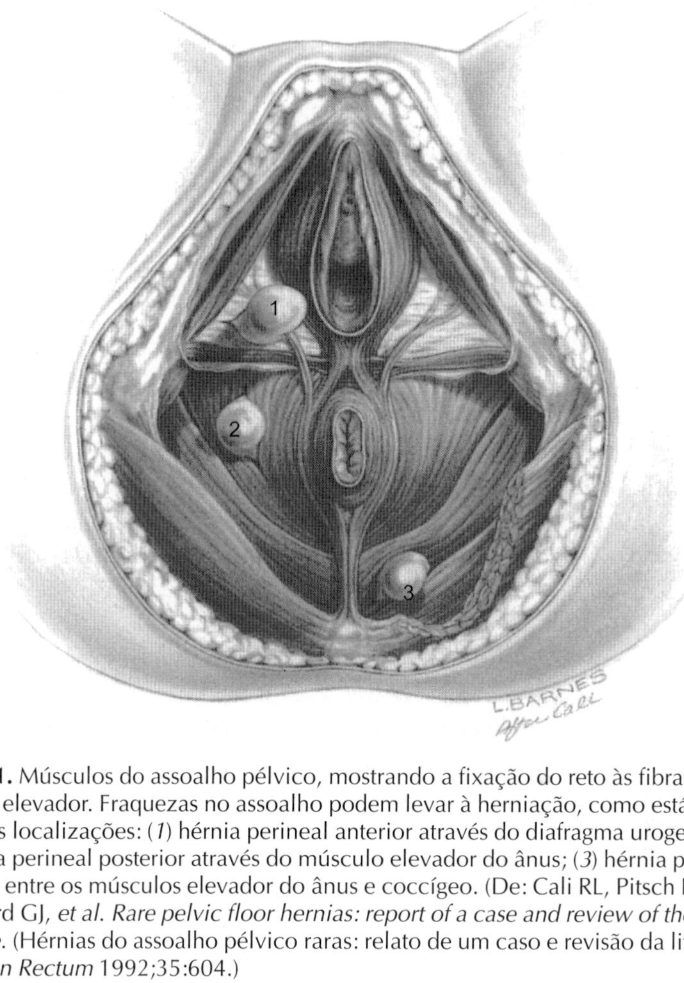

FIG. 17.1. Músculos do assoalho pélvico, mostrando a fixação do reto às fibras do músculo elevador. Fraquezas no assoalho podem levar à herniação, como está ilustrado, em várias localizações: (*1*) hérnia perineal anterior através do diafragma urogenital; (*2*) hérnia perineal posterior através do músculo elevador do ânus; (*3*) hérnia perineal posterior entre os músculos elevador do ânus e coccígeo. (De: Cali RL, Pitsch RM, Blatchford GJ, *et al. Rare pelvic floor hernias: report of a case and review of the literature*. (Hérnias do assoalho pélvico raras: relato de um caso e revisão da literatura). *Dis Colon Rectum* 1992;35:604.)

ligamentares lateralmente, quando o reto está em uma posição vertical. A funda do elevador retorna à sua posição de suporte usual depois da defecação.

Etiologia

A causa precisa do prolapso retal não está completamente compreendida, mas vários fatores, congênitos e adquiridos, parecem estar implicados no desenvolvimento da condição. As possíveis influências predisponentes e condições associadas estão sumariadas a seguir:

- Maus hábitos intestinais, especialmente constipação.
- Doença neurológica (p. ex., anomalia congênita, lesão da cauda eqüina, lesão da medula espinhal, senilidade).

- Sexo feminino.
- Nuliparidade.
- Retossigmóide redundante.
- Fundo-de-saco de Douglas[101] profundo.
- Ânus dilatado (*i. e.*, esfíncter interno fraco).
- Diastase do músculo elevador do ânus (*i. e.*, defeito no assoalho pélvico).
- Falta de fixação do reto no sacro.
- Intussuscepção, possivelmente secundária à lesão do cólon.
- Procedimento operatório (p. ex., hemorroidectomia, fistulectomia, retossigmoidectomia abdômino-endoanal).

A anatomia pélvica com suas características únicas, especialmente conforme observada no momento da laparotomia, é considerada como desempenhando um papel importante na causa do prolapso. Um retossigmóide redundante é visto muitas vezes, bem como uma bolsa de Douglas profunda. É muito discutido se estes são verdadeiramente fatores causais ou simplesmente variáveis anatômicas freqüentemente associadas. Similarmente, o mecanismo esfincteriano dilatado ou fraco, com diastase do músculo elevador do ânus que produz um defeito no assoalho pélvico, parece mais ser o resultado do prolapso do que a sua causa.

Em lactentes, o prolapso pode ser causado por uma falta de suporte esquelético e por pressões intra-abdominais excessivas a partir de cima. Em adultos, o prolapso pode resultar do desenvolvimento esquelético incompleto. Um mesentério livre em todo o cólon e reto é uma anomalia congênita que pode tirar a eficiência do mecanismo de sustentação. Em virtude do complicado desenvolvimento do músculo elevador do ânus e sua fixação ao reto, as anomalias deste músculo, incluindo fixação tênue ao reto, podem ocorrer mais freqüentemente do que se concebe e também podem contribuir para a instabilidade do reto.

Intussuscepção foi postulada como a causa principal. O que dá início à intussuscepção não está exatamente claro, mas ao longo do tempo a intussuscepção traciona o reto para mais longe do sacro à medida que ela desce, e eventualmente o intestino apresenta-se na borda anal. Falta de fixação do reto ao sacro pode ser observada no momento da laparotomia e com cinerradiografia. Quando o ato da defecação é observado por este meio ou por defecografia, a seqüência de eventos é confirmada. Pode ocorrer uma chamada "intussuscepção colorretoanal", com um tumor atuando como ponto condutor.

Quando comparados com indivíduos controles, aqueles com prolapso retal, prolapso de mucosa e úlcera retal solitária têm mais baixas pressões anais, demonstram uma incidência mais alta de contrações retais repetitivas e exigem volumes limiares mais baixos para causar um desejo de defecar.

Foi proposta a hipótese de que a similaridade destas observações sugere que as três entidades patológicas compartilham uma fisiopatologia comum.

Prolapso retal pode ser uma conseqüência de vários procedimentos cirúrgicos retais, mas é importante, da perspectiva do tratamento, distinguir entre procidência verdadeira e prolapso de mucosa. Lesão cirúrgica do músculo puborretal, como a que poderia ocorrer após procedimentos para a fístula anal e operações de abaixamento *(pull-through)*, também pode constituir um fator predisponente. Se uma porção considerável do esfíncter tiver sido dividida, prolapso de mucosa pode ser visto no lado da lesão.

Doenças do sistema nervoso e lesões da cauda eqüina podem contribuir para prolapso retal. Pressão excessiva sobre o assoalho pélvico, particularmente quando relacionada a músculo atenuado, é outro fator causal.

Pacientes em hospitais psiquiátricos e asilos, não raramente, são afligidos por esta condição, que de outro modo é rara. A razão da freqüência de distúrbio mental não está claramente compreendida, mas pode ter algo a ver com um processo degenerativo sistêmico.

Em adultos, a imensa maioria dos prolapsos retais ocorre em mulheres (90%). A incidência máxima ocorre na sexta década. Nuliparidade pode ser um possível fator causal, variando de 39 a 58%. Essas taxas de nuliparidade são muito maiores do que seria esperado da população geral. Com a freqüente ocorrência de problemas de controle intestinal nesta doença, a candidata mais provável ao prolapso retal é uma mulher sem filhos, neurótica, constipada.

Características Clínicas e Avaliação

A queixa principal mais freqüente é referente ao próprio prolapso: três quartos dos pacientes relatam a protrusão. Problemas com a regulação intestinal e incontinência também são aspectos de apresentação comuns. Quase a metade dos pacientes tem uma história de constipação. Sangramento importante raramente é visto, a não ser que o prolapso seja volumoso ou irredutível.

Incontinência fecal associada ao prolapso é uma queixa freqüente. Alguns sugerem que, em virtude de lesão de estiramento dos nervos pudendos e perineais, a perda de continência nos indivíduos com prolapso retal é secundária à protrusão prolongada. Os achados indicam que a desnervação causa fraqueza do assoalho pélvico, com prolapso e incontinência em alguns pacientes; em outros, no entanto, o prolapso ocorre sem anormalidade detectável da musculatura pélvica.

A incontinência torna-se mais grave à medida que a protrusão aumenta em grau. A dilatação do canal anal pela massa resulta em ainda mais relaxamento dos músculos esfincterianos e mais prolapso. Corrimento mucoso também pode tornar-se um problema. Protrusão pode ocorrer ao levantar peso ou tossir, não necessariamente apenas à defecação. A reintrodução (redução) manual eventualmente torna-se necessária, e, em última análise, a massa pode protrair-se do ânus durante a maior parte do tempo. Infreqüentemente, o prolapso torna-se encarcerado ou mesmo estrangulado se tiver ocorrido após forcejamento excessivo. Evisceração transanal do intestino delgado através de uma laceração no reto protruso também foi descrita.

A duração dos sintomas antes que o paciente procure atenção especializada muitas vezes é prolongada. Isto pode ser um reflexo da psique do paciente, mas demasiado freqüentemente representa falta de reconhecimento da entidade pelo médico de família e falta de recomendação da consulta apropriada. Usualmente, o diagnóstico de um prolapso de espessura total não apresenta problema (Figura 17.2); ele pode ser associado à descida uterina, prolapso uterino ou cistocele.

Quando os sintomas são sugestivos de prolapso retal, fazer o paciente sentar-se no vaso e fazer força constitui muitas vezes a única maneira pela qual o prolapso pode ser visualizado.

Uma parte importante do exame consiste em determinar o tônus e contratilidade do mecanismo esfincteriano. Se o tônus do esfíncter for precário e o ânus dilatado, e se o paciente não for capaz de contrair a funda puborretal voluntariamente, os resultados funcionais depois da reparação do prolapso podem ser subótimos. Por outro lado, se o paciente tiver tônus e contratilidade esfincterianos relativamente bons, um bom controle intestinal pode ser previsto ao término do tratamento.

Um exame endoscópico completo é necessário nos indivíduos com qualquer queixa anorretal; isto é particularmente verdadeiro em pacientes com prolapso

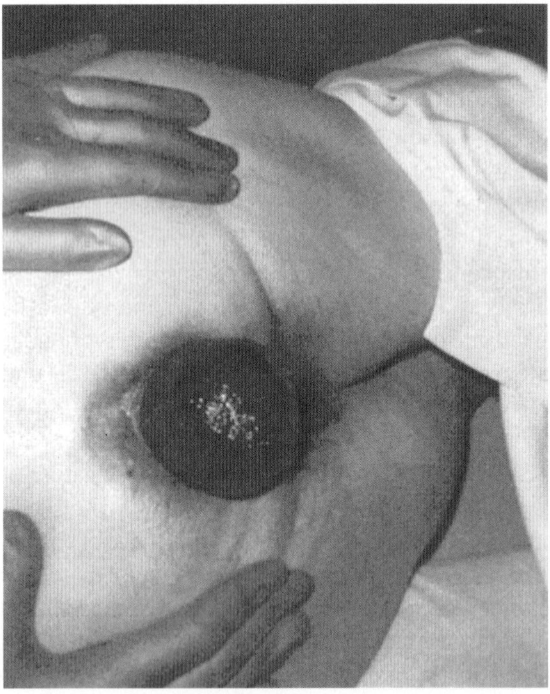

FIG. 17.2. Prolapso ou procidência retal de espessura total padrão. (De: Corman ML, Veidenheimer MC, Coller JA. Managing rectal prolapse (abordando o prolapso retal). *Geriatrics* 1974;29:87.)

retal. É importante especificar o grau de prolapso, e se ele é de espessura total ou da mucosa. Ocasionalmente, um pólipo ou carcinoma do reto ou cólon sigmóide pode ser o "ponto condutor" para uma intussuscepção. Um alto índice de suspeição deve ser mantido, especialmente em um paciente masculino que não tem evidência de doença neurológica. É obrigatório avaliação total do cólon, por meio de clister opaco ou coloscopia. Sigmoidoscopia ou colonoscopia com fibroscópio flexível pode revelar o segmento retal retificado e a intussuscepção, se o exame for realizado com o paciente fazendo força e em uma posição sentada. Similarmente, cinefluorografia pode ser útil se houver dúvida no diagnóstico.

Tal como na avaliação de pacientes que sofreram traumatismo obstétrico e que são incontinentes, o estudo da latência motora terminal nervosa pudenda (LMTNP) deve ser considerado nas pacientes com procidência. Com neuropatia pudenda associada, o prognóstico quanto ao controle intestinal melhorado após reparação cirúrgica do prolapso é menos favorável do que se nenhuma anormalidade estiver presente. Embora a presença de neuropatia pudenda não contra-indique a reparação, é útil saber isto previamente, para dar à paciente uma compreensão da probabilidade de resolução do problema de incontinência após a cura do prolapso.

PRÉ-PROLAPSO, INTUSSUSCEPÇÃO SIGMOIDORRETAL, INTUSSUSCEPÇÃO INTERNA DO RETO

Como no prolapso retal, as mulheres são, mais que os homens, afetadas por pré-prolapso, intussuscepção sigmoidorretal e intussuscepção interna do reto.

A paciente pode queixar-se de uma sensação de plenitude retal ou uma massa dentro do reto. Os sintomas podem tornar-se exacerbados por períodos prolongados de posição em pé ou sentada. Muitas vezes, o paciente experimenta a percepção de uma obstrução quando tenta eliminar gás ou proceder a uma evacuação. Pode haver uma sensação de evacuação incompleta, e freqüentemente é relatado o uso de compressão manual para a eliminação. Várias pacientes se queixam de que "alguma coisa cai no reto e bloqueia a abertura anal". Pode haver dor na área perineal com ocasional irradiação ciática ou obturadora. Entretanto, a indicação mais freqüente de uma operação, de acordo com um observador, é a queixa de incontinência.

A avaliação retossigmoidoscópica por um examinador inexperiente pode ser singularmente não compensadora, especialmente se for usada a posição de canivete em pronação. Inspeção cuidadosa da mucosa pode revelar uma área de hiperemia e edema de 8 a 15 cm, e a parede intestinal pode parecer espessada. Ocasionalmente, uma intussuscepção do retossigmóide pode ser percebida. Com esta história e com os achados retoscópicos descritos, existe uma forte probabilidade de prolapso.

Defecografia

O estudo radiológico do reto por meio da defecografia é o meio mais efetivo de identificação da condição de pré-prolapso e outros distúrbios da defecação. Fluoroscopia e filmagem localizada na projeção lateral são feitas com o paciente sentado e fazendo força. Grande parte da natureza fisiológica da defecação é perdida quando o paciente está deitado, como para um exame por enema de bário padrão.

O ângulo anorretal normal é 90,00° ± 4,76° em repouso e 111,00° ± 5,02° ao fazer força, mas outros sugerem que esta determinação seja desprovida de relevância clínica. Além de intussuscepção e distância aumentada entre o reto e o sacro, as anormalidades defecográficas que podem ser observadas incluem o seguinte:

- Megarreto.
- Incontinência insuspeitada.
- Ângulo anorretal anormal.
- Puborretal que não se relaxa (*i. e.*, defecação obstruída).
- Descenso perineal anormal (*i. e.*, > 2,5 cm).
- Prolapso de mucosa.
- Úlcera retal solitária.
- Retocele.
- Enterocele.

Os achados sugestivos de pré-prolapso incluem configuração em forma de funil do reto, falta de fixação do reto ao sacro, excessiva mobilidade retossigmóide, a formação de uma "bolsa" e, evidentemente, uma intussuscepção demonstrável. Como no caso do prolapso retal típico, um cólon sigmóide redundante com um fundo-de-saco de Douglas largo, profundo, pode ser visto. Independentemente dos achados radiológicos, no entanto, seja circunspecto e não tente interpretar exageradamente possíveis anormalidades.

A defecografia não tem lugar real na avaliação de indivíduos com procidência.

Colpocistodefecografia

A colpocistodefecografia é uma técnica que combina opacificação vaginal, cistografia miccional e defecografia. Ela pode ser mais útil que a avaliação clínica para o diagnóstico de pré-prolapso e enterocele.

Resultados

A fixação retrorretal no sacro em pacientes com prolapso interno tem aliviado sintomas sem resultar em morbidade. O procedimento de Delorme[102] parece igualmente útil, com alívio dos sintomas pélvicos e da constipação grave. O acompanhamento tardio revelou alívio sintomático sustentado em mais de 70% dos casos. Uma alternativa é a redução da capacidade do reservatório retal por meio de múltiplas ligaduras com anéis de borracha ou excisão grampeada da mucosa redundante. Retopexia abdominal com esponja de polivinil álcool (*i. e.*, Ivalon) para prolapso interno foi usada com resultados funcionais mistos. Se defecação obstruída fizer parte da apresentação clínica, esta operação provavelmente não deve ser oferecida.

Operações de suspensão em pacientes com defecação obstruída causada por pré-prolapso resolvem as anormalidades defecográficas, mas os pacientes geralmente não são completamente aliviados dos seus sintomas.

SÍNDROME DE ÚLCERA RETAL SOLITÁRIA

A úlcera solitária do reto é uma condição incomum. Infelizmente, o termo leva à confusão, porque a síndrome não tem necessariamente que ser solitária, nem tem que ser limitada ao reto; de fato, pode ser polipóide em vez de ulcerosa. A condição é muitas vezes confundida com doença intestinal inflamatória inespecífica, adenoma viloso, colite cística profunda e outras doenças inflamatórias e neoplásicas que afetam o cólon e o reto.

Etiologia

A causa da síndrome de úlcera retal solitária é incerta, mas constipação crônica e impactação fecal podem desempenhar um papel. Pacientes que freqüentemente recorrem à desimpactação manual podem produzir uma reação inflamatória, ulceração e fibrose; auto-erotismo foi considerado envolvido em muitos destes indivíduos, a tal ponto que Turnbull[103] sugeriu que o tratamento da condição deveria ser com aparelhos de gesso longos de braços bilaterais. Adicionalmente, o uso injudicioso de supositórios de ergotamina foi descrito como causa de úlcera retal solitária. Outro mecanismo possível é a falta de inibição da contração do músculo puborretal, que pode resultar em um desejo repetido de defecar e causar a necessidade persistente de fazer força para evacuar. Entretanto, a maioria dos observadores acredita que a síndrome de úlcera solitária é uma manifestação inflamatória clínica distinta que é associada a prolapso retal ou, mais especificamente, à condição de pré-prolapso.

Características Clínicas

A síndrome de úlcera retal solitária é usualmente vista em mulheres. Os sintomas tipicamente constituem variadas queixas intestinais: constipação, diarréia, eliminação de muco, tenesmo, sangramento retal e proctalgia fugaz. Classicamente, o exame físico revela uma úlcera com bordas hiperêmicas e enduração circundante. Alternativamente, podem ser vistas lesões exofíticas. Uma combinação de lesões ulceradas e polipóides é muitas vezes observada na parede retal anterior, geralmente ao nível de 6 a 8 cm.

Histopatologia

Diversos aspectos característicos permitem ao patologista distinguir úlcera retal solitária de outras lesões. As alterações inflamatórias podem consistir na substituição da lâmina própria normal por fibroblastos dispostos perpendicularmente à muscular da mucosa (Figura 17.3). O aspecto microscópico, no entanto, é variável e pode incluir perda da polaridade normal das células epiteliais glandulares, encurtamento das criptas, depleção de mucina, espessamento da mucosa e reação inflamató-

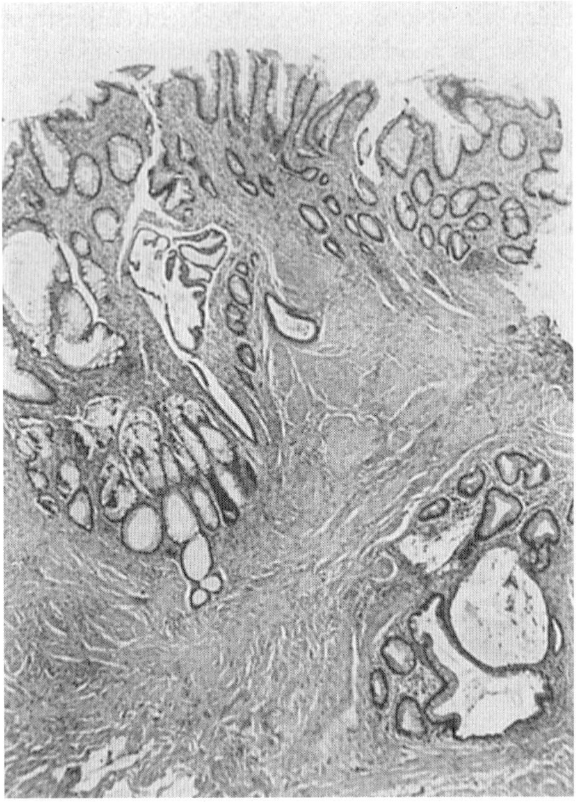

FIG. 17.3. Úlcera retal solitária. A muscular da mucosa, acentuadamente hiperplásica, separa um grupo de glândulas na submucosa *(embaixo à direita)* da mucosa sobrejacente. Fibras da muscular da mucosa estendem-se para a lâmina própria e a obliteram entre as criptas. (Ampliação original ×40; cortesia de Rodger C. Haggitt, M.D.)

ria na submucosa. Muitas das manifestações são as que foram descritas em pacientes com doença intestinal inflamatória. Alterações na microscopia eletrônica também foram identificadas; estas incluem deposição de colágeno denso na lâmina própria bem como numerosos fibroblastos.

Estudos Fisiológicos e Contrastados

A avaliação fisiológica anorretal de pacientes com úlcera retal solitária foi descrita. A defecografia revelou freqüentemente um prolapso retal oculto. Outros achados que foram observados incluem falta de relaxamento do esfíncter à defecação, alta pressão intra-retal, ângulo anorretal aumentado, descida perineal e sensibilidade prejudicada à insuflação de balão no reto. Foi sugerido que uma alta pressão de evacuação pode causar ulceração ao expor a parede retal a um alto gradiente de pressão transmural.

Ultra-Sonografia Transretal

Ultra-sonografia transretal foi usada na tentativa de compreender a patogênese da síndrome de úlcera retal solitária. Uma parede retal espessada é um achado comum. Mau relaxamento do músculo puborretal ao fazer força é observado em três quartos dos pacientes. O aumento da muscular própria indica uma carga mecânica crônica sobre a parede retal e sugere que as ulcerações são formadas como conseqüência deste fenômeno. O não-relaxamento do músculo puborretal pode ser um elemento importante na patogênese desta condição.

Tratamento

O tratamento da síndrome de úlcera retal solitária é problemático. Uma dieta rica em fibras e instrução sobre manejo intestinal podem melhorar os sintomas para muitos indivíduos. Com a anormalidade retal característica, considerar uma experiência com clisteres de hidrocortisona. Outros observaram uma redução acentuada nos sintomas através do uso de enemas de retenção de sucralfato; entretanto, as alterações histológicas persistiram. Raramente, uma colostomia está indicada para tratamento de sangramento retal intenso.

Uma vez que as operações destinadas a tratar prolapso retal trouxeram benefício aos pacientes com a síndrome de úlcera solitária, um alto índice de suspeição quanto à presença de intussuscepção sigmoidorretal (*i. e.*, pré-prolapso) deve ser mantido quando as alterações características na mucosa retal forem percebidas. A avaliação fisiológica anorretal, especificamente defecografia, é fortemente aconselhada nestas circunstâncias.

Resultados

Na experiência da Cleveland Clinic, sintomas intratáveis levam à cirurgia em 60% dos pacientes, com melhora sintomática sendo observada em mais de dois terços deles. Achados adicionais foram que o procedimento cirúrgico ótimo ainda é indeterminado, mas a retopexia, excisão local e desvio fecal parecem obter melhora na maioria dos pacientes.

SÍNDROME DE DESCIDA PERINEAL

Quando uma pessoa sadia aumenta a pressão intra-abdominal e relaxa a musculatura pélvica, nenhuma alteração importante pode ser observada na concavidade do períneo. Entretanto, em pacientes com doença crônica, desnutrição e pré-prolapso podem ser observados descida perineal, com a concavidade normal sendo obliterada quando o paciente faz força. Naqueles com esta síndrome, ou o canal está situado vários centímetros abaixo de uma linha traçada entre o púbis e o cóccix, ou ele desce 3 ou 4 cm ao fazer força. A área perineal pode mesmo descer 5 ou 6 cm em algumas pessoas (Figura 17.4).

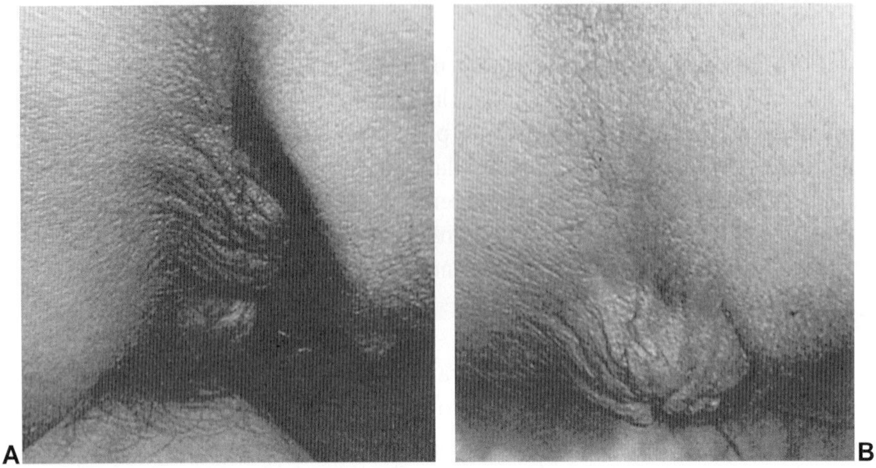

FIG. 17.4. Descida do períneo. **A.** Em repouso. **B.** Ao fazer força. (De: De los Rios Margrina E. *Color Atlas of Anorectal Diseases* (Atlas à Cor de Doenças Anorretais). Philadelphia: WB Saunders, 1980.)

Um períneo descendente é o resultado de lesão dos músculos do assoalho pélvico, especialmente os elevadores. Os pacientes se queixam usualmente de tenesmo, dificuldade de evacuação e incontinência. O problema do controle intestinal reside no forcejamento excessivo com a evacuação, o que estira os nervos pudendos e resulta em atrofia muscular anorretal. Estudos prospectivos para avaliar a correlação entre a descida do períneo e neuropatia pudenda não encontraram correlação, concluindo que estes podem representar achados independentes, apesar de serem freqüentemente observados naqueles com distúrbio da defecação.

O tratamento é geralmente dirigido para o manejo intestinal (p. ex., dieta, laxativos, supositórios) e a educação (p. ex., evitar fazer força). Quando incontinência constitui a queixa principal, pode ser necessária a restauração do assoalho pélvico, com possível implantação de malha, e ressecção ou suspensão do reto pode ser necessária. Uma alternativa é fixar a parede posterior do reto no sacro através de uma via de acesso sacrococcígea (*i. e.*, de Kraske[104]) (Figura 17.5). A operação pode ser combinada com plicatura dos músculos elevadores bem como uma perineorrafia anterior. Infelizmente, quase independentemente das várias opções que podem ser implementadas, os resultados são abaixo de ideais. Uma possível exceção a isto é uma inovação para frouxidão do assoalho pélvico (incluindo enterocele, retocele e cistocele), efetuando-se reparação pélvica total com Marlex. Esta complicada operação envolve a separação do peritônio parietal e visceral do assoalho pélvico; separação da parede vaginal posterior do reto em toda a extensão para baixo até o corpo perineal; e a seguir implantação de uma malha Marlex de forma trapezóide com duas tiras adicionais – fixando a malha no intróito, na fáscia endopélvica adjacente e no

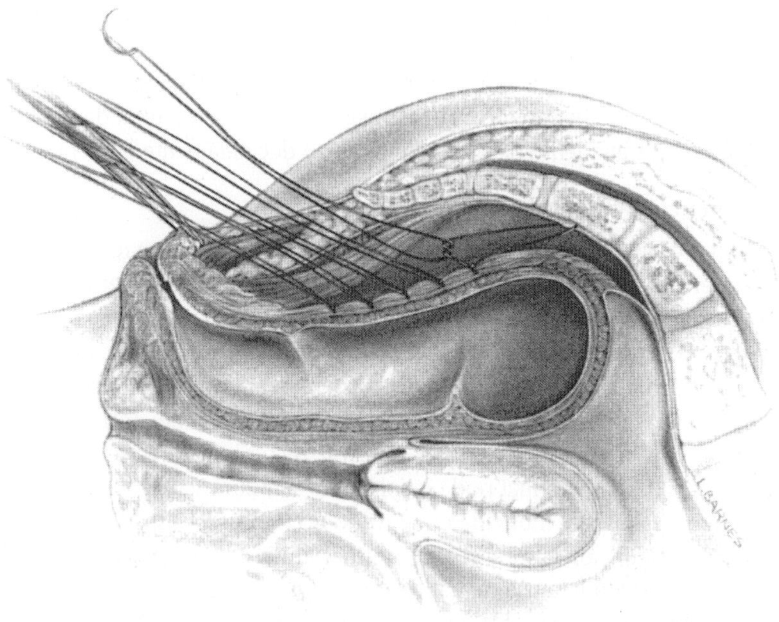

FIG. 17.5. Uma série de suturas de plicatura é aplicada com afastamento de 1 cm na parede posterior do reto. Os pontos de sutura são a seguir atados individualmente no periósteo anterior do sacro. (Adaptado de Nichols DH. Retrorectal levatorplasty for anal and perineal prolapse (plástica retrorretal do elevador para prolapso anal e perineal). *Surg Gynecol Obstet* 1982;154:251.)

sacro superior. Além disso, o Marlex é fixado no ligamento de Cooper[105] em cada lado como parte da fixação anterior.

DIAGNÓSTICO DIFERENCIAL DO PROLAPSO RETAL

Hemorróidas prolapsadas são a condição que mais freqüentemente induz os examinadores a acreditarem erradamente que o problema é procidência. Uma massa protrusa de tecido hemorroidário tende a ser lobular; um sulco ou calha definida está presente entre as massas de tecido e a pele perianal. Com hemorróidas grandes que se tornaram edemaciadas e trombosadas, o tamanho aumentado freqüentemente dá a impressão incorreta de que a parede retal inteira está se salientando. Entretanto, no prolapso retal, anéis concêntricos de tecido intacto são evidentes em toda a extensão da circunferência inteira.

Algumas vezes, o diagnóstico diferencial inclui uma grande lesão polipóide retal prolapsada através do ânus. A massa deve ser reposicionada (reduzida) e o reto examinado manual e endoscopicamente. Uma lesão polipóide geralmente é móvel e pode ser separada da parte inferior do reto e canal anal pelo exame digital. O exame retossigmoidoscópico deve esclarecer qualquer problema diagnóstico.

As deformidades anais associadas à hemorroidectomia radical, cirurgia de fístula e procedimentos de abaixamento *(pull-through)* podem produzir um ectrópio ou prolapso de mucosa, mas não devem impor dificuldade no diagnóstico diferencial. É extremamente importante, no entanto, distinguir prolapso de espessura total de prolapso da mucosa, porque o tratamento das duas condições é decididamente diferente.

Tratamento do Prolapso Retal

Em geral, o prolapso parcial ou incompleto (*i. e.*, de mucosa) deve ser tratado por uma operação anal. Se apenas um quadrante estiver comprometido, a excisão simples, deixando a ferida aberta, pode ser tudo que é necessário. Se a área comprometida for circunferencial, pode ser considerada a excisão com uma S-plastia.

No que se refere ao tratamento do prolapso retal agudo, encarcerado (*i. e.*, irredutível), um anestésico local para paralisar os esfíncteres pode efetuar a redução. Outros sugerem uma anestesia espinhal ou geral. A colocação de açúcar comum de mesa sobre a mucosa intestinal pode resultar em diminuição do edema e redução espontânea ou facilmente induzida em virtude do efeito de dissecção; esta é uma técnica bem reconhecida na literatura veterinária. Ressecção de emergência raramente está indicada, por causa de gangrena.

Se o tratamento cirúrgico do prolapso incompleto ou completo for contra-indicado, ou se o paciente recusar uma operação, várias condutas não-invasivas e procedimentos limitados de consultório podem ser usados, como se segue:

Tratamento Não-Cirúrgico do Prolapso Retal

- Aproximação das nádegas com esparadrapo.
- Suporte anal manual durante a defecação.
- Correção da constipação.
- Estabelecimento de um tempo praticável e método de defecação.
- Exercícios de fortalecimento perineal.
- Estimulação eletrônica.
- Injeção de agente esclerosante.
- Ligadura com anéis de borracha.
- Coagulação com infravermelho.

Embora a instrução do paciente sobre controle intestinal adequado e exercícios perineais possam ser salutares, e outros métodos ofereçam algum grau de paliação dos sintomas, não se pode esperar que estas medidas produzam uma cura.

Mais de 50 operações foram planejadas para tratar prolapso retal completo. Na sua maioria elas são variações de alguns modos básicos de terapia e dependem do conceito do cirurgião a respeito do defeito anatômico. As opções de tratamento incluem o estreitamento do orifício anal, obliteração do fundo-de-saco peritoneal de Douglas, restauração do assoalho pélvico, ressecção do intestino (por uma via de acesso abdominal, perineal ou transacra), e suspensão ou fixação do reto ao sacro ou a outras estruturas. Operações adicionais listadas abaixo combinam uma ou mais destas condutas.

Modos de Terapia Cirúrgica do Prolapso Retal

1. Estreitamento do orifício anal.
2. Obliteração do fundo-de-saco peritoneal de Douglas.
3. Restauração do assoalho pélvico:
   - Ressecção intestinal.
   - Transabdominal.
   - Perineal.
   - Transacra.
4. Suspensão ou fixação do reto:
   - Ao sacro.
   - Ao púbis.
   - A outras estruturas.
5. Combinações de dois ou mais dos anteriores.

Princípios Gerais

Todos os pacientes que se submetem à cirurgia para prolapso retal devem receber uma completa limpeza mecânica do intestino com um laxativo administrado oralmente e irrigação do cólon na manhã da operação. Antibióticos inabsorvíveis administrados oralmente devem ser prescritos rotineiramente toda vez que ressecção for contemplada ou penetração no intestino for uma possibilidade. Antibióticos de amplo espectro sistêmicos são aconselhados durante o período perioperatório, especialmente se for efetuada implantação de material estranho.

O tratamento pós-operatório em operações abdominais é essencialmente o mesmo que para qualquer ressecção intestinal. Reidratação intravenosa é continuada até que sejam eliminados gases. Uma dieta progressiva é instituída, e o paciente tem alta quando os intestinos já funcionaram. Um período mais longo de íleo pode ser observado quando o médico opera para prolapso retal do que quando o mesmo procedimento é realizado para outros processos de doença no retossigmóide.

Estreitamento do Orifício Anal

Reparo de Thiersch

No paciente mais velho de mau risco, muitos cirurgiões preferem usar a operação de Thiersch. Este procedimento pode ser realizado com um anestésico local, tornando-se uma técnica satisfatória para estes indivíduos. Na operação clássica, fio de prata era colocado no espaço perianal para circundar e estreitar o ânus. Hoje, os cirurgiões abandonaram o uso do fio metálico por causa das complicações de ruptura e ulceração. Outros materiais, como *nylon,* Mersilene, Dacron, malha de polipropileno (isto é, Marlex), Teflon, fáscia lata, borracha de silicone, Silastic e Silastic impregnado com Dacron são usados para a mesma finalidade.

Técnica Operatória

O paciente é colocado na posição de litotomia sobre a mesa de operações, e a área perianal é preparada com uma solução anti-séptica. Um anestésico local pode ser usado para infiltrar a área; entretanto, por conveniência, uma anestesia geral ou espinhal pode ser mais desejável. Uma pequena incisão é feita nas posições anterior e posterior, 1 cm fora do rebordo anal (Figura 17.6A). A sutura é passada de anterior

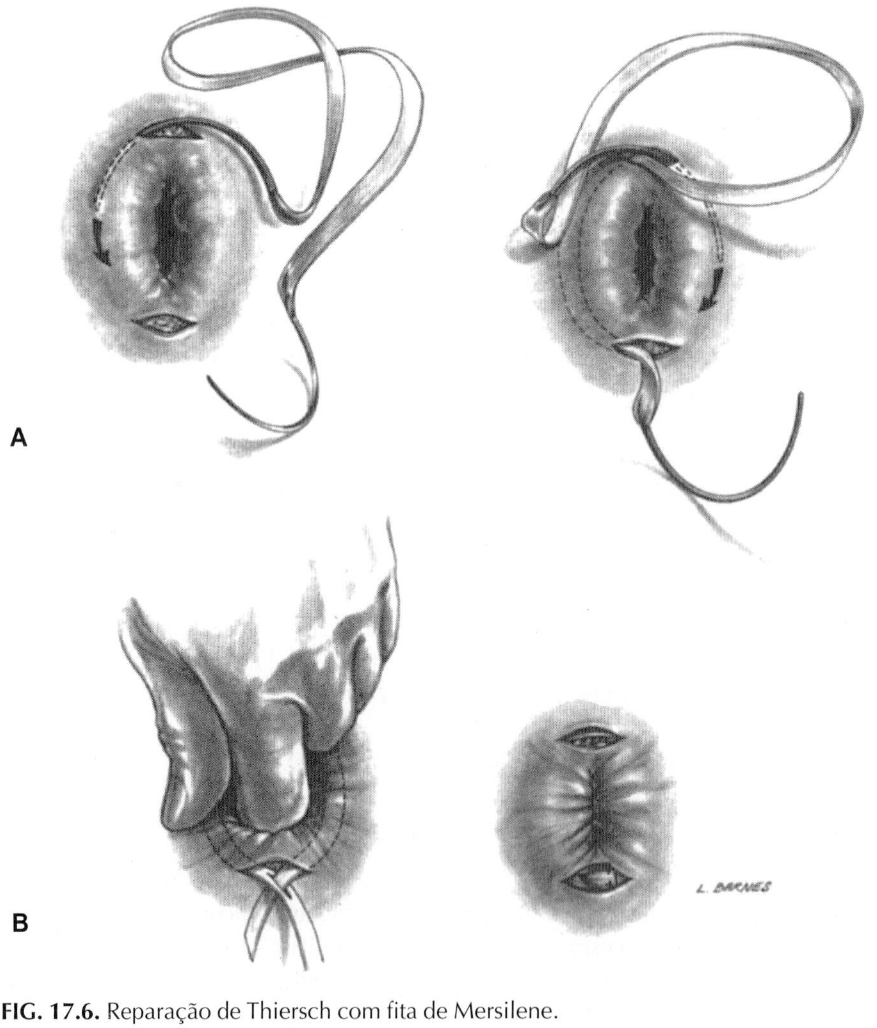

FIG. 17.6. Reparação de Thiersch com fita de Mersilene.

a posterior em cada lado do ânus na fossa isquiorretal (Figura 17.6B). O nó deve ser sepultado posteriormente. Um dilatador de Hegar[106] nº 16 ou 18 constitui um padrão apropriado para determinação do tamanho luminal. Para evitar um nó volumoso, é necessário sutura quando se usa fita de Mersilene; alternativamente, um grampeador pode ser usado para fixar a fita. As duas feridas são fechadas primariamente com suturas absorvíveis a longo prazo 3-0 ou 4-0.

Tratamento Pós-Operatório

Exames freqüentes são necessários para assegurar-se de que não se desenvolva fecaloma. Emolientes fecais, laxativos, supositórios ou clisteres podem ser necessários. Uma pomada anti-séptica tópica, como povidona-iodo (*i. e.*, Betadine), é aconselhada. Apesar da simplicidade relativa da operação, a dificuldade com o tratamento pós-operatório significa que o procedimento, idealmente, deve ser efetuado sob internação. O paciente tem alta quando a função intestinal tiver sido restabelecida.

Complicações

Complicações são vistas freqüentemente com reparos de Thiersch e tipo Thiersch. Os pacientes muitas vezes se queixam da sensação de "sentar-se sobre um toco". Tenesmo, uma sensação de evacuação incompleta e dificuldades de controle intestinal são mais a regra que a exceção. O implante pode estreitar profundamente a abertura anal, a ponto de a remoção tornar-se necessária. Infecção da ferida é um problema comum, a razão mais freqüente seguinte para a remoção do material. Finalmente, se o prolapso recidivar, o reto pode tornar-se encarcerado e mesmo estrangulado. Prolapso recorrente subseqüente a uma reparação de Thiersch exige avaliação e tratamento urgentes. Se por qualquer razão – erosão, infecção ou obstrução – o material precisar ser removido, a operação pode ser realizada novamente, uma vez as feridas tenham se curado.

Outros Reparos Tipo Thiersch

Outras condutas foram advogadas como alternativas à operação de Thiersch. Marlex, Mersilene e malhas de polipropileno foram usadas. Malha de Mersilene, uma fibra de poliéster trançado, também tem sido usada. Uma lâmina de Silastic impregnada com Dacron também foi usada. A operação é semelhante àquela para qualquer operação de Thiersch. Uma tira é cortada com 1,5 cm de largura, tomando-se cuidado para prepará-la de tal maneira que ela seja elástica ao longo do seu eixo longitudinal. Uma superposição de 1 cm é criada, e um grampeador linear é usado para firmá-la no lugar. Todas as feridas são fechadas primariamente. O atrativo particular deste material é que ele é capaz de estirar-se; ao exame retal, simula um esfíncter normal.

Prolapso de espessura total tem sido tratado pela implantação de bastões de Silastic. Estes (de 4 mm de diâmetro) são inseridos através de duas pequenas incisões. As duas extremidades são unidas por um clipe plástico autotravável, que fixa as extremidades superpostas dos bastões e os fixa no lugar por meio de um aplicador de cabo. Estes parecem proporcionar controle adequado do prolapso em 70% dos pacientes.

Comentário: Pode-se afirmar sem erro que a procidência estimulou maior número de esforços engenhosos para tratamento cirúrgico do que virtualmente qualquer outra condição. Uma multidão de outras técnicas e aparelhos foi sugerida com resultados semelhantes. Avaliação dos resultados a longo prazo do procedimento clássico de Thiersch (*i. e.*, usando fio metálico) é ausente dos escritos contemporâneos, e mesmo os materiais mais recentes são muitas vezes descritos com pouco mais que experiência de relatos de casos. As operações tipo Thiersch, na minha opinião, raramente devem ser empregadas; na maioria das circunstâncias, a taxa de complicações é extremamente alta. Além disso, o procedimento não cura o prolapso; ele certamente recidivaria se o material fosse removido. Finalmente, a operação serve apenas para exacerbar problemas de controle intestinal.

Entretanto, em certas situações limitadas, a operação tipo Thiersch pode ser recomendada. Por exemplo, no paciente "que não é capaz de tolerar um corte de cabelo", ela é uma alternativa simples e razoavelmente segura. E para tratamento mais conveniente de pacientes em asilos e instituições psiquiátricas, certamente é apropriado oferecer esta escolha subótima.

Obliteração do Fundo-de-Saco de Douglas

O procedimento de Moschcowitz foi projetado baseando-se na teoria de que a causa do prolapso retal é uma hérnia por deslizamento. A técnica envolve a colocação de suturas em bolsa seriadas dentro do assoalho da pelve para obliterar a bolsa de Douglas. A taxa de recorrência, no entanto, é próxima de 50%. A falta de sucesso de outras e a premissa teórica sobre a qual ela foi baseada parecem significar que o procedimento deve ser abandonado.

Restauração do Assoalho Pélvico

A restauração do assoalho pélvico pela plicatura dos músculos elevadores e obliteração do fundo-de-saco de Douglas foi inicialmente descrita por Graham em 1942. Em trabalhos subseqüentes, vários autores advogaram esta operação, isoladamente ou em combinação com outros modos de terapia cirúrgica. O procedimento pode ser realizado através do abdome ou do períneo, ou depois da remoção do cóccix ou do sacro inferior. A plicatura dos elevadores transabdominalmente pode ser realizada anterior ou posterior ao reto, embora a última possa ser tecnicamente difícil de realizar. Quando é empregada com fixação ou ressecção sacra, a restauração do assoalho pélvico é uma manobra desnecessária e muitas vezes tediosa que não aumenta a probabilidade de cura. Se a plicatura dos elevadores tiver sido o único método de tratamento do prolapso retal, a incidência de recorrência será proibitivamente alta.

Ressecção Intestinal

Ressecção Anterior

A ressecção anterior para o tratamento do prolapso retal tem muitas vantagens sobre as demais técnicas, mas também encerra várias preocupações potenciais. Uma vantagem importante é a remoção do cólon sigmóide redundante; este cólon em excesso pode impor um problema em alguns pacientes que vão ser submetidos a procedimentos de suspensão ou fixação. Um sigmóide móvel pode predispor a torção ou volvo. Além disso, aqueles que se submeteram à ressecção podem ter melhoradas algumas queixas intestinais, especialmente constipação, se o segmento redundante for removido. Uma operação de funda, entretanto, pode piorar os sintomas intestinais.

A principal desvantagem da ressecção é a possibilidade de um vazamento anastomótico, mas este risco deve ser mínimo. A técnica de execução da ressecção anterior do intestino está descrita no Capítulo 22. É importante lembrar que quando esta operação é efetuada para prolapso, o reto deve ser mobilizado até o nível dos ligamentos laterais, mas a anastomose deve ser realizada ao nível do promontório sacro ou imediatamente abaixo (Figura 17.7). A mobilização do reto nestes pacientes pode ser realizada facilmente. O fundo-de-saco de Douglas, largo e profundo com a ausência de fixação do reto, acelera a dissecção.

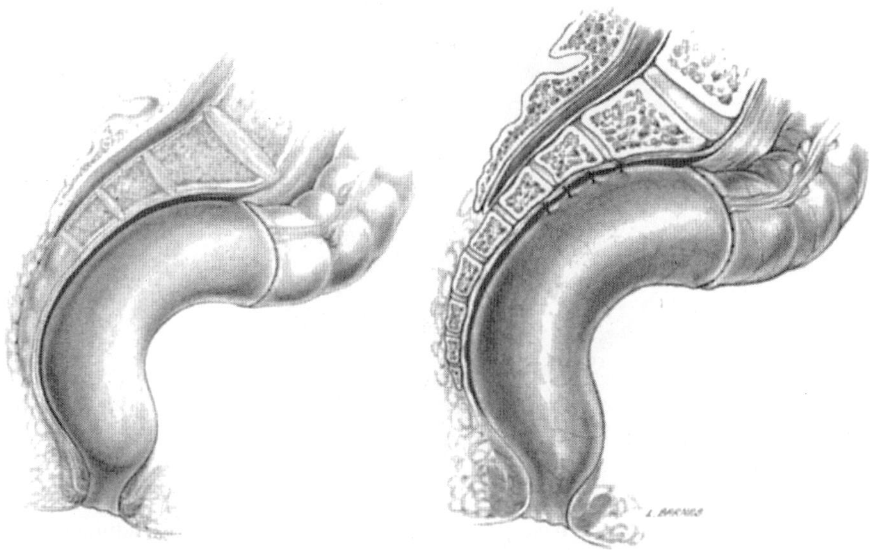

FIG. 17.7. A ressecção anterior é efetuada com anastomose ao nível ou imediatamente abaixo do promontório sacro. A fixação no sacro pode ser efetuada com ou sem ressecção concomitante. Os pontos de sutura são aplicados diretamente na muscular do reto e através do periósteo do sacro.

Resultados

As taxas de recorrência quando foi usada ressecção anterior variam de 2 a 9%, e complicações ocorrem em 15 a 30%. Foi descrita a realização bem sucedida do procedimento por uma operação laparoscópica.

Apesar do sucesso desta operação, a dependência de aderências para fixar o reto posteriormente é imprevisível. Por essa razão, alguns autores aconselham alguma forma de fixação retal quando é efetuada ressecção anterior.

Ressecção Anterior com Fixação Sacra

Uma modificação da ressecção anterior para incluir fixação do segmento retal distal ao sacro foi sugerida. A parede retal posterior ou ligamentos laterais intactos são fixados no sacro com três ou quatro suturas fortes inabsorvíveis; o cólon sigmóide redundante é a seguir removido (Figura 17.8).

Resultados

As taxas de recorrência relatadas depois do uso desta modificação da ressecção anterior variam de 0 a 2%. Uma preocupação particular ao suturar o reto à fáscia

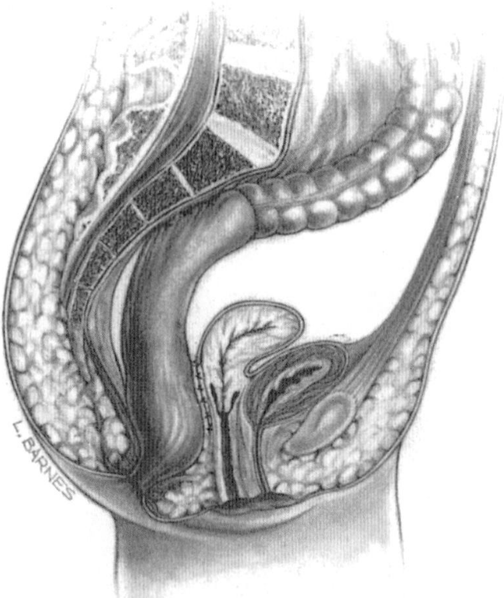

FIG. 17.8. O reto é mobilizado e elevado, com os pedículos retais laterais suturados ao periósteo do sacro. A fáscia endopélvica anterior também é suturada ao reto, com obliteração do fundo-de-saco. O peritônio em excesso é excisado. (Acreditamos que os autores não aplicam mais uma fixação anterior — MLC.) (De: Frykman HM, Goldberg SM. The surgical treatment of rectal procidentia (tratamento cirúrgico da procidência retal). *Surg Gynecol Obstet* 1969;129:1225.)

pré-sacra é a possibilidade de causar sangramento grave. Uma vez que os resultados sejam tão favoráveis sem esta manobra adicionada, parece prudente limitar o risco. Não é de surpreender que, uma vez que a maioria dos pacientes seja constipada e tenha um cólon sigmóide redundante, a ressecção anterior apresente ótimos resultados funcionais.

Ressecção Perineal

A ressecção perineal do segmento prolapsado, uma operação que tem sido empregada durante aproximadamente 100 anos, parece ser um meio relativamente simples de atacar o problema; infelizmente, a taxa relativamente alta de recorrência dissuadiu muitos cirurgiões de adotarem esta conduta. Ela pode, no entanto, ainda ser usada no raro caso de gangrena do intestino prolapsado ou quando o paciente não é capaz de tolerar uma laparotomia. Vazamento anastomótico ainda é uma preocupação, mas se for evitada tensão da linha de sutura, e com atenção à preservação do suprimento sangüíneo, o risco deve ser mínimo.

Operação de Altemeier

Com o paciente na posição de litotomia e um cateter de demora de Foley no lugar, a área perianal é preparada e colocados os campos. O prolapso é exteriorizado, e o seu ápice é apreendido com pinças (Figura 17.9A). Uma incisão circunferencial é feita através de todas as camadas da parede externa intestinal imediatamente proximal à junção mucocutânea (Figura 17.9B). Quando a incisão circunferencial estiver completada, pinças são reaplicadas na borda distal do reto, e o prolapso é liberado como uma alça única de intestino exteriorizado (Figura 17.9C). Qualquer

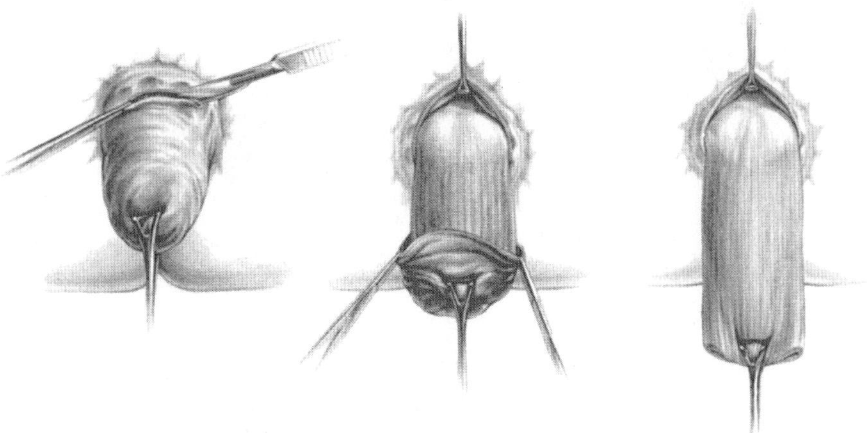

A B, C

FIG. 17.9. Procedimento de Altemeier[107]. **A.** Uma incisão é feita circunferencialmente no canal anal, imediatamente acima da linha pectínea. **B, C.** O reto é mobilizado e completamente evertido.

saco herniário localizado na superfície anterior do intestino é identificado, e é penetrada a cavidade peritoneal (Figura 17.10A). O cólon redundante é liberado através da abertura (Figura 17.10B). O peritônio é reparado usando-se uma sutura contínua para obliterar o sacro (Figura 17.11).

Uma modificação adotada neste procedimento envolve a plicatura do músculo elevador do ânus. Esta manobra parece ser associada a uma incidência mais baixa de recorrência e pode ter um efeito melhorador sobre os problemas subseqüentes com controle intestinal. Os músculos elevadores do ânus são identificados e pregueados anterior ou posteriormente ao intestino por pontos separados absorvíveis a longo prazo (Figura 17.12), o que elimina o grande defeito no diafragma pélvico. O intestino redundante é a seguir dividido ao meio por incisões anterior e posterior levadas até o ponto da ressecção proposta. O intestino é transeccionado oblíqua e progressivamente, completando a anastomose da parede intestinal ao anel anal em cada quadrante (Figura 17.13). A anastomose é efetuada por uma técnica de sutura absorvível a longo prazo; não são usados drenos. Em princípio, idealmente, a bolsa pélvica é obliterada, os elevadores suturados, e o intestino redundante ressecado. Entretanto, o reto não é fixado no sacro.

Resultados

Apesar da experiência bem-sucedida de alguns autores, a técnica relativamente complexa e a via de acesso não familiar dissuadem a maioria dos cirurgiões de tentar esta operação. As taxas descritas de recorrência variam de 3 a 10%.

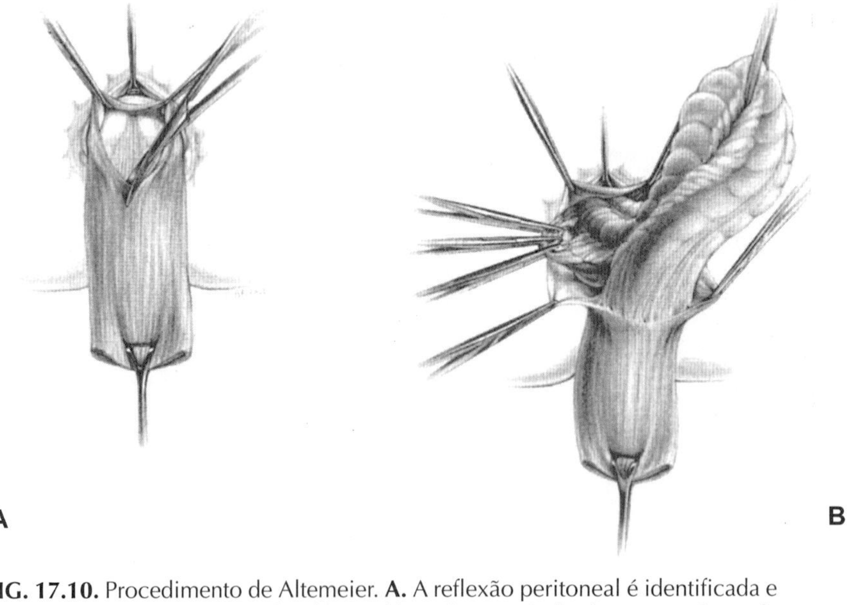

A

B

FIG. 17.10. Procedimento de Altemeier. **A.** A reflexão peritoneal é identificada e aberta. **B.** Todo o intestino redundante é liberado através da abertura peritoneal.

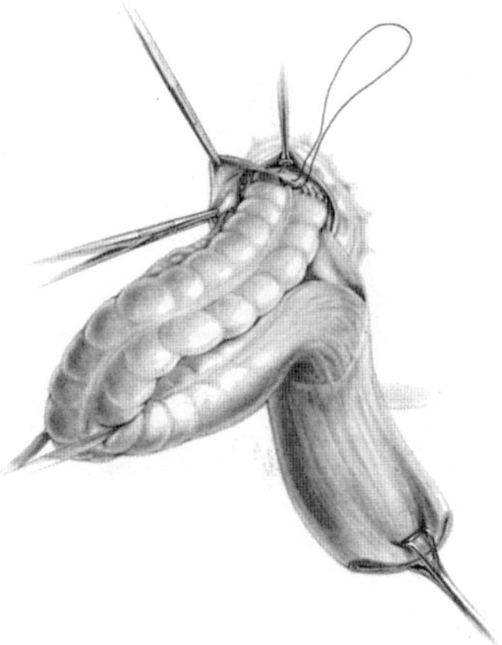

FIG. 17.11. Procedimento de Altemeier. O peritônio é fechado e as suturas são ancoradas na parede intestinal, conforme ilustrado.

Uma via de acesso simplificada para retossigmoidectomia perineal sem plicatura dos elevadores, usando o grampeador circular, foi descrita, e os resultados são semelhantes.

Procedimento de Delorme

A operação de Delorme,[108] menos comumente usada hoje, é outro procedimento executado pela via perineal. Com o paciente na posição de litotomia ou de canivete em pronação, uma incisão circunferencial é feita 1 cm proximal à linha pectínea, similar àquela para o procedimento de Altemeier (Figura 17.14). Usando eletrocautério, a mucosa é separada até o ápice do intestino protruso. Infiltração da submucosa com soro fisiológico ou uma solução diluída de epinefrina pode facilitar a dissecção. A mucosa redundante é excisada, e a muscular desnudada é pregueada longitudinalmente, colapsando o intestino como uma sanfona (Figura 17.15). As bordas da mucosa são a seguir suturadas. Alternativamente, as camadas mucosa–muscular podem ser reaproximadas diretamente de uma maneira circunferencial com múltiplos pontos separados absorvíveis.

Complicações desta operação são comuns; elas incluem hemorragia, hematoma, deiscência da linha de sutura, estenose, incontinência e, evidentemente, recorrência.

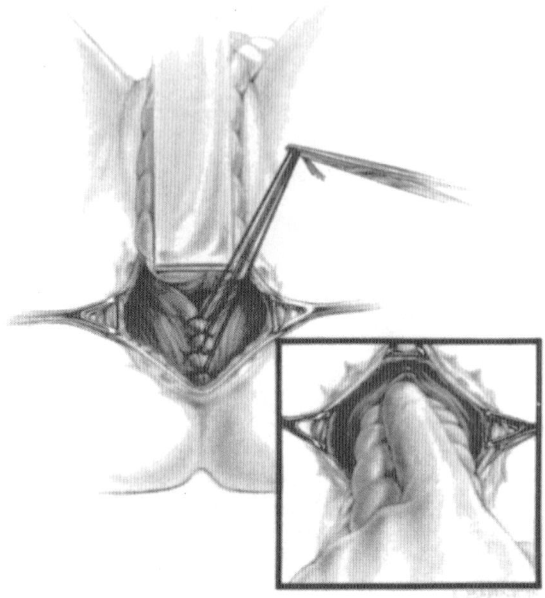

FIG. 17.12. Procedimento de Altemeier. O músculo elevador do ânus é pregueado anteriormente ou, conforme ilustrado, posteriormente, com suturas absorvíveis a longo prazo. Deve-se tomar cuidado para evitar estreitar o reto. Um dedo deve passar facilmente através do espaço entre o reto e o elevador *(detalhe)*.

Resultados

As taxas de recorrência após o uso do procedimento de Delorme variam de 7 a 22%. Adicionalmente, metade a dois terços dos pacientes experimentam alguma melhora no controle intestinal. A maioria dos cirurgiões reluta a considerar esta operação em virtude da dissecção complicada e a taxa relativamente alta de recorrência quando o procedimento não é efetuado com cuidado meticuloso. Mesmo nas melhores circunstâncias, a operação possivelmente não pode ser tão compensadora quanto o procedimento de Altemeier previamente discutido para ressecar um grande prolapso. Entretanto, no indivíduo de mau risco, esta conduta parece ser aceitável nas mãos de um cirurgião competente.

Operação Combinada Abdominal e Perineal

A operação perineal é essencialmente a mesma descrita por Altemeier. A operação abdominal, no entanto, é feita vários dias mais tarde. Mobilização completa do reto é realizada, e é efetuada uma plicatura das estruturas ligamentares laterais ao reto. O fundo-de-saco de Douglas é obliterado à maneira de Moschowitz.[109]

Esta é uma operação extensa que exige dois grandes procedimentos. Embora a operação de cinto e suspensórios possa ser útil em algumas circunstâncias, são encon-

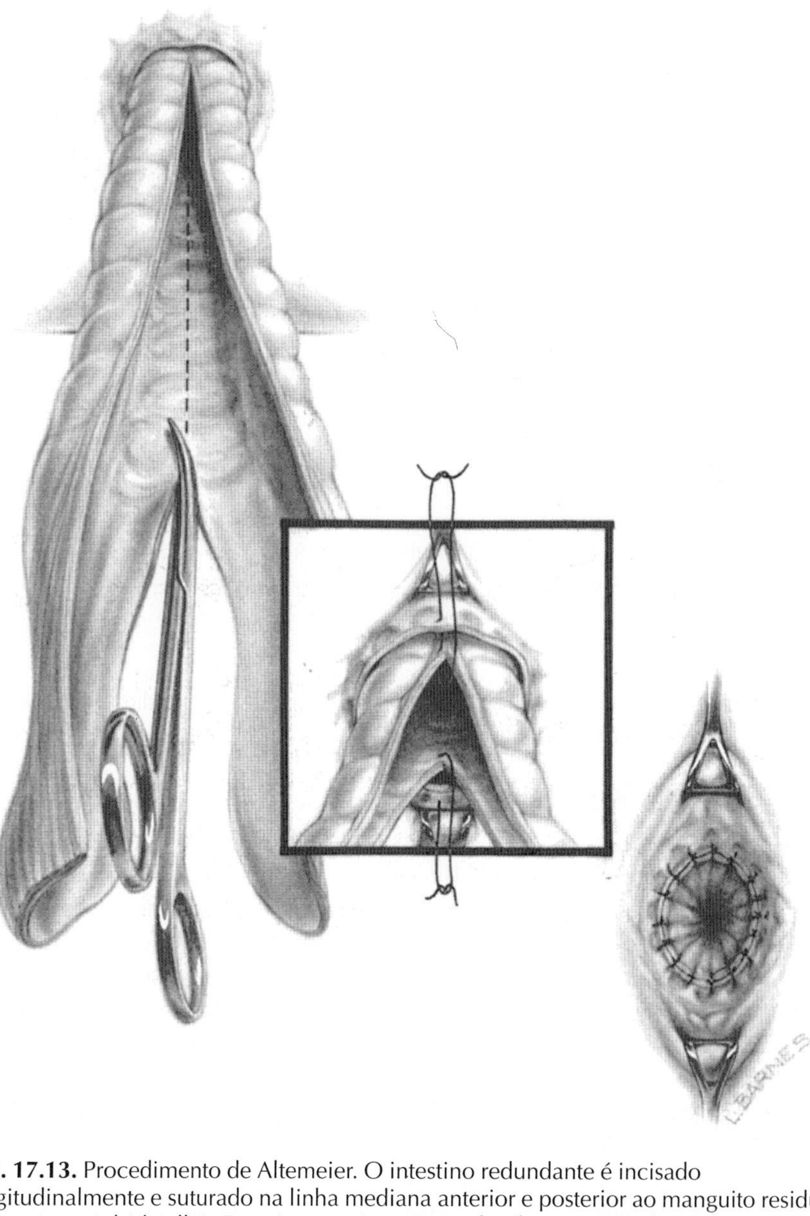

FIG. 17.13. Procedimento de Altemeier. O intestino redundante é incisado longitudinalmente e suturado na linha mediana anterior e posterior ao manguito residual da mucosa anal (*detalhe*). Depois que o intestino redundante é aparado, pontos separados são aplicados entre o canal anal e o esfíncter interno subjacente até a espessura total do reto.

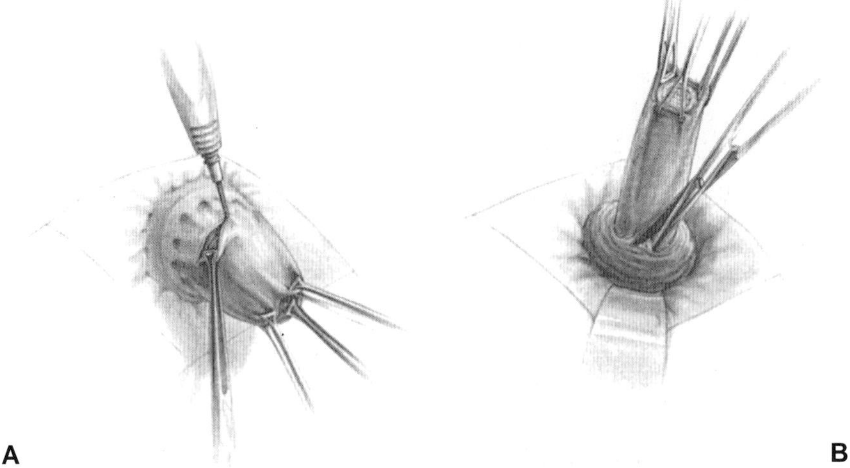

FIG. 17.14. Procedimento de Delorme. **A.** A mucosa retal é incisada circunferencialmente acima da linha pectínea. **B.** A separação (extração) submucosa é levada tão longe em direção cefálica quanto for possível.

tradas alternativas mais simples e igualmente confiáveis a este procedimento. Ademais, nos últimos anos não foram publicados relatórios sobre esta dupla via de acesso.

Ressecção Transacra

A operação transacra usa a via de acesso ao reto descrita por Kraske para ressecção de câncer retal (ver Capítulo 23). Uma incisão é feita sobrejacente ao sacro e cóccix, e o último é desarticulado e removido. O peritônio é incisado anteriormente, e o reto, completamente mobilizado. O cólon redundante é liberado e exteriorizado através da ferida sacra. Os músculos elevadores do ânus são aproximados anteriormente ao reto, o peritônio é fechado, e o intestino redundante é ressecado. Depois de completada a anastomose, todas as feridas são fechadas primariamente.

As vantagens teóricas deste procedimento são que a operação não exige uma laparotomia e que os músculos elevadores do ânus são reconstituídos, assim estreitando o defeito no assoalho pélvico. A bolsa de Douglas é obliterada, e o reto é fixado posteriormente. A principal desvantagem é que o paciente tem uma ferida sacrococcígea dolorosa que é sujeita à infecção. A possibilidade de uma fístula fecal está bem reconhecida quando este procedimento é realizado para outras indicações.

Comentário: como em outros procedimentos para o tratamento desta condição, a operação estranha, não familiar, acima descrita contra-indica o seu uso pela maioria dos cirurgiões, particularmente à luz das alternativas mais simples disponíveis para cura. Neste caso, novamente, por vários anos não foram publicados relatórios do seu uso.

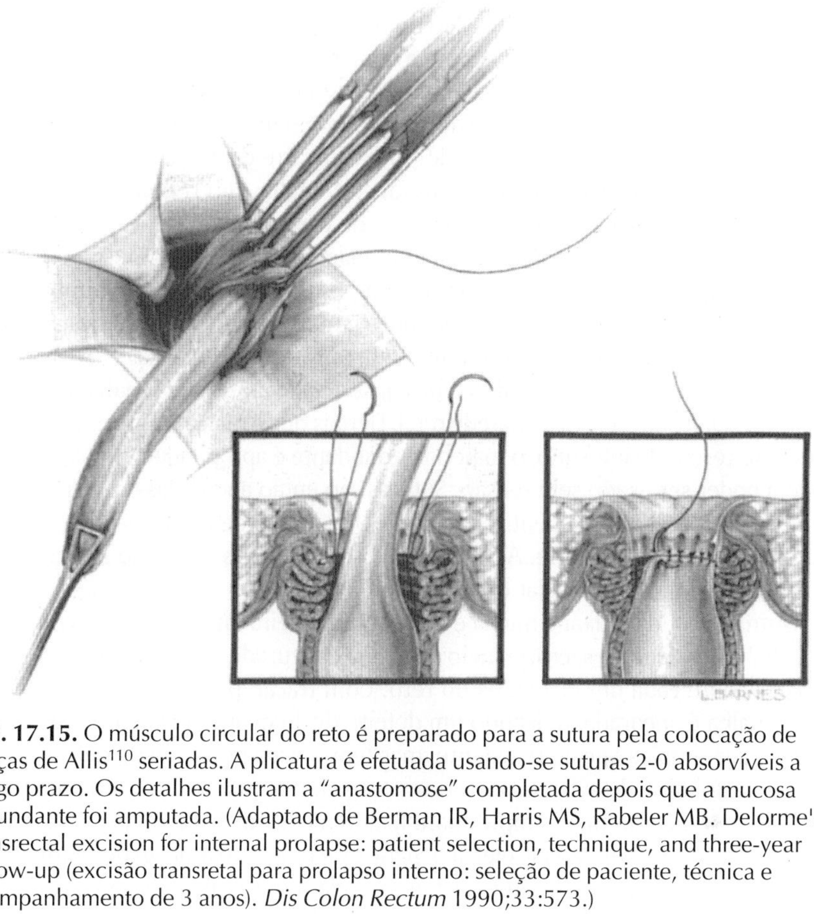

FIG. 17.15. O músculo circular do reto é preparado para a sutura pela colocação de pinças de Allis[110] seriadas. A plicatura é efetuada usando-se suturas 2-0 absorvíveis a longo prazo. Os detalhes ilustram a "anastomose" completada depois que a mucosa redundante foi amputada. (Adaptado de Berman IR, Harris MS, Rabeler MB. Delorme's transrectal excision for internal prolapse: patient selection, technique, and three-year follow-up (excisão transretal para prolapso interno: seleção de paciente, técnica e acompanhamento de 3 anos). *Dis Colon Rectum* 1990;33:573.)

Suspensão ou Fixação do Reto

Reparação com Funda de Teflon ou Marlex, ou Operação de Ripstein

Pode ser sustentado que a conduta cirúrgica mais comum para tratamento de prolapso retal nos Estados Unidos hoje é a reparação de funda, um procedimento que foi descrito inicialmente por Ripstein[111] em 1965, e é às vezes chamado pelo seu nome. A funda é feita de Teflon, Marlex ou Gore-Tex.

Técnica

O paciente é posto na posição de Trendelenburg sobre a mesa de operações, e é feita uma incisão hipogástrica mediana. A exploração do abdome usualmente revela o defeito característico de cólon sigmóide redundante, falta de fixação do reto ao sacro, e um fundo-de-saco de Douglas profundo. O retossigmóide é mobilizado, o espaço pré-sacro é penetrado, e os vasos mesentéricos inferiores cuidadosamente preservados. A mobilização do reto até o nível do músculo elevador do ânus pode ser realizada facilmente. Esta é uma manobra particularmente importante que facilita a aderência ou fixação passiva do reto ao sacro. Suturas podem ser colocadas para dentro do periósteo do sacro aproximadamente 1 cm à direita da linha mediana usando-se uma agulha de ponta trocarte de Mayo semicircular. Três ou quatro pontos inabsorvíveis são usados. A malha de Teflon (ou Marlex ou Gore-Tex) pode ser fixada no sacro por uma de três maneiras.

A malha de Teflon é aparada a aproximadamente 4 cm de largura e fixada no lugar ao longo do lado direito do sacro. Neste ponto da operação, é importante o assistente manter tração proximal, enquanto a malha é ancorada na muscular própria do reto. Se o reto não ficar sob tensão em uma direção cefálica e se reto redundante for deixado abaixo da malha, o prolapso recidivará. Pontos inabsorvíveis são dados da malha para dentro da parede retal. Depois que a malha foi arrumada em torno de dois terços do intestino, o material redundante é apropriadamente aparado de modo a poder ser fixado sem tensão. Suturas são então ancoradas no sacro no lado esquerdo e colocadas para dentro da malha. Um defeito de aproximadamente 1 cm está presente posteriormente. As suturas restantes no lado esquerdo são colocadas através da malha e na muscular do intestino.

Outro método de fixar a malha é colocar uma fileira única de suturas para dentro da linha mediana do sacro. O meio da malha é suturado no lugar e o material trazido por sobre cada um dos lados do reto. Com tração proximal mantida sobre o reto, a malha é ancorada, deixando um defeito de 1 cm anteriormente. Esta é uma técnica mais simples que a precedente, mas tem o risco potencial de deixar apenas uma fileira solitária de suturas posteriormente com a qual reter o reto para trás.

Uma modificação mais simples para fixar a malha no sacro foi proposta, usando-se um grampeador fascial elétrico para executar a fixação expeditamente, e essencialmente sem risco de induzir hemorragia. Em seguida à suspensão, não é necessário reperitonizar o assoalho da pelve. Se a hemostasia for garantida, não são usados drenos pélvicos.

Abordagem da Hemorragia Pré-Sacra

Se uma veia pré-sacra for lesada, a ligadura pode ser amarrada. Freqüentemente, no entanto, a veia basivertebral sai diretamente do osso, e pode seguir-se hemorragia volumosa. Aplicação de pressão direta na área com uma compressa abdominal geralmente deterá o sangramento. Dissecar a área em uma tentativa de visualizar o ponto de sangramento apenas acrescenta uma perda sangüínea potencialmente volumosa. Uma alternativa sugerida consiste em ocluir o local sangrante com um percevejo de titânio inserido para dentro do osso. Outros métodos foram descritos para lidar com sangramento pré-sacro, incluindo o uso de um grampeador endoscópico, um expansor de tecido de Silastic para tamponamento e pressão com um fragmento de músculo mantido em posição sobre a área sangrante, enquanto coagulação indireta é efetuada através do músculo. Prevenção, no entanto, é a chave; a visualização direta do espaço pré-sacro por dissecção cortante tende menos a lacerar a fáscia, em vez da manobra manual romba usualmente empregada.

Tratamento Pós-Operatório

O tratamento pós-operatório da reparação com funda de Teflon é essencialmente o mesmo que para uma ressecção intestinal. Um cateter urinário de demora é recomendado durante vários dias. Os pacientes recebem hidratação intravenosa até que apareçam sons intestinais e seja eliminado gás, tempo com o qual uma dieta progressiva é instituída. O paciente tem alta quando o intestino já estiver funcionando.

Laparoscopia

Outro método proposto de suspensão é a inserção e fixação laparoscópicas da malha. Será interessante ver se esta técnica substituirá a laparotomia convencional para a operação de Ripstein. Certamente, se alguma operação do cólon se presta aos princípios da laparoscopia, é esta.

Resultados

As taxas de sucesso da reparação com funda são geralmente descritas acima de 95%. Complicações são menos comuns, ocorrendo em 10 a 15%.

Infecção é uma complicação incomum da reparação com funda de Teflon; quando ocorre, no entanto, é um problema extremamente difícil para tratar. A remoção da malha inevitavelmente se torna necessária, um *tour de force* técnico que pode resultar em uma ressecção intestinal. É principalmente em virtude do risco de penetrar no intestino durante alguma fase do procedimento que uma preparação antibiótica e mecânica completa é fortemente sugerida. Se a luz for violada, efetuar uma ressecção em vez de correr o risco de inserção de material estranho em um campo contaminado.

O manejo intestinal e a incontinência podem permanecer problemas persistentes depois de ser corrigido o prolapso. Aproximadamente um terço dos pacientes se queixa de dificuldade para regular a função intestinal depois da reparação, e 10% relatam incontinência ou sujar-se. Evidentemente, problemas de função intestinal e incontinência são queixas comuns antes da intervenção cirúrgica. Os hábitos de forcejamento excessivo para evacuar e dependência de laxativos são, muitas vezes, de longa duração e não remediados pela correção anatômica do prolapso. É por esta razão que eu me tornei muito mais entusiástico sobre a opção de ressecção.

Gordon e Hoexter,[112] em um estudo baseado em um questionário enviado aos membros da Sociedade Americana de Cirurgiões Cólon e Reto, adquiriram informação sobre 1.111 reparações com funda de Teflon efetuadas por 129 cirurgiões. A taxa global de complicações foi de 16,5%, com uma taxa de recorrência de 2,3%. As complicações pareceram principalmente relacionadas à aplicação demasiado apertada da malha em torno do reto. A taxa de complicações parece diminuir à medida que aumenta a experiência do cirurgião.

Complicações Tardias

Exame com clister opaco mostra a estenose. Qualquer estreitamento também pode ser identificado por retossigmoidoscopia. Estenose retal é incomum, mas pode exigir remoção da funda e possível ressecção intestinal.

Outros autores confirmaram que dificuldades surgiram com Teflon como material de suspensão. Gore-Tex é um material ideal, em virtude das suas propriedades inertes e sua estrutura porosa, que permite incorporação tecidual. A colocação da funda posteriormente, deixando a parede retal anterior livre para distender-se, pode minimizar o problema de estenose.

Constipação não é aliviada pela reparação com funda de Teflon. Pelo contrário, dor abdominal, distensão e constipação podem ser exacerbadas pela redundância agora exagerada do cólon sigmóide. Volvo de sigmóide foi descrito ocorrendo nestas circunstâncias. Em alguns indivíduos que se apresentam com sintomas obstrutivos relativamente cedo depois da operação, deve ser presumida técnica defeituosa. Entretanto, reação fibrótica secundária à reparação com malha também deve ser considerada como possível fator contributivo. Em qualquer paciente com constipação crônica, particularmente com uma história de prolapso retal de longa duração, considerar a realização de uma ressecção anterior inicialmente. No mínimo, investigação pré-operatória cuidadosa destes indivíduos é necessária para identificar aqueles que têm perturbações funcionais associadas (p. ex., constipação de trânsito lento, defecação obstruída).

Prolapso retal recorrente após reparação com funda de Teflon geralmente é relacionado à técnica cirúrgica defeituosa. A malha pode não estar adequadamente fixada na fáscia pré-sacra ou no osso. Além disso, como foi dito, quando tração sobre o retossigmóide não é mantida enquanto a funda é inserida, a malha não ficará ancorada suficientemente baixo no reto. O erro tende mais a ocorrer em um homem cuja pelve é estreita e no qual a mobilização e colocação das suturas são mais difíceis. Na nossa experiência, uma proporção mais alta de homens para mulheres é observada no grupo de pacientes com esta complicação.

Comentário: acredito que a reparação com funda de Teflon deve ser abandonada em favor da ressecção anterior para todos os pacientes, mas especialmente para homens. Exceções que vêm à mente são pacientes que desenvolvem um prolapso muitos anos após uma operação de abaixamento *(pull-through)* abdominoanal. Em virtude do risco de desvascularização do segmento retal inferior se for efetuada ressecção, uma operação de suspensão constitui provavelmente a melhor escolha neste caso. Outra exceção é o paciente que tem diarréia grave, especialmente se uma colectomia subtotal tiver sido efetuada. Uma operação de suspensão seria a alternativa preferida.

Implante de Esponja de Ivalon ou Operação de Wells

Wells[113] descreveu inicialmente o uso de esponja de Ivalon como um envoltório em torno do reto em 1959. A operação de implante de esponja de Ivalon consiste basicamente na implantação de um polímero sintético em torno do reto. Depois da mobilização completa do reto, a esponja apropriadamente modelada é suturada ao sacro na linha mediana posterior, não diferentemente da operação de funda de Teflon modificada. Ela é em seguida enrolada em volta do reto, deixando um defeito na linha mediana anterior.

Resultados

Estudo de acompanhamento revelou nove recorrências mucosas — a incidência de recorrência é alta, variando de 3 a 20% de prolapso de espessura total e 24 a 35% de prolapso de mucosa. Um esforço consciencioso para mobilizar completamente o reto, encurtar os ligamentos laterais e excisar o peritônio redundante minimiza a taxa de recorrência. Apesar da ausência de recorrência, constipação (5%) e incontinência (20%) causam problemas difíceis de controlar.

Embora problemas sépticos não sejam comuns, a remoção da esponja pode ser difícil, particularmente quando o médico tenta identificar material estranho dentro de uma cavidade de abscesso. Os sintomas desta complicação incluem dor sacra, coccígea ou abdominal inferior, pus pelo reto, pus pela vagina, corrimento retal e febre. O implante deve ser removido através da vagina ou através do reto, se de todo possível.

Comentário: a vantagem aparente da operação de implante de esponja de Ivalon é que fecaloma não tem sido um problema tão grande. Entretanto, como a incidência de recorrência é maior do que a geralmente relatada com a reparação com funda de Teflon e com a ressecção, eu não adotaria a técnica para meus pacientes. Evidentemente, o fato de ela não estar aprovada para uso nos Estados Unidos torna a questão acadêmica.

Operação de Cabresto de Teflon

Uma conduta única para suspensão retal foi sugerida por Nigro.[114] Ele sustenta que o fator mais importante é a angulação e fixação providas pela musculatura do assoalho pélvico, e que o suporte máximo vem com a contração do músculo quando ele levanta o reto inferior e o inclina para a frente na direção do púbis.

O paciente é colocado na posição de Trendelenburg sobre a mesa de operações. Uma incisão mediana é feita no abdome inferior, e o reto é mobilizado da mesma maneira que para uma reparação de Ripstein ou de Wells. Toma-se cuidado para evitar lesão dos vasos mesentéricos inferiores. A dissecção é levada posteriormente abaixo até o cóccix. A malha é modelada (~4 cm de largura por 20 cm de comprimento). A porção central é fixada ao reto com pontos inabsorvíveis separados. Ela é a seguir suturada às paredes posterior e laterais do reto tão embaixo quanto possível.

O espaço de Retzius, à frente da bexiga e junto dos ramos púbicos, é aberto. Uma pinça curva longa é colocada para dentro deste espaço e dirigida para baixo e para trás para o espaço pré-sacro. A malha é então apreendida e puxada para frente para jazer sobre o osso púbico. O mesmo é feito no lado contralateral. Cada extremidade é a seguir fixada no ramo púbico com pontos separados inabsorvíveis. O comprimento do enxerto é determinado prendendo-o no osso púbico com tensão exatamente suficiente para evitar folga. O espaço pré-sacro é deixado aberto, e o abdome é fechado sem drenagem. O tratamento pós-operatório é essencialmente o mesmo que para a operação convencional.

Resultados

Os relatórios são poucos, mas nenhuma mortalidade, morbidade operatória ou recorrência foi observada com um acompanhamento mínimo de 6 meses. Incontinência grave foi corrigida em todos menos em um paciente, e esta pessoa foi melhorada. Nenhum problema de função sexual ou micção seguiu-se.

Comentário: a utilidade desta operação é bastante problemática. A dissecção ao longo da pelve anterior coloca em risco estruturas vitais urinárias e genitais. Se efetuada em uma mulher em idade reprodutiva, uma gravidez subseqüente exigirá cesariana. Se o procedimento for efetuado em um paciente masculino, impotência tende muito mais probabilidade de ser uma complicação do que se for usada a alternativa convencional. Sua vantagem teórica no que concerne à continência provavelmente é superestimada.

Suspensão com Fáscia Lata (Orr)

Em 1947,[115] Orr descreveu um procedimento de suspensão pelo qual o reto é ancorado no sacro com faixas de fáscia lata. A incidência de prolapso recorrente com este procedimento foi de 3,6 a 8%.

Suspensão com "Nylon"

Uma modificação que emprega faixas de *nylon* para a mesma finalidade foi descrita. Um prolapso retal recorrente foi observado em 4,3%, com um acompanhamento mínimo de 5 anos.

Retopexia com Suturas

Talvez a abordagem abdominal mais simples para tratamento do prolapso retal seja a retopexia. Esta operação consiste em mobilizar o reto abaixo até o músculo elevador do ânus e fixar o mesentério do reto e a muscular à fáscia sacra ou o osso, o que pode ser efetuado usando-se suturas inabsorvíveis em pontos separados. As taxas de recorrência são comparáveis às dos procedimentos-padrão de suspensão.

Comentário: é evidente que a fixação do reto ao sacro por qualquer meio que seja tem uma alta taxa de sucesso com baixa morbidade e mortalidade. Embora eu não tenha tido experiência com as técnicas anteriores, a sua simplicidade torna-as atraentes.

Prolapso Retal e Incontinência Fecal

Conforme fica implícito a partir dos estudos mencionados anteriormente, a maioria dos pacientes ficará livre de incontinência uma vez que o prolapso tenha sido adequadamente tratado. Isto não é surpreendente, porque além de o prolapso não mais estirar e atenuar o esfíncter, a descida perineal mediana durante a tentativa de defecação geralmente diminui, e o ângulo anorretal torna-se estreitado.

Todavia, para um pequeno número de pacientes para as quais a incontinência anal pode ser incapacitante, apesar da correção do prolapso retal. Além disso, quanto mais grave o prolapso, pior o resultado.

Comentário: o sucesso da operação do ponto de vista do cirurgião e do paciente depende de muitos fatores, não o menos importante dos quais é a capacidade de melhorar os hábitos intestinais. Exercícios de fortalecimento perineal, medidas dietéticas, emolientes fecais, mesmo enemas periódicos ou supositórios podem ser aconselháveis. Embora laxativos sejam usualmente desaconselhados, os pacientes muitas vezes retomam o seu uso. O médico não pode esperar remediar os problemas intestinais de toda uma vida, mas com aconselhamento apropriado a maioria dos pacientes chegará a bom termo com a condição.

Recomendações

Os variados procedimentos operatórios para prolapso retal podem causar confusão. Algumas das manobras são relativamente difíceis e podem ser realizadas com sucesso somente pelos poucos cirurgiões que desenvolveram as técnicas especializadas. Recomenda-se, portanto, que o cirurgião que é menos experiente com prolapso retal adote uma das operações-padrão. Um procedimento de retopexia ou suspensão sem ressecção pode ser realizado em segurança com bons resultados e baixas taxas de morbidade e mortalidade. Ressecção anterior, com ou sem fixação sacra, também oferece uma excelente taxa de curas e é familiar para a maioria dos cirurgiões.

As condutas tipo Thiersch provavelmente devem ser reservadas para os indivíduos que não podem tolerar laparotomia. O material escolhido deve ser um dos produtos sintéticos disponíveis comercialmente. Fio metálico não deve ser usado. A prótese de Dacron impregnada com Silastic para esta operação tem algum benefício potencial, especialmente para o paciente incontinente. São aguardados resultados de estudos adicionais.

PROLAPSO RETAL EM CRIANÇAS

Prolapso retal em crianças é uma doença incomum que ocorre principalmente nos países ocidentais — vista mais freqüentemente em lactentes com fibrose cística. A condição pode ser associada a qualquer enfermidade que cause diarréia (p. ex., amebíase, giardíase, verminose); constipação; tosse freqüente, especialmente coqueluche; ou desnutrição. Essas condições associadas são descritas com mais detalhes adiante.

- Diarréia (p. ex., amebíase, giardíase, colite ulcerativa, tricuríase).
- Constipação.
- Fazer força para urinar (fimose).
- Vômito.
- Tosse (p. ex., coqueluche).
- Desnutrição.
- Fibrose cística.
- Pólipo ou tumor.
- Síndrome de Ehlers-Danlos.[116]
- Mielomeningocele.
- Espinha bífida.
- Doença de Hirschsprung.

Desnutrição é de longe o mais comum fator predisponente ao desenvolvimento de prolapso retal em lactentes e crianças nos países em desenvolvimento. A maioria dos relatórios na literatura atual emana da África e Ásia. As razões para esta distribuição geográfica provavelmente são atribuíveis à diarréia, além da perda da gordura isquiorretal e a falta de suporte para o reto, sofrida pelas crianças nestas regiões.

Diarréia

A causa do prolapso retal na lactância pode ser relacionada à fixação frouxa da mucosa à muscular subjacente. Neste grupo etário, a mucosa retal pode normalmente ser redundante. Outros fatores anatômicos na criança que tendem a predispor ao desenvolvimento de prolapso são o trajeto vertical do reto, sacro e cóccix achatados, posição baixa do reto em relação aos outros órgãos pélvicos, e ausência de suporte dos elevadores. Prolapso retal é mais comum em crianças de menos de 3 anos de idade, com a incidência mais freqüente sendo no primeiro ano de vida. Neste grupo etário, é a mucosa que tende a prolapsar-se, não a espessura total do intestino. A maioria dos estudos relata uma incidência aproximadamente igual em ambos os sexos.

Sintomas e Sinais

Os sintomas podem incluir protrusão, sangramento, eliminação de muco, diarréia, constipação, dor abdominal e as queixas que podem ser atribuíveis à condição associada ou predisponente. Os achados incluem a protrusão, tônus e contratilidade frouxos do esfíncter, e muitas vezes desnutrição. A mais comum condição de diagnóstico diferencial é a de um pólipo juvenil. A distinção entre as duas entidades não deve, no entanto, ser difícil.

Tratamento

O tratamento usualmente consiste em manejo clínico, com o crescimento normal da criança produzindo uma cura na maioria dos pacientes. Entretanto, as crianças com desnutrição grave e aquelas sem acesso a tratamento médico de qualidade e suporte nutricional têm menor probabilidade de ter resolução espontânea da condição de prolapso.

O tratamento clínico consiste em reposição (redução) manual, com sedação se necessário; a posição genupeitoral pode ser útil. Suportar o períneo durante a defecação também é benéfico, bem como fazer a criança defecar na posição deitada. Pode ser necessário aproximar as nádegas com esparadrapo para evitar que o prolapso recidive espontaneamente. Amolecedores fecais são sugeridos para constipação e elixir paregórico para diarréia.

Tratamento cirúrgico é aconselhado para os pacientes que estão desnutridos e para aqueles que não respondem ao tratamento clínico. Os procedimentos recomendados incluem os seguintes:

- Excisão do prolapso de mucosa.
- Cerclagem anal com Silastic ou com categute.
- Uso de uma solução esclerosante (p. ex., solução de cloreto de sódio 30% ou álcool 70%).
- Tamponamento do espaço pré-sacro com gaze ou Gelfoam.
- Cauterização linear do anorreto.
- Retopexia transacra com obliteração do fundo-de-saco de Douglas e plicatura do puborretal.
- Retopexia transcoccígea e plicatura puborretal.
- Retossigmoidectomia perineal.
- Retopexia transanal com remoção retardada das suturas.

Comentário: minha limitada experiência com esta condição em crianças é tal que eu acredito que medidas clínicas são quase sempre bem-sucedidas. No lactente ou criança que não responde, parece que uma conduta cirúrgica mínima é apropriada: injeção perirretal de um agente esclerosante, tamponamento pré-sacro, uma operação de cerclagem anal, ou cauterização retal linear. Todas foram descritas em grandes séries como tendo excelentes resultados com mínima morbidade. Embora operações mais extensas do tipo adulto indubitavelmente tenham sucesso, não posso justificar sua aplicação em crianças quando verifico a disponibilidade de alternativas efetivas mais simples, mais seguras.

RETOCELE

A retocele não é um prolapso nem é uma descida perineal, mas representa uma dessas condições que ocorre como parte da síndrome de complacência pélvica. Em essência, é uma protrusão herniária de uma parte do reto para dentro da vagina; também foi denominada "proctocele" (Figura 17.16). A condição muitas vezes é associada à frouxidão pélvica anterior, conduzindo à cistocele e cistouretrocele.

A reparação geralmente está indicada quando uma retocele é identificada em uma paciente com os seguintes sintomas:

- Constipação.
- Dor retal.
- Necessidade de introduzir um dedo na vagina para efetuar a evacuação.
- Retenção "em bolsa" fecal.
- Protrusão.
- Necessidade de reparo de cistocele.

Investigações pré-operatórias cuidadosas são importantes antes de tratar cirurgicamente uma retocele, porque dificuldades de esvaziamento são observadas muito freqüentemente.

Entre parênteses, é interessante assinalar que a retocele não é constantemente associada a qualquer alteração fisiológica, à parte uma freqüência aumentada de descida do assoalho pélvico. O sucesso da reparação transanal ou transvaginal não é influenciado pela presença concomitante de descida perineal, prolapso interno, sinais radiológicos de distúrbio anal ("anismo") ou pelo tamanho da retocele.

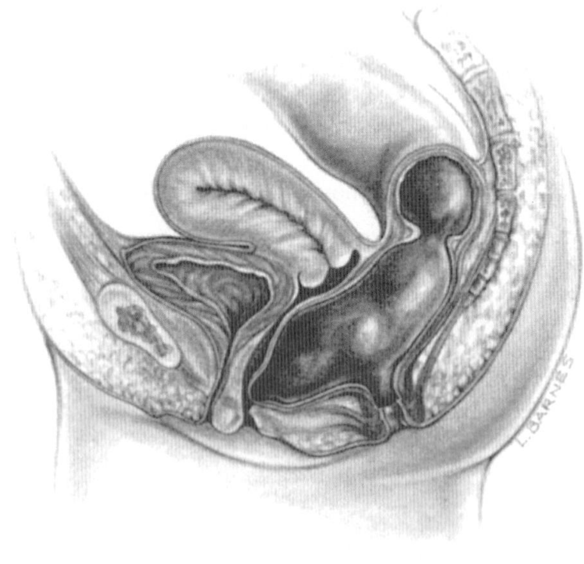

FIG. 17.16. Vista sagital de uma retocele típica.

Técnicas

Uma operação que foi sugerida é basicamente uma excisão da mucosa no quadrante anterior com plicatura dos músculos esfíncter externo profundo e elevador do ânus (Figura 17.17). Uma técnica de sutura profunda obliterativa é advogada como alternativa rápida (*i. e.*, "de 6 minutos") à reparação convencional de retocele. Outros advogam uma reparação combinada transvaginal–transanal. O procedimento combinado começa com uma colporrafia posterior, a seguir reposicionando-se a paciente na posição de canivete em pronação. A redundância da mucosa é excisada da parede retal anterior através de uma via de acesso transanal, seguida por uma plicatura transversa da camada muscular da parede retal conforme descrito na Figura 17.17.

Resultados

Diversas grandes séries revelam excelentes resultados das operações transanais, apesar de uma taxa de infecção acima de 5% e a ocorrência de algumas fístulas retovaginais pós-operatórias.

Entretanto, os procedimentos descritos anteriormente não constituem alternativas razoáveis à cirurgia transvaginal convencional se a paciente tiver uma cistocele que necessita reparação. Parece prudente limitar a aplicação de uma técnica transanal às pacientes sintomáticas que têm uma retocele isolada ou que estão se submetendo a uma operação anorretal para outro problema.

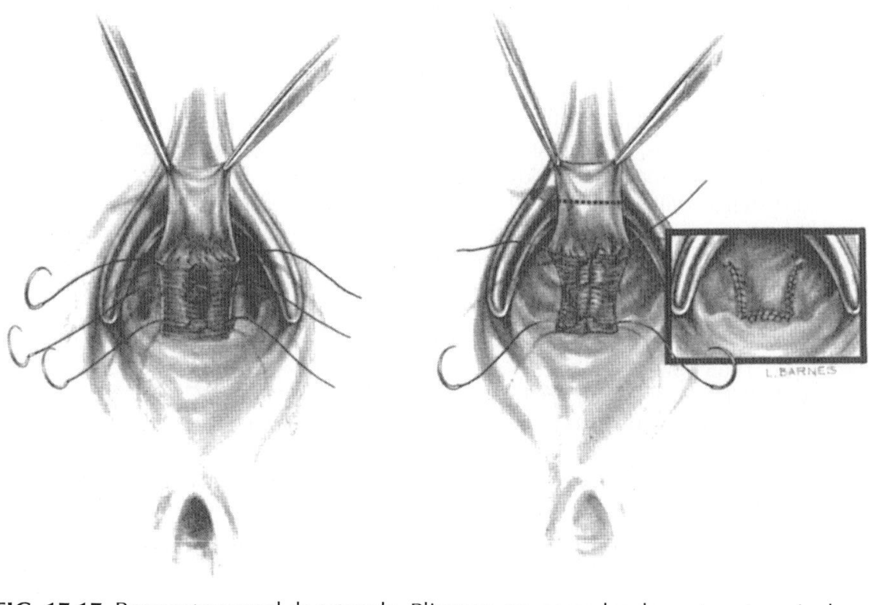

FIG. 17.17. Reparo transanal de retocele. Plicatura em camadas do septo retovaginal frouxo.

NOTAS DO REVISOR TÉCNICO

97. O autor usa os termos "prolapso" e procidência como sinônimos, no que é seguido por muitos escritores sobre o assunto, classificando-os em "internos" e "externos". Todavia, o leitor pode encontrar, em outros livros, "prolapso" como sendo uma exteriorização para dentro do reto ou para fora do ânus da camada mucosa do reto, e "procidência" como sendo a exteriorização ou intussuscepção de todas as camadas do reto.
98. DOUGLAS, B.S. & Douglas, H.M. Rectal Prolapse in the Ehlers-Danlos Syndrome. *Aust Paediatr* J 1973;109-110.
99. DELORME, Edmond (1847-1929), cirurgião ;francês, nascido em Lunéville, França. Militar, esteve em guerras por toda Europa e Norte da África, tendo introduzido conceitos de anti-sepsia nas forças armadas francesas. Condecorado como Grande Oficial de Legião de Honra da França, ocupou vários cargos médicos e militares. Contribuiu grandemente com a cirurgia, sobretudo com trabalhos sobre feridas de guerra, fraturas e decorticações pulmonares e cirurgias colorretais, destacando-se sua técnica para correção de prolapso retal.
    DELORMÉ, E. Communication sur le traitement des prolapsus du rectum totaux par l'excision de la muquese rectale ou recto-colique. *Bull Soc Chir Paris* 1900;26: 498-518.
    Tradução para a revista *Dis Colon Rectum* 1985;28:544-553. DELORMÉ, E. On the treatment of total prolapse of the rectum by excision of the rectal mucous membranes.
100. Turnbull (comunicação pessoal a Marvin Corman, Colon and Rectal Surgery. 2nd ed. J. B. Lippincott Company, Philadelphia, PA, USA, 1989, pp. 247.
101. KRASKE, Paul (1851-1930), nascido na Rússia e radicado na Alemanha, interessou-se, particularmente, na cirurgia colorretal, tendo criado a abordagem cirúrgica que leva seu nome (remoção do cóccix e excisão da asa esquerda do sacro como via de acesso para cirurgias retrorretais e ressecção retal por tumor e estenoses).
    KRASKE, P. Zur Exstirpation hochsitzender Mastdarmkrebse. *Verh Dtsch Ges Chir* 1885;14:464-474.
102. COOPER, Sir Astley Paston (1768-1841), anatomista e cirurgião inglês. Fáscia, hérnia, ligamentos, ligamento suspensor de Cooper.
103. HEGAR, Alfred (1830-1914), cirurgião alemão, criador das velas (de Hegar): velas metálicas, cilíndricas, de diferentes calibres, com as pontas ligeiramente afiladas, para dilatar canais anatômicos estenosados.
104. ALTEMEIER, William Arthur (1910-1983), cirurgião americano, deixou muitos trabalhos a respeito de infecções cirúrgicas, mas destacando-se na técnica de tratamento da procidência retal, ao que seu nome ficou eponimamente ligado.
    ALTEMEIER WA. One-stage perineal surgery for complete rectal prolapse. *Hosp Pract* 1972;7:102-110.
    ALTEMEIER, W.A. & CULBERTSON, W.R. Technique for perineal repair and rectal prolapse. 1965;58:758-764.
    ALTEMEIER, W.A. & CULBERTSON, W.R., SCHOWENGERDT, C. *et al.* Nineteen year's experience with the one-stage perineal repair of rectal prolapse. *Ann Surg* 1971; 173:993-1006.
105. DELORME, Edmond (1847-1929), cirurgião; francês, nascido em Lunéville, França. Militar, esteve em guerras por toda Europa e Norte da África, tendo introduzido conceitos de anti-sepsia nas forças armadas francesas. Condecorado como Grande Oficial de Legião de Honra da França, ocupou vários cargos médicos e militares. Contribuiu grandemente com a cirurgia, sobretudo com trabalhos sobre feridas de guerra, fraturas e decorticações pulmonares e cirurgias colorretais, destacando-se sua técnica para correção de prolapso retal.

106. MOSCHCOWITZ, Eli (1879-1964), médico americano. Doença de Moschcowitz (púrpura trombótica trombocitopênica) e teste de Moschcowitz (isquemia dos membros inferiores causada pela aplicação de torniquete, que retorna à cor normal após liberada a corrente sangüínea).
MOSCHCOWITZ, E. The pathogenesis, anatomy and cure of rectal prolapse of the rectum. *Surg Gynecol Obstet* 1912;15:7-21.
107. ALLIS, Oscar Huntington (1836-1921), cirurgião e ortopedista americano, nascido em Holley, New York, tendo estudado e se radicado em Filadélfia, trabalhando no Presbyterian Hospital of Philadelphia, Pennsylvania. O rompimento da fáscia entre a crista ilíaca e o grande trocanter, como um sinal de fratura da cabeça do fêmur, foi descoberto por ele (sinal de Allis). Entre vários instrumentos cirúrgicos que desenvolveu, a pinça de Allis integra qualquer estojo cirúrgico no mundo. Pinça de Allis é uma pinça própria para agarrar tecidos com finalidade de exposição de campo cirúrgico, diferindo de uma hemostática por ter uma presa denteada em cada uma das duas extremidades de seus dois ramos.
108. RIPSTEIN, C.B. The repair of massive rectal prolapse. *Surg Proc* 1965;2:2.
RIPSTEIN, C.B. Surgical care of massive rectal prolapse. *Dis Colon Rectum* 1965; 8:224-258.
RIPSTEIN, C.B. Procidentia of the rectum: internal intussusception of the rectum (stage I rectal prolapse). *Dis Colon Rectum* 1975;18:458-460.
RIPSTEIN, C.B. Etiology and surgical therapy of massive prolapse of the rectum. *Ann Surg* 1963;157:259-264.
109. GORDON, P.H. & Hoexter, B. Complications of the Ripstein procedura. *Dis Colon Rectum* 1978;21:277-280.
110. WELLS, C. New operation for rectal prolapse. *Proc R Soc Med* 1959;15:334-336.
111. Nigro, M.D. A sling operation for rectal prolapse. *Proc R Soc Med* (Suppl) 1970;63:106-107.
112. Orr, T.G. A suspension operation for prolapse of the rectum. *Ann Surg* 1947;126: 833-840.
113. EHLERS-DANLOS (EHLERS, Edward L., 1863-1937, dermatologista dinamarquês; DANLOS, Henri A., 1844-1912, dermatologista francês): síndrome da cútis hiperplásica, grupo de doenças hereditárias do tecido conjuntivo, caracterizado pela superelasticidade e friabilidade da pele, hipermotilidade das juntas, fragilidade de vasos arteriais subcutâneos devido à deficiência quantitativa e qualitativa de tecido colágeno.

18

Problemas na Cirurgia Pediátrica

Neste capítulo, discutiremos as três anomalias congênitas anorretais mais comuns: aganglionose, displasia neuronal intestinal (NID) e ânus imperfurado. Além disso, faremos uma breve revisão sobre enterocolite necrosante (NEC). Outras doenças pediátricas correlacionadas serão apresentadas oportunamente ao longo deste texto.

MEGACÓLON CONGÊNITO OU DOENÇA DE HIRSCHSPRUNG[117]

Fisiopatologia e Embriologia

O megacólon congênito (MC) é uma anomalia caracterizada por obstrução parcial ou completa do cólon associada à ausência de células ganglionares intramurais. A porção aganglionar está sempre localizada distalmente, mas o tamanho do segmento varia. A chamada "variação típica", que ocorre em dois terços (2/3) dos pacientes, é a única na qual o segmento agangliônico inclui o reto e a maior parte do cólon sigmóide. A variação "segmentar extensa", representando aproximadamente 10% dos casos, é aquela em que a porção agangliônica pode prolongar-se para qualquer nível entre a flexura hepática e o cólon descendente. A aganglionose de todo o cólon representa aproximadamente 10% de todos os casos de MC. Existe certa controvérsia quanto à existência da aganglionose "ultracurta" da doença de Hirschsprung (ver Capítulo 16). Ela é freqüentemente interpretada de forma incorreta como constipação funcional crônica, e seu diagnóstico histológico também é motivo de discussão.

Tipicamente, a porção aganglionar do cólon aparece estreita quando comparada com a parte proximal distendida. A porção aganglionar não possui gânglios intramurais, submucosos e intermusculares. O segmento proximal inervado em geral apresenta-se dilatado e com parede mais espessa devido à hipertrofia muscular. Ulcerações mucosas também são comuns. Entre estas duas áreas está a chamada "zona de transição", uma porção em forma de cone, histologicamente descrita como "hipoganglionar".

Acredita-se que o megacólon congênito seja uma doença causada por um impedimento da migração crânio-caudal de gânglios neuroentéricos da crista neural para dentro da parte superior do trato gastrintestinal, através das fibras vagais e acompanhando o intestino distal.

Incidência e Malformações Associadas

A doença de Hirschsprung incide em 1 a cada 5.000 nascimentos, sendo mais comum em brancos. Embora os meninos sejam muito mais freqüentemente afetados do que as meninas, o tipo "grande segmento" acomete ambos os sexos sem grande diferença. O padrão de herança parece ser multifatorial. Aproximadamente 5 a 21% de todos os indivíduos portadores de doença de Hirschsprung apresentam uma anomalia congênita associada, em geral malformações anorretais.

Geneticamente, observa-se deleção no braço maior do cromossoma 10, aparentemente sobreposta à região do "*RET* proto-oncogene". Entretanto, a identificação do gene e a seqüência exata do DNA ainda não foram determinadas com exatidão.

Manifestações Clínicas e Diagnósticos Diferenciais

Crianças portadoras de doença de Hirschsprung geralmente tornam-se sintomáticas durante as primeiras 24 a 48 horas de vida. Ocasionalmente, as manifestações são mínimas ou ausentes durante os primeiros dias ou semanas de vida, com episódios sintomáticos intermitentes posteriormente (ver Capítulo 16).

Distensão abdominal, trânsito meconial lento e vômitos são as manifestações mais freqüentes. Esta tríade de sintomas pode ser acompanhada por uma alternância de constipação e eliminação maciça (espontânea ou induzida) de líquidos e gases (esta evacuação intensa em geral melhora dramaticamente o estado do bebê). A distensão abdominal costuma significar septicemia, hipovolemia e choque endotóxico. A enterocolite isquêmica com necrose proximal ao segmento aganglionar é a complicação mais séria. A mortalidade deste distúrbio está acima de 50% durante o primeiro ano de vida.

O diagnóstico diferencial inclui qualquer causa de obstrução intestinal no recém-nascido – sendo a "síndrome do tampão meconial" a mais freqüente. A expulsão do tampão com resolução dos sintomas e a ausência de outros sinais característicos da doença de Hirschsprung ajudam a estabelecer o diagnóstico.

Outra condição que pode causar dúvida é a síndrome do cólon esquerdo pequeno. O enema baritado demonstra um cólon esquerdo estreito ao nível da flexura esplênica. Após o exame, os sintomas geralmente melhoram e se resolvem depois de várias semanas. A mãe é freqüentemente diabética.

Outras condições não-cirúrgicas que podem ser confundidas com a doença de Hirschsprung incluem o hipotireoidismo, a insuficiência adrenal e lesões cerebrais.

Pacientes que sobrevivem com tratamento inadequado ou com sintomas relativamente moderados terminam desenvolvendo o quadro clínico clássico descrito anteriormente. Estas crianças sofrem períodos de constipação e distensão abdominal intensos. O cólon proximal é imenso e cheio de material fecal condensado. Nesse estágio, o quadro pode ser confundido com constipação crônica (p. ex., cólon inercial ou megarreto). Na segunda hipótese, as crianças geralmente se tornam sintomáticas depois do sexto mês de vida, não vomitam ou adoecem seriamente. Uma característica importante nesse grupo de pacientes é a incontinência de fluxo ou encoprese – a presença constante e crônica de umidade fecalóide sem evidência de distúrbio neuromuscular (ver Capítulo 16). O exame retal nestas crianças revela impactação fecal logo acima do canal anal. Pacientes com a doença de Hirschsprung podem ter um reto vazio, ou o exame pode revelar apenas uma pequena quantidade de fezes.

Diagnóstico

Radiologia

O enema baritado é o estudo radiológico mais importante. A radiografia simples do abdome não é capaz de estabelecer o diagnóstico.

Não é necessário preparar o intestino. A criança é colocada em uma posição lateral, e um tubo retal é introduzido até pouco acima do canal anal. A injeção do contraste deve ser lenta e controlada. A introdução de um cateter além do limite do canal anal pode levar a um diagnóstico errôneo – o contraste pode ser injetado no cólon distendido e resultar em opacificação acima da porção aganglionar. O contraste deve ser injetado até atingir a porção distendida do intestino. A injeção de material de contraste em excesso, especialmente bário, pode piorar os problemas evacuatórios e de impactação.

O enema mostra um cólon proximal extremamente distendido, a zona de transição, e um retossigmóide distal contraído. O exame é menos preciso nas crianças com aganglionose muito pequena (ultracurto) ou quando todo cólon está envolvido. No caso de aganglionose colônica total, o enema baritado revela um cólon curto, com retração das flexuras hepática e esplênica e retificação do sigmóide.

Manometria Anorretal

Normalmente, quando o reto é distendido com um balão, a pressão no canal anal diminui devido ao relaxamento do esfíncter interno. Este reflexo está ausente nas crianças com aganglionose (ver Capítulo 6), sendo utilizado como ferramenta diagnóstica para esta condição. Entretanto, o teste possui várias limitações, e a primeira é a dificuldade técnica de avaliação do recém-nascido. Em minha experiência, tenho empregado a manometria apenas em crianças mais velhas (ver Capítulo 16).

Biopsia Retal

A confirmação do diagnóstico baseia-se na ausência de células ganglionares e presença de um excesso de nervos não-mielinizados em uma biopsia retal adequada. A amostra deve ser de espessura total e feita pelo menos 1,5 cm acima da linha pectínea.

Alguns especialistas têm sugerido que a presença de uma grande quantidade de acetilcolinesterase na mucosa e submucosa pode ser utilizada como um indicador diagnóstico alternativo.

Conduta

Tratamento Médico

A irrigação do intestino com solução salina é um procedimento útil para tratamento emergencial da distensão acompanhada de vômitos. Entretanto, isso não deve substituir a intervenção cirúrgica.

Tratamento Cirúrgico

Descompressão Preliminar por Colostomia

A colostomia permanece como a principal conduta inicial no megacólon congênito. Ela resolve a situação emergencial e fornece proteção para o futuro definitivo.

A colostomia de transverso é o método mais seguro para descomprimir o cólon na maioria das crianças com doença de Hirschsprung. Entretanto, muitos cirurgiões defendem a criação de uma colostomia imediatamente acima da zona de transição. Essa alternativa significa que a colostomia deve ser puxada para baixo no momento do reparo definitivo, privando o paciente de uma proteção proximal. Obviamente, a vantagem dessa abordagem é que a criança necessitará de apenas um procedimento de duas etapas, enquanto que a colostomia do transverso exporia a criança a uma cirurgia de três etapas.

Outros cirurgiões sugerem um procedimento de uma única etapa, realizando um abaixamento coloanal sem estoma protetor. Os efeitos a longo prazo desse tipo de abordagem, inclusive a incidência de constipação tardia, enterocolite e incontinência fecal, ainda precisam ser mais bem investigados.

Operação Definitiva

Operação de Swenson[118]

Com a criança em posição de litotomia, realiza-se uma incisão tipo Pfannenstiel.[119] A porção agangliônica do cólon é ressecada, incluindo a porção mais dilatada do intestino. A área aganglionar abaixo do assoalho peritoneal é liberada cuidadosamente, tão próximo quanto possível da parede retal e até o nível do músculo elevador do ânus. A anastomose é realizada do modo tradicional, manualmente e por via transanal. Devido à dissecção pélvica tediosa e o risco de vazamento anastomótico, a maioria dos cirurgiões executa a operação Swenson somente em pacientes previamente submetidos à colostomia protetora.

Procedimento de Duhamel

O procedimento de Duhamel[120] foi desenvolvido para evitar a extensa dissecção pélvica da operação de Swenson, preservando o reto aganglionar e dividindo o intestino na reflexão peritoneal tão distalmente quanto possível, fechando-se então o coto retal. O intestino normal, geralmente acima da porção mais dilatada, é puxado através do espaço pré-sacral criado por dissecção romba, fazendo-se a anastomose colorretal. O reto agangliônico é removido e o coto retal residual deve ser o mais curto possível, para evitar acumular fezes em seu interior.

Procedimento de Soave[121]

O procedimento Soave é uma operação engenhosa e atraente, porque o reto sigmóide agangliônico é removido por dissecção endorretal, teoricamente minimizando o risco de lesão pélvica associada ao procedimento de Swenson. O cólon com inervação normal é passado através de um manguito muscular retossigmóide, realizando uma anastomose primária na margem anal. Nenhum segmento retal agangliônico é deixado para trás, ao contrário do que ocorre na cirurgia de Duhamel.

Resultados

A operação Soave é o procedimento de escolha.

Conduta Cirúrgica da Aganglionose Colônica Total

Na aganglionose colônica total, recomenda-se inicialmente ileostomia, realizando-se a operação definitiva após um ano. No procedimento definitivo, a ileostomia é levada para baixo e mobilizada o suficiente para chegar ao períneo. O íleo ganglionar terminal é trazido para baixo através do espaço retrorretal (*i. e.*, pré-sacral) como descrito no procedimento de Duhamel. O próximo passo, contudo, consiste em criar uma longa anastomose látero-lateral entre o íleo distal e o reto, o sigmóide e o cólon descendente, até o nível da flexura esplênica. O intestino aganglionar proximal é ressecado.

Outros autores têm proposto uma modificação da técnica acima. A primeira operação consiste de uma ileostomia, sendo a segunda fase uma anastomose látero-lateral entre o cólon ascendente e o íleo. Na fase final, o íleo terminal e o cólon direito são mobilizados inferiormente, como um retalho livre, empregando qualquer uma das técnicas disponíveis (*i. e.*, Soave, Duhamel, ou Swenson).

Aganglionose Intestinal Total

Relatórios do *Children's Hospital Medical Center*, na Universidade de Cincinnati, abordaram o tratamento de 16 recém-nascidos com obstrução intestinal secundária à aganglionose intestinal total (estendendo-se até o estômago) ou subtotal. A operação incluiu miectomia antimesentérica de extensão variável a partir da zona de transição ganglionar-aganglionar, criando pequenos segmentos intestinais suficientes para manter a vida (mínimo de 40 cm). Dos dez sobreviventes, dois conseguiram nutrição enteral total, seis passaram a receber 20 a 80% do total de calorias por via enteral, e um resultou em nutrição recebeu mínima.

Conduta na Aganglionose de Segmentos Curtos

A conduta na aganglionose curta e ultracurta é discutida no Capítulo 16.

Displasia Neuronal Intestinal

Evidências recentes sugerem que a desordem da inervação do intestino e distribuição ganglionar representam um dos diversos distúrbios, inclusive uma entidade conhecida como "displasia neuronal intestinal". A implicação desta observação está no fato de que a presença ou ausência de células ganglionares (p. ex., como na doença de Hirschsprung) representa somente uma parte desse espectro.

As opções terapêuticas ainda não foram determinadas devido à falta de boas definições clínicas, radiológicas e manométricas.

MALFORMAÇÕES ANORRETAIS

Incidência

Cerca de 1 a cada 5.000 recém-nascidos apresenta uma malformação anorretal. Meninos parecem sofrer desta condição mais freqüentemente que meninas.

Considerações Embriológicas

Os defeitos anorretais provavelmente se desenvolvem durante a 4ª e 12ª semanas gestacionais. Os tratos urinário, genital e retal esvaziam-se dentro de um canal comum, a cloaca, que derradeiramente é dividida pelo septo urorretal durante sua descida crânio-caudal, separando a cloaca em um seio urogenital anterior e um canal intestinal posterior. Duas dobras laterais da cloaca também movem simultaneamente em direção à linha mediana. A prega perineal parece ser a extensão caudal do septo urorretal, dando origem ao corpo perineal. Nos homens, o interior e o exterior da crista genital encontram-se para formar a uretra. Nas mulheres, estas cristas não se fundem, formando os grandes e pequenos lábios. Vários tipos de falhas neste processo têm sido postulados para explicar cada malformação anorretal. Os defeitos resultantes constituem um espectro que se estende dos exemplos mais sérios (p. ex., regressão caudal e cloaca persistente) para os mais facilmente tratáveis (p. ex., fístula cutânea e pequenas malformações baixas no homem).

Classificação

A imperfuração anal está associada a diversas malformações. Assim, ao tentar categorizar esses grupos de malformações, existe o risco de ser arbitrário e artificial. A classificação mostrada na Tabela 18.1 é considerada prática e útil para propósitos terapêuticos. Outra classificação é a de Wingspread[122] (Tabela 18.2), mas esta possui implicações mais embriológicas que terapêuticas.

Anatomia Básica

A abordagem sagital posterior usada para reparar as malformações anorretais, além de ser utilizada no tratamento de tumores, traumas retais, amebíases e prolapso retal, permite conceitualizar os detalhes anatômicos normais tanto no homem quanto na mulher. O esfíncter externo é representado por um grupo de fibras musculares parassagitais. O elevador do ânus e esfíncter externo misturam-se e tornam-se indistinguíveis, formando um tubo muscular contínuo em forma de funil. A porção muscular localizada entre as fibras parassagitais do esfíncter externo e o músculo elevador do ânus é composta principalmente por fibras verticais que correm paralelas ao reto, chamado de "complexo muscular". O elevador do ânus, o complexo muscular e o esfíncter externo são estruturas indivisíveis e trabalham em conjunto. Na porção superior do funil, predominam fibras horizontais que empurram o reto para frente; na parte mais baixa do funil (*i. e.*, complexo muscular), predominam fibras verticais que elevam o ânus. Uma vez que as fibras parassagitais se encontrarem na frente e atrás do ânus, sua contração fecha o ânus, dando às fibras uma aparência circular.

Malformações Específicas do Homem

Ao discutir os resultados do tratamento cirúrgico, é imprescindível comparar somente malformações com chances similares de controle intestinal. Desta manei-

TABELA 18.1. Malformações Anorretais Específicas

Homens	*Mulheres*
Fístula cutânea (SC)	Fístula cutânea (perineal) (NC)
Estenose anal (SC)	Fístula vestibular (C)
Membrana anal (SC)	Fístula vaginal (C)
Fistula retouretral (C)	Agenesia anorretal sem fístula (C)
Fístula bulbar (prostática) (C)	Atresia retal (C)
Fístula retovesical (C)	Cloaca persistente (C)
Agenesia anorretal sem fístula (C)	Malformações complexas
Atresia retal (C)	

SC = sem necessidade de colostomia; C = necessidade de colostomia.

TABELA 18.2. Classificação de Wingspread para Malformações Anorretais (1984)

Homens	*Mulheres*
Altas	Altas
Agenesia anorretal	Agenesia anorretal
Com fístula uretral retoprostática	Com fístula retovaginal
Atresia retal sem fístula	Atresia retal sem fístula
Intermediárias	Intermediárias
Fístula uretal retobulbar	Fístula retovestibular
Agenesia anal sem fístula	Fístula retovaginal
	Agenesia anal sem fístula
Baixas	Baixas
Fístula anocutânea	Fístula anovestibular
Estenose anal	Fístula anocutânea
	Estenose anal
	Cloaca
Raras	Raras
Malformações	Malformações

ra, ao invés de comparar grupos de malformações, é preciso examinar alterações específicas (Fig. 18.1).

Fístula Cutânea

A fístula cutânea é uma malformação baixa. Normalmente, o reto passa através da maior parte do mecanismo esfincteriano, entretanto, em sua parte mais baixa, ele pode ser desviado anteriormente e terminar como uma fístula perineal (cutânea) anterior à parte central do esfíncter externo. Freqüentemente, o trajeto fistuloso é coberto por uma fina camada de pele, apresentando o orifício externo em algum lugar da linha mediana que se estende do ânus à porção ventral do pênis. Com freqüência, observa-se uma estrutura linear mediana escurecida decorrente do depósito de mecônio na pele. Pacientes com fístula cutânea não necessitam uma investigação detalhada, e a cirurgia pode ser realizada sem colostomia. O prognóstico é excelente, uma vez que o paciente possui todos os elementos anatômicos necessários para manter a continência fecal.

Estenose Anal

A estenose anal é outro defeito benigno e consiste em um anel de tecido fibroso localizado na borda anal. Externamente, o ânus parece normal, sendo necessário introduzir um dilatador tipo Hegar para detectar a malformação. O toque retal é impossível. O paciente tem dificuldade para evacuar, e a mãe freqüentemente relata a aparência achatada das fezes. O paciente pode ser tratado cirurgicamente ou por dilatação simples, e a colostomia em geral não é necessária.

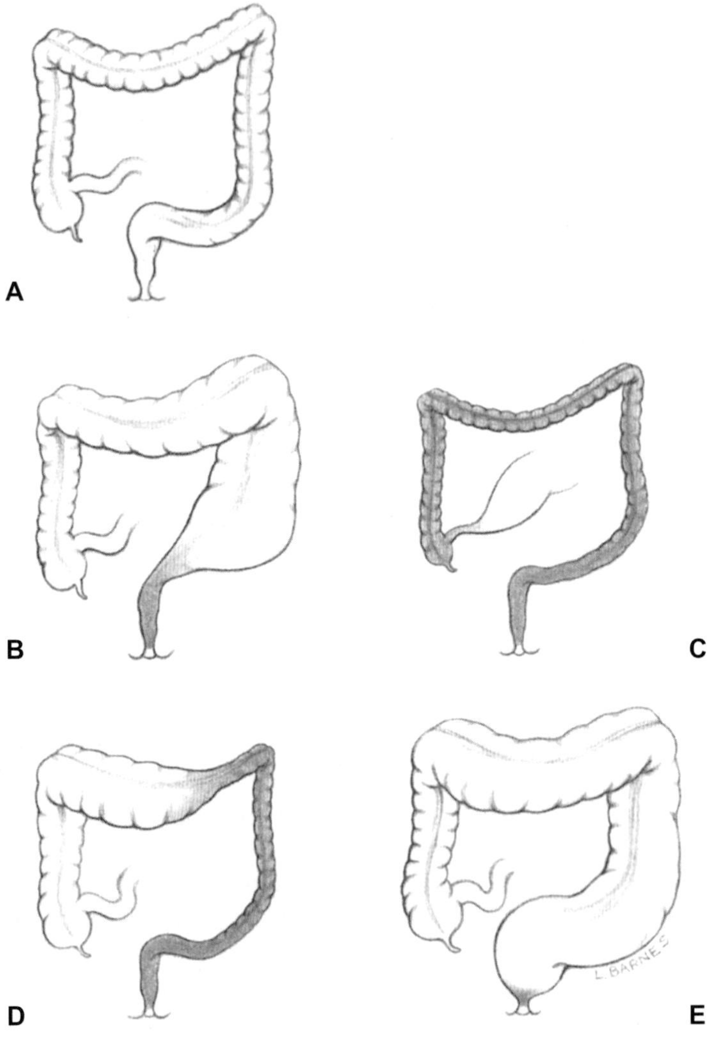

FIG 18.1. Diferentes apresentações da doença de Hirschsprung de acordo com a extensão do segmento agangliônico. **A**. Intestino normal. **B**. Comprometimento típico. **C.** Aganglionose colônica total. **D.** Variedade segmentar longa. **E.** Variedade segmentar curta.

Membrana Anal

A membrana anal[123] é uma malformação incomum. A criança apresenta um revestimento membranoso fino no ânus através do qual o mecônio pode ser visto. O diagnóstico é feito por inspeção simples, bastando uma pequena incisão para corrigir o problema.

Fístula Retouretral

A fístula retouretral é a malformação mais comum no homem. Congenitamente, o reto desce através de uma considerável porção da estrutura muscular em forma de funil, mas em algum ponto ele se desvia anteriormente e conecta-se com a uretra. Distal à localização da fístula, a estrutura muscular torna-se uma massa sólida, muito fina lateralmente e situada muito próxima à uretra posterior. Esse músculo em geral é de boa qualidade. Pacientes com fístula bulbar apresentam melhores chances de continência, uma vez que o reto já atravessou uma porção significativa do elevador do ânus e do mecanismo do complexo muscular; a qualidade muscular é mais satisfatória; e o sacro se desenvolveu mais normalmente. As malformações mais altas freqüentemente associam-se a um sacro pior e, conseqüentemente, pior inervação e musculatura de baixa qualidade. O períneo dos pacientes com fístula retouretral geralmente apresenta um sulco mediano bem desenvolvido e uma fosseta anal facilmente identificável – sinais indicativos de bom desenvolvimento muscular.

Ocasionalmente, um paciente com fístula retouretral, geralmente prostática, apresenta sacro e períneo de baixa qualidade, sem fosseta anal e com um sulco mediano ruim – sinais de que o paciente não possui músculos estriados muito bons.

Essas crianças requerem uma anorretoplasia sagital posterior (ARSP) acompanhada de uma colostomia protetora (ver adiante).

Fístula Retovesical

Na fístula retovesical, o reto em geral se abre ao nível do colo vesical e existe um hipodesenvolvimento do músculo elevador do ânus, do complexo muscular e do esfíncter externo. A associação com sacro anormal e lassidão perineal é muito freqüente, sinalizando um prognóstico ruim quanto às chances de continência fecal. Essas crianças devem ser tratadas com colostomia, ARSP e laparotomia. Em minha experiência, esses pacientes representam aproximadamente 10% dos casos.

Agenesia Anorretal sem Fístula

A agenesia anorretal sem fístula é uma malformação incomum. Mesmo sem uma fístula, somente uma fina membrana separa o reto da uretra. O tratamento consiste em colostomia protetora acompanhada de ARSP.

Atresia Retal

A atresia retal, uma malformação incomum, aparece muito mais freqüentemente em mulheres do que em homens, e consiste em uma interrupção completa (atresia) ou parcial (estenose) do lúmen retal entre o canal anal e o reto. A distância entre a bolsa retal e o canal anal nestes pacientes é variável.

Malformações Específicas das Mulheres

As características do mecanismo muscular estriado em meninas são similares àquelas descritas para homens (Figura 18.2).

Fístula Cutânea ou Perineal

A fístula cutânea é a malformação mais benigna do espectro feminino. Assim como as anormalidades masculinas, o reto atravessa a maior parte do mecanismo esfincteriano, desviando-se na porção mais distal para comunicar-se com a pele através de uma fístula localizada poucos milímetros anteriormente ao centro do esfíncter externo. Essas crianças têm todos os elementos necessários para um controle intestinal normal. Uma simples anoplastia (*i. e.*, ARSP mínima) é suficiente para tratar este tipo de malformação, sem necessidade de colostomia protetora. O tratamento é indicado principalmente por razões estéticas e psicológicas.

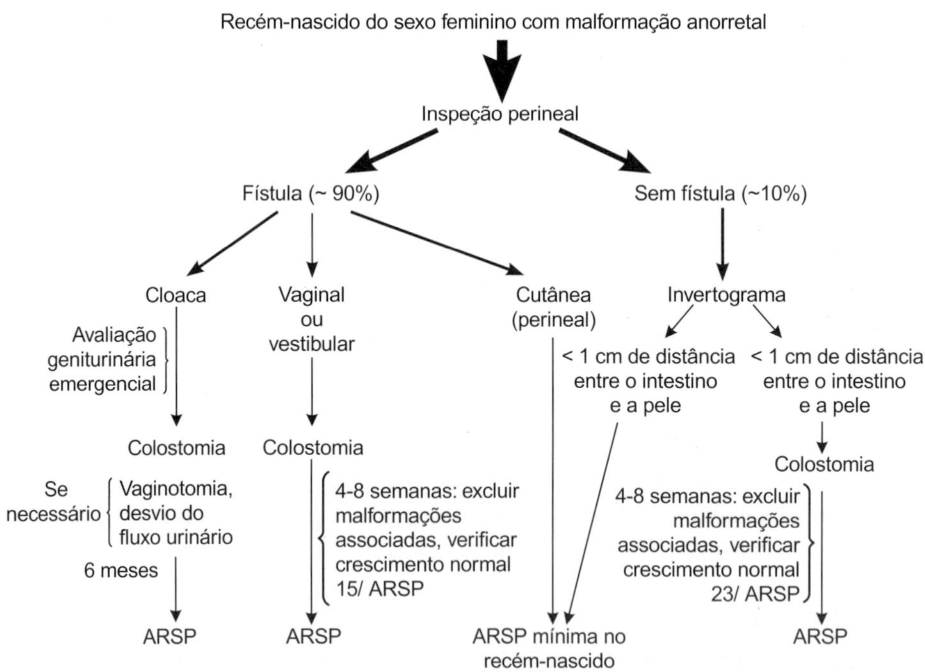

Fig 18.2 Algoritmo para o tratamento de um recém-nascido com uma malformação anorretal. GU = geniturinário; ARSP = anorretoplastia sagital posterior; ARSP = anorretovaginouretroplastia sagital posterior.

Fístula Vestibular

A fístula vestibular é a malformação mais freqüentemente vista em meninas. O intestino é desviado anteriormente até um nível mais alto, abrindo-se imediatamente atrás do hímen e para dentro do vestíbulo. O reto e a vagina são contrários separados apenas por uma fina parede comum. A maioria das pacientes pode apresentar potencial para continência, sacro, inervação e períneo normais.

A colostomia seguida de ARSP é a conduta ideal para essa condição.

Fístula Vaginal

A fístula vaginal é uma malformação incomum em mulheres. O reto pode se abrir na metade mais baixa da vagina ou na porção mais alta (ocorrência menos comum). Quanto mais alta a má-formação, menor a parede entre o reto e a vagina. Quanto mais alta a fístula, maior os riscos para anormalidades sacrais e perineais. O tratamento consiste em colostomia seguida de ARSP completa.

Agenesia Anorretal sem Fístula

A agenesia anorretal sem fístula também é uma malformação incomum. O reto em geral se localiza 2 cm acima da pele. O septo retovaginal é fino e observa-se um bom volume muscular residual, um bom períneo e um bom desenvolvimento sacral. O tratamento consiste em colostomia seguida de ARSP. As chances de controle intestinal normal são excelentes.

Atresia Retal

A atresia retal é tratada do mesmo modo em meninas e meninos.

Cloaca Persistente

A cloaca persistente representa o extremo no espectro de complexidade das malformações em meninas. Nesta anormalidade, o reto, a vagina e o trato urinário estão fundidos em um único canal. A inspeção do períneo revela uma genitália pequena, e o exame meticuloso evidencia um único orifício na região uretral sem evidência de vagina ou reto.

A cloaca persistente é representada por um conjunto de defeitos. Muitas crianças têm uma vagina dupla ou septada, com diferentes graus de septação ou divisão do útero. Freqüentemente, a abertura vaginal para dentro da cloaca encontra-se obstruída, resultando em um hidrocolpo volumoso. O comprimento do canal comum varia de 1 a 7 cm – sua extensão é considerada um importante indicador de dificuldade durante o reparo cirúrgico. Cloacas mais baixas e menores, com bons músculos e sacro residuais, são mais fáceis de reparar. Cloacas maiores geralmente encontram-se associadas a um mau desenvolvimento muscular e sacro inadequado, com poucas chances de continência.

O objetivo do tratamento é obter um controle normal do intestino, da continência urinária e da função sexual, bem como capacitar a paciente para gravidez e parto. O sucesso é mais provável em crianças com sacro normal e uma vagina adequada. Esses pacientes requerem colostomia e freqüentemente necessitam de alguma forma de desvio urinário, bem como vaginostomia para descompressão de um hidrocolpo. Após um intervalo apropriado, esses procedimentos são seguidos por uma anorretovaginouretroplastia sagital posterior (PSARVUP).

Anormalidades Associadas

Sacro e Espinha

O sacro é freqüentemente defeituoso, com deformidades ou redução do número de vértebras, ou pequeno sem a concavidade anterior normal. As anomalias sacrais freqüentemente associam-se a malformações mais altas.

Defeitos Urogenitais

Anormalidades genitais e urinárias (GU) encontram-se associadas a malformações anorretais em 20 a 40% dos casos.

A alteração mais comum é a agenesia renal. Outros defeitos associados importantes incluem criptoquirdia, duplicação uretral, hipospádia, rim deslocado, bexiga neurogênica, displasia renal, ectopia renal, megaureter, hidronefrose e obstrução ureterovesical.

Por este motivo, realizamos avaliação ultra-sonográfica dos rins e da bexiga em todas as crianças portadoras de ânus imperfurado antes de construir uma colostomia ou realizar uma cirurgia perineal.

Técnica Cirúrgica

Colostomia

A colostomia é considerada um passo importante no tratamento das malformações anorretais. Deve-se deixar um bom segmento intestinal distal, permitindo um abaixamento seguro. Um erro comum é fazer a colostomia distal demais, interferindo com a reconstrução final.

Reparação de Defeitos Específicos em Mulheres

Fístula Cutânea

O reto e a vagina são dissecados e separados. A estimulação elétrica demonstra quais fibras parassagitais podem ser encontradas em ambos os lados da fístula, mas a porção anterior é geralmente destituída de músculo.

As fibras verticais e parassagitais se cruzam em dois lugares, criando dois ângulos que marcam os limites do novo ânus. A dissecção não alcança o músculo elevador do ânus. O reto é reposicionado dentro dos limites do músculo, e o corpo perineal é fechado, aproximando os limites anteriores do complexo muscular.

O limite posterior do músculo esfíncter é suturado, incorporando parte da parede intestinal para sustentar o reto e prevenir prolapso. A anoplastia é realizada através, suturando-se o reto à pele, preservando o máximo de tecido possível.

Fístula Vestibular

A principal característica primária da fístula vestibular é o fato de o reto e a vagina compartilharem uma parede comum distalmente. É imperativo separar completamente ambas as estruturas para obter uma reparação bem-sucedida. O tamanho do orifício da fístula é variável. Como uma conseqüência, essas crianças manifestam diferentes graus de obstrução, ainda que alguns recém- nascidos apresentem padrões evacuatórios normais.

A conduta cirúrgica dessas malformações requer uma colostomia completa. A reparação definitiva pode ser prorrogada até a criança estar com tamanho suficiente para que os aspectos técnicos sejam facilitados.

A criança é colocada na posição prona com a pelve elevada. A estimulação elétrica evidencia contração do músculo esfíncter externo posteriormente ao sítio da fístula, e realiza-se uma incisão "em raquete". A separação do reto da vagina pode ser auxiliada injetando-se solução de epinefrina neste plano. A incisão sagital prolonga-se para dentro do complexo muscular, e, algumas vezes, para dentro da porção inferior do elevador do ânus. Esse procedimento é chamado de ARSP limitado, porque a dissecção geralmente não se estende ao cóccix e músculo elevador do ânus. A mobilização do reto deve ser suficientemente adequada para permitir seu reposicionamento dentro do complexo muscular e do esfíncter externo sem tensão.

O períneo anterior é reconstruído aproximando-se ambas as margens anteriores do complexo muscular. O limite posterior do complexo muscular também é saturado, junto com a porção da parede retal posterior, reduzindo a probabilidade de um prolapso subseqüente. A anoplastia é realizada dentro dos limites do esfíncter externo, da mesma maneira como descrito para a fístula cutânea.

Os cuidados pós-operatórios consistem apenas em limpeza do períneo e uso diário de pomada de bacitracina por uma semana. As dilatações começam duas semanas após o procedimento. Em geral, a criança pode comer no dia da operação e evacuar no dia seguinte.

Fístula Vaginal

A comunicação entre o reto e a vagina pode se localizar na parte mais baixa da vagina (mais freqüente), ou na parte mais alta (mais incomum). Quanto mais baixa a fístula, mais longa é a parede comum. O sacro pode mostrar diferentes graus de displasia, e os músculos podem ser deficientes.

Estas crianças necessitam colostomia antes da reparação. A conduta é similar à descrita para malformação vestibular, exceto que o elevador do ânus também pode precisar ser reconstruído.

O paciente pode sentar, caminhar e evacuar no dia seguinte à cirurgia.

Atresia e Estenose Retal

NA ARSP, só existe uma única oportunidade para reparar a atresia e estenose do reto. Esta abordagem permite uma excelente exposição da anomalia e torna o reparo um procedimento realmente simples. A operação em geral consiste em uma ARSP completa acompanhada de colostomia – um requisito antes da reconstrução.

Cloaca Persistente

A conduta nas malformações complexas da cloaca persistente consiste em uma de várias manobras cirúrgicas. O procedimento é chamado anorretovaginouretroplastia sagital posterior (PSARVUP).

O esfíncter externo, o complexo muscular e o elevador do ânus são divididos na metade. O reto, incluindo o canal comum, é então aberto exatamente na linha média, identificando-se os orifícios retal, vaginal e uretral (Figura 18.3). Um cateter de Foley é inserido através da abertura urinária. Tentativas para passar o cateter antes de se abrir a cloaca costumam ser malsucedidas devido à incapacidade de averiguar qual abertura foi cateterizada.

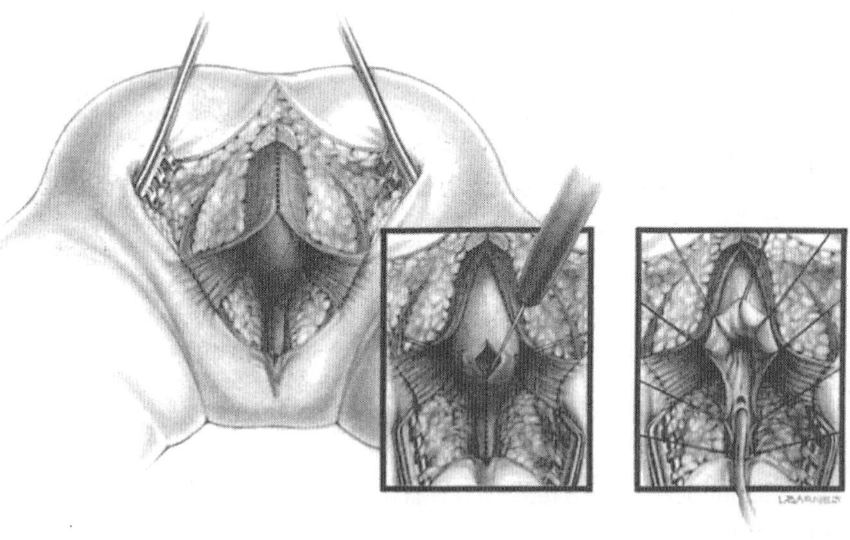

FIG 18.3. Reparo da cloaca persistente. O reto e a vagina estão expostos, com cateterismo do orifício uretral.

Uma vez que o reto e a vagina compartilham uma parede comum, não existe uma separação natural. A dissecção submucosa do reto deve se estender cefalicamente até o ponto onde a vagina e o reto se separam. Não se deve tentar separar a vagina do trato urinário – em vez disso, todo o seio urogenital é dissecado e mobilizado, e sua parede, seccionada completamente, ventralmente à vagina. Isso implica secção dos ligamentos fibrosos avasculares junto à borda pélvica. Esses ligamentos devem ser incisados para liberar a vagina, a bexiga e a uretra sem ter necessidade de cortar o suprimento sangüíneo para essas estruturas. A dissecção continua circunferencialmente até que se consiga um retalho vaginal longo o suficiente para ser conectado ao períneo, criando-se uma aparência mais próxima do normal. As bordas vaginais são suturadas à pele ou ao períneo deixando-se a abertura uretral a 5-8 mm do clitóris.

Em geral, mantém-se sondagem vesical por cerca de 10 dias. As dilatações anais têm início duas semanas após a operação, como descrito para outras malformações.

O reparo destas malformações representa o último desafio em cirurgia pélvica pediátrica e deve ser realizada somente por cirurgiões com experiência considerável neste tipo de cirurgia.

Reparo de Defeitos Especiais em Malformações Baixas Masculinas: Fístula Cutânea, Estenose Anal e Membrana Anal

Malformações baixas são o tipo mais benigno de defeitos anorretais no homem. O reparo pode ser realizado sem colostomia. A característica primária de pacientes com essa anomalia é a fístula retal imediatamente anterior ao centro do esfíncter externo. A técnica cirúrgica utilizada nesses casos é similar àquela que tenha sido descrita para fístula cutânea em mulheres.

Fístula Retouretral

Fístula retouretral é a anomalia retal mais comumente vista em pacientes homens. A fístula pode ser localizada no nível bulbar ou na próstata. Crianças requerem uma colostomia protetora anterior à reconstrução (*i. e.*, ARSP completa).

Um cateter de Foley é inserido, fazendo-se uma incisão mediana/sagital a partir da porção média do sacro até o centro do esfíncter externo. As fibras parassagitais do esfíncter externo são separadas, aprofundando a incisão abaixo do elevador do ânus e complexo muscular. O reto é separado da uretra para evitar ferir a próstata, as vesículas seminais e os vasos deferentes. A fístula uretral é então fechada. Uma vez que o reto costuma encontrar-se distendido, ele deve ser redimensionado para que seja possível posicioná-lo dentro das estruturas musculares. O músculo elevador do ânus deve ser construído atrás do reto com o intestino distal localizado dentro dos limites do complexo muscular e do esfíncter externo. As margens anteriores do complexo muscular e do esfíncter externo são reaproximadas. Realiza-se uma anoplastia como previamente descrito, e a pele é fechada. Em geral, deixa-se um cateter uretral no local por 5-7 dias.

Fístula Retovesical

As fístulas retovesicais representam o extremo do espectro de anomalias anorretais congênitas no homem. O reto geralmente se abre ao nível do colo vesical. Freqüentemente, o complexo muscular e o elevador do ânus apresentam-se como estruturas rudimentares, e o espaço entre a uretra e os músculos é muito estreito. Essa malformação costuma associar-se a graus variados de disgenesia sacral.

Uma vez que o reto não possa ser alcançado através de uma abordagem sagital posterior, estas crianças requerem laparotomia e ARSP. A operação começa com uma incisão sagital posterior, abrindo todos os planos até a uretra. Nesse ponto, posiciona-se um tubo de borracha imediatamente atrás da uretra e no espaço pré-sacral, seguindo o caminho do complexo muscular. O tubo é suturado na pele, e todas as estruturas musculares são reconstruídas ao seu redor. A incisão é então fechada, e o paciente, colocado na posição supina.

O corpo do paciente é preparado da axila aos pés, e realiza-se uma longa incisão Pfannenstiel. O tubo é facilmente encontrado no retroperitônio, e o reto é dissecado abaixo da reflexão peritoneal até o nível da fístula vesical. O trajeto fistuloso é fechado, e o reto, protegido para ser abaixado e fixado no períneo. A operação é completada com uma anoplastia e fechamento do abdome.

Agenesia Anorretal sem Fístula

O tratamento cirúrgico da agenesia anorretal sem fístula em ambos os sexos é feito de acordo com os mesmos princípios descritos anteriormente.

Atresia e Estenose Retal

A técnica para reparo da atresia ou estenose retal no sexo masculino é a mesma descrita para o sexo feminino.

Operações Secundárias para Tratamento da Incontinência Fecal

Crianças nascidas com malformação anorretal e tratadas de modo convencional em geral apresentam incontinência fecal (ver Capítulo 13). A abordagem sagital posterior pode ser empregada para reparar o músculo lesado nas operações anteriores, bem como reposicionar o reto corretamente dentro das estruturas musculares.

O candidato ideal para esse tipo de operação é um indivíduo que tem ao menos um potencial favorável para continência: sacro relativamente normal e músculos residuais adequados, evidenciados por um períneo de boa aparência (p. ex., rafe na linha média e pequena cova anal). O ideal é que o paciente que tenha um reto mal localizado, tenha o esfíncter externo intacto.

A incisão é feita a partir da porção média do sacro, através do centro do esfíncter externo e em torno do ânus. O reparo consiste em unir as bordas anteriores do complexo muscular e reparar o corpo perineal de modo similar ao descrito anteriormente.

Uma vez que a uretra não seja abordada, não é necessário utilizar sondagem urinária no pós-operatório. As dilatações anais se iniciam duas semanas após a operação.

Resultados do Tratamento das Malformações Anorretais

Os resultados variam de acordo com o potencial do paciente e do espectro de defeitos tratados. A anorretoplastia sagital posterior permite reparar estes defeitos posicionando o reto adequadamente de modo a se obter os melhores resultados funcionais. Mais de 40% dos casos têm um resultado "normal".

Operações secundárias para o tratamento de incontinência fecal em pacientes com o sacro normal costumam ser bem sucedidas na maioria dos casos.

Tratamento Clínico da Incontinência Fecal

Pacientes que sofrem de incontinência fecal como conseqüência de uma técnica cirúrgica inadequada ou por causa de um sacro e esfíncteres defeituosos podem receber diversas abordagens paliativas, incluindo uso de laxantes, enemas ou restrições na dieta.

A aplicação contínua destes programas intestinais por vários meses ou mesmo anos pode, através da regulação intestinal, reduzir (ou mesmo eliminar) a necessidade de medicamentos e enemas (ver Capítulo 13). Contudo, pacientes que utilizam enemas por longo período de tempo freqüentemente se mostram pouco satisfeitos com o problema logístico da administração. Neste grupo, devem-se considerar as possibilidades de construir um estoma continente através do qual pode-se realizar a irrigação com bons resultados.

ENTEROCOLITE NECROTIZANTE

A enterocolite necrosante (ECN) é um distúrbio intestinal grave, mais comum em crianças prematuras. Cerca das 8% dos prematuros com pesos de nascença de 750 a 1.500 g desenvolvem ECN. A ECN também pode ocorrer de forma epidêmica, normalmente após os 10 dias de vida.

Patogenia

A patogênese precisa da ENC é desconhecida. Entretanto, alguns fatores predisponentes são bem conhecidos, incluindo prematuridade, doença da membrana hialina, administração de fórmulas sintéticas hiperosmóticas, anomalias cardíacas, hipovolemia, septicemia e falta de aleitamento materno. Bebês alimentados por fórmulas sofrem de ENC seis vezes mais freqüentemente que os recém-nascidos alimentados ao peito. Outros fatores associados porém menos comuns são hipotermia, uso de cateteres umbilicais e mães com antecedente de uso de cocaína.

Não restam dúvidas de que as bactérias desempenham um papel importante na patogenia da ENC. O que permanece controverso, entretanto, é a seqüência de eventos que eventualmente resulta em necrose, perfuração e septicemia.

Isquemia, lesões necróticas ou ambas ocorrem mais freqüentemente no íleo terminal, ceco e cólon ascendente.

Manifestações Clínicas

Os sintomas da ENC costumam estar relacionados ao início da alimentação. Isso em geral ocorre após os 10 dias de idade, geralmente depois que o bebê recebe uma fórmula artificial. As manifestações iniciais, muitas vezes sutis, incluem aumento do volume residual gástrico, distensão abdominal e letargia. Evacuações sangüinolentas e hipersensibilidade abdominal são sinais mais específicos – em geral, nesta fase, as manifestações sépticas se tornam evidentes, incluindo temperatura instável, bradicardia, apnéia, hipoglicemia, choque e cianose. Plaquetopenia e leucopenia são freqüentes, assim como uma forte acidose metabólica com hipóxia. A parede abdominal pode se mostrar eritematosa.

Radiologia

As imagens radiográficas variam de acordo com o estágio da doença. Inicialmente, podem-se observar sinais inespecíficos de íleo paralítico, mas mudanças rápidas no padrão radiográfico não são raras, especialmente na doença em franca evolução. Sinais de edema parietal intestinal e acúmulo de líquido na cavidade peritoneal, sugerindo separação das alças intestinais, freqüentemente acompanham a hidratação endovenosa agressiva. Gás livre na cavidade peritoneal sinaliza perfuração intestinal.

Tratamento

O tratamento é essencialmente clínico, incluindo descompressão do trato gastrintestinal com uma sondagem nasogástrica, acesso venoso confiável, hidratação endovenosa agressiva e oxigenação adequada. Antibióticos de amplo espectro devem ser utilizados desde o princípio, alterando-se a combinação de agentes de acordo com a bacteriologia. A intervenção cirúrgica está indicada nos casos de insucesso do tratamento clínico. De preferência, o tratamento cirúrgico deve ser iniciado quando o paciente sofrer uma necrose intestinal grossa, mas que ainda não tenha sido perfurado.

Tratamento Cirúrgico

Os objetivos da cirurgia são ressecção dos segmentos perfurados ou francamente necróticos e preservação do máximo de intestino possível, incluindo áreas duvidosas. A construção de estomas é essencial, e seu fechamento pode ser realizado várias semanas depois, desde que o paciente esteja estável e evoluindo favoravelmente.

A sobrevida de recém-nascidos com ENC vem melhorando e, atualmente, chega a 72,5 a 80%.

NOTAS DO REVISOR TÉCNICO

114. HIRSCHSPRUNG, Harold (1830-1916), cirurgião dinamarquês, nascido em Copenhague, Dinamarca, em 14 de dezembro de 1830. Foi professor de Pediatria na Universidade de Copenhague no *Queen Louise Children's Hospital.* Apesar de ter ficado mundialmente famoso pelos estudos sobre a doença que leva seu nome, o megacólon agangliônico (1888), contribuiu, muito mais, nos estudos da estenose pilórica (1888) e no uso da pressão hidrostática para redução das intussuscepções colônicas (1905). É interessante, todavia, a restauração da verdade científica: não foi, na verdade, HIRSCHSPRUNG o primeiro a descrever o megacólon agangliônico. Na verdade, o primeiro caso de megacólon agangliônico foi descrito por FREDRICK RUYSCH, em 1691, portanto, muito antes do nascimento de Hirschsprung (Leenders, E. & Sieber, W.K.: *Congenital Megacolon observation by Fredrick Ruysch in* 1691. In: *J Pediatr Surg,* 1970;5:1-3). O segundo caso foi descrito em 1825, por PARRY, e o terceiro, por LEVINE, de Chicago, em 1867. Em 1886, em um congresso, HIRSCHSPRUNG relatou um caso de megacólon agangliônico, que foi publicado em 1888 (*Stuhlträgheit Neugeborener in Folge Von Dilatation und Hypertrophye des Colons.* Jahrbuch für Kinderheilkunde, 1888;27:1). E, ainda assim, somente em 1900 que a origem neurogênica foi sugerida, pela primeira vez, por LENNANDER.
HIRSCHSPRUNG H. Stuhlträgheit Neugeborener in Folge Von Dilatation und Hypertrophye des Colons. Jahrbuch für Kinderheilkunde, 1888;27:1.
115. SWENSON, O. & Bill Jr, A.H. Resection of rectum and rectosigmoid with preservation of sphincter for benign lesions producing megacolon: experimental study. *Surgery* 1948;24:212-220.
SWENSON, O. NEUHAUSER EBD, PICKETT,L.. New concepts of etiology, diagnosis and treatment of congenital megacolon (Hirschsprung disease). *Pediatrics* 1949;4: 201-209.
SWENSON O, SHERMAN JO, FISHER JH *et al.* The treatment and postoperative complications of congenital megacolon: a 25-year follow-up. *Ann Surg* 1975;182: 266-272.
116. PFANNENSTIEL, Hermann Johann (1862-1909), ginecologista alemão, autor da incisão transversa através da bainha externa dos músculos retos abdominais, cerca de uma polegada acima do púbis, sendo os músculos afastados.
117. Duhamel, B. Une nouvelle operation de megacolon congenital. *Press Med* 1956;64:249-250.

Duhamel, B. Retrorectal and anal pull-through procedure for the treatment of Hirschsprung disease. *Dis Colon Rectum* 1964;7:455-458.

118. SOAVE, F. Hirschsprung disease – a new surgical technique. *Arch Dis Child* 1964;39: 116-124.

119. Classificação de WINGSPREAD de Malformações Anorretais (MFAR) (1984): classifica as MFAR em masculinas e femininas.

    MFAR Masculinas: Altas (agenesia anorretal: com e sem fístula uretral retroprostática e atresia anorretal), intermediária (fístula bulbar retrorretal e fístula sem agenesia anal), baixa (fístula anocutânea e estenose anal) e malformações raras.

    MFAR Femininas: Altas (agenesia anorretal com e sem fístula retovaginal e atresia retal), intermediária (fístula retovestibular, fístula retovaginal e fístula sem agenesia anal), baixa (fístula anovestibular, fístula anocutânea e estenose anal), cloaca anorretal e malformações raras.

120. Membrana anal: resto embrionário da fusão do intestino posterior com o proctódio, que não foi absorvida no final da gestação; o pediatra deve incluir no exame do recém-nascido, ainda na sala de parto, o exame do ânus para verificar se há alguma má-formação, como o ânus membranoso ou alguma agenesia anal.

19

Doenças da Pele

Este capítulo descreve as condições da pele que afetam a área perianal, com ênfase no diagnóstico diferencial, indicações de biopsia e tratamento das doenças mais importantes. As condições que podem ser encontradas na área anal e que são apenas incidentais ao processo cutâneo sistêmico são mencionadas *en passant* se o reconhecimento da doença na região for considerado exclusivo ou de interesse particular.

CLASSIFICAÇÃO

As doenças dermatológicas podem ser classificadas de várias maneiras: (a) com base no tipo de lesão (p. ex., plana, elevada, deprimida); (b) conforme sejam primárias ou secundárias; (c) histopatologicamente; ou (d) pelas classificações comumente usadas de inflamação, infecção e neoplasia. Uma modificação usando este último método é ilustrada do seguinte modo:

Condições Anais Dermatológicas

Doenças Inflamatórias

- Prurido anal.
- Psoríase.
- Líquen plano.
- Líquen esclerosante e atrófico.
- Atrofodermia.
- Dermatite de contato (*i. e.*, alérgica).
- Dermatite seborréica.
- Dermatite atópica.
- Radiodermatite.
- Síndrome de Behçet.
- Lúpus eritematoso.
- Dermatomiosite.
- Esclerodermia.
- Eritema multiforme.
- Pênfigo crônico benigno familial (*i. e.*, Hailey-Hailey).
- Pênfigo vulgar.
- Penfigóide cicatricial.

Doenças Infecciosas

1. Não-DST (doenças sexualmente transmissíveis):
   - Fístula pilonidal.
   - Hidradenite supurativa.
   - Fístula anal.
   - Doença de Crohn.
   - Tuberculose.
   - Actinomicose.
   - Herpes zoster.
   - Vacínia.
   - Gangrena de Fournier.
   - Tinea cruris.
   - Candidíase (*i. e.*, monilíase).
   - Micoses "profundas".
   - Amebíase cutânea.
   - Tricomoníase.
   - Esquistossomose cutânea.
   - Bilharziose.
   - Oxiuríase.
   - Larva *migrans*.
   - Larva *currens*.
   - Cimicíase (*i. e.*, mordidas de percevejos).
   - Pediculose.
   - Escabiose.
2. DST (Doenças Sexualmente Transmissíveis):
   - Gonorréia.
   - Sífilis.
   - Cancro mole.
   - Granuloma inguinal.
   - Linfogranuloma venéreo (infecção por *Chlamydia*).
   - Molusco contagioso.
   - Herpes genital.
   - Condiloma acuminado.

Doenças Pré-Malignas e Malignas

- Acanthosis nigricans.
- Leucoplasia.
- Micose fungóide.
- Leucemia cutânea.
- Carcinoma basocelular.
- Carcinoma de células escamosas (CCE).

- Melanoma maligno.
- Doença de Bowen.
- Doença de Paget extramamária.

Segue um glossário de termos dermatológicos para ajudar a interpretar as descrições das lesões.

CONDIÇÕES INFLAMATÓRIAS

Prurido Anal

O prurido anal, uma queixa freqüentemente apresentada, é um sintoma que era bem reconhecido na Antiguidade. No mais antigo manuscrito devotado exclusivamente às doenças anorretais, o Papiro Médico Chester Beatty, 10 dos seus 41 remédios eram dedicados ao tratamento do prurido e irritação anais. De longe o sintoma mais comum apresentado ao dermatologista é prurido anal. O rico suprimento nervoso à região perianal é considerado a principal razão da sua sensibilidade a irritantes potenciais.

Sintomas

Prurido usualmente é observado na área anal ou, ocasionalmente, na genital, mas a condição não é generalizada. Embora o ânus freqüentemente seja local de auto-erotismo, a maioria dos indivíduos não parece enquadrar-se nesta categoria. A condição tende a ser pior à noite, acordando o paciente do sono. Isto leva à coceira, que exacerba a queixa ainda mais. Prurido anal é mais comum em homens do que em mulheres.

Diagnóstico Diferencial

Embora os sintomas possam ser causados por uma condição específica (p. ex., hemorróidas, fissura anal, cicatriz de cirurgia anal prévia) ou por um problema associado (p. ex., constipação ou diarréia), na maioria dos pacientes não se observa haver patologia anorretal importante, exceto as lesões cutâneas óbvias. Além da patologia anorretal, dermatite alérgica (*i. e.*, de contato), micoses, seborréia, diabetes e oxiuríase (*i. e.*, enterobíase) foram todas implicadas como fatores causais. Outros problemas dermatológicos, como psoríase (ver mais adiante), devem ser considerados. Além disso, a possibilidade de uma doença sistêmica (p. ex., diabetes) poderia exigir estudos adicionais. Neurodermatite anal pode causar prurido violento, o qual pode levar à lesão da área perianal. Com a cronicidade, a pele pode tornar-se atrófica ou hipertrófica, com nodularidade e formação de cicatriz.

Estudos Especiais

Estudos fisiológicos demonstraram que nos pacientes com prurido anal idiopático, o esfíncter anal relaxa-se em resposta à distensão retal mais facilmente que naqueles sem nenhuma doença anal. Também foi observado que os pacientes com prurido anal idiopático têm um reflexo inibidor retoanal anormal e um limiar mais baixo para relaxamento do esfíncter interno durante estudos como o teste de continência de soro fisiológico. Por essas razões, foi postulado que o prurido e o sujar-se em alguns pacientes ocorrem como resultado de um defeito na função do esfíncter anal.

Glossário de Termos Dermatológicos

O glossário a seguir é adaptado de Domonkos AN, Arnold HL Jr, Odom RB. Cutaneous symptoms, signs and diagnosis (sintomas cutâneos, sinais e diagnóstico). Em: *Andrew's diseases of the skin* (doenças da pele, de Andrew), 7th ed. Philadelphia: WB Saunders, 1982:15; Fitzpatrick TB. Fundamentals of dermatologic diagnosis (fundamentos do diagnóstico dermatológico). Em: Fitzpatrick TB, Eisen AZ, Wolff K, *et al.*, eds. *Dermatology in general medicine* (dermatologia em clínica geral), 2nd ed. St. Louis: McGraw-Hill, 1979:10; e Rook A, Wilkinson DS. The principles of diagnosis (princípios de diagnóstico). Em: Rook A, Wilkinson DS, Ebling FJG, eds. *Textbook of dermatology* (livro-texto de dermatologia), 3rd ed. Oxford: Blackwell Scientific, 1979:57.

Lesões elevadas

Abscesso

Bolha *(bulla)*: vesícula; bolhas contendo líquido seroso ou soropurulento

Ceratose (ceratótica): crescimento córneo

Cisto: saco contendo material líquido ou semi-sólido

Crostas: massas secas de soro, pus ou sangue, com detritos epiteliais e bacterianos

Descamação: escamas; resulta da ceratinização e esfoliação anormais das células epiteliais cornificadas

Esfoliação: escamas; massas laminadas de ceratina; epiderme descamada

Exsudato: crostas; sangue ou pus secos

Furúnculo: forma necrosante de foliculite; pode coalescer para formar um carbúnculo

Hiperceratose: espessamento aumentado do estrato córneo

Liquenificação (liquenóide): espessado, coriáceo; marcas cutâneas exageradas assemelhando-se a um mosaico

Nódulo (nodular): pápula maior

Pápula (papular, papiloma, papilomatose): elevações sólidas circunscritas sem líquido

Pápulas de urticária: elevação plana, evanescente, edemaciada, de tamanho variável

Placa: área de superfície relativamente grande, mínima altura

Pústula: "espinha"; elevação da pele contendo pus

Urticária: pápulas

Vegetação (vegetante): crescimento luxuriante, semelhante a fungo

Vesícula: bolha; elevação epidérmica circunscrita

Lesões planas

Esclerose (esclerótica): enduração ou endurecimento

Infarto: necrose de coagulação resultante de isquemia

Mácula (macular): alteração circunscrita da cor da pele

Telangiectasia: causada por dilatação de vasos capilares e artérias diminutas

Lesões deprimidas

Atrofia (atrófica): epiderme fina, quase transparente

Cicatriz: cicatriz secundária a lesão ou doença

Erosão

Escoriação: abrasão mecânica

Fístula: trato desde uma cavidade supurativa até a superfície cutânea

Gangrena

Úlcera: escavação de variável profundidade comprometendo a epiderme e a derme

Avaliação

O exame físico deve incluir anuscopia e protossigmoidoscopia para procurar uma causa local dos sintomas. No entanto, em geral os procedimentos não são compensadores. Exame com uma lente de aumento pode ser útil. Avaliação com uma lâmpada de Wood[121] pode revelar fluorescência, mas este equipamento geralmente não é facilmente disponível no consultório da maioria dos clínicos e cirurgiões. Raspados de pele da área perianal devem ser examinados usando-se uma preparação de lâmina com hidróxido de potássio e devem ser cultivados em meio de Sabouraud para leveduras e fungos se a suspeita justificar (ver *Infecções Fúngicas*). Entretanto, uma vez que nenhuma boa evidência sugere que flora fecal anormal contribua para a sintomatologia, nem avaliação qualitativa nem quantitativa das fezes é considerada apropriada.

Tratamento

O prurido anal tem sido tradicionalmente considerado uma condição que escapa a todas as tentativas de cura. Numerosas poções, panacéias e loções têm sido usadas com variável sucesso, bem como tratamento mais agressivo (p. ex., injeção de anestésicos locais, fenol, azul de metileno e álcool). Excisão e enxerto de pele também foram sugeridos.

Foi admitido que fatores psicológicos desempenham um papel contributivo para os sintomas. Entretanto, nenhuma evidência objetiva jamais demonstrou um desvio estatisticamente significativo de uma personalidade normal. É razoável supor que o prurido perianal grave, 24 horas por dia, todo dia, tende a tornar um indivíduo bastante irascível.

Recentemente, atenção foi chamada para o papel da dieta na causa da condição; portanto, uma história acuradamente obtida ditará muitas vezes o tratamento apropriado. Itens que foram incriminados incluem os seguintes:

- Café.
- Chá.
- Bebidas gaseificadas, especialmente colas cafeinadas.
- Laticínios.
- Álcool, particularmente vinho e cerveja.
- Tomates e produtos de tomate (p. ex., *ketchup*).
- Queijo.
- Chocolate.
- Nozes.
- Tabaco.

Fumar cigarros é outro fator. Foi postulado que todos estes produtos induzem descarga de muco, provavelmente através de uma via sistêmica, ou possivelmente em alguns casos alterando o pH das fezes.

Um paciente pode ter sido informado de que o problema é psiconeurótico, de modo que tranqüilização e simpatia são fatores benéficos que contribuem para uma resolução satisfatória. A remoção ou mudança do fator dietético pode fazer os sintomas desaparecerem. Adicionalmente, promover a evacuação completa com líquidos aumentados e agentes de volume (p. ex., farelo, psílio) pode ajudar a evitar a irritação. Irrigação retal e um programa de controle intestinal também podem ser necessários para os indivíduos que sofrem incontinência ou vazamento de fezes (ver Capítulo 13).

Apesar da validez das sugestões supramencionadas, o conselho mais importante que pode ser dado é geralmente dirigido para o manejo da higiene anal. Muitos indivíduos percebem o seu problema como sendo de falta de limpeza; o oposto é mais provável. A esfregação vigorosa da região com sabão e água causará desengorduramento da pele, e uma dermatite de contato pode sobrevir.

Aconselhar o paciente a não usar sabão na área! O períneo deve ser limpo com água pura, particularmente ao tomar banho de banheira ou chuveiro, e idealmente depois mesmo da defecação. Irrigação do reto com água morna através de uma seringa de pêra freqüentemente traz melhora. Alguns indivíduos são na realidade alérgicos ao papel higiênico, de modo que nos casos refratários um pano úmido deve ser usado para limpeza. Mesmo em um sanitário público, uma toalha de papel molhada é preferível aos efeitos irritativos do atrito continuado com papel higiênico. Para aqueles com corrimento copioso, uma bola de algodão colocada na borda anal, trocada quando necessário, pode ser útil.

Muitos cremes e pomadas tópicos, adquiridos livremente e sob receita, estão disponíveis para o sofredor de prurido anal. Uso de pomadas e cremes anestésicos (p. ex., Nupercainal, Tronolane, Americaine) não é aconselhado. Os sintomas são apenas mascarados temporariamente, o problema subjacente não é atacado, e pode desenvolver-se dermatite alérgica. Cremes calmantes são geralmente preferidos a pomadas; muitos são bastante satisfatórios (p. ex., Balneol, Tucks). Para rachaduras mais graves da pele, tratamento com banhos de farinha de aveia coloidal Aveeno pode ser útil. Entretanto, quando a preparação registrada falhar, considerar o uso de um esteróide tópico; isto quase inevitavelmente trará alívio imediato. Ele deve ser descontinuado, no entanto, tão logo os sintomas regridam, a fim de evitar atrofia da pele (ver *Atrofodermia*).

No raro caso intratável, sedativos e tranqüilizantes devem ser considerados. Além disso, *biofeedback* e auto-hipnose trouxeram benefício demonstrável para alguns pacientes. Pode ser aconselhável a consulta com um profissional familiarizado com estas técnicas.

Psoríase

Psoríase é uma doença inflamatória crônica comum da pele, caracterizada por áreas descamativas arredondadas, circunscritas, eritematosas, cobertas por escamas branco-acinzentadas ou branco-prateadas. As lesões têm uma predileção pelo couro cabeludo e unhas; as superfícies extensoras dos membros, cotovelos, joelhos; e a região sacra. Quando a condição ocorre na área anal, pode causar sintomas pruríticos intensos. Psoríase perianal é usualmente nitidamente marginada, com uma distribuição característica em borboleta estendendo-se sobre o cóccix e o sacro (Figura 19.1). Lesões psoriásicas muitas vezes estão presentes em outros locais no corpo.

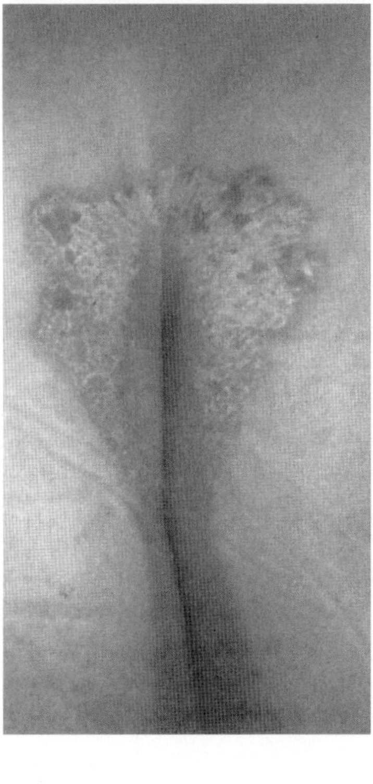

FIG. 19.1. Placa eritêmato-escamosa bem marginada com escamas prateadas características indicativas da psoríase. (Cortesia de Arnold Medved, M.D.)

Histologicamente, os aspectos característicos incluem espessamento epidérmico (*i. e.*, acantose), alongamento regular das cristas epidérmicas, com alargamento da área mais profunda, e alongamento com edema das papilas dérmicas. Atividade mitótica aumentada pode ser vista na epiderme. As células do estrato córneo usualmente possuem núcleos retidos (*i. e.*, paraceratose). Coleções focais de neutrófilos na camada subcórnea são conhecidas como "microabscessos de Munro".

O tratamento consiste usualmente em corticosteróides tópicos, alcatrões, antralina ou uma combinação destes. Além disso, o uso de luz ultravioleta (UV) foi constatado benéfico. Mais recentemente foi advogado o chamado "tratamento PUV-A". Este consiste em uma terapia combinada sistêmico-externa, usando-se um agente fotoativo potente (*i. e.*, psoraleno) seguido pela administração de um sistema de luz especial que emite UV-A de onda longa. Drogas quimioterápicas de câncer (p. ex., metotrexato) também foram usadas.

Lichen Planus (Líquen Plano)

Lichen planus é uma condição da pele que consiste em uma erupção de pequenas pápulas de topo plano com uma cor violácea distinta e configuração polipóide. A lesão é caracteristicamente encontrada nas superfícies flexoras, membranas mucosas, genitália e, ocasionalmente, na área perianal.

Histologicamente, a pápula apresenta espessamento focal da camada granulosa, degeneração da membrana basal e células basais, e um infiltrado linfocitário semelhante a uma faixa na derme superior. A biopsia da pele estabelece o diagnóstico.

O tratamento freqüentemente tem resultados abaixo de satisfatórios, corticosteróides parecendo ser a terapia mais útil para esta condição. Preparações tópicas com curativos oclusivos são úteis; administração sistêmica e injeção intralesional também foram úteis. Nos casos brandos, loções antipruríticas e anti-histamínicos são usados. Repouso também é útil.

Lichen Sclerosus et Atrophicus (Líquen Esclerótico e Atrófico)

O *lichen sclerosus et atrophicus* (LSA) é uma condição incomum de causa desconhecida. Ocorre muito mais freqüentemente em mulheres do que em homens. A área genital parece ser o local mais comumente afetado.

O exame físico pode revelar a característica distribuição "em buraco de fechadura invertido". Nesta situação, a doença estende-se além da borda mucocutânea para comprometer a pele da vulva, períneo e área perianal. Na vulva, a condição afeta os lábios, vestíbulo e intróito (Figura 19.2). Desconforto, prurido, disúria e dispareunia são sintomas comuns.

A alteração histológica característica no *lichen sclerosus et atrophicus* é edema e homogeneização do colágeno abaixo da epiderme (Figura 19.3). A epiderme também mostra hiperceratose variável e obstrução folicular. *Lichen sclerosus et atrophicus* podem ser associado a carcinoma de células escamosas da vulva. Uma associação entre a condição e carcinoma de células escamosas da região perianal também foi observada.

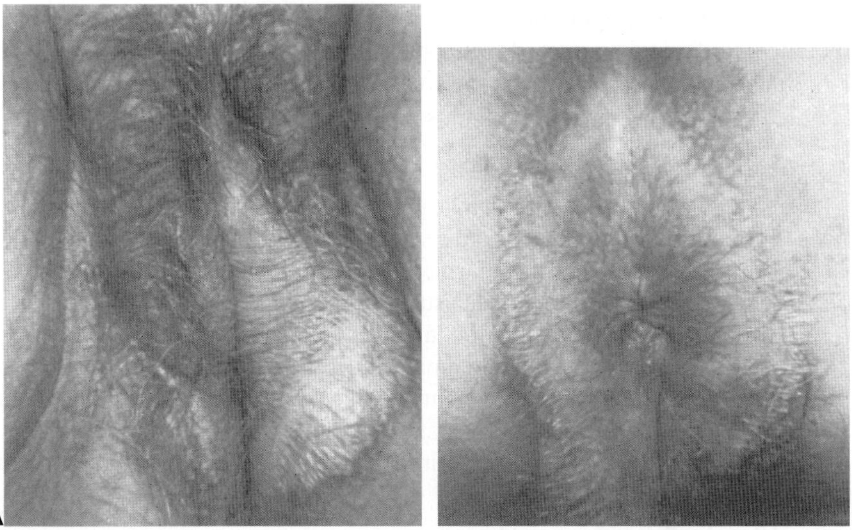

A B

FIG. 19.2. Característica do *lichen sclerosus et atrophicus* é uma dermatose nitidamente definida na **(A)** área vulvar e **(B)** área perianal com hipopigmentação central e hiperpigmentação periférica. Observar as pápulas liquenóides em torno da periferia. (Cortesia de John A. Clark, M.D.)

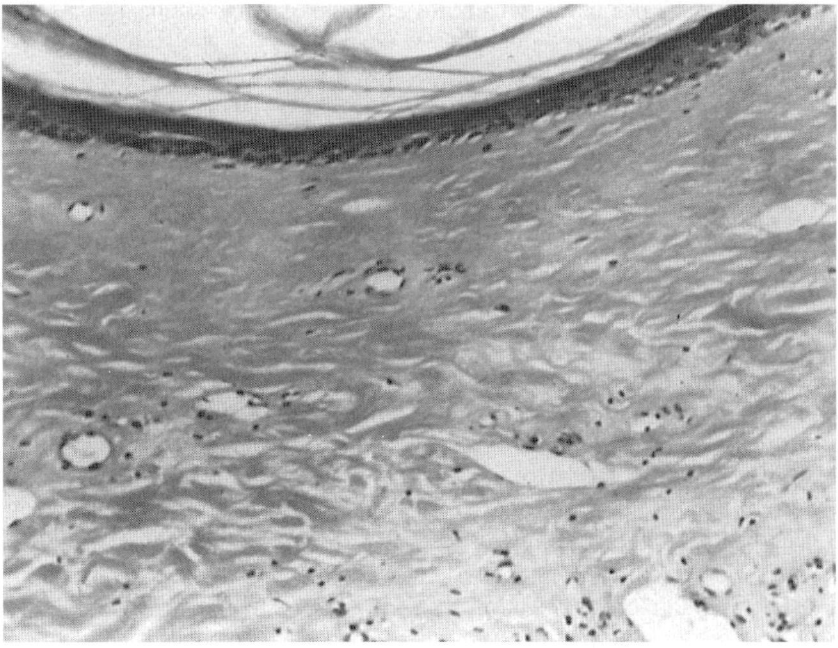

FIG. 19.3. Atrofia da epiderme e hialinização da derme no *lichen sclerosus et atrophicus*. (Ampliação original ×120; cortesia de Rudolf Garret, M.D.)

O tratamento é dirigido principalmente para aliviar as queixas pruríticas, na esperança de diminuir o risco de leucoplasia e carcinoma. Um esteróide tópico brando suficiente para controlar os sintomas é advogado. Infecção secundária deve ser tratada com antibióticos apropriados.

Atrofodermia ou Atrofia da Pele

Atrofia da pele é uma reação à aplicação repetida e prolongada de corticosteróides tópicos; ela também pode seguir-se à injeção local destes produtos. Ocorre telangiectasia, indicando perda de colágeno da derme, e o paciente que inicialmente se queixava de prurido relata subseqüentemente desconforto e ardência. O atrito da marcha esfrega a epiderme já atrófica e adelgaçada.

Os pacientes usualmente relatam uma história de auto-aplicação de corticosteróides tópicos durante muitos anos. Tentar remover a medicação freqüentemente não tem sucesso. A biopsia pode revelar atrofia e hiperceratose. Em virtude do risco de desenvolvimento desta condição, é importante descontinuar tratamento com cortisona tão logo seja possível.

Dermatite de Contato ou Alérgica

Substâncias que entram em contato com a pele causam dois tipos de dermatite:

1. Dermatite irritante é uma reação não-alérgica que se segue à exposição a uma substância irritante.
2. Dermatite alérgica (*i. e.*, de contato) é causada pela sensibilização alérgica a vários agentes.

Os irritantes incluem álcalis, ácidos, sais metálicos, poeiras, gases e hidrocarbonetos.

A dermatite de contato alérgica resulta de uma hipersensibilidade de tipo retardado, também conhecida como hipersensibilidade ou imunidade mediada por células. Uma pessoa pode ser exposta a um alergênio durante muitos anos antes que se desenvolva hipersensibilidade. Os alergênios, que são numerosos e variados, incluem corantes, óleos, resinas; substâncias químicas usadas para fabricação de tecidos, cosméticos e inseticidas; e produtos ou as substâncias de bactérias, fungos e parasitas.

As causas mais comuns de dermatite de contato são, em ordem de freqüência:

1. Toxicodendro ou sumagre venenoso.
2. Parafenilenodiamina.
3. Níquel.
4. Compostos de borracha comum.
5. Neomicina.
6. Dicromatos.

O teste de contato é usado para detectar hipersensibilidade a uma substância que está em contato com a pele. Uma concentração não irritante de agentes suspeitos de ser a causa da dermatite de contato é aplicada. Os emplastros permanecem no lugar durante 48 horas, menos horas se ocorrer ardência ou prurido. Uma reação positiva produzirá prurido intenso e eritema ou vesículas. É judicioso adiar este teste, no entanto, até a erupção ter desaparecido, para limitar a probabilidade de uma exacerbação grave.

A terapia é dirigida à remoção da causa subjacente do problema de pele ou o alergênio. Iodo e esparadrapo são produtos comuns que induzem dermatite em pacientes que se submetem à cirurgia anal. Compressas calmantes como farinha de aveia coloidal Aveeno, além de corticosteróides, e possivelmente antipruríticos, podem ser aconselháveis.

Dermatite Seborréica

A dermatite seborréica é uma doença inflamatória crônica superficial da pele, com uma predileção pelo couro cabeludo, supercílios, sulco nasolabial, orelhas, axilas, dobras submamárias, umbigo, virilha e sulco glúteo. A doença é caracterizada por escamas secas, úmidas ou oleosas, e por áreas incrustadas amarelo-róseas de diversos tamanhos e formas. A condição, considerada resultante da hipersecreção de sebo, é aparentemente exacerbada pela perspiração aumentada e estresse emocional. Freqüentemente se observa uma alta ingestão de gordura.

Histologicamente, o quadro é semelhante ao da psoríase, mas abscessos de Munro não são vistos. De acordo com uma escola de pensamento, as duas condições são tão semelhantes que alguma justificação é vista para pensar que sua causa deve ser a mesma. A aplicação de corticosteróides é a terapia principal. Evidência recente favorece um papel de organismos levedurais na causa da condição, com a terapia sendo dirigida em conformidade.

Dermatite Atópica ou Eczema Atópico

O termo *atopia* é derivado da palavra grega que significa "fora do lugar" ou "estranho". Ela é definida como a tendência a desenvolver alergias a várias substâncias, manifestada por sintomas sistêmicos como asma, febre do feno e eczema. A condição é considerada uma forma de deficiência imunológica ou possivelmente um bloqueamento dos receptores β-adrenérgicos na pele.

Dermatite atópica pode ocorrer sob a forma de áreas localizadas eritematosas, escamosas, papulares ou vesiculares, ou sob a forma de lesões liquenificadas pruriginosas. A condição muitas vezes é paroxística; transtorno emocional pode iniciar um ataque. Outros fatores que exacerbam o problema incluem roupas, certos alimentos e ressecamento da pele. Infecções superpostas (p. ex., intertrigo e dermatofitose) podem produzir recorrências adicionais.

Histologicamente, observam-se hiperceratose e paraceratose com acantose (Figura 19.4). quando liquenificação está presente, a acantose é aumentada, e papilomatose, com longos corpos papilares, alcança o estrato córneo. Estas alterações assemelham-se um pouco às vistas na psoríase.

O tratamento consiste em evitar, se possível, estresse emocional; evitar extremos de frio e calor; limitar o uso de bebidas estimulantes; e usar anti-histamínicos

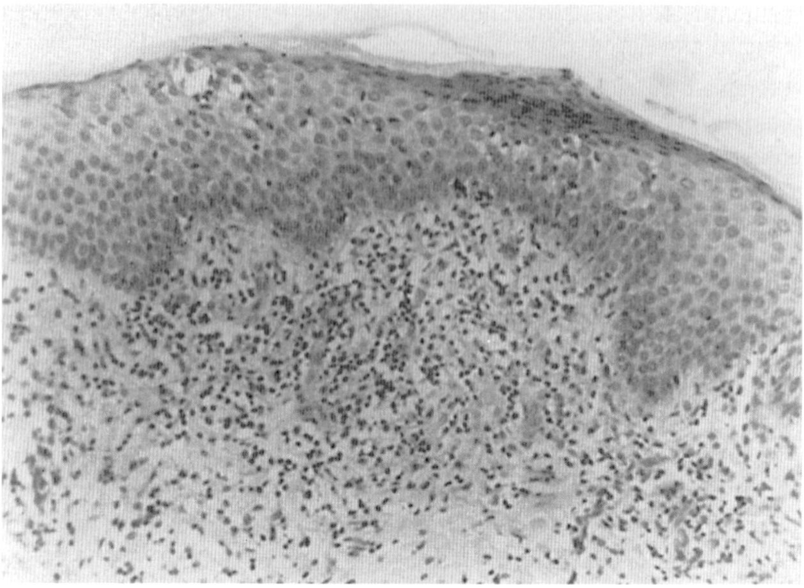

FIG. 19.4. As características histológicas da dermatite atópica incluem branda acantose, espongiose, paraceratose focal e infiltrado dérmico de células mononucleares. (Ampliação original ×180; cortesia de Rudolf Garret, M.D.)

orais e corticosteróides tópicos. Prednisona (30 a 40 mg por via oral durante 4 a 6 semanas ou possivelmente mais) é usualmente recomendada. Alternativamente, pode ser substituída por uma preparação parenteral.

Radiodermatite

Radiodermatite é um problema particular na região anal, porque a terapia atual para carcinoma do reto, ânus e próstata envolve muitas vezes radiação ionizante. Em alguns indivíduos, infelizmente, o tratamento do câncer pode na realidade ser pior que a doença original.

Muitas alterações são encontradas na célula como resultado da radioterapia. Mitoses são sustadas temporariamente, ocorrem anormalidades cromossômicas, e pelo menos uma parada temporária ocorre no ciclo celular normal. A quantidade de alteração da pele que resulta da radioterapia depende da dose. As alterações podem ser manifestadas sob a forma de eritema, edema e ulceração; os sintomas podem incluir ardência, prurido ou dor intensa. Depois de um período de tempo, podem aparecer telangiectasia, atrofia e sardas. A pele torna-se seca, adelgaçada e brilhante (Figura 19.5). A lesão de radiação pode resultar no desenvolvimento subseqüente de malignidade, na maioria dos casos seguindo-se a um período latente muito prolongado. A incidência desta complicação aumenta com a passagem do tempo.

Os resultados do tratamento são freqüentemente abaixo de satisfatórios. Se nenhuma evidência for vista de transformação maligna, pouca ou nenhuma terapia

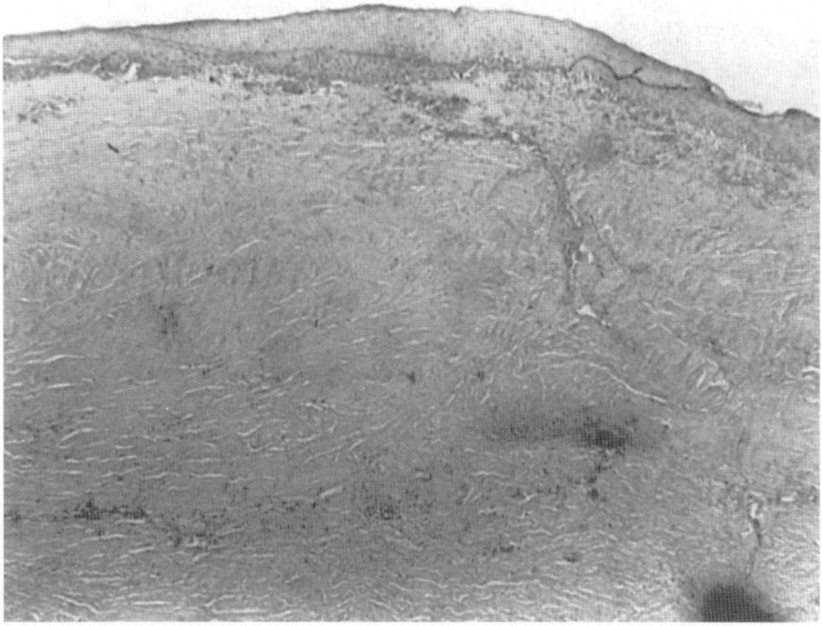

FIG. 19.5. Os achados histológicos da radiodermatite incluem fibrose da derme com esclerose, atrofia da epiderme e ausência de apêndices cutâneos. (Ampliação original ×120; cortesia de Rudolf Garret, M.D.)

específica é aconselhável. Limpar a área com sabão brando e água, além do uso de um emoliente, uma preparação corticosteróide, ou ambos, pode ser útil. Espécimes de biopsia devem ser colhidos de todas as lesões suspeitas.

Síndrome de Behçet[122]

A síndrome de Behçet é caracterizada por quatro sintomas principais: úlceras aftosas recorrentes na boca, lesões na pele, lesões oculares e ulcerações genitais. Ulcerações genitais podem ser encontradas em pessoas de ambos os sexos na dobra genitocrural, no ânus, no períneo ou no reto. Embora a causa da condição seja desconhecida, alguma evidência sugere que a síndrome de Behçet tem uma etiologia viral, ou é possivelmente uma doença auto-imune. Histologicamente, as lesões usualmente mostram uma vasculite.

A condição anal pode ser erradamente diagnosticada como hemorróidas, fissura, doença de Crohn, condilomas ou DST. Cirurgia é contra-indicada. Corticosteróide, sistêmico ou topicamente, é o tratamento de escolha.

Lúpus Eritematoso

Lúpus eritematoso, como outras doenças do tecido conjuntivo, ocorre apenas raramente na área anal, e ainda mais raramente como um achado isolado nesta localização. A manifestação cutânea é chamada "lúpus eritematoso discóide" (LED). Pode começar com lesão isolada ou múltiplas lesões envolvendo regiões inteiras do corpo, especialmente a cabeça e pescoço, esterno, vulva e períneo. A placa típica tem aproximadamente 1 cm ou mais de diâmetro, com escamas características. A remoção das escamas revela orifícios foliculares dilatados, com tampões ceratinosos secos, córneos. Ocasionalmente, um carcinoma basocelular ou de células escamosas desenvolve-se em lesões de LED de longa duração.

Na investigação laboratorial, o teste de células LE usualmente fornece um resultado negativo no LED. Os resultados do teste de imunofluorescência direta são usualmente positivos, entretanto, do mesmo modo que os resultados de teste de anticorpo antinuclear.

O tratamento consiste na evitação de luz solar forte, extremos de temperatura e trauma localizado. Cremes e pomadas corticosteróides são particularmente benéficos, com a esteroidoterapia intralesional freqüentemente sendo útil. Terapia sistêmica com antimaláricos também foi aconselhada.

Dermatomiosite

A dermatomiosite (*i. e.*, polimiosite) é uma condição inflamatória que produz angiopatia na pele, tecido subcutâneo e músculos. A doença usualmente começa na face e pálpebras, e pode espalhar-se a outras áreas. Ela é associada a vários outros distúrbios, incluindo fenômeno de Raynaud,[123] alopecia, urticária e eritema multiforme. De interesse particular para o cirurgião é que em pacientes acima de 40 anos de idade, um câncer visceral freqüentemente se associa à condição. As alterações histológicas são semelhantes àquelas do lúpus eritematoso.

O tratamento consiste em repouso, salicilatos, esteróides, metotrexato e azatioprina.

Esclerodermia ou Esclerose Sistêmica Progressiva

A esclerodermia é caracterizada pelo aparecimento de áreas cor de marfim circunscritas ou difusas, lisas, duras, que são imóveis e conferem à pele a aparência de ser "esticada no corpo". A pele torna-se lisa, amarelada e firme, e retrai-se, de modo que as estruturas subjacentes ficam presas. Embora a condição freqüentemente envolva a face e mãos, levando a um aspecto facial inexpressivo e uma aparência das mãos semelhante a garras, ela pode progredir para comprometer a maioria dos órgãos internos. Comprometimento do intestino delgado pode causar constipação, diarréia e distensão abdominal. Embora o cólon apenas raramente seja afetado, pode produzir os sinais e sintomas da síndrome de Ogilvie. O tratamento consiste em medidas gerais de sustentação, banhos, uma dieta rica em proteína, corticosteróides e várias outras medicações, inclusive imunossupressores.

Eritema Multiforme

O eritema multiforme é uma condição clínica e histologicamente característica precipitada pelas seguintes condições, entre outras:

- Infecções virais.

- Infecções bacterianas.
- Radioterapia.
- Carcinomatose.
- Gravidez.
- Doenças do tecido conjuntivo.
- Reações a drogas.

O mecanismo que causa a reação que resulta na reação do eritema multiforme é desconhecido. As lesões apresentam-se como maculopápulas planas vermelho-foscas que podem ser bem pequenas ou podem aumentar para 1 ou 2 cm em 48 horas. A periferia pode permanecer vermelha, enquanto o centro é purpúrico. As lesões parecem-se muito com alvos. Aparecem comumente na membrana mucosa oral, mas lesões genitais também são freqüentes.

Histologicamente, a anormalidade é limitada à derme superior e epiderme inferior. Em casos mais graves, a epiderme inteira é necrótica. Bolhas usualmente são subepidérmicas.

O tratamento consiste em alívio sintomático nos casos brandos. Nos casos graves, o uso de corticosteróides foi sugerido. Antibióticos são aconselhados se ocorrer infecção secundária.

Pênfigo Crônico Benigno Familial ou Hailey-Hailey[124]

O pênfigo crônico benigno familial é uma doença hereditária caracterizada por uma dermatite bolhosa e vesicular recorrente do pescoço, axilas, flexuras e superfícies epiteliais que se apõem. A condição foi observada localizada na área perianal e pode impor confusão no diagnóstico diferencial. A doença é transmitida como caráter dominante autossômico. O padrão histológico é único, com proeminentes vesículas e bolhas intra-epidérmicas (Figura 19.6).

O tratamento consiste em antibióticos locais ou sistêmicos e uso de corticosteróides tópicos. Adicionalmente, foi recomendado tratamento por irradiação com baixa dose. Excisão e enxerto foram usados para tratar áreas localizadas.

Pemphigus Vulgaris (Pênfigo Vulgar)

O *pemphigus vulgaris* é caracterizado por bolhas que aparecem na pele e membranas mucosas aparentemente normais. As lesões usualmente começam na boca, a seguir na virilha, couro cabeludo, face, pescoço, axilas e genitália. Um mecanismo auto-imune parece ser a causa. A condição ocorre igualmente em ambos os sexos, usualmente em adultos nas suas quinta e sexta décadas. Anticorpos intercelulares circulantes podem ser demonstrados nestes indivíduos.

As alterações patológicas são acantólise, formação de fendas e vesículas nas áreas intra-epidérmicas imediatamente acima da camada basal, e formação de células acantolíticas (Figura 19.7). Característica da separação dos ceratinócitos é

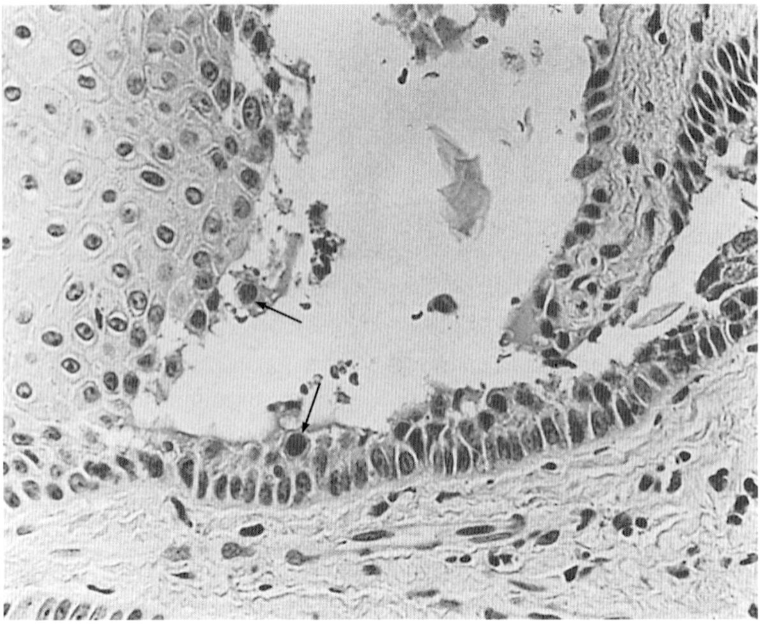

FIG. 19.6. O pênfigo crônico familial benigno (Hailey-Hailey) é caracterizado por bolhas suprabasais, como a aqui mostrada, contendo células espinhosas destacadas e boa preservação de células acantolíticas. Observar a moderada reação inflamatória na derme subjacente. (Ampliação original ×180; cortesia de Rudolf Garret, M.D.)

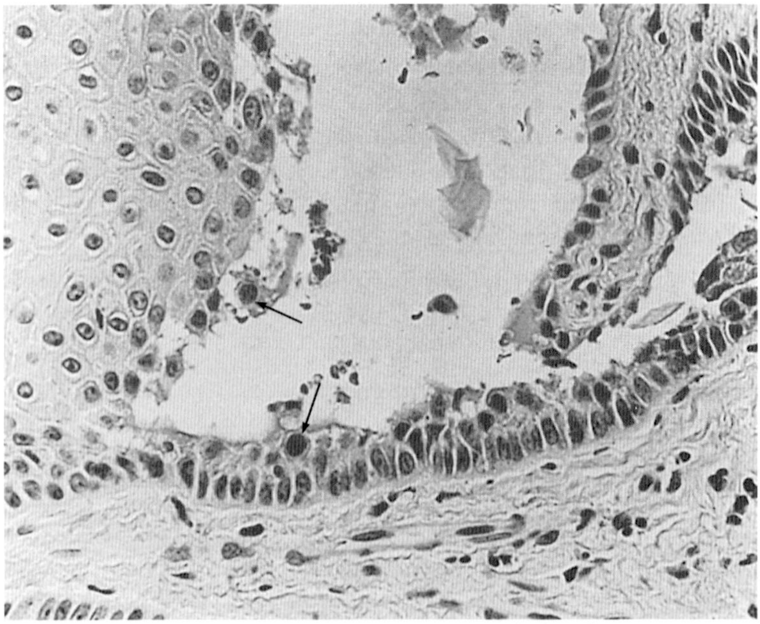

FIG. 19.7. Vesículas intra-epiteliais como esta são características do *pemphigus vulgaris*. As *setas* indicam células com grandes núcleos hipercromáticos (células de Tzanck). Nenhuma reação inflamatória é vista na derme. (Ampliação original × 600.)

a presença das células de Tzanck[125] revestindo a bolha, bem como jazendo livres na cavidade.

Em virtude da dor associada aos casos avançados, são aconselhados banhos diários prolongados com solução de permanganato. Creme Silvadene, que é efetivo no tratamento de queimaduras, também é útil nesta condição. Corticosteróides em altas doses (prednisona, 160 mg diários) permanecem a terapia principal. Também foram aconselhados agentes de quimioterapia de câncer.

Penfigóide Cicatricial ou Penfigóide Mucoso Benigno

O penfigóide cicatricial é caracterizado pela presença de vesículas transitórias que se curam com cicatrização nas membranas mucosas. A condição ocorre mais comumente na boca e conjuntivas. Outras áreas de comprometimento incluem a faringe, esôfago, genitália e ânus. Em casos raros, a lesão foi limitada às áreas genital e anal. A imunofluorescência direta da lesão revela a presença de anticorpos na membrana basal. A ausência de acantólise diferencia a condição do pênfigo vulgar.

Nenhuma medicação eficaz é atualmente disponível para penfigóide cicatricial. Áreas obstrutivas na laringe e esôfago podem exigir traqueostomia ou gastrostomia.

CONDIÇÕES INFECCIOSAS

Para as finalidades da discussão, os processos infecciosos são classificados como os não-DST e aqueles usualmente atribuíveis a causas venéreas.

Infecções Não-DST

Fístula Pilonidal

Fístula pilonidal é um processo infeccioso comum que ocorre na fenda glútea e região sacrococcígea. Ela afeta principalmente adultos jovens e adolescentes. Há uma predominância masculina de 3:1. O termo significa literalmente "ninho de pêlos"; isto é porque a fístula revestida de epitélio usualmente revela conter pêlos.

Quando a fístula se torna infectada, comumente após a puberdade, ela drena por uma abertura ou aberturas sobrejacentes ao cóccix e sacro. O abscesso infectado pode estender-se para a região perineal em uma apresentação que pode ser erradamente tomada por fístula anal. A doença também pode ser confundida com hidradenite supurativa. Embora a condição não seja de nenhum modo ameaçadora à vida, causa considerável incapacidade a muitos indivíduos.

Etiologia

A causa da fístula pilonidal tem sido motivo de alguma controvérsia. Uma teoria possível que foi proposta é a falha da fusão no embrião, com resultante aprisionamento de folículos pilosos na região sacrococcígea. Os proponentes desta teoria apontam prontamente a freqüente incidência de união dos supercílios na linha mediana nesses pacientes. Outra teoria atribui o problema a resultado de trauma, com a introdução de hastes de pêlos para dentro da área subdérmica.

Sintomas e Achados

O paciente usualmente se apresenta com dor, inchaço e drenagem purulenta no local e em torno da abertura pilonidal. Evidente, pode ser o aspecto típico de um abscesso que pode ser encontrado em qualquer local na pele e tecido subcutâneo. Febre e leucocitose também podem acompanhar os sintomas.

Alguns indivíduos meramente observam corrimento periódico ou inchaço e desconforto intermitente. O processo pode resolver-se espontaneamente ou progredir para a mais óbvia drenagem, aumento de volume e dor.

Tratamento

Antibióticos têm pequeno lugar na terapia, exceto possivelmente para aumentar o procedimento cirúrgico. No abscesso pilonidal agudo, incisão e drenagem aliviarão os sintomas do paciente. Independentemente do tamanho do processo séptico, incisão e drenagem podem usualmente ser feitas no consultório médico, ou em um serviço de tratamento ambulatorial. Sempre que possível, é aconselhável drenar o abscesso e curetar ou excisar a fístula infectada simultaneamente. A Força-Tarefa de Padrões da Sociedade Americana de Cirurgiões de Cólon e Reto estabeleceu os seguintes parâmetros de prática para execução da cirurgia ambulatorial:

> Abscessos pilonidais localizados, primários ou recorrentes, podem usualmente ser incisados e drenados sob anestesia local no contexto ambulatorial. Para fístulas pilonidais não complicadas, o tratamento cirúrgico definitivo, incluindo, mas não limitado à excisão, curetagem e remoção do teto pode ser realizado como procedimento ambulatorial. Procedimentos cirúrgicos mais complicados, incluindo mas não limitados à excisão ampla, criação de retalhos de pele e enxerto podem exigir permanência sob internação por causa da preocupação com viabilidade da pele ou sangramento. Celulite extensa em associação à doença pilonidal pode exigir antibioticoterapia intravenosa no paciente sob internação.

O tratamento eletivo definitivo da doença pilonidal inclui excisão e fechamento primário, excisão e enxerto, excisão deixando a ferida aberta para fechar-se secundariamente, incisão e curetagem, excisão folicular e destruição criocirúrgica.

Curiosamente, quase independentemente do método de tratamento aplicado, muito poucos pacientes são perturbados com sintomas de doença persistente de fístula pilonidal além da idade de 40 anos. Talvez eles simplesmente superem a condição. É importante, portanto, compreender que a cura final é um resultado quase inevitável quando se compara o valor das várias alternativas cirúrgicas. Outro problema da análise dos dados é que muito poucos estudos ditos prospectivos, randomizados, controlados são capazes de sobreviver à revisão crítica.

Drenagem com ou sem excisão: incisão ou excisão com drenagem é simples de fazer; ela exige mínima permanência hospitalar e, de fato, geralmente pode ser feita com uma anestesia local no consultório. Um explorador é passado de abertura a abertura e a fístula é "destelhada". Alternativamente, as múltiplas aberturas podem ser excisadas *em bloco,* e quaisquer extensões adicionais ou tratos laterais curetados. Se o procedimento for feito em uma base ambulatorial, o paciente é instruído a remover o tamponamento na manhã seguinte, usualmente ao tomar um banho.

Com esta conduta, um procedimento cirúrgico expedito e uma hospitalização encurtada ou eliminada, em essência, são trocados por uma convalescença pós-operatória prolongada, especialmente em pacientes com comprometimento tecidual extenso ou profundo. Demasiado freqüentemente, estas feridas difíceis exigem tratamentos freqüentes, necessitando cauterização, raspagem, limpeza e tamponamento. Uma conduta para lidar com este problema é separar as nádegas tracionando-as com esparadrapo para achatar a fenda interglútea durante o processo de cicatrização.

Cura por primeira intenção pode ser esperada em 60% dos casos dentro de 10 semanas. A taxa de recorrência após cura primária inicial é de 20%. Aqueles com menos furos e tratos laterais têm uma probabilidade significativamente melhor de cura primária. Não é incomum que as feridas de fístula pilonidal que se estendem até a borda anal levem 6 meses ou mais para curar-se. Cura retardada pode persistir até o ponto em que a reexcisão é aconselhada; múltiplos procedimentos operatórios são seqüelas freqüentes nestas circunstâncias. É por esta razão que eu sou relutante em aconselhar esta conduta particular, exceto para fístulas pequenas. A concordância encontrada em todos os trabalhos atuais indica que a excisão ampla de todo o tecido até o sacro, deixando a ferida curar-se por granulação, não pode ser justificada.

Marsupialização: a excisão com marsupialização é um compromisso entre uma ferida completamente aberta e uma completamente fechada. Esta operação permite uma abertura um pouco menor do que a técnica na qual a ferida é deixada totalmente aberta. Se o categute ou sutura absorvível a longo prazo tiver sucesso em manter juntas as bordas, deve ocorrer cura mais rápida. Infelizmente, as suturas freqüentemente cortam o tecido e soltam-se, e o indivíduo é deixado com uma ferida tão ampla quanto a que teria resultado se tivessem sido feitos excisão e tamponamento. Mesmo sem esta complicação, a ferida ainda exige atenção cuidadosa, incluindo tamponamento, raspagem e limpeza.

A marsupialização permanece sendo uma das opções mais comumente usadas para o tratamento da fístula pilonidal. O tempo médio de cura é de 4 semanas, com alguns indivíduos exigindo até 20 semanas para o fechamento. A taxa de recorrência é aproximadamente 6%, todos em última análise curando-se após remarsupialização.

Excisão com fechamento primário: excisão com fechamento primário pode ser efetuada em uma instalação cirúrgica ambulatorial se a fístula for relativamente pequena. Entretanto, para lesões mais extensas, é recomendada a terapia com internação. Esta conduta tem a desvantagem de uma permanência hospitalar relativamente prolongada, mas oferece o benefício potencial de uma ferida curada dentro de talvez 10 a 14 dias. Para problemas de fístula pilonidal grande, complexa, particularmente quando múltiplos procedimentos foram efetuados, a técnica de excisão e fechamento primário pode ser eficaz.

A fístula pilonidal é excisada até a fáscia glútea. A fáscia é incisada, e um elevador de periósteo é usado para levantar a fáscia do sacro. Esta manobra permite a colocação de suturas fortes de retenção através de todas as camadas. Estas são postas em posição, e a fáscia é reaproximada com material de sutura absorvível. A ferida é irrigada copiosamente, e a pele é fechada. As suturas de retenção são firmadas sobre um curativo moldado, e o curativo é deixado no lugar durante aproximadamente 10 dias.

Uma técnica foi descrita para limitar a probabilidade de recorrência após excisão de fístula pilonidal por meio de uma variação da excisão com fechamento primário. Por esta técnica, cada fístula é completamente excisada através de uma incisão elíptica vertical excêntrica. Descolando a borda medial e avançando-a através da linha mediana, é criado um retalho grosso, e a linha de sutura inteira é lateralizada para reduzir o risco de recorrência.

Em quase todos os casos, deve ser obtida a cura primária. As taxas de recorrência são de aproximadamente 20%. Conforme esperado, a cura é muito mais rápida após sutura primária do que após terapia excisional somente (média, 14 *vs.* 64 dias).

Excisão com enxerto: no caso de considerável perda cutânea, como pode ocorrer após múltiplas operações, às vezes é útil rotar retalhos de pele para cobrir o defeito. Isto pode ser feito por uma das técnicas – retalhos de avanço ou de rotação – ou mesmo, como foi sugerido, por meio de um retalho miocutâneo de glúteo máximo. Para eliminar a fenda interglútea profunda com a ferida vertical padrão, que tende à deiscência, diversos autores recomendaram o uso de uma Z-plastia. Outros sugerem a excisão em um desenho de losango (rômbico), com a cobertura sendo realizada por meio de um chamado "retalho fasciocutâneo de nádega de Limberg."[126] Outra modificação do desenho rômbico de retalho é a chamada "técnica de Dufourmentel". Na Z-plastia, a profundidade da prega interglútea com a doença de fístula pilonidal associada é excisada; retalhos de pele são a seguir mobilizados, rotados e interdigitados (Figura 19.8).

Os relatos do sucesso da excisão e enxerto são um pouco difíceis de interpretar à luz da falta de um controle nestes estudos. A taxa de recorrência varia mais comumente

A, B

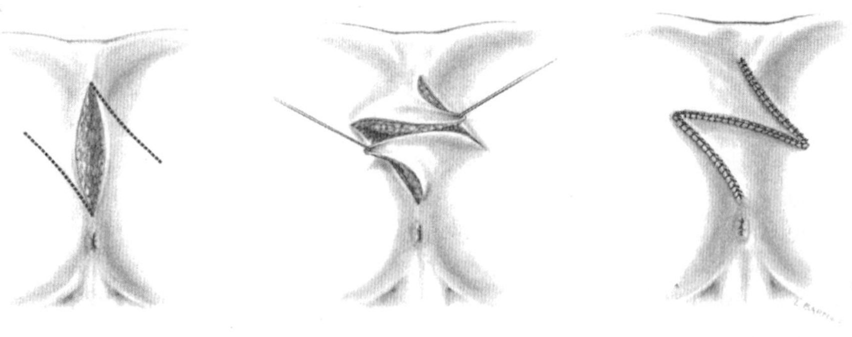

C

FIG. 19.8. Tratamento da fístula pilonidal por Z-plastia. **A.** Incisões desenhadas. **B.** Retalhos de pele rotados. **C.** Fechamento primário oblitera o defeito na fenda interglútea.

de 1,7 a 4%, e a taxa de falha de 3 a 4%. Quando é perdida pele como conseqüência de doença de fístula pilonidal, particularmente na situação recorrente, a mobilização de pele para cobrir o defeito leva mais confiavelmente a um resultado satisfatório.

Extração da fístula: foram advogadas outras operações que exigem excisão menor de tecido. A modificação de Lord ou Bascom consiste na drenagem lateral do abscesso, remoção do pêlo e excisão dos folículos pilosos, se presentes. Excisão mínima de um trato fistuloso pode ser efetuada. A cavidade é limpa através de incisões adjacentes, mas não dentro da fístula pilonidal. As paredes da cavidade não são excisadas, mas deixadas colapsar-se. O procedimento pode ser realizado no consultório ou em um serviço de cirurgia ambulatorial. Uma conduta alternativa é drenar o abscesso agudo e deixar a infecção regredir antes que a remoção dos folículos seja tentada.

Esta técnica é análoga à do tratamento de uma fístula "em ferradura", no qual o objetivo é remover a área que abriga as criptas e estabelecer drenagem adequada. Certamente, se isto puder ser feito satisfatoriamente, com toda probabilidade resultará a cura. A mesma conduta de "menos é mais" parece igualmente válida para casos selecionados de fístula pilonidal.

A incapacidade média é de 1 dia, e o tempo médio de cura da ferida é cerca de 3 a 4 semanas. Recidivas aparecem em aproximadamente 8 a 10%.

Injeção esclerosante: alguns autores recomendaram injeção de fenol (80%) no interior do trato fistuloso, e relataram taxas de recorrência tão baixas quanto 6,3%.

Criocirurgia: o uso de destruição criocirúrgica também foi advogado. A técnica consiste em cirurgia (abertura dos tratos e ramos laterais), curetagem e eletrocoagulação dos pontos sangrantes. A ferida aberta é a seguir aspergida com nitrogênio líquido durante aproximadamente 5 minutos.

Tratamento não-operatório: o papel do tratamento conservador, não-operatório, da doença fistulosa pilonidal não deve ser desprezado. Cura completa pode ser obtida através de controle meticuloso dos pêlos pela raspagem da fenda interglútea, melhora da higiene perineal e incisão lateral limitada e drenagem de abscesso.

Comentário: agora há concordância geral em que mínima cirurgia deve ser aplicada ao tratamento da doença pilonidal, sempre que possível. O conceito de remover os folículos pilosos e os próprios pêlos sem excisão e desbridamento extensos é excelente. Toda a tentativa deve ser feita no sentido de manter o paciente fora do hospital e para limitar a morbidade do procedimento. Entretanto, alguns indivíduos beneficiar-se-ão com uma excisão mais generosa, particularmente aqueles que se submeteram a múltiplos procedimentos ou têm doença extensa. Nessas circunstâncias, tratamento no hospital sob internação, com excisão e fechamento primário com ou sem enxerto, pode reduzir a morbidade e oferecer convalescença encurtada e cura mais rápida.

Fístula Pilonidal e Carcinoma de Células Escamosas

Carcinoma de células escamosas foi descrito originando-se em tratos de fístula pilonidal, quase todos envolvendo inflamação ativa de longa duração. Até 1996, 44 casos foram relatados. O tratamento consiste em excisão ampla e enxerto. Isto é semelhante ao tratamento do carcinoma de células escamosas da pele, em qualquer lugar do corpo, que possa prestar-se a esta conduta. Mais recentemente, foi sugerido que, em virtude da alta taxa de recorrência da malignidade, deverão ser consideradas a quimioterapia adjuvante e irradiação.

Hidradenite Supurativa

A hidradenite supurativa é uma infecção incomum, crônica, recorrente, indolente, que compromete a pele e o tecido subcutâneo e se origina nas glândulas apócrinas (*i. e.*, axilares, inguinais, genitais, perineais e mamárias). As áreas de comprometimento mais freqüente são as axilas, mas a área perineal também pode ser afetada. A incidência é aumentada em mulheres, com a maioria dos casos ocorrendo entre as idades de 16 e 40 anos. Embora a causa seja desconhecida, acne parece ser um fator predisponente; má higiene da pele, hiperidrose e depilatórios químicos podem desempenhar um papel. Um distúrbio endócrino de base androgênica também foi postulado. Nenhuma associação aumentada com diabetes melito foi documentada, mas foi observada tolerância prejudicada à glicose. Uma predisposição genética baseada em uma incidência familial aumentada pode existir.

A condição pode começar com obstrução do ducto da glândula apócrina, com resultantes secreções espessadas. A glândula pode a seguir romper-se, o que pode levar à extensão do processo para dentro da derme, com conseqüente comprometimento secundário de outras glândulas e ductos. Em casos raros, o processo pode estender-se através da fáscia para dentro do músculo subjacente.

Hidradenite supurativa pode ser confundida com fístula anal, doença de Crohn, tuberculose, fístula pilonidal, cisto sebáceo infectado, furunculose e outras infecções na área anal. Em casos de doença de longa duração, foi descrito o desenvolvimento de carcinoma de células escamosas.

Exame Físico

O exame revela lesões purulentas, eritematosas, dolorosas à palpação, as quais podem ser associadas à adenopatia e sinais sistêmicos (p. ex., febre, mal-estar, leucocitose). A condição freqüentemente produz fístulas com escavações que podem estender-se por muitos centímetros em torno do ânus, para dentro do escroto, nádegas, lábios, coxas mediais e sacro. Embora os tratos sejam usualmente relativamente superficiais, eles podem invadir profundamente e estender-se para comprometer a área em torno dos vasos femorais.

Histopatologia

Microscopicamente, as alterações inflamatórias mais iniciais são vistas dentro e em torno das glândulas apócrinas, cujos ductos podem estar distendidos com leucócitos. Na fase crônica, formam-se múltiplos abscessos, tratos fistulosos intercomunicantes e cicatrizes hipertróficas irregulares. As cicatrizes, ulceração e infecção estendem-se no interior do tecido subcutâneo até a fáscia.

Tratamento

Terapia antibiótica precocemente no curso da doença é valiosa. Diversas bactérias foram isoladas, incluindo estafilococos, estreptococos, *Escherichia coli* e *Proteus species*.

Antibióticos de amplo espectro locais e sistêmicos são aconselhados; estes incluem penicilina, eritromicina e tetraciclina nos casos em que acne é observada em outras áreas. Os antibióticos devem ser usados até a resolução do processo estar completa; alguns pacientes necessitam tratamento durante meses ou mesmo anos. Isotretinoína (Accutane) demonstrou beneficiar alguns pacientes. Infelizmente, alguns indivíduos não respondem a qualquer esquema médico, e a incapacidade é tal que intervenção cirúrgica é necessária para tratar os tratos fistulosos extensos e os abscessos.

Nos casos de comprometimento mínimo e paliação inadequada por meios médicos, incisão e drenagem de um abscesso podem resultar na cura. Quando a condição progride para formação fistulosa extensa, a excisão é o único meio pelo qual a condição pode ser efetivamente melhorada.

Os quatro métodos de tratamento cirúrgico são os seguintes:

1. Excisão com fechamento primário.
2. Excisão com enxerto.
3. Excisão com marsupialização.
4. Excisão com tamponamento.

Todos os quatro métodos podem ser aplicados utilmente, até no mesmo paciente. O fechamento primário usualmente exige uma ferida relativamente estreita; muitas vezes, no entanto, elevando-se a espessura total de pele em cada lado do local de excisão, a ferida pode ser aproximada sem tensão. Excisão ampla, deixando a ferida aberta para curar-se por segunda intenção, provavelmente é o método mais comum de tratamento cirúrgico.

Os métodos para fechar a ferida incluem a aplicação de um enxerto de pele de espessura parcial ou alguma forma de procedimento plástico (p. ex., Z-plastia). Ocasionalmente, é necessário efetuar uma colostomia de desvio, quando cirurgia extensa e enxerto são necessários na região perineal. Felizmente, o próprio canal anal geralmente é poupado. Comprometimento do músculo esfíncter é tão incomum que esta observação deve provocar a consideração de um outro diagnóstico para o problema. Naqueles que têm doença anterior e posterior na área perineal, pode ser judicioso, da perspectiva do desconforto e incapacidade do paciente, efetuar cirurgia em um lado apenas, e tratar o lado oposto depois que a cura tenha tido lugar.

Fístula Anal

A fístula anal é outro processo infeccioso perianal que pode ser confundido com fístula pilonidal e hidradenite supurativa. O Capítulo 11 é dedicado ao diagnóstico e tratamento desta condição.

Doença de Crohn

A doença de Crohn anal e perianal são de difícil tratamento. Esta condição é discutida no Capítulo 11, e o diagnóstico e tratamento da doença de Crohn são apresentados no Capítulo 30.

Tuberculose

Tuberculose distal à válvula ileocecal é incomum, e raramente mesmo é considerada no diagnóstico diferencial quando o processo de doença é localizado no intestino grosso. Quando afeta a região perianal, ela pode ser confundida com doença de Crohn, actinomicose, fístula anal e outras condições da pele. A maioria dos casos descritos ocorre em países em desenvolvimento. A doença, que é vista mais comumente em homens, é usualmente, mas nem sempre, associada à tuberculose pulmonar. A inoculação primária das microbactérias pode resultar de trauma à pele ou mucosa.

A lesão pode aparecer como uma pápula vermelho-acastanhada que pode progredir para uma placa ulcerada; isto é conhecido como cancro tuberculoso. Linfadenopatia regional é comum. Um alto índice de suspeição é necessário para estabelecer o diagnóstico precocemente e iniciar terapia apropriada. Uma fissura anal ectópica e de difícil cicatrização deve ser confirmada histopatologicamente com técnica apropriada de coloração e culturas a fim de excluir a presença do bacilo.

As úlceras são usualmente dolorosas e indolentes, com bordas irregulares arroxeadas. O diagnóstico pode ser estabelecido por (a) detecção de bacilos acidorresistentes no espécime de biopsia; (b) cultura positiva em cobaio; e (c) presença de granulomas caseosos no exame histológico das lesões da pele.

Drogas antituberculosas são o tratamento de escolha. Terapia com isoniazida, rifampicina e etambutol geralmente resolverá a condição anal em questão de 2 ou 3 semanas. Entretanto, o tratamento deve ser continuado durante muitos meses em seguida à resolução das manifestações locais ou sistêmicas.

Actinomicose

A actinomicose é uma doença infecciosa crônica que compromete a área cervicofacial, tórax ou abdome. É causada por uma bactéria Gram-positiva anaeróbia, *Actinomyces israelii.* Ela produz uma inflamação supurativa fibrosante que forma tratos fistulosos, eliminando grânulos. Na forma abdominal, uma massa usualmente está presente, e ocasionalmente ocorre um abscesso do psoas.

O diagnóstico é estabelecido pela identificação do microrganismo em culturas de tecido ou no exsudato da lesão; a constatação dos chamados "grânulos de enxofre" não deixa nenhuma dúvida quanto ao diagnóstico. Na área anal, os tratos fistulosos e fístulas podem assemelhar-se aos da doença de Crohn, fístula anal, hidradenite supurativa e tuberculose. A presença da doença em outro local, particularmente no abdome, é útil para alertar o cirurgião para a natureza do problema. A possibilidade de actinomicose perianal deve ser considerada em qualquer indivíduo que tenham tratos fistulosos extensos e no qual se desenvolva recorrência depois de tentativas consideradas adequadas de tratamento cirúrgico.

O tratamento consiste na excisão cirúrgica e drenagem do abscesso bem como antibióticos – usualmente penicilina. É recomendado um período de tratamento de 4 semanas.

Infecções Virais

Virtualmente qualquer infecção viral que afeta a pele pode comprometer a área perianal como parte de um processo cutâneo generalizado ou pela auto-inoculação a partir de outro local. Quando as lesões são vistas em uma área intertriginosa, podem não se assemelhar ao aspecto típico visto em outros locais. Um diagnóstico errado da condição como sífilis secundária pode resultar. Duas infecções virais comuns que são presumidas de origem não-DST serão mencionadas resumidamente.

Herpes Zoster

O herpes zoster, causado pela reativação da varicela, pode comprometer a área anal. A condição, também conhecida como "cobreiro", afeta ambos os sexos igualmente e pode ser particularmente perturbadora em pacientes que foram imunossuprimidos por tratamento de malignidade. A lesão é caracterizada por grupos de vesículas sobre uma base eritematosa ao longo da distribuição de um nervo espinhal que leva a um gânglio posterior. Prurido, dor à palpação e dor espontânea são caracteristicamente localizados ao longo da região suprida pelo nervo.

O diagnóstico pode ser estabelecido por meio de cultura de tecido e pela demonstração de anticorpos no soro por técnicas de imunofluorescência. Histologicamente, observa-se que as vesículas são intra-epidérmicas; dentro destas vesículas são encontradas grandes células intumescidas chamadas "células balões" (Figura 19.9).

O tratamento consiste em medidas clínicas, incluindo repouso e a aplicação de calor. Analgésicos são aconselháveis para neuralgia aguda. Aciclovir (Zovirax; 800 mg por via oral 4 a 5 vezes ao dia durante 7 a 10 dias) é útil se iniciado precocemente na evolução da doença. Em pacientes mais velhos com dor intensa, terapia corticosteróide sistêmica pode ser considerada.

Vacínia

O vírus da vacínia é um vírus de *cowpox* atenuado que foi propagado em laboratórios para imunização contra varíola. A vacínia perianal é uma complicação rara da vacinação, e usualmente ocorre em crianças pequenas. Também foi descrita como complicação de diarréia, com provável transmissão para a área escoriada pelas unhas. Em adultos, a condição pode ser confundida com sífilis ou com infecção pelo herpes simples. A história é útil se o paciente tiver sido recentemente vacinado ou tiver sido exposto a alguém que tinha sido vacinado.

O tratamento é geralmente suportivo, uma vez que a recuperação completa usualmente ocorra espontaneamente. Entretanto, globulina imune a vacínia foi recomendada em casos graves ou para acelerar a resolução do processo.

Infecções Bacterianas

Os processos infecciosos associados a organismos bacterianos (p. ex., fístula pilonidal e hidradenite supurativa) já foram discutidos. Entretanto, a gangrena de Fournier, uma condição infecciosa exclusiva na área perianal, merece discussão.

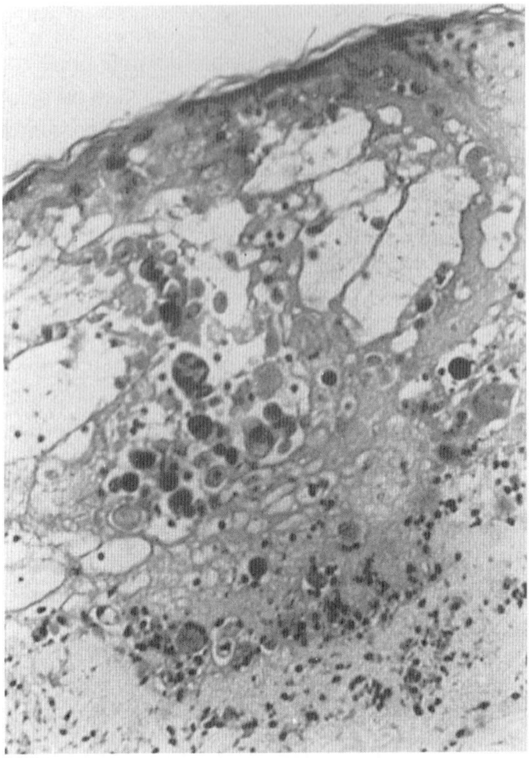

FIG. 19.9. Degeneração em balão das células espinhosas com a formação de vesículas multiloculares no herpes zoster. Observar células com grandes corpos de inclusão. (Ampliação original ×240; cortesia de Rudolf Garret, M.D.)

Gangrena de Fournier ou Infecção Perineal Necrosante

Em 1883, Fournier[129] descreveu uma infecção necrosante dos tecidos moles do períneo, virilha e genitália que quase invariavelmente terminava fatalmente. Em virtude da prevalência de duas ou mais espécies de bactérias na infecção, foi empregado o termo *gangrena sinergística. Fasciite necrosante* é outra expressão que tem sido usada para descrever a condição. Entretanto, é importante distinguir esta entidade da mionecrose clostridial, porque o tratamento obviamente é diferente.

Não se sabe por que um processo séptico fulminante desenvolve-se em alguns pacientes com problemas infecciosos aparentemente banais no reto, região perianal ou trato urinário. A demora em fazer o diagnóstico correto e iniciar tratamento apropriado de pequenas infecções provavelmente é o principal fator de risco. A alta taxa de mortalidade associada a estas infecções pode, em parte, ser atribuída à sua ocorrência em pacientes com doenças debilitantes, inclusive diabetes. Infecção, instrumentação e cirurgia do trato urinário foram todas implicadas como fatores contribuintes. Os pacientes que recebem quimioterapia e pacientes com a síndrome de imunodeficiência adquirida (AIDS) também são mais suscetíveis, dando a entender que imunossupressão pode desempenhar um papel. Alguns têm uma história de cirurgia anorretal prévia ou cirurgia pélvica para um processo infeccioso (p. ex., diverticulite perfurada). Ligadura de hemorróidas com anéis de borracha também foi descrita como evento precipitante em vários casos. Virtualmente todos os pacientes nas séries publicadas têm uma porta de entrada demonstrável para o organismo; especificamente, infecção perianal tornou-se a causa mais comum. Curiosamente, a bem reconhecida entidade, em crianças, da celulite perianal, causada por estreptococos hemolíticos, não parece predispor ao desenvolvimento desta complicação.

A idade média é de 50 anos, com 14% dos casos ocorrendo em mulheres. Os fatores etiológicos mais comuns foram colorretais (33%), idiopáticos (26%) e geniturinários (21%). A mortalidade global na série foi de 22%.

Sintomas e Achados

As queixas usuais são dor e edema perineais. Supuração franca ou mesmo gangrena da pele sobrejacente podem ser evidentes nos casos avançados. Febre e leucocitose estão invariavelmente presentes.

Vários organismos foram identificados, aeróbios e anaeróbios, inclusive *Clostridium welchii.* Mais comumente, a gangrena é causada por uma flora bacteriana mista como os organismos microaerófilos *Streptococcus, Staphylococcus aureus* e *albus, Bacteroides, Klebsiella, Escherichia coli, Enterococcus, Proteus* e *Citrobacter.* Lâminas coradas com Gram e culturas aeróbias e anaeróbias devem ser colhidas das margens onde a infecção está avançando.

Tratamento

Antibioticoterapia de amplo espectro é recomendada. Uma vez que a maioria dos isolados anaeróbios é descrita como sensível à clindamicina e metronidazol, estes são os antibióticos de escolha de primeira linha; entretanto, é imperativa a excisão cirúrgica e desbridamento vigoroso de todo tecido não-viável. Tratamento com oxigênio hiperbárico é controverso, e pode ser contra-indicado a não ser que a infecção seja causada por *Clostridium welchii.* Uma colostomia pode ser aconselhável para reduzir a contaminação fecal da área, mas é obrigatória se doença do cólon for a causa da infecção perineal. O desbridamento deve ser radical e deve ser continuado até que a pele e tecido subcutâneo não possam ser facilmente separados da fáscia. O exame histológico das margens do tecido excisado pode ser útil para determinar a adequação do desbridamento. Em virtude da natureza ameaçadora à vida da doença, não se preocupar com a necessidade de subseqüente cobertura de pele ou reconstrução. As feridas são deixadas abertas e tamponadas, e o paciente é levado de volta à sala de operações se desbridamento adicional for julgado aconselhável. É recomendada irrigação vigorosa com solução anti-séptica (p. ex., peróxido, solução de Dakin).[130] Fechamento primário retardado, enxerto de pele e outros procedimentos reconstrutivos freqüentemente são afinal necessários.

Resultados

De um modo geral, os resultados do tratamento da gangrena de Fournier, aplicando-se os princípios anteriormente descritos, melhoraram consideravelmente. A taxa de mortalidade é relatada em 20 a 30%. As infecções anorretais são geralmente mais graves e acarretam uma taxa mais alta de mortalidade do que aquelas por outras causas.

A importância dos tratamentos cirúrgico e clínico agressivos combinados, por uma equipe composta de um infectologista, um cirurgião e, se necessário, um urologista, nunca será exagerada.

Infecções Fúngicas

A pele é o local principal de comprometimento pelas infecções fúngicas superficiais reconhecidas. Isto acontece presumivelmente porque os fungos digerem e vivem na ceratina. Esses fungos superficiais são chamados dermatófitos; eles incluem *Microsporum*, *Trichophyton* e *Epidermophyton*.

Tinea Cruris

A *Tinea cruris*, também conhecida como tinha da virilha, é causada por uma espécie de *Trichophyton*. A condição ocorre mais comumente nas áreas intertriginosas e é exacerbada pelo calor e umidade (Figura 19.10). O diagnóstico diferencial inclui monilíase (candidíase), eritrasma, dermatite seborréica, psoríase e pênfigo vegetativo. A demonstração do fungo pelo exame microscópico com hidróxido de potássio e cultura confirma o diagnóstico (Figura 19.11).

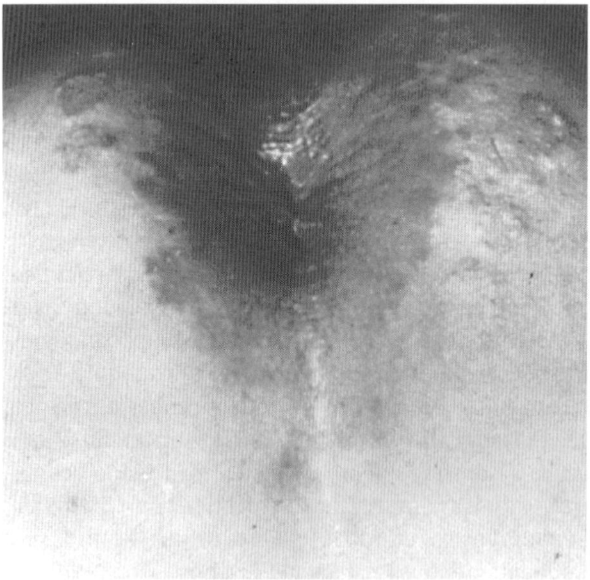

FIG. 19.10. Dermatofitose (*tinea cruris*). Infecção fúngica superficial. Observar que as placas têm bordas anulares com escamação e uma tendência à cura central. (Cortesia de Samuel L. Moschella, M.D.)

O tratamento visa a reduzir a perspiração e aumentar a evaporação da área crural. Roupas frouxas são sugeridas. Griseofulvina tem sido considerada a droga mais efetiva no tratamento de todos os dermatófitos, mas raramente é necessária. Sua ação é considerada como modificadora da ceratina de tal modo que o fungo não a invadirá. Tratamento durante 3 a 4 semanas é aconselhado se fungicidas tópicos como tolnaftato, clotrimazol, miconazol, econazol e ciclopirox não forem úteis.

Candidíase ou Monilíase

A candidíase é causada pelo fungo leveduriforme *Candida albicans.* O fungo, um comensal freqüente em humanos, está presente no trato alimentar e vagina de muitas pessoas sadias. As áreas intertriginosas são comumente afetadas, incluindo as dobras perianais e inguinais e as axilas.

O organismo é geralmente encontrado fora da epiderme e comporta-se principalmente como uma infecção oportunista, especialmente em pacientes com resistência prejudicada (p. ex., AIDS). A condição pode ser um pouco difícil de reconhecer. Pústulas sem inflamação circundante podem deixar um "colarete" de escamas; lesões satélites podem muitas vezes ser vistas na pele adjacente. Algumas erupções na área inguinal podem assemelhar-se à *tinea cruris*, mas usualmente há

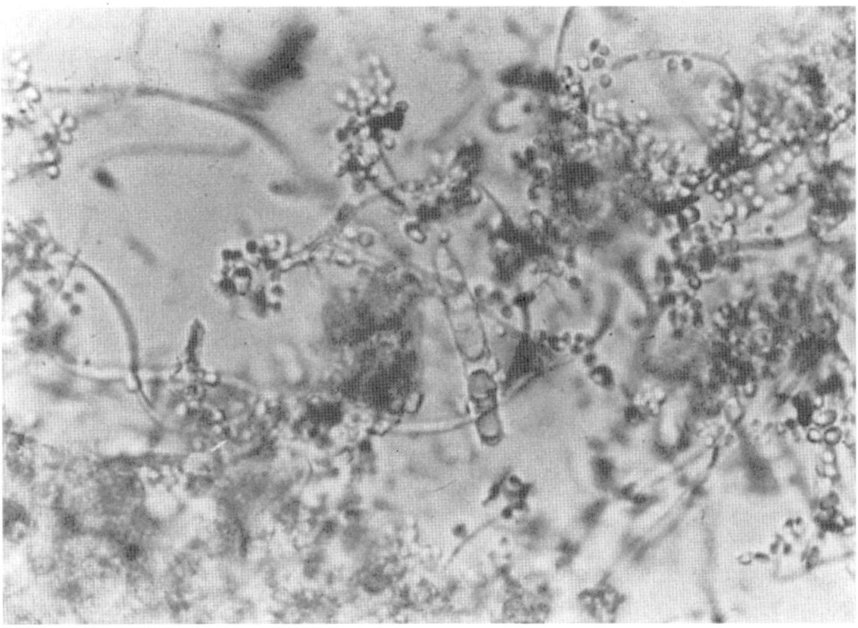

FIG. 19.11. *Trichophyton mentagrophytes,* conforme visto em uma preparação de hidróxido de potássio, uma espécie de *Trichophyton* que pode causar *tinea cruris* (dermatofitose da virilha). (Ampliação original ×600; cortesia de Rudolf Garret, M.D.)

menos escamação e uma tendência maior à fissuração. Quando a condição ocorre em crianças, é chamada dermatite de fralda.

A candidíase é diagnosticada pela demonstração da levedura, esporos ou pseudomicélio sob o microscópio com hidróxido de potássio. A cultura em ágar glicose de Sabouraud[131] mostra um crescimento de colônias cremosas, acinzentadas, úmidas em cerca de 4 dias.

O tratamento consiste em nistatina, clotrimazol ou miconazol tópico. Para casos graves, usualmente em pacientes com deficiência imunológica, pode ser administrado cetoconazol oral (Nizoral; 200 mg) ou anfotericina B intravenosa.

Micoses Profundas

A esporotricose, coccidioidomicose, histoplasmose, blastomicose norte-americana, cromomicose, criptococose, nocardiose e micetoma são infecções fúngicas geralmente conhecidas como micoses "profundas". Elas usualmente provêm da inalação de poeira contaminada com o fungo, de dejetos de animais infectados por elas, ou da contaminação por outras fontes. Todas causam lesões associadas da pele, as quais têm um bom prognóstico no caso das infecções cutâneas primárias. Entretanto, quando o comprometimento cutâneo é resultado da disseminação a partir de um foco visceral, o prognóstico é usualmente muito pior. Em geral, a biopsia de pele revelará a presença dos fungos.

O tratamento varia com o tipo de fungo e com a extensão da doença, seja localizada ou sistêmica. Encaminhamos o leitor a um tratado de medicina para as características clínicas, diagnóstico e tratamento das condições.

Doenças Parasitárias

Numerosas doenças parasitárias apresentam manifestações cutâneas, e muitas dessas também afetam o trato digestivo. Estão incluídas infecções causadas por protozoários (*i. e.*, organismos unicelulares), nematódeos (*i. e.*, vermes cilíndricos), artrópodes, trematódeos (*i. e.*, fascíolas e outros), cestódeos (*i. e.*, tênias), anelídeos (*i. e.*, sanguessugas) e cordados. Algumas destas condições são discutidas com algum detalhe no Capítulo 33. A discussão que se segue é limitada às manifestações cutâneas das doenças parasitárias.

Amebíase Cutânea

Entamoeba histolytica é um organismo que causa doença mais comumente nos trópicos. Amebíase cutânea ocorre menos freqüentemente do que a doença intestinal, exceto as manifestações cutâneas na genitália e área perianal. Acredita-se que a razão da sua apresentação nesta localização é a extensão direta a partir do intestino afetado. As lesões começam como abscessos profundos que se rompem e formam ulcerações distintas; geralmente um halo eritematoso é observado em torno da úlcera. Caracteristicamente, as lesões cutâneas disseminam-se rapidamente e podem resultar na morte.

Histologicamente, áreas de ulceração necrótica são vistas com muitos linfócitos, neutrófilos, células plasmáticas e eosinófilos. O organismo é freqüentemente demonstrado no material fresco da base (ver Capítulo 33). Embora abscessos possam exigir drenagem cirúrgica, a manifestação cutânea geralmente responderá ao metronidazol ou à emetina.

Tricomoníase

A vulvovaginite por *Trichomonas* causa prurido vaginal, ardência e leucorréia. A condição é causada pelo protozoário *Trichomonas vaginalis.* Em virtude do corrimento e os sintomas pruríticos, a área anal pode ser secundariamente comprometida pela irritação. Uma história do corrimento vaginal deve apontar a origem do problema. O tratamento é com metronidazol (Flagyl; 250 mg) durante 10 dias.

Dermatite Esquistossomótica

A dermatite esquistossomótica é uma dermatite papular prurítica grave causada por larvas cercariais de *Schistosoma,* um gênero de trematódeos. A exposição às cercárias (ver Figura 33.17) ocorre ao nadar ou atravessar águas que as contêm. Elas se fixam por penetração na pele. Clinicamente, prurido intenso ocorre no momento da exposição, secundariamente a uma reação urticarial. O resultado é uma lesão papular pruriginosa que regride espontaneamente após alguns dias, e desaparece pelas 2 semanas. Medidas antipruríticas são usadas para tratamento.

A esquistossomose (*i. e.*, bilharziose) visceral pode produzir manifestações cutâneas como resultado da deposição de ovos na derme. Tratos fistulosos podem desenvolver-se no períneo e nádegas, associados a massas duras, fístulas e corrimento seropurulento com um mau cheiro característico. Na forma vegetante grave foi observada transformação maligna nos granulomas. O tratamento consiste em compostos de antimônio trivalente (p. ex., tártaro emético, estibofeno, triostam, astiban).

Infecções por Nematódeos

Oxiuríase; Enterobíase

Enterobius (Oxyuris) vermicularis é o helminto que mais comumente infecta humanos. As crianças são mais freqüentemente afetadas que os adultos, e ele é mais comum em climas temperados que nos trópicos. O verme vive no cólon proximal e é muitas vezes encontrado no apêndice (Figura 19.12), mas a doença não é verdadeiramente relacionada ao próprio intestino. Os vermes migram para o reto à noite e emergem sobre a pele perianal para depositar milhares de ovos (Figuras 19.13 e 19.14). Os ovos são retornados à boca pelo paciente através da coçadura. As larvas a seguir eclodem no duodeno e migram para os intestinos delgado e grosso. A fertilização ocorre no ceco, completando o ciclo vital.

A queixa principal é geralmente prurido, interferindo especialmente no sono do paciente. Atrito e maceração por roupas apertadas podem levar à foliculite

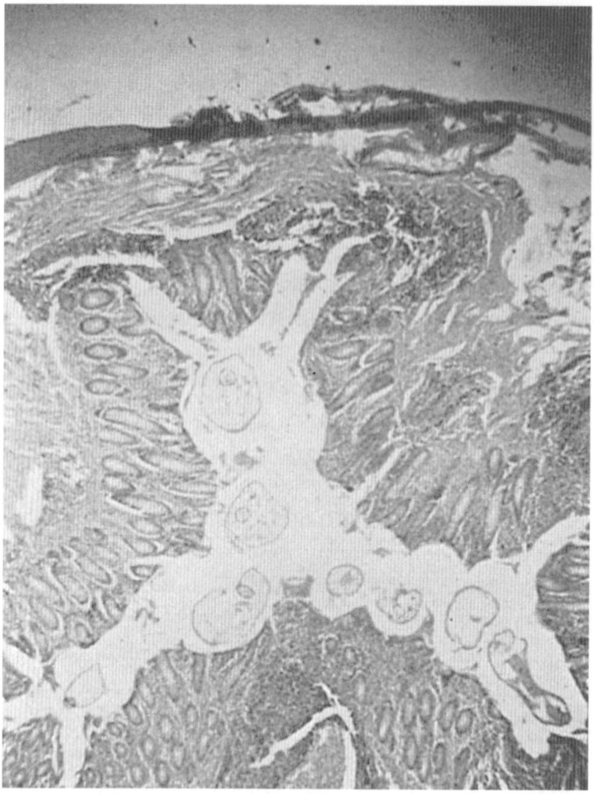

FIG. 19.12. Infecção por *Enterobius vermicularis*. Oxiúros no apêndice, corte transversal. (Ampliação original ×80; cortesia de Rudolf Garret, M.D.)

superficial ou profunda das nádegas e períneo. Também foi relatado abscesso anal complicando a condição.

O diagnóstico é usualmente estabelecido pela demonstração dos ovos em esfregaços tirados da região anal de manhã cedo. Aplicando-se fita de celofane contra a região perianal, acrescentando-se uma gota de iodo e examinando-se a fita sob uma lâmina de microscópio pode-se com facilidade detectar os ovos. A demonstração dos oxiúros nas fezes raramente tem sucesso, mas ocasionalmente vermes adultos podem ser vistos na pele perianal. Em virtude da alta probabilidade de transmissão, é apropriado incluir os membros da família do paciente nos exames.

O tratamento atual da infestação por oxiúros é com mebendazol (Vermox; 100 mg) – um comprimido mastigável tomado em dose única. Outras medicações efetivas para o tratamento da condição são piperazina (Antepar) e pamoato de pirvínio (Povan). A primeira é dada em doses diárias isoladas de 65 mg/kg (não excedendo 2.500 mg) 1 hora antes do desjejum durante 8 dias consecutivos; o último é dado em dose única de 5 mg/kg, e uma segunda dose pode ser dada 1 semana depois do pri-

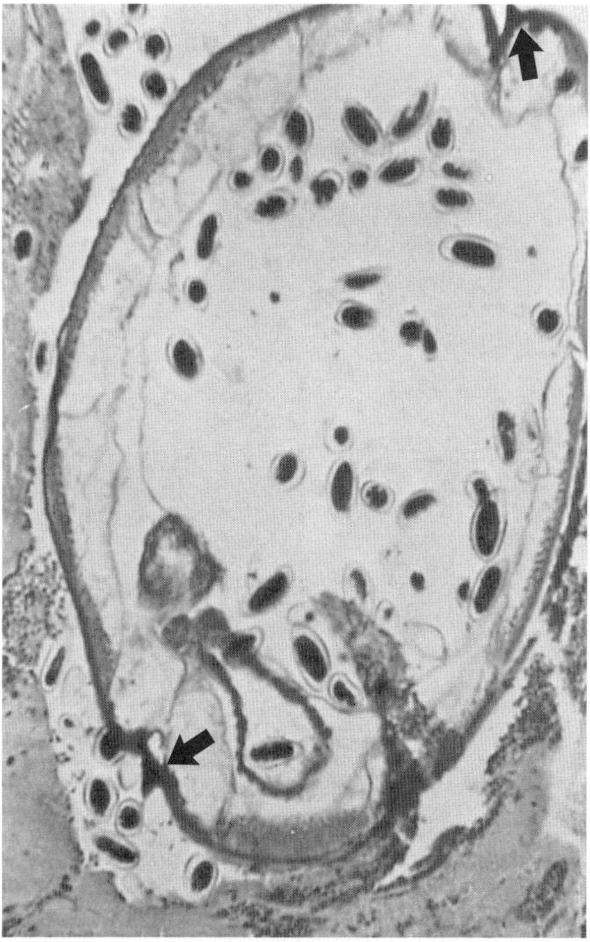

FIG. 19.13. Oxiúro (*Enterobius vermicularis*) adulto. Observar asas laterais proeminentes (*setas*). Numerosos ovos são vistos. (Ampliação original ×170; cortesia de Rudolf Garret, M.D.)

meiro tratamento. Roupas íntimas, toalhas, lençóis, pijamas e outras roupas devem ser completamente lavadas separadamente daquelas dos outros membros da família.

Larva Migrans

A larva *migrans* é uma erupção cutânea causada pelas larvas de diversos nematódeos, mais comumente o ancilostomídeo do gato ou do cão, *Ancylostoma braziliense* ou *Ancylostoma caninum*. Os ovos destes ancilostomídeos são depositados no solo e eclodem dando larvas infectantes que penetram a pele. Pessoas que andam descalças na praia, crianças que brincam em caixas de areia, carpinteiros e encanadores que trabalham embaixo de casas e jardineiros são as vítimas mais comuns. Mais freqüentemente, os pés, nádegas, mãos e genitália são afetados pelo proces-

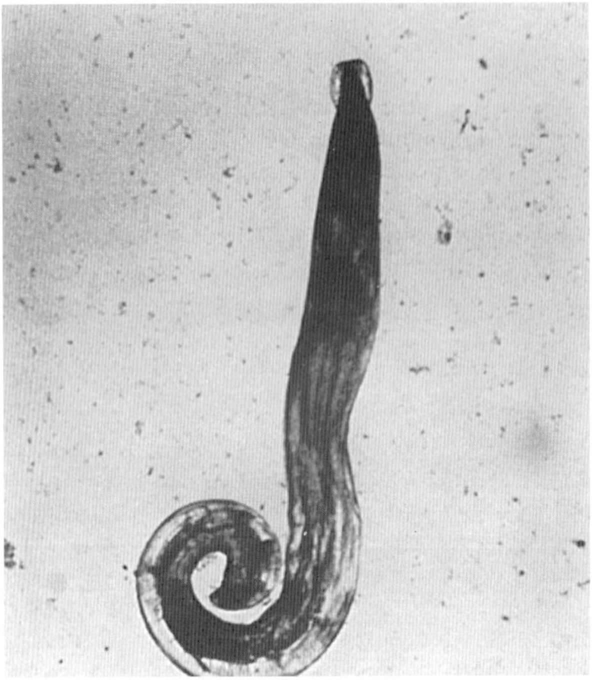

FIG. 19.14. *Enterobius vermicularis,* o oxiúro adulto (fêmea). (Cortesia de Rudolf Garret, M.D.)

so. São observadas lesões elevadas, pruríticas, finas, lineares, semelhantes a túneis contendo líquido seroso.

A doença é usualmente autolimitada, mas o congelamento das larvas com cloreto de etila ou nitrogênio líquido é eficaz. Um tratamento interno alternativo é com tiabendazol (Mintezol).

Larva Currens

A larva *currens* é uma forma de larva *migrans* cutânea causada por *Strongyloides stercoralis.* A condição é assim chamada em virtude da velocidade da migração das larvas; em essência, ela é causada por uma auto-infecção, a penetração da pele perianal por larvas excretadas nas fezes. A erupção, usualmente associada à estrongiloidíase intestinal, começando na pele em torno do ânus, pode comprometer as nádegas, coxas e dorso. O prurido é muito intenso. À medida que as larvas deixam a pele para entrar na corrente sangüínea e estabelecer-se na mucosa intestinal, a erupção desaparece. A pele demonstra uma erupção papular com edema e urticária. O tratamento consiste em tiabendazol (25 a 50 mg/kg) por 2 a 4 dias.

Doenças Causadas por Insetos

Cimicíase ou Mordidas de Percevejos

O percevejo de cama *(Cimex lectularius)* oculta-se em fendas durante o dia e alimenta-se de sangue humano à noite. O percevejo de cama geralmente produz uma série linear de mordidas nos tornozelos e nádegas. Como as mordidas são indolores, o paciente pode não saber o que aconteceu até encontrar as roupas de cama manchadas de sangue. Alguns indivíduos podem reagir com urticária severa e dor. O tratamento consiste em loções calmantes antipruríticas. A praga é eliminada por meio de fumigação (p. ex., com Malathion).

Pediculose Púbica ou Ftiríase

Diversas variedades de *Pediculus* afetam seres humanos, mas o único de interesse nesta discussão é *Pediculus pubis (Phthirus pubis),* o piolho púbico ou "chato". A condição é usualmente transmitida pelo intercurso sexual ou adquirida de roupa de cama contaminada. Os piolhos são encontrados nos pêlos ou na pele, aparecendo como pontinhos brilhantes castanho ou cinza-amarelado. As lêndeas estão fixadas na haste do pêlo e são mais bem vistas com uma luz de Wood. Os sintomas incluem prurido intenso e os efeitos secundários da escoriação persistente. A condição freqüentemente coexiste com outras doenças sexualmente transmissíveis. O tratamento consiste em creme ou loção de gama hexacloreto de benzeno (lindano) a 1% na região púbica, Kwell ou crotamiton (Eurax). As roupas de cama e o corpo essencialmente exigem esterilização.

Infecção por Aracnídeo: Escabiose

A escabiose é uma condição da pele que resulta da infestação pelo ácaro *Sarcoptes scabiei.* A fêmea entoca-se no estrato córneo e aí deposita seus ovos. Os pacientes queixam-se principalmente de prurido que é pior à noite. As áreas comumente comprometidas incluem as dobras interdigitais, faces flexoras dos punhos, mamilos, umbigo, genitália, nádegas e faces externas dos pés. A lesão aparece como uma toca esbranquiçada que é tortuosa e filiforme. Pápulas e pústulas são vistas freqüentemente. A condição também é contraída pelo contato estreito com uma pessoa que abriga o ácaro. O diagnóstico é feito pelo exame microscópico de raspados ou excisão com *shave* da pele suspeita, em busca de ovos, larvas, ácaros adultos ou fezes (Figuras 19.15 e 19.16). O tratamento consiste em creme Elimite, creme de crotamiton 10% (Eurax) ou tiabendazol, bem como descontaminação da roupa.

Doenças Sexualmente Transmissíveis (DST)

As *doenças sexualmente transmissíveis* (DST) são as doenças transmissíveis mais comuns nos países industrializados; uma estimativa pela Organização Mundial de Saúde indica que 25 milhões de pessoas são infectadas anualmente com gonorréia e cerca de 3,5 milhões de pessoas com sífilis. Intercurso anal receptivo é um fator

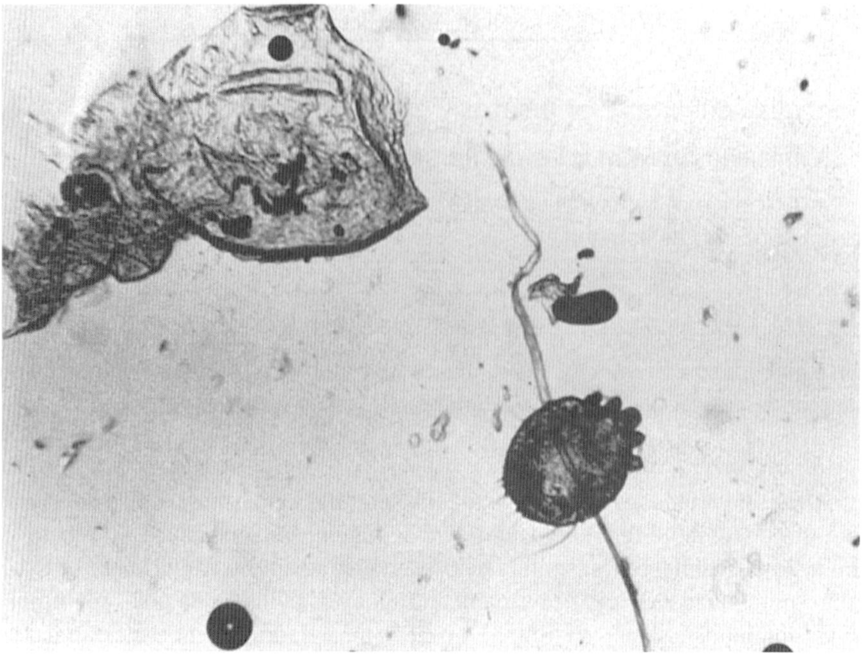

FIG. 19.15. Raspado de uma lesão de escabiose mostrando o ácaro fêmea. (Ampliação original ×240; cortesia de Rudolf Garret, M.D.)

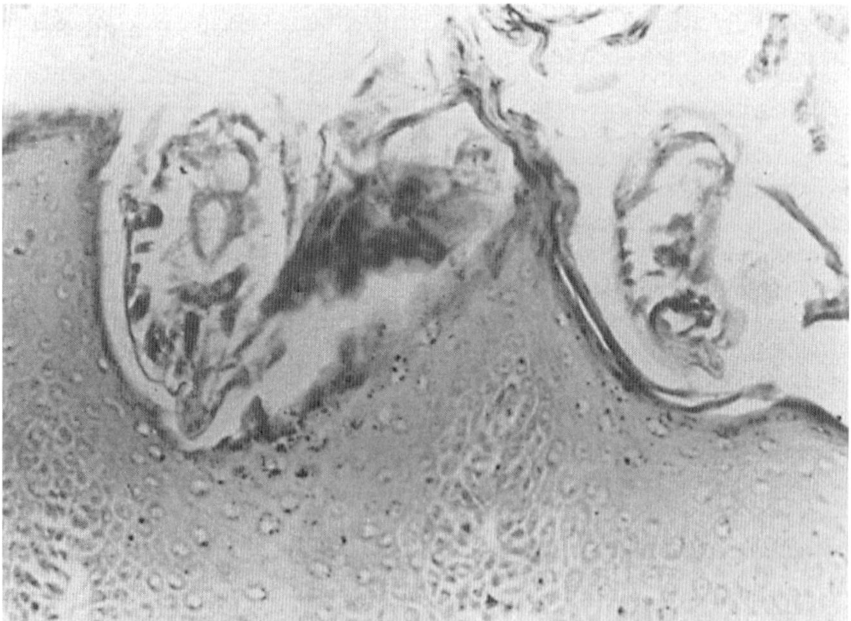

FIG. 19.16. Um espécime de biopsia que mostra o ácaro fêmea penetrando na epiderme. (Ampliação original ×280; cortesia de Rudolf Garret, M.D.)

de risco particular, em virtude da maior fragilidade da mucosa retal em comparação com a mucosa escamosa da vagina. Isto certamente é uma preocupação nesta era da AIDS. Sohn e Robilotti[132] cunharam a expressão "síndrome do intestino gay" para indicar uma constelação de doenças e condições das quais os homossexuais masculinos caem vítimas. Embora as doenças venéreas clássicas, como sífilis, gonorréia, cancro mole, linfogranuloma venéreo (LGV) e granuloma inguinal sejam de interesse, elas representam apenas uma minoria das infecções sexualmente transmissíveis nos Estados Unidos. As condições venéreas epidêmicas hoje são condilomas acuminados, herpes anogenital e, evidentemente, AIDS (ver Capítulo 20). Com as alterações que ocorreram nos costumes e atitudes para com os assuntos sexuais, cabe ao cirurgião ser conhecedor das manifestações, diagnóstico diferencial e tratamento das doenças sexualmente transmissíveis.

Gonorréia

A gonorréia é uma infecção bacteriana causada por *Neisseria gonorrhoeae,* um diplococo gram-negativo. Os humanos são o único reservatório conhecido. A doença afeta membranas mucosas da uretra, colo do útero, reto e orofaringe. A dermatite gonocócica é uma infecção rara que pode desenvolver-se em uma ferida que entrou em contato com a bactéria, inclusive feridas da área genital.

Durante os anos de 1980, a incidência da doença declinou acentuadamente, mas a condição é diagnosticada pelo menos dez vezes mais freqüentemente do que a sífilis. A incidência na população negra foi descrita como sendo quase 40 vezes aquela em brancos. O sumário de 1995 dos casos notificados pelos Centros de Controle e Prevenção de Doenças (CDC) dos Estados Unidos é 150/100.000 da população.

A complicação da proctite gonocócica é de particular interesse para o cirurgião. Esta é geralmente vista na população *gay* como resultado da infecção por intercurso anal. Em mulheres, a condição freqüentemente é causada pela disseminação ao reto a partir do trato genital. Ver o Capítulo 33 para uma discussão da proctite gonocócica e seu tratamento.

Sífilis ou Lues

De acordo com o Serviço de Saúde Pública dos Estados Unidos, a incidência de sífilis[133] primária e secundária nos Estados Unidos é cerca de 130.000 casos anualmente, com três casos em homens sendo descritos para cada caso em mulher. A doença é causada pelo espiroqueta *Treponema pallidum.* O organismo entra na pele ou membrana mucosa, produzindo um cancro aproximadamente 3 semanas depois da infecção. Esta é a fase primária da doença. A lesão é usualmente única e é mais comumente encontrada no pênis, mas também pode ser vista nos lábios, língua e área tonsilar. Em mulheres, pode ser inaparente por causa da sua localização no interior da vagina ou no colo. Na população homossexual, o cancro é usualmente situado na margem anal ou no canal anal. A lesão é usualmente indolor, mas às vezes é acompanhada por desconforto severo, tenesmo, dificuldade de defecação e corrimento. A não ser que exista um alto índice de suspeição, a condição pode ser confundida com uma fissura anal, mas a presença de adenopatia inguinal deve alertar o examinador para esta possibilidade. A localização aberrante da fissura (p. ex., lateral) poderia suscitar alguma suspeita, mas isto também poderia ser um achado compatível com doença de Crohn anal.

A maioria dos trabalhos sobre o assunto afirma que o diagnóstico é estabelecido com base na identificação do organismo por meio de exame em campo escuro (Figura 19.17). Uma vez que a ausência de um resultado positivo do teste não exclua o diagnóstico, provavelmente é preferível tratar os pacientes com lesões clínicas suspeitas e aguardar os resultados da avaliação sorológica. É importante lembrar, no entanto, que os testes sorológicos para sífilis não fornecem resultados positivos até que o cancro primário tenha estado presente por várias semanas.

Embora a excisão da lesão não seja recomendada, alterações histopatológicas características são vistas – infiltração densa por células redondas, células plasmáticas e fibroblastos (Figura 19.18). A proliferação das células endoteliais resulta em uma arterite progressiva.

Tratamento

Penicilina benzatina (2,4 milhões de unidades) por via intramuscular, repetida 7 dias depois, é o tratamento de escolha em pacientes não-alérgicos. Para aqueles

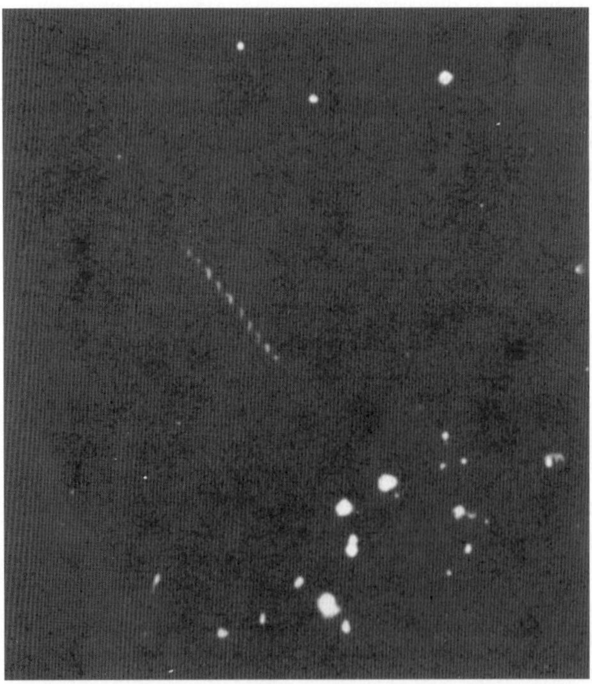

FIG. 19.17. *Treponema pallidum,* o agente causador da sífilis, aparece como um organismo em forma de saca-rolha no exame em campo escuro. (Ampliação original ×600; cortesia de Rudolf Garret, M.D.)

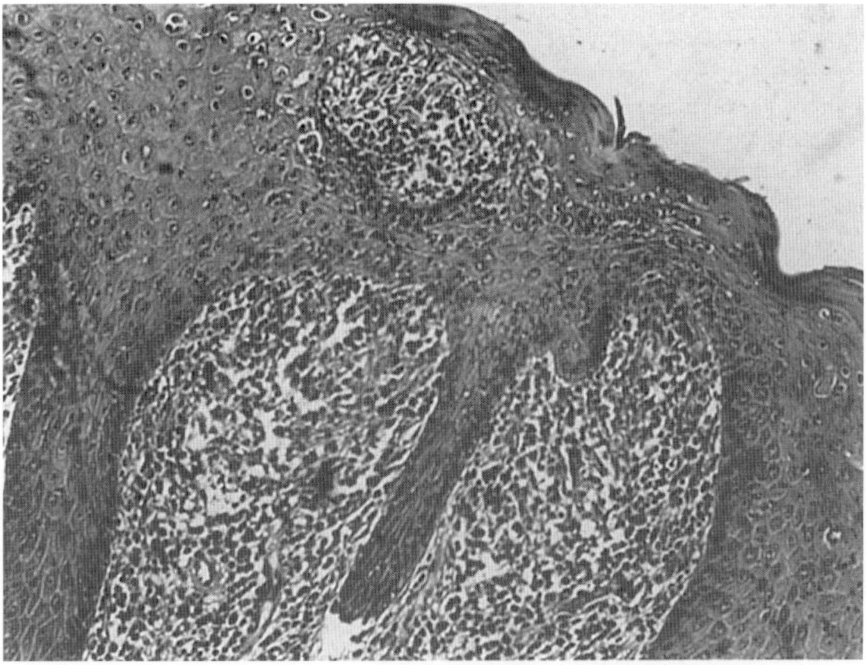

FIG. 19.18. Cancro sifilítico demonstrando hiperplasia pseudo-epiteliomatosa e infiltração de células plasmáticas da derme com linfáticos dilatados. (Ampliação original ×250; cortesia de Rudolf Garret, M.D.)

que são alérgicos à penicilina, é recomendada tetraciclina (500 mg) por via oral 4 vezes ao dia durante 15 dias. Outras tetraciclinas podem ser usadas bem como eritromicina (500 mg) por via oral 4 vezes ao dia durante 15 dias.

Condilomas Planos

A outra manifestação cutânea da sífilis é a fase secundária da sífilis, os condilomas planos. Os sinais e os sintomas da sífilis secundária podem desenvolver-se 2 a 6 meses depois da infecção e usualmente 6 a 8 semanas depois do aparecimento do cancro primário. Ambas as lesões podem existir sincronicamente. Uma erupção maculopapular desenvolve-se, a qual dá origem a uma massa úmida proliferativa contendo os espiroquetas. As lesões podem mostrar-se bastante planas, escamosas, vermelhas e endurecidas. Na área anal particularmente, elas podem tornar-se papilomatosas e vegetantes, com mau cheiro associado (Figura 19.19). Embora a maior parte da literatura sugira que as lesões não são pruriginosas, em alguns casos esta é a queixa principal.

O diagnóstico pode ser estabelecido demonstrando-se o organismo usando exame microscópico em campo escuro, mas os resultados dos testes sorológicos são virtualmente sempre positivos. A histopatologia da sífilis secundária varia,

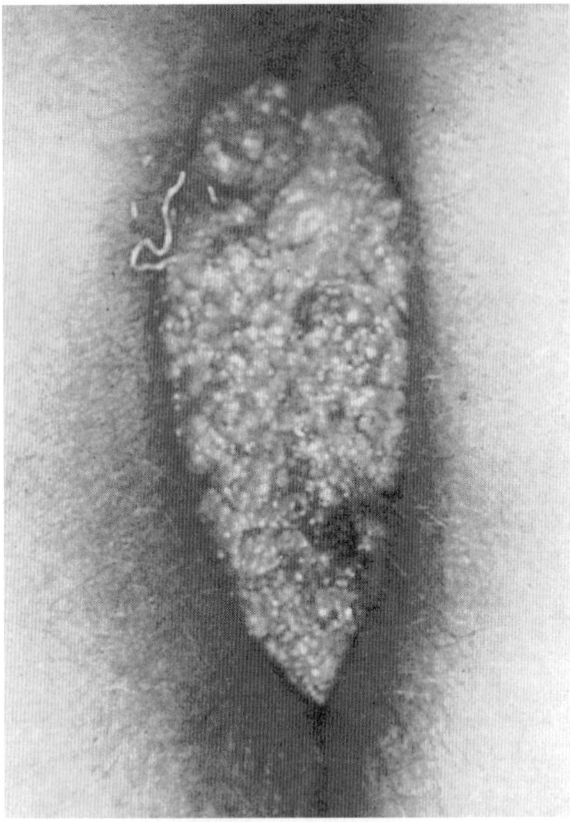

FIG. 19.19. Condilomas planos. Uma grande massa verrucosa, perianal, mucóide, composta de lóbulos com superfície lisa. (Cortesia de Rudolf Garret, M.D.)

dependendo da apresentação clínica. As lesões dos condilomas planos mostram acantose e edema na epiderme com alargamento das cristas epidérmicas (Figura 19.20). Algumas lesões demonstram uma reação inflamatória crônica inespecífica com um grande número de células plasmáticas.

Tratamento com penicilina, eritromicina ou tetraciclina é eficaz. Uma parte importante do tratamento do paciente inclui o rastreamento de todos os contatos sexuais, o qual, no caso da sífilis secundária, exige uma revisão retrospectiva de 1 ano.

Cancro Mole

O cancro mole[134] é uma rara doença sexualmente transmissível, mas sua incidência aumentou nos Estados Unidos nos últimos anos, presumivelmente com base em indivíduos emigrados do Caribe, México e sudeste da Ásia. A condição é mais comum nas regiões tropicais e subtropicais e nas populações mais pobres. A doença é causada pelo bacilo gram-negativo *Haemophilus ducreyi.*

O cancro mole começa na genitália como uma mácula ou pústula inflamatória; esta última se rompe, formando uma úlcera escavada com bordas irregulares. Den-

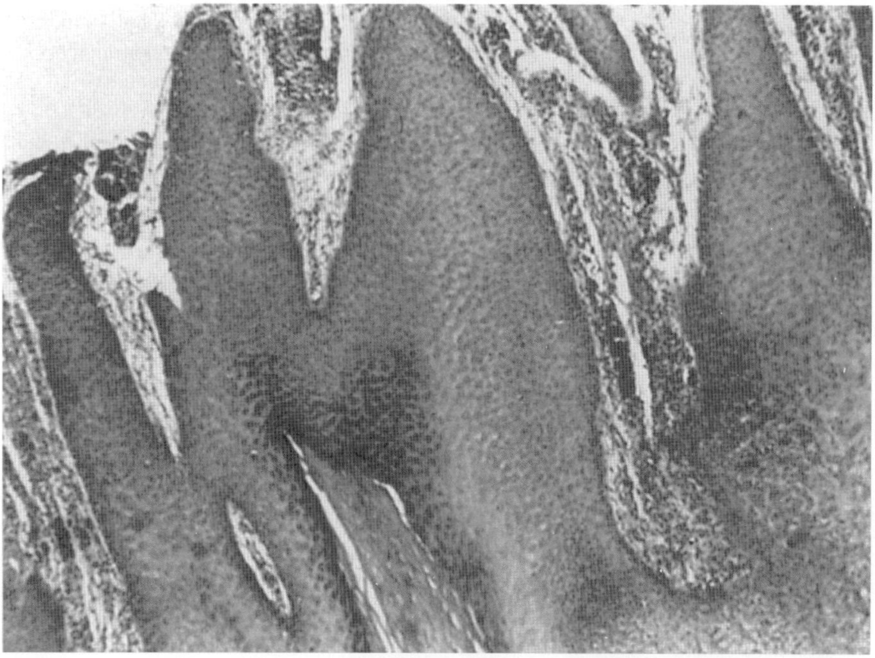

FIG. 19.20. Condilomas planos demonstrando linfáticos dilatados, proliferação da camada de células espinhosas (acantose) e um exsudato inflamatório. (Ampliação original ×250; cortesia de Rudolf Garret, M.D.)

tro de alguns dias a 2 semanas, freqüentemente desenvolve-se adenite inguinal, a qual pode levar à perfuração dos linfáticos. O gânglio inguinal é chamado "bubão". Característica do cancro mole é sua tendência à auto-inoculação. Além do comprometimento da região anal, lesões extragenitais podem ser observadas nas mãos, pálpebras e outros locais.

O diagnóstico é estabelecido pela demonstração da bactéria em esfregaços colhidos da úlcera e cultivados em ágar chocolate vancomicina fortificado.

Uma vez que muitos casos são resistentes à tetraciclina, o tratamento usualmente consiste em sulfas (sulfametoxazol-trimetoprim forte), um comprimido por via oral a cada 12 horas durante 14 dias. Cefalosporinas de terceira geração também são efetivas.

Granuloma Inguinal, Granuloma Venéreo, Donovanose

O granuloma inguinal é uma doença ulcerativa granulomatosa crônica da pele causada por *Calymmatobacterium granulomatis,* antes conhecida como *Donovania granulomatis.*[135] Nos Estados Unidos, menos de 100 casos são notificados anualmente, quase exclusivamente em homens afro-americanos homossexuais. Alguns questionam se ela é transmitida de modo não-venéreo bem como venéreo. As

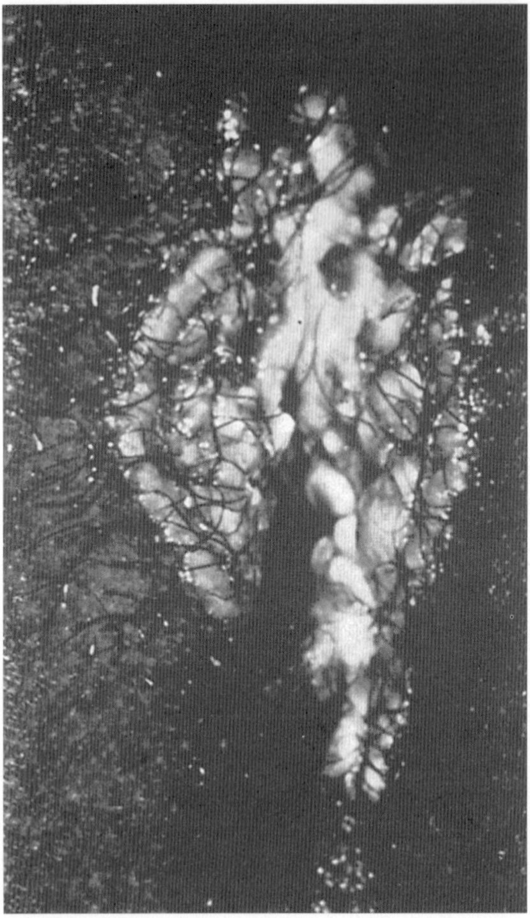

FIG. 19.21. Nódulo granulomatoso cicatricial com uma borda eritematosa circundante, característica de granuloma inguinal. (Cortesia de Rudolf Garret, M.D.)

lesões aparecem como proliferações semelhantes à couve-flor, das quais se desenvolvem pústulas e pápulas (Figura 19.21). Fístulas e cicatrizes são características, com áreas curadas muitas vezes desprovidas de pigmento (Figura 19.22). As lesões podem ser desconfortáveis. Adenopatia não está necessariamente presente, mas infecção secundária com abscesso de gânglios inguinais pode ocorrer. Carcinoma de células escamosas pode desenvolver-se nas lesões não tratadas de longa duração.

O diagnóstico é usualmente estabelecido pelo aspecto, história e bacterioscopia de espécimes de biopsia com *punch*. Os corpos de Donovan aparecem como bastões em forma de alfinete de fralda que se coram intensamente, bipolares, no citoplasma dos macrófagos (Figura 19.23). A biopsia usualmente revela uma reação inflamatória maciça, predominantemente polimorfonuclear, espessamento da epiderme na periferia e macrófagos corando-se palidamente, em geral nas partes superiores do granuloma (Figura 19.24).

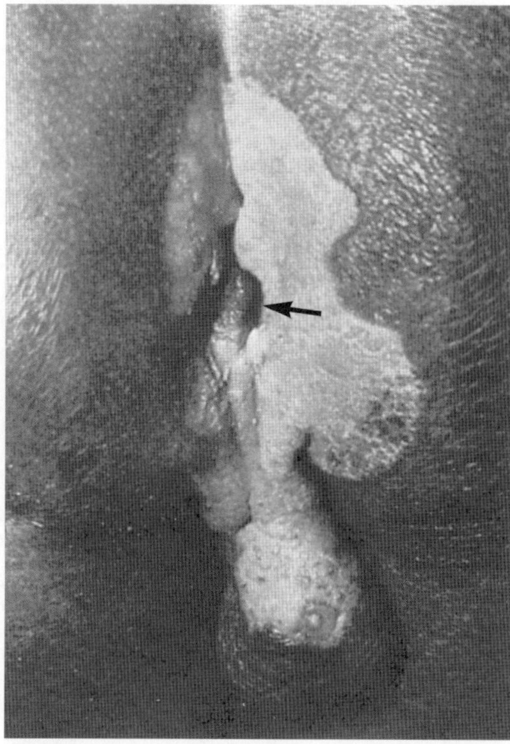

FIG. 19.22. Granuloma inguinal. Ulceração crônica, de forma irregular, aumentando de tamanho, na área perineal (*seta*). Observar cicatrização hipertrófica desprovida de pigmento. (Cortesia de Samuel L. Moschella, M.D.)

Uma variedade de antibióticos teve sucesso no tratamento, uma série de 14 dias de tetraciclina sendo preferida. Se houver destruição tecidual irreversível, pode ser necessária cirurgia de ressecção.

Infecção por "Chlamydia", Linfogranuloma Venéreo, Linfogranuloma Inguinal, Linfopatia Venérea

Nos Estados Unidos, os agentes de saúde consideram *Chlamydia* a mais comum das doenças sexualmente transmissíveis, estimando-se que 4 milhões de americanos sejam afetados a cada ano. Ela é vista mais freqüentemente na população homossexual, com uma incidência particularmente alta em afro-americanos. O linfogranuloma venéreo é uma doença venérea supurativa causada por *Chlamydia trachomatis.* Foi uma doença incomum nos Estados Unidos, com menos de 400 casos comunicados anualmente em um relatório de 1987. A infecção é mais comum no sudeste da Ásia, África, Américas Central e do Sul, e Caribe. Entretanto, a incidência está aumentando como complicação nos pacientes com AIDS.

Os sintomas iniciais são atribuíveis ao trato geniturinário, embora 25% dos homens e 50% das mulheres não tenham sintomas iniciais. A lesão aparece inicialmente como uma vesícula herpetiforme na genitália ou área anal. Queixas, quando

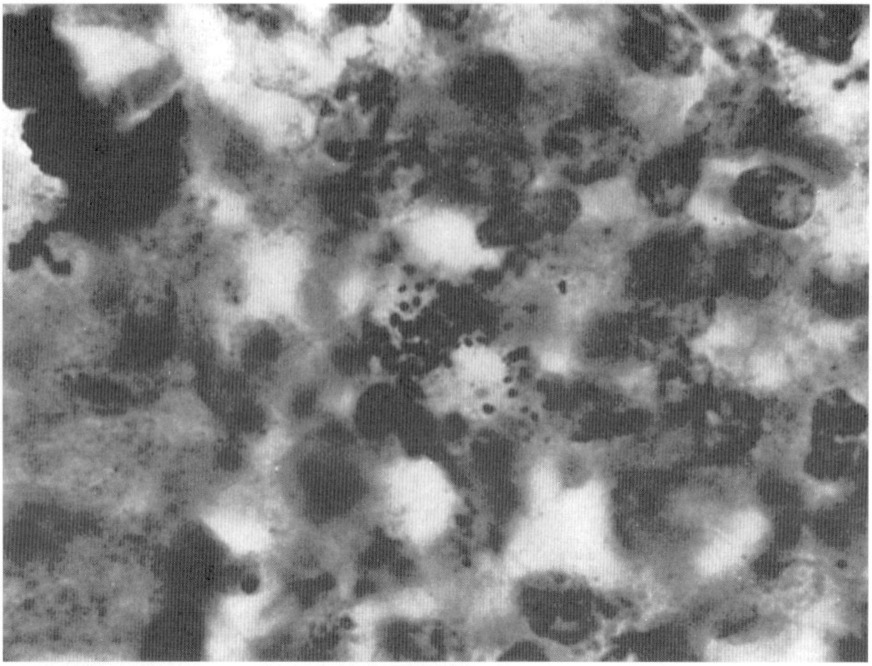

FIG. 19.23. Granuloma inguinal. Corpos de Donovan nos macrófagos, demonstrados pela coloração de Leishman. (Ampliação original ×600; cortesia de Rudolf Garret, M.D.)

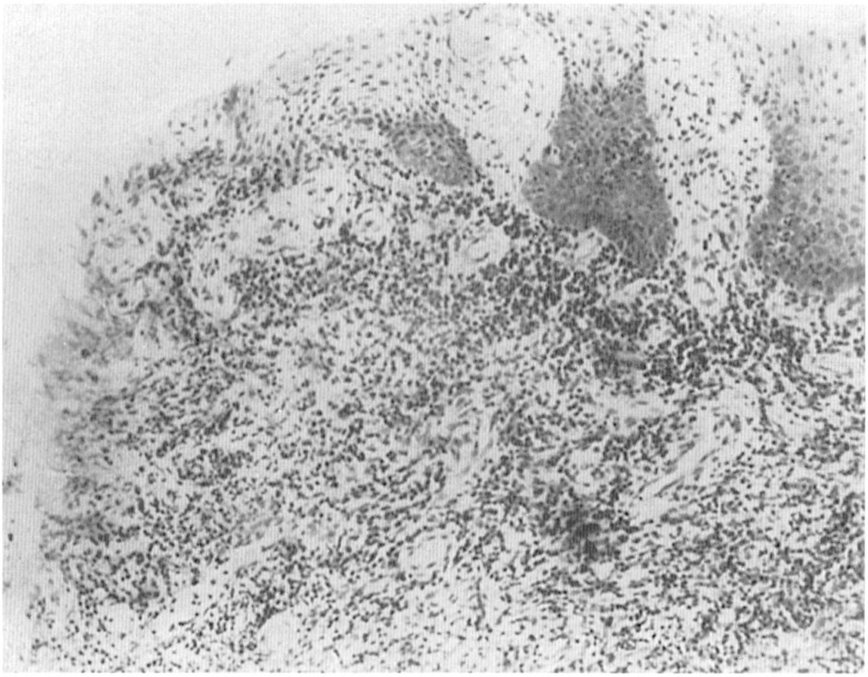

FIG. 19.24. Granuloma inguinal. Infiltrado de células mononucleares na derme com úlcera à esquerda. (Ampliação original ×120; cortesia de Rudolf Garret, M.D.)

ocorrem, incluem disúria, piúria e corrimento mucopurulento. Dor abdominal inferior também pode ser observada, especialmente em mulheres. O diagnóstico pode ser estabelecido observando-se o padrão clínico da lesão genital, seguida 1 a 4 semanas mais tarde por linfadenopatia unilateral acentuada e sintomas sistêmicos. Os gânglios aumentam, formam uma massa grande, tornam-se flutuantes e drenam.

O linfogranuloma venéreo também pode iniciar-se no reto sob a forma de proctite. Os sintomas clínicos nestas circunstâncias são corrimento retal, sangramento e tenesmo. Uma fissura anal associada não é incomum. Fístulas perianais e retovaginais podem desenvolver-se, e nos casos avançados pode ocorrer progressão para estenose retal grave. Aproximadamente 2 semanas depois do aparecimento da lesão primária, a linfadenopatia inguinal é evidente. Caracteristicamente, em homens os gânglios fundem-se em uma grande massa. Se a lesão primária aparecer no colo do útero ou no reto, os gânglios perirretais e ilíacos profundos aumentarão. Obstrução intestinal e elefantíase da genitália são seqüelas tardias.

Histologicamente, as alterações consistem em um granuloma infeccioso com a formação de abscessos estrelados (Figura 19.25). Os estudos laboratoriais revelam anormalidades características, como a freqüentemente observada inversão da relação albumina-globulina. O chamado "teste de Frei"[135a] tem sido empregado classicamente para estabelecer o diagnóstico do linfogranuloma venéreo; este é um teste intradérmico semelhante ao teste tuberculínico. Entretanto, o procedimento caiu em descrédito e não é mais disponível em muitos lugares. O teste de fixação de

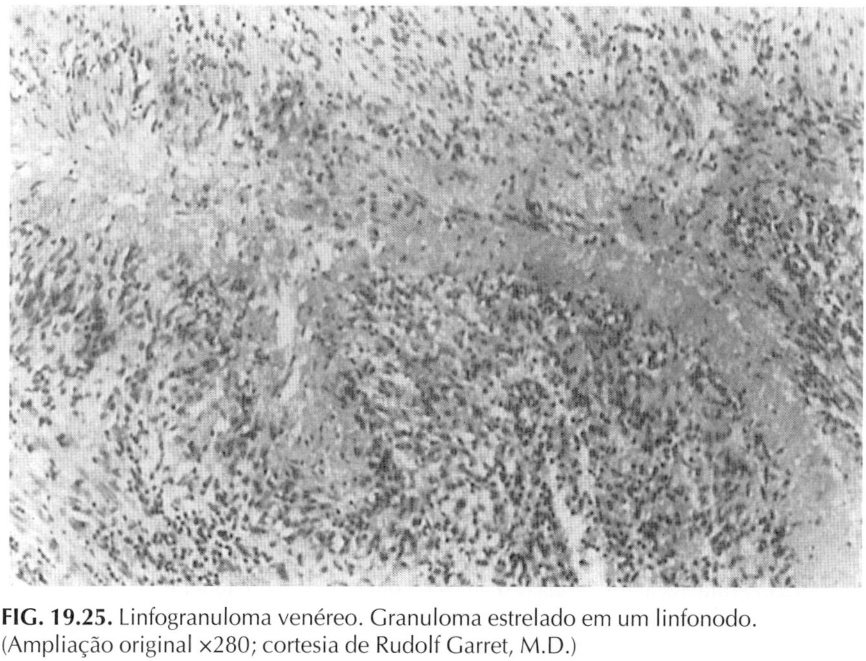

FIG. 19.25. Linfogranuloma venéreo. Granuloma estrelado em um linfonodo. (Ampliação original ×280; cortesia de Rudolf Garret, M.D.)

complemento para linfogranuloma venéreo é considerado positivo a 1:80 ou mais, porém o teste de microimunofluorescência é considerado mais sensível. Títulos elevados são observados aproximadamente 1 mês depois do início da enfermidade.

Os tratamentos recomendados incluem tetraciclina (500 mg) por via oral 4 vezes ao dia durante 21 dias; eritromicina (500 mg) por via oral 4 vezes ao dia durante 21 dias; e sulfametoxazol-trimetoprim forte a cada 12 horas durante 21 dias. Estenose retal pode exigir um procedimento de ressecção ou um desvio.

"Molluscum Contagiosum"

Molluscum contagiosum é uma doença transmissível da pele causada por um poxvírus. É visto principalmente em crianças pré-escolares e da escola primária. Em adultos, a condição pode afetar a pele do abdome, coxas, virilha, genitália, nádegas e, em homens homossexuais, a área perianal. As lesões começam como pápulas, muitas vezes desenvolvem umbilicação central, e podem ser amplamente disseminadas. São muitas vezes assintomáticas, mas podem ser pruriginosas.

O *molluscum contagiosum* tem uma histopatologia característica: uma proliferação para baixo das cristas epidérmicas e envolvimento pelo tecido conjuntivo para formar uma cratera profunda. Os chamados "corpos de *molluscum*" são encontrados no citoplasma das células do *stratum malpighii* (Figura 19.26).

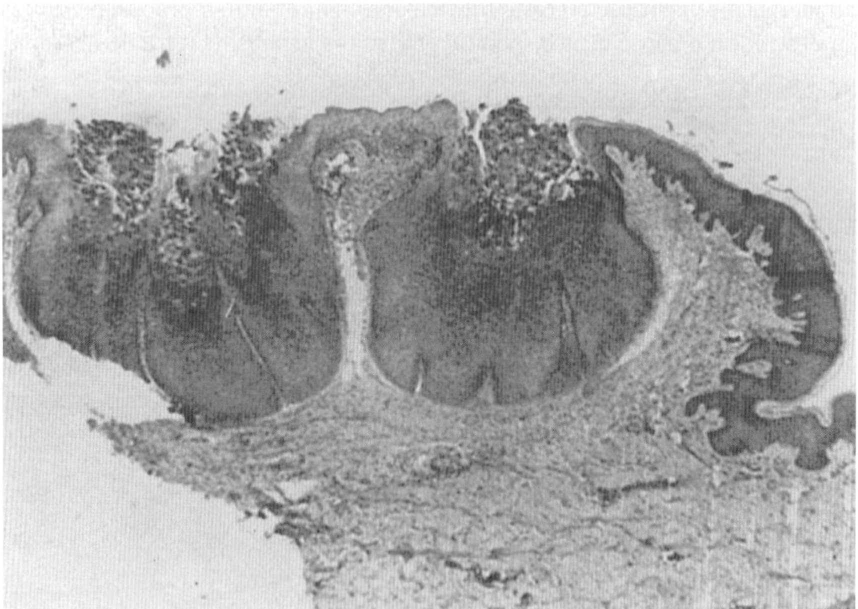

FIG. 19.26. Proliferação de células escamosas com formação de lóbulos em forma de pêra e corpos de *molluscum* na área central crateriforme, que é característica do *molluscum contagiosum*. (Ampliação original ×120; cortesia de Rudolf Garret, M.D.)

Tratamento pode não ser necessário, porque as lesões usualmente curam-se sem causar cicatriz, a não ser quando infectadas secundariamente. Curetagem pode ser feita usando-se *spray* de cloreto de etila para congelamento. Nitrogênio líquido e eletrocoagulação também foram eficazes, bem como podofilina a 20% e solução saturada de ácido tricloracético.

Herpes Genitalis; Herpes Genital; Infecção por Herpes Simples; Herpes

O herpes simples é uma infecção onipresente causada por um vírus que foi associado a várias erupções vesiculares, agudas, limitadas, próximo de junções mucocutâneas. Os sinônimos incluem vesículas de febre, ferida de frio, *herpes febrilis*, *herpes labialis* e herpes genital. De acordo com os CDC, 300.000 a 500.000 novos casos ocorrem anualmente, estimando-se que 30 milhões de americanos abriguem o vírus. Classicamente, o vírus herpes simples tipo 1 (HSV-1) comumente aparecia acima da cintura e não era usualmente contraído sexualmente, enquanto com a forma tipo 2 (HSV-2), o oposto freqüentemente era o caso. Com a freqüência aumentada do sexo orogenital, no entanto, ambos os tipos podem ser encontrados em cada localização. A probabilidade de reativação da infecção herpes simples difere entre as infecções HSV-1 e HSV-2; a freqüência de recorrência clínica com a forma genital é seis vezes aquela do tipo orolabial.

As lesões cutâneas associadas a infecções por herpes simples são usualmente vesículas características em pequenos grupos. Entretanto, os pacientes muitas vezes não são vistos até que as vesículas tenham ulcerado. Na área genital, lesões dolorosas podem aparecer no prepúcio, glande, corpo do pênis, lábios, vulva, clitóris e colo do útero. Os gânglios inguinais podem ser firmes e dolorosos à palpação. A cura é usualmente completa em 10 dias.

Em seguida à infecção, o vírus viaja por um nervo aferente até o gânglio associado (p. ex., HSV-2 vai para o gânglio sacro), permanecendo no corpo em um estado latente. Na fase latente, nenhuma manifestação clínica é vista, mas a reativação do vírus pode ocorrer, geralmente duas ou três vezes por ano, às vezes após uma febre, transtorno emocional ou talvez menstruação. Os sintomas prodrômicos da exacerbação incluem prurido, formigamento e dor irradiando-se para a pelve e membros inferiores. Os episódios recorrentes tendem a ser de mais curta duração e intensidade. Uma vez infectado, o paciente está condenado a ter herpes durante toda a vida.

As preocupações com as infecções de herpes relacionam-se não somente ao processo cutâneo primário, mas também a efeitos psicológicos adversos e ao risco de transmissão das mães grávidas aos recém-nascidos. Também uma freqüência aumentada de câncer cervical é observada. O herpes neonatal não tratado é associado a uma taxa de mortalidade de 50%, mas este risco pode ser reduzido por parto cesáreo.

A transmissão pode resultar do contato sexual durante períodos de eliminação assintomática do vírus em aproximadamente 70% dos indivíduos. Além disso, o risco de aquisição do vírus herpes simples é maior em mulheres do que em homens.

Diagnóstico

Uma técnica de anticorpo fluorescente direto usando o líquido de uma vesícula é um meio rápido de confirmar o diagnóstico. A preparação de Tzanck, na qual raspados são postos sobre uma lâmina e corados, revelará corpos de inclusão intranucleares e células gigantes. O método mais definitivo para o diagnóstico da infecção pelo vírus herpes simples é a cultura viral, mas este é um estudo caro, complicado. O quadro clínico de vesículas agrupadas sobre uma base eritematosa em qualquer lugar no corpo sugere infecção por herpes, de modo que os estudos laboratoriais servem principalmente para confirmação.

Tratamento

A terapia atual para a condição é o uso de uma preparação antiviral, aciclovir (Zovirax), mas ela não cura a doença. O aciclovir é um análogo de nucleosídeo purínico acíclico sintético que exibe atividade inibitória *in vitro* contra o vírus. O tratamento é dirigido para três áreas: tratamentos do episódio inicial e da recorrência, e manutenção entre os ataques. Herpes primário de menos de 7 dias de duração é tratado com aciclovir oral (200 mg) 5 vezes ao dia durante 10 dias. A terapia intermitente, dada ao primeiro sinal de recorrência, consiste em 200 mg 5 vezes ao dia durante 5 dias. A terapia supressiva crônica para doença recorrente é 400 mg 2 vezes ao dia durante até 12 meses. Os pacientes que se apresentam depois de 1 semana, mas que ainda têm lesões vesiculares iniciais ou sintomas constitucionais, também podem se beneficiar com a terapia. Entretanto, aciclovir não é recomendado para o tratamento das lesões crostosas e para pacientes que são assintomáticos. Os episódios recorrentes devem ser tratados dentro de 48 horas, para que sejam esperados resultados benéficos, mas alguns acreditam que o aciclovir não tem efeito mensurável sobre a história natural subseqüente da doença. A terapia supressiva provavelmente é mais efetiva em pacientes sujeitos a exacerbações freqüentes, mas a eliminação assintomática do vírus significa que o indivíduo ainda seja infeccioso. A terapia com aciclovir oral contínua ou episódica foi demonstrada segura e razoavelmente efetiva, com taxas anuais de recorrência substancialmente reduzidas.

Condilomas Acuminados ou Verrugas Venéreas

Os condilomas acuminados representam a mais comum DST vista na clínica da maioria dos médicos. A condição também se situa entre as mais difíceis de eliminar. Os agentes de saúde pública estimam que verrugas genitais ou anais desenvolvem-se em 1 milhão de americanos anualmente, e dois terços dos seus parceiros sexuais adquirem a condição. A doença é causada por um vírus de DNA, de papiloma humano, um membro do grupo dos papovavírus. A evidência sugere que o vírus seja antigênica, bioquímica e imunologicamente distinto do vírus da verruga comum, *verruca vulgaris*. Embora a condição possa ocorrer em homens e mulheres heterossexuais, é vista mais comumente em homossexuais masculinos.

Sintomas

Os pacientes usualmente se queixam de um caroço ou caroços e muitos pensam que o problema é causado por hemorróidas. Outros sintomas incluem corrimento, prurido, dificuldade de defecação, dor anal, tenesmo e sangramento retal.

Exame

O aspecto da lesão usualmente torna óbvio o diagnóstico. As verrugas são usualmente pequenas excrescências vegetantes, individualizadas, elevadas, róseas a cinzentas, no canal anal, pele perianal e região urogenital (Figura 19.27). Podem ser isoladas ou múltiplas, ou coalescer para formar massas polipóides. As lesões no canal anal raramente se estendem para dentro do reto, mas ficam limitadas ao epitélio escamoso e zonas de transição. A própria verruga é um crescimento epitelial hiperplásico com acantose irregular e acentuada hiperceratose (Figura 19.28).

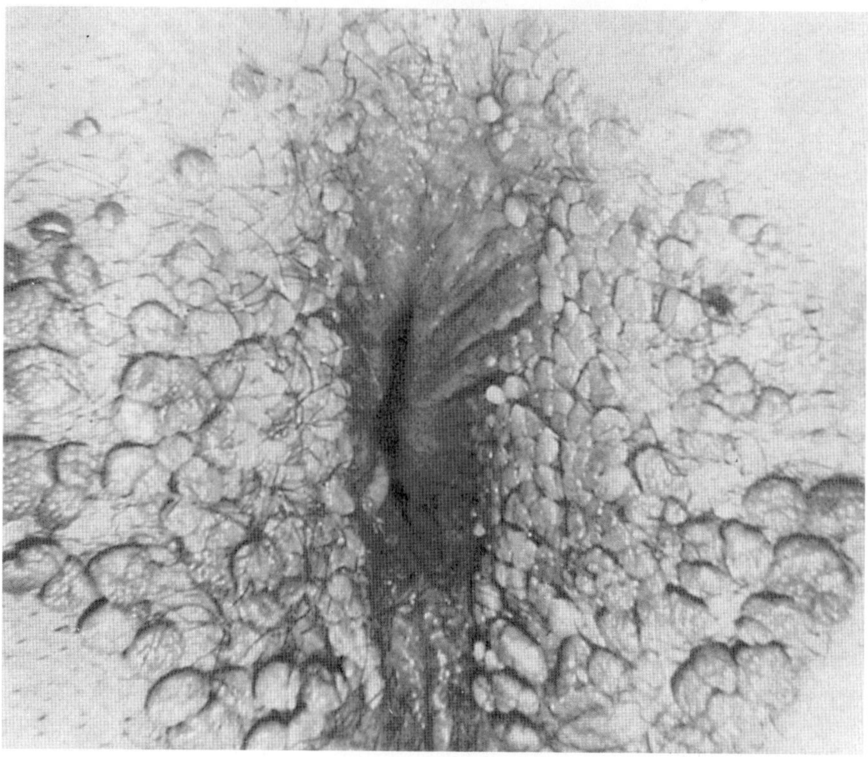

FIG. 19.27. Condilomas acuminados. Múltiplos papilomas estreitamente agrupados criando uma aparência de couve-flor. (De: Corman ML, Veidenheimer MC, Swinton NW. *Diseases of the anus, rectum and colon* (doenças do ânus, reto e cólon). Part I: Neoplasms (tumores). New York: Medcom, 1972.)

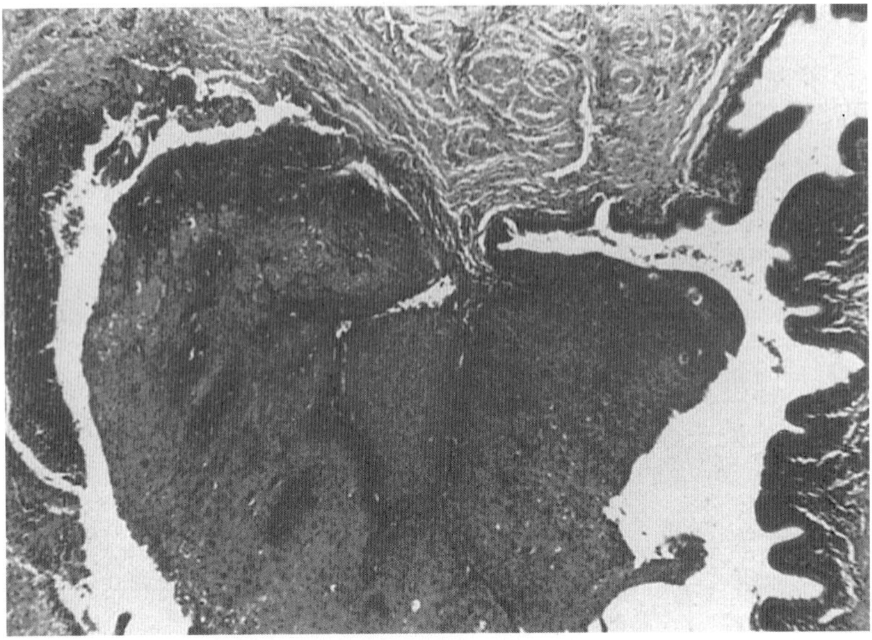

FIG. 19.28. Condilomas acuminados em um canal anal. Observar a proliferação de células escamosas, células escamosas vacuoladas, e núcleos hipercromáticos, e a ausência de uma camada cornificada. Observar também o epitélio colunar revestindo o canal anal. (Ampliação original ×120; cortesia de Rudolf Garret, M.D.)

Tratamento

A Força-Tarefa de Padrões da Sociedade Americana de Cirurgiões do Cólon e Reto recomendou certos parâmetros de prática para cirurgia ambulatorial de condilomas anais.

Quando os condilomas são limitados à pele perianal, tratamentos com medicações tópicas, destruição local, ou remoção e imunoterapia podem ser administrados em pacientes externos. Os pacientes com condilomas extensos perianais ou no canal anal ou os pacientes com condilomas genitais associados podem necessitar tratamento sob internação. Numerosos métodos para tratar condilomas anais foram propostos, incluindo os seguintes:

- Podofilina.
- Ácido bicloracético e outros agentes cáusticos.
- Imunoterapia.
- Quimioterapia.
- Injeção sublesional de interferon alfa.
- Crioterapia.

- Eletrocoagulação.
- *Laser*-terapia.
- Excisão cirúrgica.

Podofilina

A podofilina é um agente químico que é citotóxico para as verrugas, mas tem a desvantagem de ser irritante para a pele. É importante, portanto, aplicar o líquido com cuidado, e apenas nas verrugas. A resina de podofilo, derivada das plantas *Podophyllum emodi* e *Podophyllum peltatum,* contém muitos compostos de lignina biologicamente ativos, incluindo podofilox, o mais completamente caracterizado e o mais ativo contra verrugas genitais. A técnica tem a vantagem de ser simples e barata. Porém sua aplicação é limitada às verrugas externas. Freqüentemente são necessários múltiplos tratamentos.

Ácido Bicloracético ou Dicloracético

O ácido bicloracético, um ceratolítico e cauterizante extremamente potente, também tem sido usado com sucesso no tratamento dos condilomas. A substância penetra e cauteriza rapidamente a pele, ceratina e outros tecidos. Como acontece com a podofilina, ela é simples de aplicar e é barata. Adicionalmente, tem a vantagem de ser aplicável no canal anal. Múltiplas visitas ao consultório são usualmente necessárias, no entanto, e há preocupação com irritação da pele e desconforto.

Imunoterapia

Uma vacina é criada excisando-se e lavando o tecido dos condilomas, e uma suspensão a 10% é preparada em Medium 199 suplementado com antibióticos. Após homogeneização e congelação, ela é a seguir centrifugada, e o sobrenadante é aquecido. O material inativado é então novamente centrifugado, e o sobrenadante é coletado e testado quanto à esterilidade bacteriana. O paciente é vacinado com seis injeções semanais consecutivas (0,5 ml), por via subcutânea, administradas na região deltóidea, com a vacina ficando congelada entre as injeções.

Embora os resultados da imunoterapia sejam realmente bons (85 a 95% de resposta), a aplicação desta modalidade tornou-se discutível, porque é virtualmente impossível convencer um laboratório a prepará-la. Em virtude dos riscos potenciais de responsabilidade civil e o considerável investimento financeiro necessário para realizar as experiências clínicas e laboratoriais exigidas pela Administração de Alimentos e Drogas dos EUA, nenhum laboratório dispôs-se a assumir a responsabilidade.

Citostáticos Tópicos

Vários agentes quimioterápicos foram advogados no tratamento deste condiloma, incluindo 5-fluorouracil, tiotepa e bleomicina. Taxas de sucesso de 70% foram obtidas.

Interferon

O interferon leucocitário humano (Alferon N), em virtude das suas propriedades antiproliferativas e antivirais, tem sido demonstravelmente eficaz no tratamento de condilomas acuminados. Os interferons são produzidos e secretados em resposta a infecções virais e a uma variedade de outros indutores sintéticos e biológicos. O Alferon N é fabricado a partir de unidades reunidas de leucócitos humanos que foram induzidas pela infecção incompleta com um vírus aviário para produzir interferon alfa-n3. Estudos controlados randomizados demonstraram uma redução estatisticamente significativa na área de verrugas nos grupos tratados, resultando em controle inicial em 60 a 90% dos pacientes.

Crioterapia

A crioterapia é uma conduta que também é advogada para o tratamento de condilomas. A aplicação tópica de nitrogênio líquido é simples de realizar e exige pouco equipamento especial. A crioterapia pode ser efetuada com um *spray* ou com um aplicador com ponta de algodão, e pode ser aplicada, com sucesso limitado, dentro do canal anal. Como nos métodos supramencionados, nenhum espécime patológico é obtido. Alguns pacientes relatam desconforto que justifica anestesia local ou regional.

"Laser"-Terapia

Alguns recomendam *laser*-terapia no tratamento dos condilomas, com sucesso inicial observado em 88 a 95% dos casos. É relatado que os *lasers* de contato produzem áreas nitidamente definidas mais previsíveis de necrose térmica do que a eletrocirurgia, embora o *laser* não de contato de Nd: YAG bem como o de dióxido de carbono tenham sido usados com sucesso. Uma das preocupações expressadas é a possibilidade de vaporização das partículas virais, com conseqüente risco para o cirurgião e a equipe da sala de operações. Precauções de máscara especial são portanto necessárias. Outras desvantagens são a ausência de uma peça histopatológica e o dispendioso equipamento que é exigido.

Experiências randomizadas compararam a *laser*-terapia com a eletrocoagulação convencional. Nenhuma diferença foi encontrada entre os dois grupos, no que se refere ao número de recorrências, dor pós-operatória, tempo de cura e taxa de formação de cicatriz. Além disso, recorrências são vistas mais freqüentemente com o *laser*. Estes fatores, junto com o alto custo do equipamento, implicam em ausência de vantagem para esta mais nova forma de tratamento.

Eletrocoagulação e Excisão Cirúrgica

A eletrocoagulação com excisão de uma parte da peça para submeter a exame histopatológico constitui o "padrão-ouro" para o tratamento de condilomas anais.

A técnica é limitada somente pelo problema da dor e, evidentemente, a despesa relacionada à anestesia.

A técnica da eletrocoagulação exige a criação de uma queimadura de primeiro ou no máximo segundo grau. Quando é usado o eletrodo de ponta de agulha, a verruga é virtualmente explodida, e o tecido residual é varrido com uma compressa seca. Se a "queimadura" não for levada demasiado profundamente, a dor não é intensa; geralmente pode ser controlada com uma prescrição não-narcótica. Provocar uma queimadura profunda até a derme ou a gordura é errado. Os pacientes provavelmente queixar-se-ão amargamente de dor, e existe um risco de desenvolvimento subseqüente de uma estenose anal se for tratada uma área grande.

Exame estreito de acompanhamento é necessário para tratar lesões recorrentes tão logo elas sejam evidentes. Menos da metade dos pacientes tem resolução do processo após apenas um tratamento. É importante, portanto, o paciente compreender que a terapia pode ser prolongada. Felizmente, uma vez as verrugas tenham sido removidas e as feridas tenham se curado, a condição geralmente não recidiva.

Condiloma Acuminado Gigante ou Tumor de Buschke–Löwenstein e Degeneração Maligna

O tumor de Buschke-Löwenstein[136] também conhecido como condiloma acuminado gigante, é uma variedade de condilomas anais que tende a comportar-se de uma maneira localmente maligna, penetrando profundamente nas estruturas adjacentes (Figura 19.29).

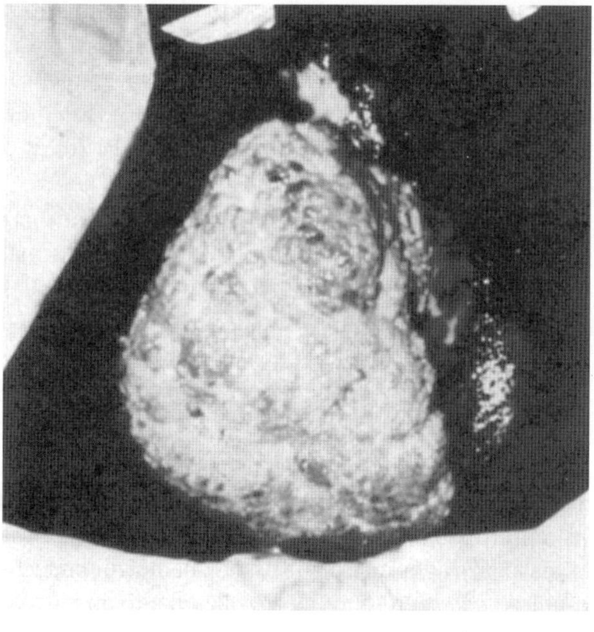

FIG. 19.29. Carcinoma escamoso verrucoso, ou tumor de Buschke-Löwenstein. (De: Corman ML, Veidenheimer MC, Swinton NW. *Diseases of the anus, rectum and colon*. Part I: Neoplasms. New York: Medcom, 1972.)

Vários relatos descreveram o desenvolvimento de carcinoma de células escamosas nestes raros casos "gigantes". A marca característica da doença é a alta taxa de recorrência (66%) e a alta incidência (56%) de transformação maligna. Recorrências desenvolvem-se em 50% daqueles inicialmente tratados com cirurgia radical. Quimiorradioterapia associa-se a uma taxa melhorada de cura em comparação com cirurgia isolada.

Entretanto, excisão local ampla é a conduta cirúrgica inicial recomendada. Se as margens estiverem livres de tumor, nenhum tratamento adicional está justificado. Ocasionalmente, no entanto, a lesão é tão extensa que é julgada não ressecável. Nas lesões deste tipo, terapia adjuvante deve ser considerada, de acordo com o protocolo descrito no Capítulo 24.

DERMATOSES PRÉ-MALIGNAS E MALIGNAS

As neoplasias malignas da margem anal e da pele perianal incluem carcinoma basocelular, doença de Paget[137] extramamária, doença de Bowen,[138] melanoma maligno e carcinoma epidermóide. As duas últimas condições são discutidas no Capítulo 24. Infiltração leucêmica e linfomatosa também pode comprometer a região anal. Além dessas, duas outras lesões cutâneas podem ser pré-malignas ou associadas a câncer e outra localização: *acanthosis nigricans* e leucoplasia.

"Acanthosis Nigricans"

A *acanthosis nigricans* é principalmente conhecida dos cirurgiões pela sua associação nefasta com câncer abdominal em adultos. As regiões afetadas incluem a face, pescoço, axilas, genitália externa, virilhas, coxas internas, umbigo e ânus. A condição aparece usualmente como um espessamento aveludado, acinzentado, ou aspereza da pele. As alterações patológicas são epidérmicas, com papilomatose, hiperceratose e hiperpigmentação (Figura 19.30). Prurido é o sintoma mais freqüente.

A forma maligna da *acanthosis nigricans* pode preceder, acompanhar ou seguir-se ao início do câncer interno. A maioria das malignidades abdominais é de adenocarcinomas, geralmente de origem gástrica (60%). O próprio tumor está usualmente avançado no momento da descoberta e tem uma progressão rápida. O tratamento é dirigido para a condição maligna primária.

Leucoplasia

A leucoplasia é um espessamento esbranquiçado do epitélio da membrana mucosa que ocorre em placas de diversos tamanhos e formas. No canal anal, ela é vista principalmente em homens e ocasionalmente associa-se à cura retardada de ferida (p. ex., após excisão de fissura, hemorróidas e condilomas). Embora a própria condição *não* represente uma malignidade, quando ocorre na mucosa gengival e

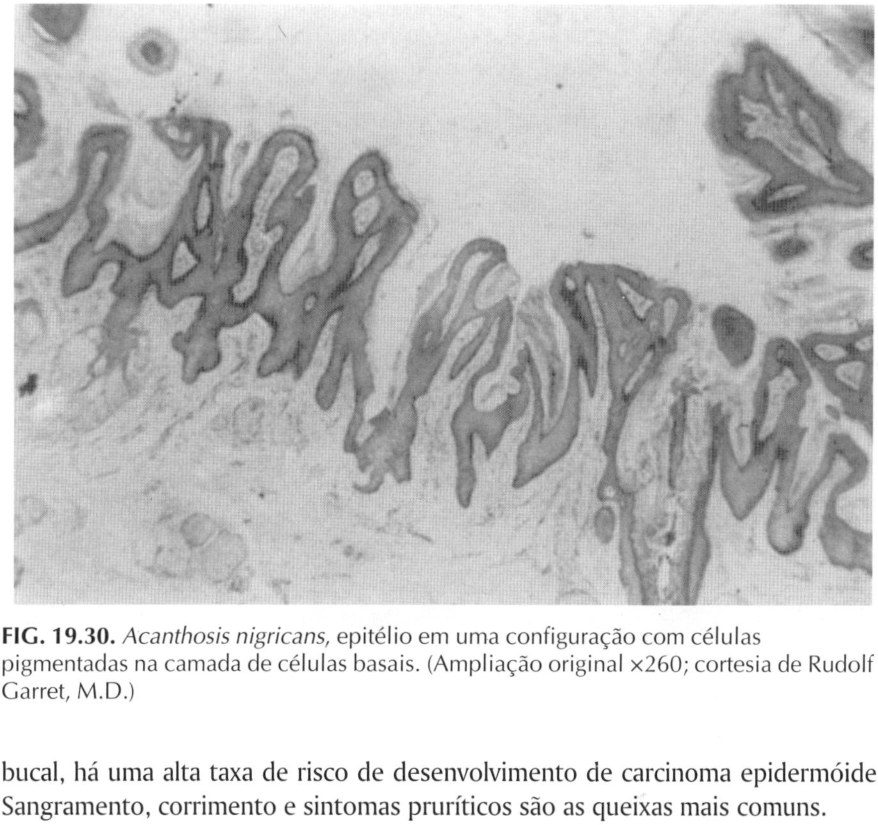

FIG. 19.30. *Acanthosis nigricans,* epitélio em uma configuração com células pigmentadas na camada de células basais. (Ampliação original ×260; cortesia de Rudolf Garret, M.D.)

bucal, há uma alta taxa de risco de desenvolvimento de carcinoma epidermóide. Sangramento, corrimento e sintomas pruríticos são as queixas mais comuns.

Microscopicamente, observam-se hiperceratose e metaplasia escamosa (Figura 19.31). A excisão da lesão geralmente é malsucedida; a condição simplesmente recidiva. Entretanto, a probabilidade de recorrência pode ser reduzida se uma anoplastia for realizada, cobrindo-se o defeito com pele nova de espessura total. Em virtude do problemático potencial de malignidade, é aconselhada proctossigmoidoscopia (anuscopia) anual com biopsia de qualquer área suspeita.

"Mycosis Fungoides"

A *mycosis fungoides* é uma neoplasia maligna cutânea incomum, prurítica, geralmente fatal, do sistema linforreticular, especificamente dos linfócitos timoderivados (células T). Comprometimento subseqüente dos linfonodos e órgãos internos desenvolve-se à medida que a doença progride.

A lesão cutânea pode ocorrer em qualquer localização; a pele sobrejacente pode ter apenas telangiectasia ou se violácea, muitas vezes de cor intensa variada (Figura 19.32). À medida que o tumor avança, ocorrem ulcerações (Figura 19.33), e a dor é um sintoma predominante. As alterações microscópicas incluem invasão epi-

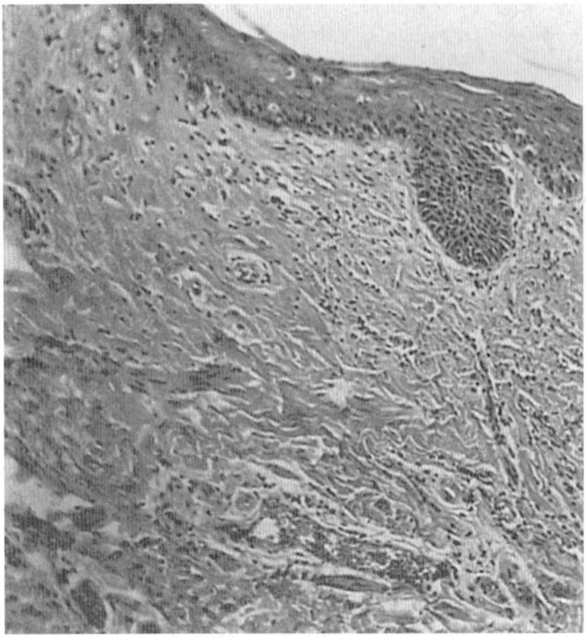

FIG. 19.31. Leucoplasia. Paraceratose com atrofia da epiderme e fibrose da derme. Observar as poucas células com núcleos hipercromáticos junto da camada de células basais. (Ampliação original ×240; cortesia de Rudolf Garret, M.D.)

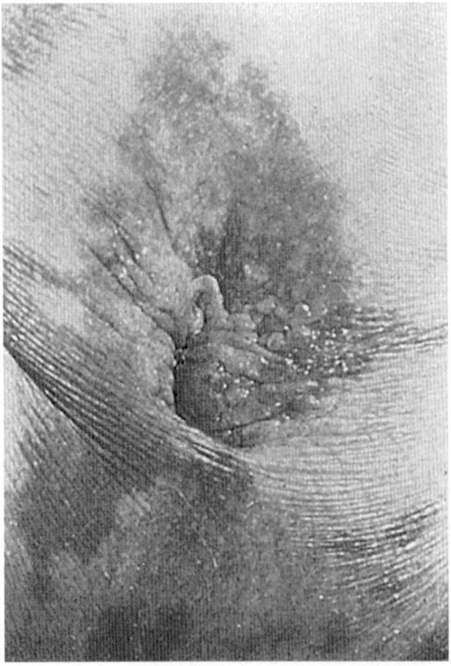

FIG. 19.32. Um tumor violáceo e placas de forma irregular castanho-avermelhadas adjacentes são indicadores de *Mycosis fungoides*. (De: Corman ML, Veidenheimer MC, Swinton NW. *Diseases of the anus, rectum and colon.* Part 1: Neoplasms. New York: Medcom, 1972.)

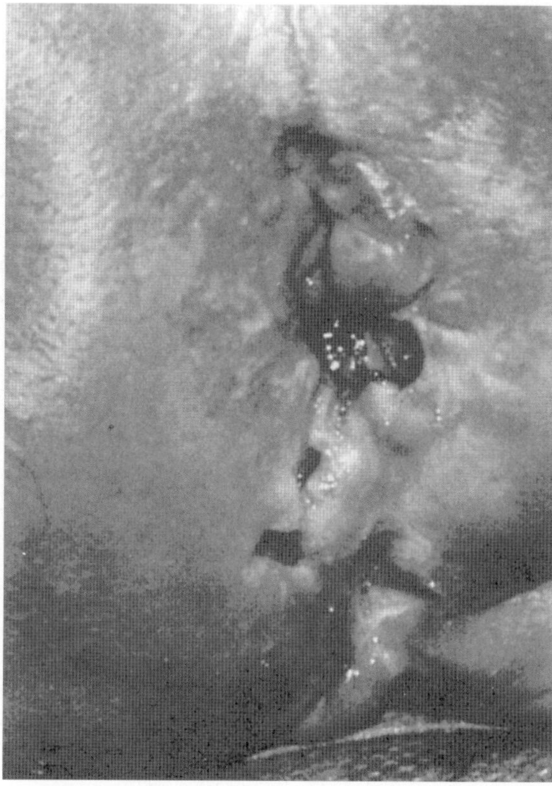

FIG. 19.33. Ulceração perianal, nódulos e infiltração da pele por infiltrado linfomatoso provado por biópsia. (Cortesia de Daniel Rosenthal, M.D.)

dérmica de pequenos grupos de linfócitos de aparência anormal e acumulação perivascular de células linfocíticas. À medida que a doença progride, números aumentados de células anormais, malignas, são demonstrados (Fig. 19.34).

O tratamento é dirigido para a doença sistêmica.

Leucemia Cutânea

A infiltração da região perianal por células leucêmicas é incomum. Ocasionalmente, esta pode ser a primeira manifestação da malignidade. A leucemia da pele pode consistir em uma infiltração difusa, eritema e ulceração (Figura 19.35). A leucemia linfocítica, caracteristicamente, tem uma aparência com nódulos individualizados (Figura 19.36). Ela pode apresentar-se como uma fístula, um abscesso ou uma área eritematosa dolorosa à palpação. A celulite pode ser decididamente acentuada.

Histologicamente, massas de células podem ser vistas na derme superior ou como nódulos na derme (Figura 19.37). O tipo de células e as formas imaturas são aquelas do processo sistêmico; mitoses são observadas infreqüentemente nas lesões cutâneas.

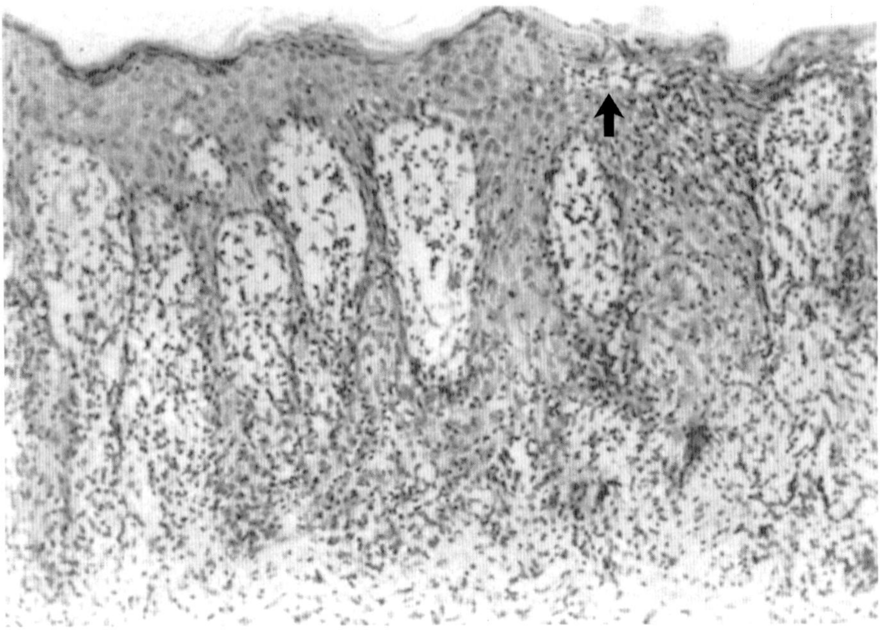

FIG. 19.34. *Mycosis fungoides,* infiltrado pleomórfico da derme com característico abscesso de Pautrier (*seta*) dentro da epiderme. (Ampliação original ×280; cortesia de Rudolf Garret, M.D.)

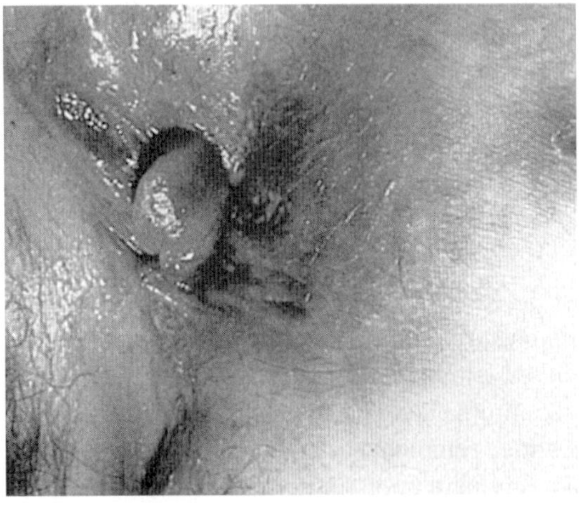

FIG. 19.35. Um nódulo violáceo ulcerado demonstrou células leucêmicas na biópsia, indicando leucemia cutânea. (De: Corman ML, Veidenheimer MC, Swinton NW. *Diseases of the anus, rectum and colon.* Part 1: Neoplasms. New York: Medcom, 1972.)

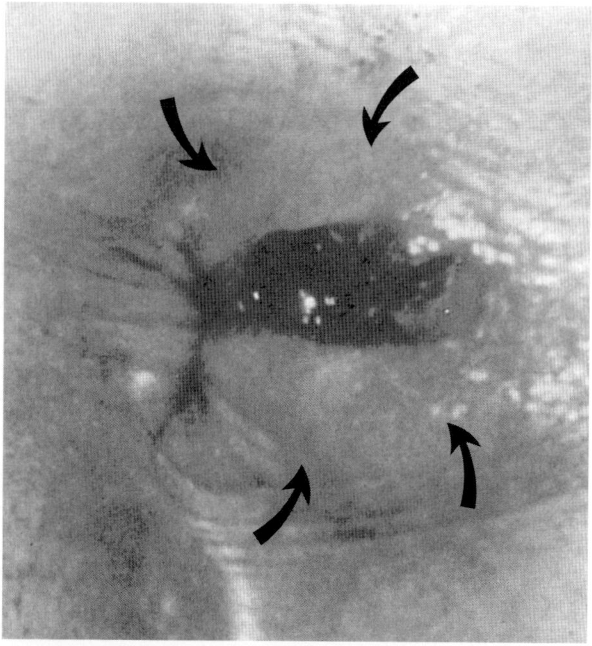

FIG. 19.36. Leucemia cutânea (leucemia linfocítica). Tumoração difusa e infiltração (*setas*) com ulceração. (Cortesia de Daniel Rosenthal, M.D.)

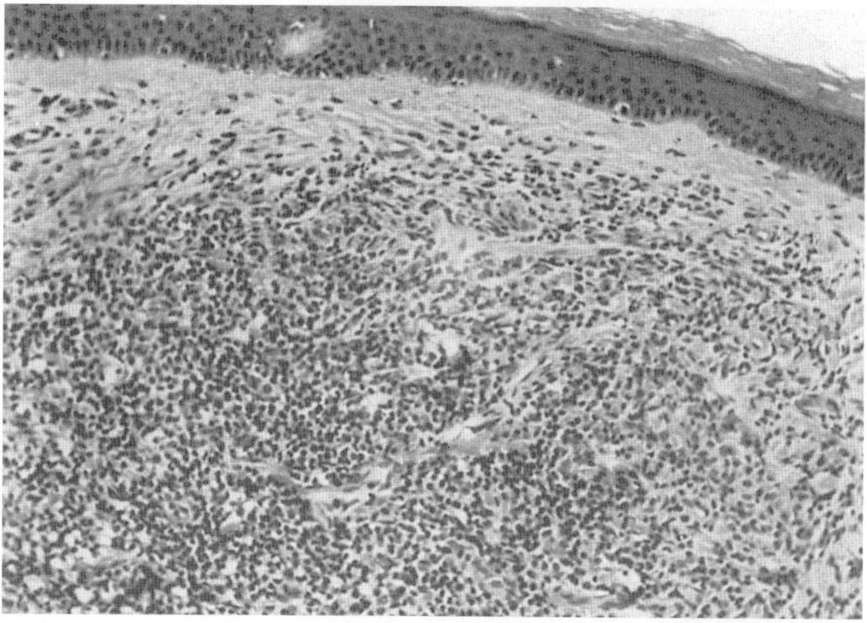

FIG. 19.37. Leucemia cutânea. Infiltração da derme por células leucêmicas. Observar o feixe colágeno separando a massa de células tumorais da epiderme sobrejacente. (Ampliação original ×240; cortesia de Rudolf Garret, M.D.)

Infecções na área perianal são relativamente comuns em pacientes com doenças mieloproliferativas. Uma vez que os sintomas iniciais podem ser limitados à área anal, a biopsia e estudos hematológicos podem ser os únicos meios de estabelecer um diagnóstico precoce. Ver Capítulo 10 para uma discussão do tratamento das complicações perianais da leucemia.

Carcinoma Basocelular

Carcinoma basocelular do ânus é um tumor extremamente raro, ocorrendo em 1 em 1.500 a 2.000 tumores malignos do ânus e reto. Não se observa predominância de sexo. Os tumores têm usualmente entre 1 e 2 cm de tamanho e são localizados na margem anal. Os sintomas incluem a sensação de um caroço ou de uma úlcera em dois terços dos pacientes. Sangramento, dor, prurido e corrimento são outras queixas.

O aspecto característico da lesão é o de um crescimento endurecido crônico com bordas enroladas (*i. e.*, borda aperolada) e uma depressão ou ulceração central (Figura 19.38). Histologicamente, o tumor origina-se das células basais da camada de Malpighi[139] da pele (Figura 19.39). Folhas de células de coloração basófila são vistas, contendo grandes núcleos corados em azul, com mínimo citoplasma.

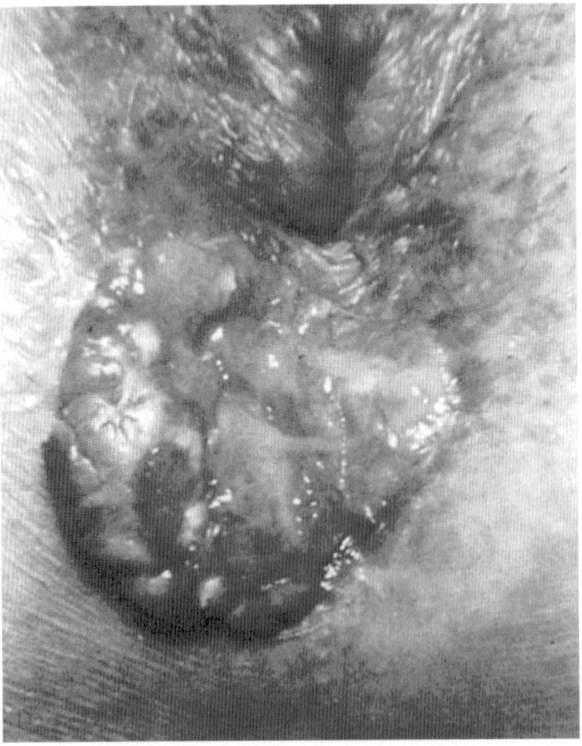

FIG. 19.38. Carcinoma basocelular (úlcera roedora). Tumor ulcerado com borda aperolada. (De: Rosenthal D. Basal cell carcinoma of the anus: report of two cases. *Dis Colon Rectum* 1967;10:397.)

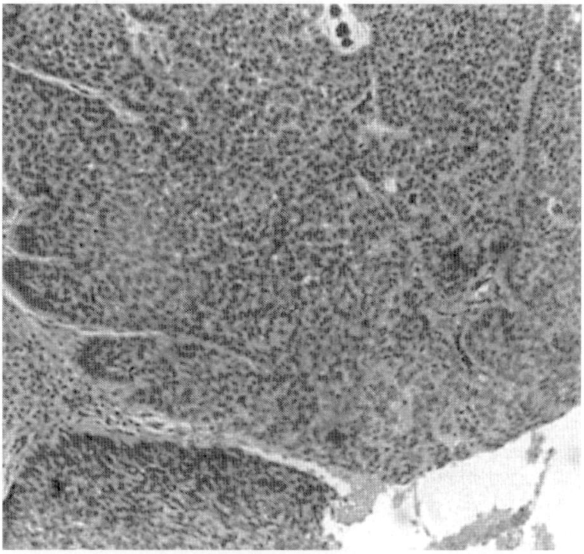

FIG. 19.39. Carcinoma basocelular. Células basais proliferantes infiltram a derme. Observar a paliçada periférica. (Ampliação original ×240; cortesia de Rudolf Garret, M.D.)

A excisão local com margens adequadas é o tratamento de escolha. Ressecção abdominoperineal radical é efetuada para tumores abandonados, extensos ou infiltrantes. O tumor não tende a metastatizar-se ou a causar a morte.

Carcinoma de Células Escamosas ou Epidermóide

O carcinoma de células escamosas da pele perianal é manifestado e tratado da mesma maneira que as lesões que ocorrem em outras localizações no corpo. O tumor pode mostrar-se superficial, individualizado e duro. Com progressão, pode ulcerar-se (Figura 19.40) ou tornar-se papilomatoso ou semelhante à couve-flor (Figura 19.41). Embora este tumor seja de crescimento relativamente lento, podem ocorrer metástases nos linfonodos regionais. Excisão local ampla é o tratamento de escolha para a maioria das lesões. Se surgir uma dúvida sobre o local de origem (*i. e.*, anal *vs.* perianal), o tratamento é de acordo com o protocolo descrito no Capítulo 24.

Melanoma Maligno

O melanoma maligno é descrito no Capítulo 24.

Doença de Bowen

A doença de Bowen é um carcinoma de células escamosas intra-epidérmico que tende a alastrar-se intra-epidermicamente, mas também pode invadir. É visto mais comumente no tronco, porém mais de 100 casos comprometendo o ânus foram relatados.

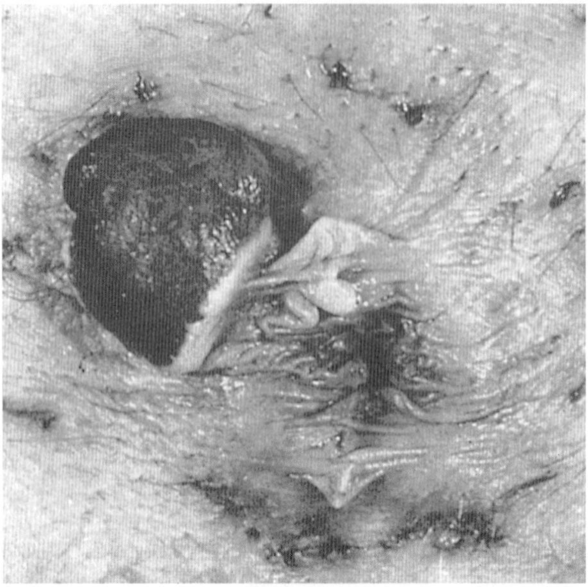

FIG. 19.40. Carcinoma de células escamosas. Tumor ulcerado, friável. (Cortesia de Rudolf Garret, M.D.)

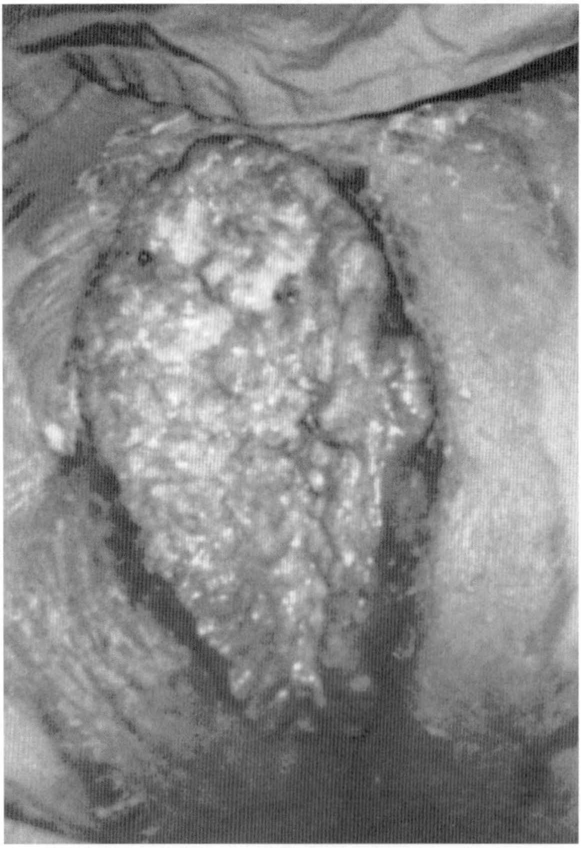

FIG. 19.41. Carcinoma de células escamosas. Massa vegetante semelhante à couve-flor. (Cortesia de Daniel Rosenthal, M.D.)

Sintomas

A doença geralmente se apresenta com prurido e queimação, embora dor e sangramento possam ser observados. Sessenta por cento apresentam-se com sintomas, mas até 40% podem revelar ter a condição no exame histopatológico de peças de hemorroidectomia.

Aspecto

A lesão se mostra como uma área em placa eritematosa, ligeiramente crostosa, com margens bem definidas (Figura 19.42). A condição pode ser confundida com psoríase e doença de Paget. A coloração tópica com azul de toluidina tem sido usada com sucesso como técnica de triagem para carcinoma intra-epitelial do colo do útero e vulva. Esta tática pode comprovar-se de valor no diagnóstico de doença de Bowen. Microscopicamente, a epiderme é espessada por hiperceratose, e se pode observar paraceratose e acantose (Figura 19.43). Em contraste com o que é observado na doença de Paget, uma célula bowenóide não capta coloração por aldeído-fucsina (Figura 19.44).

Tratamento

O tratamento exige excisão local ampla com exame por cortes de congelação para assegurar margens adequadas, embora extirpação cirúrgica radical tenha sido usada quando este processo falha. Também foi descrita a resposta da condição ao dinitroclorobenzeno e 5-fluorouracil tópicos.

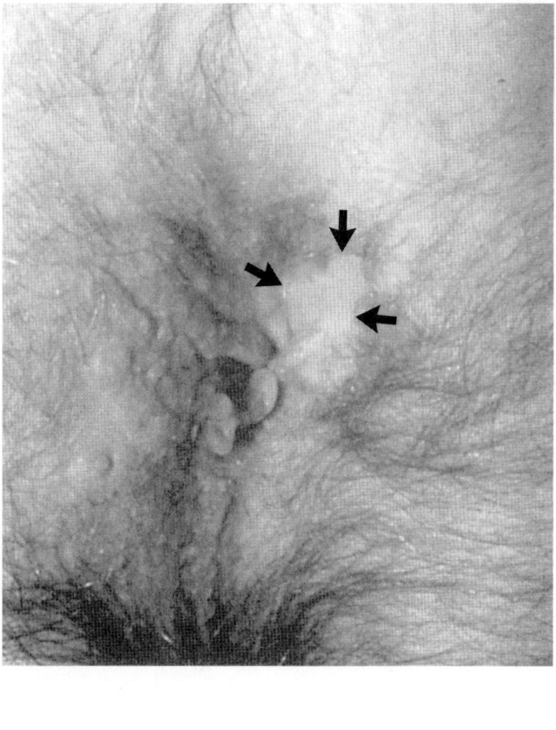

FIG. 19.42. Doença de Bowen. Placa eritematoescamosa endurecida comprometendo a região perianal (*setas*).

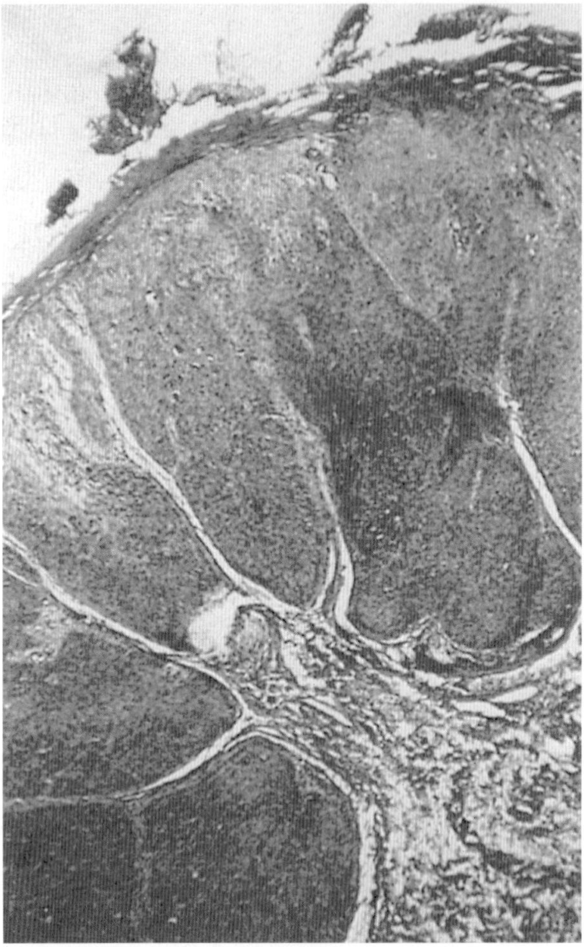

FIG. 19.43. Doença de Bowen. Desarranjo da arquitetura do epitélio escamoso. (Ampliação original ×250; cortesia de Rudolf Garret, M.D.)

Resultados

Raramente, há recorrência ou metástase quando é feita excisão adequada com ou sem enxerto. Embora a evidência recente sugira que uma busca abrangente de malignidade em outros órgãos é injustificada, recomenda-se avaliação de acompanhamento estreito quanto à recorrência ou carcinoma invasivo.

Papulose Bowenóide

A papulose bowenóide é uma dermatose que afeta a genitália, uma condição que é semelhante à doença de Bowen. A condição muitas vezes é associada a condilomas anais ou herpes genital. Acredita-se que papilomavírus humano seja o agente causal. Existe a possibilidade de que os indivíduos imunocomprometidos, especial-

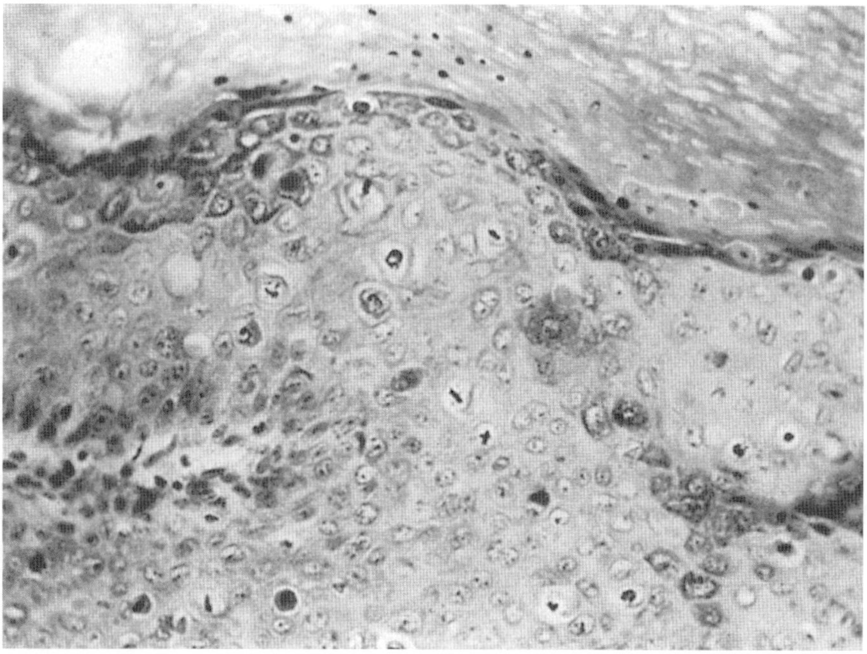

FIG. 19.44. Doença de Bowen. Observar células com núcleos hipercromáticos (células bowenóides) dispersas por todo o epitélio. Muitas figuras mitóticas são vistas. (Ampliação original ×600; de: Corman ML, Veidenheimer MC, Swinton NW. *Diseases of the anus, rectum and colon*. Part I: Neoplasms. New York: Medcom, 1972.)

mente aqueles com AIDS, estejam em maior risco de desenvolvimento de câncer em papulose bowenóide.

As lesões são descritas como múltiplas pápulas castanho-avermelhadas ou violáceas. A maioria dos indivíduos é assintomática ou tem queixas pruríticas. Uma vez que o quadro microscópico é essencialmente idêntico ao da doença de Bowen, o diagnóstico diferencial entre as duas condições é feito baseando-se na idade (*i. e.*, os pacientes com papulose bowenóide tendem a ser mais jovens) e o fato de as lesões bowenóides serem pequenas, papulares e múltiplas. Excisão local é o tratamento de escolha.

Doença de Paget Extramamária

Em 1884, Sir James Paget descreveu uma lesão cutânea da mama que histologicamente demonstrava a presença de grandes células redondas que se coravam claras, com grande núcleo. Darier e Couillaud subseqüentemente descreveram a condição na área perineal, as lesões da doença de Paget extramamária não sendo diferentes daquelas vistas na mama. Esta é uma condição relativamente rara, com apenas 100 casos tendo sido descritos na literatura. A idade média de início foi descrita como sendo de 59 a 65 anos.

A maioria dos pacientes queixa-se de ulceração, corrimento, prurido e, ocasionalmente, sangramento e dor. Eles podem ser assintomáticos ou ter um tipo florido de eczema.

A dermatose usualmente se mostra eritematosa a cinzento-esbranquiçada, elevada, crostosa, escamosa, eczematóide e ocasionalmente papilar (Figura 19.45). Microscopicamente, hiperceratose, paraceratose, acantose e células vacuoladas pálidas são vistas no interior da epiderme (Figura 19.46). Sialomucina pode ser identificada pela coloração com ácido periódico-Schiff. A doença de Bowen não mostra esta coloração positiva.

Associação com Malignidade

Carcinoma em áreas adjacentes, especialmente o canal anal e o reto, é encontrado em uma alta porcentagem de pacientes. Além disso, uma ocorrência familial foi descrita. Uma técnica especial de coloração é usada para auxiliar na distinção entre doença de Paget e a chamada "disseminação pagetóide" como conseqüência de uma malignidade anorretal.

Tratamento

O tratamento depende da presença ou ausência de um carcinoma invasivo subjacente. O uso de um retinóide oral, etretinato, pode ser benéfico no tratamento da forma crônica ou recorrente em pacientes sem nenhum carcinoma invasivo concomitante. Excisão local ampla com ou sem enxerto deve ser adequada para doença

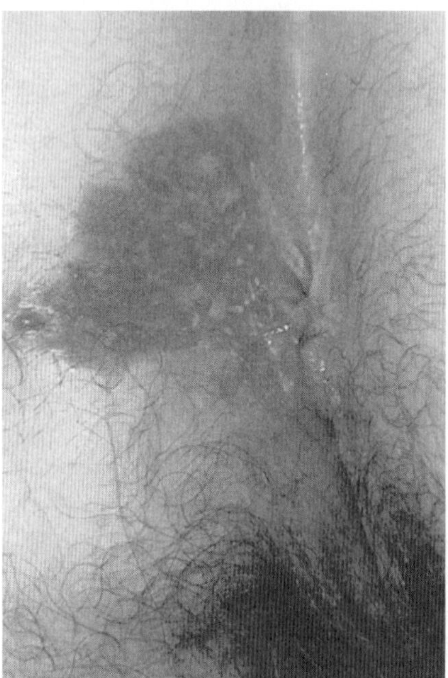

FIG. 19.45. Doença de Paget extramamária causando uma placa erosiva eritematosa irregular, mas bem marginada, com bordas ligeiramente endurecidas. (Cortesia de Arnold Medved, M.D.)

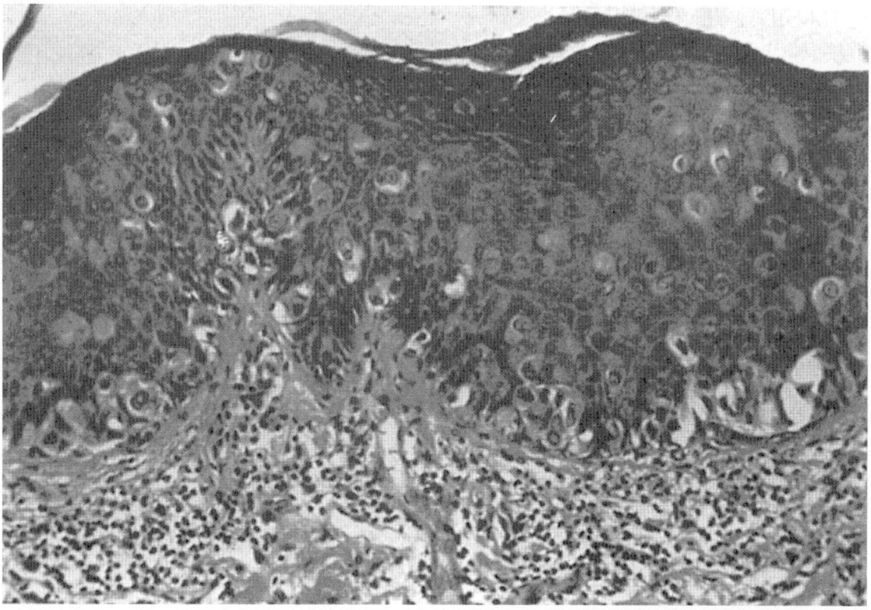

FIG. 19.46. Doença de Paget extramamária. Observar as grandes células pagetóides dentro do epitélio. Estas eram mucicarmim-positivas, assim excluindo doença de Bowen. (Ampliação original ×240; cortesia de Rudolf Garret, M.D.)

não-invasiva. Uma classificação de tratamento baseada na profundidade da invasão foi descrita:

- Estádio I: doença perianal localizada sem carcinoma. Excisão local ampla.
- Estádio IIA: doença localizada com malignidade subjacente. Excisão local ampla.
- Estádio IIB: doença localizada com carcinoma anorretal subjacente. Ressecção abdominoperineal.
- Estádio III: disseminação carcinomatosa associada aos linfonodos regionais. Ressecção abdominoperineal mais quimiorradioterapia; possível dissecção radical dos linfonodos inguinais.
- Estádio IV: metástases distantes. Tratamento paliativo padrão para câncer.

Resultados

As taxas brutas de sobrevida de 5 e 10 anos, de 54 e 45%, respectivamente, são significativamente mais baixas do que seria esperado na população saudável. Acompanhamento cuidadoso é considerado essencial, com a recorrência provavelmente ditando uma excisão mais ampla, desde que, evidentemente, nenhuma evidência seja vista de malignidade. Os pacientes tratados por excisão local devem submeter-se à biopsia freqüente de quaisquer áreas prurininosas ou lesões da pele.

NOTAS DO REVISOR TÉCNICO

121. Lâmpada de WOOD: WOOD, Robert (1868-1955), físico americano, inventor do vidro e da lâmpada que levam seu nome. Lâmpada ultravioleta com um filtro de óxido de níquel, que somente permite a passagem de luz com um comprimento de onda de no máximo 3.660 Ångstron, usada para detectar, por fluorescência, micoplasmas capilares.
122. BEHÇET, Hulusi (1889-1948), dermatologista turco, que descreveu a doença e a síndrome que levam seu nome. A síndrome de Behçet caracteriza-se por ataques recorrentes e sucessivos de ulcerações aftóides orais e genitais, uveíte e iridociclite, freqüentemente acompanhada de artrite.
123. RAYNAUD, Maurice (1834-1881), médico francês, que descreveu o fenômeno, o sinal, a doença e a síndrome que levam seu nome. O fenômeno de Raynaud caracteriza-se por espasmos de artérias digitais com isquemia e dor nos dedos, freqüentemente desencadeado pelo frio.
124. HAILEY-HAILEY. Hailey Hugh, E. (1909) & Hailey W. Howard (1898-1967), ambos dermatologistas americanos, que descreveram a doença que leva seus sobrenomes comuns - pênfigo benigno familiar crônico.
125. Célula de Tzanck: TZANCK, Arnault (1886-1954), dermatologista russo, introdutor do citodiagnóstico de Tzanck (achado de células de Tzanck): células gigantes multinucleares em raspados do assoalho de vesículas corado pelo GIEMSA ou WRIGHT em lesões herpéticas simples cutâneas.
126. Retalho de nádegas de Limberg (321). Corman, M.L. 2nd ed. Colon and rectal surgery. Philadelphia: Lippincott, 1990.
127. Técnica de Dufourmentel, dermatologia (321). Corman, M.L. Colon and rectal surgery. 2nd. ed. Philadelphia: Lippincott, 1990.
128. Tuberculose: KOCH, Robert (1843-1910), bacteriologista alemão: Prêmio Nobel, descobridor do *Micobacterium tuberculosis.*
129. FOURNIER, Jean-Alfred (1832-1914), clínico, dermatologista, venerologista e sifilologista francês, um dos pioneiros no diagnóstico das doenças venéreas, doutorando-se com a tese sobre contágio sifilítico, mundialmente famoso pelos seus ensinamentos. Em 1883 descreveu uma infecção necrosante dos tecidos moles do períneo, virilha e genitália, que quase sempre levava ao óbito.
130. DAKIN, Henry (1880-1952), químico americano, que inventou a solução que leva seu nome – uma solução bactericida para irrigação de feridas.
131. Cultura de SABOURAUD, SABOURAUD, Raymond J. A. (1864-1938), dermatologista francês, criador de cultura, pastilhas e instrumentos. Pastilhas de Sabouraud são discos contendo cianeto de platina que sofre mudança de coloração quando exposta aos raios X.
132. SOHN N, ROBIOTTI JG, Jr. The gay bowel syndrome: a review of colonic and rectal conditions in 200 male homosexuals. *Am J Gastroenterology* 1977;67:478-484.
133. Sífilis.
134. DUCREY, Augusto (1860-1940), dermatologista italiano. Descobridor do *Haemophylus* que leva seu nome, causador do cancróide ou cancro mole ou cancro de Ducrey.
135. DONOVAN, Charles (1863-1951), cirurgião irlandês: Corpúsculos de Donovan (condensações cromatínicas bipolares escuras ou azuis em células mononucleares, grandes, encontradas em tecidos infectados pelo *Calymatobacterium granulomatis.*

135a. Teste de FREI ou de Frei-Hoffmann: FREI, Wilhelm S. (1885-1943), autor do teste intracutâneo para diagnóstico de linfogranuloma venéreo.

136. BUSCHKE-LÖWENSTEIN (Buschke, Abrahan, 1868-1943), dermatologista alemão; Löwenstein, L.W., dermatologista alemão): tumor de Buschke-Löwenstein (condiloma anal gigante).

137 PAGET, Sir James (1814-1899), cirurgião inglês: doença de Paget (doença esquelética generalizada, freqüentemente familiar, que acomete velhos, nos quais a reabsorção e formação óssea estão aceleradas, resultando no espessamento e enfraquecimento dos ossos, mormente os de suporte, sendo também denominada osteíte deformante); doença de Paget mamária (doença de mulheres idosas, caracterizada pela infiltração eczematosa do bico do seio e da aréola mamária, associada ao câncer intraductal da mama e infiltração da epiderme profunda por células malignas); doença de Paget extramamária (forma intra-epidérmica de adenocarcinoma mucinoso, mais comum nas regiões perianal e genital).

PAGET, J. On disease of the mammary areola preceding cancer of mammary gland. *St. Bartholomew's Hosp Rep* 1874;10:87-97.

138. BOWEN, John T. (1857-1941) dermatologista americano. Dermatose pré-cancerosa, papulose bowenóide, células bowenóides (células grandes, redondas com ceratinócitos intra-epidermais, com núcleo hipercromático e citoplasma pálido).

Bowen JT. Precancerous dermatosis: a study of two cases of chronic atypical epithelial proliferation. *J Cutan Dis* 1912;30:241-255.

139. MALPIGHI, Marcello (1628-1694), anatomista, histologista e embriologista italiano. Glândulas, corpos, células, estigmas, túbulos, estratos, vesículas, cápsulas, nódulos.

20

Manifestações Colorretais da Síndrome de Imunodeficiência Adquirida (Infecção HIV)

SÍNDROME DE IMUNODEFICIÊNCIA ADQUIRIDA

A síndrome de imunodeficiência adquirida (AIDS) é causada por um retrovírus, um vírus de RNA que infecta as células e faz com que um gabarito do seu RNA seja fabricado e usado para reproduzir novos vírus de RNA. O Comitê Internacional de Taxonomia dos Vírus propôs o nome vírus de imunodeficiência humana (HIV). O HIV muitas vezes causa uma breve doença semelhante à gripe na época da infecção, mas o vírus pode ser abrigado por muitos anos sem produzir manifestações clínicas. A pandemia de AIDS é uma preocupação particular porque pode resultar em infecções oportunistas que colocam em risco a vida e tumores malignos raros.

Inicialmente, a AIDS era limitada à população homossexual, usuários de drogas intravenosas e receptores de sangue contaminado, porém mais recentemente um aumento notável está sendo observado dentro da população heterossexual. Dos casos observados, 90% ocorrem em indivíduos entre 20 e 50 anos de idade. AIDS não é uma entidade patológica específica; ela é uma doença viral que altera a função imune, o que pode levar a muitas manifestações. A definição da AIDS, portanto, está no paciente que é HIV-positivo sofrendo uma infecção oportunista.

Mecanismo da Replicação Viral

O vírus da imunodeficiência humana sobrevive invadindo os leucócitos, os quais por sua vez fornecem os recursos para sua replicação.

Inicialmente, o vírus se fixa a receptores em uma célula hospedeira, liberando seu material genético sob forma de RNA. A seguir, a enzima transcriptase reversa (RT) converte o RNA viral em DNA. Então, a enzima integrase emenda o DNA viral nos cromossomas da célula hospedeira. A célula infectada produz novo RNA viral, o qual gera proteínas e outros constituintes virais. A enzima protease secciona as proteínas virais em pedaços mais curtos, os quais então encapsulam-se para formar novo HIV. Estes então brotam para infectar outras células.

Imunologia e Fisiopatologia Anorretais

O anorreto é composto de elementos escamosos e mucosos e é protegido por dois sistemas imunes independentes.

A camada mucosa sobre a superfície do tubo digestivo atua como uma barreira, suportada por IgA como um anticorpo não ligador de complemento que captura patógenos antes que eles possam invadir a superfície mucosa. Um antígeno que tenha sucesso em penetrar esta defesa é processado por células epiteliais especializadas na superfície da mucosa (células M) e é apresentado a células imunologicamente competentes nos agregados linfóides. Populações residentes de células T vivem na lâmina própria e segmentos intra-epiteliais do tubo digestivo. Estas populações de células T têm uma miríade de funções, incluindo a coordenação da imunidade celular "de memória", envio de mensagens a outros elementos imunes celulares e auxílio na produção de imunoglobulina. As células T recebem denominações conforme a proteína receptora na sua superfície. O receptor CD4 nas células T4 (também conhecidas como células T auxiliares) também pode ser responsável pela morte destas células, porque o HIV possui uma afinidade particular por esta molécula. O HIV destruirá continuamente as células T residentes a uma taxa bastante constante e, depois da infecção inicial, estabilizará a taxa de replicação viral (chamada "ponto de ajuste") em um indivíduo. Isto continua até que a capacidade do sistema imune de restaurar-se seja esgotada. Por essa razão, a medição do RNA de HIV-1 plasmático agora parece ser um melhor indicador prognóstico da atividade da doença que a contagem de CD4.

Foi sugerido que os espermatozóides carregados de HIV têm uma afinidade especial pelas células da mucosa retal. Também foi postulado que uma diferença para o aumento nas taxas de transmissão heterossexual nas nações subdesenvolvidas é a presença de um subtipo único (E) que tem afinidade aumentada pelo epitélio vaginal.

No trato gastrintestinal, a depleção de células T4 afeta adversamente a produção de imunoglobulina e a integridade da mucosa, desse modo promovendo a translocação de bactérias e subseqüente invasão bacteriana. Além disso, alguma evidência sugere que o próprio enterócito é danificado pelo HIV, causando um efeito sobre a função absortiva e secretória.

A pele em torno do ânus proporciona um mecanismo de barreira diferente. Os ceratinócitos são células que estão protegidas da invasão pelo HIV, porque não possuem receptores CD4. A ruptura da pele pelo trauma sexual ou inflamação ou ulceração coincidente, no entanto, permite a penetração e infecção subseqüente pelo HIV.

Manifestações da Infecção HIV no Cólon

Uma variedade de processos de doença, os quais podem afetar o cólon em um indivíduo que abriga HIV, pode apresentar-se de diversas maneiras. Essas incluem colites que são freqüentemente agravadas pela imunossupressão; várias malignidades que podem causar sangramento, obstrução ou intussuscepção; e a própria linfadenopatia, que pode causar dor abdominal grave e compressão de vísceras, principalmente através de uma infecção pelo complexo *Mycobacterium avium* (CMA).

De um modo geral, o objetivo no tratamento do abdome agudo em um paciente com HIV é *procurar evitar cirurgia,* por causa das altas taxas de morbidade e mortalidade com operações nestes pacientes.

Infecção por Citomegalovírus

O citomegalovírus (CMV) é um vírus de DNA bifilamentar da família dos herpesvírus. Infecção por CMV é extremamente comum em pacientes com AIDS. A condição pode causar ulceração do tubo digestivo em qualquer local desde a boca até o ânus, mas a principal manifestação colorretal é ileocolite. Além disso, até 10% podem experimentar infecções que põem em risco a visão, resultantes de coriorretinite.

Sintomas e Achados

Um caso brando de infecção CMV usualmente se apresenta com diarréia, embora até 30% dos pacientes se queixem de febre e perda de peso *sem* diarréia. À medida que a vasculite viralmente induzida progride, pode ocorrer ulceração franca, megacólon tóxico, hemorragia e perfuração. Enterocolite por citomegalovírus foi a razão isolada mais comum para cirurgia abdominal na população com AIDS; entretanto, a terapia antiviral eficaz reduziu a incidência desta intervenção.

Diagnóstico

O diagnóstico é feito pela identificação endoscópica das ulcerações mucosas. Entretanto, em 25% dos pacientes com colite CMV, a mucosa se mostra endoscopicamente normal.

Patologia

A biopsia usualmente revela um infiltrado inflamatório, incluindo linfócitos e células plasmáticas com leucócitos polimorfonucleares e histiócitos em algumas áreas. O aspecto histológico mais característico é a presença de inclusões intranucleares nas células da mucosa do cólon. Encontrar as inclusões do CMV parece depender do número de amostras da biopsia, da perícia do patologista e de se o material foi tirado de um cólon endoscopicamente anormal. Culturas para CMV foram inconstantes para predizer a presença de infecção ativa. Coloração de imunoperoxidase para antígeno CMV e hibridação de DNA *in situ* também foram usadas, mas com resultados conflitantes. Amplificação do DNA do citomegalovírus pela reação de cadeia de polimerase oferece o melhor método de diagnóstico e monitoramento da eficácia da terapia.

A investigação radiológica, especificamente tomografia computadorizada, usualmente revela alterações inespecíficas, mas a parede do cólon pode estar espessada e muitas vezes há ulceração mural associada.

Tratamento

O tratamento clínico inclui ganciclovir e foscarnet. Recidiva, no entanto, é comum; portanto, terapia de manutenção deve sempre ser considerada.

Intervenção cirúrgica é reservada para perfuração, sangramento maciço e megacólon tóxico. Entretanto, um paciente com sinais peritoneais brandos, sem ar livre e com o diagnóstico presuntivo de colite CMV pode ser tratado com ambos ganciclovir e antibióticos apropriados para organismos aeróbios e anaeróbios e observado cautelosamente. A maioria dos indivíduos responderá sem a necessidade de intervenção cirúrgica. Entretanto, quando cirurgia de emergência é exigida, a ressecção do segmento comprometido do cólon é necessária; nenhuma anastomose deve ser efetuada nestas circunstâncias.

Resultados da Cirurgia

Aproximadamente dois terços dos pacientes com AIDS que foram submetidos à ressecção intestinal por Wexner *et al.*,[140] tinham ileocolite por CMV. A mortalidade pós-operatória foi 28% em 1 dia, 71% em 1 mês e 86% em 6 meses. A morte é muitas vezes uma conseqüência de sepse e pneumonia causadas por *Pneumocystis carinii.*

Infecção pelo Complexo "Mycobacterium avium"

Complexo *Mycobacterium avium* (CMA) afeta cerca de 5% dos pacientes gravemente imunocomprometidos com HIV e é diagnosticado em 50% daqueles com AIDS. É uma bactéria do ambiente que entra através dos tratos gastrintestinal e respiratório. Além de diarréia grave, a linfadenopatia intra-abdominal pode levar à dor abdominal grave. Isto é facilmente diagnosticado por tomografia computadorizada e aspiração com agulha. Hemoculturas são mais úteis que amostras de fezes ou respiratórias para estabelecer o diagnóstico com certeza.

O tratamento consiste em manejo clínico e inclui rifabutina, claritromicina e etambutol. Cirurgia raramente está indicada.

Linfoma Extraganglionar

Linfoma não-Hodgkin agressivo tem sido cada vez mais descrito na população com AIDS. Ele tende a ocorrer em doença avançada nos indivíduos com uma contagem de células CD4 menor que 50/mm^3. O vírus de Epstein-Barr[141] e uma seqüência de DNA de herpesvírus humano-8 foram ambos implicados em promover linfoma não-Hodgkin.[142]

A biologia destes linfomas varia em relação ao tipo morfológico, local anatômico e estado global de imunodeficiência. Aproximadamente 25% das vezes, o trato gastrintestinal é o único local da doença.

Quimioterapia é tratamento efetivo, com terapia cirúrgica reservada para sangramento, perfuração ou obstrução. Ressecção cirúrgica deve ser reservada para doença localizada apenas depois de uma pesquisa extensa ter sido feita em busca de um processo disseminado.

Foram descritas sobrevidas médias de até 42 meses.

Sarcoma de Kaposi

O sarcoma de Kaposi[143] é usualmente uma doença cutânea indolente em homens mais velhos de origem centro-européia, mas a neoplasia é mais agressiva em pacientes imunossuprimidos e assemelha-se a um distúrbio visto em negros jovens da África central. O sarcoma de Kaposi é pelo menos 20.000 vezes mais comum do que seria de esperar a partir das suas taxas de incidência nos Estados Unidos antes do começo da epidemia de AIDS. Um vírus semelhante a herpes foi identificado como agente etiológico.

Apresentação Clínica

As lesões do sarcoma de Kaposi variam na sua apresentação clínica e afetam predominantemente a pele, mucosa oral e órgãos viscerais. Elas variam em cor de róseo claro a púrpura escuro. O trato gastrintestinal parece ser suscetível de um modo único à disseminação por este tumor, e ocasionalmente lesões gastrintestinais precedem as manifestações cutâneas. As lesões podem ser bem localizadas ou multifocais em apresentação.

Sintomas

Os sintomas incluem diarréia, corrimento mucoso, sangramento, dor retal e incontinência fecal. A presença de lesões características elevadas, purpúreas, não dolorosas, na pele, especialmente nos pés, deve alertar o médico para o diagnóstico.

Endoscopia

As lesões apresentam-se submucosas, purpúreas, esponjosas e de forma irregular. Quando vistas endoscopicamente, variam em tamanho de alguns milímetros até 2 cm. Espécimes de biopsia podem ser tirados se o tratamento clínico puder ser alterado pelos resultados. Uma biopsia profunda usualmente é necessária, em virtude da localização das lesões. Em virtude da tendência a hemorragia após biopsia retal, ligadura com anel de borracha do local foi recomendada, e a seguir amostragem da parte mais superficial. Como o paciente usualmente tem outras lesões óbvias na pele, este é o local preferido para fazer o diagnóstico.

Histopatologia

Na histologia, células fusiformes com hemorragia freqüentemente são demonstradas. As células do sarcoma de Kaposi, que são consideradas como originadas das células mesenquimais, são caracterizadas por neovascularização intensa com células fusiformes. Três aspectos constituem a aparência histológica do sarcoma de Kaposi: proliferação de espaços vasculares, um fundo de células fusiformes e extravasamento de eritrócitos. Foi demonstrado que as células do sarcoma de Kaposi têm características de linhagem celular de canais vascular e endotelial.

Estudos Radiológicos

Estudo contrastado pode revelar alterações no estômago e duodeno sugestivas de nodularidade difusa, lesões polipóides múltiplas ou a presença de uma massa infiltrativa. No intestino delgado, espessamento e irregularidade do pregueado podem ser observados. No cólon, todos os achados acima foram descritos.

Tratamento

O tratamento geralmente é suportivo, uma vez que a maioria destes pacientes morre de infecções oportunistas dentro de 2 anos. Excisão cirúrgica, crioterapia, injeções intralesionais de agentes quimioterápicos ou eletrocirurgia podem ser usadas para remover lesões localizadas. Tentativas "agressivas" de tratamento cirúrgico não estão indicadas, exceto para o raro caso de sangramento ou obstrução. O tratamento clínico está mudando rapidamente, mas inclui alcalóides da pervinca, bleomicina, paclitaxel e doxorrubicina. Lesões cutâneas foram irradiadas com sucesso.

Infecção por "Clostridium difficile"

Muitos pacientes que estão infectados com HIV recebem uma variedade de agentes antimicrobianos, para profilaxia ou tratamento de doenças bacterianas, o que aumenta o risco de infecção por *Clostridium difficile,* a qual pode progredir para megacólon tóxico, bem como para diarréia que ameaça a vida. A colite pode não ter pseudomembranas características no paciente com AIDS e também pode envolver um patógeno secundário (p. ex., CMV). Ver o Capítulo 33 para uma discussão mais abrangente da colite associada a antibiótico.

Condições Diarréicas

A causa de diarréia no paciente que é HIV-positivo é multifatorial. Problemas não-infecciosos podem ser causados pelo vírus HIV. Isto inclui pequenas alterações na arquitetura dos vilos, levando à má-absorção branda de carboidratos, permeabilidade aumentada resultante da ativação de citocinas por antígenos estranhos e seqüências de aminoácidos do vírus HIV semelhantes às do peptídeo intestinal vasoativo (VIP) que podem induzir diarréia pela regulação, para cima, dos receptores ao VIP.

As causas infecciosas de diarréia incluem os protozoários *Cryptosporidia* e os organismos *Microsporidia, Giardia, M. avium* e *Isospora.*

Com uma investigação abrangente, envolvendo três amostras de fezes, colonoscopia com biopsia e, ocasionalmente, endoscopia gastrintestinal superior um agente causador pode ser encontrado em 90% dos pacientes. Ver o Capítulo 33 para uma visão geral abrangente de várias colites infecciosas e não-infecciosas.

Doença Anorretal no Paciente Infectado com HIV

Múltiplos fatores coexistentes dificultam a avaliação do anorreto em pacientes infectados pelo HIV.

Exame e Diagnóstico: Princípios Gerais

Muito pode ser averiguado pelo exame clínico do paciente que é HIV-positivo. A inspeção visual do períneo pode revelar condilomas, as vesículas do herpes simples, as lesões lineares de um herpes zoster de raiz sacra, o eritema de um abscesso isquiorretal, ou o ânus escoriado de um paciente com diarréia intratável e esfíncter frouxo. Antes de fazer um exame digital, é importante manipular o tecido perianal, procurando o corrimento de pus ou bolhas de ar que sugeririam uma infecção profunda. Separar as nádegas delicadamente pode ajudar a identificar uma fissura anal. A palpação do ânus e reto inferior pode demonstrar uma massa ou uma úlcera. Sigmoidoscopia rígida avaliará a mucosa retal quanto à evidência de colite. Em qualquer paciente no qual a avaliação seja demasiado dolorosa, é judicioso proceder a um exame sob anestesia (ESA).

Algumas precauções são úteis bem como custo-efetivas. Qualquer exsudato associado a uma fístula ou úlcera deve ser enviado para coloração acidorresistente e cultura. Raramente se obtém informação útil da cultura aeróbia e anaeróbia de rotina. Qualquer exsudato encontrado no ânus ou reto distal sem uma fístula demonstrável deve ser cultivado e corado para *Neisseria gonorrhoeae, Chlamydia,* amebas e vírus de herpes simples. Com inflamação estendendo-se proximalmente até 15 cm da margem anal, pedir culturas de todos os patógenos entéricos, ovos e parasitas, e *C. difficile* e efetuar coloscopia se os resultados preliminares não forem diagnósticos. Tecido de todas as lesões ulcerativas que são rasas e não sugestivas de uma úlcera idiopática relacionada à AIDS deve ser enviado para cultura de CMV e vírus de herpes simples bem como para histopatologia. Um sedenho não cortante deve ser colocado em todos os tratos fistulosos identificados. Deve ser feita biopsia de qualquer massa.

Doença Anal Não-Sexualmente Transmissível no Paciente que é HIV-Positivo

O ânus do paciente infectado com HIV pode ser afetado por várias condições não necessariamente relacionadas ao HIV.

Fissura Anal

A diferenciação diagnóstica de uma fissura anal em relação a uma úlcera idiopática relacionada à AIDS é crítica para o tratamento adequado. Se existir preocupação com a possibilidade de comprometimento do controle intestinal, manometria retal pode ser efetuada para avaliar a pressão do canal anal pré-operatoriamente e para determinar se o procedimento pode ser feito com mínima morbidade.

Supuração Perianal

Abscesso perianal no paciente com HIV é análogo ao problema observado em um indivíduo com doença de Crohn. Nenhum lugar existe para tratamento não-operatório na presença de supuração perianal.

Uma incisão generosa deve ser feita, mas a ferida não deve ser tamponada. Se uma fístula for encontrada, deve ser colocado um sedenho não cortante. Qualquer material purulento deve ser enviado para coloração acidorresistente e para cultura. Infecção perianal não tratada pode progredir para gangrena necrosante (ver Capítulo 29) ou levar a abscessos disseminados.

Fístula Anal

De maneira geral, qualquer fístula anal deve ser tratada conservadoramente, sem executar uma operação definitiva porque muitos destes pacientes têm esfíncter atenuado. Uma fistulotomia pode ser considerada somente quando o trato for superficial.

Hemorróidas

Hemorróidas trombosadas externas podem ser excisadas com segurança. É seguro oferecer hemorroidectomia cirúrgica ao paciente com hemorróidas grau III sintomáticas se a doença HIV estiver no início do seu curso. Entretanto, é extremamente difícil tratar hemorróidas graus III e IV em pacientes com AIDS avançada.

Prurido Anal

Prurido grave, que ocorre secundariamente a vazamento de pus, incontinência fecal e excessivo crescimento de fungos, é facilmente tratado por pós antifúngicos e a evitação de preparações sensibilizantes vendidas livremente (ver Capítulo 19). Se possível, a fonte da umidade excessiva deve ser eliminada. Persistência do prurido apesar da terapia deve levar à consideração de biopsia para excluir doença de Bowen e outras condições perianais específicas.

Doença Sexualmente Transmissível na População Infectada com HIV

Gonorréia

O ânus do homossexual praticante pode ser infectado por uma variedade de patógenos, sendo um dos mais comuns a *Neisseria gonorrhoeae.*

A apresentação clínica clássica é o de um corrimento mucopurulento espesso, amarelo, com ou sem proctite, ocorrendo 5 dias depois da inoculação. O diagnóstico é confirmado pela presença de diplococos intracelulares Gram-negativos.

No momento do diagnóstico, os pacientes devem também ser triados quanto a sífilis. Se não tratada, a gonorréia pode progredir para periepatite fulminante, meningite, endocardite, pericardite e artrite. Ver os Capítulos 19 e 33 para uma discussão mais abrangente desta infecção.

Infecção por "Chlamydia" e Linfogranuloma Venéreo

Chlamydia trachomatis é o patógeno infeccioso sexualmente transmissível mais comum nos Estados Unidos. Dependendo do sorotipo, a infecção pode apresentar-se como uma proctite branda ou progredir para linfogranuloma venéreo. Dez dias depois da inoculação, a proctite não linfogranuloma venéreo apresenta-se com dor, tenesmo, febre e proctite não-ulcerativa. Quando se desenvolve linfogranuloma venéreo, ocorre ulceração e estenose que simulam doença de Crohn. Uma vez se desenvolva uma estenose, desvio fecal é a opção preferida. Detalhes adicionais concernentes à epidemiologia, sintomas e tratamento são encontrados no Capítulo 19.

Sífilis

A sífilis anal é causada por *Treponema pallidum,* desenvolvendo-se 2 a 6 semanas em seguida à inoculação. A doença progride em aproximadamente um terço dos pacientes, e em um terço permanece latente. Quando ela progride, a segunda fase usualmente é reconhecida 2 meses depois da resolução do cancro. A apresentação é uma lesão achatada verrucosa (condiloma plano). Isto se associa a uma erupção maculopapular nas plantas dos pés e palmas das mãos. Uma alta incidência é vista de neurossífilis com uma falta de resposta previsível ao tratamento na população HIV-positiva. Isto se traduz por fazer uma punção espinhal quando do diagnóstico, ou tratar empiricamente todos os pacientes para neurossífilis. Ver o Capítulo 19 para uma discussão adicional.

Herpes Simples

A infecção pelo vírus do herpes simples é importante, não apenas em virtude da sua alta incidência, mas também porque a ruptura associada da integridade epitelial da pele provavelmente facilita a transmissão do HIV. Depois da infecção primária, o vírus permanece latente nos gânglios das raízes sacras. Com a reativação, ele pode causar sintomas radiculares ao longo dos dermátomos afetados, levando à disúria, dor na perna e constipação. A vesiculação muitas vezes é seguida por ulceração.

Cultura de tecido e espécimes de biopsia para histopatologia são recomendados.

O tratamento empírico, que deve ser empreendido antes que os resultados da biopsia sejam obtidos, consiste em aciclovir. Aqueles que são resistentes ao aciclovir usualmente respondem bem ao foscarnet (Foscavir). *Herpes genitalis* é discutido também no Capítulo 20, e a proctite do herpes simples no Capítulo 33.

Infecção por Citomegalovírus

Uma vez que o CMV é onipresente na população com AIDS, ele pode na realidade ser um circunstante não-patogênico ou patógeno secundário em vez da causa principal da doença.

Condilomas Anais Acuminados

Etiologia e patogênese: os condilomas acuminados são causados pelo papilomavírus humano, um vírus sexualmente transmissível ubíquo na população homossexual. O papilomavírus humano tem múltiplos subtipos, os subtipos 6 a 11 sendo responsáveis pela maioria dos condilomas acuminados anais. Certos subtipos, notadamente 16, 18 e talvez 31, 33 e 35, foram associados à transformação maligna. O mecanismo é considerado como sendo a integração transcricional dos genes E6 e E7 para dentro do genoma do hospedeiro e ligação às proteínas p53 e Rb, respectivamente. A perda destes genes supressores de tumores é considerada responsável por transformação maligna. HIV pode ser um co-fator na expressão dos genes E6 e E7.

O papilomavírus humano tipicamente causa infecção por inoculação direta, invadindo a camada basal da pele, mas intercurso anorreceptivo não é necessário para a infecção anal. À medida que o vírus se propaga para cima através das camadas do epitélio, é vista uma lesão característica. As lesões ocorrem tipicamente após um tempo de inoculação de 6 semanas. As verrugas visíveis são infecciosas para outros, mas o estímulo para propagação é desconhecido.

Neoplasia intra-epitelial anal: em homens infectados com HIV, parece que a infecção pelo papilomavírus humano ocorre com epitélio clinicamente normal, mas histologicamente anormal. A progressão para neoplasia intra-epitelial anal parece estar diretamente relacionada ao nível de imunossupressão, em vez do subtipo específico de papilomavírus humano recuperado.

Nenhum estudo linear identificou o surgimento previsto de carcinoma de células escamosas em pacientes com lesões precursoras.

Princípios de tratamento: as verrugas anais devem ser destruídas, com acompanhamento a cada 2 meses. Nosso método preferido é citodestruição (eletrocautério). Alguns sugerem que interferon alfa-2b injetado no leito operatório reduz significativamente a freqüência e gravidade da recorrência. As lesões planas maiores devem ser excisadas. As lesões planas não-invasivas como constituindo carcinoma *in situ* com margens negativas não necessitam qualquer terapia adicional. Terapia profilática ablativa para neoplasia intra-epitelial anal não está indicada. Estes pacientes devem ser observados em intervalos de 3 meses; espécimes de biopsia podem ser tirados com segurança de quaisquer lesões suspeitas, as quais podem ser tratadas quando se tornarem evidentes. Embora uma variedade de métodos tenha sido descrita para tratar condiloma anal acuminado, as altas taxas de recorrência permanecem um problema (ver também Capítulo 19).

Doença AIDS-Específica

Úlceras relacionadas à AIDS idiopáticas ocorrem na doença avançada, usualmente quando as contagens de células T4 caem abaixo de 20/μL. Seu aspecto característico é de um processo extremamente cáustico e ulcerativo que ocorre mais proximalmente do que as fissuras anais benignas, descolando o que parece ser mucosa normal e atravessando planos teciduais normais. Os sintomas incluem uma sensação de pressão causada pela retenção em bolsas de fezes, pus e matéria vegetal, e dor grave que é pior com a defecação.

O tratamento consiste no desbridamento operatório para eliminar o efeito de retenção em bolsas, e injeção de uma preparação esteróide de depósito na base e lados das úlceras. Outro agente, talidomida, foi usado em casos isolados em ulcerações aftosas anal e oral. Seu mecanismo presumido de ação também é regulação para baixo da produção de citocinas.

Malignidade Anorretal

O anorreto pode ser o local de início de linfoma não-Hodgkin, que pode apresentar-se como uma massa ou uma fissura; a biopsia é diagnóstica. Sarcoma de Kaposi geralmente é um achado incidental e raramente causa sintomas anorretais importantes.

A maior controvérsia no paciente infectado com AIDS diz respeito ao tratamento do carcinoma de células escamosas. O tratamento clássico do carcinoma de células escamosas do ânus começa com um protocolo de quimioterapia-irradiação (ver Capítulo 24). Entretanto, várias pequenas séries documentaram a incapacidade dos pacientes de completarem o protocolo sem morbidade intolerável. Alguns recomendaram ressecção naqueles com doença avançada ou diarréia grave e reservam quimiorradioterapia apenas para os indivíduos com doença HIV inicial. É de esperar que novos agentes antivirais venham a melhorar o tratamento destes casos difíceis.

Cura das Feridas e AIDS

Embora comprometimento da cura seja um fato, nenhum fator constantemente preditivo foi implicado. O estado global de desempenho do paciente, em vez das contagens isoladas de T4, parece predizer a taxa de cura de feridas. Apesar da cura imprevisível, a maioria das operações ainda produz alívio sintomático.

Proteção do Cirurgião

A soroconversão para um estado HIV-positivo após exposição percutânea com uma agulha hipodérmica (0,3%) e exposição de membrana mucosa (0,1%) foi documentada. Entretanto, soroconversões após ser picado com uma agulha de sutura foram descritas. Além disso, nenhuma soroconversão ocorreu após a exposição, se a pele permaneceu intacta. Embora precauções universais devam ser instituídas rotineiramente, certos esforços especiais devem ser feitos quando operando um indivíduo identificado ou suspeito como infectado por HIV. As seguintes recomendações devem ser impostas:

- Óculos devem ser usados, além de cobertura impermeável para os pés.
- Luvas duplas com adaptador de manga descartável devem ser usadas para impedir que o sangue alcance os punhos do cirurgião.
- Bisturis devem ser descartados uma vez tenham sido feitas incisões na pele.
- Ao suturar, o cirurgião principal deve ditar um procedimento coreografado.
- Se ocorrer exposição séria, é recomendada terapia tríplice.

Terapia Antiviral

O objetivo de todas as atuais terapias antivirais parece ser alcançado pela intervenção precoce com zidovudina (Retrovir) em baixas doses: suprimir a replicação do vírus e retardar a progressão clínica da doença. Isto, juntamente com o tratamento das outras seqüelas, forma a base do tratamento.

CONCLUSÕES

Os avanços na terapia clínica de combinação e uma melhor compreensão da fisiologia do HIV podem estar transformando a infecção por HIV de uma doença terminal a uma doença crônica. Novas drogas estão disponíveis, as quais, quando combinadas com a zidovudina (AZT), parecem ter um efeito melhorado sobre a progressão da doença. A maioria dos pesquisadores sugere terapia agressiva precocemente no curso da doença, enquanto a população de HIV do corpo é homogênea e não sofreu mutação. É importante, portanto, que os indivíduos que tratam esta condição se mantenham atualizados com a literatura, porque as alterações obviamente afetarão o tratamento da miríade de problemas encontrados nesta população.

NOTAS DO REVISOR TÉCNICO

140. WEXNER, S.D., Smithy, W.B., Milson, J.W., Dailey, TH.: The surgical management of anorectal diseases in AIDS and pre-AIDS patients. *Dis Colon Rectum* 1986; 29:719-723.
141. EPSTEIN-BARR (EPSTEIN, Michel Antony, 1921-, virologista inglês; BARR Yvone, 1932-, virologista inglesa): virus de Epstein-Barr, que são herpesvírus causadores de mononucleose infecciosa, também encontradas em culturas celulares de linfoma de Burkitt, além de também serem encontrados no carcinoma faríngeo).
142. HODGKIN, Thomas (1798-1866), médico inglês: doença ou linfoma ou linfadenoma de Hodgkin (linfadenopatia hipertrófica crônica, com aumento regional dos gânglios linfáticos e, posteriormente, generalizado, esplenomegalia, hepatomegalia, anemia, febre descontínua, considerada uma neoplasia maligna de células linfóides de origem desconhecida, associada a um infiltrado inflamatório de linfócitos e eosinófilos e fibrose, classificando-se em linfocítica, de esclerose nodular, de celularidade mista e de depleção linfocítica).

143. KAPOSI, Moritz Kohn (1837-1902), dermatologista húngaro radicado na Áustria: sarcoma de Kaposi (tumor maligno multifocal de neoformação vascular primitiva, que ocorre na pele, e, secundariamente, em gânglios linfáticos e vísceras; freqüentemente apresenta-se infiltrado por macrófagos e hemácias extravasadas; clinicamente apresenta-se como lesões cutâneas avermelhadas a escuras em forma de placas ou máculas ou nódulos, observado mais freqüentemente em pessoas acima de 60 anos de idade e integrando as doenças oportunistas em pacientes portadores de AIDS).

21

Doenças Polipóides

Este capítulo discute várias condições polipóides benignas que são comumente observadas na clínica dos cirurgiões gerais coloproctologistas. Um pólipo é uma projeção bem circunscrita acima do epitélio de superfície mucosa. Pode ser pedunculado ou séssil. Pode variar em tamanho de 1 ou 2 mm a mais de 10 cm. Não é um diagnóstico histológico, no entanto; pólipo é meramente um termo anatômico descritivo. Três tipos de pólipos são discutidos neste capítulo: hiperplásicos (metaplásicos), hamartomatosos e adenomatosos.

PÓLIPO HIPERPLÁSICO OU METAPLÁSICO

Aspecto Clínico

Os pólipos hiperplásicos são usualmente encontrados no reto e sigmóide, muitas vezes no topo das pregas mucosas e no ápice das válvulas de Houston (Figura 21.1). São quase sempre múltiplos e podem apresentar-se em tão grandes números que ao exame endoscópico e clister opaco podem simular polipose familial (múltipla). Seu tamanho usual é de 2 a 5 mm. Podem mostrar aproximadamente a mesma cor que a mucosa retal, ou ligeiramente mais pálida; freqüentemente passam despercebidos.

Histologia

Microscopicamente, vêem-se as criptas revestidas por um epitélio hiperplásico que dá à luz da cripta uma aparência festonada (Figura 21.2). A estrutura é diferente daquela de um pólipo adenomatoso. O epitélio de revestimento perde seu padrão regular colunar e com células caliciformes e aparece denteado por causa do achatamento das células (Figura 21.3). As células caliciformes estão diminuídas, e a lâmina própria pode demonstrar reação inflamatória aumentada: células plasmáticas e linfócitos.

Tratamento

Uma vez que tem sido geralmente aceito que os pólipos hiperplásicos não são neoplasias e não conotam risco aumentado de desenvolvimento de tumores, benignos ou malignos, a questão de como tratá-los exige uma decisão. O fato de um paciente abrigar pólipos hiperplásicos parece sem significado clínico; portanto, a cirurgia é desnecessária. O problema surge, no entanto, ao estabelecer com certeza a

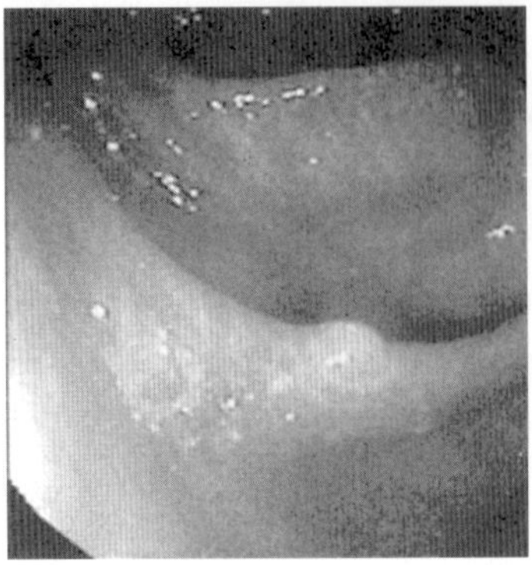

FIG. 21.1. Um pólipo hiperplásico pode ser visto na superfície de uma das válvulas de Houston. Observar a melanose colônica coexistente, que serve para demarcar claramente a lesão não pigmentada.

natureza do tumor. Isto pode ser realizado somente submetendo-se a lesão à confirmação histopatológica. Esta é uma consideração importante, porque se for descoberto que o tumor é uma neoplasia (p. ex., um adenoma polipóide), a necessidade de avaliação total do cólon e acompanhamento é diferente.

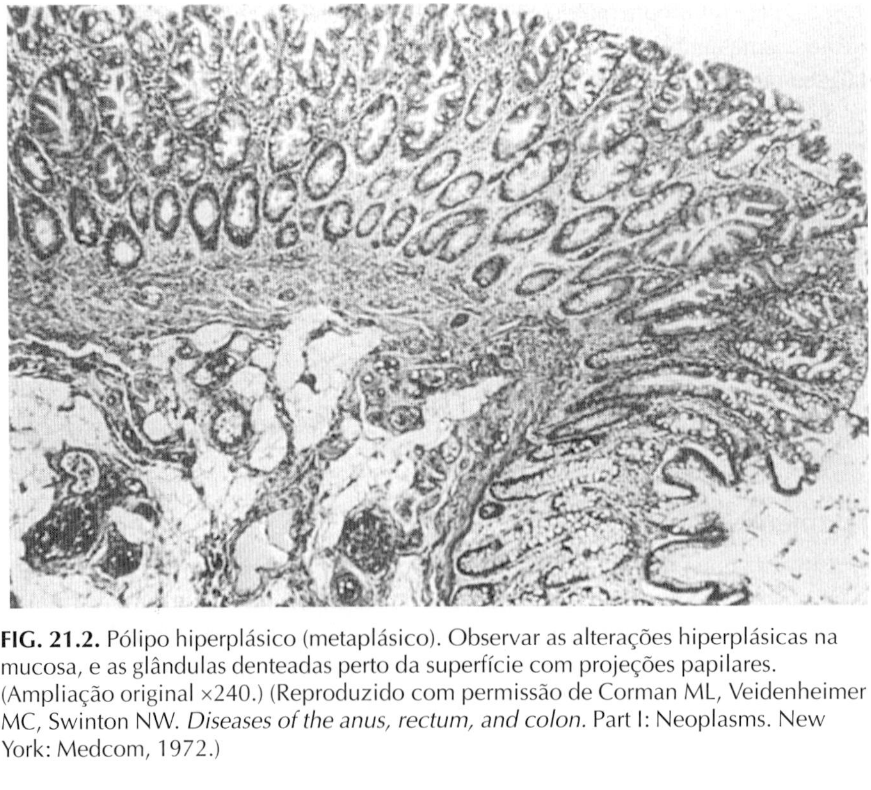

FIG. 21.2. Pólipo hiperplásico (metaplásico). Observar as alterações hiperplásicas na mucosa, e as glândulas denteadas perto da superfície com projeções papilares. (Ampliação original ×240.) (Reproduzido com permissão de Corman ML, Veidenheimer MC, Swinton NW. *Diseases of the anus, rectum, and colon.* Part I: Neoplasms. New York: Medcom, 1972.)

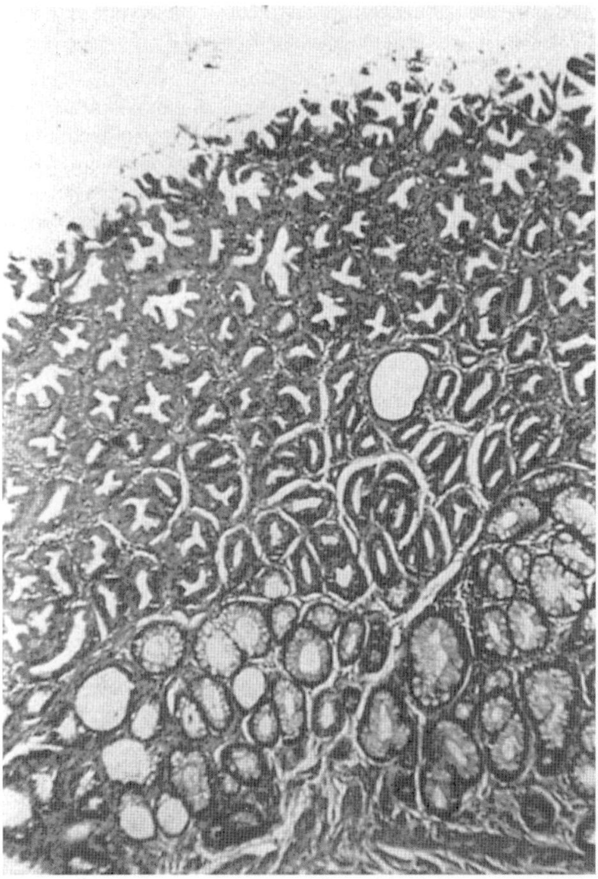

FIG. 21.3. Pólipo hiperplásico (metaplásico). A lesão apresenta glândulas denteadas, algumas das quais com dilatação cística. (Ampliação original ×280; cortesia de Rudolf Garret, M.D.)

Os pequenos pólipos do cólon são usualmente neoplásicos, porém mesmo se hiperplásicos, são associados a adenomas em outros locais em 33 a 75% dos casos. Os pequenos pólipos retais usualmente são hiperplásicos, mas se associam a neoplasias em outras localizações em 63%. Colonoscopia total é provavelmente apropriada mesmo para pólipos hiperplásicos comprovados. Muitos autores concluíram que os pequenos pólipos adenomatosos e hiperplásicos não podem ser confiavelmente distinguidos pela sua aparência endoscópica.

Polipose Hiperplásica

Os pólipos hiperplásicos podem mostrar agregação espacial com pólipos neoplásicos, sugerindo que regiões com pólipos prévios merecem vigilância estreita. Esta entidade particular parece ter uma associação aumentada com câncer colorretal. Curiosamente, o desaparecimento dos pólipos hiperplásicos foi descrito após ressecção.

Comentário: minha filosofia pessoal é efetuar um compromisso entre uma atitude agressiva de "busca e destruição" para com toda excrescência mucosa identificável e uma conduta de *laissez-faire*. Recomendo o seguinte protocolo.

Excisar a lesão inicialmente para confirmar o diagnóstico. Se o pólipo não for neoplásico, não sugiro nenhum acompanhamento a não ser a triagem de câncer colorretal de rotina apropriada para qualquer paciente com história pregressa de neoplasia. Se em exame endoscópico de rotina for constatado que um indivíduo tem lesões adicionais, nenhum tratamento é aconselhado, exceto possivelmente fulguração ou biopsia a frio das lesões relativamente maiores. Tenho quatro razões pelas quais sugiro ignorá-las. Primeira, elas tendem a desaparecer espontaneamente e aparecer em outro local; alguns pacientes são simplesmente criadores de pólipos hiperplásicos. Segunda, sou relutante em criar ainda mais ansiedade reforçando a fobia que a maioria das pessoas tem a respeito de câncer. Terceira, complicações associam-se à excisão de lesões; sangramento e perfuração ocorrem mais freqüentemente quando lesões pequenas são removidas do que quando tumores grandes são biopsiados. Isto ocorre porque algumas vezes intestino normal tem que ser lesado para extirpar completamente o crescimento. Se o cirurgião efetuar procedimentos através do endoscópio de modo suficientemente freqüente, inevitavelmente terá complicações. Finalmente, ela aumenta consideravelmente o custo da assistência médica.

HAMARTOMAS

Um hamartoma é definido como um crescimento não-neoplásico composto de uma mistura anormal de tecidos. No cólon, isto inclui pólipos juvenis e de Peutz-Jeghers.[144]

Pólipos Juvenis

O pólipo juvenil (pólipo congênito, pólipo de retenção, adenoma juvenil) é usualmente encontrado em crianças com menos de 10 anos de idade, mas também é visto em jovens e em adultos de qualquer idade. É uma condição incomum, que ocorre em aproximadamente 1% das crianças assintomáticas. A distribuição etária tem sido descrita como sendo em um padrão bimodal, com o grupo infantil tendo uma idade modal de 4 anos, enquanto o grupo adulto tem uma idade modal de 18 anos. A incidência é duas vezes maior em meninos, e uma proporção de 13:1 de homens para mulheres é vista em adultos.

Embora pólipos juvenis sejam os tumores colorretais mais comuns em crianças, neoplasias benignas e malignas podem apresentar-se virtualmente em qualquer idade. Adenomas solitários responsabilizam-se por 7 a 8% de todos os pólipos encontrados em pacientes abaixo dos 20 anos de idade.

Sintomas e Sinais

A queixa de apresentação mais comum é sangramento retal, seguida por prolapso ou protrusão da massa, eliminação de tecido e dor abdominal. Auto-amputação é observada em até 10% dos pacientes. Diarréia, muco, proctalgia, tenesmo e prolapso retal também são queixas identificáveis.

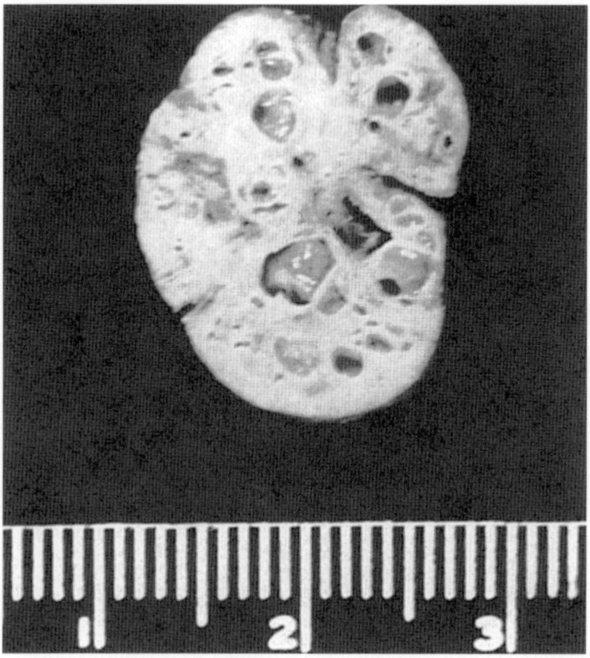

FIG. 21.4. Pólipo juvenil. Observar os espaços císticos característicos em corte transversal. (Cortesia de Rudolf Garret, M.D.)

Distribuição

Dos pólipos, 60% estão localizados no reto até 10 cm da margem anal; apenas 10% estão localizados acima de 20 cm, mas estes estão dispersos por todo o cólon. Aproximadamente três quartos têm mais de 1 cm de diâmetro.

Aspecto

Macroscopicamente, as lesões são usualmente redondas ou ovais, com uma superfície lisa, contínua, em contraste com a superfície papilar que caracteriza o pólipo adenomatoso. Elas usualmente têm um pedículo curto. A superfície de corte demonstra numerosos espaços císticos cheios de muco (Figura 21.4).

Histologia

O exame microscópico revela que os pólipos juvenis são compostos de um elemento epitelial e um de tecido conjuntivo, com o último contribuindo para a maior parte da massa tumoral (Figura 21.5). Células inflamatórias agudas e crônicas são vistas freqüentemente.

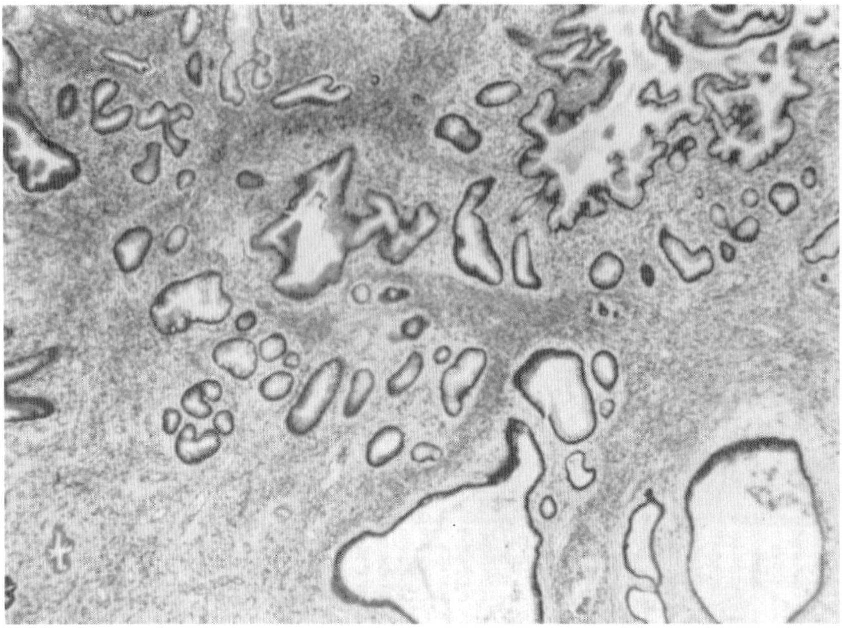

FIG. 21.5. Pólipo juvenil. Observar as glândulas cisticamente dilatadas revestidas por epitélio de aspecto normal. (Ampliação original ×170; cortesia de Rudolf Garret, M.D.)

Etiologia

Um achado microscópico freqüente é infiltração por eosinófilos. Foi postulado que como os eosinófilos usualmente conotam uma resposta alérgica, os pólipos são o resultado de alergia. Em apoio a esta teoria está a observação de que uma incidência estatisticamente significativa de alergia é vista nas crianças com pólipos e nas famílias dessas crianças.

Apesar da sugestão por alguns de que os pólipos juvenis podem ser neoplásicos, a maioria dos patologistas hoje concorda em que a lesão é um hamartoma. Isto é baseado na observação de que uma anormalidade do tecido conjuntivo mucoso ou lâmina própria está presente e de que este estroma de tecido conjuntivo apresenta uma semelhança ao mesênquima primitivo. Isto traz apoio à contenção de que a lesão é uma malformação em vez de uma neoplasia. Uma teoria sustenta que o pólipo é uma forma de cisto de retenção que assume uma forma polipóide por causa da tração causada pela peristalse. Pólipos juvenis também foram descritos no local de uma ureterossigmoidostomia.

Diagnóstico e Tratamento

O diagnóstico é usualmente confirmado por meio de proctossigmoidoscopia, e a lesão é removida transanalmente. Em muitos centros, colonoscopia é o meio inicial usado para investigar crianças com sangramento retal não-diagnosticado.

Apesar de a probabilidade de uma lesão proximal a um pólipo juvenil no reto ser mais provavelmente um outro pólipo juvenil, uma atitude agressiva deve ser assumida para confirmar sua verdadeira natureza histológica. Entretanto, um pólipo juvenil, por si próprio, não é uma neoplasia nem uma condição pré-maligna. Uma vez removido o pólipo, nenhum acompanhamento adicional é necessário.

Polipose Juvenil

A polipose juvenil é uma condição incomum caracterizada pelo desenvolvimento de múltiplos pólipos juvenis, principalmente no cólon, mas também no resto do trato intestinal. Uma história de família é encontrada em 20 a 50% dos pacientes, com um aparente padrão hereditário dominante autossômico. O gene ainda não foi identificado. A condição deve ser distinguida da polipose juvenil múltipla. Muitos destes indivíduos têm uma história familial de polipose adenomatosa e de carcinoma do cólon. Conforme sugerido, além do cólon, os pólipos ocasionalmente são encontrados no intestino delgado e estômago. A taxa de recorrência dos pólipos juvenis solitários é menos de 20%, enquanto a taxa aproxima-se de 90% nos casos familiais.

Os pacientes com polipose juvenil têm uma evolução clínica muito diferente, quando comparados com aqueles que têm pólipos juvenis solitários. Hematoquezia, anemia por deficiência de ferro, hipoproteinemia, hipopotassemia, anergia, baqueteamento digital e incapacidade de crescimento ocorrem mais na primeira condição. Outras manifestações extracolônicas congênitas e adquiridas nesta condição incluem macrocefalia, alopecia, intumescimentos ósseos, fenda labial, fenda palatina, anormalidades do ducto viteloíntestinal, dupla pelve renal e ureteres, glomerulonefrite aguda, ectopia de testículo e útero e vagina bífidos. Evidentemente, algumas das associações podem ser puramente coincidentes. A forma rara e muitas vezes fatal, polipose juvenil da lactância, é associada à diarréia profusa, enteropatia com perda de proteína, sangramento e prolapso retal.

Há forte associação com neoplasias benignas e malignas do cólon bem como com pólipos gastroduodenais. A condição usualmente se apresenta na infância, apenas 15% sendo identificados na população adulta.

Tratamento

Uma vez considerada a polipose juvenil uma condição potencialmente pré-maligna, está indicada uma conduta agressiva de tratamento. Se o cirurgião não estiver seguro de os cólons estarem sem pólipos (usualmente por meio de colonoscopia e polipectomias), colectomia total é o procedimento recomendado. Uma boa conduta é uma anastomose ileoanal com bolsa ileal se o reto for densamente comprometido por pólipos já foram relatadas. Neoplasias dentro do reservatório ileal após esta operação foram relatadas. Vigilância endoscópica periódica da bolsa ileal bem como endoscopia gastrintestinal superior devem ser consideradas em seguida à proctocolectomia restauradora. Proctocolectomia e ileostomia são necessárias em alguns casos. Finalmente, os membros da família devem submeter-se à avaliação colorretal.

Síndrome de Cronkhite–Canada

Em 1955, Cronkhite e Canada[145] descreveram uma síndrome de polipose gastrintestinal, hiperpigmentação, alopecia e distrofia ungueal. A síndrome é tida como uma variante da polipose juvenil com alterações ectodérmicas e sem evidência de transmissão genética. Alguns sugeriram que a doença é causada por uma anormalidade da proliferação ectodérmica e endodérmica. Os pólipos podem ser vistos em associação a neoplasias do cólon, o que é considerado por alguns autores como representando uma condição pré-maligna.

Sintomas e Sinais

Diarréia e má-absorção produzem deficiência vitamínica grave, hipoproteinemia, e anormalidades dos líquidos e eletrólitos são relatados comumente. Anemia e sangramento retal são comumente relatadas. Outros sintomas incluem perda de peso, dor abdominal, fraqueza, náusea e vômito, hipogeusia (perda do paladar), e uma variedade de queixas neurológicas. Perda de cabelo e alterações ungueais podem ser evidentes antes que os sintomas gastrintestinais se tornem manifestos.

Pólipos comprometem o estômago e o intestino grosso em virtualmente todos os casos, e o intestino delgado é mais difícil de ser avaliado. Como na polipose juvenil, o estudo histopatológico confirma sua natureza hamartomatosa. A observação de displasia em uma amostra de biopsia deve incentivar o endoscopista a empreender um programa agressivo de vigilância.

Tratamento

A maioria dos pacientes tem sido tratada sintomaticamente por meio de suporte nutricional, inclusive nutrição parenteral domiciliar. Está indicada ressecção quando comprometimento maciço for limitado a um segmento suscetível à excisão, seja estômago, intestino delgado ou cólon. A causa da morte é atribuível à doença e suas complicações.

Pólipos de Peutz–Jeghers

Em 1921, Peutz descreveu uma síndrome familial de pólipos do trato gastrintestinal com pigmentação da boca e outras partes do corpo. Mais tarde, Jeghers e seus colegas estabeleceram a síndrome ao descreverem vários casos. A doença parece ser transmitida de uma maneira dominante autossômica, mas casos *de novo* foram descritos sem qualquer história familial sugestiva.

Os pólipos são encontrados mais freqüentemente no intestino delgado, particularmente no jejuno, mas também podem ocorrer no estômago, cólon e reto.

Sinais, Sintomas e Diagnóstico

Pigmentação cutânea usualmente é observada ao nascimento ou na lactância; as alterações na pele podem desaparecer após a puberdade. Elas consistem em coleções de manchas negras ou castanho-claras semelhantes a sardas, com 1 a 2 mm de diâmetro, nos lábios ou em torno deles e na mucosa bucal, dedos das mãos e dos pés. O sintoma mais comum e o mais difícil de tratar é a dor abdominal, muitas vezes causada por obstrução intestinal. A obstrução é usualmente o resultado de um pólipo com intussuscepção. A outra queixa freqüente é o sangramento retal. Sinais e sintomas adicionais incluem prolapso do pólipo, eliminação do pólipo, hematêmese e anemia. O diagnóstico da síndrome pode usualmente ser feito com base na história familial, pigmentação da pele e sintomas gastrintestinais. Estudos contrastados além de endoscopia confirmam a extensão da doença polipóide.

Patologia

Macroscopicamente, os pólipos variam em tamanho, podendo ser grandes com vários centímetros de diâmetro e, com a dimensão aumentando, tendem a tornar-se pedunculados, aparentando muito os pólipos adenomatosos.

Microscopicamente, os pólipos parecem originar-se de epitélio glandular intestinal juntamente com um arcabouço ramificado muscular que se origina da muscular da mucosa (Figura 21.6). Os túbulos de epitélio repousam sobre as faixas ramificadas de músculo liso, em uma relação semelhante àquela que o epitélio tem com a muscular da mucosa do intestino normal. Uma vez que nenhuma evidência de hiperplasia é vista, variação citológica ou perda de diferenciação, a lesão provavelmente representa um processo ou malformação hamartomatosa, em vez de uma neoplasia.

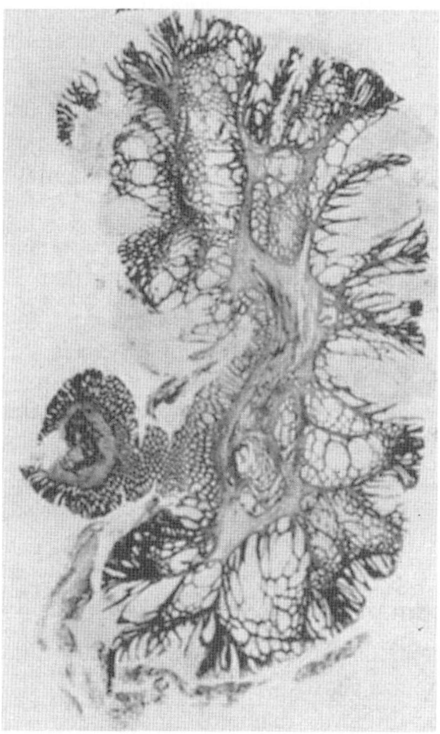

FIG. 21.6. Pólipo de Peutz–Jeghers do intestino grosso. Observar o arcabouço muscular arboriforme. (Reproduzido com permissão de Morson BC. Algumas pecularidades na histologia dos pólipos intestinais. *Dis Colon Rectum* 1962;5:337.)

Tratamento

O principal problema com esta condição reside no tratamento, particularmente para a manifestação mais freqüente – comprometimento do intestino delgado. Muitos destes indivíduos jovens submetem-se a múltiplas operações abdominais por causa de obstrução e sangramento no intestino delgado. Nestas circunstâncias, múltiplos pólipos podem ser removidos por enterotomia e polipectomia, ou por polipectomias endoscópicas através de enterotomia. Alternativamente, um endoscópio introduzido oralmente pode ser usado com sucesso no momento da laparotomia telescopando-se o intestino delgado com o instrumento. Outra conduta é efetuar endoscopia operatória por meio de uma enterotomia. Ressecção maciça do intestino delgado raramente é necessária, evitando-se as conseqüências de uma síndrome de intestino curto. A evidência sugere que uma conduta agressiva está justificada porque a freqüência de tumores recorrentes diminui à medida que o paciente se torna mais velho.

Relação com Câncer

Outra preocupação que foi expressa é a sugestão de uma associação entre síndrome de Peutz–Jeghers e o desenvolvimento de tumores gastrintestinais benignos e malignos. Até 50% podem desenvolver malignidade, uma taxa 18 vezes maior do que seria esperado. A freqüência aumentada é observada em relação a cânceres de origem gastrintestinal e não-gastrintestinal. Transformação neoplásica – não um evento raro – sugere uma seqüência hamartoma-adenoma-carcinoma na polipose de Peutz–Jeghers.

No momento em que escrevemos, a questão da vigilância de malignidade é um assunto não resolvido. Com a probabilidade de uma incidência aumentada de cânceres de mama, ovário e pâncreas, mamografia e ultra-sonografia anuais podem ser úteis.

Evidentemente, é de importância capital distinguir e identificar as lesões que representam pólipos verdadeiros (adenomatosos) dos tumores hamartomatosos. O potencial maligno dos primeiros é um consenso.

ADENOMAS

Enquanto um pólipo hiperplásico é o "tumor" mais comum do cólon e reto, um adenoma é de longe a neoplasia mais freqüentemente observada. Os adenomas são classificados em três categorias: polipóides, vilosos e mistos. As lesões são benignas por definição, mas sua relação com o desenvolvimento subseqüente de câncer é importante (ver *Seqüência Pólipo-Câncer*).

Adenoma Polipóide, Pólipo Adenomatoso e Adenoma Tubular

Aproximadamente 75% dos tumores benignos no cólon são classificados como pólipos adenomatosos, e 10% como adenomas vilosos. As lesões podem ser tão pequenas (1 mm de diâmetro ou maiores (5 cm de diâmetro). Elas podem ser pedunculadas ou sésseis, com uma superfície relativamente lisa interrompida por fendas formando múltiplos nódulos. Os tumores menores tendem mais a ter um contorno regular, e os adenomas maiores um padrão lobulado.

Histologia

Microscopicamente, os adenomas polipóides consistem em túbulos epiteliais estreitamente agregados separados por lâmina própria normal, os quais crescem e ramificam-se horizontalmente à muscular da mucosa. Entretanto, nenhum aspecto constante dos túbulos é visto; eles podem ser regulares ou irregulares, com ou sem reação inflamatória (Figura 21.7). As células epiteliais podem tornar-se deformadas, os núcleos podem ser hipercrômicos (corar-se mais intensamente) com número aumentado, e o muco é reduzido. Mitoses podem ser observadas freqüentemente, mas não há invasão da muscular da mucosa. Enquanto alguns autores descrevem certas alterações como representativas de carcinoma *in situ,* outros podem chamar ao mesmo fenômeno "atipia" ou "displasia".

Dos adenomas, 20% demonstraram conter células aneuplóides, em comparação com 63% de adenocarcinomas, o que se correlaciona com graus cada vez maiores de displasia. Uma correlação positiva foi vista entre o tamanho dos adenomas diplóides e a atividade proliferativa.

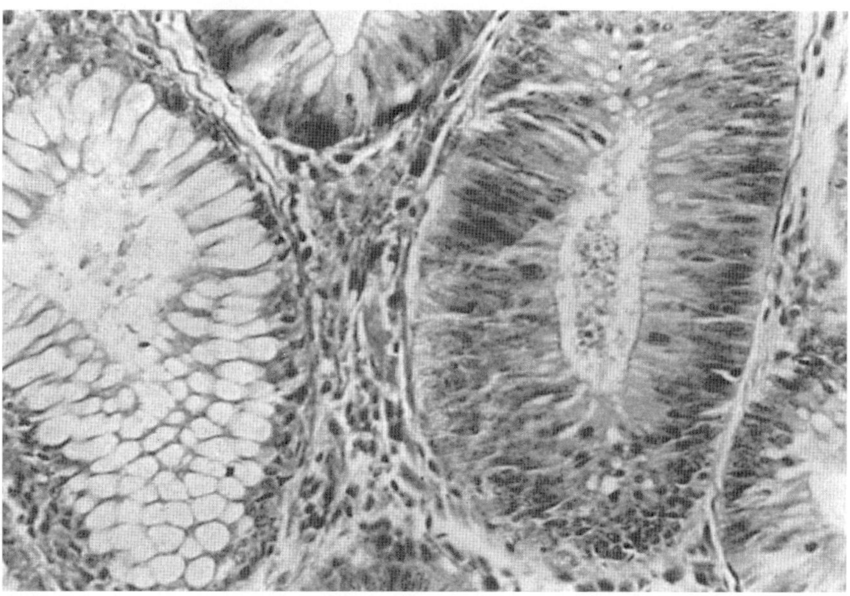

FIG. 21.7. Este corte da borda de um adenoma polipóide ilustra uma glândula neoplásica e uma normal, lado a lado. Observar o atulhamento das células, empilhamento de núcleos e a perda da capacidade de produzir muco na glândula neoplásica à direita. (Reproduzido com permissão de Corman ML, Veidenheimer MC, Swinton NW. *Diseases of the anus, rectum, and colon.* Part I: Neoplasms. New York: Medcom, 1972.)

Velocidade de Crescimento

As células da superfície epitelial normal da mucosa do cólon são substituídas a cada 4 a 8 dias. A divisão e migração celulares equilibram-se com a esfoliação das células. As superfícies epiteliais são aumentadas até 226 vezes nos pólipos adenomatosos quando comparadas com a mucosa normal. Além disso, o número de células está aumentado até 370 vezes. O número aumentado não é dependente principalmente de atividade mitótica, mas de fragmentação nuclear amitótica.

Invasão Pseudocarcinomatosa

Tecido glandular de aspecto benigno foi descrito profundo em relação à muscular da mucosa; esta condição foi chamada "invasão pseudocarcinomatosa". Acredita-se que seja associada a tumores maiores, aqueles com um pedículo longo, e lesões do cólon sigmóide. O aspecto histológico pode ser causado por trauma, possivelmente secundário à torção repetida do pedículo.

O exame histológico revela estruturas semelhantes a glândulas ou semelhantes a cistos na submucosa que mostram uma aparência citológica semelhante à do tumor benigno sobrejacente.

A diferenciação da invasão pseudocarcinomatosa de câncer invasivo é importante, pelo fato de que nenhum paciente desenvolve uma recorrência ou metástase subseqüentemente à excisão.

Adenoma Viloso ou Papiloma Viloso

O adenoma viloso geralmente é maior que um adenoma polipóide e é mais freqüentemente séssil. As margens geralmente são pouco definidas que nos pólipos adenomatosos. Apesar do seu tamanho, no entanto, sua textura macia e veludosa pode fazê-lo não ser percebido no exame digital do reto. Um terço dos papilomas vilosos é assintomático; 7% têm menos de 1 cm de diâmetro, e 61% são menores que 3 cm de diâmetro. Entretanto, a sigmoidoscopia demonstra, facilmente, a presença da lesão. Tumores grandes podem prolapsar através do canal anal. A idade média ao diagnóstico é de 64 anos (variação, 36 a 82 anos).

Sintomas

Embora sangramento retal seja a queixa mais freqüente de apresentação de ambas as condições adenomatosas, alteração nos hábitos intestinais e descargas mucosas são preocupações muito mais freqüentes em um paciente com um grande adenoma viloso. De fato, um complexo sintomático único é associado a grandes adenomas vilosos que hoje se tornou raro: hipopotassemia e desidratação. A síndrome é atribuída à perda de grande quantidade de líquido e eletrólitos do tumor mucossecretor. Perda de sódio é freqüente e pode constituir a característica dominante desta síndrome em alguns pacientes.

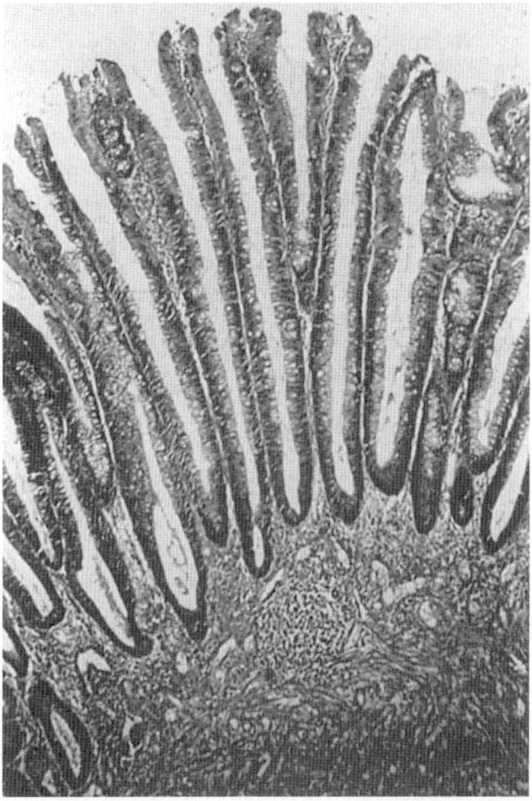

FIG. 21.8. Adenoma viloso. As frondes papilares estendem-se da mucosa. (Ampliação original ×280.) (Reproduzido com permissão de Corman ML, Veidenheimer MC, Swinton NW. *Diseases of the anus, rectum, and colon.* Part I: Neoplasms. New York: Medcom, 1972.)

Histologia

Microscopicamente, o adenoma viloso consiste de processos digitiformes, cada um constituído de um cerne de lâmina própria coberto por células epiteliais crescendo verticalmente na direção da luz intestinal (Figura 21.8). O epitélio assenta-se sobre a muscular da mucosa e, na lesão benigna, nenhuma evidência de invasão é vista. Enquanto o muco está diminuído nos adenomas polipóides, alguns adenomas vilosos eliminam grande volume de muco. Atipia ou displasia é observada comumente.

Adenoma Tubuloviloso, Adenoma Viloglandular, Adenoma Papilar, Pólipo Viloglandular, Adenoma Misto e Adenoma Polipóide-Viloso

A combinação de elementos polipóides e vilosos é vista freqüentemente com neoplasias benignas colorretais. Histologicamente, as alterações são intermediárias entre um adenoma viloso e um adenoma polipóide. A distinção, no entanto, entre esta apresentação e a de um adenoma polipóide "puro" é acadêmica. Os sintomas do paciente, os métodos de diagnóstico e a terapia para a lesão benigna são idênticos.

Avaliação e Diagnóstico

Adenomas são comumente observados nos países onde é encontrada uma alta incidência de câncer colorretal; sua freqüência aumenta com a idade do paciente. Neoplasias benignas do cólon e reto foram observadas em 12 a 60%. Os três métodos para diagnosticar doença polipóide são retossigmoidoscopia, clister opaco (enema de bário) e colonoscopia fibroscópica. Os méritos relativos destes estudos e as próprias técnicas são discutidas nos Capítulos 4 e 5.

Sigmoidoscopia

Lesões benignas são encontradas em aproximadamente 9% dos indivíduos assintomáticos.

Avaliação Radiológica

Dependendo da técnica de enema de bário usada, podem ser identificados pólipos em 1 a 13% dos pacientes; a técnica de duplo contraste (contraste com ar) é mais eficaz. O enema de contraste com ar é considerado a opção preferida por muitos radiologistas para avaliar o cólon, especialmente quando o paciente tem uma história prévia de pólipos ou carcinoma; lesões tão pequenas quanto 2 ou 3 mm são identificáveis por esta técnica.

O radiologista não consegue averiguar a natureza histológica de um pólipo, embora certos aspectos característicos possam ser identificados. Deve-se observar a presença ou ausência de um pedículo ou haste, embora um pedículo não conote benignidade, mas significando que pelo menos uma tentativa deve ser feita para remover a lesão por meio do colonoscópio com margem adequada. As lesões sésseis tendem a ser malignas e são mais difíceis de remover por colonoscopia.

Os adenomas vilosos têm um aspecto radiológico característico: superfície irregular por causa dos crescimentos frondosos; bário nos interstícios da superfície tumoral produzindo características radiográficas estriadas ou rendadas.

Colonoscopia

Colonoscopia e colonoscopia–polipectomia são as modalidades diagnósticas e terapêuticas que foram responsáveis pelo marcado avanço no nosso conhecimento da doença polipóide ao longo dos últimos 25 anos. A taxa de imprecisão global comparativa do clister opaco com duplo contraste (achados falsos-positivos e falsos-negativos) é de 30%. A principal morbidade é o "pólipo perdido". Em uma comparação das duas técnicas foi demonstrada uma precisão de 90% do clister com contraste de ar e 91% da colonoscopia.

Com tamanho crescente do pólipo, é vista uma maior tendência ao comprometimento viloso; isto se associa a uma incidência mais alta de alteração maligna. Câncer invasivo pode ser encontrado em pólipos com menos de 1 cm de diâmetro.

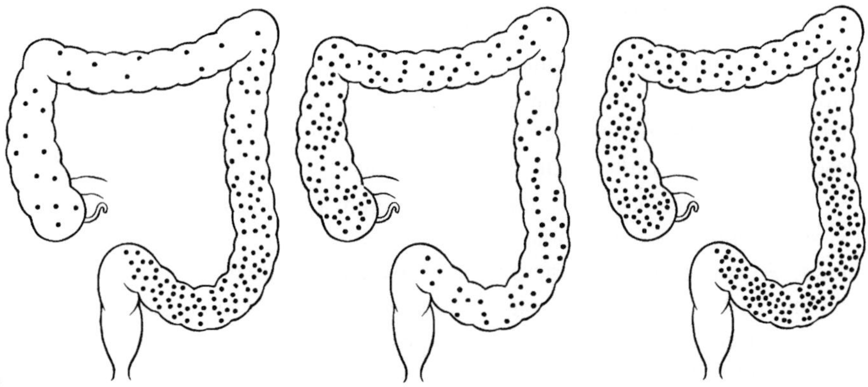

A, B C

FIG. 21.9. Distribuição dos pólipos colônicos. **A.** Suspeitados radiologicamente. **B.** Insuspeitados. **C.** Distribuição total. (Ilustração por Steckel, FE; baseado em dados de Coller JA, Corman ML, Veidenheimer MC. Colonic polypoid disease: need for total colonoscopy. (Doença Polipóide Colorretal: necessidade de colonoscopia total). *Am J Surg* 1976;131:490.)

Apesar das generalizações concernentes ao tamanho, cor e presença ou ausência de um pedículo, o único meio definitivo de se estabelecer o diagnóstico é a confirmação histológica. Cinco critérios sugestivos de alterações malignas incluem: friabilidade, ulceração, firmeza, lobulação e assimetria. Também a aparência de "chapéu de bobo" (uma base larga afilando-se para uma ponta) pode ser indicativa de carcinoma invasivo.

Colonoscopia total é um requisito para pacientes que abrigam uma neoplasia do cólon. Dois terços das neoplasias não suspeitadas foram encontradas proximais à flexura esplênica, resultando em uma distribuição mais uniforme da doença polipóide colônica neoplásica (Figura 21.9).

Que dizer de uma colonoscopia de triagem no paciente assintomático? Atualmente, o procedimento certamente deve ser efetuado em indivíduos com risco aumentado de desenvolvimento de neoplasias, mas alguns sugerem que pode ser razoável considerar esta avaliação a cada 5 a 7 anos para todos os adultos assintomáticos.[146]

Seqüência Pólipo-Câncer

O significado dos pólipos neoplásicos seria de interesse acadêmico unicamente, não fosse a relação entre estas lesões e o desenvolvimento subseqüente de carcinoma.

Câncer Sincrônico

Muitos autores demonstraram que 13 a 50% das peças ressecadas por câncer do cólon e reto abrigam um ou mais adenomas. Numerosos estudos de colonoscopia confirmaram esta associação freqüente.

Câncer Metacrônico

Foram demonstradas reduções acentuadas na incidência de cânceres do intestino grosso em um programa de acompanhamento por proctossigmoidoscopia depois de polipectomia. Apenas 15% dos carcinomas estatisticamente previstos desenvolvem-se, e cada um destes é uma lesão inicial.

Sabe-se que os pacientes que se submeteram à ressecção de cólon por carcinoma apresentam risco aumentado do desenvolvimento subseqüiente de uma malignidade. A taxa de câncer metacrônico é aproximadamente de 4%. O intervalo médio de tempo é cerca de 10 anos, significando ser este o período de desenvolvimento pólipo-câncer. A freqüência de identificação de neoplasias benignas nesses pacientes também é alta.

Os pacientes que previamente se submeteram à polipectomia são mais propensos que a população geral a desenvolver mais pólipos, sendo a taxa de 15 a 16 vezes aquela esperada em uma população de mesma idade e sexo durante o primeiro ano. Além disso, naqueles que desenvolvem um pólipo recorrente, um terço desenvolve outra recidiva.

Distribuição Geográfica

Carcinoma do cólon e reto é uma doença da civilização ocidental. Os pólipos adenomatosos correm paralelos à sua distribuição geográfica, com uma alta incidência na Europa e Estados Unidos, em outros países altos consumidores de carne, e em populações urbanas. A epidemiologia do carcinoma é discutida no Capítulo 22.

Distribuição Anatômica

A distribuição dos tumores benignos do cólon é semelhante à dos cânceres: mais freqüentes no intestino distal, com uma incidência relativamente alta no ceco. Estudos adicionais demonstraram uma distribuição mais uniforme dos adenomas que dos carcinomas; esta observação pode estar antecipando uma tendência adicional a cânceres mais proximais. Um desvio da esquerda para a direita foi aparente na década de 1971 a 1980, em comparação com o período de 10 anos anteriores.

Idade

Deve ser esperado que os pólipos adenomatosos precedam o câncer por vários anos, mas até recentemente isto não pôde ser bem documentado. A razão provável para isto é que os pacientes com câncer são usualmente sintomáticos, e a data de início não pode ser relatada com precisão. Os pólipos, especialmente quando pequenos, podem ser assintomáticos durante um período considerável de tempo. A evolução da seqüência pólipo-câncer é estimada em aproximadamente 7 a 10 anos. A idade média dos pacientes que fazem colonoscopia–polipectomia é de 55 anos, em comparação com os pacientes com câncer colorretal (idade média de 62 anos).

Sexo

Homens e mulheres têm uma freqüência aproximadamente igual de câncer colorretal; a mesma observação é verdadeira quanto aos adenomas. As mulheres têm um número ligeiramente maior de lesões no lado direito (benignas e malignas).

Fatores Diversos

A alta incidência de pólipos corre paralela à do câncer colorretal em todo o estudo baseado na população geral. Seja isto relacionado à dieta ou causado por outros fatores ambientais, a validade da observação não pode ser negada. Fumar cigarros, consumo de cerveja, cirrose e alcoolismo são fatores de risco independentes para desenvolvimento de adenomas de cólon. Imunodeficiência também foi sugerida como desempenhando um possível papel na patogênese.

História Familial

A seqüência adenoma-carcinoma sugere um risco aumentado de câncer colorretal nas famílias de pacientes que abrigam pólipos adenomatosos. Os irmãos e pais de pacientes com pólipos adenomatosos estão em risco aumentado do desenvolvimento de câncer colorretal, particularmente se o adenoma for diagnosticado antes da idade de 60, ou no caso de irmãos, quando um dos pais teve câncer colorretal.

Evolução

Três situações são vistas nas quais a história de vida da seqüência adenoma-carcinoma pode ser demonstrada: primeira, na oportunidade incomum em que um paciente com um pólipo benigno recusa a remoção da lesão e subseqüentemente desenvolve um carcinoma no mesmo local; segunda, na polipose familial, uma condição que sempre resulta em câncer intestinal se o cólon não for ressecado (ver adiante); e terceira, no câncer colorretal hereditário não-polipose (ver Capítulo 22; *Síndromes de Lynch*).[147] Uma vez que a natureza histológica dos pólipos na condição da polipose familial não difere daquela vista no adenoma solitário comum, uma relação de causa e efeito é inferida. O imenso número de pólipos presentes no intestino significa que o risco é multiplicado muitas vezes.

A análise atuarial dos pacientes com pólipos maiores que 1 cm de tamanho, que escolheram observação, revela que o risco cumulativo de diagnóstico de câncer no local do pólipo aos 5, 10 e 20 anos é de 2,5, 8 e 24%, respectivamente.

Transformação Histológica

A evidência mais direta da seqüência pólipo-câncer é a demonstração de todas as fases no desenvolvimento de malignidade dentro do mesmo espécime: epitélio normal, tecido adenomatoso, atipia e invasão franca. Em grandes séries de colonoscopias–polipectomias, 4 a 5% dos pólipos demonstraram algum elemento de carcinoma invasivo. De maneira geral, quanto maior a lesão, maior a probabilidade de degeneração maligna. Adenomas polipóides menores que 1 cm mostraram ter uma incidência de 1% de transformação maligna; aqueles de 1 a 2 cm mostraram uma incidência de 10%, e aqueles acima de 2 cm uma incidência de 35%. Em pacientes com adenomas vilosos, a incidência é menos de 1 cm, 10%; 1 a 2 cm, 10%; e mais de 2 cm, 53%.

Carcinoma De Novo "versus" a Seqüência Pólipo-Câncer

Se carcinomas do intestino grosso se originassem *de novo* da mucosa normal, sem passar através do estádio de benignidade, não seria incomum observar-se um câncer de 0,5 cm de diâmetro. Como este não é o caso, admite-se que a maioria dos cânceres colorretais origina-se de pólipos benignos. Foi dito que, se procuramos de modo suficientemente vigoroso e efetuarmos cortes seriados suficientes do espécime patológico, um elemento de pólipo benigno pode virtualmente sempre ser encontrado em um câncer, particularmente se o tumor for relativamente pequeno. Entretanto, evidência muito forte indica que alguns tumores malignos do reto e cólon originam-se da mucosa sem passar através de um estádio benigno. As implicações desta observação são aplicadas à avaliação de acompanhamento dos indivíduos com colite ulcerativa de longa duração (ver Capítulo 29; *Relação com Malignidade*).

Genética

Esta seção sobre genética é uma contribuição do Dr. Anthony A. Goodman.

A carcinogênese foi bem estabelecida como um processo em múltiplas etapas envolvendo a acumulação de mutações no genoma das células somáticas. No caso dos cânceres colorretais, a progressão desde células normais para adenomas benignos e finalmente para carcinomas esteve entre as mais bem estudadas. Agora está bem estabelecido que virtualmente todos os carcinomas colorretais derivam de adenomas benignos preexistentes.

Câncer e Seleção Natural

Tem-se tornado cada vez mais claro que o desenvolvimento de todas as formas de câncer é baseado na acumulação de mutações no DNA celular e na subseqüiente seleção natural destes clones mutados de células. No caso do epitélio normal do cólon, as células originam-se de várias linhagens de células primordiais, e assim são policlonais. Os adenomas (e em última análise os carcinomas) originam-se de uma única linhagem celular mutada, e, portanto, são monoclonais. As mutações que dão origem à célula anormal isolada conferem uma importante vantagem de crescimento a essa célula, e sua progênie, portanto, predominará; isto resulta na neoplasia. Isto pode ser visto como um processo microevolucionário no qual dominarão as regras da sobrevivência da célula mais apta (ou o DNA mais apto).

Carcinogênese por Múltiplos Passos

O processo da carcinogênese pode ser visto como ocorrendo em quatro fases básicas. Cada passo ou fase do processo em múltiplos passos é impulsionado pelo dano genético principalmente às células somáticas. O DNA somático é exposto a alguma forma de carcinogênio (químico, viral, físico), o qual altera permanentemente a estrutura do DNA. Isto confere uma vantagem seletiva de crescimento à célula ao aumentar a responsividade da célula aos sinais para crescimento intra e intercelulares. No caso dos cânceres colorretais, as células mucosas estão expostas a muitos carcinogênios que residem na massa fecal. Em virtude do giro rápido das células clonais mutadas, estas alterações conduzirão à expansão clonal seletiva e seleção natural, o que em última análise aumenta a taxa de giro e conduz a ainda mais dano ao DNA. A aceleração da replicação celular interfere com os processos que possibilitam a descoberta e reparação de erros do DNA. Então, ocorrem alterações epigenéticas, as quais podem alterar a expressão do dano genético sem necessariamente alterar ainda mais o genoma. Finalmente, depois da acumulação de suficientes mutações, a célula expressa o fenótipo maligno e emerge como um câncer clínico.

Iniciação: a iniciação envolve a modificação do DNA celular pelo carcinogênio na forma de dano genético irreversível ao DNA. Ao nível molecular, o que usualmente ocorre durante a iniciação é a ativação de um oncogene (ou, na realidade, a conversão de um protoncogene em um oncogene), ou a inativação de um gene supressor de tumores. Os oncogenes resultantes podem causar anormalidades de crescimento por um ou mais de vários mecanismos:

- Superexpressão de um produto de gene, o que leva a uma concentração aumentada de uma proteína ativa (hipótese da dosagem).
- Expressão de um gene em uma época inapropriada no ciclo celular, contornando as fases de repouso e aumentando a taxa de replicação (expressão gênica não programada).
- Expressão de um produto de gene em um tipo celular inapropriado.
- Alguma alteração estrutural de uma proteína ou produto de gene para tornar a mesma quantidade de produto mais potente.

Os protoncogenes são o "tipo selvagem" ou forma normal do oncogene. Em geral, os oncogenes comportam-se como se fossem genes dominantes, conforme descrito pela herança mendeliana. Uma outra forma de gene, o gene supressor tumoral, geralmente se comporta como se fosse um gene recessivo mendeliano. Entretanto, no caso dos cânceres colorretais, bem como alguns outros cânceres, exceções são encontradas a estas regras de genes dominantes e recessivos, as quais são discutidas adiante. Finalmente, as mutações que aqui ocorrem em última análise conferem à célula mutada uma vantagem de crescimento e sobrevida, além da capacidade de mais tarde invadir e mutar ainda mais. Em geral, como as mutações são eventos aleatórios, é a acumulação das mutações e não a ordem da sua ocorrência nas fases da gênese tumoral que é importante no desenvolvimento dos cânceres de todos os tipos. Entretanto, no caso do câncer colorretal, parece que a ordem bem como a acumulação de mutações também tem alguma importância.

Promoção: durante a fase de promoção, os eventos predominantes envolvem a expansão do clone iniciado de células. É aqui que mais erros são acumulados, porque a taxa de acumulação de mutações é proporcional à velocidade de divisão celular. Isto explica porque a maioria dos cânceres humanos são carcinomas, porque estas células que proliferam mais rapidamente, em geral, são epiteliais. O efeito imediato dos promotores ambientais (químicos, virais e físicos) é estimular a divisão em células que ordinariamente não estariam se dividindo. Os promotores de tumores não são geralmente mutagênicos depois que a iniciação está completa. Embora os iniciadores e os promotores tendam a ser classes separadas de carcinogênios, algumas substâncias são capazes tanto de iniciar quanto de promover. Estes são os chamados "carcinogênios completos", e incluem substâncias como benzo-α-bifenila e 4-aminobifenila. Promotores comuns incluem a dioxina, sacarina, condensados de fumaça de cigarro, luz ultravioleta B, ciclamatos, estrogênios, inflamação crônica e aflatoxinas produzidas por *Aspergillus flavus*. Os promotores podem atuar diretamente promovendo dano genético (fumaça de tabaco, aflatoxina) ou aumentando as populações de células tumorais. Estas podem então sofrer ainda mais dano genético através de mais mutações. Os promotores também podem induzir formação de tumor em conjunção com doses de iniciadores que teriam sido demasiado baixas para carcinogênese.

As células que sofreram iniciação e promoção, embora contendo dano genético permanente, ainda estão em um estado reversível. Até estas células expressarem comportamento maligno (*i. e.*, expressarem o fenótipo maligno), o processo geralmente pode ser revertido. Depois do passo seguinte (conversão maligna), o processo se torna irreversível, e o câncer clínico está presente, embora não necessariamente diagnosticável.

Transformação maligna: a transformação das fases de promoção para conversão maligna exige que mais alterações genéticas ocorram no DNA. Os passos importantes aqui incluem múltiplas doses freqüentes de promotores tumorais ao longo do tempo, em vez de uma única dose grande. Se esse ponto crítico (conversão) não ocorrer, o processo pode ser revertido, por exemplo, em fumantes cujo risco retorna ao de um não-fumante depois de cerca de 10 a 15 anos subseqüentes à descontinuação do uso do tabaco. A conversão maligna é muitas vezes mediada pela ativação de mais oncogenes e a perda de mais genes supressores de tumores.

Progressão tumoral: a fase final na carcinogênese em múltiplos passos é chamada "progressão tumoral". Esta fase representa a expressão clínica do fenótipo maligno. É aqui que o cirurgião lida com os aspectos clínicos da invasão e metástases no paciente com câncer. O processo de seleção natural continua com os clones mais agressivos e resistentes de células tumorais dominando o quadro clínico.

Mecanismos Moleculares de Carcinogênese

A liberação geral das restrições ao crescimento deriva principalmente de mutações que resultam em (a) ativação de protoncogenes para oncogenes ou (b) inativação de genes supressores de tumores. O papel do oncogene no que se relaciona à estimulação do crescimento inapropriado das células foi discutido. Muitos autores compararam isto com o carro com o seu acelerador colado no chão. Os genes supressores de tumores poderiam ser considerados como a falha dos freios.

Os oncogenes funcionam como genes *dominantes,* pelo fato de que uma mutação de apenas um dos alelos é necessária para iniciar a tumorigênese. Na realidade, as proteínas anormais fabricadas pelo alelo mutante são suficientes para carcinogênese. O gene supressor de tumores, por outro lado, comporta-se na maioria dos casos como se fosse um gene *recessivo,* e exige que ambos os alelos sejam mutados ou inativados antes de desempenhar o seu papel nos processo da carcinogênese. Isto acontece porque o gene supressor tumoral "tipo selvagem" isolado ainda é capaz de funcionar como o *freio* da célula, mesmo quando o outro alelo está inativado ou ausente. Uma exceção importante a isto é vista neste último conceito: o *negativo dominante.* Parece que em certas situações a proteína do gene supressor de tumores mutado é capaz de superar a proteína tipo selvagem de várias maneiras, e ainda destruir a função de "freio" do alelo restante. Esse pode ser o caso com cânceres colorretais p53.

Um gene cuja função é detectar erros na replicação do DNA é o p53. Sua proteína verifica erros no DNA, e ela pode então interromper o ciclo celular enquanto reparos são feitos. Entretanto, se o dano for demasiado sério para ser reparado, o p53 pode desencadear apoptose – morte celular programada. Informação mais recente sugere que o p53 opera ativando um outro gene próximo – WAF1 (idêntico a p21). WAF1, um poderoso supressor do crescimento tumoral, atua inibindo os sistemas de cinases que controlam o ciclo celular. A forma mutada de p53 não apenas deixa de fazer o seu trabalho como um freio da replicação, mas, nas mutações do pior caso, pode na realidade estimular replicação ainda mais rápida, mesmo em face de grandes erros no DNA. Além disso, a perda de p53 pode conferir resistência à célula tumoral a terapias tais como radiação e quimioterapia. Entre parênteses, a radiação não "frita" as células como antes se pensou, mas em vez disso causa suficiente dano ao DNA a ponto de o p53 então poder assumir e disparar a apoptose. Um evento similar ocorre em algumas formas de quimioterapia. Se o p53 for inativado, então o dano causado pela radiação ou quimioterapia não desencadeará apoptose, e a morte celular pode não ocorrer.

Finalmente, um grupo de genes não funciona nem como oncogenes nem como genes supressores de tumores. Estes são os que foram chamados "genes mutadores". Esta classe recentemente descoberta de genes não controla as vias intrínsecas para regulação do crescimento e replicação, mas em vez disso controla a velocidade com a qual os outros genes podem mutar. Como essas mutações também ocorrerão nos protoncogenes e nos genes supressores tumorais, os genes mutadores aberrantes aumentarão a probabilidade de tumorigênese.

Alterações Moleculares que Levam a Cânceres Colorretais

Pelo menos cinco alterações são comuns à biologia celular da maioria dos cânceres colorretais. Estas ocorrem em ambas as formas esporádica e hereditária da doença. Conforme discutimos, virtualmente todos os cânceres colorretais originam-se de adenomas benignos preexistentes. Os passos seqüenciais desde as primeiras alterações nestes adenomas parecem ser constantes à medida que eles progridem desde pequenos adenomas a grandes adenomas, e a seguir através de fases de hiperplasia, displasia e finalmente para câncer invasivo.

Diversas características devem ser mantidas em mente quando os passos na carcinogênese colorretal são analisados. Primeira, a ativação de protoncogenes para oncogenes e a inativação de genes supressores de tumores são vitais para a primeira iniciação e promoção destes tumores. Segunda, agora há acordo geral em que a acumulação total das alterações genéticas é um fator crítico na tumorigênese, bem como a seqüência temporal real das transformações. Finalmente, mesmo apesar de o paradigma geral sugerir que os genes supressores tumorais atuam de uma maneira "dominante", são vistos casos na carcinogênese nos quais mesmo a expressão heterozigota do gene supressor tumoral mutante é capaz de dominar o fenótipo celular. A expressão do p53 mutante é exatamente um exemplo desses.

Alterações Genéticas Específicas no Desenvolvimento de Cânceres Colorretais

Um dos genes mais comumente mutados na evolução de pólipos e cânceres do cólon é o gene polipose adenomatosa do cólon (APC). Ele está localizado no 5q21 (no braço "q" ou longo do cromossoma 5). Este é um gene supressor de tumores, e a perda de heterozigosidade nesta localização é encontrada em mais de 70% dos cânceres colorretais e pequenos pólipos adenomatosos. Este gene está alterado na linha germinal das famílias com polipose adenomatosa familial (FAP) bem como em pólipos e cânceres esporádicos. O gene APC "tipo selvagem" parece funcionar na adesão de célula a célula e na comunicação intercelular. Mutações ou inativação do gene APC produzem um padrão de hiperplasia muitas vezes sem alterações displásicas. O padrão celular resultante é visto nos adenomas iniciais. Também localizado no cromossoma 5q está um gene supressor tumoral chamado "mutado no carcinoma do cólon" (MCC). Este gene, que está presente em carcinomas invasivos do cólon, é muitas vezes classificado como um iniciador tumoral. Outro evento epigenético que parece ocorrer inicialmente na gênese do câncer do cólon é a hipometilação do DNA. Foi postulado que esta perda de grupos metila inibe a condensação do material cromossômico e leva à não-disjunção. Os cromossomas afetados então estariam em risco de possíveis perdas de alelos.

Dos vários genes envolvidos na evolução dos cânceres colorretais, talvez o mais importante seja o oncogene *ras*. Este está localizado no cromossoma 12p (cromossoma 12, no braço pequeno "p" ou "petite"). Este gene é encontrado mutado em aproximadamente 50% dos adenomas com mais de 1 cm de diâmetro e menos de 10% dos adenomas com menos de 1 cm. O gene "tipo selvagem" K*ras* (outros membros da família incluem H*ras* e N*ras*) produz uma proteína cuja função nas células normais é estimular divisão e diferenciação celular, quando sinalizado para fazê-lo por fatores de crescimento extracelulares. Ele está envolvido, portanto, no que é chamado "transdução de sinal intracelular", como uma via de sinalização mitogênica a partir de receptores da superfície celular. A versão mutada (oncogene *ras*) continua a promover divisão celular mesmo na ausência de quaisquer sinais para fazê-lo. O resultado é a replicação continuada em um contexto inapropriado, bem como falta de entrada na diferenciação terminal. Esta mutação tende a entrar na progressão da carcinogênese na conversão de um pequeno adenoma inicial para o adenoma intermediário maior e mais displásico. Células afetadas por mutações *Kras,* que mostram padrões histológicos anormais de diferenciação, são vistas em pólipos displásicos.

A mutação ou perda alélica importante seguinte envolve um gene supressor de tumores que é raro em pólipos, mas muito comum em carcinomas do cólon (70%) e em adenomas adiantados (50%). Este gene é chamado "deletado no carcinoma do cólon" (DCC) e está localizado no cromossoma 18q21. O produto do gene do "tipo selvagem" é uma proteína de 190 kd, que parece funcional em processos de adesão célula-célula e célula-matriz extracelular. Ele também parece funcionar na diferenciação celular. Foi observado que o grau de mutação deste gene correlaciona-se com o prognóstico nos cânceres colorretais B de Dukes. Os pacientes com perda alélica do DCC comportam-se mais como os pacientes com C de Dukes, enquanto aqueles com DCC intacto comportam-se mais como os pacientes com A de Dukes.[148]

Entretanto, DCC não é encontrado nas síndromes de câncer do cólon hereditário não-polipose (ver Capítulo 22). Um *locus* no cromossoma 2p22-21 foi encontrado no câncer colorretal hereditário não-polipose (HNPCC) ou síndrome de Lynch, tendo sido chamado "MSH2" (o homólogo humano do gene bacteriano *mut*S). O gene nesta localização foi demonstrado responsável por reparações com combinações erradas. Estas foram encontradas em células somáticas e da linha germinal em pacientes com esta doença. Outros genes que são comumente mutados no HNPCC incluem MLH1, PMS1 e PMS2. Cada um (MSH2, MLH1, PMS1, PMS2) codifica substâncias que estão envolvidas na detecção e correção de reparações com combinações erradas do DNA. Como seria de esperar, os pacientes com HNPCC tendem a ter grandes números de células com erros na sua replicação do DNA. A carcinogênese e a seleção natural que têm lugar entre as células aberrantes parecem ser a conseqüência destes erros acumulados.

As diferenças clínicas entre as síndromes de câncer familial (FAP e HNPCC) podem ser correlacionadas com diferenças na biologia molecular das duas doenças. Na FAP, os pacientes desenvolvem milhares de pólipos benignos, os quais têm uma taxa relativamente baixa de mutação adicional para câncer. Assim apenas um ou alguns irão desenvolver um carcinoma. No HNPCC observa-se apenas um pequeno número de tumores benignos, mas com uma alta propensão à conversão no fenótipo maligno. Ambas as doenças tornam-se clinicamente evidentes décadas antes dos cânceres esporádicos do cólon. Assim, ao olharmos a teoria geral da carcinogênese, a FAP parece ser um defeito na iniciação tumoral (gene APC levando a múltiplos adenomas benignos), enquanto o HNPCC é uma doença caracterizada pelas alterações que têm lugar na promoção e conversão tumorais.

O evento mais tardio na cronologia e acumulação de mutações ou perdas genéticas no câncer do cólon envolve o p53. Este gene supressor tumoral está mutado em mais de 50% de todos os cânceres em todo o mundo, e na maioria dos cânceres de cólon. Sua forma mutada é incomum em adenomas. A proteína p53 "tipo selvagem" funciona como o último freio na replicação celular em face de erros do DNA. Ela verifica o DNA em busca de erros. Se forem encontrados erros, ela geralmente deterá o ciclo celular até que reparações possam ser feitas. Se o dano for demasiado extenso, ela iniciará a apoptose celular. A forma mutada de p53 é duplamente perigosa na gênese de cânceres. Em muitos casos, ela não apenas deixará de interromper o ciclo celular e deixará de disparar a apoptose, mas pode na realidade aumentar a taxa de replicação das células anormais. Outra faceta importante da atividade do p53 que deve ser reenfatizada é que, embora seja um gene supressor tumoral, ele pode atuar de uma maneira dominante. Assim, ele pode funcionar na carcinogênese mesmo quando apenas um dos alelos mutou. Isto pode resultar da proteína anormal p53, a qual pode amarrar e tornar inútil a proteína p53 normal produzida pelo alelo p53 "tipo selvagem" restante. Este tipo de interação é chamado "negativo dominante". P53 também pode atuar na via da angiogênese tumoral. P53, no seu "tipo selvagem", atua para estimular a liberação de trombospondina-1, um potente inibidor da angiogênese. A forma mutada do p53 perde esta função, e, por essa razão, a supressão da angiogênese é perdida também. Angiogênese tumoral é crítica para o desenvolvimento de tumores a partir de microscópios para massas maiores, bem como para permitir e estimular metástases transportadas pelo sangue.

A perda do p53 nas fases finais da carcinogênese do cólon não apenas permite que as células se dividam a uma velocidade irrestrita, mas esta replicação rápida promove adicionalmente o desenvolvimento de ainda mais mutações genéticas celulares porque o ciclo celular não é interrompido quando erros são detectados.

As seqüências complexas de ativação de oncogenes e inativação ou perda de genes supressores de tumores encaixam-se bem nos conceitos clássicos da tumorigênese (Figura 21.10). Entretanto, deve ser lembrado que mutações ou deleções do APC, *ras* e p53 não ocorrem em todos os cânceres colorretais. O restante dos cânceres do cólon tem outras aberrações no seu genoma, aberrações que podem desenvolver-se a partir de outro conjunto diferente de erros. Entretanto, a ação de promotores para incentivar replicação rápida e perpetuar erros genéticos não ocorrerá se o evento iniciador não tiver tido lugar. Por exemplo, p53 mutante pode não ter um efeito tão nefasto em uma célula replicando-se normalmente se a sua taxa não tiver sido aumentada pela perda de um "freio" do APC.

Outros genes foram identificados na gênese dos cânceres colorretais e outras malignidades. Um gene supressor de metástases, nm23-hl, foi implicado com alto potencial de metástase tumoral e mau prognóstico em cânceres de cólon e mama. Este gene parece estar envolvido na transdução de sinais através do fator de crescimento de transformação-β. Sua expressão mutada tem sido usada como preditor para estadiar cânceres colorretais. Diminuição na motilidade e responsividade a sinais para motilidade pode responsabilizar-se pelo modo de ação do nm23 normal. Similarmente, um efeito protetor pelo nm23 normal também foi observado no resultado de cânceres colorretais.

Tratamento e Resultados

Com o advento da colonoscopia, a presença de uma lesão polipóide virtualmente obriga à avaliação endoscópica e, na maioria dos casos, polipectomia. Não

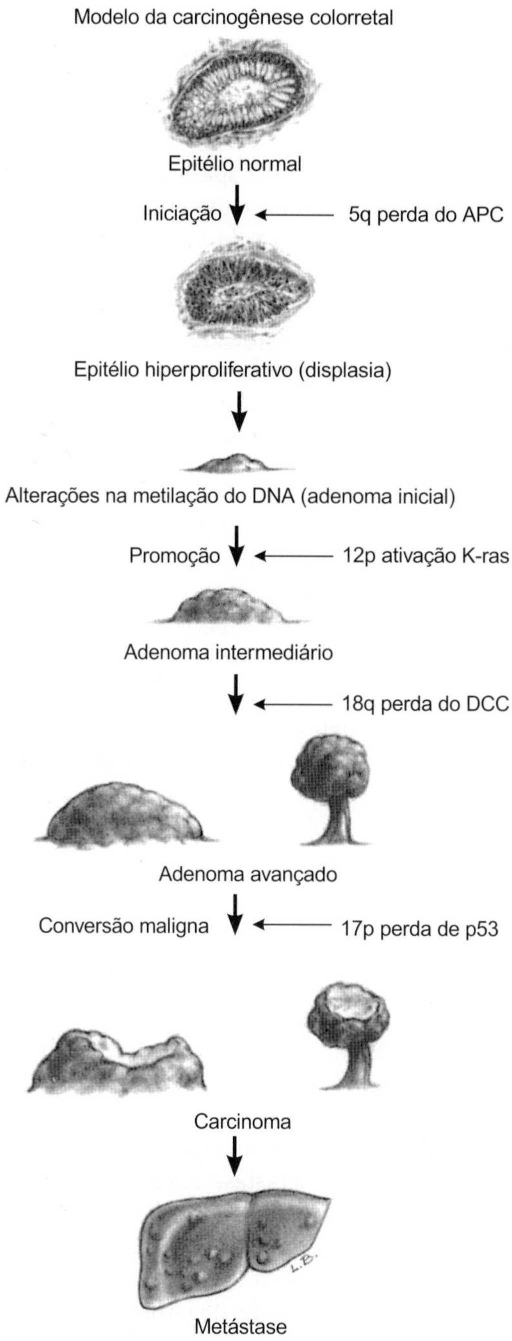

FIG. 21.10. Modelo da carcinogênese colorretal. (De: Fearon ER, Vogelstein B. A genetic model of colorectal cancer tumorigenesis. (Modelo genético da tumorigênese do câncer colorretal). *Cell* 1990;61:759.)

há nenhuma justificação para observação, para determinar a mudança no aspecto ou tamanho da lesão com a passagem do tempo, exceto na rara situação quando o risco da endoscopia é demasiado grande.

Colonoscopia–Polipectomia

A técnica da colonoscopia–polipectomia é discutida no Capítulo 5, e o protocolo para a avaliação de acompanhamento é apresentado na seção seguinte. Pólipos pedunculados podem usualmente ser excisados com alça do mesmo modo que pequenas lesões sésseis.

O problema do tratamento da lesão séssil tem sido assunto de debate. A maioria dos examinadores hoje, no entanto, dependendo da "agressividade" e experiência do endoscopista, recomenda pelo menos uma tentativa de remoção colonoscópica de uma lesão de aparência benigna. Nos pacientes em alto risco para anestesia e laparotomia, o endoscopista deve tentar a remoção mesmo de tumores muito grandes.

Tratamento do Pólipo Maligno

A questão mais controvertida de tratamento é o problema do que fazer se carcinoma invasivo for encontrado no espécime de polipectomia. Alguns aconselham ressecção seletivamente (p. ex., em indivíduos com lesões pouco diferenciadas, ou simplesmente em pacientes jovens). Outros recomendam ressecção se o câncer for perto do plano de ressecção, se houver tumor nos linfáticos ou se a lesão for pouco diferenciada.

Haggitt *et al.*[149] determinaram o significado prognóstico da invasão em diferentes níveis nos carcinomas colorretais originados em adenomas. O nível de invasão foi definido de acordo com os seguintes critérios:

- Nivel 1: carcinoma invadindo através da muscular da mucosa para dentro da submucosa, mas limitado à cabeça do pólipo.
- Nível 2: carcinoma invadindo até o nível da junção entre adenoma e pedículo.
- Nível 3: carcinoma invadindo qualquer parte do pedículo.
- Nível 4: carcinoma invadindo para dentro da submucosa da parede intestinal, mas acima da muscular própria (Figura 21.11).

As lesões de nível 0 (zero) não são definidas como carcinomas porque a muscular da mucosa não é violada. Invasão nível 4 e localização retal foram os únicos fatores prognósticos adversos estatisticamente significativos.

Em pacientes que receberam ressecção intestinal após remoção de pólipos sésseis contendo carcinoma invasivo, a incidência de metástase linfonodal é tanto quanto 10%. Desta, 80% podem resultar em invasão vascular. Para pólipos pedunculados, a incidência de metástase linfonodal é de 6%, mas tão pouco quanto zero se a profundidade da lesão for limitada aos níveis 1, 2 ou 3 (ver anteriormente).

Muitos autores afirmam que o paciente pode ser tratado de lesões pedunculadas por polipectomia endoscópica unicamente, se os seguintes critérios forem aplicados:

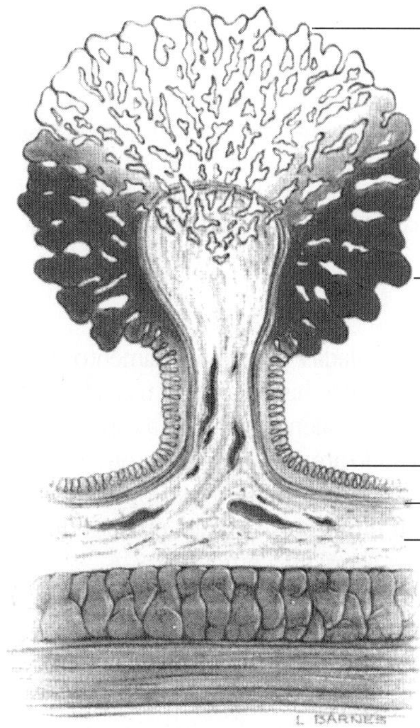

FIG. 21.11. Um adenoma pedunculado possui várias estruturas que determinam o significado da invasão em diferentes níveis. (Adaptado de: Haggitt RC, Glotzbach RE, Soffer EE, Wruble LD. Prognostic factor in colorectal carcinomas arising in adenomas: implications for lesions removed by endoscopic polypectomy. (Fatores prognósticos do câncer colorretal originário de adenomas: implicações de lesões removidas por polícetomia endoscópica). *Gastroenterology* 1985;89:328.)

- Confiança visual na excisão completa.
- Preparo e exame adequados do pólipo maligno removido.
- Ausência de tumor pouco diferenciado.
- Ausência de invasão linfática ou vascular.
- Ausência de invasão na margem.

A preparação da peça usando-se uma coloração para tecido elástico (van Gieson) é útil para identificar invasão venosa.

A chave do tratamento adequado, portanto, é a interpretação competente dos achados microscópicos. Isto é particularmente difícil quando muitos termos são usados por diferentes patologistas: displasia grave, adenoma com atipia, carcinoma *in situ*, carcinoma superficial, carcinoma focal e carcinoma intramucoso. Aceite o bom conselho de olhar as lâminas você mesmo, de modo que com o patologista, você possa fazer um julgamento equilibrado sobre a validade de empreender uma conduta cirúrgica mais agressiva.

Comentário: no que se refere aos tumores pedunculados, se o câncer invadir o pedículo, teoricamente é possível ele se metastatizar. A probabilidade, no entanto, é extremamente remota se a margem estiver livre. Nesta situação, eu prefiro informar ao paciente que com toda probabilidade a cura foi obtida, mas permanece uma possibilidade remota (talvez 1 ou 2%) de que o tumor residual ainda possa estar presente. A determinação a favor ou contra ressecção é deixada ao próprio paciente nessa base. Esta é usualmente uma decisão altamente pessoal, baseada na idade, risco da cirurgia, nível de ansiedade e uma multiplicidade de preocupações subjetivas. Entretanto, se a margem cirúrgica não estiver livre, a ressecção é fortemente incentivada. Entre parênteses, se laparotomia for efetuada, é importante o cirurgião saber exatamente onde a lesão originalmente era localizada. Se a peça for aberta, usualmente é possível reconhecer o local da polipectomia, mesmo até 5 semanas depois. Uma alternativa para facilitar a identificação do local da polipectomia e para evitar ressecção às cegas do cólon consiste em tatuar pré-operatoriamente a área endoscopicamente com um corante, como tinta nanquim, verde de indocianina ou azul de metileno. A cor pode ser facilmente percebida na face serosa. Outra opção é fazer colonoscopia intra-operatória (ver adiante).

Colotomia e Polipectomia

Colotomia e polipectomia para lesões pedunculadas é um procedimento que foi relegado quase completamente ao domínio do interesse histórico. Se a técnica da colonoscopia não for disponível, se a lesão for considerada além do limite da capacidade do endoscopista, se o instrumento não puder ser passado até o nível da lesão, ou se controle adequado não puder ser obtido durante uma tentativa de polipectomia, operação abdominal pode estar justificada. Porém, mesmo com um destes critérios preenchido, uma segunda opinião de outro endoscopista seria uma alternativa prudente.

As principais preocupações com a laparotomia como o método para remover a lesão são, evidentemente, a morbidade e mortalidade operatórias, custos hospitalares e tempo perdido do trabalho. Antes do advento da colonoscopia, a mortalidade operatória geralmente citada era de 1 a 2%. Algum fundamento pode ser visto para adiar a cirurgia no paciente com alto risco que abriga uma lesão relativamente pequena, em virtude do risco leve de câncer (< 1% para um tumor < 1 cm). Infelizmente, esta informação não é particularmente útil no tratamento, porque as lesões deste diâmetro podem usualmente ser removidas por meio do colonoscópio. Aquelas que não podem são maiores, e, portanto, a probabilidade da presença de um câncer é esse tanto maior. Se a nova conduta da cirurgia laparoscópica do cólon restabelecerá a validade da colotomia e polipectomia, é assunto de conjectura neste momento.

Quando laparotomia é necessária para pólipos pedunculados, uma colotomia e polipectomia é, na verdade, uma operação adequada. Entretanto, o tratamento preferido das lesões sésseis para as quais é necessária laparotomia é ressecção. Corte de congelação deve ser realizado quando tumores sésseis são removidos (se ressecção não for efetuada) e para tumores pedunculados com um pedículo curto ou nos quais é vista alguma indicação de possível transformação carcinomatosa.

Colonoscopia Operatória

Uma alternativa à colotomia e polipectomia quando colonoscopia não teve sucesso é a colonoscopia operatória: laparotomia e polipectomia transanal. O paciente é colocado na posição de perineolitotomia como se para ressecção abdominoperineal combinada. Após laparotomia, o colonoscópio é inserido no reto; um clampe não esmagador é colocado proximal ao tumor para evitar insuflação de ar além da área para excisão do pólipo. Com o auxílio do cirurgião abdominal, o endoscópio é passado expeditamente, e o pólipo é removido pelo endoscopista.

Outros gostaram da técnica na infreqüente circunstância em que ela foi aconselhada. Além dos casos de colonoscopia sem sucesso, o procedimento pode ser efetuado com utilidade em combinação com laparotomia feita para outras condições (p. ex., colelitíase), a fim de evitar abrir o cólon, e para localização de lesões no cólon conhecidas impalpáveis. Embora as vantagens da conduta sejam limitadas, deve-se levar em consideração a sua aplicação no problema ocasional de polipectomia difícil.

Tratamento de Tumores Retais Benignos

Neoplasias benignas grandes do reto que não se prestam facilmente à excisão endoscópica são problemas de tratamento de tumor. Adenomas vilosos, em particular, têm uma probabilidade aumentada de degeneração maligna quando comparados com adenomas polipóides.

Os resultados de biopsia de qualquer pólipo macroscopicamente benigno são notoriamente imprecisos, mas no caso do adenoma viloso este ditado é especialmente verdadeiro. O tumor deve ser inspecionado cuidadosamente, e devem ser observadas áreas pálidas ou brancas sugestivas de alteração maligna. Estas são as áreas que devem ser biopsiadas. Palpação é muitas vezes útil para identificar locais firmes ou duros para biopsia. Certamente, a presença de úlcera significa transformação maligna. O critério mais importante para determinar o tipo de conduta operatória é a impressão clínica obtida pela palpação e inspeção.

Técnicas

Basicamente cinco métodos são usados para remover tumores retais: excisão transanal, excisão transcoccígea (Kraske), excisão transesfinctérica (Mason), excisão transperineal e ressecção retal com ou sem restauração da continuidade intestinal. Estes métodos são discutidos no Capítulo 23, mas a excisão transanal, e as vias de acesso transcoccígea e transperineal vale a pena rever aqui.

Excisão transanal: a excisão transanal é a operação preferida, especialmente se a ressecção impedir a restauração da continuidade. O procedimento pode ser efetuado por eletrocoagulação com alça de cautério, *laser*-terapia, excisão convencional com algum tipo de afastador, ou por meio de microcirurgia endoscópica transanal (TEM). De modo geral, eu prefiro usar a primeira conduta para lesões maiores e a excisão transanal para as menores. A razão para esta aparente contradição é que é útil dispor da peça removida intacta para avaliação histopatológica. No caso de uma lesão pequena, isto pode usualmente ser realizado por excisão; entretanto, a excisão de tumores grandes ou circunferenciais exige uma dissecção demorada, freqüentemente com perda sangüínea. Sugerimos um compromisso, no qual uma alça é usada para remover a maior parte da massa, e a base é eletrocoagulada.

Alça/eletrocoagulação: no caso de alça/eletrocoagulação de um tumor grande, pode ser necessário tratamento sob internação. Um preparo intestinal, como se para colectomia, é aconselhável, do mesmo modo que antibióticos perioperatórios.

Entretanto, apenas um enema de pequeno volume é dado para tumores relativamente pequenos; este tipo de problema usualmente pode ser solucionado em uma base ambulatorial. O paciente é colocado na posição de canivete em pronação se a lesão for situada anteriormente, e na posição de litotomia se o tumor for principalmente posterior. Uma dilatação moderada do esfíncter é efetuada e, dependendo do nível da lesão, um anuscópio operatório ou afastadores anais são inseridos. O tumor é aparado com a alça de fio até restar apenas um resíduo mínimo ou ter sido completamente extirpado. A base é coagulada com qualquer tumor residual, assegurando-se de que uma margem adequada tenha sido criada. Pode ser útil injetar soro fisiológico na submucosa para facilitar a excisão e minimizar sangramento.

Excisão: uma excisão completa do tumor pode ser feita por eletrocautério sem aparar o tumor. A lesão é delineada pelo eletrocautério, a fim de ter certeza de que as margens de excisão serão adequadas, e então o tumor é completamente excisado.

Outra opção é dissecção com bisturi "frio" ou tesoura. O tumor é visualizado, e uma sutura de tração é colocada distalmente. Infiltração da submucosa com soro fisiológico ou, possivelmente, adrenalina diluída pode facilitar a dissecção e diminuir a perda sangüínea. Se necessário, a espessura total do intestino pode ser excisada para obter uma margem livre adequada em torno do tumor. O reto pode ser reaproximado à medida que a dissecção prosseguir. Cada sutura é mantida para tração. Um erro é feito quando se tenta colocar a sutura proximalmente e então levar a dissecção de uma maneira distal. Tração também pode ser efetuada elevando-se um retalho de mucosa um pouco distal ao tumor. Estas técnicas têm a vantagem de obter uma peça patológica completa, sem deformação.

Outra conduta foi descrita na qual um pseudopedículo composto de mucosa e submucosa normais é criado pela tração sobre o tumor com pinça de Allis ou de Babcock, e um grampeador é aplicado transversalmente à base. Outra opção é usar um grampeador laparoscópico para excisar a lesão e promover hemostasia. O tumor é removido a seguir. Mesmo se a muscular for incorporada pela linha de grampeamento, o fechamento intestinal ainda será firme. Outra opção é usar um aparelho de clipagem endoscópica à medida que o pólipo é excisado, para manter hemostasia. O conceito de mucosectomia retal, conforme adaptado para proctocolectomia restauradora, tem sido usado para tratar grandes tumores benignos do reto. Esta conduta é recomendada para lesões benignas grandes ou circunferenciais e está ilustrada na Figura 21.12.

Fotoablação: no que se refere à fotoablação, o *laser* é uma ferramenta eficaz para vaporizar e destruir tumores retais com mínimo risco de sangramento. Diversos investigadores têm usado com sucesso o *laser* de Nd-YAG sem contato ou o endoexplorador de contato com água coaxial para destruir lesões benignas e malignas. O principal problema, no entanto, é que como o local-alvo é destruído, ele não fica disponível para estudo histológico completo. O equipamento é caro, a técnica é demorada e a segurança na sala de operações é sempre uma preocupação.

Microcirurgia endoscópica transanal (TEM): a TEM é uma técnica minimamente invasiva endoluminal que permite a excisão transanal de lesões retais de até cerca de 20 cm sem a necessidade de grande operação abdominal. O procedimento foi

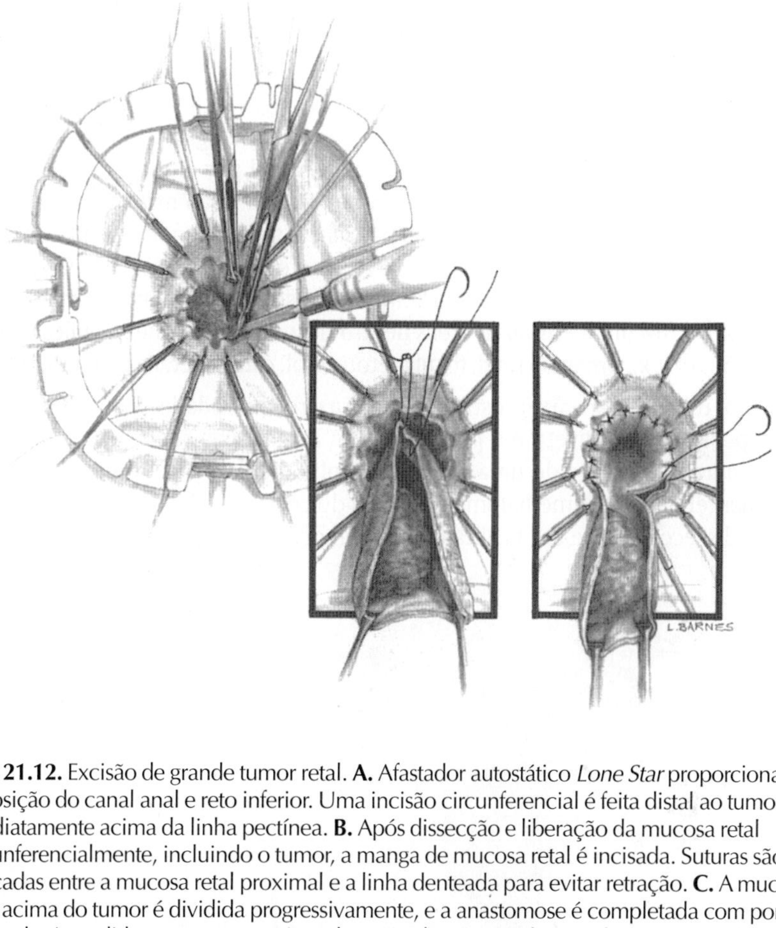

A

B, C

FIG. 21.12. Excisão de grande tumor retal. **A.** Afastador autostático *Lone Star* proporciona exposição do canal anal e reto inferior. Uma incisão circunferencial é feita distal ao tumor, imediatamente acima da linha pectínea. **B.** Após dissecção e liberação da mucosa retal circunferencialmente, incluindo o tumor, a manga de mucosa retal é incisada. Suturas são aplicadas entre a mucosa retal proximal e a linha denteada para evitar retração. **C.** A mucosa retal acima do tumor é dividida progressivamente, e a anastomose é completada com pontos separados à medida que o tumor vai sendo excisado. (De: Keck JO, Schoetz DJ Jr, Roberts PL, *et al.* Rectal mucosectomy in the treatment of giant rectal villous tumors (Mucosectomia retal na abordagem de tumores vilosos retais gigantes). *Dis Colon Rectum* 1995;38:233.)

recomendado principalmente para tumores benignos em um nível mais alto do que o que foi mencionado, especialmente aqueles que requereriam uma operação abdominal para extirpação.

O instrumento é um retoscópio modificado, com 4 cm de diâmetro. Ele retém um acessório visual óptico estereoscópico com quatro aberturas para permitir uso simultâneo de quatro instrumentos. Dióxido de carbono é infundido constantemente, e uma variedade de instrumentos (p. ex., pinças de tecido, um bisturi de alta freqüência, aspiração e porta-agulhas) é inserida através da peça de face. Adenomas até mesmo circunferenciais bem como carcinomas selecionados podem ser removidos com instrumentação de TEM.

As duas principais desvantagens são: um espaço limitado dentro da luz para fazer a sutura, e o equipamento é caro, especialmente porque não pode ser facilmente aplicado a outros usos.

Excisão/ressecção transcoccígea: a excisão transcoccígea é uma via de acesso alternativa satisfatória para remoção de lesões mediorretais benignas que não permitem ressecção e restabelecimento da continuidade intestinal por um meio mais convencional. Ela também pode ser usada para excisão de uma lesão mais distal quando o cirurgião quer realizar uma ressecção retal parcial em vez de simplesmente uma excisão do tumor. Entretanto, a operação não deve ser efetuada para lesões malignas em virtude da ausência de remoção da área linfonodal associada. A chamada "via de acesso de Kraske" é discutida em várias áreas dentro deste texto no que se aplica a diversas condições (p. ex., prolapso retal, fístula retouretral, câncer retal e estenose retal).

Técnica: uma preparação intestinal completa é recomendada. O paciente é colocado na posição de canivete em pronação com as nádegas separadas com tração por esparadrapo. Através de uma incisão na linha mediana desde imediatamente fora da margem anal até imediatamente acima do cóccix, o cóccix é exposto (Figura 21.13). A dissecção pode ser facilitada pela remoção do cóccix e mesmo dos seg-

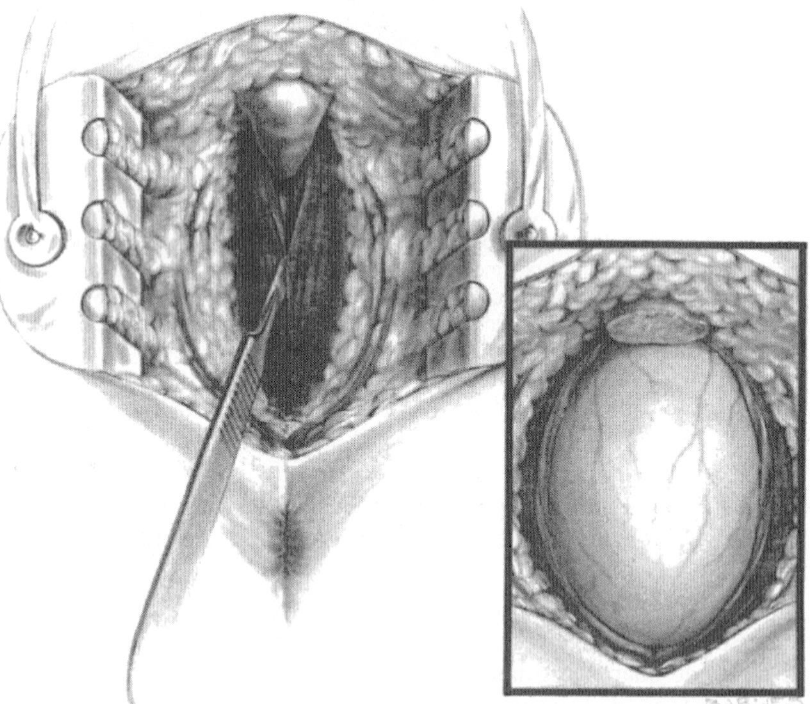

FIG. 21.13. Via de acesso transcoccígea para remoção de tumores retais. Uma incisão na linha mediana é feita, e o músculo elevador do ânus é divulsionado. O cóccix é excisado, e a parede posterior do reto é exposta *(detalhe)*.

mentos sacros inferiores, se necessário. Os elevadores são incisados, além da porção profunda do esfíncter externo. O esfíncter inteiro pode ser dividido e reparado se isto for necessário para excisão completa do tumor. A parede posterior do reto é então exposta (Fig. 21.13, detalhe). Pinça de Allis é posta na parede retal posterior, e uma proctotomia transversa é efetuada. Uma excisão parcial da parede é então efetuada (Fig. 21.14). As incisões retais podem a seguir ser suturadas individualmente (Fig. 21.14A), e realizado o reparo do esfíncter (Fig. 21.14B).

Se for necessário ressecar o intestino ou efetuar uma excisão de um tumor na parede posterior, é especialmente importante fazer a incisão da proctotomia no nível correto (não através do tumor!). Excisão parcial da parede ou protectomia pode ser efetuada e executada uma anastomose por sutura manual ou com técnica de grampeamento (Figura 21.15; ver Figura 23.51). Apenas 5 ou 6 cm podem usualmente ser ressecados com segurança sem abrir a cavidade peritoneal para obter intestino suficiente para efetuar uma anastomose. Se necessário, isto pode ser realizado abrindo-se o peritônio anterior e liberando-se o cólon sigmóide através do fundo-de-saco pélvico de Douglas.

Excisão interesfinctérica: Selvaggi *et al.*[150] sugerem uma via de acesso incomum para o tratamento de tumores benignos do reto: acesso interesfinctérico anterior. Este aparentemente oferece uma boa visão da parede retal posterior, habilitando o cirurgião a efetuar excisão da neoplasia. A operação, em essência, é o inverso da excisão transcoccígea.

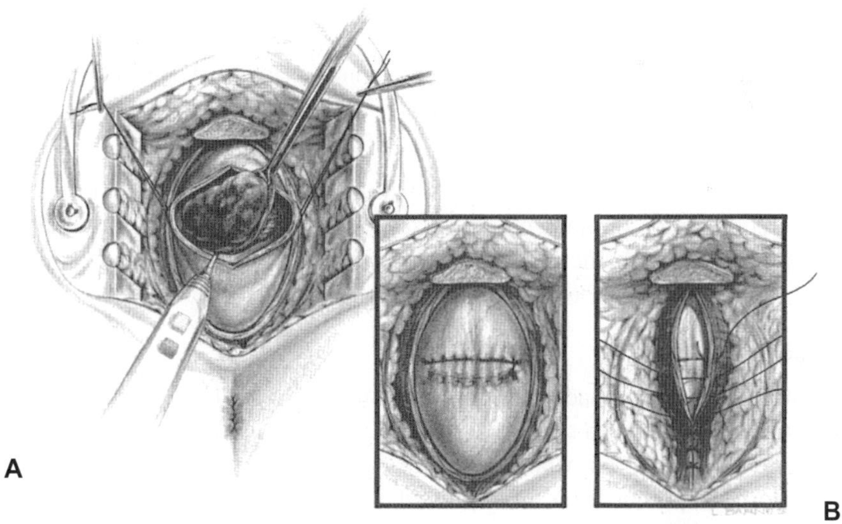

FIG. 21.14. Via de acesso transcoccígea para remoção de tumores retais. Uma proctotomia posterior revela um tumor na parede anterior. Este é excisado por meio de eletrocautério. Excisão do tumor isolado ou excisão em espessura total da parede intestinal pode ser realizada. **A.** As feridas de enterotomia podem ser fechadas separadamente. **B.** A reparação dos músculos do esfíncter é realizada em camadas.

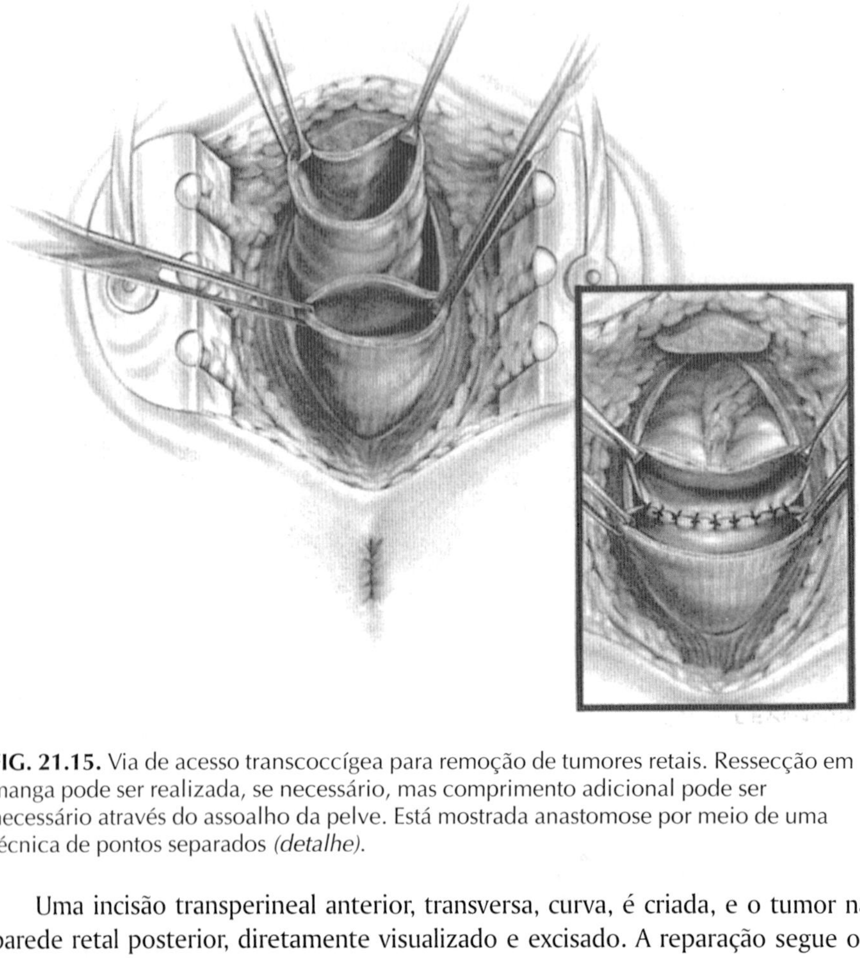

FIG. 21.15. Via de acesso transcoccígea para remoção de tumores retais. Ressecção em manga pode ser realizada, se necessário, mas comprimento adicional pode ser necessário através do assoalho da pelve. Está mostrada anastomose por meio de uma técnica de pontos separados *(detalhe)*.

Uma incisão transperineal anterior, transversa, curva, é criada, e o tumor na parede retal posterior, diretamente visualizado e excisado. A reparação segue os princípios gerais do fechamento padrão em camadas.

Excisão transesfinctérica: ver Capítulo 23.

Tratamento Clínico

Conforme foi mencionado e como é discutido no Capítulo 22, uma dieta rica em vegetais e frutas associa-se a um risco mais baixo de câncer do cólon. Particular interesse foi observado em vitaminas antioxidantes suplementares para prevenir câncer colorretal, porque estas estão presentes nestes grupos de alimentos.

Acompanhamento de Pólipo

Como acompanhar os pacientes que fizeram colonoscopia-polipectomia é assunto de alguma controvérsia. Conforme mencionado, se o paciente tiver feito apenas uma polipectomia, o cólon inteiro deve ser submetido à avaliação endoscópica completa tão logo seja possível. Infelizmente, no entanto, pouca evidência objetiva é encontrada para recomendar os intervalos corretos para exame de acompanhamento.

Uma recomendação razoável seria uma colonoscopia a cada 2 anos se mais de um adenoma foi removido e a cada 3 anos em pacientes com apenas uma lesão indicativa. Relatórios mais recentes parecem concordar em que a presença de múltiplos pólipos no exame iniciarem constitui uma consideração importante na predição da probabilidade do desenvolvimento subseqüente de tumores.

Estudos epidemiológicos demonstraram que os parentes de pacientes com câncer colorretal estão em risco aumentado de desenvolvimento de malignidade. Isto também foi confirmado, não apenas em famílias de pacientes com câncer, mas também em famílias nas quais parentes abrigaram pólipos adenomatosos (excluindo as síndromes de polipose). Por essas razões, estes indivíduos também devem ser submetidos a um protocolo de triagem e acompanhamento (ver Capítulo 22).

Comentário: a pressuposição é que o risco da presença de um adenoma sincrônico em um paciente com uma neoplasia conhecida é pelo menos de 25%. Portanto, nenhum debate ocorre sobre o mérito de "limpar o cólon". Mesmo depois desse procedimento, estudos publicados de exames colonoscópicos efetuados 1 ano mais tarde usualmente constatam que 25% ou mais dos pacientes têm neoplasias adicionais. Qual é a importância destes tumores benignos? Uma vez que eles são invariavelmente pequenos, o fato de eles estarem meramente presentes não é uma ameaça à sobrevida. Portanto, se um programa vigoroso, efetivo de vigilância de pólipo-câncer, for ser realizado para um indivíduo que fez polipectomia prévia para doença neoplásica (benigna ou maligna), eu advogo não fazer investigação radiológica e limitar o procedimento à colonoscopia a cada 3 anos. Para ajudar a assegurar máxima dedicação do paciente ao acompanhamento, uma sigmoidoscopia flexível é aconselhada em uma visita anual.

As exceções a este esquema incluem indivíduos considerados em risco aumentado: pacientes que tiveram removidos múltiplos adenomas, que inicialmente abrigavam uma neoplasia grande, que tiveram um tumor séssil ou que tinham evidência de carcinoma invasivo. Essas pessoas podem necessitar exames mais freqüentes.

No que se refere aos adenomas vilosos, recorrência local não é incomum, especialmente quando grandes lesões sésseis do reto são removidas por eletrocoagulação com alça ou por excisão local. Embora a incidência de degeneração maligna seja alta, quando ela ocorre, os tumores geralmente são bem diferenciados e de crescimento relativamente lento. Exame de acompanhamento freqüente é obrigatório. É recomendado a cada 3 meses até recorrência não ser mais observada. Usualmente, se o paciente estiver livre de recorrência depois de 1 ano, eu me disponho a empreender um programa de acompanhamento anual. Mesmo encontrando tumor em cada visita do paciente, disponho-me a continuar a fazer tratamento local, enquanto os resultados de biopsias forem benignos, se a alternativa contraposta for uma amputação abdominoperineal.

Polipose Adenomatosa Familial (FAP)

Ocorrendo em 1 de cada 7.000 a 10.000 nascimentos, a FAP é uma doença herdável (dominante autossômica) na qual o cólon é comprometido por inúmeros pólipos adenomatosos. Apesar do padrão bem reconhecido de herança, aproximadamente 20% dos pacientes não têm história familial. Presumivelmente, estes casos representam mutações genéticas espontâneas.

Distinção deve ser feita entre a PAF e a condição de adenomas múltiplos. Na primeira, os pólipos do cólon são em número de muitos milhares, enquanto na última geralmente são menos de 100. O número 100 é geralmente usado como ponto de corte para distinguir as duas condições. FAP torna-se evidente durante a juventude e, se colectomia não for efetuada, associa-se a uma alta incidência de câncer colorretal, usualmente pela idade de 40 anos.

Identificação do Gene

Estudos recentes sugeriram que um gene no cromossoma 5q21 (APC) é responsável pela herança da FAP e, portanto, é importante para o desenvolvimento de carcinoma colorretal. Adicionalmente, dois genes firmemente ligados à FAP foram constatados somaticamente alterados em tumores de pacientes com câncer colorretal esporádico. A identificação destes genes deve permitir uma melhor compreensão da patogênese das neoplasias colorretais e, portanto, ajudar no aconselhamento de indivíduos com uma possível predisposição a estes tumores. A identificação e a caracterização do gene da FAP (gene FAP) foi realizada pela demonstração de mutações que, essencialmente, eram substituições ou deleções de bases.

O teste do DNA da polipose familial para pacientes e membros da família e para investigação pré-natal (amniocentese) já está comercialmente disponível. Mais de 80% dos membros das famílias testadas terão características clínicas de FAP ou podem estar em risco da doença.

Conforme mencionado, a terapia genética das células somáticas poderá no futuro oferecer um meio não-cirúrgico de lidar com o câncer. Na situação pré-natal, se a terapia genética puder ser aplicada com sucesso aos fetos com FAP, ela poderia evitar a necessidade de terminar gravidezes. Esta questão provoca importantes dúvidas éticas e legais concernentes à alteração do fundo genético humano, com seu efeito desconhecido sobre as gerações futuras.

Sinais, Sintomas e Manifestações

Pólipos podem estar presentes por vários anos até que causem sintomas. Esta é a razão pela qual os membros das famílias de pacientes conhecidos com polipose devem ser rotineiramente triados quanto à sua presença. A idade média de aparecimento de pólipos é de 22 anos. Os pólipos provavelmente existem durante pelo menos uma década antes de causarem sintomas de suficiente porte para levarem o paciente a procurar atenção médica. Com a criação de registros de pacientes com polipose, uma diminuição importante ocorreu na porcentagem de pacientes que têm câncer no momento da ressecção do cólon.

Sangramento é a queixa mais comum (80%), seguido por diarréia (70%), dor abdominal e descarga mucosa. Perda de peso, anemia e obstrução intestinal são sinais ameaçadores, significando a presença de um câncer. Aproximadamente um quarto terá câncer colorretal no momento da apresentação. Além da queixa e achados indicadores de doença polipóide intestinal, os pacientes podem desenvolver sintomas a partir de manifestações extracolônicas.

Síndrome de Gardner

A síndrome de Gardner[151] é caracterizada pela presença de múltiplos osteomas (usualmente do crânio e mandíbula), cistos e tumores dos tecidos moles. Outras condições associadas à síndrome incluem tumores desmóides da parede abdominal, mesentério e retroperitônio; anormalidades dentárias; carcinoma da tireóide; carcinoma periampular e adenomatose e carcinoma gastrintestinal. Com escrutínio cuidadoso dos indivíduos com FAP, a presença de manifestações extracolônicas provavelmente representa a regra em vez da exceção.

Osteomas: os osteomas foram originalmente descritos no crânio e mandíbula, mas mais recentemente foram demonstrados comprometendo outras áreas; eles podem ser a única manifestação fora do cólon. Os tumores ósseos podem estar presentes durante muitos anos antes do início de sintomas intestinais. Em virtude do uso potencial como um marcador da síndrome de Gardner, alguns sugeriram estudos radiográficos de triagem do crânio e mandíbula.

Cistos epidermóides (Síndrome de Oldfield):[152] a associação de cistos epidermóides (sebáceos) com polipose familial foi chamada "síndrome de Oldfield". Em virtude da ocorrência comum na população geral destas lesões cutâneas, no entanto, pouco se pensa na possibilidade de serem associadas à condição. Mas como são incomuns antes da idade da puberdade, cistos epidermóides neste grupo etário devem alertar o médico para efetuar investigação colorretal.

Tumores desmóides: os tumores desmóides são usualmente fibromas benignos que tendem a infiltrar localmente para dentro do tecido adjacente. Eles são descritos em 3,5 a 5,7% dos pacientes que têm a síndrome de Gardner. Embora a lesão pareça ocasionalmente imitar fibrossarcoma, metástase não ocorre. Recorrência local é mais regra que exceção. A massa tende a desenvolver-se em incisões abdominais, na cavidade abdominal (particularmente o mesentério do intestino delgado) e no retroperitônio. A condição pode preceder o aparecimento da polipose desenvolvendo-se em uma incisão abdominal efetuada para outra finalidade (p. ex., apendicectomia). Geralmente, no entanto, os tumores desmóides tornam-se manifestos de 1 a 3 anos após cirurgia de polipose. Estudos mostraram que o risco absoluto de desmóides em pacientes com FAP é 2,56/1.000 pessoas-anos, com o risco comparativo 852 vezes àquele da população geral. Desmóides podem, no entanto, ocorrer na ausência da síndrome de Gardner. Os desmóides intra-abdominais comportam-se imprevisivelmente, mas são uma fonte importante de mortalidade naqueles com FAP.

Anomalias dentárias: anormalidades dentárias foram reconhecidas como parte do complexo da síndrome, incluindo dentes supranumerários inclusos, dentes não irrompidos, cáries precoces, ausência de dentes, cistos dentígeros e estrutura anormal do osso mandibular.

Doença da tireóide: carcinoma tireóideo foi descrito em associação à síndrome de Gardner. É uma observação única o fato de que as anormalidades proliferativas da síndrome conforme listado anteriormente são de origem mesenquimal, enquanto os tumores tireóideos não o são; isto sugere um potencial mais amplo do defeito genético. Mulheres jovens (< 35 anos) estão em risco particular de desenvolvimento de câncer da tireóide, principalmente do tipo papilar. Este grupo especialmente merece avaliação tireóidea periódica.

Tumores periampulares: carcinoma periampular é uma doença bem reconhecida que é associada à síndrome de Gardner. Até 12% dos pacientes que sobrevivem 5 anos após colectomia podem desenvolver um carcinoma do duodeno, ampola de Vater ou pâncreas. A idade média é 45 anos.

Tumores gastrintestinais superiores: pólipos gastrintestinais e câncer têm sido freqüentemente relatados com síndrome de Gardner. Adenocarcinoma gastrintestinal superior invasivo é encontrado em 4,5% dos pacientes com FAP. Os locais mais freqüentes foram o duodeno, ampola pancreática e, a seguir, estômago. Estudos japoneses revelam que a incidência de pólipos gástricos é tão alta quanto 70% com síndrome de Gardner, enquanto a incidência de pólipos duodenais aproxima-se de 100%.

Numerosos relatos de casos indicam a associação de pólipos gastroduodenais (inclusive adenoma viloso) bem como uma associação a carcinoma do intestino delgado. Investigação radiológica gastrintestinal superior periódica (otimamente com técnica de duplo contraste), ou preferivelmente endoscopia a intervalos em todos os pacientes nos quais foi encontrada FAP é recomendada para diagnosticar e tratar lesões em uma fase mais inicial, antes que sobrevenha carcinoma invasivo. Seus parentes também devem ser estudados.

Pancreatite: pancreatite aguda foi descrita associada à polipose familial. A pancreatite pode ser secundária a tumor duodenal ou, possivelmente, resultar do trauma quanto uma biopsia da lesão é tentada. Entretanto, alguma sugestão existe de que a pancreatite se desenvolve antes que o tumor periampular seja reconhecido.

Hepatoblastoma: hepatoblastoma é um tumor raro da infância que afeta aproximadamente 1 em 100.000 crianças abaixo da idade de 15 anos. A condição pode preceder o desenvolvimento da FAP por muitos anos.

Hipertrofia congênita do epitélio pigmentar da retina: lesões pigmentadas do fundo do olho (p. ex., hipertrofia congênita do epitélio pigmentar da retina [HCEPR]) foram observadas em pacientes com síndrome de Gardner e em alguns membros da família. Quando essas lesões são identificadas em ambas as retinas, sugerem herança do gene da polipose. Ausência deste achado oftalmológico, no entanto, não garante que um indivíduo esteja protegido.

Associações diversas: outras condições que se acredita representarem manifestações desta síndrome incluem carcinóide do intestino delgado, câncer supra-renal, adenoma supra-renal, pigmentação da pele e polipose linfóide. Entretanto, existe a possibilidade de que as observações sejam mera coincidência. Ao considerar a síndrome de Gardner em termos de uma unidade familial em vez de um indivíduo específico afetado, sinaliza-se o risco aumentado do desenvolvimento de tumores colorretais bem como a possibilidade de manifestações fora do cólon.

Síndrome de Turcot

A síndrome de Turcot[153] é o epônimo dado à polipose familial em associação a tumores malignos do sistema nervoso central (*i. e.*, tumores de origem neuroepitelial). A condição foi originalmente descrita por Turcot *et al.* em 1959.

A síndrome de Turcot é considerada distinta da síndrome de Gardner em virtude do padrão de herança; uma geração freqüentemente é saltada. Alguns atribuíram esta observação à penetrância variável do gene. Outros sugerem que a doença é transmitida como caráter recessivo autossômico.

Avaliação

Historicamente, proctossigmoidoscopia tem sido o procedimento usado para identificar polipose familial nos parentes de um membro da família que se sabe abrigar a condição. O reto, no entanto, pode ser relativamente ou mesmo totalmente poupado, e os pacientes podem receber falsa tranqüilização.

Além de considerar o meio de avaliação, a idade na qual a triagem deve começar precisa ser lidada. Uma vez que o clister opaco nem sempre é diagnóstico de pólipos, alguns autores recomendam colonoscopia e biopsia nas crianças em risco.

Tratamento e Resultados

Cólon

As quatro operações intestinais que podem ser usadas para tratar polipose familial são:

- Proctocolectomia e ileostomia.
- Colectomia total com anastomose ileorretal (fulgurando periodicamente pólipos retais residuais ou recorrentes).
- Retocolectomia total e anastomose ileoanal.
- Retocolectomia com anastomose com reservatório anal (bolsa ileal).

Os aspectos técnicos da colectomia total e anastomose ileorretal são discutidos no Capítulo 22; os outros procedimentos são detalhados no Capítulo 29. Colectomia total com anastomose ileorretal para esta condição tem sido realizada laparoscopicamente.

Muitos cirurgiões recomendam colectomia total e anastomose ileorretal para esta condição, especialmente se o reto estiver relativamente poupado. Intervenção cirúrgica precoce (antes da idade de 20 anos), com anastomose a aproximadamente 12 cm da linha pectínea, e acompanhamento estreito (a cada 6 meses) é considerada crítica. Colectomia e anastomose ileorretal é uma operação relativamente segura que resulta em mínima perturbação da função intestinal. Certamente há acordo em que a escolha da operação deve ser baseada no risco percebido de desenvolvimento de câncer no reto residual.

Alguns autores agora recomendam anastomose com bolsa ileal para a maioria dos pacientes com polipose, exceto aqueles que não querem correr o risco de prejuízo da função sexual. Entre parênteses, outros também observaram bolsite desenvolvendo-se após construção de reservatório para FAP. Obviamente, esta complicação, portanto, não é limitada àqueles que recebem o procedimento para a doença intestinal inflamatória. Além disso, polipose na bolsa após este procedimento também foi observada. De fato, proctocolectomia e anastomose bolsa ileal–anal não cura verdadeiramente a FAP. Ser cônscio da possibilidade de que pólipos podem desenvolver-se no próprio reservatório. A maior morbidade da anastomose bolsa ileal–anal pode limitar sua aplicação àqueles em mais alto risco de desenvolvimento de câncer retal, aqueles que recusam ou não podem ter acompanhamento estreito, aqueles com pólipos retais grandes ou confluentes, e aqueles com câncer curável do cólon na operação inicial. Independentemente do método de construção da bolsa, os relatórios de cada série indicam que os pacientes com polipose têm melhor controle intestinal e menos evacuações do que aqueles que recebem a operação para colite ulcerativa.

No que se refere à expectativa de vida e comparando controles combinados por idade e sexo, o risco relativo de morrer de FAP é calculado como sendo 3,35 vezes maior que o da população normal. As três principais causas de morte são malignidade gastrintestinal superior, doença desmóide e complicações perioperatórias.

Regressão dos pólipos retais: vários autores salientaram que pólipos podem regredir espontaneamente após colectomia total. Um pH baixo das fezes foi descrito como possível fator. Vitaminas antioxidantes e uso de lactulose também foram considerados como aumentando a tendência à regressão. Embora a regressão possa ser apenas temporária, a evitação de uma operação esotérica ou uma ileostomia em um indivíduo que provavelmente obedecerá ao esquema de acompanhamento torna a colectomia e anastomose ileorretal uma opção cirúrgica atraente para muitos pacientes. Certamente, quando o reto é relativamente livre de pólipos, colectomia total com anastomose ileorretal é a alternativa preferida. É importante reenfatizar que a regressão inicial dos pólipos não evita o desenvolvimento subseqüente de câncer retal.

A droga sulindaco, um agente antiinflamatório não-esteróide (um análogo de ação longa da indometacina, 150 ou 200 mg 2 vezes ao dia [em adultos]), demonstrou produzir regressão de pólipos retais após colectomia total. Tem sido aplicado por via oral e mesmo retal. Uma terapia de manutenção com sulindaco em baixa posologia obteve remissão completa de adenoma sem recidiva em 87% dos pacientes após um acompanhamento de 33 meses. Tratamento a longo prazo é evidentemente obrigatório. Grande interesse recente foi expresso com os mais recentes inibidores da COX-2. São aguardadas experiências controladas randomizadas.

Cálcio oral demonstrou inibir a proliferação epitelial retal em pacientes com FAP. Admite-se que o mecanismo de ação seja sua capacidade de reduzir o ciclo celular retal.

Desenvolvimento de câncer colorretal: conforme mencionado, todos os pacientes com FAP desenvolverão carcinoma colorretal se não tratados. Durante muitos anos, colectomia total e anastomose ileorretal foi o procedimento de escolha para muitos cirurgiões. O risco cumulativo de desenvolvimento de câncer no reto residual foi computado em 3,6%. A maioria dos grupos agora recomenda exames retoscópicos a cada 6 meses quando pólipos são vistos e removidos, e reavaliação anual quando o reto está livre de neoplasia.

Tumores ileais: além da preocupação com neoplasias desenvolvendo-se nos restos retais de pacientes com FAP, adenomas ileais foram observados depois da colectomia. Exame endoscópico do íleo terminal é necessário também, não meramente avaliação retal. Carcinoma de uma ileostomia em um indivíduo que recebera retocolectomia muitos anos antes também foi descrito.

Manifestações extracolônicas: tumores desmóides: um tumor desmóide é de longe a mais perturbadora, na verdade incapacitante, da síndrome de Gardner. Extirpação completa em alguns pacientes pode não ser possível, mas isto certamente representa a melhor possibilidade de cura. Comprometimento de estruturas retroperitoneais pode causar obstrução urinária que, por sua vez, pode exigir um procedimento de desvio. Mesmo após excisão cirúrgica agressiva, recorrência é provável.

Quando o tumor está incorporado dentro do mesentério do intestino delgado, se a excisão for efetuada, dissecção meticulosa dos vasos mesentéricos deve ser feita para assegurar que quando a ressecção for completada o intestino proximal e distal terá um suprimento sangüíneo intacto. Um procedimento de desvio muitas vezes é a alternativa mais sensata. Tumores da parede abdominal podem usualmente ser tratados por excisão ampla, com reconstrução da parede abdominal se necessário.

Para lesões não ressecáveis, radioterapia e quimioterapia foram usadas com sucesso limitado. Na experiência de muitos, no entanto, desmóides intra-abdominais não respondem à radioterapia.

Inibição da síntese de prostaglandinas foi tentada para aumentar a resposta imune. Se o tumor não for ressecável, a droga antiinflamatória não-esteróide, sulindaco (Clinoril; 100 mg, 2 vezes ao dia) foi descrita como diminuindo o tamanho do tumor. Uma alternativa possível, o antiestrogênio e inibidor das prostaglandinas, tamoxifeno (Nolvadex) também foi sugerido.

Um programa de quimioterapia combinada, com vincristina, azatioprina, ciclofosfamida e prednisona também foi sugerido. Outros admitem que a quimioterapia deve ser reservada para os indivíduos que não respondam a uma experiência com drogas não-citotóxicas. Embora muitas condutas farmacológicas tenham sido advogadas, é difícil avaliar os resultados, porque a experiência freqüentemente é de relatos de casos.

Tumores gastroduodenais: tumores do estômago e duodeno podem ser tratados por remoção endoscópica. Ressecção gástrica é necessária para lesões malignas, e pancreatoduodenectomia (operação de Whipple) é necessária para carcinomas periampulares. Tumores vilosos do duodeno apresentam um problema particular de tratamento, porque mesmo quando biopsias são disponíveis, transformação maligna muitas vezes passa despercebida. Excisão completa, por endoscopia ou duodenotomia, é necessária para aconselhar o paciente com precisão. Conforme mencionado, vários relatórios demonstraram regressão ou desaparecimento de pólipos do cólon com terapia pelo sulindaco. Curiosamente, foi descrito um caso desse desaparecimento em caso de pólipos duodenais. Outros agora acham útil considerar esta droga como um coadjuvante após a remoção duodenal.

Comentário: retocolectomia convencional e ileostomia realizam extirpação completa do intestino com pólipos, mas com perda da continuidade intestinal. O medo de ter um estoma permanente pode dissuadir alguns pacientes de fazer a cirurgia necessária, ou membros de famílias com polipose de se submeterem à avaliação de triagem. Mas se considerarmos a permanência do reto, uma carga considerável de responsabilidade cabe ao cirurgião e paciente. A confiança de ser relativamente assintomático embala os pacientes em uma falsa sensação de segurança; racionalização e negação são mecanismos de defesa freqüentemente empregados. Nessas circunstâncias, quando se desenvolve sangramento retal ou uma alteração no hábito intestinal, o câncer muitas está muito avançado. O paciente deve ser informado do risco e dispor-se a fazer sigmoidoscopia a cada 6 meses durante um período indefinido. É mais fácil justificar esta posição quando o reto for poupado em parte. Se a polipose retal não puder ser adequadamente abordada por um procedimento local, deve ser considerada uma operação poupando o esfíncter.

Embora a anastomose bolsa ileal–anal seja preferida à ileostomia convencional, o procedimento tem uma morbidade relativamente alta, e os resultados funcionais certamente são precários. O paciente não deve ser "convencido" pelo cirurgião a fazer esta operação; em vez disso, é preciso haver considerável motivação por parte do paciente para se evitar uma ileostomia definitiva.

NOTAS DO REVISOR TÉCNICO

144. PEUTZ-JEGHERS (PEUTZ, J.L.A., médico alemão; JEGHERS, Harold, 1904, médico americano): síndrome de Peutz-Jeghers (polipose hamartomatosa múltipla do trato gastrintestinal, portanto não-carcinogenética, associada a manchas melânicas na mucosa orolabial, nas palmas das mãos e plantas dos pés, tendo uma herança autossômica predominante).
PEUTZ JLA. Very remarkable case of familial polyposis of mucous membrane of intestinal tract and nasopharynx, accompanied by peculiar pigmentations of skin and mucous membrane. *Nederl Maadschr Geneesk* 1921;10:134.

JEGHERS H., McKusick, V.A., Katz, K.H. Generalized intestinal polyposis and melanin spots of the oral mucosa, lips, and digits; a syndrome of diagnostic significance. *N Engl J Med* 1949;241:993.

145. CRONKHITE-CANADA (CRONKHITE, Leonard W. Jr., 1919, médico clínico americano; CANADA, Wilma J., radiologista americano): síndrome de polipose adenomatosa esôfago-gastro-êntero-colônica associada a alopecia universal, onicodistrofia e hiperpigmentação cutâneo-mucosa.
CRONKHITE, L.W., CANADA, W.J. Generalized gastrointestinal polyposis, pigmentation, alopecia and onychotrophia. *N Engl J Med* 1955;252:1011-1015.
O sétimo caso de síndrome de Cronkhite-Canada foi descrito pelo autor destas notas, em 1967, descrevendo "one case of generalized gastrointestinal adenomatous polyposis is presented with two adenocarcinomas in the colon and another in the ileocecal region, alopecia and nail atrophy. There are a number of descriptions of adenomatosis occurring in several segments of the bowel simultaneously and a few instances, such as the case reported here, in which adenomatous polyposis involved all the segments of the gastrointestinal tract are followed by ectodermal changes as prominent clinical features. The relation of this case to other types of polypoid diseases is indicated": CRUZ, G.M.G. da "Generalized Gastrointestinal Polyposis" *The American Journal of Gastroenterology,* 1967;47:504-510.

146. Colonoscopia em pacientes assintomáticos: há muitos critérios atualmente em vigência no mundo, incluindo a colonoscopia em todos os pacientes a partir dos 40 anos ou 50 anos de idade, independentemente de ser ou não portador de sangue oculto nas fezes.

147. LYNCH, H.T. *et al.* Attenuated familial adenomatous polyposis (AFAP). A phenotypically and genotypically distinctive variant of FAP. *Cancer* 1995;76-12:2427-33.
LYNCH, H.T., LYNCH, P.M., ALBANO, W.A. & LYNCH, J.F. The cancer syndrome: a status report. *Dis Col & Rectum,* 1981;24:311-22.

148. DUKES, Cuthbert Esquire (1890-1977), médico inglês, primeiro patologista do Hospital São Marcos, autor de vários trabalhos, alguns sobre temas coloproctológicos, destacando-se polipose familial e câncer colorretal. Autor da gradação de câncer colorretal de acordo com invasão parietal, acometimento linfático e de órgãos vizinhos e distantes.
DUKES, C.E., Bussey, H.J.: the spread of rectal cancer and its effect on prognosis. *Br J Cancer* 1958;12:309-20.
DUKES, C.E.: Classification of cancer the rectum. *J Pathol Bacteriol* 1932;35:323-332.
DUKES, C.E.: Cancer of the rectum: An analysis of 1000 cases. *J Pathol Bacteriol* 01 1940;50-527-539.

149. HAGGITT, R.C, Glotzbach, R.E., Soffer, E.E., Wruble, L.D. Prognostic factors in colorectal carcinomas arising in adenomas: implications for lesions removed by endoscopic polypectomy. *Gastroenterology* 1985;89:328-336.

150. SELVAGGI *et al.* (414). Corman, M.L. Colon and rectal surgery. 2nd. ed. Philadelphia: Lippincott, 1990.

151. GARDNER, Eldon J. (1909), geneticista americano: Síndrome de Gardner (polipose adenomatosa colorretal múltipla, carcinogênica, osteomas no crânio, fibromas e cistos epidermóides) (cistos de Gardner), de herança autossômica dominante.
GARDNER, E.J. A genetic and clinical study of intestinal polyposis, a predisposing factor for carcinoma of the colon and rectum. *Am J Hum Genet* 1951;3:167-176.
GARDNER, E.J., Plenk, H.P. Hereditary pattern for multiple osteomas in a family group. *Am J Hum Genet* 1952;4:31-36.

GARDNER, E.J., Richard, R.C. Multiple cutaneous and subcutaneous lesions occurring simultaneously with hereditary polyposis and osteomatosis. *Am J Hum Genet* 1953;5: 139-147.

152. OLDFIELD, M.C. The association of familial polyposis of the colon with multiple sebaceous cysts. *Br J Surg* 1954;41:534-541.
153. TURCOT, J., Despres, J.P., St Poerre, F. Malignant tumors of the central nervous system associated with familial polyposis of the colon. *Dis Colon Rectum* 1959;2: 465-468.

22

Carcinoma do Cólon

Excluindo-se o câncer de pele, o carcinoma colorretal é a malignidade mais comum encontrada na maioria dos países ocidentais. Em mulheres, cânceres de pulmão e mama são mais comuns, enquanto em homens, cânceres de pulmão e próstata são mais freqüentes. As estimativas da Sociedade Americana de Câncer para o ano 2000 foram de que 93.800 novos casos de câncer colorretal seriam diagnosticados nos Estados Unidos, e 47.700 mortes ocorreriam. A probabilidade de desenvolver-se carcinoma colorretal durante a vida de um lactente nascido hoje nos Estados Unidos é de 5%.

As taxas de incidência e mortalidade de câncer colorretal agora parecem estar diminuindo. A estimativa da Sociedade Americana de Câncer para 2000 foi de aproximadamente 41.000 casos a menos que em 1997. Isto sugere que a queda na incidência do câncer colorretal, especialmente em brancos, pode ser atribuível a medidas preventivas mais efetivas. As tendências na incidência, mortalidade e sobrevivência dos pacientes de câncer nos Estados Unidos são derivadas do Programa SEER (*Survey of Epidemiology and End Results*, Análise da Epidemiologia e Resultados Finais) do Instituto Nacional do Câncer.

ETIOLOGIA E EPIDEMIOLOGIA

Distribuição e Nacionalidade

A incidência do câncer colorretal varia de uma população para outra, mas é particularmente alta nos Estados Unidos e países da Europa ocidental. Além disso, uma diferença na incidência do câncer foi observada de país para país quando populações urbanas são comparadas com populações rurais. No que se refere aos imigrantes, o câncer colorretal é menos comum em nipo-americanos que nos brancos americanos. Entretanto, as taxas dos nipo-americanos são mais altas que as dos japoneses vivendo no Japão. Os filhos destes imigrantes têm uma incidência que se aproxima dos brancos americanos nativos. Um fenômeno semelhante foi observado em outras populações.

Raça

O risco de câncer do intestino grosso nos índios americanos é menos da metade daquele dos brancos. Entretanto, pouca diferença é vista entre os afro-americanos e os brancos dentro de cada comunidade e região do país.

Religião

Os judeus têm uma incidência mais elevada que as pessoas de outras religiões. Os membros da Igreja de Jesus Cristo dos Santos dos Últimos Dias (Mórmons) têm uma baixa incidência. A sua religião proíbe o uso de tabaco, álcool, chá e café. Os Adventistas do Sétimo Dia têm uma taxa significativamente mais baixa de câncer colorretal; sua igreja proscreve tabaco e álcool.

Álcool e Fumo

Um estudo prospectivo de homens japoneses no Havaí revelou uma associação entre o consumo de álcool e o câncer retal, atribuível a um consumo mensal de 15 L ou mais de cerveja. Nenhuma relação causal parece existir entre fumar e câncer colorretal.

Dieta

A dieta é a área epidemiológica que tem recebido mais atenção durante os últimos 20 anos. Estudos demonstraram correlações entre câncer colorretal e fatores adicionais da dieta. A adição de fibra mostrou inibir o câncer que pode ser induzido por carcinogênios. O mecanismo pelo qual isto protege o indivíduo do desenvolvimento de câncer do intestino grosso permanece especulativo. Alguns pesquisadores observaram que fibra associada a altas concentrações de butirato no intestino grosso distal é protetora contra câncer do intestino grosso, enquanto fibras solúveis que não elevam as concentrações de butirato distais não são protetoras.

Ácidos Biliares Fecais

A concentração de ácidos biliares fecais é aumentada pela gordura da dieta e diminuída pela fibra de cereais da dieta. Alguns mostraram uma conexão indubitável entre a concentração de ácidos biliares fecais e a incidência de câncer do cólon induzida por dimetilidrazina. As fezes das pessoas nos países ocidentais exibem uma alta concentração de ácidos biliares quando comparadas com as fezes de residentes de países africanos e orientais.

Colesterol

Alguns pesquisadores demonstraram uma forte correlação entre câncer colorretal e uma alta ingestão de gordura e proteína animal. Outros opinam que o consumo de carne vermelha, ou gordura total ou saturada, tem apenas uma fraca associação ao desenvolvimento de câncer colorretal. As populações com um alto consumo de carne bovina têm a mais alta incidência de câncer intestinal.

Bactérias

Admite-se que as bactérias desempenhem um papel causal do câncer colorretal; presumivelmente, sua ação sobre a gordura ingerida ou metabólitos é um fator crítico. Foi demonstrado que as pessoas nos Estados Unidos e Grã-Bretanha têm uma contagem mais alta de colônias de flora anaeróbia e uma contagem mais baixa de bactérias aeróbias. Uma similaridade é observada entre a estrutura química dos sais biliares e o carcinogênio metilcolantreno. Não é sem razão a hipótese de que a ação das bactérias sobre os sais biliares poderia produzir uma substância capaz de induzir degeneração maligna.

Colecistectomia

A evidência clínica indica uma quantidade aumentada de ácidos biliares secundários nas fezes dos pacientes com câncer intestinal. Estudos experimentais demonstraram que os ácidos biliares secundários promovem carcinogênese química. Conseqüentemente, a colecistectomia foi incriminada como um possível fator precipitante, embora não seja forte a evidência.

Cirurgia de Úlcera

Uma associação foi descrita entre câncer colorretal e cirurgia prévia de úlcera péptica, especificamente vagotomia troncular. Considera-se que anormalidades no metabolismo dos ácidos biliares como conseqüência da vagotomia poderiam explicar o risco aumentado de desenvolvimento de câncer colorretal.

Aspirina

Considerável evidência sugere que o uso regular de aspirina e outros agentes antiinflamatórios não-esteróides reduz o risco de desenvolvimento de câncer colorretal, particularmente após 10 anos de uso.

Doença Intestinal Inflamatória

Os pacientes com doença intestinal inflamatória, especialmente colite ulcerativa, estão em risco aumentado de desenvolvimento de uma malignidade; este risco é tão alto quanto 60% com 30 anos de doença ativa intestinal total (ver Capítulo 2). No que se refere à doença de Crohn, vários relatórios foram publicados assinalando uma associação entre enterite regional e carcinoma do intestino delgado. A relação entre colite granulomatosa e câncer do intestino grosso está menos bem documentada, mas parece ser real (ver Capítulo 30).

Radiação

Consideráveis diferenças de opinião são encontradas a respeito do risco de desenvolvimento de câncer colorretal após irradiação pélvica. A maioria acredita que o risco não é aumentado.

Apendicectomia

A maioria dos estudos não conseguiu confirmar uma relação entre apendicectomia e uma incidência aumentada de câncer colorretal. Entretanto, uma história pregressa de apendicectomia revelou-se um fator de risco independente para sobrevida diminuída, piorando o prognóstico daqueles nos quais carcinoma do ceco desenvolveu-se subseqüentemente.

Ureterossigmoidostomia

Vários autores reconheceram a relação entre ureterossigmoidostomia e carcinoma do cólon no local do implante ureteral no cólon. A freqüência desta complicação pode ser várias centenas de vezes maior que a esperada na população geral. Sua causa não está claramente compreendida; poderia estar relacionada à urina banhando a mucosa do cólon, à presença de um carcinogênio na urina, ou aos efeitos do próprio ureter implantado no cólon. Sugere-se que este tipo de desvio do trato urinário seja abandonado, especialmente em pacientes jovens com doença benigna.

Tumores Extracolônicos

Uma associação entre tumores de glândulas sebáceas e malignidades internas foi chamada "síndrome de Muir-Torre".[154] A incidência de malignidades colorretais é estimada em quase 50%. É importante examinar todos os indivíduos com tumores de glândulas sebáceas quanto a malignidades gastrintestinais bem como geniturinárias e da mama subjacentes. Outros identificaram um risco aumentado de malignidade colorretal após o diagnóstico de câncer de mama.

Predisposição Genética

Desde há algum tempo tem sido sabido que influências genéticas são um fator de risco independente para desenvolvimento de câncer colorretal. O risco relativo de câncer em pessoas com parentes em primeiro grau afetados, em comparação a pessoas sem uma história familial, foi 1,72 para um parente e 2,75 para dois ou mais. Este risco aumentado de doença foi especialmente evidente em indivíduos mais jovens.[5,37]

Avanços rápidos na identificação de eventos genéticos que são importantes na carcinogênese no cólon foram feitos nos últimos anos. Anomalias adquiridas e genéticas (mutações pontuais do gene *ras;* amplificação do gene *c-myc;* deleção alélica em locais específicos nos cromossomas 5, 17 e 18) parecem ser capazes de mediar passos na progressão da mucosa do cólon normal para maligna (Figura 22.1).

Câncer Colorretal Hereditário Não-Polipose (HNPCC)

Excluindo-se as síndromes de polipose (ver Capítulo 21), carcinoma do cólon foi descrito em famílias com câncer, a chamada "síndrome de família com câncer" ou "câncer colorretal hereditário não-polipose". Esta predisposição hereditária foi descrita responsabilizando-se por até 5% de todos os casos de câncer colorretal.

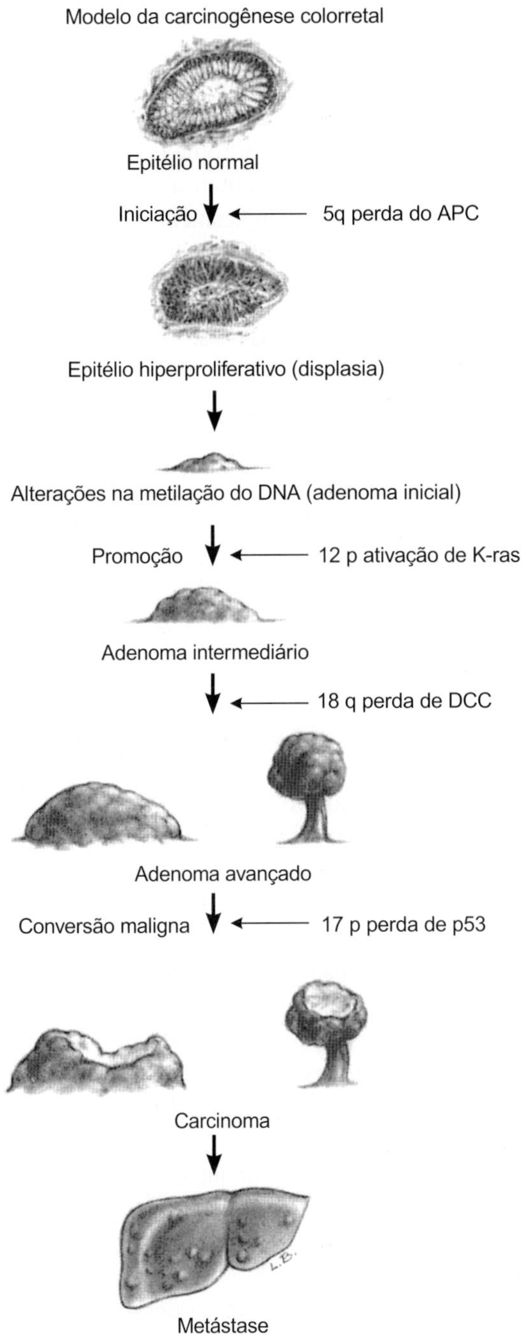

FIG. 22.1. Modelo da carcinogênese colorretal. (De: Fearon ER, Volgestein B. A genetic model of colorectal cancer tumorigenesis. (Modelo genético para a tumorigênese colorretal) *Cell* 1990;61:759.) (APC = gene da polipose adenomatosa do cólon; DCC = gene "deletado no carcinoma do cólon".)

Lynch *et al.* estimam que o risco de desenvolvimento de câncer colorretal é três vezes maior que o da população geral para os indivíduos com um parente em primeiro grau com esta condição. Eles também descreveram duas variedades de HNPCC. Estas foram inicialmente conhecidas como síndrome familial de Lynch (I), na qual os tumores eram localizados no cólon e reto, e síndrome familial de Lynch (II), associada a tumores fora do cólon. Recentemente, no entanto, as distinções foram eliminadas. Elas foram agrupadas conjuntamente, simplesmente como HNPCC.

O diagnóstico desta síndrome é pelos chamados "critérios de Amsterdã":

- Pelo menos três parentes com câncer colorretal verificado histologicamente, um deles parente em primeiro grau dos outros dois.
- Pelo menos duas gerações sucessivas afetadas.
- Em um dos parentes, câncer colorretal deve ser diagnosticado abaixo da idade de 50 anos.
- Polipose adenomatosa familial (FAP) é excluída.

Os critérios de Amsterdã, no entanto, não levam em conta a presença de tumores fora do cólon. Além disso, pode ser difícil satisfazer os critérios se a família for pequena.

Tumores extracolônicos foram encontrados em muitos órgãos, especialmente estômago, útero (endométrio), ovário, mama e trato urinário superior. Alguns pesquisadores observaram que o risco de câncer de mama é aumentado cinco vezes. O risco durante a vida é estimado em 1 em 1,37 para os parentes em primeiro grau de pessoas com HNPCC.

Achados específicos dos pacientes identificados por Lynch *et al.* foram (a) a idade média ao diagnóstico inicial de câncer do cólon foi 44,6 anos; (b) dos primeiros cânceres de cólon, 72,3% estavam localizados no lado direito do cólon e apenas 25% foram no sigmóide e reto; e (c) 18,1% dos pacientes tinham câncer síncrônico do cólon, com um risco de lesões metacrônicas aos 10 anos de 40%. Estudos mostraram a existência de um defeito genético que é transmitido de um modo dominante mendeliano. Estes defeitos afetam os mecanismos de reparação do DNA, o que resulta em instabilidade de microssatélites. Considera-se que isto aumenta o risco de malignidade ao causar anormalidades dos genes supressores de tumores. Os genes de reparação anormal identificados são vistos na Tabela 22.1.

A evidência sugere que a instabilidade de microssatélites é incomum no câncer colorretal esporádico, mas está presente em mais de 90% daqueles com HNPCC. Os pesquisadores identificaram um painel de marcadores moleculares para identificar um paciente em risco de instabilidade de microssatélites. Entretanto, a cara análise de mutação da linha germinal é reservada para os indivíduos que demonstram um teste positivo aos marcadores moleculares. Falta consenso a respeito de qual dos marcadores de microssatélites é mais apropriado, mas a maioria dos pesquisadores concorda em que uma anormalidade de dois ou um mínimo de quatro microssatéli-

TABELA 22.1. Genes de Reparo Anormal

Gene de reparo de DNA	*Mutação na população com HNPCC (%)*
hMSH2	50-60
hMLH1	20-30
hPMS1	Raro
hPMS2	Raro
hMSH3	Raro
hMSH6	Raro

tes deve ser vista como diagnóstica e, portanto, exige testagem genética mais detalhada. Uma vez o diagnóstico tenha sido estabelecido, o aconselhamento genético é fortemente indicado.

No que se refere à triagem, colonoscopia a cada 1 a 3 anos é geralmente considerada como sendo a avaliação preferida nestes indivíduos. Em virtude do risco aumentado de abrigar tumores benignos e malignos, colonoscopia é recomendada para triagem dos indivíduos assintomáticos com parentes em primeiro grau tendo câncer de cólon, mesmo na ausência de uma das síndromes de Lynch.

No que se refere a manifestações extracólicas de tumores, exame pélvico é recomendado começando na idade de 25 anos, incluindo biopsia de aspiração endometrial e ultra-sonografia ovariana. Histerectomia profilática com salpingo-ooforectomia bilateral deve ser considerada nas mulheres pós-menopáusicas e naquelas que completaram a reprodução.

Lynch *et al.* defenderam o estabelecimento de registros computadorizados, como os que foram desenvolvidos para polipose adenomatosa familial, para transmitir informação acerca do diagnóstico, vigilância e tratamento das síndromes de câncer do cólon hereditário. O reconhecimento das famílias e indivíduos em alto risco que beneficiar-se-iam com a vigilância deve ajudar a reduzir a incidência desta malignidade comum.

Algumas pessoas, no entanto, não necessitam triagem genética para HNPCC. Elas são:

- Pessoas abaixo de 18 anos de idade.
- Pessoas com diagnósticos conhecidos de colite ulcerativa por 7 anos ou mais, polipose adenomatosa familial ou síndrome de Gardner, síndrome de adenoma plano hereditário, síndrome de Peutz-Jeghers, síndrome de polipose juvenil familial, ou síndrome de pólipo-carcinoma individualizado hereditário.
- Pessoas com incapacidade mental ou incapazes de dar consentimento informado.
- Pessoas sem condições psicológicas para serem examinadas.

IDADE E SEXO

A incidência do carcinoma do cólon e reto aumenta com a idade, mas a progressão também varia por local anatômico, população e sexo.

Em mulheres, o câncer colorretal classifica-se em terceiro lugar nos Estados Unidos em número de mortes por câncer (11%). Pulmão (25%) e mama (15%) são primeiro e segundo, respectivamente. A incidência de câncer estimada para 2000 foi a terceira, depois da mama e pulmão (30%, 12% e 11%, respectivamente).

Em homens, o câncer colorretal classifica-se como terceiro (10%), depois de pulmão (31%) e próstata (11%) quanto às mortes. Câncer de próstata é agora o mais comum câncer isolado (29%); pulmão é o segundo (14%) e o colorretal, o terceiro (10%).

SINTOMAS E SINAIS

Alteração no Hábito Intestinal

Alteração no hábito intestinal é a queixa mais freqüente dos pacientes com câncer colorretal. De modo geral, uma lesão mais distal cria sintomas mais óbvios que uma proximal. As razões para isto são de três tipos: primeiro, é mais difícil as fezes formadas no cólon distal passarem através de uma área de estreitamento do que as fezes relativamente líquidas presentes no intestino proximal; segundo, a luz do próprio intestino é maior proximal que distalmente; e terceiro, em virtude da presença de outros sintomas (sangramento, dor, corrimento), o paciente tende a prestar atenção quando um tumor distal produz uma mudança no hábito intestinal.

Sangramento

Sangramento é o segundo sintoma mais comum de câncer colorretal. Pode ser franco ou oculto. O sangue pode ser vermelho-vivo, púrpura, cor de mogno, negro ou inaparente. Quanto mais distal a localização da lesão, menos alterado e mais vermelho.

Muco

Muco, seja como uma descarga (significando uma lesão distal) ou misturado com as fezes, muitas vezes acompanha sangramento. A presença de muco e sangramento nas fezes deve ser considerada uma combinação altamente sugestiva e que exige investigação intestinal.

Dor

Dor retal é um sintoma de apresentação menos comum de câncer. Quando o câncer retal produz dor, a lesão usualmente é muito distal ou muito grande. A dor pode resultar da infiltração do canal anal sensível ou da invasão esfincteriana.

Dor abdominal resultando de tumor significa lesão obstrutiva ou parcialmente obstrutiva. Esta dor é usualmente da natureza colônica e pode ser associada à distensão abdominal, náusea ou vômito. Dor nas costas por extensão retroperitoneal de um tumor do cólon ascendente ou descendente é um sinal incomum e tardio.

Massa Abdominal

Massa abdominal palpável ou visível, na ausência de outros sinais e sintomas, é mais comum em cânceres no lado direito do cólon. Esta apresentação significa um processo infiltrativo de crescimento lento que pode ser muito mais suscetível à extirpação cirúrgica.

Perda de Peso

Perda de peso, na ausência de outros sintomas, é um mau sinal prognóstico. Astenia e perda de força e apetite sugerem doença metastática, mais comumente no fígado, e incide em aproximadamente 5% dos pacientes com câncer colorretal. Hepatomegalia freqüente, além de metástases pulmonares, cerebrais, linfonodais e ósseas como achados isolados, podem revelar um câncer colorretal primário oculto.

Peritonite

Perfuração com peritonite é uma apresentação inusitada. Diferenciar carcinoma de diverticulite perfurada, particularmente se a lesão se localiza no sigmóide, pode ser extremamente difícil (ver *Tratamento Cirúrgico*).

"Apendicite"

Um carcinoma do ceco pode obstruir a luz do apêndice e causar sinais e sintomas sugestivos de apendicite aguda. Mais comum é a perfuração do apêndice por um carcinoma obstrutivo do intestino mais distal. Embora essas apresentações sejam incomuns, qualquer indivíduo acima da idade de 50 anos com uma apresentação de apendicite aguda deve ser avaliado cuidadosamente no momento da cirurgia quanto a um carcinoma superposto.

Septicemia

Septicemia por *Streptococcus bovis* é associada a neoplasias gastrintestinais, especialmente neoplasias do cólon. Infecções secundárias de metástases hepáticas em um paciente com um tumor primário diagnosticado do cólon são bem conhecidas. Por outro lado, câncer do cólon pode ser uma causa subjacente de abscessos piogênicos do fígado na ausência de metástases. Nestas situações incomuns, depois que as causas usuais foram excluídas, um câncer assintomático do cólon deve ser considerado no diagnóstico diferencial, especialmente se um microorganismo coliforme for descoberto em cultura.

Manifestações Cutâneas

Várias condições são associadas à malignidade gastrintestinal, incluindo *Acanthosis nigricans*, dermatomiosite, penfigóide e outras. Essas manifestações são raras, mas qualquer doença disseminada da pele que não responda à terapia convencional deve levar a uma investigação gastrintestinal.

Metástases cutâneas de carcinoma colorretal são extremamente incomuns, exceto, evidentemente, na incisão, em portais de videolaparoscópica (ver mais tarde) ou no local de um estoma.

Intussuscepção

A intussuscepção no adulto é sempre uma condição que exige tratamento cirúrgico. Isto contrasta com as crianças, nas quais o tratamento clínico (p. ex., redução por clister opaco ou com duplo contraste) pode resultar em cura. Os pacientes geralmente se apresentam com sinais e sintomas de obstrução intestinal.

As causas mais comuns de intussuscepção em adultos incluem neoplasia maligna, tumor benigno, lesão metastática e divertículo de Meckel.[155] Dois terços das intussuscepções de cólon são associadas a carcinoma primário do cólon, enquanto apenas um terço das intussuscepções do intestino delgado associam-se a um câncer subjacente; a maioria destas malignidades é metastática.

Duração dos Sintomas

Pacientes com história recente dos sintomas não têm melhor prognóstico do que os pacientes que se apresentam com sintomas com mais de 6 meses de duração. Pacientes com sintomas de menos de 5 meses de duração têm uma incidência mais alta de ressecção curativa, mas a sobrevida real a longo prazo não foi demonstrada ser melhor.

AVALIAÇÃO

Parâmetros da Prática para a Detecção de Neoplasias Colorretais

A triagem do câncer colorretal é relativamente barata em comparação com a triagem para câncer de mama e cervical, com estimativas de custos sugerindo que a quantia necessária para prevenir um câncer é essencialmente equivalente à necessária para tratar um paciente sintomático. Embora a conduta mais custo-efetiva ainda esteja por ser identificada, a triagem é capaz de diminuir a mortalidade ao tornar possível a identificação de tumores em uma fase mais inicial e a remoção de lesões benignas antes que elas se tornem malignas, assim prevenindo o desenvolvimento subseqüente de câncer.

Em 1992 a Sociedade Americana de Cirurgiões de Cólon e Reto publicou diretrizes para a detecção de neoplasias colorretais. Essas diretrizes estão reproduzidas na Tabela 22.2.

Determinação de Sangue Oculto

O teste do guáiaco ou da ortotoluidina na pesquisa de sangue nas fezes foi assunto de vários relatórios (ver Capítulo 4).

Avaliação de um paciente com uma determinação de guáiaco positiva pode ser cara, mas vale a pena identificar outras entidades patológicas que podem ser

TABELA 22.2. Diretrizes para Triagem

Risco	*Procedimento*	*Início*	*Freqüência*
Baixo risco assintomático	Exame digital e sangue oculto fecal Sigmoidoscopia	Idade 40 Idade 50	Anualmente 3-5 anos
Alto risco assintomático	Sangue oculto fecal Colonoscopia ou clister opaco e sigmoidoscopia	Idade 35 Idade 40	Anualmente 3-5 anos
Polipose adenomatosa familial	Sigmoidoscopia	Idade 10	Anualmente até idade 40; então seguir diretrizes baixo risco assintomático
Colite ulcerativa (pancolite)	Colonoscopia	Anos 7 e 8 de doença	A cada 2 anos até 20 anos de doença; a seguir anualmente
Colite ulcerativa esquerda (ou colite de Crohn)	Colonoscopia	Ano 15 de doença	A cada 2 anos
Paciente assintomático	Clister opaco ou colonoscopia (preferida em caso de sangramento, sangue oculto ou melena)	–	–
Vigilância de pólipo (adenoma)	Colonoscopia	–	Anualmente até cólon limpo; a seguir a cada 3-5 anos
Hiperplasia	Colonoscopia	–	Repetir colonoscopia em 1 ano; a seguir reverter para diretrizes de baixo risco assintomático se cólon liberado
Vigilância de câncer de cólon após ressecção			
Se colonoscopia ou clister opaco liberou cólon pré-operatoriamente	Colonoscopia ou clister opaco	–	1 ano pós-operatoriamente; a seguir a cada 3 anos até cólon ser liberado
Se cólon não foi liberado pré-operatoriamente por clister opaco ou colonoscopia	Colonoscopia ou clister opaco	–	Dentro de 6 meses; a seguir a cada 3 anos se cólon for liberado

De: Practice Parameters for the detection of colorectal neoplasms–supporting documentation. (Parâmetros práticos para detecção de câncer colorretal) *Dis Colon Rectum* 1992;35:391-393, com permissão.

importantes. Embora o custo *versus* o benefício de um programa maciço de triagem possa ser discutido, nenhuma dúvida existe quanto ao valor do diagnóstico precoce, especialmente antes que uma malignidade sobrevenha. O problema é a eficácia variável dos testes. Um achado falso-positivo pode ser causado pela dieta, e um achado falso-negativo é possível se o tumor não estiver sangrando no momento da investigação. Apesar destas questões, a Sociedade Americana de Câncer recomenda pesquisa de sangue oculto fecal, anualmente, além da sigmoidoscopia flexível para triagem quanto à malignidade colorretal.

Exame Retal Digital (Toque Retal)

Apenas 10% dos cânceres colorretais estão potencialmente dentro do alcance do dedo do examinador. Mesmo quando o câncer é palpável, suficiente cautela e diligência são exigidas para possibilitar a descoberta de uma lesão. Os riscos do exame, no entanto, são inexistentes, e ninguém pode discutir custo *versus* benefício.

O exame digital identificará a localização do tumor, anterior ou posterior, e se ele ocupa parte ou toda a circunferência. O tumor pode ser fixo ou móvel, ulcerado ou cirroso, exofítico ou invasivo. A palpação cuidadosa do espaço pré-sacro pode revelar linfonodos duros sugestivos de metástases tumorais, os quais podem ser um sinal prognóstico valioso. O fato de o tumor ser palpável muitas vezes sugere o tipo de operação possível ou se a lesão é de fato ressecável. Fixação tumoral pode indicar necessidade de tratamento suplementar (p. ex., radioterapia). Portanto, apesar dos numerosos estudos disponíveis para avaliar o paciente, o exame digital do reto ainda é um recurso propedêutico muito importante.

Retossigmoidoscopia

O exame com o sigmoidoscópio rígido pode revelar excrescências mucosas, pólipos, lesões polipóides, câncer, alterações inflamatórias, estenoses, malformação vascular e deformação anatômica por massas extraluminais. Também é capaz de detectar numerosas condições anais (p. ex., fístulas, hemorróidas, fissuras e abscessos). Quando um tumor retal ou retal distal é identificado, uma sigmoidoscopia rígida é obrigatória para a avaliação precisa do nível do tumor, observando a distância da margem anal até o nível inferior da lesão. Por outro lado, o tamanho, o aspecto macroscópico (ulcerado ou polipóide) e a localização devem ser registrados.

A sigmoidoscopia é geralmente superior para avaliar o estado da anastomose como parte de um protocolo de acompanhamento ou quando o paciente apresenta sintomas intestinais após cirurgia de ressecção intestinal.

Quando um tumor é identificado, deve ser realizada uma biopsia da lesão. Para lesões polipóides, exofíticas, sangramento apreciável raramente é uma preocupação depois de uma biopsia. Se equipamento de eletrocoagulação não for facilmente disponível e for encontrado sangramento, a compressão com um aplicador longo com ponta de algodão embebido em uma solução tópica de adrenalina usualmente será suficiente.

A amostra para biopsia deve ser tirada da borda da lesão na junção do tumor e o intestino de aparência normal, e colocada em uma solução fixadora.

O sigmoidoscópio flexível virtualmente substituiu o instrumento rígido para finalidades de triagem (ver mais tarde e Capítulo 5), porque uma parte maior do cólon pode ser visualizada (ver Capítulo 4 para informação adicional.)

Sigmoidoscopia com Fibroscópio Flexível, Videoendoscopia e Colonoscopia

Ver Capítulo 5 para informação sobre indicações, preparação e técnica.

Comentário: visualização completa do cólon deve ser realizada dentro de um tempo razoável após a identificação de um câncer intestinal. Otimamente, isto deve ser realizado pré-operatoriamente, porque pode alterar o tipo de operação. Se a colonoscopia total não for possível antes da cirurgia (geralmente por causa de um câncer obstrutivo), deverá ser realizada na sexta semana pós-operatória.

Citologia

Estabelecer o diagnóstico de carcinoma do cólon por avaliação citológica, lavando o cólon com solução salina foi advogado por alguns autores (ver Capítulo 4). Eles acreditam que a citologia de escova melhora o rendimento do diagnóstico tecidual quando combinada com biopsia, mas citologia de lavagem isoladamente não parece ser tão útil.

Embora nós tenhamos tido apenas experiência limitada com esta técnica, a adição da escova ou lavado parece relativamente acadêmica. Se a natureza da lesão puder ser identificada com uma taxa de precisão de apenas 90%, são aconselháveis laparotomia exploradora e ressecção segmentar. Acreditamos que esta técnica deve ser relegada a uma curiosidade histórica.

Exame com Clister Opaco e Enema com Duplo Contraste

Nenhum estudo avaliou se a triagem com clister opaco com duplo contraste (contraste de ar) isoladamente reduz a incidência ou mortalidade do câncer colorretal em indivíduos que correm risco médio de desenvolvimento da doença.

O clister opaco tradicionalmente tem sido o estudo investigativo mais comumente empregado para a avaliação de carcinoma do intestino grosso, mas para triagem e avaliação pré-operatória ele essencialmente foi substituído pela colonoscopia. A maioria acredita que, apesar da técnica meticulosa de duplo contraste, o exame não pode ser efetuado com a precisão da colonoscopia (ver Capítulo 4). Por outro lado, a ausência de qualquer potencial terapêutico relega aquele exame a uma segunda escolha para a maioria dos médicos.

Diferenciar entre diverticulite e carcinoma do sigmóide é muitas vezes difícil. Diz-se às vezes que a presença de divertículos exclui o diagnóstico de carcinoma. Isto certamente não é verdade. A distinção radiológica mais importante é que o padrão mucoso usualmente seja mantido na doença diverticular, enquanto no carcinoma a mucosa é destruída ou o padrão é perdido. Em alguns pacientes, no entanto, é impossível distinguir entre as duas condições, e uma ressecção deve ser realizada.

É importante lembrar que nem todos os tumores do cólon originam-se dentro do intestino. Metástases de cânceres de ovário, mama ou outros órgãos, bem como extensão direta a partir de órgãos adjacentes, podem produzir um quadro radiológico virtualmente idêntico ao de uma lesão intrínseca. Esta é outra área na qual a colonoscopia com biopsia tem uma vantagem particular.

Exame Urológico

Para muitos cirurgiões no passado, uma parte integrante da avaliação pré-operatória de um paciente a ser submetido à cirurgia intestinal era pielografia intravenosa (PIV). Entretanto, com a aplicação da tomografia computadorizada (TC) na avaliação pré-operatória dos indivíduos com câncer colorretal, a PIV parece desnecessária. O trato urinário geralmente é bem visualizado por meio da tomografia computadorizada.

Outros Estudos de Imageamento

Tomografia Computadorizada

Estudos radiológicos sofisticados podem ser valiosos se puderem ajudar a tomar decisões antes da operação. A tomografia computadorizada é capaz de diagnosticar doença metastática, mas é duvidoso se esta investigação possa alterar a proposta da cirurgia. A TC pré-operatória geralmente altera a intervenção programada.

Tomografia computadorizada também tem sido usada para avaliar o estádio do tumor primário; mas os estudos deixaram de demonstrar que a técnica é suficientemente precisa. O lugar da TC e da avaliação ultra-sonográfica de um indivíduo com doença metastática conhecida ou suspeitada é discutido mais adiante neste capítulo.

Ultra-Sonografia

A ultra-sonografia é útil para investigação do fígado, como alternativa à TC, em pacientes com carcinoma colorretal. Na Inglaterra, a ultra-sonografia do fígado tornou-se obrigatória como parte da análise, antes de ser realizada a cirurgia colorretal para adenocarcinoma.

A endossonografia transcolorretal ou ultra-som endorretal foi sugerida por oferecer uma vantagem importante. A aplicação desta modalidade para avaliação de cânceres retais está bem estabelecida e é discutida nos Capítulos 4, 6 e 23. A precisão do estadiamento dos carcinomas do reto e cólon é de 81 e 93%, respectivamente. Embora o potencial de benefício no tratamento de pacientes com câncer retal seja real (pode haver outras opções cirúrgicas além da ressecção), as alternativas à ressecção do cólon são propositalmente menos válidas.

Antígeno Carcinoembrionário

O antígeno carcinoembrionário (CEA) é uma glicoproteína ausente da mucosa intestinal adulta normal, porém presente no endoderma primitivo. No câncer localizado na mucosa e submucosa, sem invasão da muscular própria, a porcentagem de pacientes com um resultado de teste elevado é entre 30 e 40%.

Os níveis de CEA podem ser utilmente aplicados na avaliação do prognóstico dos indivíduos com câncer colorretal. Se o tumor tiver sido completamente excisado, qualquer nível pré-operatoriamente elevado deve retornar ao normal dentro de alguns dias. Uma queda limitada para uma concentração intermediária, ainda que elevada, é indicadora de excisão incompleta. Elevação subseqüente após retorno ao normal significa recorrência do tumor (ver adiante).

O CEA tem valor limitado na procura do tumor primitivo em casos de carcinoma metastático. O antígeno é detectado em cerca de 50% dos tumores da mama, estômago e pulmão, e em outros tumores sólidos. Níveis acima do normal também foram encontrados em fumantes inveterados e em pessoas com cirrose hepática, pancreatite, uremia, úlcera péptica, metaplasia intestinal do estômago e colite ulcerativa.

Estudos de Medicina Nuclear

Cintigrafia Hepática

A cintigrafia hepática foi virtualmente abandonada para a avaliação deste órgão em pacientes com câncer colorretal, pré ou pós-operatoriamente. O exame foi suplantado pela TC.

Linfocintigrafia Pélvica

A linfocintigrafia pélvica tem sido usada para procurar discriminar entre intestino grosso normal e doente e para determinar a extensão da captação nodal, mas não tem valor demonstrável no diagnóstico ou estadiamento do câncer colorretal. Angiografia das artérias mesentéricas do mesmo modo não se comprovou útil na avaliação pré-operatória do carcinoma do cólon.

Imageamento de Anticorpo Radiomarcado

Antiantígeno Carcinoembrionário

Antiantígeno carcinoembrionário é um ensaio de CEA que envolve o uso de anticorpos radiomarcados contra o antígeno, seguidos por fotoescaneamento externo. O principal papel desta investigação é na avaliação daqueles com câncer recorrente que produz CEA, e nos quais o estadiamento acurado pode influenciar o tratamento cirúrgico. Entretanto, este teste foi em grande parte substituído pela tomografia com emissão e positrônica (TEP; *PET*) como investigação preferida para estadiar câncer colorretal recorrente.

Antígeno de Câncer Gastrintestinal

O teste para o antígeno de câncer gastrintestinal (CA19-9) é com um anticorpo monoclonal produzido contra a linhagem celular de carcinoma colorretal humano

SW1116. Entretanto, este antígeno não é específico de câncer e foi encontrado em certos tecidos normais, mais notadamente pâncreas, vesícula biliar e mucosa gástrica. Este antígeno está mais comumente elevado naqueles com câncer do tubo digestivo anterior (p. ex., estômago e pâncreas).

Outras Opções de Imageamento com Anticorpo

Os pesquisadores abordaram o conceito da aplicação de anticorpos monoclonais que reagem com antígeno da membrana epitelial. Os anticorpos incluem ^{111}In-M8, ^{111}In-77-1, NCC-ST 439, anti-p53, CA 242 e CA M43. São todos apenas ferramentas de pesquisa no momento presente.

Imageamento do Receptor ao Peptídeo Intestinal Vasoativo

O peptídeo intestinal vasoativo (VIP) é um importante regulador da secreção de água e eletrólitos no tubo digestivo. Vários tumores exócrinos, bem como adenocarcinomas intestinais, expressam grandes números de receptores de alta afinidade para VIP. Alguns autores investigaram o câncer colorretal com VIP radiomarcado, em uma tentativa de visualizar tumores e metástases intestinais. Até agora, isto não faz parte do estudo de rotina do carcinoma colorretal.

Comentário: encaminhamos o leitor à discussão da aplicação pós-operatória destas técnicas na seção sobre *Avaliação de Acompanhamento.*

Inibição da Aderência dos Leucócitos

O ensaio de inibição da aderência dos leucócitos (IAL) é um teste *in vitro* baseado na observação de que, após incubação com extratos tumorais do mesmo órgão, os leucócitos dos pacientes com câncer perdem sua capacidade de aderir a superfícies de vidro. Entretanto, a falta de especificidade para localização do tumor e inconstâncias na execução da técnica ainda relegam o procedimento neste momento à condição de ferramenta de pesquisa.

PATOLOGIA

De longe a lesão maligna mais comum que afeta o cólon e reto é o adenocarcinoma. O tumor origina-se do epitélio glandular e pode invadir vasos sangüíneos microscópicos, bem como metastatizar-se a órgãos distantes, mais comumente o fígado. Pode disseminar-se pelos linfáticos aos linfonodos regionais e afinal passar para a circulação sistêmica. O tumor também pode estender-se localmente para os órgãos adjacentes (p. ex., parede vaginal posterior, útero, bexiga, intestino delgado, estômago e estruturas retroperitoneais).

Aspecto Microscópico

Histologicamente, o câncer pode mostrar-se bem diferenciado, moderadamente diferenciado ou pouco diferenciado. O tumor pode produzir tanta mucina que o núcleo é empurrado para um lado da célula, criando uma aparência de anel de sinete. Alguns debatem se a presença deste tipo celular é uma indicação de mau prognóstico, mas a maioria acredita que a produção de mucina e formação de anel de sinete são variáveis prognósticas nefastas.

Aspecto Macroscópico

Além do grau de diferenciação, a morfologia tumoral – se polipóide, infiltrativo ou ulcerado – foi constatada uma variável prognóstica importante. De modo geral, os tumores mais indiferenciados são mais invasivos no momento do diagnóstico, e quanto mais invasivo o tumor, pior o prognóstico.

Fatores que Afetam as Velocidades de Crescimento e Disseminação do Tumor

Os carcinomas do cólon e reto são tumores de crescimento relativamente lento. Os sintomas usualmente aparecem precocemente no desenvolvimento da doença, e metástases ocorrem relativamente tarde. O crescimento e a disseminação tumorais exibem considerável variação, dependendo em parte do grau histológico (com base no arranjo e diferenciação celulares); da ação amebóide aumentada de algumas células cancerosas; de enzimas, como hialuronidase; da adesão diminuída das células tumorais; do tamanho da lesão no local primário; e da duração de tempo que o tumor esteve presente. Variáveis adicionais incluem a localização do tumor, fatores indeterminados do hospedeiro, manipulação na cirurgia, idade e sexo do paciente.

Recomendações mais significativas a respeito da terapia suplementar serão feitas, à medida que mais informação seja desenvolvida a respeito dos fatores prognósticos,

O tempo de duplicação tumoral foi calculado entre 130 e 636 dias. O tempo mais longo provavelmente é mais preciso e considerado como sendo causado pela descamação da superfície do tumor.

Em comparação, o tempo de duplicação das metástases pulmonares dos carcinomas do cólon e reto foi calculado radiograficamente e constatado de 109 a 155 dias. Há suspeita de que a ausência de descamação no local metastático seja responsável por esta diferença observada.

Estadiamento e Prognóstico

Classificações

A importância da invasão tumoral para o câncer retal e suas implicações prognósticas foram inicialmente postuladas por Dukes. Este estadiamento foi mais tarde expandido para incluir metástases no fígado e carcinoma do cólon.

Outros autores introduziram suas próprias classificações, subdividindo o sistema de Dukes e alargando-o para incluir câncer no reto e metástases disseminadas, grau de diferenciação, morfologia tumoral, e padrão de histograma, entre outros. Jass *et al.*[156] sugeriram uma classificação baseada no prognóstico:

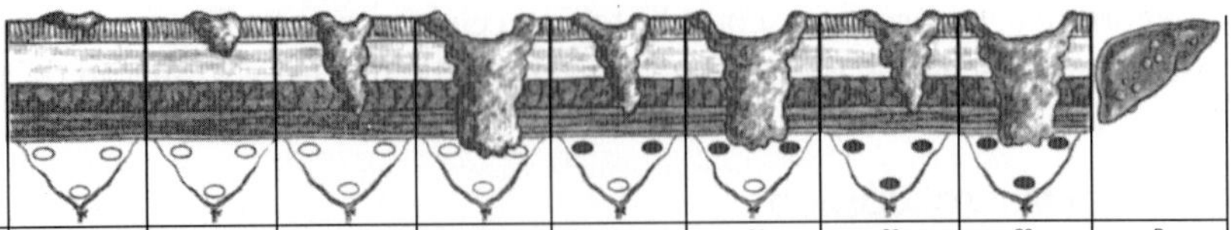

Dukes	–	A	A	B	C1	C1	C2	C2	D
Astler-Coller	A	A	B1	B2	C1	C2	C1	C2	–
TNM *	$T_{is}N_o$	T_1N_0	T_2N_0	T_3N_0	T_2N_1	T_3N_1	T_2N_1	T_3N_1	M_1

* T=Tumor ·N = Linfonodos M = Metástases (M0 = nenhuma)

FIG. 22.2. Comparação das classificações de estadiamento do carcinoma colorretal.

I. Excelente prognóstico.
II. Bom.
III. Regular.
IV. Mau.

A maioria dos observadores, no entanto, acredita que a classificação de Dukes é de maior valor prognóstico e mais reprodutível que a de Jass.

A Figura 22.2 ilustra os sistemas de estadiamento mais populares. Quanto mais "subestádios" são usados, maior o potencial de refinamento para predizer o comportamento do tumor, e portanto ganhar mais informação sobre o resultado possível. O sistema de estadiamento tumor-linfonodo-metástase (TNM) é agora o sistema mais amplamente aceito para o carcinoma colorretal.

Recentemente, pesquisadores tentaram identificar indicadores, particularmente em pacientes com doença estádio 3, para averiguar aqueles com pior prognóstico e, portanto, aqueles que podem beneficiar-se com terapia adjuvante. Estes incluem: invasão de vasos sangüíneos, invasão neural, conteúdo de DNA ou ploidia de DNA, análise de oncogenes, regiões organizadoras nucleolares, morfologia nuclear, expressão de antígeno nuclear de célula proliferante, brotamento tumoral e outros marcadores imunológicos.

Ocorrer debate sobre se a invasão linfática é um marcador prognóstico independente, mas certamente o comprometimento linfonodal com tumor, como mostrado por Dukes, influencia a sobrevida.

Invasão de Vasos Sangüíneos e Neural

O significado prognóstico da invasão de vasos sangüíneos e da invasão neural foi bem estabelecido como indicadores de pior prognóstico.

Conteúdo de DNA ou Ploidia de DNA

Vários estudos sugeriram que o conteúdo de DNA do tumor, conforme determinado por citometria de fluxo, fornece informação valiosa acerca do comportamento biológico das células neoplásicas e, por essa razão, é um fator prognóstico importante na determinação da sobrevida. Os tumores aneuplóides (não-diplóides) contêm uma população de células que exibem um conteúdo de DNA nitidamente diferente do DNA observado nas células malignas "normais" (diplóides). Deve ser lembrado, no entanto, que, embora o conteúdo de DNA das células tumorais seja talvez um fator prognóstico independente, a maioria acredita que o estádio de Dukes, a idade do paciente e a diferenciação do tumor são as variáveis mais estreitamente relacionadas à sobrevida, e que as variáveis histológicas convencionais permanecem sendo os melhores preditores do prognóstico nesta condição.

Análise de Oncogenes

Os oncogenes existem no genoma humano normal sob a forma de protoncogenes, mas podem ser ativados por vários meios nos tumores, incluindo hiperexpressão e mutação (ver Capítulo 21). Alguns autores observaram que a combinação do estado de ploidia e a expressão de oncogenes prediz a sobrevida melhor do que a ploidia somente.

Regiões Organizadoras Nucleolares

As regiões organizadoras nucleolares são alças de DNA ribossômico nos núcleos que dirigem a formação de ribossomas e proteínas. Pesquisadores concluíram que as regiões organizadoras nucleolares são as mais importantes variáveis individuais para predição da sobrevivência, enquanto os valores de ploidia são equivalentes à diferenciação histológica.

Morfologia Nuclear

O fator de forma nuclear é definido como o grau de circularidade do núcleo, com um círculo perfeito sendo registrado como 1,0. Um valor de forma acima de 0,84 associa-se a um mau resultado, e na verdade, de acordo com alguns, é o mais significante preditor da sobrevida mesmo quando correções são feitas a respeito do sexo, idade, grau histológico e classificação de Dukes.

Índice de Perfusão Doppler

Leen *et al.* avaliaram o valor relativo do estadiamento de Dukes e o índice de perfusão Doppler (IPD) como índices prognósticos em indivíduos que receberam cirurgia aparentemente curativa para câncer colorretal. Este índice, a relação entre o fluxo sangüíneo da artéria hepática e o fluxo sangüíneo hepático total, foi medido antes da ressecção por meio de ultra-sonografia Doppler dúplex ou color Doppler. Os autores observaram que o IPD identificou dois grupos de indivíduos – 78% daqueles com um valor de IPD anormalmente elevado tinham doença recorrente ou morreram, enquanto 97% daqueles com um valor normal de IPD sobreviveram. As implicações concernentes à adequação para terapia adjuvante em seguida à ressecção curativa aparente são claras.

Expressão de Antígeno Nuclear de Célula Proliferante

A atividade proliferativa celular foi demonstrada um indicador útil da agressividade biológica no carcinoma colorretal. Pesquisadores usando métodos imunoistoquímicos, envolvendo um anticorpo monoclonal ao antígeno nuclear de células proliferantes, determinaram que este antígeno, encontrado na margem tumoral invasiva, foi um preditor valioso para determinar os indivíduos com mais alto potencial de metástase ou recorrência.

Brotamento Tumoral

"Brotamento" tumoral designa agregados microscópicos de células cancerosas indiferenciadas adiante da frente invasiva da lesão. Brotamento grave é associado a pior prognóstico e correu paralelo a uma pior classificação de Dukes.

Marcadores Imunológicos

Pesquisadores avaliaram muitos marcadores, incluindo antígenos CD44v6, CD30, HLA-DR e anticorpos contra cardiolipina. O antígeno CD44v6 está associado a metástases nos linfonodos e pior prognóstico. Aqueles com expressão de HLA-DR têm uma sobrevida de 5 anos muito maior (50% *vs.* 19%). O título de anticorpo anticardiolipina correlaciona-se a uma sobrevida livre de doença aumentada. O DC30 só é encontrado em pacientes com câncer colorretal avançado. De que modo estes marcadores podem afetar o tratamento do câncer colorretal ainda é uma incógnita.

Comentário: é útil obter citometria de fluxo, estudos de diferenciação celular ou ambos para se tomarem decisões, especialmente no que diz respeito a um procedimento local possível (ver Capítulo 23).

TRATAMENTO CIRÚRGICO

Preparo Pré-Operatório

Para a ressecção eletiva do cólon, os pacientes são em geral admitidos no hospital 1 dia antes da operação. Uma hospitalização mais prolongada para preparar o intestino ou para efetuar exames pré-operatórios geralmente não é considerada necessária e, na era de contenção de custos nos Estados Unidos, raramente pode ser justificada aos seguradores, mesmo quando as indicações são razoáveis. Pressões adicionais para diminuir o custo da assistência médica obrigaram ao preparo intestinal ambulatorial, exigida por muitas seguradoras e organizações de prormoção de saúde.

Certamente, se o preparo pré-operatório não puder ser efetuado com segurança, em virtude de condições médicas (cardíacas, renais, hepáticas) ou por causa de problemas logísticos, o procedimento deve ser feito com o paciente internado.

Preparação Mecânica

O esquema de preparo intestinal consiste em restrição dietética apropriada, limpeza mecânica e antibióticos inabsorvíveis. O paciente é posto sob dieta líquida clara 24 horas antes da cirurgia. O preparo mecânico começa na tarde do dia anterior à cirurgia. Um catártico vigoroso é administrado no dia anterior de tal modo que o seu efeito terá se dissipado a tempo de o paciente ter uma razoável noite de sono. A escolha do laxativo é questão de experiência pessoal do cirurgião, porque quando ajustados pela posologia, a maioria dos laxativos tem um efeito comparável. As escolhas incluem óleo de rícino (60 g), citrato de magnésio (300 g), X-Prep líquido

(75 g) e Fleet PHOSPHO-SODA oral (60 a 90 ml) para produzir o resultado desejado. Na manhã da cirurgia, aconselhamos dois *Fleet-enemas* para assegurar que o intestino grosso esteja adequadamente limpo.

Antibióticos

O uso de antibiótico sistêmico de amplo espectro no pré-operatório imediato, intra-operatoriamente e por uma ou duas doses no pós-operatório foi sugerido para reduzir a incidência de infecção após ressecção eletiva do cólon. Além disso, esquema antibiótico oral inabsorvível, tomado no dia anterior à cirurgia, pode reduzir a incidência de infecções.

Comentário: no caso de preparo intestinal precário; na presença de obstrução, perfuração, abscesso ou contaminação fecal; com um tempo operatório prolongado; e com considerável perda sangüínea, acredito que antibióticos devem ser mantidos além do primeiro dia pós-operatório. Qualquer paciente com cardiopatia valvular também necessita profilaxia antibiótica sistêmica prolongada (ver Capítulo 4).

Cateter Vesical

Um cateter vesical de retenção deve ser passado para todas as operações intestinais. Para uma ressecção abdominoperineal ou operação pélvica baixa, o cateter vesical deve permanecer no lugar durante 5 a 7 dias para minimizar a probabilidade de retenção urinária subseqüente. Na cirurgia do cólon, o tempo de remoção é um critério do cirurgião e muito variável.

Cateteres Ureterais

Cateteres ureterais não são inofensivos; oligúria grave e anúria são reconhecidas como raras, mas com sérias conseqüências potenciais. De uma maneira geral, esses cateteres são mais úteis em cirurgia pélvica de reoperação como auxílio na identificação dos ureteres.

Hidratação

É aconselhável hidratação intravenosa durante a noite antes da cirurgia para qualquer paciente que possa ser suscetível a conseqüências adversas cardíacas ou renais, em caso de uma perda líquida excessiva.

Hiperalimentação

Hiperalimentação foi advogada antes da cirurgia para o paciente em depleção nutricional a fim de prepará-lo para a agressão cirúrgica contra os processos metabólicos do paciente. Entretanto, com a exceção da perda de peso, anormalidades laboratoriais podem usualmente ser corrigidas por 2 ou 3 dias de terapia apropriada. Retardar intervenção cirúrgica por uma semana ou mais para administrar hiperalimentação é uma extravagância cara, demorada, que tem uma morbidade associada. Devem-se considerar os benefícios e riscos ao se fazer hiperalimentação.

Intubação Nasogástrica

O uso de rotina de sonda nasogástrica é desaconselhado em ressecções de cólon. Ela não protege a anastomose e ainda causa desconforto ao paciente. Estudos prospectivos comparando o uso pré-operatório de sonda intestinal longa (Cantor), sonda nasogástrica e nenhuma sonda mostraram que não houve nenhuma diferença significativa na duração da permanência hospitalar, duração do íleo pós-operatório, adequação da descompressão intestinal intra-operatória, dilatação gástrica e complicações pós-operatórias. Obviamente, no entanto, há casos (obstrução intestinal, vômito pós-operatório) em que é necessária drenagem gástrica com sonda.

Profilaxia de Tromboflebite

Meias antiembolia e heparina subcutânea têm comprovado valor na prevenção de tromboflebite pós-operatória e embolia pulmonar. Eu prefiro usar meias pulsáteis antiembolismo PASR Pulsatile Anti-Embolism Stockings (Baxter Healthcare Corp., Valencia, California), colocadas na noite antes da cirurgia, e até o paciente estar completamente deambulativo. Uso de rotina de anticoagulantes em uma base profilática não é sugerido, a não ser que a pessoa esteja em um risco aumentado de desenvolvimento de tromboflebite.

TÉCNICA OPERATÓRIA

Princípios Gerais

Com uma exceção ocasional, a maioria dos cirurgiões prefere efetuar operações de cólon através de uma incisão na linha mediana. Isto permite fácil acesso a ambos os lados do abdome e permite entrada rápida na cavidade peritoneal. Além disso, deixa ambos os lados do abdome livres para o caso de ser necessária uma colostomia ou ileostomia. Alguns cirurgiões usam uma incisão oblíqua no lado direito ou uma transversa para ressecções do cólon direito. Essas feridas curam-se bem e são talvez associadas a menos desconforto, mas a exposição pode ser comprometida. Uma incisão de Pfannenstiel também pode ser usada se houver preocupação com um efeito cosmético. O conteúdo abdominal é examinado cuidadosamente quanto à presença de doença metastática e qualquer outra lesão incidental. O próprio câncer é examinado por último. É importante determinar se (a) o tumor é livremente móvel ou está fixado; (b) está presente infecção ou perfuração; (c) o mesentério está invadido por tumor e (d) ocorreu disseminação na cavidade peritoneal. Muitas vezes é difícil determinar pela inspeção unicamente se os linfonodos contêm tumor ou não estão comprometidos. Grandes gânglios endurecidos podem comprovar-se inflamados quando examinados com microscópio.

Como com todas as operações para câncer, a cirurgia para carcinoma do cólon visa a (a) remover o tumor com uma margem adequada por uma excisão ampla da área que apresenta tumor e linfáticos associados, com atenção ao suprimento sangüíneo para esse segmento (Figura 22.3), e (b) fazer uma anastomose sem tensão. O

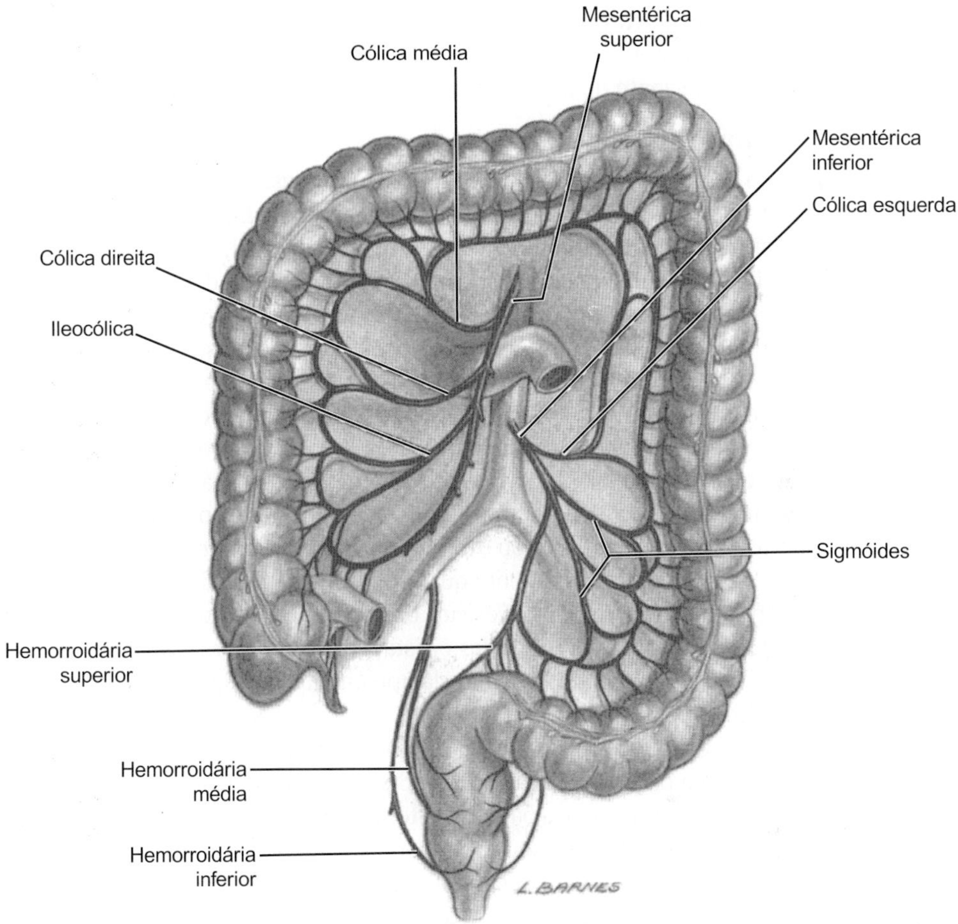

FIG. 22.3. O suprimento sangüíneo ao cólon direito origina-se da artéria mesentérica inferior, e do esquerdo, da artéria mensentérica superior.

uso de agentes tumoricidas tópicos é feito para minimizar riscos de implantação de metástases, especialmente no que se refere à ressecção do reto (ver Capítulo 23). Não devem ser empregados drenos na ausência de pus.

Para fechamento da ferida, o uso de sutura monofilamentar inabsorvível, uma sutura multifilamentar inabsorvível ou uma sutura absorvível a longo prazo não apresenta nenhuma diferença estatisticamente significativa na incidência de infecção da ferida, deiscência da ferida e hérnia incisional.

As operações geralmente feitas para câncer acima do reto incluem colectomia direita, colectomia transversa, colectomia esquerda, colectomia sigmóide, ressecção anterior alta, colectomia subtotal e colectomia total. Outras ressecções mais limitadas são ocasionalmente efetuadas para a paliação, mas estas geralmente devem ser condenadas por causa dos problemas de suprimento sangüíneo inadequado, remoção insuficiente de mesentério e tensão sobre a anastomose.

Hemicolectomia Direita

As lesões do ceco, cólon ascendente e flexura hepática usualmente são tratadas por hemicolectomia direita, uma vez que o suprimento sangüíneo para esta área vem das artérias ileocolônica e colônica direita. Depois da incisão, a ressecabilidade do tumor é avaliada com um mínimo de manipulação. O intestino delgado é afastado para o lado esquerdo da cavidade abdominal, e a raiz do mesentério e a base do mesocólon transverso são expostas. Alguns cirurgiões ligam os vasos ilecolônico e colônicos direito e médio como primeira manobra. Entretanto, a maioria mobiliza o intestino antes da ligadura vascular. O íleo terminal e o cólon direito são separados das estruturas retroperitoneais seccionando-se o peritônio ao logo da goteira parietocólica direita. É incluído na peça ressecada em monobloco qualquer peritônio lateral comprometido por invasão tumoral. Deve-se tomar cuidado para evitar lesão do ureter direito, vasos espermáticos ou ovarianos e veia cava inferior. O duodeno é identificado e é desviado cuidadosamente quando o cólon é liberado das suas fixações retroperitoneais. Os ligamentos à vesícula biliar e fígado à flexura hepática são seccionados. Quando a cabeça do pâncreas é vista, o duodeno torna-se suficientemente visível na dissecção, de modo que o clampeamento do suprimento sangüíneo pode ser feito com segurança.

Muitas vezes é aconselhável adentrar a cavidade omental menor, seccionando o omento gastrocólico para a esquerda o quanto possível. Esta manobra apressa a entrada na cavidade e permite que a parede posterior do estômago seja afastada de lesão. O ligamento gastrocólico é então seccionado até liberar a flexura hepática. O omento é incisado até o ponto onde a anastomose será efetuada. Com todo o suprimento sangüíneo seccionado e ligado até o segmento com câncer, o intestino é ressecado, deixando-se abertas as extremidades, que vão ser anastomosadas.

Pode haver uma assimetria entre os diâmetros do cólon transverso e do íleo, este último consideravelmente menor. Nessas circunstâncias é aconselhável fazer-se um corte longitudinal na porção antimesentérica do íleo, quando a anastomose é manual. A anastomose pode ser efetuada por (a) plano único, espessura total, pontos separados; (b) plano duplo contínuo; (c) um plano contínuo; ou (d) sutura em um plano, seromuscular, pontos separados. O material de sutura pode ser monofilamento absorvível (PDS, Maxon), monofilamento inabsorvível (Prolene, *nylon*), trançado absorvível (Vicryl) ou trançado inabsorvível (seda).

Após concluída a anastomose a brecha no mesentério é fechada com pontos separados ou contínuos, para evitar herniação de intestino delgado através da janela no mesentério. Também pode ser útil colocar o omento em torno da anastomose colônica para protegê-la, ainda mais, contra a possibilidade de vazamento ou deiscência.

Cirurgia para Carcinoma do Cólon Transverso

O carcinoma do cólon transverso apresenta muitas vezes um desafio na escolha do procedimento operatório. O suprimento sangüíneo para esta área é derivado da artéria colônica média bem como dos vasos colônicos direito e esquerdo. Anastomose na região da flexura esplênica impõe algum risco de comprometimento do suprimento sangüíneo ao intestino, porque com a artéria colônica média seccionada e ligada, o suprimento sangüíneo provém somente da artéria mesentérica inferior. Na flexura hepática, no entanto, o suprimento sangüíneo não é comprometido, em virtude de receber irrigação dos vasos ileocolônico e colônico direito.

Além das preocupações a respeito do suprimento sangüíneo com a anastomoses no cólon transverso, deve-se atentar para a drenagem de linfonodos. Um carcinoma nesta localização pode disseminar aos linfáticos regionais através dos ramos da colônica média, colônica direita e colônica esquerda. Em geral, quando o câncer é proximal, é aconselhada hemicolectomia direita; para lesões distais, aconselha-se colectomia parcial ou hemicolectomia esquerda (Figura 22.4) com anastomose do cólon transverso ao cólon sigmóide (Figura 22.5); e para lesões do meio do cólon transverso deve-se fazer colectomia transversa limitada. Entretanto, se a tensão ou

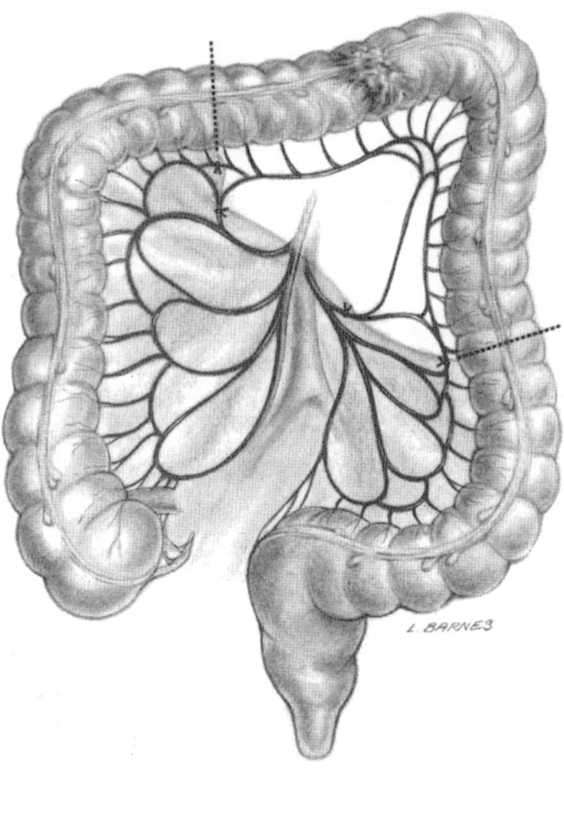

FIG. 22.4. Colectomia parcial esquerda. Nos casos de tumores da porção esquerda do cólon transverso, ressecção do cólon descendente é necessária para obter uma anastomose segura enquanto são removidas as áreas de drenagem linfática.

FIG. 22.5. Colectomia parcial esquerda. Anastomose entre o cólon transverso médio e o sigmóide superior é usualmente possível sem dificuldade, exceto em pacientes obesos.

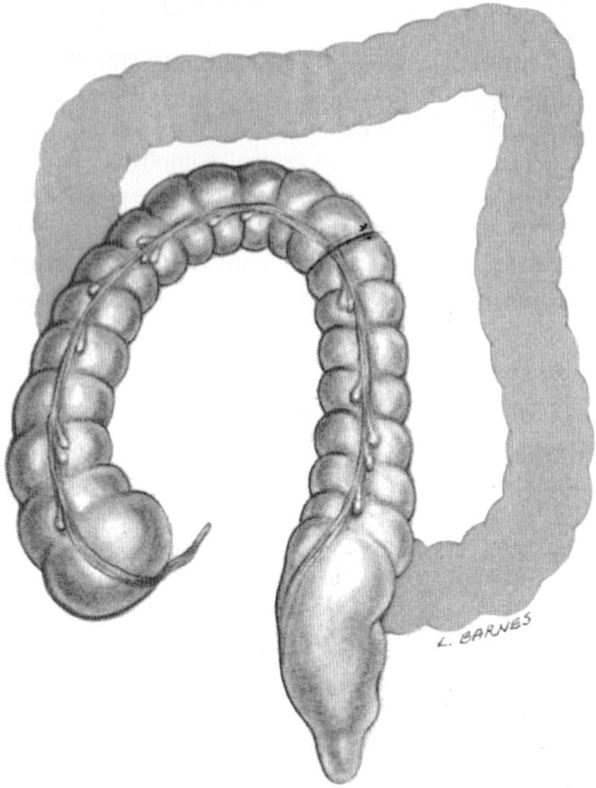

dificuldade técnica impedir uma anastomose segura entre o cólon transverso proximal e o distal (Figura 22.6), são sugeridas colectomia subtotal ou total e anastomose ileossigmóide ou ileorretal. A mobilização da flexura esplênica é facilitada, pela divisão do omento gastrocólico até de alguns centímetros da flexura e pela incisão dos ligamentos peritoneais laterais ao longo dos cólons descendente e sigmóide. À medida que a dissecção se aproxima da flexura esplênica, o baço é visto e os ligamentos esplenocólico e frenocólico são seccionados, a flexura esplênica é liberada. A técnica de anastomose não difere da descrita para o cólon transverso.

Esplenectomia

Os tumores da flexura esplênica localmente invasivos geralmente não são suscetíveis à excisão ampla a não ser que o baço e a cauda do pâncreas também sejam removidos. A remoção do baço, quer intencional quer inadvertida em conjunção com uma ressecção de cólon, associa-se a uma alta morbidade e elevada taxa de mortalidade. No caso de lesão esplênica, agentes hemostáticos tópicos (p. ex., Avi-

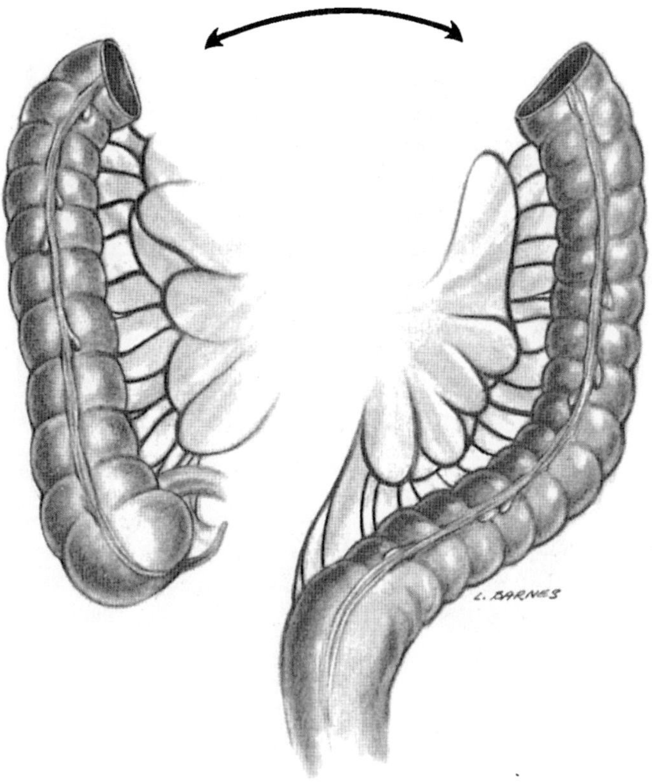

FIG. 22.6. Ressecção do cólon transverso. Anastomose pode não ser exeqüível por causa da tensão entre as duas extremidades do cólon.

tene, Surgicel, Helistat e Gelfoam) são recomendados bem como reparação por sutura primária e mesmo esplenectomia parcial. Se a preservação do baço não é possível e ele é retirado, a administração de vacina pneumocócica polivalente (Pneumovax) é aconselhável.

Colectomia Parcial ou Hemicolectomia Esquerda

A colectomia parcial esquerda é a operação de escolha para tumores comprometendo o cólon transverso distal, flexura esplênica e cólon descendente. O ramo direito da artéria colônica média deve ser mantido intacto proximalmente, e a artéria colônica esquerda é ligada, tomando-se cuidado para não lesar a artéria mesentérica inferior (Fig. 22.7). A anastomose é efetuada entre o cólon transverso médio e o sigmóide alto. Na maioria dos casos, o sigmóide é redundante, permitindo uma anastomose sem tensão. Em casos de pacientes obesos ou que sofreram ressecção prévia do cólon, essa anastomose é impossível. Nessas circunstâncias, é recomendada colectomia total ou subtotal com anastomose do transverso ao reto. A brecha do mesentério é mantida, não sendo suturada.

Fig. 22.7. Colectomia parcial esquerda. Área de ressecção para lesão do cólon descendente, com preservação dos vasos sigmóide e retais.

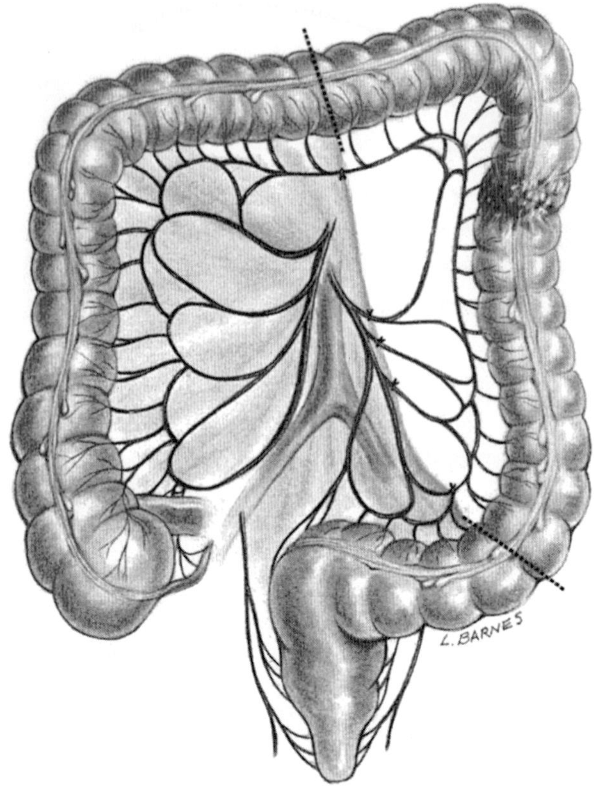

Colectomia Sigmoideana e Ressecção Anterior Alta (Anastomose ao Reto Superior)

A remoção do cólon sigmóide para carcinoma é a operação padrão para tumores nesta localização. Seccionar e ligar somente os ramos sigmóides não é a melhor conduta, quando comparado com a ligadura da própria artéria mesentérica inferior em sua origem na aorta.

Na mobilização do cólon sigmóide, uma preocupação importante é evitar traumatizar o ureter esquerdo. A maioria das lesões do ureter ocorre ao nível dos vasos ilíacos. O ureter esquerdo deve ser afastado para o lado esquerdo com cuidado e desviado da área de ressecção. Passa-se a mão esquerda por baixo dos vasos mesentéricos inferiores, seccionando-se o peritônio no lado direito. Os vasos mesentéricos inferiores são pinçados, transversalmente seccionados e ligados, e os vasos da arcada ao sigmóide superior são seccionados e ligados. A anastomose é feita entre o cólon transverso e o reto alto. Nas lesões no sigmóide distal, pode ser necessário mobilizar o reto ligeiramente e preservar uma parte do sigmóide proximal para efetuar uma anastomose segura e sem tensão. Em contraposição, em lesões no sigmóide proximal, é preferível preservar o sigmóide distal e fazer uma anastomose entre o cólon descendente baixo e o cólon sigmóide distal, em vez de mobilizar a flexura esplênica para se obter um comprimento adequado e sem tensão. Esta técnica é da ressecção descrita no caso de diverticulite do sigmóide (ver Capítulo 26).

Hemicolectomia Esquerda

Hemicolectomia esquerda raramente deve ser efetuada em lesões no cólon esquerdo ou no sigmóide. Apesar da vantagem potencial da remoção radical dos linfáticos, a dissecção adicional exigida, o prolongamento do tempo operatório, a possibilidade de lesão do baço e a dificuldade técnica associada a uma anastomose do cólon transverso ao reto pesam contra esta conduta. Este procedimento envolve trazer o cólon ascendente proximal ou o coto do cólon transverso através do mesentérico ileal distal para alcançar o reto sem tensão.[157]

Uso de Drenos

O uso de drenos intra-abdominais após ressecção eletiva do cólon tem sido tradicionalmente um assunto que estimula debates nos congressos cirúrgicos. Não há diferença nos resultados que comparam o uso e não-uso de drenos.

Colectomia Subtotal ou Total

A remoção de todo ou a maior parte do cólon e anastomose do intestino ao reto alto ou ao cólon sigmóide é uma operação mais extensa, mas permite uma anastomose tecnicamente mais simples. O procedimento é indicado quando (a) há tumores sincrônicos nos lados esquerdo e direito do cólon; (b) há tumores múltiplos (benignos, malignos ou ambos): (c) já houve ressecção de cólon anteriormente; (d) há obstrução do cólon distal (ver *Tratamento de Obstrução*); ou (e) há fatores técnicos que impedem uma ressecção intestinal econômica. Embora tenha sido mostrado que mais de uma anastomose intestinal pode ser realizada com segurança em um só procedimento, se o preparo intestinal tiver sido satisfatória, com mínima contaminação fecal e ausência de tensão nas linhas de sutura, esta não é uma conduta recomendada e somente deve ser aplicada em casos selecionados.

Técnica "Não-Tocar"

Embora o valor teórico da ligadura inicial do pedículo vascular pareça razoável, é difícil compreender como as excelentes taxas de cura relatadas pelo grupo da Cleveland Clinic são obtidas unicamente por esta manobra. Uma possível explicação para os resultados de Turnbull é que uma classificação um pouco diferente foi usada para o estadiamento dos cânceres do cólon. Outros concluíram que nenhuma vantagem significativa é vista com a técnica "EuForTocar". Eu acredito que o valor da técnica "Não-Tocar" foi exagerado.

Linfadenectomia Radical

Conforme mencionado, os conceitos da ligadura alta da artéria mesentérica inferior e da linfadenectomia radical não mostraram qualquer benefício de sobrevida. Certamente, no que se refere à linfadenectomia radical, as complicações superam muitíssimo as vantagens teóricas.[158]

Colonoscopia

A importância da avaliação completa do cólon antes de se realizar uma colectomia para câncer nunca é exagerada. Entretanto, há casos em que essa avaliação não é possível, como casos de lesão obstrutiva que impede a passagem do próprio colonoscópio. Nessas circunstâncias, a palpação cuidadosa do cólon é obrigatória, e é essencial uma colonoscopia efetuada 6 semanas após a cirurgia.

Técnicas de Anastomose por Grampeamento

Os instrumentos de grampeamento substituíram as técnicas de sutura manual para muitos cirurgiões hoje em dia. Exceto pela prevenção do risco de lesão por agulha e alguma leve economia de tempo, no entanto, os aparelhos de grampeamento não oferecem grandes vantagens sobre a técnica convencional de sutura para anastomoses-padrão do cólon, embora os grampeadores sejam imbatíveis nos procedimentos pélvicos (ver Capítulo 23).

Outros Aparelhos Anastomóticos

Anel Biofragmentável (Valtrac)

Em 1985, Hardy *et al.*[159] descreveram um anel biofragmentável para anastomose intestinal sem sutura. O anel é composto de dois segmentos contendo ácido poliglicólico (Dexon) e sulfato de bário 12%. A principal vantagem, quando comparado com o clássico botão de Murphy, é que ele não produz necrose, mas fragmenta-se durante a terceira semana após a aplicação.

Desde a publicação original dos relatórios experimentais, centenas de pacientes foram submetidos à ressecção com anastomose por este método. Em experiências clínicas randomizadas, multicêntricas e prospectivas, que compararam o anel biofragmentável com a técnica de sutura manual e com grampeamento, nenhuma diferença foi encontrada no que toca a morbidade, mortalidade ou evolução clínica dos pacientes.

Aparelho de Compressão Circular

Um aparelho mecânico para criar uma anastomose circular através de compressão foi descrito. Este se parece muito mais com o botão de Murphy, pelo fato de que ambas as inovações fazem a anastomose por meio de compressão. O aparelho consiste em três anéis moldados de polipropileno transportados por uma pistola que os introduz no intestino. Para uma anastomose colorretal, a inserção transanal é feita da mesma maneira que com os instrumentos de grampeamento circulares convencionais (ver Capítulo 23). O disparo da pistola causa montagem simultânea dos anéis, expulsão do aparelho anastomótico inteiro e desencaixe da pistola, com a criação de dois anéis teciduais. Os anéis são evacuados entre o 9º e o 13º dias pós-operatórios. Em contraste com o grampeador circular, ele não deixa grampos ou material estranho no intestino. Ainda não temos qualquer experiência com este aparelho.

Anastomose por Anel Magnético

É um aparelho anastomótico que consiste de dois anéis magnéticos inclusos em poliéster, que progressivamente comprime e causa necrose do intestino interposto, através do aumento da força magnética enquanto há cicatrização. Não temos experiência com este método e não tem aparecido trabalhos recentes sobre este assunto na literatura.

Situações Especiais de Tratamento

Obstrução

Obstrução do Cólon Proximal

Carcinoma que obstrui o cólon proximal geralmente pode ser tratado por ressecção e anastomose primária, sem estomas protetores. Tecnicamente, a ressecção é efetuada, e feita uma anastomose entre o íleo e o cólon distal.

Quando a válvula ileocecal está íntegra, o íleo distal geralmente tem calibre normal. Mesmo quando o intestino delgado está dilatado, a anastomose pode e deve ser realizada. Toda vez que o carcinoma do cólon direito e do cólon transverso se apresenta com obstrução, o intestino ressecado proximal à lesão deve sempre se estender até o íleo distal. Se o desvio de uma obstrução colônica proximal for considerado necessário no primeiro tempo, ou se um estoma de proteção após anastomose do íleo e cólon for indicado, a ileostomia em alça é um procedimento de desvio a ser considerado.

Obstrução do Cólon Esquerdo

Quando o carcinoma de hemicólon provoca uma obstrução, a decisão é mais difícil. Deve ser feita ressecção primária? Deve ser feita anastomose imediata? Deve ser criado um desvio de trânsito intestinal? É difícil responder a estas perguntas dogmaticamente, porque diferenças na apresentação ou nos achados poderem levar a várias alternativas de condutas.

Desvio intestinal temporário (estoma protetor) ou permanente (colostomia definitiva) em pacientes com obstrução maligna do cólon pode ser criado pelo uso de uma endoprótese enteral *Wallstent*. Esta prótese é um *stent* auto-expansivo de metal com um diâmetro interno de 20 mm e um comprimento de coluna de 80 mm que pode ser colocado endoscopicamente sob orientação fluoroscópica para aliviar a obstrução do cólon. Uma ressecção segmentar eletiva do intestino comprometido pode então ser efetuada. Alternativamente, se o paciente não estiver preparado para cirurgia, o próprio *stent* pode vencer a obstrução, dando alívio.

Se a distensão é mínima ou moderada e a ressecção puder ser realizada sem uma dissecção extensa (como uma lesão do sigmóide), a ressecção primária é aconselhável. Depois de remover o tumor adequadamente, a anastomose imediata pode ser considerada. Se ela for feita, no entanto, uma colostomia proximal ou ileostomia temporária deve ser efetuada. Fazer anastomose primária sem proteção quando o intestino não está preparado e o cólon está dilatado é um convite ao desastre, com uma taxa de deiscência de até 18%.

Alternativamente, a anastomose pode ser adiada em favor de, por exemplo, uma colostomia de alívio do sigmóide e uma fístula mucosa – uma alternativa segura e aceitável. Deve-se lembrar, no entanto, que um estoma dilatado (especialmente colostomia sigmóide) tende a retrair-se. Uma extensão extra deve ser exteriorizada para se evitar esta complicação. Quando a obstrução esquerda produz tanta dilatação que é contra-indicada a ressecção, ou quando considerável ressecção é requerida para remoção (como com lesões da flexura esplênica, cólon descendente alto ou cólon transverso distal), uma colostomia em alça pode ser considerada. Dez dias a 2 semanas depois deve ser feita a ressecção eletiva. O estoma de desvio pode ou não ser fechado ou ressecado ao mesmo tempo, uma vez que a taxa de infecção da ferida para os procedimentos combinados é alta.

Várias outras opções, entretanto, permitem ressecção e restabelecimento da continuidade intestinal na primeira oportunidade para obstrução maligna do cólon esquerdo.

Lavagem intestinal peroperatória: a lavagem intestinal peroperatória é particularmente aplicável aos cânceres retais obstrutivos, mas é recomendada, também, como alternativa para tumores no cólon direito. A irrigação pode ser realizada de modo anterógrado ou retrógrado, antes ou depois da remoção do tumor, através da extremidade do intestino aberto, uma cecotomia ou uma apendicotomia. Alguns autores relatam resultados relativamente bons (uma taxa de deiscência clínica de 5 a 7%), mas outros mencionam taxas de deiscência clínica e radiológica de 10 a 14% e uma taxa de mortalidade de até 17%.

Desvio (bypass) intracolônico ou intraluminal: o procedimento, que envolve apenas uma ressecção limitada, é aplicável à obstrução e à perfuração intestinal. A técnica e resultados serão descritos no Capítulo 26.

Colectomia subtotal ou total: a melhor maneira de se lidar com um cólon obstruído é fazer colectomia subtotal ou total e anastomose ileossigmóide ou ileorretal. Esta operação tem a vantagem adicional de remover quaisquer lesões sincrônicas, especialmente se insuspeitadas. O procedimento obviamente é tecnicamente mais difícil e exige experiência, mas os resultados indicam que as taxas de morbidade e mortalidade não excedem e na maioria das vezes são consideravelmente melhores que as das operações cirúrgicas em vários tempos. Este procedimento também é preferido para o tratamento de perfuração intestinal, situação em que é de importância capital remover o intestino de imediato (ver mais tarde). Os resultados funcionais foram revistos no Capítulo 16.

Obstrução do Cólon Proximal

Enteroenterostomia é uma alternativa razoavelmente segura para os pacientes com tumores obstrutivos e para aqueles com cânceres não ressecáveis que tendem a obstruir. Para executar um *bypass* seguro, a enterostomia, idealmente, deve ser feita a pelo menos 20 cm aquém da lesão proximal e distalmente, e a anastomose deve ser livre de áreas de implantação de tumor se isto for possível. Uma colocolostomia é preferida para diminuir a probabilidade de diarréia. Em tumores do lado direito, uma colostomia ileotransversa é melhor, mas se o cólon inteiro apresentar um riscos de tumor recorrente, deve-se optar pelo *bypass* ileorretal ou ileossigmóide.

Colostomia ou ileostomia simples ao montante da obstrução é uma boa conduta, mas deve-se evitar um estoma de alívio, a não ser que um *bypass* interno não seja possível. Quando um estoma é feito no caso de obstrução, ele deve ser em alça ou separado da extremidade distal exteriorizada. Se a extremidade distal for fechada, a obstrução subseqüente pode levar à perfuração do cólon fechado. Se o estoma for permanente, é preferida uma ileostomia de alça à colostomia do transverso, porque a bolsa é mais fácil de manejar, o paciente tem a alternativa de um aparelho reutilizável ou descartável, e o odor é menor. Eu não recomendo o uso de uma cecostomia, porque ela é difícil de manuseio e desvia inadequadamente as fezes (ver Capítulo 31).

Perfuração

O carcinoma do cólon com perfuração é um dilema cirúrgico desafiador e grave. Freqüentemente, o diagnóstico etiológico não está claramente estabelecido pré-operatoriamente ou mesmo intra-operatoriamente. O paciente pode apresentar-se com o abdome rígido, com peritonite generalizada e pneumoperitônio. A cirurgia muitas vezes é exigida sem a conveniente investigação gastrintestinal ou mesmo uma história clínica significativa do paciente.

Embora o extravasamento intestinal seja demonstrado com um clister hidrossolúvel limitado, o diagnóstico diferencial (especialmente quanto a uma lesão do sigmóide) deve incluir diverticulite. A falta de demonstração de um carcinoma por meio da colonoscopia no local de uma perfuração conhecida, ou perto dela, não exclui câncer.

O diagnóstico pode ser confirmado com certeza apenas por uma laparotomia exploradora e ressecção do segmento comprometido de intestino. Deve ser repetidamente enfatizado, a todos os cirurgiões em treinamento, que a exploração limitada e procedimentos de desvio às cegas para suspeita de perfuração do cólon são condenados. Em todos os pacientes suspeitos de terem uma perfuração intestinal, a lesão deve ser claramente demonstrável antes que a cirurgia seja empreendida. Deve-se frizar que, é importante avaliar o reto antes que uma incisão abdominal seja feita, pois é impossível se avaliar o reto extraperitoneal através de uma laparotomia exploradora. Simplesmente passando um sigmoidoscópio rígido com o paciente sobre a mesa de operações, o cirurgião consegue confirmar adequadamente se o reto está poupado de doença ou não.

As opções cirúrgicas no tratamento de perfuração são mais limitadas que aquelas preferidas para obstrução intestinal. O objetivo deve ser remover o segmento doente.

As alternativas cirúrgicas para remoção de um segmento de intestino perfurado incluem a ressecção do segmento doente; anastomose, se conveniente; sempre uma colostomia ou ileostomia de proteção; e drenagem da área de contaminação. No caso de uma perfuração intestinal no lado direito, o cirurgião pode fazer uma ileostomia terminal com fístula mucosa do cólon, anastomose ileocolônica com ileostomia em alça para proteção, ou ileostomia terminal com fechamento do coto do cólon distal. Nos casos de lesões mais distais, deve-se tentar uma anastomose com colostomia de alça ou ileostomia de alça protetora, estoma terminal com fístula mucosa, ou estoma terminal com fechamento do coto distal.

Colectomia subtotal ou total com anastomose ileossigmóide ou ileorretal é mais uma alternativa para a abordagem da perfuração. Ela preenche o critério de remoção da doença e permite uma anastomose relativamente segura para perfurações esquerdas. Mesmo com uma anastomose tecnicamente segura deve ser considerada ileostomia de alça quando ocorre contaminação.

Quando é feita uma ressecção primária, dissecção romba deve ser usada sempre que possível. A não ser que a invasão pelo tumor tenha causado fixação do intestino, a dissecção cortante pode levar à lesão do ureter e outras estruturas retroperitoneais. Além disso, em virtude do mau prognóstico dos carcinomas perfurantes do cólon e do alto risco de recorrência local, devem ser aplicados clipes para servir como marcadores para radioterapia subseqüente. Deve ser iniciada radioterapia pós-operatória adjuvante para tumores perfurados (ver mais tarde). Clipes metálicos (p. ex., de aço inoxidável), embora facilmente visíveis em radiografias planas, muitas vezes distorcem e interferem com a interpretação de tomografias computadorizadas. Clipes plásticos não podem ser vistos na radiografia plana, mas como produzem muito menos artefato (falsa imagem) que o aço, a escolha recai nos clipes de titânio.

Finalmente, deve ser realizada irrigação vigorosa da cavidade peritoneal com muitos litros de soro fisiológico. Lavagem pós-operatória contínua também pode ser útil durante até 72 horas, caso haja via de acesso.

Prevenção de Aderências

Muito esforço terapêutico visando à prevenção de aderências intestinais vem tendo lugar na literatura médica. A magnitude do problema não é insignificante. Alguns autores observaram que aproximadamente 1% das admissões em cirurgia geral de adultos em hospital é para obstrução intestinal, e 3,3% das laparotomias são para esta complicação.

Pesquisas têm sido realizadas sobre produtos para reduzir a formação de aderências. Um desses produtos, o Seprafilm, é composto de um sal de sódio de ácido hialurônico, hialuronato de sódio, combinado com outro polissacarídeo polianiônico, carboximetil celulose. Em estudos animais e clínicos, foi demonstrado que ele ajuda a diminuir a formação de aderências, e foi recomendado como adjuvante para prevenir aderências pós-operatórias à parede abdominal anterior e entre alças intestinais. Estudos controlados, prospectivos, randomizados, cegos e multicêntrico estão atualmente sendo realizados para se averiguar a capacidade deste tratamento em reduzir a incidência de obstrução intestinal.

Metástases Hepáticas

Ultra-Sonografia Intra-Operatória

É essencial um cuidadoso estadiamento do fígado antes de se partir para uma hepatectomia. É o melhor recurso para avaliação de metástases hepáticas, mas, para ser completa, requer laparotomia ou laparoscopia.

Princípios Gerais

Se um pequeno nódulo metatástico estiver presente na borda do fígado e nenhuma outra lesão for palpada ou identificada por ultra-sonografia operatória, é razoável removê-lo durante cirurgia para ressecção do tumor colorretal primário. Em qualquer outra situação, a ressecção concomitante não é aconselhada. A localização e o tamanho do tumor ou tumores residuais são determinados, e o paciente é reavaliado depois da operação do intestino. Uma tomografia computadorizada deve ser feita durante a convalescença pós-operatória. Se forem confirmados tumores múltiplos ou bilobares, nenhuma tentativa é feita para a ressecção. Se a metástase for solitária ou unilobar, vista no primeiro escaneamento, então deve-se fazer investigação repetida usando-se TC helicoidal durante fases venosa e arterial após injeção de contraste. Se persistir apenas doença localizada, fazer laparotomia exploradora ou laparoscopia com ultra-sonografia intra-operatória cerca de 12 semanas pós-ressecção do tumor intestinal primário. A ressecção é recomendada de acordo com o protocolo discutido em *Tratamento da Recorrência: Metástases Hepáticas.*

Ressecção de Outros Órgãos

Excisão em Continuidade

Ressecções adjacentes do intestino delgado ou grosso, parede da bexiga, útero, trompas e ovários, estômago, baço, cauda do pâncreas, duodeno, rim e partes da parede abdominal podem ser feitas visando curar ou oferecer melhor qualidade de vida (paliação). Em virtude das diferenças na natureza biológica dos tumores, ocasionalmente um tumor pode invadir localmente e não se metastatizar, mesmo tardiamente, no curso da doença. Se um tumor localmente invasivo não for removido, o paciente pode sofrer muitos meses ou anos de dor, ou obstrução intestinal ou mesmo protrusão visível do tumor – situações, todas, que podem ser evitáveis por uma tentativa mais agressiva de extirpação no momento da operação inicial. Entretanto devem ser desaconselhadas ressecção importante da parede abdominal, aloplastia, hemicorporectomia e exenteração pélvica total, na esperança de melhorar a probabilidade de cura do câncer colorretal. As taxas de morbidade e mortalidade associadas a estas operações são tão altas que elas quase excluem a possibilidade de uma qualidade significativa de vida para o paciente.

Ooforectomia

A incidência de tumor metastático nos ovários (6%) é aproximadamente cinco vezes aquela de um tumor maligno ovariano primário. Esta ocorrência é mais comum em mulheres mais jovens, mulheres pré-menopáusicas, muitas vezes concomitantemente com metástases intra-abdominais difusas. A remoção dos ovários comprometidos é o tratamento apropriado. A questão do papel da ooforectomia profilática tem sido assunto de muita controvérsia, pois o procedimento adicional acrescenta mínimo risco e aumenta muito pouco o tempo operatório. Entretanto, na paciente pré-menopáusica é necessário terapia de reposição estrogênica, e a operação obviamente precipitará menopausa precoce. Até agora, não há dados objetivos fortes que suportem a ooforectomia profilática na mulher pré-menopáusica.

Colecistectomia

As taxas de morbidade e mortalidade da colecistectomia para colelitíase quando efetuada concomitantemente à colectomia não são mais altas que as da colectomia isoladamente. Conseqüentemente, nossa orientação é sempre realizar colecistectomia durante ressecção eletiva do cólon quando há colelitíase, a não ser que o tempo operatório se torne muito prolongado ou a incisão abdominal precise ser prolongada por uma extensão excessiva.

Apendicectomia

A apendicectomia deveria ser realizada concomitantemente à colecistectomia, procedimentos ginecológicos e ressecções intestinais. Com base em vários estudos, a apendicectomia como medida preventiva não é custo-efetiva em indivíduos acima da idade de 40 anos. Além disso, embora a morbidade associada à própria apendicectomia seja extremamente baixa, as preocupações com diagnóstico diferencial podem ser aumentadas quando ocorre um problema séptico intra-abdominal em um paciente após colectomia. Por essas razões, eu não recomendo apendicectomia concomitantente e não a executo.

Diverticulectomia de Meckel

Divertículo de Meckel é a mais comum anormalidade congênita do intestino delgado (ver Capítulo 28). A maioria dos autores concorda com o fato de que um divertículo de Meckel em um paciente mais velho não deve ser removido. Em pacientes mais jovens, a questão ainda é assunto controvertido. Ainda assim, se o divertículo tiver "colo amplo", não deve ser removido.

Aneurismectomia Aórtica Abdominal

A incidência de câncer do cólon coexistindo com um aneurisma da aorta abdominal é de aproximadamente 2%. A respeito da conduta, as opiniões de 46 professores de cirurgias geral e vascular foram reunidas em um artigo. Toda vez que o diagnóstico pré-operatório for claramente estabelecido, aproximadamente um terço aprova a excisão do carcinoma primeiro, um terço afirmou que a prioridade devia ser dada ao aneurisma, e o terço restante declarou que tomaria a decisão no momento da laparotomia. Apenas dois acharam que operações simultâneas deviam ser tentadas. Em virtude do risco de infecção no enxerto e as conseqüências potencialmente catastróficas dessa complicação, acredito que esta última posição não tem justificativa.

TRATAMENTO PÓS-OPERATÓRIO

Os méritos relativos dos antibióticos pós-operatórios e o uso de uma sonda vesical de demora já foram discutidos. A falta de benefício de uma sonda nasogástrica como rotina também já foi discutida. Deve ser objeto específico o controle adequado da dor pós-operatória (ver Capítulo 7).

COMPLICAÇÕES

As complicações da cirurgia do cólon e do reto, especialmente no que concerne ao câncer, são discutidas no Capítulo 23.

MORTALIDADE E RECIDIVA APÓS A RESSECÇÃO

Há muita dificuldade para se analisarem os resultados de sobrevida após ressecção de carcinoma colorretal em várias instituições. Muitos relatórios usam métodos atuariais, corrigindo os dados para a idade do paciente, desse modo dando estatísticas de sobrevida teoricamente mais acuradas. Outro método comumente usado para analisar os resultados divide os pacientes que se submeteram à cirurgia em duas categorias: (a) aqueles que receberam ressecção e nos quais o cirurgião acredita que a doença é potencialmente curável; e (b) aqueles cuja doença é considerada incurável e para os quais a operação é paliativa.

Um terceiro método de análise é a determinação da taxa de sobrevida "bruta", que é calculada com base no número de pacientes vivos 5 anos depois da cirurgia.

Obviamente, esta pode não ser uma estimativa verdadeira do número de mortes por câncer, porque o paciente pode ter morrido de outra causa no ínterim.

O significado prognóstico da classificação de Dukes foi bem estabelecido. Recentemente, muitas modificações propuseram estadiar o tumor mais precisamente e predizer melhor a sobrevida.

As taxas de sobrevida também se correlacionam com a extensão do comprometimento dos linfonodos. O número de gânglios positivos na peça parece ser tão importante quanto o nível dos gânglios atingidos pelo tumor. Comprometimento de linfonodos apicais antecipa má sobrevida. Taxas de sobrevida de 5 anos de 45 e 17% foram descritas para pacientes sem e com comprometimento de linfonodos apicais, respectivamente; e 44 e 6% com quatro ou menos gânglios comprometidos *versus* mais de quatro gânglios comprometidos, respectivamente.

Outras variáveis incluem grau histológico, nível de disseminação direta, presença de invasão venosa, idade e sexo do paciente, ploidia do tumor, produção de mucina pelo tumor e presença de obstrução.

Significado da Transfusão de Sangue

Transfusão de sangue perioperatória, possivelmente em virtude do potencial de imunossupressão, pode ser associada a um risco aumentado de desenvolvimento de recorrência, de acordo com alguns estudos, mesmo quando esta variável é controlada para idade, sexo, estádio de Dukes e diferenciação histológica. Entretanto, outros não encontraram nenhuma relação entre condição transfusional e recorrência do tumor, comportamento do tumor ou sobrevida dos pacientes. A associação entre transfusões de sangue e prognóstico no câncer colorretal constitui provavelmente um resultado das circunstâncias que exigiram as transfusões em primeiro lugar. A associação pode ser maior com o desenvolvimento de recorrência local que com metástases distantes.

Carcinoma Obstrutivo ou Perfurado

Os pacientes que desenvolvem obstrução ou perfuração têm um pior prognóstico que outros indivíduos com carcinoma colorretal. Muitas vezes, eles têm evidência de doença metastática no momento da apresentação. A morbidade e mortalidade operatórias também são muito mais altas.

Carcinoma em Pacientes mais Jovens

Carcinoma colorretal foi considerado associado a um mau prognóstico quando se desenvolve em pacientes jovens. Apenas uma pequena porcentagem destes indivíduos terá um fator predisponente (p. ex., polipose adenomatosa familial). Embora a incidência seja muito mais baixa no grupo mais jovem, é imperativo, pelo menos, considerar a investigação em qualquer pessoa que se apresente com sintomas sugestivos de um tumor intestinal (p. ex., dor abdominal vaga, náusea e vômito, perda de peso, sangramento retal ou alterações no hábito intestinal).

Em virtude dos sintomas à apresentação e da dificuldade para interpretar seu significado, a demora no diagnóstico e tratamento é um dos principais fatores responsáveis pelas más taxas de sobrevida. Mesmo para o mesmo estádio de lesão, no entanto, as pessoas mais jovens têm sido consideradas como evoluindo menos bem, quando comparadas com indivíduos mais velhos. A taxa de sobrevida global de 5 anos foi de 39%; os pacientes com lesões C de Dukes, na mesma série, tiveram uma taxa de sobrevida de 5 anos de 21%.

Carcinoma do cólon é extremamente raro em crianças. Em contraste com a apresentação em adultos, o sintoma mais freqüente é dor abdominal, muitas vezes com vômito. Basicamente, três fatores contribuem para a mortalidade aumentada nestes pacientes: retardo no diagnóstico, estádio avançado da doença e histologia pouco diferenciada.

Carcinoma no Idoso

Dito simplesmente, nenhuma justificativa é encontrada para evitar cirurgia necessária meramente com base na idade de um paciente. De modo geral, nenhuma diferença é vista no que se refere à apresentação, localização, classificação de Dukes e prognóstico, em comparação com indivíduos mais jovens. Todos os estudos confirmam ausência de diferenças estatisticamente significantes nas curvas de sobrevida corrigidas conforme a idade. Contudo, operações de emergência são associadas à alta morbidade e mortalidade neste grupo etário.

Carcinoma na Gravidez

Carcinoma colorretal na gravidez é extremamente incomum. Como no caso do carcinoma em pacientes jovens, e essencialmente pelas mesmas razões, o prognóstico é ruim. O tratamento é determinado pela idade gestacional do feto ao tempo do diagnóstico, bem como considerações religiosas e éticas. A questão da ooforectomia é problemática, especialmente durante o primeiro trimestre, em virtude do risco de aborto espontâneo.

Ressecção Paliativa

Uma vez que o carcinoma do cólon seja um tumor de crescimento relativamente lento, uma ressecção paliativa deve ser realizada sempre que possível, sujeita a algumas contra-indicações relativas. Mesmo com doença metastática extensa, os pacientes podem viver um tempo relativamente longo e estar livres das seqüelas muitas vezes tormentosas associadas a uma lesão primária não tratada.

As contra-indicações à realização de ressecção paliativa incluem a presença de ascite, disseminação peritoneal maciça, icterícia ou debilitação grave. Obviamente, a decisão de executar esse procedimento é questão de julgamento cirúrgico.

AVALIAÇÃO DE ACOMPANHAMENTO

Como acompanhar pacientes que se submeteram à ressecção de carcinoma do cólon é um assunto que merece discussão. Os métodos de avaliação incluem exame físico, teste de sangue oculto fecal, proctossigmoidoscopia, colonoscopia, exame com clister opaco, radiografia de tórax, determinação de concentrações de CEA, estudos de função hepática, cintigrafia do fígado, avaliação ultra-sonográfica, TC e laparotomia exploradora a um intervalo depois da operação.

A freqüência com a qual a avaliação deve ser realizada também é assunto de algum debate. Uma escola de pensamento postula que o paciente deve ter alta depois da recuperação e relatar apenas se sintomas se desenvolverem. É tão niilista a atitude de muitos médicos e cirurgiões que o diagnóstico e tratamento mais precoces da doença recorrente deixam de resultar em uma taxa de sobrevida suficientemente melhorada para justificar o custo e o esforço. Outros constataram que um programa intensivo de acompanhamento, na melhor hipótese, associa-se somente a uma taxa de sobrevida minimamente aumentada, mas para esses indivíduos suficientemente afortunados para terem tumores recorrentes que são suscetíveis à ressecção curativa ele parece importante.

Exame Físico

O exame físico muitas vezes não é compensador para identificar uma recidiva precoce. Se a palpação do abdome revela um tumor no fígado ou uma lesão recorrente na cavidade peritoneal, o câncer provavelmente não é ressecável. A palpação do abdome, o exame pélvico e a avaliação dos linfonodos supraclaviculares e inguinais servem principalmente para tranqüilizar o paciente e o médico. O principal valor desses exames e achados é monitorar a resposta ao tratamento suplementar (quimioterapia), uma vez que o tumor tenha sido removido.

Determinação de Sangue Oculto

A importância da pesquisa de sangue oculto nas fezes foi enfatizada anteriormente neste capítulo e no Capítulo 4. Como no caso da identificação precoce de um tumor primário, a principal finalidade de realizar este exame é procurar uma segunda lesão (metacrônica). Entretanto, com o esquema recomendado de acompanhamento colonoscópico, esta investigação tem pouco lugar no seguimento do paciente pós-operatório.

Retossigmoidoscopia e Sigmoidoscopia com Fibroscópio Flexível

Em base anual, ou mesmo mais freqüentemente, a proctossigmoidoscopia é de particular valor se a anastomose puder ser vista com o instrumento. Recidiva na linha de sutura, que mais freqüentemente resulta do crescimento do tumor para dentro a partir da pelve e não de câncer residual dentro da parede intestinal ou mucosa, pode ser identificada, de modo que a ressecção para possível cura possa ser feita. A sigmoidoscopia flexível serve à mesma finalidade se a anastomose puder ser vista dentro do alcance deste instrumento. Se a anastomose for acima deste nível, a única finalidade de qualquer um dos dois exames é identificar uma lesão metacrônica dentro das limitações do instrumento.

Colonoscopia

A colonoscopia deve ser usada para avaliar o cólon residual após a ressecção, se o procedimento não tiver sido efetuado pré-operatoriamente ou se a visualização do intestino inteiro não tiver sido realizada. Muitos estudos demonstraram a alta incidência de lesões benignas e malignas abrigadas no cólon residual, presumivelmente não percebidas no momento da ressecção.

O procedimento também é de valor para identificar doença recorrente na anastomose. Alguns aconselham colonoscopia a cada 3 anos uma vez o intestino tenha sido demonstrado completamente livre de tumor. Os achados combinados de recidivas anastomóticas, cânceres do cólon metacrônicos e pólipos representaram um rendimento de intervalo de 3 a 5% anualmente. Outros acreditam que é preferível uma avaliação anual com este instrumento durante os primeiros 4 anos após ressecção curativa. Deve ser lembrado que a endoscopia é uma ferramenta precária para avaliar doença extramucosa localmente recorrente. Qualquer programa de acompanhamento deve, por essa razão, lidar com esta preocupação através de estudos adicionais.

Exame com Clister Opaco (Enema de Bário)

O exame com clister opaco é de benefício limitado na avaliação de acompanhamento do paciente com câncer colorretal. Uma possível exceção a esta afirmativa, entretanto, é que uma compressão extrínseca poderia ser percebida mais facilmente com um estudo por clister opaco que por uma colonoscopia. Conforme sugerido, na avaliação de acompanhamento do intestino dos pacientes que foram submetidos à ressecção para câncer colorretal, a colonoscopia parece ser a melhor técnica.

Radiografia de Tórax

Radiografia de tórax deve ser feita anualmente para identificar pacientes com metástases pulmonares; alguns destes indivíduos podem ainda ser operados para cura (ver *Tratamento da Recorrência: Metástases Pulmonares*).

Estudos da Função Hepática

Tradicionalmente, estudos da função hepática foram considerados úteis na avaliação de acompanhamento de pacientes com câncer colorretal. Entretanto, este é um exame insensível e não desempenha nenhum papel no acompanhamento atual do câncer colorretal.

Cintigrafia Hepática

A tomografia computadorizada substituiu este estudo na avaliação dos pacientes de câncer colorretal.

Tomografia Computadorizada

A tomografia computadorizada oferece um método simples, não-invasivo, para avaliação de tumor metastático do cólon, possibilitando a visualização do fígado, pelve, retroperitônio e glândulas supra-renais. Além disso, a técnica de aspiração guiada por TC é útil para obtenção de confirmação citológica de malignidade. Entretanto, a TC de rotina como parte do acompanhamento não demonstrou melhorar o prognóstico.

Imageamento por Ressonância Magnética de Imagem

A imagem de ressonância magnética é uma modalidade nova promissora que tem certas vantagens em comparação com a TC, até mesmo substituindo-a como o estudo diagnóstico de escolha para lesões do sistema nervoso central. Entretanto, esta vantagem não se traduz tão bem na avaliação de tumor em outros órgãos. TC ainda é a alternativa preferida para a detecção e acompanhamento de tumores metastáticos no fígado.

Marcadores Tumorais

O principal papel dos marcadores tumorais hoje em dia é na vigilância pós-operatória de indivíduos que, teoricamente, receberam cirurgia para cura e, portanto, estão em risco de recorrência. O mais freqüentemente usado desses marcadores é o CEA sérico. Além disso, anticorpos monoclonais marcados com radioisótopos estão sendo usados para identificar possíveis locais de doença recorrente.

Antígeno Carcinoembrionário

Alguns acreditam que o CEA tem falta de especificidade e questionam se ele é um marcador diagnóstico suficientemente precoce de doença recorrente para tornar possível uma cura. Contudo, a maioria dos pesquisadores concorda de modo geral que níveis crescentes são encontrados com doença mais avançada, que uma falta de retorno de níveis elevados de CEA ao normal após ressecção associa-se a um mau prognóstico, e que níveis elevados usualmente aparecem antes de qualquer evidência clínica de recorrência.

Imageamento Radiomarcado

O advento da tecnologia de anticorpo monoclonal permitiu o desenvolvimento de sondas reativas tumorais radiomarcadas, as quais podem ser usadas em conjunção com equipamento de imageamento por gamacâmera para identificar a presença de uma malignidade dentro de um paciente. Vários estudos foram publicados a respeito do valor da radioimunolocalização com anticorpo radiomarcado ao CEA em indivíduos sem sinais físicos de recorrência local, mas com níveis elevados de CEA. De modo geral, estes testes são capazes de distinguir entre doença disseminada e localizada e muitas vezes são mais acurados que estudos radiológicos convencionais, inclusive TC.

Vários outros anticorpos monoclonais também foram desenvolvidos, incluindo o anticorpo monoclonal B72.3. Este é um anticorpo monoclonal murino da subclasse IgG1; ele detecta uma glicoproteína, TAG-72, associada a tumores de alto peso molecular. Esta glicoproteína é expressa em certas linhagens celulares de carcinomas de cólon e da mama em humanos. Para servir como agente diagnóstico útil, no entanto, ele deve ser acoplado ou conjugado a um radionuclídeo para finalidades de imageamento. O conjugado de anticorpo monoclonal, chamado CYT-103, é marcado com índio-111 (^{111}In) para imageamento diagnóstico. Ele foi usado em um estudo em casos em que as modalidades diagnósticas-padrão não forneceram informação suficiente para decisões de tratamento. O estudo de imageamento de anticorpo detectou doença oculta (inaparente) em 70%, um achado responsável por alterar ou cancelar o procedimento planejado.

Cirurgia Gamaguiada; Cirurgia Radioimunoguiada

A aplicação desta técnica de anticorpo monoclonal radiomarcado é discutida na seção sobre *Operação de Segunda Inspeção.*

Outros Marcadores

Outros marcadores usados em uma tentativa de aumentar a sensibilidade do monitoramento para recorrência tumoral incluem várias proteínas reativas de fase aguda (PRFA), hexose proteína sérica, transferrina e ceruloplasmina. Conforme mencionado, outros antígenos associados a tumores, como antígeno carboidrato 19-9 (CA19-9), também foram usados. Mais trabalho precisa ser feito, no entanto, antes que o verdadeiro valor de todas estas técnicas mais novas possa ser acuradamente avaliado.

Tomografia de Emissão Positrônica

A tomografia de emissão de pósitrons (PET) pode ser de benefício na localização de recorrência tumoral após ressecção de câncer colorretal. Esta é uma técnica de imageamento corporal total utilizando ^{18}F-fluorodesoxiglicose. Foi descrito que a PET corporal total afeta o tratamento em um número importante de pacientes estudados. As principais desvantagens são o custo e a disponibilidade limitada. Como no caso do imageamento radiomarcado, as indicações para uso desta modalidade são limitadas: uma avaliação duvidosa ou uma recorrência isolada presumida. PET pode ser de benefício particular na avaliação da ressecabilidade de uma massa pré-sacra de natureza duvidosa na TC ou na imagem de ressonância magnética.

Comentário: as várias técnicas de imageamento radiomarcado que foram aplicadas ao tratamento de acompanhamento de pacientes que se submeteram à ressecção de câncer colorretal certamente acrescentaram muito ao nosso conhecimento dos processos patológicos. Permanece a pergunta: há um benefício tangível de sobrevida? Pelo presente, estas modalidades são de valor em apenas dois cenários: o de um indivíduo que receberá cirurgia reexploradora para uma presumida recorrência isolada, e o de alguém com um CEA em elevação, em quem outras avaliações não conseguem identificar o local de recorrência. Antes de partir para um procedimento de segunda inspeção (ver mais tarde), devem ser aplicadas modalidades mais novas de imageamento. Em alguns casos, o tumor será localizado; em outros, pode ser identificado câncer além dos limites da cura cirúrgica. À medida que a tecnologia seja aperfeiçoada, espera-se que a sensibilidade e a especificidade venham a ser suficientemente altas para que o cirurgião possa fazer uma recomendação confortável ao paciente, a respeito da adequação da reexploração.

Operação de Segunda Inspeção (Second-Look)

Quando recorrência de tumor é descoberta, a ressecção cirúrgica oferece a melhor oportunidade possível para cura nos pacientes que têm doença localizada. Alguns cirurgiões propuseram procedimentos de segunda inspeção, em uma tentativa de melhorar a cura do câncer colorretal. Sugarbaker observou sobrevida melhorada com reexploração do abdome naqueles com uma concentração elevada de CEA. Contudo, com o advento de mais recentes modalidades investigacionais, esta conduta tem menos probabilidade de ser considerada.

Comentário: tendo declarado isso depois que as investigações deixam de revelar uma fonte de uma determinação de CEA em elevação, uma vez que o paciente esteja em um risco razoável para submeter-se ao procedimento, e tenha havido consentimento informado apropriado, é feito um oferecimento de reexplorar o abdome. Resta por ser respondido se a morbidade, mortalidade e custo de um procedimento de segunda inspeção são justificados.

Cirurgia Gamaguiada; Cirurgia Radioimunoguiada

É axiomático que a avaliação precisa da extensão e localização do tumor dentro do abdome seja necessária para a execução de um exercício verdadeiramente útil pela reoperação. Métodos-padrão de exame visual e palpação e o momento da cirurgia, evidentemente, são suplementados pela informação compilada através dos métodos pré-operatórios discutidos. Foi sugerido que a radioimunolocalização usando anticorpos monoclonais marcados pode, potencialmente, complementar as abordagens tradicionais.

Técnica

Um dos marcadores tumorais de anticorpo monoclonal previamente discutidos (p. ex., como anti-CEA marcado com ^{111}In-MoAb) é injetado pré-operatoriamente. No momento da laparotomia, um explorador de gamadetecção de mão é usado para localizar focos de malignidade (p. ex., Neoprobe Corp., Dublin, Ohio) (Figura 22.8). Dependendo da localização do tumor ou tumores, uma excisão em bloco ou “tumorectomia” é realizada. Se estivermos lidando com linfonodos que estão produzindo a captação vista no imageador, a operação pode estar “procurando agulha no palheiro”.

Comentário: o problema com a cirurgia radioimunoguiada é que os esforços terapêuticos para remover linfonodos pela identificação através da radiolocalização não são compatíveis com

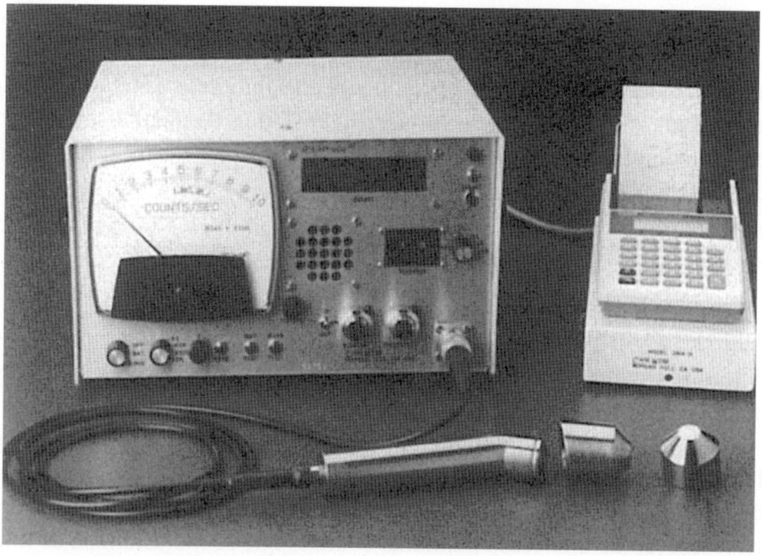

FIG. 22.8. Um sistema C-Trak com explorador para gamadetecção de tumor recorrente no momento da laparotomia. (Cortesia de Care Wise Medical Products Corp.)

os conceitos da técnica operatória de câncer. Em outras palavras, "apanhar cerejas" dos linfonodos "iluminados" não acrescenta nada ao benefício de sobrevida para um indivíduo com doença metastática nesse foco. Isto foi discutido previamente em relação aos gânglios apicais na peça ressecada. Ainda assim, a técnica tem valor, particularmente no que se refere ao estadiamento para cima. O patologista pode identificar tumor somente dentro dos espécimes submetidos a exame. O cirurgião, por outro lado, pode conseguir identificar tumor além do alcance da excisão cirúrgica. Isto obviamente teria uma influência sobre as decisões de tratamento subseqüentes (p. ex., terapia adjuvante). Pese-se o benefício teórico de alterar a classificação do tumor do paciente em relação ao custo adicional, tanto em termos de equipamento quanto de tempo operatório aumentado.

TRATAMENTO DA RECIDIVA

Recidiva Anastomótica

Recidiva na linha anastomótica após ressecção para carcinoma do cólon é muito menos comum que após ressecção para câncer retal. Geralmente é muito mais exeqüível efetuar uma excisão ampla adequada do segmento que apresenta câncer do que quando limitações são impostas pelos limites da pelve. Os sintomas de recorrência incluem dor abdominal, anorexia, náusea, vômito, perda de peso, alteração no hábito intestinal e sangramento retal. Se um tumor for identificado no intestino, uma atitude cirúrgica agressiva deve ser adotada porque a chamada recorrência pode, na realidade, ser uma lesão sincrônica que passou despercebida. Excluindo-se esta possibilidade, em contraste com a recorrência após ressecção retal, na qual margem lateral ou distal inadequada é muitas vezes o fator precipitante, a recorrência anastomótica que se desenvolve depois de uma ressecção de intestino mais proximal é usualmente um resultado da fixação retroperitoneal inicial por esse tumor.

Os problemas específicos da recorrência anastomótica e recorrência local em seguida à excisão retal são discutidos no Capítulo 23.

Metástases Pulmonares

Metástases pulmonares solitárias de câncer colorretal foram ressecadas para cura mais freqüentemente que metástases de todos os outros locais combinados. Ainda deve ser lembrado, no entanto, que o câncer pulmonar primário é a segunda malignidade visceral mais comum em homens, e que uma metástase pulmonar isolada não deve contra-indicar a remoção cirúrgica radical do tumor intestinal. Por outro lado, na ressecção de uma lesão pulmonar solitária que se metastatizou de um carcinoma primário do cólon, a probabilidade de uma cura é melhor do que quando a lesão é um carcinoma broncogênico primário.

Pesquisadores do *Memorial Sloan-Kettering Cancer Center* relataram as taxas de sobrevida de 10 e 5 anos após ressecção de metástases pulmonares como 40 e 30%, respectivamente. Diversos estudos tentaram identificar fatores prognósticos. O único fator que parece ser importante é o intervalo livre de doença; quanto mais longo o intervalo, melhor a taxa de sobrevida.

Metástases Ovarianas

O ovário pode ser o único local de disseminação macroscópica da doença; ele é o local das metástases em 3 a 5% das pacientes. Ooforectomia bilateral foi recomendada em uma base profilática em todas as mulheres pós-menopáusicas que têm câncer colorretal, em virtude do risco de abrigar um foco metastático bem como para prevenção de carcinoma primário do ovário (ver discussão antecedente). Nenhuma dúvida permanece quanto à conveniência da ooforectomia terapêutica quando tumor macroscópico é evidente nos anexos. A probabilidade de cura nessas circunstâncias, no entanto, é virtualmente nula.

Metástases Hepáticas

A sobrevida média global dos pacientes com câncer colorretal não tratado metastático ao fígado é aproximadamente de 23 meses. Estudos que analisaram metástases hepáticas não ressecáveis de câncer de cólon e reto identificaram seis determinantes da sobrevida independentes na seguinte ordem: porcentagem do fígado acometido por tumor, grau de malignidade do tumor primário, presença de doença extra-hepática, comprometimento de linfonodos mesentéricos, determinação do CEA sérico e idade. Os pesquisadores acharam-se capacitados a elaborar uma árvore prognóstica que exibe os tempos médios de sobrevida de vários subgrupos destas variáveis.

O mau prognóstico estimulou várias condutas de ressecção que produziram resultados bem sucedidos. Foi estimado que 15 a 25% dos indivíduos com doença metastática são candidatos a estes procedimentos. Antes de iniciar esse esforço, no entanto, é imperativo determinar a extensão da doença e a anatomia cirúrgica. Isto pode ser realizado por vários métodos pré-operatórios e intra-operatórios.

Tomografia Computadorizada com Arterioportografia

Embora a TC seja importante na avaliação preliminar de um indivíduo que está sendo avaliado quanto a um CEA em elevação, particularmente no que se refere à identificação de metástases hepáticas, ela não é tão sensível quanto seria de desejar. Agora está bem estabelecido que o exame com TC durante arterioportografia (TCAP) é a mais sensível técnica de imageamento pré-operatório para a detecção de metástases hepáticas de câncer colorretal. O conhecimento da extensão das metástases é importante, não apenas no processo decisório intra-operatório, mas também na determinação de que pacientes não são candidatos a uma conduta de ressecção.

Angiografia Hepática

A angiografia hepática foi considerada um guia útil na avaliação pré-operatória de tumor metastático hepático conhecido, bem como na avaliação da anatomia vascular, particularmente se uma grande ressecção hepática for contemplada. Entretanto, esta tem sido geralmente substituída pela TCAP na análise daqueles considerados para ressecção hepática.

Ressecção Hepática

Os passos precisos na execução das várias manobras de ressecção hepática não estão dentro dos objetivos deste texto. As opções incluem lobectomia hepática direita, trissegmentectomia direita, hepatectomia esquerda, segmentectomia lateral esquerda, ressecção em cunha, hepatectomia esquerda ampliada (trissegmentectomia esquerda) e ressecções segmentares.

Resultados

Muitos estudos confirmam que a ressecção hepática para doença metastática colorretal pode ser feita em vários indivíduos para cura. Os fatores relatados como melhorando o resultado incluem margens de ressecção de pelo menos 1 cm e menos de quatro nódulos metastáticos. De modo geral, concluiu-se que ressecção hepática importante pode ser efetuada com segurança, com mortalidade operatória de menos de 5%, e uma taxa de cura entre 20 e 25%. Naqueles com uma metástase solitária, a taxa de cura pode atingir 40%. Repetição da ressecção hepática para metástases isoladas pode resultar em melhor sobrevida a longo prazo em pacientes selecionados.

Ultra-Sonografia Intra-Operatória

A área das metástases hepáticas ocultas foi enfatizada anteriormente em relação à aplicação da ultra-sonografia intra-operatória. Muitos centros estão recomendando seu uso de rotina durante cirurgia de câncer colorretal. Alguns observaram que mais metástases foram diagnosticadas pela ultra-sonografia intra-operatória do que pela palpação, ultra-sonografia abdominal ou TC.

A ultra-sonografia intra-operatória tem certas vantagens de particular importância em cirurgia hepática: (a) uma vez que nenhuma energia é perdida em passagem através da parede abdominal, maior resolução é possível, e menores lesões podem ser detectadas; (b) marcos anatômicos no parênquima hepático podem ser facilmente correlacionados com a posição do explorador e (c) orientação ultra-sonográfica pode facilitar a biopsia e outros procedimentos hepatobiliares. A técnica pode ser usada para confirmar a presença de tumor no fígado que foi suspeitado com base na avaliação pré-operatória. Ela pode evitar que o cirurgião inicie uma ressecção desaconselhável, quando a cura não é obtenível (p. ex., quando há múltiplas lesões). Finalmente, ela pode estabelecer a relação entre o tumor e os vasos intra-hepáticos, assim possivelmente evitando lesão vascular e talvez tornando mais segura a ressecção hepática radical.

Criocirurgia

A ultra-sonografia intra-operatória também tem sido usada para dirigir a aplicação do tratamento, especificamente crioterapia. A técnica é relativamente segura e foi usada com sucesso, especialmente nos indivíduos com doença metastática de baixo volume não ressecável. A destruição *in situ* de tumores por meio de congelamento tem sido aplicada ao tratamento de cânceres de pele, retais, prostáticos, ginecológicos e da cabeça e pescoço, de modo que não é surpreendente que alguns centros tenham começado a usar esta conduta no tratamento das lesões primárias e metastáticas do fígado. A criossonda, que usa nitrogênio líquido circulante e produz uma bola esférica de gelo em torno de cada local metastático tratado, é controlada pela técnica de imageamento. Também foi descrita uma técnica que usa criocirurgia em combinação com ressecção hepática, essencialmente excisando a bola de gelo.

A criodestruição pode realizar várias coisas:

- Tratar múltiplas áreas de comprometimento focalmente.
- Preservar uma quantidade máxima de tecido hepático normal.
- Destruir tumores profundos no parênquima do fígado sem a necessidade de grande ressecção.
- Evitar grandes vasos ou estruturas vitais.

- Minimizar a perda sangüínea.
- Associar-se a mais baixas morbidade e mortalidade do que a ressecção.
- Poder ser combinada com outras modalidades (p. ex., ressecção de um lobo e destruição criocirúrgica em outras áreas).

Metástases Ósseas

Metástases ósseas de câncer do cólon e reto são relativamente incomuns, ocorrendo em até 9% das séries descritas. A maioria destes tumores teve disseminação óssea em associação a metástases disseminadas em outro local. O tempo médio de sobrevida desde o estabelecimento do diagnóstico é apenas de 7 meses. A cintigrafia óssea é considerada mais sensível para diagnosticar metástases do que a radiografia. Tratamento paliativo por meio de radioterapia para a dor óssea usualmente é eficaz.

Metástases Cerebrais

Carcinoma metastático ao cérebro é incomum e geralmente associado à doença metastática em outro local, especialmente o pulmão. Raramente, um foco metastático estará presente no cérebro sem nenhuma outra evidência de doença. Nestas circunstâncias, craniotomia está indicada para remover a lesão metastática, com a expectativa de que, mesmo se a cura não puder ser atingida, resultará boa paliação dos sinais e sintomas neurológicos.

Ocasionalmente, um paciente apresentar-se-á com sinais e sintomas neurológicos como manifestação inicial de câncer colorretal. Investigação gastrintestinal subseqüente pode ser estimulada pela interpretação histológica após o tumor intracraniano ter sido removido.

Metástases Penianas

Tumores metastáticos ao pênis são incomuns; mais de 80% deles originam-se na bexiga, próstata, reto, cólon sigmóide e rim. Invasão direta, extensão venosa retrógrada, extensão linfática retrógrada, disseminação perineural e embolia arterial são mecanismos propostos para a disseminação. Excisão cirúrgica com ou sem quimiorradioterapia é o tratamento principal. O prognóstico quanto à sobrevida a longo prazo é ruim.

Quimioterapia

É auto-evidente, apesar da alta taxa de ressecabilidade e o aperfeiçoamento no tratamento cirúrgico dos pacientes com câncer colorretal, que quase a metade morre de doença recorrente. É por esta razão que aproximadamente 60% dos pacientes são tratados com quimioterapia sistêmica para doença metastática, ao diagnóstico, para recorrência da doença ou como terapia adjuvante.

Por longo tempo, 5-fluorouracil (5FU) foi o principal agente quimioterápico. Esta droga tinha uma taxa de resposta de apenas 20 a 30%. Mais tarde, com a adição de levamisol ou leucovorina, um efeito aumentado do 5-FU foi observado. Moertels,[160] na Mayo Clinic, mostrou que a terapia adjuvante com estes agentes combinados melhorou a sobrevida em 33% naqueles com doença estádio 3 (TNM). O esquema de 5-FU e leucovorina durante 6 meses, portanto, tornou-se o padrão de terapia adjuvante nos pacientes com metástases linfonodais. Mais recentemente, 5-FU por infusão tem sido usado, em virtude de menos efeitos colaterais.

Lembrar, no entanto, que quimioterapia não é inócua — as complicações potenciais são miríade. Estas incluem depressão da medula óssea, alopecia, sepse, toxicidades renal e hepática, hemorragia gastrintestinal, mutagênese, tiflite e necrose de parede intestinal. Monitoramento estreito, portanto, é essencial.

Recentemente, mais novos agentes terapêuticos têm sido usados em uma tentativa de lidar melhor com a doença metastática e, espera-se, reduzir a incidência de efeitos colaterais. Ademais, a análise do comportamento do tumor e sua resposta permite a seleção de combinações destes agentes, o que pode melhorar o resultado. Isto foi grandemente aperfeiçoado por uma melhor compreensão das vias de ação destes agentes quimioterápicos.

O etiniluracil é um análogo da uracila que inativa a diidropirimidina desidrogenase (DPD), a enzima responsável pela degradação do 5-FU. Experiências de fase 3 agora estão sendo realizadas.

O ftorafur é uma prodroga oral do 5-FU. Ele é completamente absorvido através da mucosa gastrintestinal e metabolizado para 5-FU. Este agente foi combinado com leucovorina oral em uma tentativa de melhorar a atividade. Uma experiência de fase 2 mostrou uma taxa de resposta de 42% naqueles com câncer colorretal metastático. Experiências randomizadas prospectivas em escala mundial estão sendo realizadas.

Uma formulação oral de Ftorafur e seus moduladores (5-clorodiidropirimidina e ácido oxônico) S-1 está agora sendo submetida a experiências na América do Norte e Europa.

A capecitabina é outra prodroga do 5-FU, mas é absorvida através da mucosa gastrintestinal como uma molécula intacta. Isto é usado para contornar a toxicidade gastrintestinal associada a este tratamento. Experiências da fase 3 foram completadas, e os resultados estão sendo aguardados.

Alguns tumores colorretais demonstraram resistência ao 5-FU. O 5-FU inibe a timidina sintase (TS) ligando-se com a TS. A TS é essencial para produção de timidina monofosfato (TMP), que é anabolizado nas células para o trifosfato, essencial para síntese e reparação do DNA. Conseqüentemente, foi desenvolvido o raltitrexed (Tomudex), que é um inibidor da timidina sintase. As experiências de fase 2 revelaram uma taxa de resposta de 26%. Experiências de fase 3 usando vários esquemas mostraram resposta e taxas de paliação semelhantes quando comparado com 5-FU e leucovorina. Entretanto, em virtude dos efeitos colaterais, há dúvida se esta droga será aprovada para uso na América do Norte.

A oxaliplatina, um composto de platina de terceira geração, produz ligações inter e intrafilamentares no DNA. Naqueles com deficiências da reparação de combinação errada (p. ex., HNPCC) esta droga pode ser uma boa escolha terapêutica. Ela é usada naqueles com câncer colorretal que é refratário a outras terapias.

Irinotecan (CPT-11) é uma prodroga que é convertida no fígado em um metabólito ativo, SN-38. A toxicidade limitadora da dose é diarréia e neutropenia. Esta droga mostrou melhorar a sobrevida quando comparada com 5-FU (10,5 meses *vs.* 8,5 meses) e melhor tratamento suportivo (9,2 meses *vs.* 6,5 meses) nos indivíduos com câncer colorretal metastático. Estudos atuais estão sendo realizados usando esta droga em contextos adjuvantes.

Como se pode ver, a quimioterapia está evoluindo rapidamente.

Infusão na Artéria Hepática, Ligadura, Desarterialização; Infusão na Veia Porta

Infusão na artéria hepática é recomendada às vezes; na opinião de alguns autores, ela produz taxas mais altas de regressão e remissões ligeiramente mais longas que outras técnicas. Entretanto, estas vantagens são à custa de maior morbidade, tempo de hospitalização e dificuldades técnicas, que podem tornar esta via menos que desejável. Por outro lado, a maioria acredita que nenhuma melhora ocorre na sobrevivência, porque os pacientes geralmente sucumbem à doença metastática extra-hepática.

Ligadura da artéria hepática e desarterialização hepática também foram usadas, principalmente tornando a cirurgia de ressecção subseqüente mais segura, em vez de curar o paciente como tratamento definitivo.

Infusão de 5-FU na veia porta também foi feita, com resultados mistos. Alguns relatam prolongamento importante da sobrevida, bem como melhora qualitativa e quantitativa em múltiplas outras variáveis.

Imunoterapia

Agentes quimioterápicos, especialmente 5-FU, foram usados em combinação com outras modalidades de tratamento (p. ex., cirurgia, radiação e imunoterapia). O valor da quimioimunoterapia foi estudado, através do uso de 5-FU mais BCG. Isto demonstrou produzir um período mais longo livre de doença com sobrevida aumentada em alguns pacientes. Estes estudos ainda não foram confirmados por experiências controladas randomizadas de outras instituições.

Imunoterapia com BCG é mais efetiva quando a massa tumoral é reduzida a um mínimo quando: (a) ela é administrada diretamente dentro ou perto do tumor; (b) o paciente é capaz de responder ao BCG e (c) é dada uma dose suficientemente grande. As vias de administração incluem inserção direta no tumor; a administração também pode ser por via intradérmica (por escarificação da pele), intracavitária ou oral.

Outro estudo usou imunoquimioterapia adjuvante com PSKR, um imunomodulador composto de um polissacarídeo ligado à proteína extraída de micélio de *Coriorus versicolor.* O grupo PSKR recebeu este agente oralmente durante 3 anos, além de mitomicina C e 5-FU. O tempo de acompanhamento médio foi de 4 anos. Quando os pacientes que tomavam PSKR foram comparados com o grupo controle (quimioterapia unicamente), uma melhora estatisticamente significante foi observada na curva de sobrevida livre de doença.

Imunoterapia com agentes como interferon-α_{2a}, anticorpo monoclonal 17-1 e vacinas tumorais autólogas também está em investigação, e os resultados preliminares sugerem sobrevida melhorada. O grupo de estudo *German Cancer Aid* 17-1A projetou um protocolo no qual um anticorpo monoclonal (17-1A) foi usado para atingir doença residual mínima (*i. e.*, pacientes C de Dukes). Os pacientes foram designados aleatoriamente para um esquema de observação ou para tratamento pós-operatório com este anticorpo, infundido a cada mês. O tratamento com anticorpo reduziu a taxa de mortalidade global em 30% e diminuiu 27% a taxa de recorrência.

Durrant *et al.*,[161] da Inglaterra, experimentaram o 105AD7, um anticorpo antiidiotípico humano que imita o antígeno CD55, em uma tentativa de estimular resposta de CD4 e CD8 com resultante morte das células tumorais. Eles trataram 18 pacientes com câncer colorretal avançado, demonstrando uma boa resposta em 14. Entretanto, poucos pacientes produziram uma ativação sustentada. Isto obviamente necessitará investigação adicional antes de ser clinicamente útil.

Radioterapia

Radioterapia é aplicada principalmente no tratamento do câncer retal (ver Capítulo 23). Entretanto, radioterapia externa convencional deve ainda ser considerada quando tumor macroscópico permanece ou quando a fixação da lesão impede sua excisão completa. Usualmente, 45 a 60 Gy (4.500 a 6.000 rads) são administrados ao longo de um período de 5 a 6 semanas. A evidência sugere que isto reduz a probabilidade de recorrência e melhora as taxas de sobrevida.

Quando 5-FU é combinado com radioterapia, tem lugar uma modesta melhora na duração da remissão e sobrevida em comparação com a sobrevida após radioterapia, isoladamente, em pacientes com doença local, inoperável ou recorrente.

Comentário: ao revermos a experiência com carcinoma colorretal nos últimos 40 anos, parece evidente que nenhuma melhora significativa na mortalidade operatória e taxa de cura ocorreu. Parece, então, que a cirurgia realizou tudo que lhe é possível para esta doença. Qualquer melhora adicional nas taxas de sobrevida depende de os pacientes serem submetidos à cirurgia mais precocemente e da eficácia de outras modalidades de terapia.

NOTAS DO REVISOR TÉCNICO

154. MUIR-TORRE (MUIR, E.G., médico americano; TORRE, Douglas P., 1919-, dermatologista americano): síndrome de Muir-Torre (tumores múltiplos de glândulas sebáceas associados a cânceres viscerais múltiplos).
155. MECKEL, Johann F. (1781-1833), embriologista e anatomista alemão: divertículo de Meckel (remanescente embrionário do saco vitelino, que, quando persiste anormalmente, apresenta-se como uma herniação no íleo terminal, podendo seu revestimento interno apresentar mucosa gástrica, e, portanto, ser sede de ulceração e hemorragia).
156. JASS, J.R., Love, S.B: A new prognostic classification of rectal cancer. *Lancet* 1987; 1303-6.
157. Hemicolectomia esquerda: a opinião de que seria preferível uma anastomose colocolônica para tumores de sigmóide em vez de uma hemicolectomia esquerda é questionável. Enquanto muitos autores continuam praticando a retossigmoidectomia com anastomose descendente-retal sem liberação do ângulo esplênico, outros preferem, de rotina, liberar o ângulo esplênico e realizar uma hemicolectomia esquerda com anastomose transverso-retal.
158. Linfadenectomia radical de mesentérica inferior em câncer sigmóide: é uma questão ainda controvertida; alguns autores preferem retirar toda a drenagem linfática do leque da drenagem da mesentérica inferior nos cânceres de sigmóide, acreditando estarem removendo eventuais gânglios metastáticos e melhorando a sobrevida do paciente, deixando menos doença residual; já outros autores preferem deixar a questão remover ou não a drenagem linfática da mesentérica inferior, partindo para ligadura da mesentérica inferior ou mesmo de seus ramos.
159. HARDY, T.G. Jr, Aguilar, P.S., Stewart, W.R.C. et al. Initial experience with a biofragmentable ring for sutureless bowel anastomosis. *Dis Colon Rectum* 1987;30:55-61.
    HARDY, T.G. Jr, Hartmann, R.F., Samson, R.B. et al. Percutaneous intrahepatic chemotherapy via indwelling portal vein catheter and subcutaneous injection reservoir. *Dis Colon Rectum* 1982;25:292-296.
    HARDY, T.G. Jr, Pace, W.G., Maney, J.W. et al. A biofragmentable ring for sutureless bowel anastomosis. *Dis Colon Rectum* 1985;28:484-490.
    HARDY TG Jr, Stewart, W.R.C., Aguilar, P.S. Prevention of colostomy in partial colonic obstruction by intraoperative rectal tube irrigation. *Dis Colon Rectum* 1985;28: 122-127.
    HARDY, T.G. Jr, Stewart, W.R.C., Aguilar, P.S. et al. Biofragmentable ring for sutureless bowel anastomosis; early clinical experience. *Cont Surg* 1987; 31 (October):39-44.
160. MOERTEL, C.G., Fleming, T.R., MacDonald, J.D. et al. Levamisole and Fluorouracil for adjuvant therapy of resected colon carcinoma. *N Engl J Med* 1990;322:352-8
161. DUNHAM, L.J., Bailar, J.C. 3rd. World maps of cancer mortality rates and frequency ratios. *J Natl Cancer Inst* 1968;41:155-203.

23

Carcinoma do Reto

No Capítulo 22 foram abordados o diagnóstico e tratamento do câncer do cólon, incluindo a apresentação, avaliação, tratamento e resultados do tratamento do câncer do cólon.

SINTOMAS, SINAIS E DIAGNÓSTICO

Os sintomas e sinais do câncer do reto foram discutidos no Capítulo 22. Sangramento é a queixa mais comum (35 a 40%), seguido por diarréia, alteração no hábito intestinal e dor abdominal. Dor retal, como sintoma de apresentação, não é comum.

Carcinoma da Próstata

Confusão potencial ocasionalmente existe no diagnóstico diferencial. Seja cauteloso com a massa retal causada por invasão pelo carcinoma da próstata; esse comprometimento da próstata pode levar à ulceração retal. O tumor pode tornar-se tão grande que o reto é completamente rodeado, e gerando sintomas obstrutivos.

A biopsia pode mostrar adenocarcinoma, mas se ele for pouco diferenciado, pode ser necessária coloração especial para estabelecer se o tumor é de origem prostática (fosfatase ácida [PSA]). Em virtude da freqüência de ambas as condições, os dois tumores podem ocasionalmente ocorrer sincronicamente. Se um pielograma ou tomografia computadorizada (TC) for efetuado, um achado constante é a presença de dilatação ureteral.

FATORES QUE INFLUENCIAM A ESCOLHA DA OPERAÇÃO

Poupar ou não poupar o esfíncter anal é uma dúvida perene. Existe um nível abaixo do qual uma anastomose não deve ser tentada? Em contraposição, freqüentemente, no intuito de se evitar uma colostomia e restabelecer a continuidade intestinal, cirurgiões podem comprometer as margens de ressecção. As conseqüências muitas vezes são trágicas: doença recorrente, obstrução anastomótica, dor pélvica incessante e a necessidade de cirurgia subseqüente, incluindo uma colostomia.

Vários procedimentos disponíveis, em circunstâncias particulares, podem ser a conduta preferida para um dado paciente:

- Ressecção abdominoperineal.
- Ressecção anterior baixa.
- Colostomia ou ileostomia.

- Ressecção de Hartmann.[162]
- *Pull-through* abdominoanal.
- Ressecção abdominossacra (coccígea).
- Ressecção transacra (Kraske).[163]
- Excisão transesfinctérica.
- Excisão transanal (local).
- Eletrocoagulação.
- Coagulação a *laser.*
- Destruição criocirúrgica.
- Radiação (obviamente não uma operação, mas pode ser a única modalidade de tratamento em alguns casos).

Se um outro procedimento de ressecção for contemplado, ele raramente deve ser outro que não uma ressecção anterior. Se partir para outro procedimento, seja capaz de justificá-lo como o tratamento ótimo do paciente sob as circunstâncias.

Nos últimos anos, muitos cirurgiões têm usado uma abordagem mais científica à alternativa cirúrgica adequada. Técnicas sofisticadas de estadiamento foram sugeridas, incluindo não apenas o exame padrão com biopsia e estudos hematológicos e radiológicos, mas também conteúdo de DNA do tumor, proteínas reativas de fase aguda e ultra-sonografia endorretal. Os fatores que são úteis na determinação da escolha da operação para câncer no reto são sumariados a seguir:

- Nível (altura do tumor).
- Aparência macroscópica (ulcerado, polipóide).
- Extensão de comprometimento circunferencial.
- Fixação.
- Grau de diferenciação (aspecto histológico).
- Conteúdo de DNA da célula tumoral.
- Determinação com ultra-sonografia endorretal.
- Avaliação por ressonância magnética de imagens (RMI).
- Adenopatia pré-sacra.
- Compleição corporal.
- Sexo.
- Idade.
- Doença metastática.
- Doenças sistêmicas.
- Outras condições que possam contra-indicar colostomia (p. ex., cegueira, artrite grave, incapacidade mental).

Nível da Lesão

A distância da borda inferior do tumor à margem anal constitui provavelmente a variável isolada mais importante que ajuda o cirurgião na escolha da operação.

Esta distância deve ser cuidadosamente medida usando o proctossigmoidoscópio rígido. O sigmoidoscópio flexível não é tão exato para esta determinação.[164]

Aspecto Macroscópico

Em geral, a margem distal de ressecção deve ser aproximadamente 4 cm abaixo do tumor; nos carcinomas infiltrantes, no entanto, o risco de recorrência anastomótica pode ser aumentado com uma margem de menos de 7 cm. A extensão da disseminação intramural do tumor nas peças ressecadas é extremamente variável. A averiguação do aspecto da lesão, se ulcerada, cirrosa (infiltrativa) ou polipóide ajuda na determinação da escolha da operação.

Extensão do Comprometimento Circunferencial

Os tumores mais altamente agressivos tendem a comprometer uma circunferência maior da parede retal quando se apresentam. Nestas circunstâncias, uma margem maior de ressecção é necessária.

Fixação do Tumor

A fixação do tumor aos planos pélvicos significa mau prognóstico. Existe uma maior probabilidade de tumor residual após a ressecção, e a recorrência anastomótica é uma seqüela freqüente. Uma amputação abdominoperineal provavelmente oferece melhor paliação, porque a necessidade de reoperação subseqüente é menos provável. A presença de um tumor fixo também poderia provocar a consideração de radioterapia pré-operatória (ver mais adiante).

Aspecto Histológico

Uma biopsia é obrigatória. Ela é feita rotineiramente, usualmente ao tempo da descoberta inicial da lesão. Idealmente, o material obtido deve ser da margem da lesão. Geralmente, os tumores vistos como pouco diferenciados possuem glândulas altamente irregulares ou nenhuma diferenciação glandular. Quanto mais anaplástica, mais agressiva é a lesão; quanto mais agressiva, maior é a margem de ressecção que seria exigida. A probabilidade de recorrência local é muito maior com um câncer pouco diferenciado do que com um que é bem diferenciado. Por essas razões, não superestimar a importância do grau de diferenciação (classificação de Broders),[165] profundidade de penetração e a presença ou ausência de invasão venosa ou perineural (IPN) ao fazer a escolha apropriada da operação.

Uma variável microscópica particularmente útil a identificar é a extensão da infiltração linfocítica na margem do tumor. Os pacientes com tumores que demonstram pronunciada infiltração linfocítica têm um melhor prognóstico que aqueles que não a demonstram. Em termos ótimos, veja você mesmo a evidência histológica para fazer a recomendação mais meditada para o paciente.

Conteúdo de DNA da Célula Tumoral

Relatórios de medições do DNA em cânceres humanos sugerem que os ensaios de citometria de fluxo da ploidia do DNA tenham um valor prognóstico. Daí, isto pode afetar a escolha da operação. Um histograma do DNA do epitélio normal do cólon revela que mais de 90% das células têm um único pico diplóide. Os carcinomas que são preferencialmente diplóides têm um melhor prognóstico do que aqueles que são aneuplóides.

Adenopatia Pré-Sacra

Pela palpação cuidadosa do reto, o cirurgião pode ocasionalmente identificar uma lesão dura, um linfonodo com metástase. Esse achado sugere que o tumor alastrou-se além da parede intestinal e que a recorrência, portanto, é mais provável, especialmente se um procedimento local for efetuado. Este é o tipo de situação na qual a radioterapia pré-operatória pode ser benéfica.

Tomografia Computadorizada

A tomografia computadorizada (TC) é de grande valor na identificação de doença metastática, especialmente no fígado e em outros locais dentro do abdome. Ela não tem valor importante na identificação da profundidade de invasão pré-operatoriamente.

Imagem de Ressonância Magnética

Estudo por imagem por ressonância magnética (RM) também tem sido usado para avaliação pré-operatória, mas não foi de vantagem particular quando comparado com TC ou ultra-sonografia endoluminal (ultra-sonografia endorretal).

Estudo por Imagem por Ressonância Magnética com Bobina Endorretal

Um aperfeiçoamento recente na técnica de RM é o uso de bobinas de superfície para permitir uma definição mais alta da imagem a ser obtida com um menor campo de visão. Desta maneira, um estadiamento preciso mais localizado poderia ser possível. Como no caso da ultra-sonografia endoluminal, a tecnologia agora está disponível para a avaliação de pacientes no consultório. Embora inicialmente promissor para estadiamento local do câncer retal, esta modalidade não melhora a precisão de estadiamento da RM a um nível clinicamente útil.

Exame com Ultra-Sonografias Endorretal e Transretal

A ultra-sonografia endorretal foi desenvolvida para uma ferramenta extremamente útil para a avaliação pré-operatória de pacientes com câncer retal. Depois que um pequeno enema for administrado, o explorador é introduzido no reto além do tumor. Um balão é enchido com aproximadamente 50 ml de água, e um contato acústico é produzido entre a parte rotatória do transdutor e a parede retal.

Cada camada do reto pode ser visualizada ultra-sonograficamente, com um tumor usualmente aparecendo como uma interrupção hipoecóica da parede retal. O procedimento também pode revelar se linfonodos subjacentes estão afetados. A sensibilidade e a especificidade para comprometimento da parede intestinal são acima de 90%. Um benefício adicional é que o carcinoma invasivo pode ser detectado dentro de uma lesão vilosa sob os demais aspectos, com esta técnica. Metástases ganglionares podem ser preditas com uma precisão de aproximadamente 70%, e linfonodos inflamatórios, com uma especificidade de aproximadamente 85%.

Resultados bem-sucedidos só podem ser obtidos com constância na técnica e na interpretação. A precisão melhora consideravelmente com o aumento da experiência. À medida que se adquire experiência com este instrumento, os pacientes com comprometimento limitado da parede retal podem receber o oferecimento de uma alternativa cirúrgica menor que radical para o tratamento da sua condição. Além disso, a técnica oferece a oportunidade de visualização clara da espessura completa de uma área anastomótica nos pacientes que receberam restauração da continuidade retal, especialmente no que se refere à possibilidade de detecção precoce de câncer recorrente, e para a finalidade de radioterapia pré-operatória. Informação adicional pode ser obtida por meio de biopsias guiadas ultra-sonograficamente.

Uma nova modalidade foi introduzida recentemente – a ultra-sonografia endoluminal tridimensional. Embora ela tenha muitas das limitações associadas ao exame por ultra-sonografia transretal (USTR) convencional, parece prover significativamente mais informação sobre relações espaciais. Isto é particularmente útil quando considerando biopsia de gânglios extra-retais, por exemplo. Se esta modalidade resultará afinal em estadiamento aperfeiçoado do câncer retal, isto é assunto que aguarda mais investigações.

Linfocintigrafia Endoscópica Retal

A linfocintigrafia endoscópica retal envolve a injeção endoscópica de 0,1 ml de radiocolóide (rênio enxofre marcado com tecnécio 99 m) dentro da submucosa do reto extraperitoneal bilateralmente. A difusão do traçador ao longo dos linfáticos é registrada por uma gamacâmera computadorizada. Estudos preliminares relatam que a técnica possui uma taxa de sensibilidade de 85%, uma taxa de especificidade de 68%, uma exatidão global de 76%, um valor preditivo positivo de 71% e um valor preditivo negativo de 71%. Seu valor aguarda estudo adicional.

Outros Fatores

Os fatores supracitados são concernentes ao próprio tumor. As seguintes variáveis que podem influenciar a escolha da operação são relacionadas ao paciente.

Compleição Corporal

Uma ressecção retal em um paciente astênico geralmente permite uma anastomose tecnicamente mais baixa do que uma operação para o mesmo nível de lesão em um indivíduo obeso.

Sexo

Um procedimento anastomótico tem maior probabilidade de ser possível em mulheres que em homens. Uma pelve larga, além disso, geralmente permite uma ressecção mais ampla, enquanto uma pelve estreita tende a impedir a dissecção, potencialmente limitando a adequação das margens tumorais e o uso de técnicas anastomóticas convencionais.

Idade

Uma ressecção envolvendo uma anastomose baixa é um procedimento de mais alto risco do que uma ressecção abdominoperineal; a morbidade é maior, e a mortalidade operatória é mais alta. Além disso, a possível necessidade de uma segunda operação (p. ex., o fechamento de uma colostomia) aumenta ainda mais o risco.

Doença Metastática

Procedimentos anastomóticos são muitas vezes iniciados erradamente na presença de doença metastática para evitar colostomia durante a fase terminal da doença do paciente. Demasiado freqüentemente, no entanto, o paciente retorna para fazer uma colostomia em virtude de complicações relacionadas à recorrência na pelve. A mortalidade operatória, além disso, é muito maior com ressecções paliativas, inclusive ressecção abdominoperineal. Uma colostomia ou uma ressecção de Hartmann pode ser adequada, ou um procedimento local pode ser a melhor escolha se os sintomas puderem ser controlados por este meio.

Doença Sistêmica

Qualquer paciente, independentemente da idade, está em risco aumentado se doença sistêmica (p. ex., cardiovascular, pulmonar, renal) estiver presente. Esses indivíduos são tratados mais seguramente por um procedimento que não envolva uma anastomose. Balancear os riscos com a vantagem de evitar uma colostomia.

Outras Condições

Evitar uma colostomia em um paciente que não é capaz de lidar com uma bolsa ou um estoma constitui uma razão incomum, ainda que legítima, para escolher um procedimento alternativo. Isto pode acontecer se o indivíduo for cego, tiver comprometimento grave do uso das mãos (p. ex., artrite) ou não puder aprender a usar o aparelho. Obviamente, existem alternativas para apoiar o paciente (p. ex., cuidados por um membro da família, uma enfermeira visitadora ou um ajudante domiciliar).

RESSECÇÃO ABDOMINOPERINEAL

Conforme originalmente proposta, a ressecção abdominoperineal envolvia uma dissecção abdominal e mobilização do reto; o reto era então sepultado embaixo do assoalho pélvico reconstituído. Ele era então excisado através da via perineal, classicamente na posição lateral esquerda. Desde a descrição original, somente pequenas modificações foram introduzidas na técnica cirúrgica.

A principal modificação foi a introdução da ressecção abdominoperineal combinada sincrônica (duas equipes), a qual originalmente tinha sido proposta por Mayo já em 1904. A técnica envolve duas equipes de cirurgiões operando sincronicamente, uma vez a ressecabilidade do tumor tenha sido assegurada. Este método permite acesso mais fácil à pelve e permite um ataque à região a partir de duas direções. Ele é particularmente útil quando se confronta um tumor volumoso ou fixo, ou em um paciente com pelve estreita. A perda sangüínea pode ser reduzida, e o tempo operatório diminuído pelo uso de um método com duas equipes.

Indicações

Quando os tumores estão a menos de 8 cm da margem anal, o tratamento padrão é ressecção abdominoperineal.[166] As lesões mais altas geralmente permitem restauração da continuidade intestinal, usualmente por ressecção anterior baixa. Como um procedimento paliativo (mesmo na presença de doença metastática), se a expectativa de vida do paciente puder ser de vários meses ou mais, maior conforto do paciente pode muitas vezes ser obtido com ressecção do que por um procedimento de desvio isolado. Isto é particularmente verdadeiro quando (a) o tumor invade o mecanismo do esfíncter produzindo tenesmo; (b) ele se estende ao períneo; ou (c) sangramento é uma preocupação importante. A ressecção abdominoperineal é a operação mais constantemente bem-sucedida para carcinoma, e é o procedimento com o qual as operações alternativas que poupam o esfíncter devem ser comparadas.

Preparação Pré-Operatória

A avaliação do intestino proximal por colonoscopia ou clister opaco (para procurar lesões síncronas) deve ser feita, exceto quando o tumor retal parece ser virtualmente obstrutivo. Uma TC é recomendada, não apenas para averiguar evidência de doença metastática, mas também para avaliar a extensão tumoral e a presença de qualquer compressão, dilatação ou desvio dos ureteres. A preparação intestinal consiste em laxativos, enemas e antibióticos inabsorvíveis. Determinar a localização ótima de um estoma antes da cirurgia.

Anestesia

Uma anestesia geral endotraqueal é aconselhada para este procedimento, mas uma anestesia espinhal também pode ser usada. Uma sonda de Foley com balão de 30 ml é inserido na bexiga. Uso de sonda nasogástrica não é necessário. Colocar ou não cateteres ureterais profiláticos em operações envolvendo o reto é controverso, pelo menos no procedimento inicial. Entretanto, em cirurgia retal de reoperação ou naqueles em quem foi aplicada radiação, o uso profilático de cateterismo ureteral é fortemente recomendado. O risco de lesão ureteral como resultado direto da inserção de cateter é pequeno (1,1%). Embora a presença desses cateteres não garanta a prevenção de lesões ureterais, o reconhecimento imediato usualmente é evidente. As complicações deste procedimento incluem cólica renal, oligúria e anúria, mas estas são observadas infreqüentemente.

Técnica

O paciente é colocado na posição de perineolitotomia com as pernas em perneiras. Os joelhos podem ser flexionados, mas os quadris devem ficar relativamente estendidos, e as coxas abduzidas para possibilitar acesso simultâneo ilimitado ao abdome e o períneo. Flexão demasiada do quadril pode interferir com a manobrabilidade do operador abdominal. Um grau moderado de inclinação de Trendelenburg[167] (cabeça baixa) ajuda na dissecção.

Uma das preocupações de colocar o paciente na posição de perineolitotomia é sua associação ao desenvolvimento de uma síndrome de compartimento. Esta ocorre quando uma pressão elevada em um compartimento osteomusculofascial compromete a perfusão local. Isto pode resultar em dano neurovascular e incapacidade permanente, enfatizando a importância da prevenção e diagnóstico precoce. Compressão intermitente seqüencial dos membros inferiores é fortemente aconselhada para prevenir estase venosa.

Uma sutura em bolsa é colocada em torno do ânus usando um material de retenção inabsorvível. A localização da incisão é importante, não apenas pela razão óbvia do acesso ao abdome, mas também para evitar interferência com a colocação subseqüente do estoma. Uma incisão hipogástrica mediana é aconselhada, estendendo-se através do umbigo se necessário. Idealmente, a colostomia deve ser situada sobre o músculo reto e exteriorizada através da espessura do músculo separado na direção das suas fibras. Hérnia paracolostomia tende menos a ocorrer se o estoma for exteriorizado através do músculo em vez de uma localização pararretal. Ele nunca deve ser exteriorizado através da incisão; uma incisão paramediana esquerda, portanto, é relativamente contra-indicada. Ademais, idealmente o estoma deve ser situado abaixo da linha do cinto a uma distância de saliências ósseas e do umbigo (Figura 23.1). As conseqüências e o tratamento de estomas mal colocados são discutidos nos Capítulos 31 e 32.

Depois da inserção de um afastador autostático (p. ex., Balfour, Bookwalter), o abdome é explorado quanto à evidência de doença metastática, presença de lesão sincrônica do cólon ou outra patologia. O intestino delgado é atulhado no abdome superior usando-se compressas úmidas. Raramente deve ser necessário exteriorizar o intestino. Manter as vísceras aquecidas e dentro do abdome reduz a possibili-

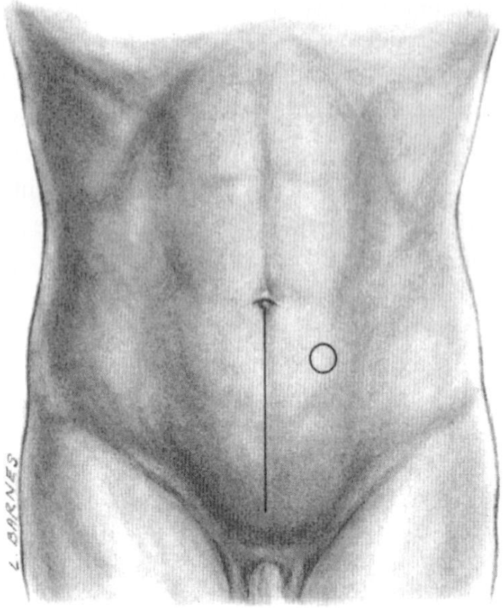

FIG. 23.1. A posição adequada para a conjunção da colostomia sigmoideana na ressecção abdominoperineal é afastada de quaisquer proeminências ósseas, do umbigo, de cicatrizes e de dobras de pele, e através do músculo reto.

dade de íleo pós-operatório, e uma sonda nasogástrica pode ser evitada. Isto pode ser realizado mais facilmente se a incisão for mantida abaixo do umbigo.

A mobilização do cólon sigmóide e reto começa ao longo da goteira parietocólica esquerda, seccionando-se as aderências desenvolvimentais para obter suficiente mobilidade da alça sigmóide para trazer a mesma à parede abdominal ao nível da colostomia proposta.

O peritônio na face lateral esquerda é seccionado, e o ureter esquerdo é identificado e afastado lateralmente. Lesão do ureter ocorre mais comumente durante esta fase do procedimento, ao nível da artéria ilíaca; ele deve sempre ser identificado e protegido. A incisão do peritônio continua anteriormente até a base da bexiga.

A técnica da ressecção abdominoperineal exige a identificação dos vasos mesentéricos inferiores, dos vasos hemorroidários médios (que passam adjacentes aos ligamentos laterais do reto) e dos vasos hemorroidários inferiores.

Uma incisão peritoneal é efetuada de uma maneira semelhante no lado direito; a seguir a mão esquerda é passada por baixo dos vasos mesentéricos inferiores, e o pedículo vascular mesentérico é ligado entre pinças; sempre verificar para ter certeza de que o ureter esquerdo não foi incorporado à massa transfixada. É menos importante visualizar o ureter direito porque ele não deve ser envolvido nesta área da dissecção por estar mais distante. As exceções a este dito incluem uma anomalia congênita ou uma história de cirurgia prévia que possa ter causado desvio medial do ureter direito. Lesão do ureter direito é mais comum no tempo da reconstrução do assoalho pélvico pela mobilização e sutura do peritônio no lado esquerdo.

A ligadura dos vasos mesentéricos inferiores na sua origem na aorta é desnecessária porque comprometimento ganglionar nesse nível é encontrado apenas em pacientes com câncer incurável, e as taxas de sobrevida não são melhoradas.[168] A ligadura distal ao primeiro ramo da artéria mesentérica inferior assegura um suprimento de sangue viável para o intestino a partir do qual o estoma será criado. As incisões peritoneais pélvicas direita e esquerda se unem transversalmente na base porterior da bexiga (ou no ápice vaginal em mulheres).

A atenção é então voltada para o espaço retrorretal. Muitas vezes, os cirurgiões começam dissecção romba ao nível do promontório sacro; quando o fazem, no entanto, podem entrar em um plano inadequado, os vasos pré-sacros podem ser lacerados, podendo ocorrer sangramento profuso. Hemorragia, de fato, é muitas vezes causada por sangramento das veias basivertebrais através dos forames sacros e não lesão do plexo venoso pré-sacro. Quando esses vasos são encontrados, a tentativa de ligá-los pode não ter sucesso, especialmente se o sangramento emanar diretamente do osso. Em vez de tentar eletrocoagular, deve-se aplicar pressão direta com uma compressa grande por alguns minutos contra o sacro. Não conseguir hemostasia pode exigir o uso de tamponamento, ou mesmo a aplicação de um prego oclusor de hemorragia (percevejo) pregado no sacro. O risco de sangramento pode ser minimizado se a dissecção for efetuada, tanto quanto possível, sob visão direta e por dissecção cortante (Figura 23.2). Traciona-se a alça sigmóide anterior-

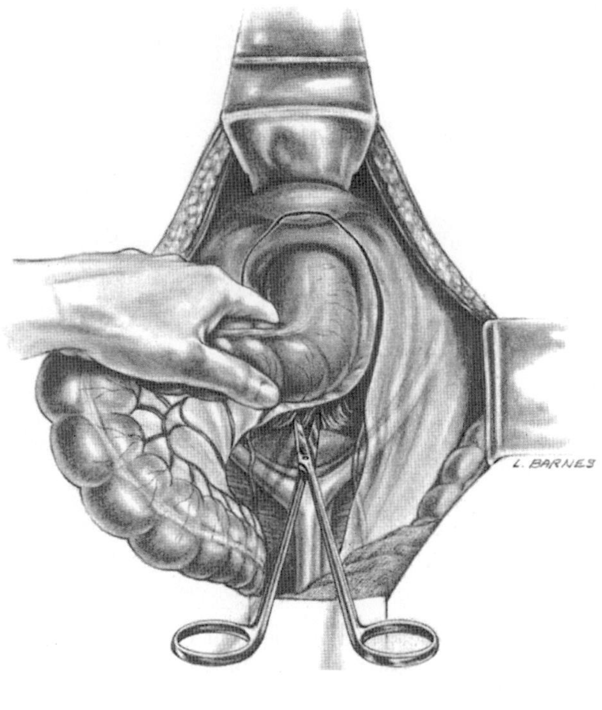

FIG. 23.2. Ressecção abdominoperineal. O espaço pré-sacro é penetrado por dissecção cortante.

mente delicadamente, sendo a tesoura interligada anterior ao promontório sacro. O espaço pré-sacro é relativamente avascular e em geral facilmente descolado. O tecido areolar frouxo é identificado e seccionado. Os nervos pré-sacros podem ser vistos claramente e, portanto, podem ser desviados para fora do campo cirúrgico.

Uma vez sendo o espaço pré-sacro aberto tanto quanto seja conveniente, por afastamento e sob visão direta, a mão direita pode ser inserida neste espaço e a dissecção executada (Figura 23.3). Ainda é preferível efetuar tanto da dissecção sob visão direta, cortando com a tesoura tão distalmente quanto possível. O reto é liberado da extremidade do cóccix em um plano anterior à fáscia sacra, evitando-se lesão das veias pré-sacras (Figura 23.4).

Se a mobilização do reto for impedida por invasão do tumor, o cirurgião abdominal deve aguardar o cirurgião perineal encontrar um plano de dissecção, em vez de prosseguir às cegas. Se o procedimento não é sincrônico e o cirurgião abdominal não conseguir desenvolver dissecção por dificuldade técnica ou invasão tumoral deve-se tentar a dissecção pelo períneo, até que as duas dissecções (abdominal e perineal) se encontrem na face posterior do reto, local onde se secciona o ligamento retococcígeo.

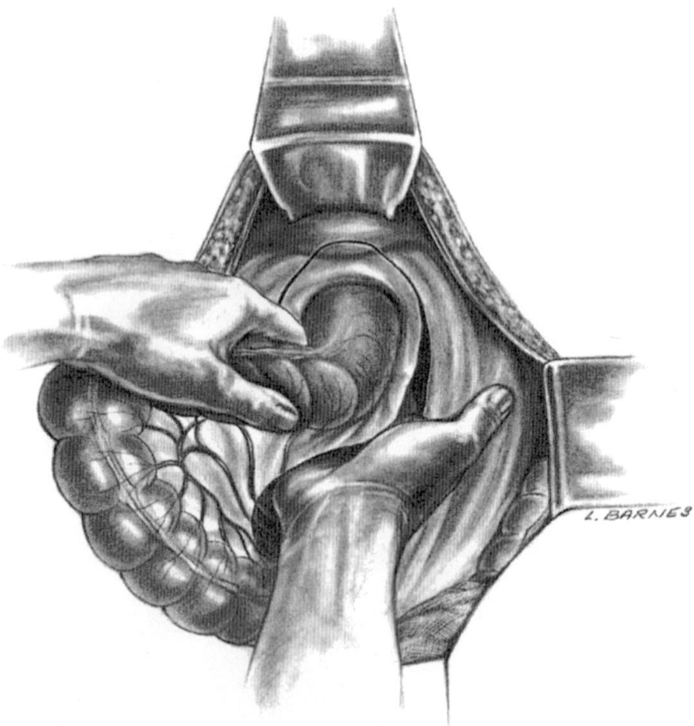

FIG. 23.3. Ressecção abdominoperineal. O reto é mobilizado das aderências pélvicas inferiores por dissecção romba; isto produz um som "de sucção" característico.

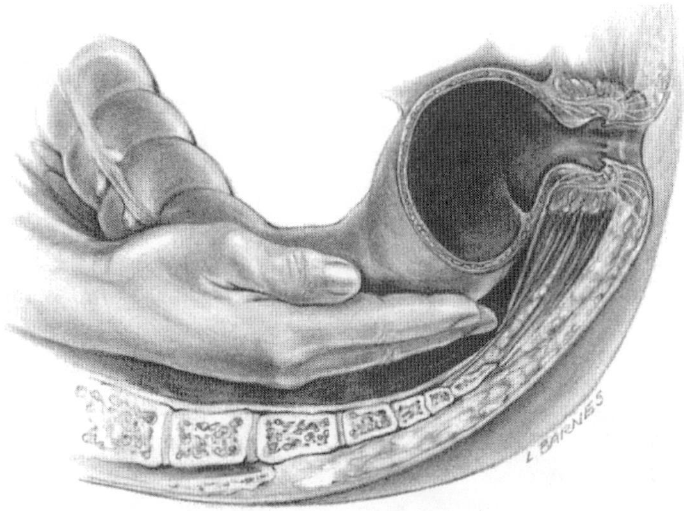

FIG. 23.4. Ressecção abdominoperineal. A vista lateral ilustra que, idealmente, a fáscia sacra não é lesada quando o reto é dissecado.

Segue-se a parte anterior da dissecção em volta do reto. A parede posterior da bexiga e as vesículas seminais (ou útero e parede vaginal posterior em mulheres) idealmente são visualizadas, o que se consegue usando-se um afastador modelo St. Mark's com o ramo convexo virado para trás (Thackray, Inc., Woburn, MA) e por uma combinação de dissecção cortante e romba (Figura 23.5). A fáscia de Denonvilliers[169] deve ser seccionada para separar o reto completamente da próstata e das vesículas seminais. Afastando-se a bexiga e a próstata do reto, a dissecção desce distalmente até a margem inferior da próstata. A uretra, com o cateter de Foley no interior, é perfeitamente palpada. Em mulheres, a parede vaginal posterior é "afastada" anteriormente até o ponto onde o reto será incisado ou removido (Figura 23.6). A dissecção é facilitada introduzindo-se a mão esquerda profundamente entre útero/vagina e comprimindo a parede retal anterior.

A seguir volta-se a atenção para os ligamentos laterais do reto e os vasos hemorroidários médios. Com uma pinça hemostática os ligamentos laterais e os vasos hemorroidários médios são transeccionados. Caso ocorra sangramento retrógrado da artéria raramente, ele pode ser controlado facilmente e com segurança afastando-se o reto e visualizando-se diretamente o ponto que sangra. Quando o ligamento lateral é dividido, o reto nesse lado é facilmente mobilizado, ficando solto.

O ligamento lateral esquerdo é dividido de maneira semelhante. Fica, assim, o reto completamente mobilizado anterior, lateral e posteriormente. Algumas trabéculas fibrosas podem persistir, sendo seccionadas, mas nenhuma estrutura vascular importante necessita ser seccionada para completar a dissecção pélvica.

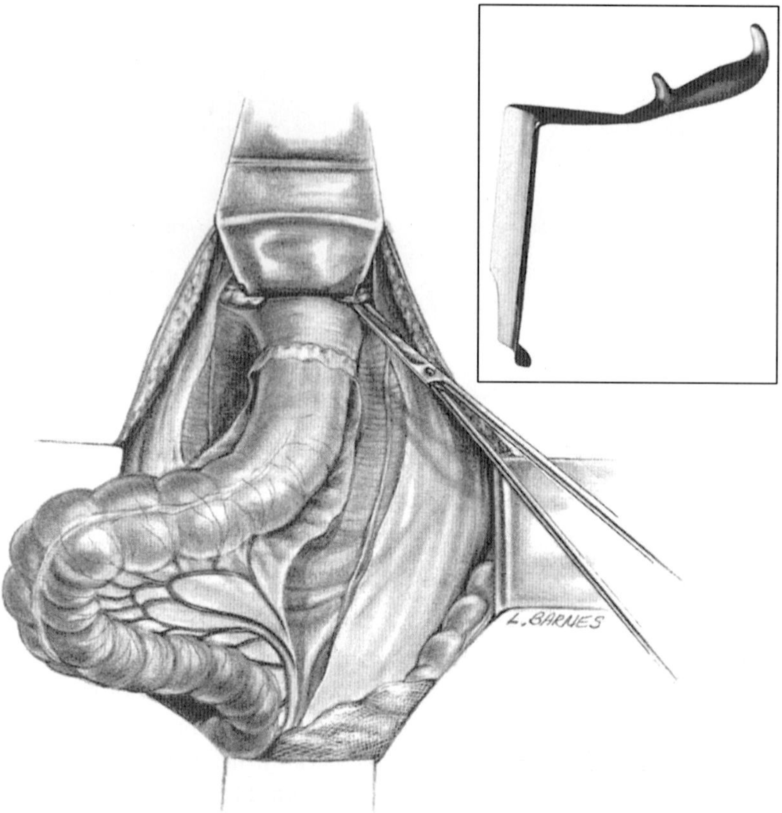

FIG. 23.5. Ressecção abdominoperineal. A dissecção peritoneal anterior no paciente masculino revela as vesículas seminais e a próstata. A mobilização é facilitada pelo uso do afastador padrão St. Mark's *(detalhe)*.

O cólon sigmóide é tracionado para a incisão abdominal, e um determinado ponto é selecionado para a criação da colostomia. Os vasos da arcada marginal são seccionados e ligados.

O futuro local da colostomia é escolhido: traciona-se a pele com uma pinça de Kocher[170] e excisa um disco de pele, cujo diâmetro deve aproximar-se do diâmetro do cólon sigmóide a ser usado para o estoma (± 2 cm de diâmetro). O tecido gorduroso subcutâneo é dissecado (não excisado), e a bainha anterior do músculo reto do abdome é incisada em cruz (Figura 23.7A, B). As fibras do músculo reto do abdome são divulsionadas no sentido longitudinal, e a cavidade peritoneal é penetrada com tesoura (Figura 23.7C). A abertura no peritônio onde passará a colostomia, músculo e pele deve permitir a passagem de dois dedos. Deve-se inspecionar a parede abdominal à procura de possíveis lesões de vasos epigástricos inferiores.

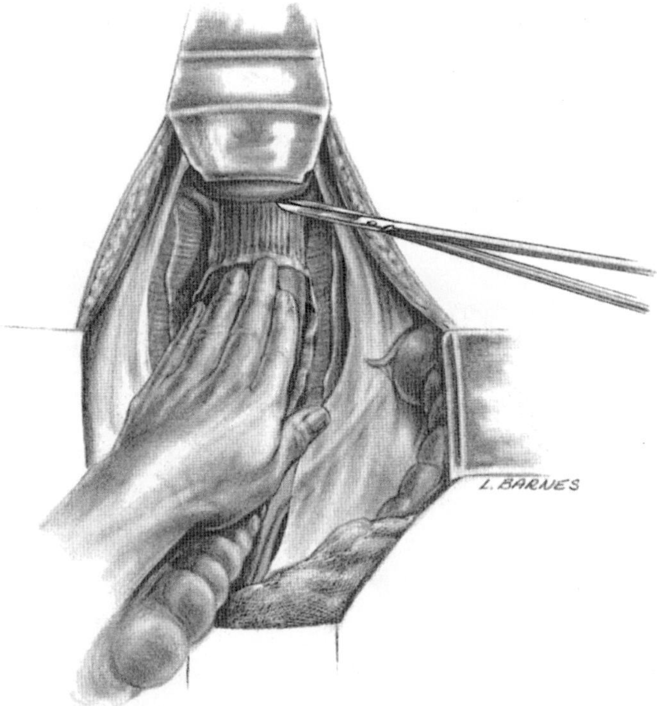

FIG. 23.6. Ressecção abdominoperineal. A parede vaginal posterior é exposta abaixo do afastador. Usando-se o afastador padrão St. Mark's com o ramo convexo virado para baixo, a dissecção entre o reto e a vagina é facilitada.

Passa-se um clampe através do orifício parietal da colostomia para dentro da cavidade abdominal para apreender a extremidade do cólon no local do estoma a ser feito. O retossigmóide distal também é clampeado, e o intestino é seccionado entre os dois clampes intestinais. A extremidade proximal do intestino é trazida através do orifício parietal abdominal para ficar sem tensão, ao nível da face abdominal anterior.

A extremidade ductal do intestino é vedada de contaminação com a aplicação de uma mão com 2 luvas, e amarrando-se a luva de fora então descalçada sobre o coto do retossigmóide à medida que o clampe é solto (Figura 23.8). A extremidade do retossigmóide é passada através da abertura perineal posterior (em uma operação combinada síncrona) ou sepultada na cavidade pélvica (com a operação clássica de Miles.[171])

Estando a hemostasia estabelecida, coloca-se pinças de Kocher na borda cortada do peritônio parietal. Por dissecção digital delicada o peritônio é mobilizado a um grau que permite fechamento sem tensão do fundo-de-saco pélvico, com uma sutura absorvível contínua. Não é recomendado o fechamento da abertura lateral paracolostomia (goteira). O fechamento do fundo-de-saco pélvico deve ser feito; caso haja ruptura de pontos por tração, o que é freqüente, pode o fundo-de-saco ficar aberto.

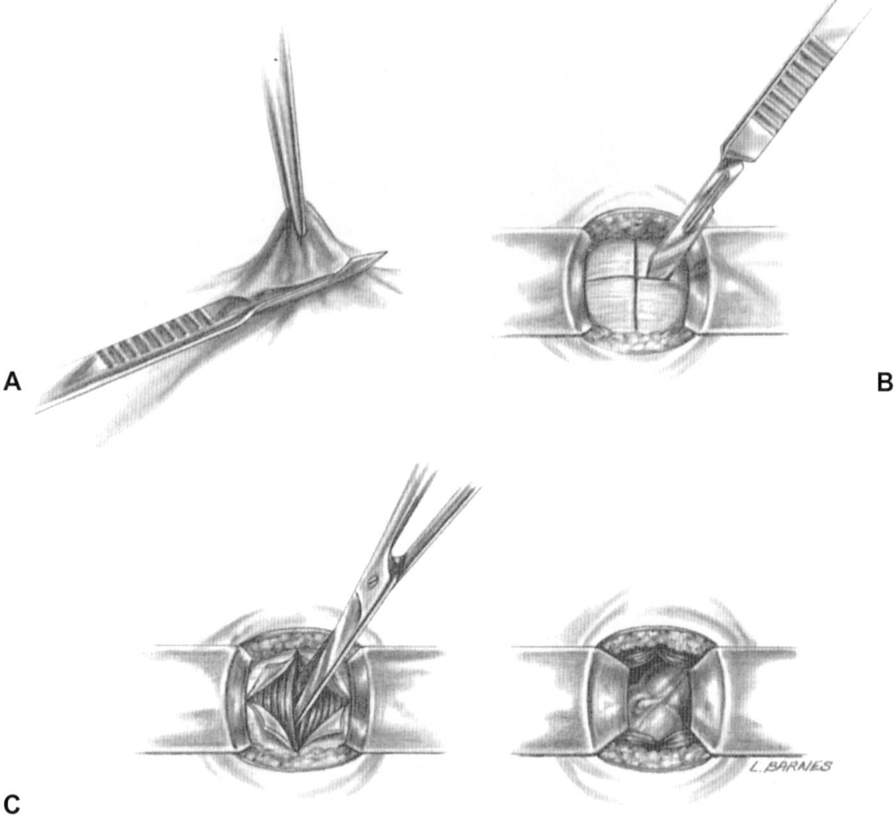

FIG. 23.7. Ressecção abdominoperineal. Criação da abertura na parede abdominal para a colostomia. **A.** Incisão em cruz é feita na fáscia anterior do reto. **B.** O músculo reto é dividido longitudinalmente. **C.** A abertura completada na parede abdominal.

Procede-se ao fechamento da incisão abdominal; o intestino redundante é excisado e a colostomia "maturada" primariamente, aplicando-se aproximadamente oito pontos de categute cromado 4-0 através da espessura total da extremidade do intestino à pele.

Dissecção Perineal

Na excisão combinada sincrônica, a dissecção perineal é começada tão logo o cirurgião abdominal determine que a lesão é ressecável. Se duas equipes não forem disponíveis, a parte perineal da operação é realizada depois que a fase abdominal inteira foi completada, e o peritônio pélvico foi fechado sobre o coto do retossigmóide, refazendo-se o fundo-de-saco. Em nenhuma circunstância a fase perineal da cirurgia deve ser efetuada em primeiro lugar.

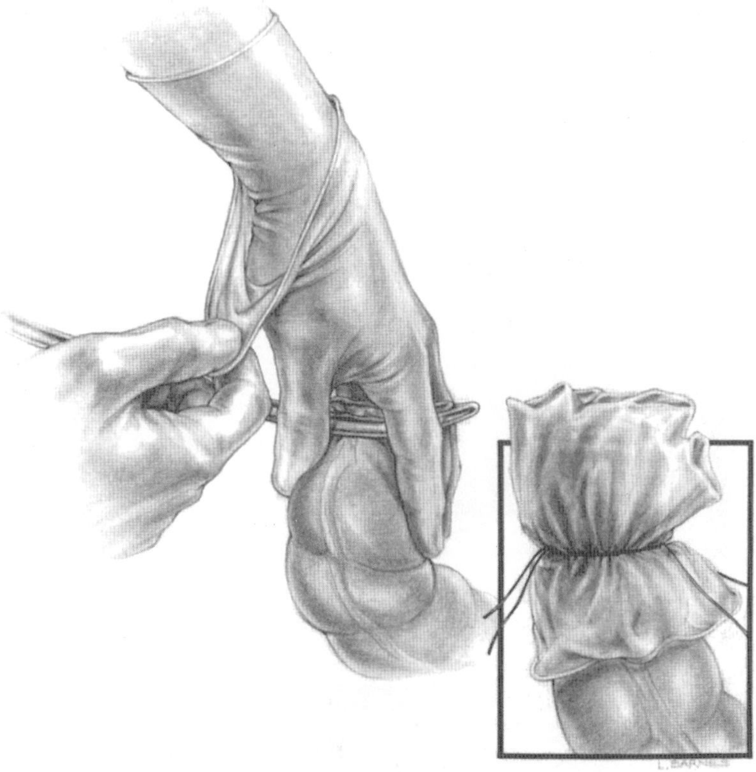

FIG. 23.8. Ressecção abdominoperineal. O coto distal do cólon é abraçado por uma luva de borracha e a seguir esta é evertida e amarrada com ligaduras fortes *(detalhe)*.

Uma incisão elíptica é feita em volta do músculo esfincteriano, incluindo uma margem generosa de pele perianal (Figura 23.9). As bordas de pele são apreendidas com pinças de Kocher. A dissecção é realizada, pelo menos inicialmente, com eletrocautério, e o assistente pinça todos os vasos sangrantes com pinça hemostática curva. Dois feixes vasculares são encontrados, anterior e posteriormente, em cada lado na gordura isquiorretal. Estes são os vasos hemorroidários inferiores (Figura 23.10) que devem ser ligados e seccionados.

Chegando-se à fossa isquiorretal, um afastador autostático facilita a exposição. A dissecção anterior prossegue incisando-se o músculo perineal transverso profundo. O espaço pré-sacro é penetrado seccionando-se o músculo retococcígeo, a partir da ponta do cóccix (Figura 23.11). O cóccix não é removido a não ser que o tumor revele ser tão grande que não pode ser liberado através da abertura perineal. Deve-se tomar cuidado para dissecar suficientemente a face anterior ao sacro. Em contraposição, tomar cuidado para não dissecar demasiado voltado para a parede

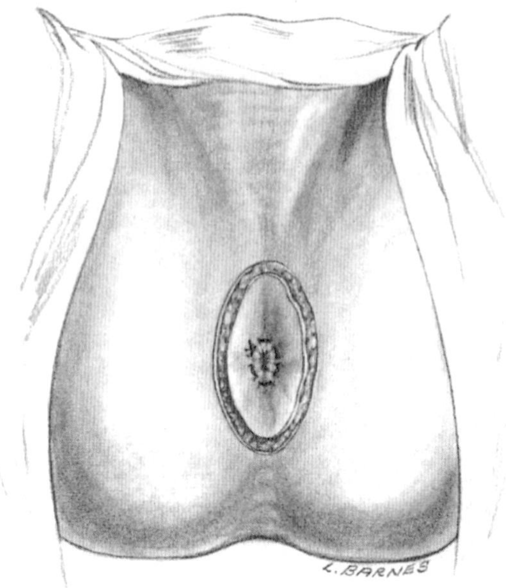

FIG. 23.9. Dissecção perineal. Uma incisão elíptica é feita ao redor do ânus.

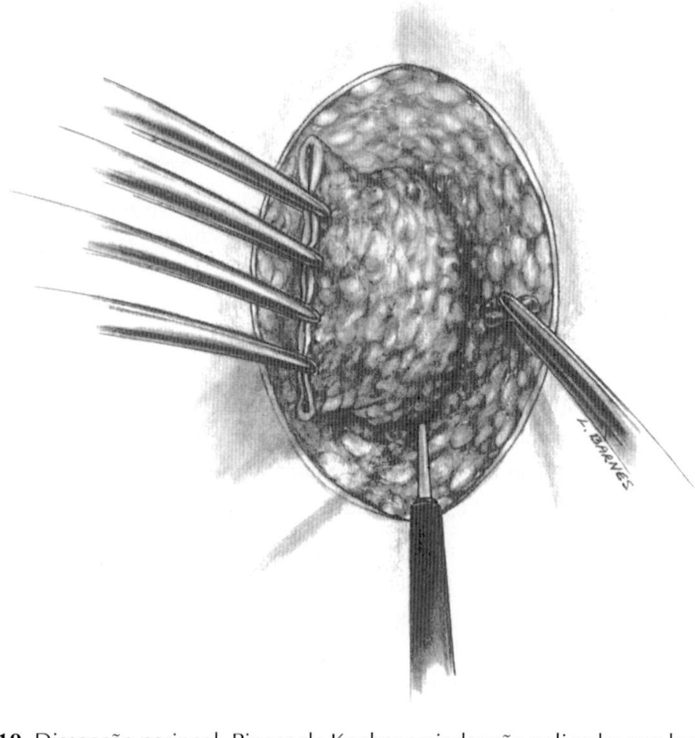

FIG. 23.10. Dissecção perineal. Pinças de Kocher seriadas são aplicadas nos bordos da pele perianal e a dissecção é aprofundada. Os vasos hemorroidários inferiores são ligados e seccionados.

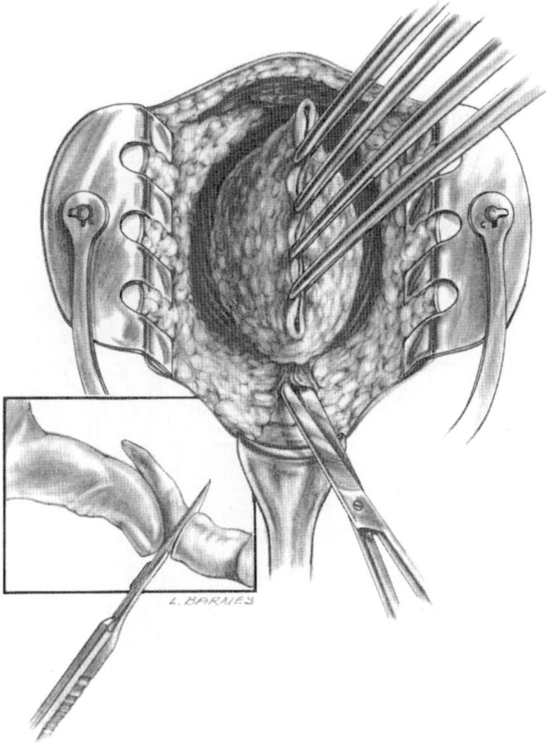

FIG. 23.11. Dissecção perineal. O espaço pré-sacro é penetrado e removido ao nível da ponta do cóccix. Se necessário, o cóccix pode ser desarticulado *(detalhe)*.

retal por causa do risco de lesá-la. Isto pode ocorrer se o tumor estiver muito fixado posteriormente. Com a operação combinada sincrônica, o operador abdominal pode dirigir a mão do cirurgião perineal para dentro do plano adequado. O reto e o canal anal devem ficar livres na linha mediana, posteriormente.

Depois que o espaço pré-sacro é penetrado, o dedo indicador do cirurgião passa através da face superior dos músculos elevadores nos lados esquerdo e direito da pelve. Os elevadores são então ligados e seccionados perto das fixações à parede pélvica com tesoura ou eletrocautério. Esta é uma dissecção relativamente avascular (Figura 23.12) e não sangra.

Algumas vezes um ou ambos os ligamentos laterais são seccionados pelo períneo. O cirurgião perineal deve tomar cuidado para evitar lesar os ureteres nesta manobra. O cirurgião perineal pode cortar o ureter distal mais freqüentemente durante a ressecção abdominoperineal combinada que o cirurgião abdominal por falta de visão.

O retossigmóide pode agora ser removido para fora da pelve. As fixações restantes do músculo e fáscia retouretral na região da uretra são seccionadas. Pela

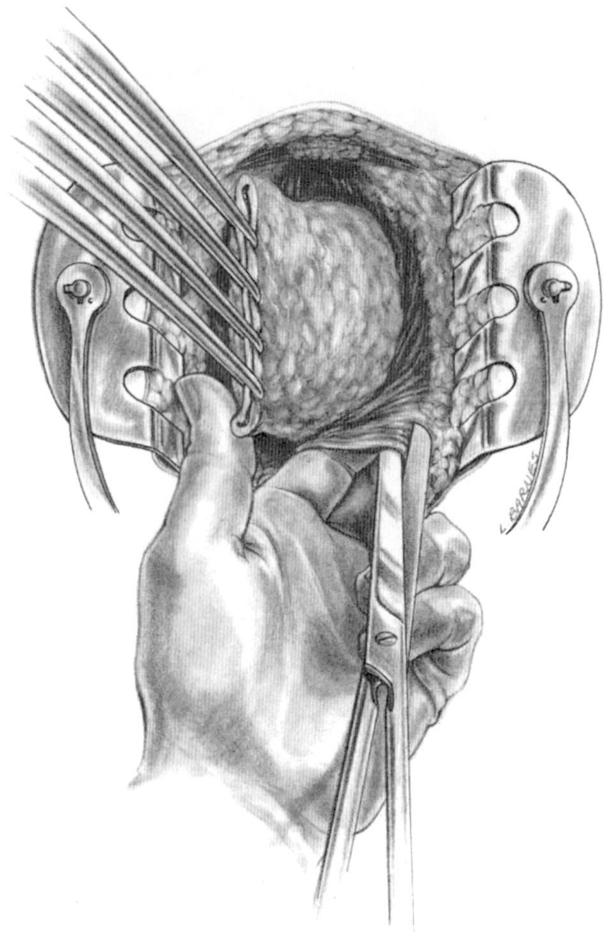

FIG. 23.12. Dissecção perineal. Os músculos elevadores são seccionados em cada lado.

palpação do cateter, o cirurgião deve ser capaz de determinar a localização da uretra e evitar lesá-la.

Depois que o intestino foi removido, a ferida perineal é copiosamente irrigada com soro fisiológico, e a pele é fechada. (Eu não advogo irrigação contínua ou irrigar com antibióticos, embora alguns usem estas manobras.) Nenhuma tentativa é feita de reaproximar os elevadores em uma operação de câncer, uma conduta diferente de quando a proctectomia é efetuada para doença intestinal inflamatória (ver Capítulo 29). Um dreno de aspiração fechado (p. ex., de Jackson-Pratt) é colocado dentro da cavidade pélvica e exteriorizado, seja através da incisão em ferida por trocarte na parede abdominal, ou, preferivelmente, através de ferida por trocarte na nádega. A seguir a ferida perineal é fechada primariamente.

Conforme foi mencionado, sangramento difuso de veias pélvicas pode persistir em virtude de dificuldades encontradas por causa da extensão do tumor, cirurgia pélvica prévia ou dissecção em plano inadequado. Nestas circunstâncias, tamponamento da pelve com compressas usualmente controla a fonte do sangramento. Se isto for necessário, o tamponamento é deixado no lugar por 3 a 4 dias e a seguir removido à beira do leito com auxílio de um analgésico narcótico.

Operação "Preservando os Nervos"

Disfunções urinária e sexual são seqüelas comuns da ressecção abdominoperineal (ver adiante). A impotência é diretamente relacionada à extensão da dissecção pélvica lateral, daí minha relutância em efetuar a chamada "linfadenectomia radical" como rotina no tratamento do câncer retal. A lesão dos nervos parassimpáticos sacros, especialmente em relação aos ligamentos laterais onde o seu trajeto pode ser variável, constitui um risco claro. Nos últimos anos, várias publicações lidam com a questão das dissecções de paredes pélvicas que preservam nervos autonômicos, as quais, teoricamente, combinam os benefícios da dissecção pélvica parietal em bloco com a preservação dos nervos.

A técnica envolve a identificação, dissecção e preservação dos nervos hipogástricos (simpáticos) desde acima da bifurcação aórtica até um ponto que é de localização "arterial" em relação aos ligamentos laterais do reto. A preservação dos nervos simpáticos pode facilmente ser obtida porque eles podem ser claramente visualizados. A identificação dos nervos parassimpáticos é outra questão, e eu não vejo nenhuma diferença, nos métodos descritos, do que foi previamente apresentado. Francamente, como será discutido, a libido pré-operatória do paciente parece ser a questão mais importante em relação à potência pós-operatória, e não a natureza da dissecção, exceto, evidentemente, se for executada uma operação ultra-radical.

Dissecção Perineal em Mulheres

A não ser que o tumor seja muito pequeno e exofítico, ou localizado apenas na parede posterior do reto, uma vaginectomia posterior deve sempre ser efetuada coincidindo com uma ressecção abdominoperineal. Lembre-se, a distância entre o reto e a vagina, em algumas áreas, é menos de 1 mm. Para lesões distais, excisão do terço inferior ou da porção inferior da parede vaginal posterior pode ser tudo que é necessário; para tumores mais extensos ou mais proximais, a vagina deve ser excisada até o nível do fundo-de-saco posterior (Figura 23.13).

Em seguida à vaginectomia posterior, o fechamento da pele perineal é levado até a fúrcula ter sido reconstituída. A incisão vaginal posterior é deixada aberta, mas as bordas de corte são suturadas com fio absorvível, para hemostasia. Um dreno é exteriorizado através da incisão na parede vaginal, e não através do períneo. A parede vaginal deve cicatrizar com mínimo ou nenhum estreitamento, dependendo da extensão da vaginectomia. Obviamente, se a faixa da parede vaginal posterior tiver sido larga, pode resultar uma estenose.

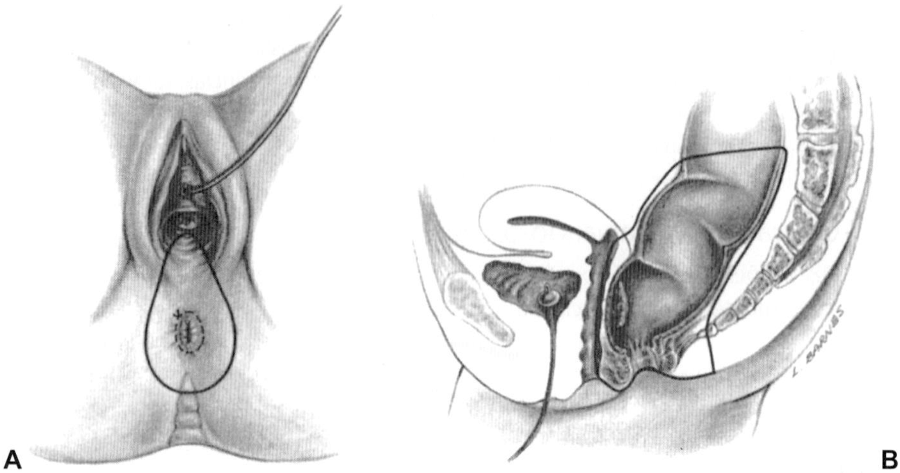

FIG. 23.13. Dissecção perineal em mulheres. **A.** Delineamento da incisão para excisar a parede vaginal posterior. **B.** Vista lateral mostrando a extensão da remoção.

Histerectomia Concomitante

Histerectomia concomitante à ressecção abdominoperineal não deve ser feita rotineiramente, a não ser que a presença do útero impeça a visualização da área de dissecção. Entretanto, se o tumor invadir a parede muscular com invasão do colo uterino, segmento inferior do útero ou corpo do útero, a histerectomia "em bloco" tem que ser efetuada para extirpar adequadamente o tumor.

A incisão no peritônio no assoalho da pelve deve ser mais larga que a descrita para a ressecção abdominoperineal (Figura 23.14). Ambos os ureteres estão em maior perigo de serem lesados quando esta operação é efetuada. Por essa razão, eles devem ser claramente identificados virtualmente em toda a sua extensão e afastados do campo cirúrgico. O peritônio é rebatido, e a bexiga é empurrada rombamente para longe do colo uterino e da parede vaginal. Os ligamentos infundibulopélvicos e redondos são clampeados transversalmente, seccionados e ligados (Figura 23.15). O ligamento largo é dissecado e separado da parede pélvica, expondo a artéria uterina. Por afastamento do útero para o lado contralateral, a artéria uterina é clampeada transversalmente, seccionada e ligada de cada lado. A divisão do ligamento cardeal (ligamento cervical lateral) impõe a maior ameaça ao ureter. Se o tumor se aproximar desta área, o ligamento cardeal deve ser clampeado perto da parede pélvica; assim, o ureter deve ser claramente visualizado (Figura 23.16). Eu prefiro usar uma única pinça de Kocher curva, seccionando o tecido na face medial, uma manobra análoga à técnica usada para seccionar os ligamentos laterais. A pinça é reposta mais distalmente depois que cada ligadura for amarrada.

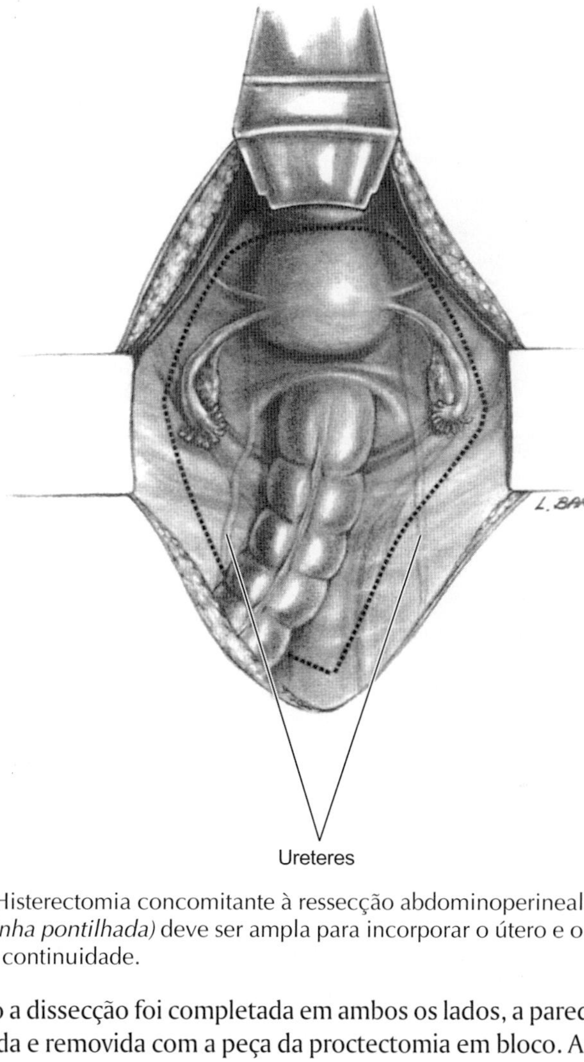

FIG. 23.14. Histerectomia concomitante à ressecção abdominoperineal. A incisão peritoneal *(linha pontilhada)* deve ser ampla para incorporar o útero e o reto para remoção em continuidade.

Quando a dissecção foi completada em ambos os lados, a parede vaginal posterior é incisada e removida com a peça da proctectomia em bloco. A vagina pode ser fechada ou deixada aberta para facilitar a drenagem, dependendo de quanto de sua parede vaginal posterior tenha sido excisado.

Ooforectomia

Doença metastática evidente no momento da cirurgia é uma indicação para ooforectomia terapêutica, mas o valor da ooforectomia profilática tem sido motivo de controvérsia. Esta controvérsia é discutida no Capítulo 22, mas parece que a prevenção de câncer ovariano primário provavelmente é o maior benefício. Com a baixa incidência de comprometimento metastático microscópico, é difícil justificar ooforectomia profilática no grupo etário pré-menopáusico, mas a remoção dos ovários na paciente pós-me-

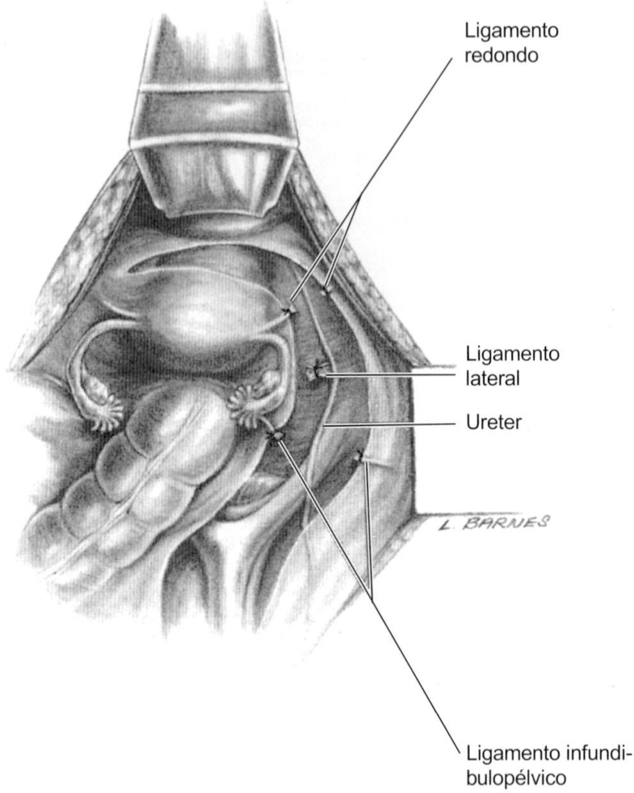

FIG. 23.15. Histerectomia concomitante. O útero e o reto são mobilizados no lado direito seccionando-se (após lesados) os ligamentos redondo, infundibulopélvico e lateral.

nopáusica parece uma opção razoável. Entre parênteses, ooforectomia é tão apropriada para carcinoma do ceco quanto para uma lesão retal ou sigmóide.

Reconstrução do Assoalho Pélvico

Uma das preocupações relacionadas à radioterapia pós-operatória bem como pré-operatória é a possibilidade de lesão do intestino delgado. A probabilidade dessa complicação é consideravelmente reduzida se as doses não excederem 50 Gy. Entretanto, a evidência sugere que se dosagens mais altas forem aplicadas, as taxas de recorrência podem diminuir. Várias técnicas foram sugeridas para minimizar a radiação para este órgão relativamente vulnerável, pela exclusão do intestino delgado da pelve. Uma destas manobras é suturar o íleo terminal e seu mesentério em torno da linha terminal, construindo um envoltório omental, usando-se uma funda de malha sintética absorvível ou inabsorvível, uma prótese de mama e um molde de polímero. A possibilidade de infecção com material inabsorvível é, evidentemente, uma preocupação, bem como uma inconveniência se ele tiver que ser removido. A

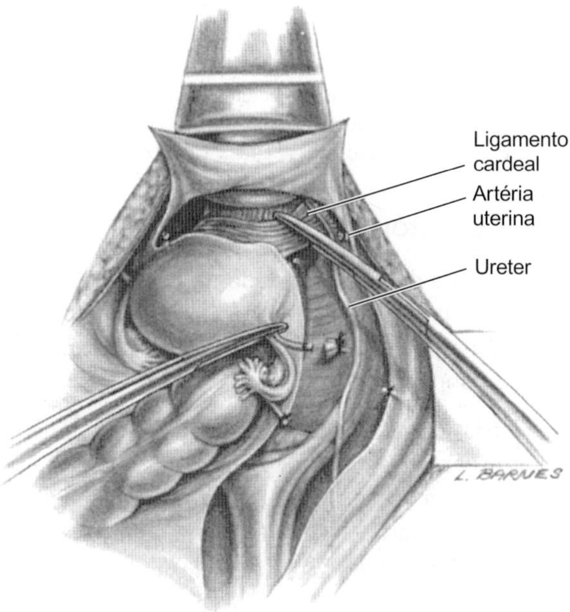

FIG. 23.16. Histerectomia concomitante. A artéria uterina foi dividida, e o ligamento cardeal (ligamento cervical lateral) é pinçado. O ureter é extremamente vulnerável a lesão neste ponto.

preocupação com a falha em manter o intestino delgado na posição adequada durante a série de tratamento precisa também ser considerada.

Técnica: eu prefiro usar malha de Dexon ou Vicryl para este procedimento, uma técnica que é recomendada sempre que radiação pós-operatória, após ressecção abdominoperineal ou mesmo ressecção anterior, estiver sendo considerada. Começando ao nível do promontório sacro, a malha é ancorada. Usando uma técnica de sutura travada, a malha é ancorada lateralmente em cada lado do peritônio. A malha é a seguir trazida à parede abdominal anterior e fixada no lugar, criando um cabresto ou funda que mantém o intestino delgado fora da pelve.

Apendicectomia Incidental

A apendicectomia incidental não é recomendada no momento da proctectomia ou com qualquer ressecção intestinal. É suficientemente difícil avaliar sinais e sintomas abdominais inferiores, febre e leucocitose pós-operatórias, sem acrescentar uma variável desnecessária.

Sacrectomia e Exenteração

Exenteração pélvica total é definida como a remoção do cólon distal e reto, juntamente com os ureteres inferiores, bexiga, órgãos reprodutores internos, períneo, linfonodos de drenagem e peritônio pélvico.

Comentário: a mortalidade operatória é de 8 a 10%, mas muitas vezes é difícil interpretar os resultados deste procedimento a partir da literatura, porque as indicações são variáveis e podem incluir uma grande porcentagem de pacientes com carcinoma de colo de útero. Além disso, um problema importante com a maioria dos estudos publicados é que, para relatar mais que uma experiência de casos isolados, os autores tendem a suplementar seus relatos com pacientes que têm acompanhamento limitado. Certamente, é uma opção para doença invasiva e localmente recorrente.

Tratamento Pós-Operatório

Um cateter de demora deve ser colocado no lugar por 5 a 7 dias, e por mais tempo se o paciente tem uma história prévia de dificuldade para urinar ou tiver hipertrofia prostática. Em geral, as mulheres têm menos problemas com a micção após ressecção abdominoperineal que os homens.

A sonda nasogástrica não é usada rotineiramente. Com cirurgia razoavelmente rápida e sem complicações intra-operatórias ou circunstâncias atenuantes, a maioria dos pacientes tolera bem a ausência de sonda. Ocasionalmente, um paciente se queixa de náusea, mas medicação antiemética geralmente é suficiente. Se suceder vômito, uma sonda nasogástrica deve ser colocada até que o gás seja eliminado ou o débito gástrico seja mínimo.

Deve-se instituir alimentação oral tão logo o paciente seja capaz de tolerá-la. Eliminação de gás pelo estoma pode não ser necessária antes de avançar a dieta. Em geral, é instituída uma dieta progressiva, avançando através de líquidos puros para uma dieta selecionada, geralmente ao longo de 2 a 3 dias.

É aconselhada deambulação precoce após ressecção abdominoperineal. Os pacientes podem ser solicitados a sentar-se ou ficar de pé na noite da cirurgia e encorajados a andar no primeiro dia pós-operatório não é justificado. Temor de evisceração através da ferida perineal. O uso de um assento circular de espuma de borracha melhora o desconforto do paciente.

O dreno perineal é removido no terceiro dia pós-operatório, se a drenagem for menor que 75 ml em 24 horas; senão, ele é mantido até que a drenagem atinja este nível. Se a ferida foi deixada aberta, ela é irrigada vigorosamente com soro fisiológico três vezes ao dia. Se a drenagem apresentar-se com mau odor, usa-se solução de Dakin a meia concentração ou povidona-iodo (Betadine). Banhos de assento, que também são úteis para conforto, são aconselhados imediatamente depois da irrigação. Banhos de assento unicamente, no entanto, são inadequados para limpar a cavidade perineal. Hematoma, pus e detritos são removidos eficazmente só por irrigação.

Se a ferida perineal é tamponada, o tamponamento é removido após 3 a 4 dias, o que é feito à beira do leito e usualmente exige um narcótico parenteral. Raramente, é necessário retornar com o paciente à sala de operações para remover o tamponamento.

Complicações

Complicações após ressecção abdominoperineal são extremamente comuns, com incidências relatadas na faixa de 60%.

Complicações Intra-Operatórias

Lesão do intestino delgado geralmente é lidada com facilidade pelas técnicas-padrão de reparação, desde que o problema seja reconhecido no momento da cirurgia. Similarmente, deslizamento de ligaduras ou lesão de vasos podem facilmente ser cuidados por medidas hemostáticas convencionais.

De longe o temor máximo que confronta o cirurgião efetuando uma ressecção abdominoperineal é o de lesão do ureter. Entretanto, o operador pode encontrar algum conforto no fato de que, na maioria dos casos, o reconhecimento da lesão nesse momento usualmente leva a um bom resultado funcional através da aplicação de princípios adequados de reparo. O grau de dificuldade em efetuar um reparo retardado é muito maior, e os resultados dessas manobras não são tão bem sucedidos quando comparados com o reconhecimento precoce da lesão. As mesmas técnicas são aplicáveis na situação em que uma parte do ureter é intencionalmente excisada como conseqüência da invasão por tumor.

Lesão Ureteral

Apesar dos avanços no tratamento cirúrgico dos pacientes, lesões ureterais ainda ocorrem relativamente freqüente durante operações pélvicas, especialmente histerectomia, ressecção anterior baixa e ressecção abdominoperineal. É em virtude deste risco que muitas vezes é útil ter o benefício de uma TC ou um pielograma intravenoso pré-operatório, de modo que o cirurgião possa partir para a reparação conhecendo as condições da anatomia do trato urinário. Também é útil confirmar que o paciente tinha os dois rins funcionando antes da operação. Lesão do ureter pode ocorrer em três ocasiões durante a cirurgia.

Primeiro, durante a ligadura dos vasos mesentéricos inferiores, o ureter esquerdo pode ser incorporado na ligadura ou seccionado quando os vasos mesentéricos são seccionados. Cuidado deve ser tomado para afastar o ureter esquerdo lateralmente, para longe do pedículo vascular. Por outro lado, ao seccionar os vasos mesentéricos inferiores, deve-se sempre olhar uma segunda vez para se ter certeza de que o ureter esquerdo não está incluído no pedículo a ser seccionado.

A segunda ocasião é na profundidade da pelve e é produzida coincidindo com a secção dos ligamentos laterais do reto. O ureter é particularmente exposto a perigo se uma histerectomia sincrônica estiver sendo executada concomitantemente. Deve-se afastar ambos os ureteres lateralmente e visualizá-los em toda sua extensão, o que reduz o risco de lesão. Entretanto, isto muitas vezes é incômodo e desnecessário se o tumor não for aderente à parede pélvica ou se nenhuma cirurgia precedente causou desvio. Um meio prático de evitar lesão ureteral durante a secção dos ligamentos laterais é usar somente uma pinça. Mínima dissecção é necessária, e assim há menor probabilidade de incorporar o ureter na pinça hemostática aplicada lateralmente. Sangramento retrógrado raramente se evidencia, mas ele pode ser facilmente controlado por aplicações separadas de uma pinça com o reto liberado e a área vascular basculada anteriormente.

O uso de cateteres ureterais não protege necessariamente o ureter de lesão. Entretanto, quando cirurgia pélvica repetida é efetuada ou quando se espera uma dissecção difícil, a colocação pré-operatória de cateteres ureterais pode ajudar o cirurgião na identificação destas estruturas. Se o ureter e o cateter forem seccionados, a lesão é muito clara.

A lesão do ureter inferior tende a ocorrer mais durante ressecção abdominoperineal combinada síncrônica do que com a ressecção abdominoperineal com equipe simples. Se os ligamentos laterais do reto forem seccionados a partir de baixo ou for empregada dissecção cega com tesoura, o ureter pode ser lesado inadvertidamente. Grande cuidado deve ser tomado pelo cirurgião perineal ao seccionar os ligamentos ou ao dissecar a área dos músculos supra-elevadores.

A terceira área de vulnerabilidade é uma conseqüência da mobilização do peritônio e do fechamento do assoalho peritoneal pélvico. Um ou ambos os ureteres podem ser seccionados quando o peritônio for tracionado, ou eles podem ser incorporados na sutura durante o fechamento do fundo-de-saco. É imperativo que os ureteres sejam claramente visualizados durante a manobra de reperitonização e que eles sejam desviados lateralmente.

Apenas 20 a 30% das lesões ureterais são reconhecidas no momento da operação. Se houver suspeita de lesão ureteral durante uma dissecção pélvica difícil, o local da lesão pode ser identificado injetando-se 12,5 g de manitol por via intravenosa seguido pela administração intravenosa de 5 ml de corante índigo carmim. A presença de uma coloração azul no campo operatório (extravasamento do corante pela lesão) é diagnóstica de lesão. Se o ureter distal não puder ser identificado, uma cistostomia deve ser feita e um cateter ureteral colocado através do orifício ureteral até ele ser visto no campo operatório. Se for suspeitada ligadura sem lesão, uma ureterotomia linear proximal permite a inserção anterógrada de um cateter ureteral para testar o local da obstrução por ligadura.

Como sugerido, a maioria das lesões ureterais provavelmente passa despercebida e pode continuar despercebida se um único ureter foi ligado, pois o outro permanece funcionando. Dor no flanco, febre, leucocitose e dor à palpação são os mais freqüentes sinais e sintomas de uma ligadura ureteral, durante o período pós-operatório inicial. Fístula urinária pode ser suspeitada se ocorrer drenagem copiosa serosa ou serossangüínea da ferida perineal no período pós-operatório inicial. Uma coloração azul aparecendo no curativo da ferida perineal ou abdominal após administração intravenosa de índigo carmim confirma o diagnóstico.

Fístula urinária tardia pode ocorrer em virtude da necrose ureteral por lesão de desvascularização da uretra membranosa ou da base da bexiga.

Tratamento

No caso de esmagamento por uma pinça hemostática ou de ligadura parcial, a remoção da ligadura e execução de um reparo limitado ou descompressão com sonda exige cuidadosa seleção do paciente a fim de evitar complicações pós-operatórias. Ocasionalmente, se a má condição geral do paciente impedir o prolongamento da operação pela realização de uma reconstrução definitiva, pode ser usada uma derivação proximal temporária por sonda de alimentação. A ligadura ureteral proximal com a expectativa da necrose renal no paciente de mau risco que tem uma expectativa de vida limitada deve geralmente ser condenada por causa das complicações de sepse e formação de fístula. Por outro lado, deve-se preocupar com a função do rim contralateral.

Lesão do ureter inferior: ureteroneocistotomia é o procedimento de escolha para lesões do ureter pélvico. Lesões a 5 cm da bexiga e muitas vezes a distâncias maiores são adequadas para esta conduta. O procedimento obtém uma anastomose ureteral anti-refluxo.

Uma cistotomia mediana é feita, e 3 ml de soro fisiológico são injetados através de uma agulha calibre 23, levantando uma pequena bolha de mucosa. Uma elipse de mucosa é excisada, e um túnel submucoso de 3 cm é criado com uma pinça de ângulo reto (Figura 23.17). A pinça é, a seguir, rotacionada para apontar através da parede vesical, e o músculo detrusor é perfurado. O ureter distal é puxado através do túnel com a ajuda de suturas de tração e espatulado por aproximadamente 1 cm. Um cateter nº 6 ou 8 F é inserido para certificar-se de que o ureter percorre um trajeto direto. O ureter é a seguir suturado à bexiga com pontos separados de categute cromado 5-0. Pegas fundas de detrusor devem ser incluídas nos dois pontos distais nas posições de 5 e 7 horas para ajudar a restaurar função ureterovesical normal. Um tubo de alimentação nº 5, usado como *stent* ureteral, é exteriorizado lado a lado com um cateter de cistotomia suprapúbica, sendo removido no sétimo dia.

A reimplantação ureteral na bexiga é o melhor método para restaurar a continuidade em seguida à lesão ureteral; todo esforço deve ser aplicado para realizar esta técnica. Se o ureter não puder ser trazido para baixo sem tensão, pode ser usada uma técnica de tubo de retalho de bexiga de Boari, ou preferivelmente pode ser usada a chamada "manobra do psoas de tração da bexiga". Essas técnicas são mais bem realizadas por um urologista familiarizado com as condutas especializadas de cirurgia ureterovesical. Sempre é judicioso aproveitar a disponibilidade de um parecer urológico quando tiver ocorrido lesão do trato urinário.

Transureteroureterostomia é outra alternativa que pode ser usada para o ureter lesado. Entretanto, em virtude da possibilidade de lesão ao ureter receptor, ela deve ser usada apenas para lesões do ureter pélvico superior, quando o reimplante não puder ser realizado. A técnica é vista na Figura 23.18. O ureter lesado deve ser ressecado até um ponto de segura viabilidade, tomando cuidado para preservar a adventícia e o suprimento sangüíneo. O ureter receptor não deve ser mobilizado do seu leito.

Lesão dos ureteres médio e superior: as lesões do ureter proximal são as mais difíceis e menos satisfatórias para se tratarem. Felizmente, esta é uma complicação

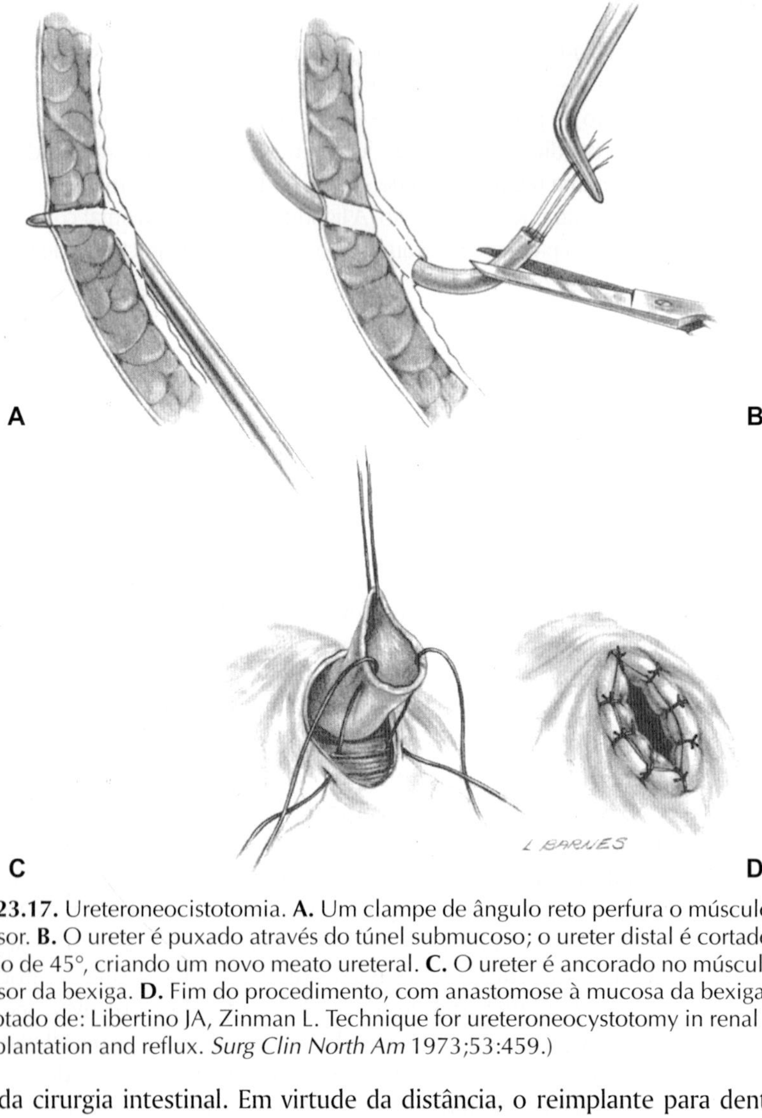

FIG. 23.17. Ureteroneocistotomia. **A.** Um clampe de ângulo reto perfura o músculo detrusor. **B.** O ureter é puxado através do túnel submucoso; o ureter distal é cortado em ângulo de 45°, criando um novo meato ureteral. **C.** O ureter é ancorado no músculo detrusor da bexiga. **D.** Fim do procedimento, com anastomose à mucosa da bexiga. (Adaptado de: Libertino JA, Zinman L. Technique for ureteroneocystotomy in renal transplantation and reflux. *Surg Clin North Am* 1973;53:459.)

rara da cirurgia intestinal. Em virtude da distância, o reimplante para dentro da bexiga não é possível, e o suprimento sangüíneo é menos adequado. Reparação direta por ureteroureterostomia término-terminal é o tratamento de escolha. No caso de perda de comprimento ureteral por excisão ou necrose, defeitos de até 8 cm podem ser superados por este método usando-se uma técnica de abaixamento do rim. Se a reparação direta for impossível, devem-se considerar técnicas altamente especializadas de interposição ileal e autotransplante. Nefrectomia pode ser usada se o cirurgião estiver satisfeito com a função do rim contralateral e doença calculosa ou outras condições que possam afetar o rim, que podem existir.

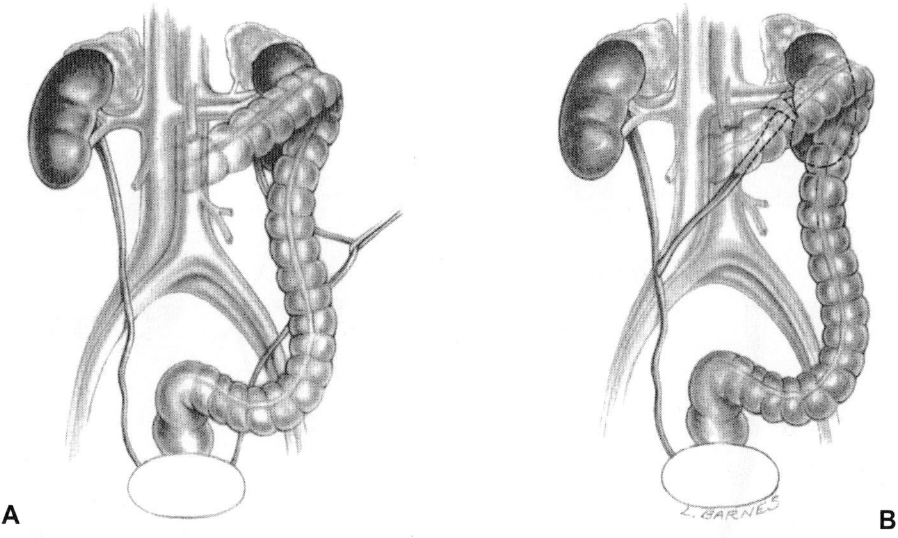

FIG. 23.18. Transureteroureterostomia. **A.** Um túnel é feito por dissecção retroperitoneal após exposição do ureter superior lateral ao cólon. **B.** O ureter é trazido através do espaço retroperitoneal e anastomosado. (Adaptado de: Libertino JA, Zinman L. Technique for ureteroneocystotomy in renal transplantation and reflux. *Surg Clin North Am* 1973;53:459.)

Sempre que uma reparação direta de uma lesão ureteral for efetuada, desvio proximal é aconselhado. As bordas de corte do ureter são desbridadas e espatuladas, e o rim, ureter ou ambos são adequadamente mobilizados. O ureter é posicionado em lados opostos de cada extremidade para prevenir estenose (Figura 23.19A). A anastomose é efetuada com pontos separados com categute cromado nº 5-0 ou absorvíveis de longo prazo, aplicados em espessura total, com os nós do lado de fora, invertendo a mucosa (Figura 23.19B). Pinça vascular não esmagadora pode ser usada para pegar o tecido; a presença de um cateter dentro da luz facilita o procedimento. Uma sutura contínua nunca deve ser usada. O ureter pode ser envolto em omento se a anastomose for considerada precária. Um dreno de borracha macia (Penrose) é colocado no local da ureteroureterostomia e exteriorizado através de uma ferida abdominal em lancetada. O *stent* é removido no 10º dia pós-operatório, seguido pelo dreno 48 horas mais tarde (se não houver drenagem de urina).

Antes da alta, um pielograma intravenoso deve ser efetuado em todos os pacientes que receberam reparo ureteral, a fim de verificar o funcionamento normal da reconstrução.

Lesão Vesical

Lesão da bexiga que seja reconhecida no momento da cirurgia pode usualmente ser reparada por um fechamento em camadas com categute cromado nº 2-0 ou sutura absorvível de longo prazo. Quando ocorreu lesão do colo ou do trígono da

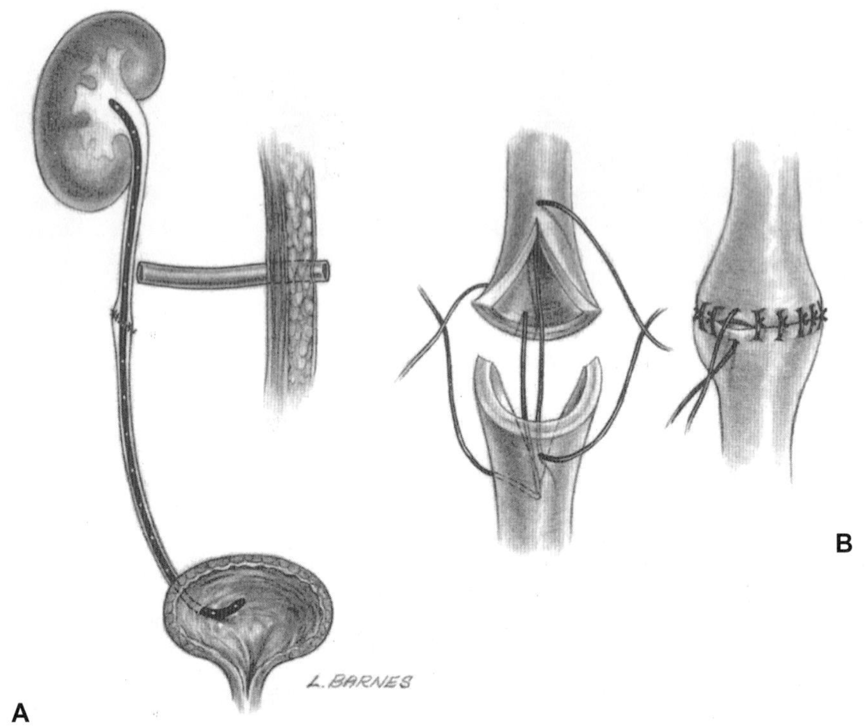

FIG. 23.19. Ureteroureterostomia. **A.** Os ureteres são espatulados em lados opostos de cada extremidade para realizar anastomose oblíqua. **B.** As bordas são aproximadas com suturas de categute fino em pontos separados através da espessura completa da parede ureteral, invertendo a mucosa. (Adaptado de: Libertino JA, Zinman L. Technique for ureteroneocystotomy in renal transplantation and reflux. *Surg Clin North Am* 1973;53:459.)

bexiga, grande cuidado deve ser tomado para evitar incorporar os ureteres distais na sutura. Uma cistotomia com inserção de pequenos cateteres de um modo retrógrado através dos orifícios ureterais é útil para prevenir esta complicação. É aconselhada a drenagem da área. É prudente cistotomia suprapúbica quando a lesão é no colo vesical ou no trígono.

Lesão Uretral

Lesão da uretra ocorre mais freqüentemente como resultado de excesso de eletrocoagulação na área prostática. Por outro lado, o tumor retal pode invadir a próstata, e ao se tentar efetuar uma ressecção curativa, a uretra prostática pode ser lesada. Trauma externo pode causar uma estenose uretral retardada, o que pode exigir cateterismo ou reconstrução subseqüente. Se a lesão desta área for reconhecida no momento da cirurgia, pode estar indicado reparo direto ou uretroplastia. Um urologista deve ser consultado se o cirurgião não for experiente com condutas reparadoras de ureter.

Lesão de Vesículas Seminais

Lesão das vesículas seminais provavelmente ocorre muito mais freqüentemente do que geralmente se suspeita. Isto pode ser responsável por alguns problemas relacionados à fertilidade; mas, sob outros aspectos não tem nenhuma conseqüência. Entretanto, foram descritas fístulas de vesícula seminal ao reto e um caso de fístula ao períneo após ressecção abdominoperineal. O tratamento neste caso incluiu drenagem percutânea do abscesso, antibióticos e administração oral de finasterida (Proscar).

Complicações Pós-Operatórias

Hemorragia Perineal

Retornar o paciente à sala de operações é certamente uma derrota para o cirurgião e um risco para o paciente. Felizmente, hemorragia perineal pode ser controlada abrindo-se a ferida perineal e achando-se o vaso sangrante, ou por tamponamento. Ocasionalmente, no entanto, a laparotomia precisa ser refeita. Esta complicação geralmente é evitável. A hemostasia da ferida perineal deve ser adequada antes que o paciente tenha permissão para ser levado da sala de operações. Se o sangramento for tão difuso que um vaso específico não pode ser identificado, pode ser necessário tamponamento com ou sem um agente hemostático.

Colostomia Necrótica

Pela preservação do primeiro ramo da artéria, o suprimento sangüíneo ao cólon descendente e cólon sigmóide residual tem menos probabilidade de ser prejudicado. Apesar desta precaução, a secção da artéria mesentérica inferior ou um dos seus ramos principais pode resultar em necrose ou gangrena franca do intestino. Isto ocorre quando o cólon recebe grande parte ou todo o seu suprimento vascular da artéria mesentérica inferior. Embora o uso da ultra-sonografia Doppler ou a injeção intravenosa de 5 ml de corante de fluoresceína, seguida pelo uso de uma lâmpada ultravioleta de onda longa, tenham sido advogados, esses estudos são desnecessários, porque a isquemia intestinal pode ser avaliada adequadamente pela simples inspeção clínica.

Apesar da atenção cuidadosa à viabilidade do intestino, a colostomia no momento do fechamento da ferida abdominal pode mostrar-se isquêmica. Isto geralmente é observado quando o cirurgião tem dificuldade para criar o estoma, seja em virtude da obesidade do paciente ou por causa da tensão do próprio intestino. Assegurando-se de que suficiente intestino é disponível para criar o estoma sem tensão e preparando uma abertura suficientemente grande na parede abdominal, esta dificuldade pode ser evitada.

Se o intestino parece isquêmico, ele deve estar isquêmico. O melhor momento para se refazer o estoma é no momento da próxima cirurgia. O tratamento de complicação do estoma é estudado no Capítulo 31.

Obstrução Intestinal

A obstrução do intestino delgado é comum após ressecção abdominoperineal. Algum grau de íleo paralítico normalmente está presente, por alguns dias, após a cirurgia, mas se gás não for eliminado até o sexto ou sétimo dias pós-operatórios, deve-se considerar a possibilidade de obstrução. A incidência de obstrução é de aproximadamente 3% em pacientes submetidos a esta operação.

A obstrução é mais comumente causada por aderências entre alças de intestino delgado, uma complicação que pode ocorrer após laparotomia para qualquer finalidade, mas duas situações específicas são diretamente relacionadas à ressecção abdominoperineal: (a) hérnia abaixo do assoalho pélvico e (b) hérnia através do espaço lateral à colostomia. A primeira pode ocorrer quando a sutura se rompe ou solta-se do peritônio, deixando um buraco através do qual uma alça de intestino delgado desce e fica aprisionada. O reparo exige liberação do intestino e fechamento da banda. Raramente, a alça de intestino desce até a pele perineal ou através da ferida cirúrgica. Gangrena também pode ocorrer, mas isto também é raro.

A segunda causa, a hérnia do intestino delgado através do defeito na goteira lateral, pode produzir uma obstrução do intestino delgado. Embora alguns recomendem uma sutura em bolsa, com pontos separados ou sutura contínua para fechar o espaço, e outros prefiram um acesso extraperitoneal, eu gosto de deixar o local amplamente desimpedido, na teoria de que o aprisionamento é menos provável se a abertura for suficientemente grande.

Se cirurgia for necessária, o intestino é reduzido, e a abertura, aumentada. Se a goteira for deixada aberta e ocorrer hérnia com obstrução é sensato tentar corrigir o defeito.

Retenção Urinária e Infecção ou Disfunção Vesical

Infecção do trato urinário e retenção urinária são as complicações mais comuns após ressecção abdominoperineal ou ressecção anterior baixa, com uma incidência de 20 a 40%. Linfadenectomia iliopélvica ampla aumenta o risco de dificuldades miccionais. Retenção urinária pode ser causada por lesão dos nervos simpáticos ou parassimpáticos para a bexiga, resultado de distensão pós-operatória, trauma local, hipertrofia prostática ou prolapso da bexiga dentro da pelve.

A mais importante manobra preventiva é a de manter um cateter de Foley na bexiga durante 5 a 7 dias. O cateter é removido, e o padrão de micção é cuidadosamente observado. Se o paciente for incapaz de urinar ou urinar freqüentemente em pequenas quantidades, deve ser feita uma determinação da urina residual. Se for mais de 300 ml, o cateter deve ser reinserido e deixado por 2 ou 3 dias mais. Durante este intervalo, é razoável colocar o paciente sob cloreto de betanecol (Urecholine; 25 a 50 mg), 4 vezes ao dia. Isto é sugerido como um esforço para melhorar o tônus do detrusor. São aconselhados estudos urodinâmicos se o paciente for incapaz de urinar após o cateter ter sido removido.

Um cistometrograma pode demonstrar uma bexiga flácida, mas o perfil de pressão uretral provavelmente é normal. É importante determinar o eletromiograma (EMG) do esfíncter externo. Muitas vezes, depois de uma ressecção abdominoperineal, o nervo pudendo interno está comprometido, e o paciente perde a inervação do esfíncter externo. A continência, portanto, é mantida apenas pelo esfíncter interno e o mecanismo do colo vesical. O cistometrograma, perfil de pressão uretral e EMG do esfíncter externo devem ser correlacionados aos achados anatômicos da cistouretroscopia. Se o paciente tiver uma próstata obstruída e um EMG normal do esfíncter, então é razoável efetuar uma ressecção transuretral. É mais seguro, no entanto, adiar a prostatectomia por 6 semanas em um paciente que recentemente fez ressecção abdominoperineal, para minimizar o risco de uma fístula urinária perineal. Se o EMG do esfíncter externo mostra um esfíncter externo flácido, não estaria indicado realizar ressecção transuretral da próstata ou qualquer forma de prostatectomia, por temor de tornar o paciente incontinente. Nestas circunstâncias, é aconselhável deixar o cateter na bexiga por 6 semanas a 2 meses, ou ensinar ao paciente o uso de cateterização intermitente. É de esperar que este repouso venha a permitir que a urina residual vesical seja de um volume suficientemente pequeno para evitar superdistensão da bexiga e descompensação da musculatura do detrusor. É preferível a cateterização intermitente que a incontinência urinária do paciente.

A prática urológica atual desaconselha pinçar e soltar o cateter em uma tentativa de restaurar o tônus do detrusor. Se o objetivo de manter a bexiga vazia for atingido, o tônus detrusor retornará.

Em mulheres, o procedimento é essencialmente o mesmo descrito acima. Se a mulher tiver dificuldade para urinar depois de um período adicional de drenagem com cateter e tratamento com betanecol, deve-se ensinar a ela a técnica de autocateterização intermitente até que o tônus vesical retorne e ocorra a micção normal. Autocateterização é uma opção em homens também.

Infecção da Ferida Perineal

Infecção perineal não é rara após ressecção abdominoperineal. Ela pode ser causada pela contaminação no momento da proctectomia por um ferimento da parede retal, derramamento fecal, presença de um carcinoma perfurado, um hematoma infectado ou a presença de doença perineal (p. ex., fístula ou abscesso). Um tempo operatório prolongado também pode predispor ao desenvolvimento subseqüente de sepse.

Caracteristicamente, o paciente desenvolve febre baixa no terceiro ou quarto dia pós-operatório, que se eleva aos poucos. Na ausência de outra origem óbvia de pirexia, a ferida perineal deve ser cuidadosamente explorada com um dedo enluvado. Loculações devem ser rompidas e, se necessário, reaberta a ferida. Irrigação com solução de Dakin a meia concentração (usando um cateter de borracha) é importante para remover coágulo e detritos.

Infecção da Ferida Abdominal e Sepse Intra-Abdominal

Embora infecção da ferida raramente seja fatal, ela agrava consideravelmente a morbidade e prolonga a hospitalização. A incidência de infecção da ferida após ressecção abdominoperineal é a mesma que a de qualquer ressecção de cólon (< 5%).

TABELA 23.1. Fatores Predisponentes ao Desenvolvimento de Infecções das Feridas após Cirurgia do Cólon

Fator	*Infecções (%)*	*Significância Estatística*
Irradiação pré-operatória	22,2	$p < 0,04$
Albumina sérica < 2,9 g/dL	20,1	$p < 0,02$
Estoma pré-operatório	19,1	$p < 0,001$
Perda sangüínea > 2 bolsas	17,4	$p < 0,03$
Doença de Crohn	14,3	$p < 0,002$
Preparo intestinal		
Antibiótico inabsorvível	14,1	$p < 0,001$
Antibiótico outro que não eritromicina e neomicina	7,7	$p < 0,001$
Tempo operatório > 2 h	11,7	$p < 0,06$

De: DeGennaro V, Corman ML, Coller JA, *et al.* Wound infections after colectomy (infecções de feridas após colectomia). *Dis Colon Rectum* 1978;21:567, com permissão.

Os ingredientes necessários da infecção da ferida são contaminação com organismos patogênicos e um hospedeiro suscetível. Em virtude da natureza da cirurgia do cólon e reto, alguma contaminação está presente em todos os pacientes, mas são conhecidos vários fatores que predispõem a esta complicação (Tabela 23.1). Trauma esplênico e a necessidade de esplenectomia concomitante com qualquer operação de cólon aumentam o risco de infecção no período pós-operatório inicial. Trauma combinado de baço e cólon deve constituir uma indicação, em vez de uma contra-indicação, à manutenção do baço.

Neuropatia Periférica

A posição de perineolitotomia tem sido associada a diversas complicações intra e pós-operatórias, especialmente no que se relaciona à síndrome de compartimento. Conforme mencionado, é por esta razão que cuidado especial necessita ser tomado no posicionamento do paciente, a fim de minimizar o risco de lesão vascular. Outra complicação que foi observada relacionou-se ao afastador autostático, aquela de neuropatia femoral. Esta complicação foi descrita como conseqüência de várias operações, mais comumente reparação de hérnia inguinal. Em casos raros, esta complicação foi associada ao uso do afastador autostático de Bookwalter.[172] Em um paciente mais magro, o mesmo fenômeno pode ocorrer se for usado o afastador de Balfour[173] ou se for empregado o instrumento de O'Connor–O'Sullivan.[174] Com atenção cuidadosa à localização das lâminas dos afastadores, esta complicação deve ser evitável.

Impotência, Infertilidade e Dispareunia

Impotência após proctectomia para carcinoma do reto é regra em vez de exceção, especialmente no grupo etário mais avançado, e particularmente quando se faz uma linfadenectomia iliopélvica ampla. A ressecção exige extensa dissecção pélvica, o que pode resultar em lesão dos nervos parassimpáticos (*nervi erigentes* – nervos esplâncnicos pélvicos). Adicionalmente, a função sexual pré-operatória do paciente já podia ser sofrível, e o trauma cirúrgico pode ser suficiente para precipitar a impotência. A libido pré-operatória pode ser a questão crítica no que se refere à função sexual pós-operatória.

As mulheres parecem menos propensas a experimentar problemas com o orgasmo, embora a maioria dos relatórios inclua um elevado número de mulheres viúvas, idosas, que não têm parceiros sexuais. Sangue menstrual retido, colpite, corrimento crônico pela vagina e dispareunia são sintomas comuns após proctectomia. Em homens, pode resultar infertilidade mesmo se a intumescência não for prejudicada, em virtude da lesão dos nervos simpáticos e a conseqüência de ejaculação retrógrada. Lesão do ducto deferente ou das vesículas seminais também foi descrita e pode ser associada à infertilidade.

Uma abordagem pré-operatória sobre práticas sexuais do paciente é importante, especialmente em homens relativamente jovens, que vão se submeter à ressecção abdominoperineal. Caso ainda não tenha filho pode o paciente "depositar em um banco" o seu esperma antes de fazer esta operação, ou optar por terapias alternativas (p. ex., excisão local ou eletrocoagulação) em vez da cirurgia.

Ferida Perineal Não Curada e Fístula Perineal Persistente

O problema de cura retardada após proctectomia para câncer é raro, o que se contrapõe à freqüência desta complicação em pacientes que fazem proctectomia para doença intestinal inflamatória (ver Capítulo 29). Entretanto, com o uso aumentado de radioterapia pré-operatória e pós-operatória, mais pacientes estão sofrendo retardo na cura da ferida perineal. Isto é uma preocupação particular se a dose de radiação aproximar-se de 6.000 cGy. Várias técnicas têm sido usadas para melhorar a condição e efetuar a cura, incluindo reoperação e curetagem, excisão e enxerto, transposição de músculo e o uso de adesivo de fibrina (concentrado de fibrinogênio e trombina).

Hérnia Perineal

Hérnia perineal sintomática é uma rara complicação tardia da ressecção abdominoperineal, com uma incidência abaixo de 1%. A condição é muito mais comum em mulheres. Os sintomas podem incluir pressão perineal, repleção, dor, ou sensação como sentar-se sobre um toco. A hérnia pode causar necrose de pele ou associar-se à evisceração.

O tratamento deve ser uma operação abdominal ou uma operação combinada abdominal e perineal. Tentar o reparo pelo períneo, apenas, não tende a ter sucesso. Em princípio, o intestino tem que ser removido da pelve, e reconstituído o assoalho pélvico, usualmente com malha como Marlex. A pelve deve ser drenada e, se necessário, a pele que sobra deve ser excisada.

Sensações Fantasmas

Sensações fantasmas são comuns após amputações de extremidades, de modo que não é surpreendente que os pacientes possam experimentar sensações de uma necessidade de defecar ou eliminar gás após a proctectomia. Estes sintomas podem ocorrer em até dois terços dos pacientes. Teoricamente, essas sensações são uma resposta normal à remoção do reto, porque a inervação ainda está representada ao nível do córtex cerebral. Tranqüilidade e a passagem do tempo geralmente aliviam a ansiedade do paciente.

Dor Perineal

Dor intratável no períneo em um indivíduo que se submeteu à proctectomia para carcinoma do reto é causada por tumor recorrente até prova em contrário. Entretanto, pacientes ocasionalmente se queixam de dor intensa localizada profundamente que é verdadeiramente análoga à do espasmo dos elevadores (proctalgia fugaz; ver Capítulo 16). Este é um problema extremamente difícil de abordar. Inevitavelmente, banhos de assento e medicações analgésicas são usados, com sucesso relativo. Exercícios de fortalecimento perineal e uso de relaxantes musculares podem trazer melhora. Em mulheres, pode ser usado um acessório para a estimulação vaginal (estimulador eletrogalvânico). Injeção de esteróides é malsucedida, da mesmo forma que a injeção de agentes esclerosantes. Apesar de todo estudo disponível ter sido negativo, dor persistente, não respondendo a qualquer das medidas acima, em última análise, pode dever-se a um carcinoma recorrente, na grande maioria dos casos.

Síndrome de Ovário Aprisionado

As pacientes com síndrome de ovário aprisionado podem apresentar-se com dor abdominal, massa ou distensão abdominais. Se o ovário for ser preservado, é aconselhada excisão do cisto e ooforopexia. Deve-se tomar cuidado no momento da operação inicial para ter certeza de que o ovário permanece como uma estrutura intraperitoneal quando o assoalho pélvico é fechado, mas como a ooforectomia é recomendada em todas as mulheres pós-menopáusicas, esta deve ser uma complicação rara.

Complicação do Estoma

Retração, estenose, prolapso e hérnia, bem como dermatite periestomal e problemas relacionados ao manejo da bolsa são discutidos nos Capítulos 31 e 32.

Resultados

Morbidade e Mortalidade Operatórias

A taxa de mortalidade operatória após ressecção abdominoperineal permaneceu essencialmente inalterada por mais de 40 anos, e varia de 1 a 6,5%. A maioria das instituições relata uma alta taxa de complicação em torno de 60% após esta operação (Figura 23.20).

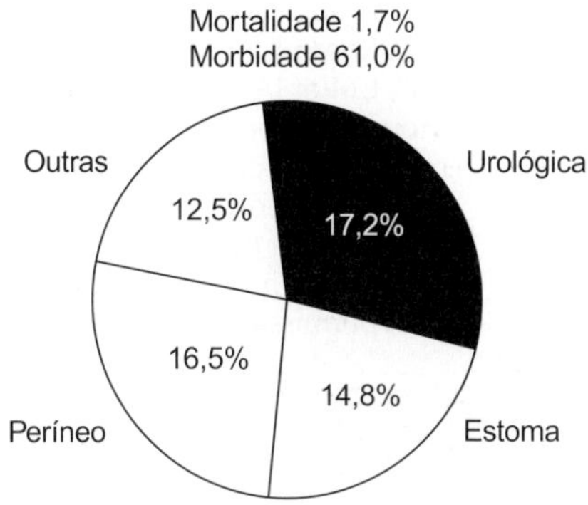

FIG. 23.20. Morbidade e mortalidade após ressecção abdominoperineal em 230 pacientes. (De: Rosen L, Veidenheimer MC, Coller JA, Corman ML. Mortality, morbidity, and patterns of recurrence after abdominoperineal resection for cancer of the rectum (Mortalidade, morbidade e recidivas após ressecção abdominoperineal para câncer no reto). *Dis Colon Rectum* 1982;25:202, com permissão.)

Resultados a Longo Prazo

A sobrevida de 5 anos em várias grandes experiências está apresentada na Tabela 23.2 de acordo com a classificação de Dukes. Na minha experiência, a taxa de sobrevida de 5 anos não corrigida aproxima-se de 90% para os pacientes com lesões A de Dukes, caindo para 65% para tumores B de Dukes e 23% para C de Dukes. Isto é essencialmente o mesmo que a taxa de sobrevida não corrigida das ressecções de cólon durante o mesmo período. A taxa de sobrevida não corrigida de todos os pacientes que fizeram ressecção abdominoperineal foi de 54%. A taxa de sobrevida de 10 anos está ilustrada na Figura 23.21. Pode-se notar que é semelhante à taxa de 5 anos. Isto significa que é raro um paciente falecer de câncer recidivado do reto após 5 anos de operado.

Dos pacientes, 40 a 45% desenvolveram câncer recidivado. Em 25%, a primeira recidiva foi local, enquanto em 75% a manifestação inicial de recorrência foi em localização distante.

Pacientes com uma lesão A de Dukes raramente desenvolvem recidiva local. Recidiva local aparece muito mais cedo em pacientes com lesões C de Dukes que nos pacientes com tumor B de Dukes. Entretanto, uma vez a recidiva se desenvolva,

TABELA 23.2. Ressecção Abdominoperineal: Taxa de Sobrevida de 5 Anos

Autor/Ano	*Lesão de Dukes*	*A*	*B*	*C*
Dukes/1940	93	65	23	–
Gilbertren/1960	80	50	23	
Slanetz *et al.*/1972	81	52	33	
MacLennan *et al.*/1976	91	59	25	
Strauss *et al.*/1978	82	40	15	
Walz *et al.*/1977	78	45	22	

De: (Rosen L, Veidenheimer MC, Coller JA, Corman ML. Mortality, morbidity, and patterns of recurrence after abdominoperineal resection for cancer of the rectum (Mortalidade, morbidade e recidiva após ressecção abdominoperineal para câncer no reto). *Dis Colon Rectum* 1982;25:202, com permissão.)

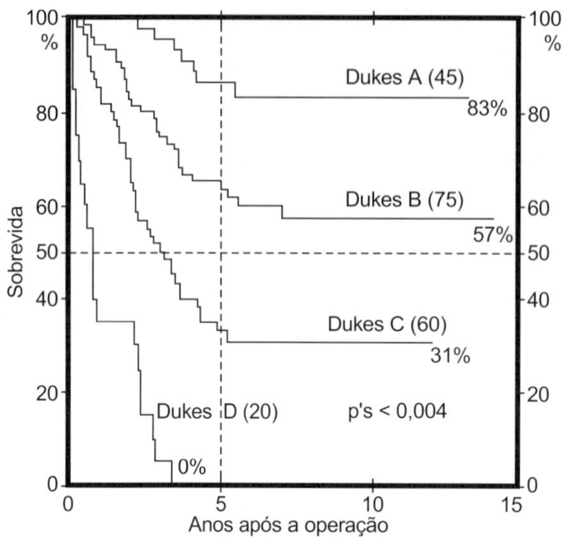

FIG. 23.21. Sobrevida após ressecção abdominoperineal. (De: Rosen L, Veidenheimer MC, Coller JA, Corman ML. Mortality, morbidity, and patterns of recurrence after abdominoperineal resection for cancer of the rectum. *Dis Colon Rectum* 1982;25:202, com permissão.)

nenhuma diferença estatisticamente significante existe no tempo médio de sobrevida entre os dois grupos de pacientes. Além disso, nenhuma diferença estatisticamente significativa no tempo de sobrevida é vista, e independente se a recidiva inicial foi local ou distante.

A incidência de recidiva aumenta com a extensão do período de acompanhamento. Acompanhamento completo, mais longo, e uma procura intensiva de recidiva, incluindo uma alta taxa de autópsia, são alguns dos fatores que inevitavelmente resultam em taxas mais altas de recidivas.

Protocolo de Acompanhamento

A adequação e a cronologia de um protocolo de acompanhamento após ressecção de câncer retal foram discutidas no Capítulo 22. Como afirmamos, o benefício potencial para os indivíduos a partir dessas avaliações seguindo-se à cirurgia curativa não foi provado. Pacientes submetidos a acompanhamento intenso têm a recidiva diagnosticada precocemente e se submetem mais a operações para recidiva, mas as taxas de sobrevida não são significativamente melhoradas. Entretanto, outros opinaram que um programa de acompanhamento baseado em ensaios de antígeno carcinoembrionário (CEA), ativador tecidual do plasminogênio e CA19-9 associa-se a um diagnóstico mais precoce, com uma boa taxa de ressecabilidade da doença metastática e recidiva local.

Ressecção Abdominoperineal Paliativa

Ressecção abdominoperineal paliativa é defendida por vários autores. Pacientes com metástases extensas, metástases pulmonares ou doença disseminada (p. ex., osso, cérebro) são maus candidatos a este tipo de ressecção. Pacientes com ascite ou múltiplos implantes carcinomatosos peritoneais também apresentam riscos operatórios extremamente altos. Uma vez que o tempo médio de sobrevida dos pacientes com lesões D de Dukes aproxima-se de 1 ano, alguns devem ser considerados para ressecção paliativa; estes incluem pacientes com dor perineal, tenesmo ou hemorragia. Se o tumor puder ser extirpado, pode ser prevista uma melhor qualidade de vida.

O fato de haver sobreviventes a longo prazo quando são efetuados os chamados procedimentos "paliativos" significa que alguns indivíduos ainda podem ser bem tratados cirurgicamente, mesmo que tenham doença localmente avançada. A ressecção estendida nestes pacientes, se exeqüível, tem o potencial de proporcionar excelente paliação e mesmo, ocasionalmente, cura.

RESSECÇÃO DE HARTMANN

Ocasionalmente, pacientes com doença metastática podem ser adequadamente tratados pela chamada "ressecção de Hartmann". O procedimento certamente tem a vantagem potencial de remover a massa tumoral sintomática, um objetivo importante em uma ressecção paliativa. Infelizmente, quando a operação é empreendida em tentativa de curar o paciente, a colostomia muitas vezes é permanente. Apesar das técnicas mais novas elaboradas para restabelecer a continuidade intestinal, um grande procedimento ainda é necessário. É por esta razão que eu não recomendo a ressecção à Hartmann para pacientes cuja doença é potencialmente curável.

TRATAMENTO DA RECIDIVA LOCAL

O tratamento da doença metastática após ressecção de carcinoma colorretal é abordado no Capítulo 22. A discussão que se segue é limitada ao problema específico da recidiva subseqüente à ressecção abdominoperineal.

Sinais e Sintomas

Uma das preocupações expressadas com a ressecção de cólon assistida por laparoscopia para câncer é a incidência aumentada aparente de recidiva no local do trocarte (ver Capítulo 27). Entretanto, lembremos que recidiva na ferida desenvolve-se, *sim,* após tratamento cirúrgico convencional de câncer colorretal, ainda que raramente. Como com a recidiva perineal em geral, sua presença geralmente significa doença mais extensa.

Com recidiva perineal, os pacientes se queixam de uma massa dolorosa, que pode ser o resultado de implante na pele, mas mais comumente é uma conseqüência da extensão do tumor pélvico para baixo. Biopsia usualmente confirma o diagnóstico. Com recidiva pélvica, o paciente pode ser assintomático, mas pode relatar dor perineal, pélvica ou abdominal inferior, e a sensação de sentar-se sobre um toco. A dor pode irradiar para as costas, as nádegas, ou ter uma distribuição ciática. Se o tumor comprometer a bexiga, a próstata ou a uretra, pode desenvolver sintomas urinários (inclusive hematúria).

O diagnóstico pode ser feito sem estudos especiais e sem evidência de biopsia positiva de recidiva, tão característica é a síndrome. O conhecimento de um laudo de patologia previamente "desfavorável" é útil. Uma massa pode ser sentida no períneo ou na vagina. TC tem sido usada com sucesso para delinear tanto a presença de uma massa tumoral quanto a extensão da disseminação pélvica, bem como evidência de obstrução ureteral. Ela também é sugerida como um estudo potencialmente valioso para a avaliação de acompanhamento a fim de antecipar recidiva antes que apareçam sintomas. A biopsia percutânea guiada por TC é uma ferramenta particularmente útil para estabelecer o diagnóstico histológico de carcinoma recidivado na pelve. Mas, como foi dado a entender, a confirmação histológica não é necessária para implementar terapia. Elevação da concentração de CEA certamente é sugestiva de doença recidivada, mas freqüentemente este estudo laboratorial está dentro da faixa normal se a recidiva for limitada à pelve. Isto está em oposição aos pacientes que têm comprometimento do fígado ou outro órgão (ver Capítulo 22). Um pielograma intravenoso pode ser feito, especialmente se existir preocupação com invasão dos ureteres baseando-se no estudo de TC.

Cirúrgico

Investigação pré-operatória extensa é obrigatória — inclusive TC. Estudo por imagem ponderado para T_1 e T_2 é importante para excluir erosão óssea ou comprometimento da parede lateral pélvica. A presença dessa extensão tumoral significa inoperabilidade e contra-indicação à cirurgia exploradora. Segue-se uma lista de recomendações:

- Realizar estudo do cólon para metástases locais e distantes.
- Dispor de *stents* ureterais.
- Marcar a cirurgia para mais cedo no dia.
- Prever a necessidade de outros especialistas.
- Assegurar auxílio experiente.
- Planejar a incisão cuidadosamente.
- Dispor de posição de Trendelenburg bem inclinada.
- Posicionar ambos os braços do paciente abertos.
- Usar instrumentos iluminados de luz frontal ou ambos.
- Prever perda sangüínea excessiva.

Esta lista é apenas um meio de lembrar ao cirurgião a magnitude da cirurgia de reoperação de câncer. De maneira nenhuma ela é exaustiva.

Resultados

Infelizmente, nenhum tratamento verdadeiramente satisfatório existe disponível para recidiva perineal ou pélvica. Há, no entanto, o raro caso no qual recidiva perineal (o equivalente à recidiva na linha de sutura) desenvolve-se secundariamente à implantação ou a uma excisão inadequada da pele. Ainda pode ser possível curar o paciente excisando-se a ferida perineal. Entretanto, no caso de malignidade pélvica recidivada, raramente a ressecção pode ser efetuada com sucesso. Os únicos pacientes com probabilidade de ter um benefício de sobrevida da cirurgia pélvica reoperatória para câncer retal são aqueles cuja doença são passivas de ressecção total (uma situação rara). Em uma revisão de mais de 200 pacientes da Mayo Clinic, as taxas de sobrevida de 3 anos, 5 anos e média foram aproximadamente 57, 34 e 45 meses, respectivamente. A probabilidade cumulativa de falha local foi de 24, 41 e 47% com 1, 3 e 5 anos, respectivamente. Outros autores observaram que a recidiva pélvica pode ser ressecada com segurança com expectativa de sobrevida a longo prazo em aproximadamente um terço dos casos. Aplicação seletiva da conduta é fortemente recomendada, para identificar pacientes baseando-se nos fatores de risco conhecidos.

Radioterapia

Extirpação cirúrgica de recidiva pélvica foi usada para a paliação. Mas a radioterapia tem sido e continua a ser o tratamento mais efetivo para aliviar sintomas de doença localmente recidivado, com benefício paliativo durando vários meses até 10 anos. Embora a maioria dos estudos demonstre ausência de diferença significativa na duração da sobrevida, pouca controvérsia existe concernente à melhora dos sintomas. A radioterapia é efetiva no tratamento da dor em aproximadamente três quartos dos pacientes. Ela também pode diminuir o tamanho de uma massa, e com uma lesão ulcerada, a quantidade de drenagem perineal ou vaginal.

A radioterapia pode ser administrada até um total de 60 Gy (dependendo se o paciente recebeu tratamento pré-operatório; ver adiante). Embora alguns grupos recomendem tratamento curtos de 20 Gy quando desenvolvem sintomas, em vez de uma série de grandes doses, outros observam ausência de diferença significativa na resposta aos três níveis de dosagem – 40, 50 e 60 Gy. Os pacientes que estão gravemente debilitados podem ser tratados pelo chamado "hipofracionamento" – a aplicação de uma única grande dose (10 Gy) uma vez por mês durante 3 meses.

Um dos ônus com que o paciente e o cirurgião podem ser forçados a lidar é a radionecrose que se desenvolve após radioterapia com altas doses para câncer retal primário ou recidivado extenso. Complicações associadas, como fístula enterocutânea, fístula urinária, abscesso pélvico, osteomielite e fístulas persistentes complicam ainda mais o quadro. Tratar o corrimento de odor fétido, aliviar a dor e equacionar as trocas freqüentes de curativo são preocupações capitais.

Radioterapia Intra-Operatória

A radioterapia intra-operatória é discutida adiante neste capítulo no que se refere à ressecção de uma lesão com esterilização de células residuais. O procedimento também é de valor nos pacientes com lesões retais ou retossigmóides fixas, inoperáveis. Uma terceira aplicação é o tratamento combinado do câncer recidivado.

Quimioterapia

Outras modalidades de tratamento incluem implante de rádio e quimioterapia. A quimioterapia sistêmica conforme convencionalmente administrada não se comprovou benéfica. Entretanto, alguma paliação foi obtida pela perfusão intra-arterial pélvica de 5-FU. Em um estudo, a colocação percutânea de cateteres nas artérias ilíacas internas, administração de 5-FU e mitomicina-C, e a aplicação de hipertermia corporal total foram descritas como propiciando maior alívio da dor que a quimioterapia de perfusão unicamente. Radiossensibilizantes (5-FU e mitomicina-C) também foram sugeridos para melhorar a resposta à radioterapia (ver adiante).

Tratamento da Dor

Para a dor que não pode ser eficazmente tratada por radioterapia e que não responde mais a analgésicos narcóticos, é aconselhada consulta neurocirúrgica. A colocação de cateteres epidurais, intratecais e intraventriculares para a administração de drogas narcóticas bem como o uso de álcool intratecal ou cordotomia podem constituir alternativas apropriadas em uma situação intratável.

COLOSTOMIA OU ILEOSTOMIA

Um procedimento de desvio sem ressecção do câncer no reto é aplicado mais quando o paciente se apresenta com obstrução ou uma obstrução iminente. Mas a dúvida crucial é quanto a realizar a excisão retal: se no momento ou em um segundo tempo. A resposta depende de vários fatores: (a) o grau de dilatação do intestino; (b) se há oportunidades de "preparar" o cólon ou efetuar uma anastomose; (c) se o tumor é ressecável e a radioterapia suplementar tem lugar; e, evidentemente, (d) as condições do paciente. Em geral, quando o cirurgião se confronta com uma obstrução, provavelmente é mais certo efetuar uma colostomia. Uma conduta alternativa é considerar os métodos de irrigação anterógrada discutidos no Capítulo 22, e ressecar (com ou sem anastomose). Opções adicionais são o uso de um Wallstent, outras próteses, e condutas paliativas endoscópicas (ver adiante). As técnicas de confecção de estoma são discutidas no Capítulo 31.

Se a queixa principal do paciente é sangramento, é notoriamente ineficaz a colostomia. Apesar da derivação, o sangramento muitas vezes persiste, sendo a ressecção abdominoperineal paliativa a opção, e eletrocoagulação e terapia de fotocoagulação a *laser* outras (ver adiante). Radioterapia não se comprovou benéfica nesta situação. Outra possibilidade de estabelecimento de hemostasia é a aplicação de gaze embebida em solução a 1% de alume (sulfato de alumínio amônio/sulfato de alumínio potássio) como agente hemostático.

RESSECÇÃO ANTERIOR BAIXA

A primeira ressecção do cólon sigmóide foi efetuada em 1833 por Reybard,[175] de Lyon, mas durante os 100 anos seguintes praticamente todas as condutas operatórias para o tratamento de carcinoma envolveram a extirpação do reto ou outro procedimento de poupança do esfíncter, como as várias modificações da operação de *pull-through* ("abaixamento"). Não foi senão nos anos 1940 que as técnicas anastomóticas convencionais tornaram-se suficientemente seguras para serem usadas na maioria dos casos de carcinoma do reto com restabelecimento da continuidade intestinal.

Indicações

O fator mais importante que determina a probabilidade de realizar uma anastomose é o nível da lesão. Embora fatores favoráveis (p. ex., boa diferenciação, histograma diplóide, penetração limitada da parede intestinal à ultra-sonografia endorretal, tamanho pequeno e configuração polipóide) possam reduzir com segurança a margem distal de ressecção a 1 ou 2 cm, é raro o paciente que deve ser considerado para uma ressecção anterior baixa quando o tumor está a menos de 7 cm da margem anal. Quando comparada com outras operações de ressecção que poupam o esfíncter, a ressecção anterior baixa é a preferida.

Técnica

O paciente pode ser posicionado na posição de perineolitotomia (Lloyd-Davies[176]) ou supino sobre a mesa de operações quando o cirurgião se sente confiante em que uma via de acesso abdominal anterior permitirá anastomose por um método de sutura convencional. Uma laparotomia exploradora é efetuada, e feita uma determinação da possibilidade e conveniência da ressecção.

Os passos iniciais do procedimento são idênticos aos descritos para a ressecção abdominoperineal; a flexura esplênica não é mobilizada rotineiramente. Eu também não acredito na chamada "ligadura alta" da artéria mesentérica inferior. Tendo ficado satisfeito de que uma anastomose pode ser efetuada, a tarefa seguinte do cirurgião é ressecar o mesorreto. Clampes de ângulo reto são colocados posteriormente, e o mesentério é seccionado acima dos clampes. Tensão sobre o intestino proximal permite a separação do mesentério da parede retal posterior. Com uma anastomose muito baixa, usualmente há pouco ou nenhum mesentério para seccionar.

Excisão Total do Mesorretal

Embora tumor na margem de ressecção e uma segunda lesão primária sejam fontes potenciais de doença recorrente, com toda probabilidade, estas são causas incomuns de recidiva. Acredita-se, de modo geral, que a maioria das recorrências na linha de sutura é causada por tumor residual deixado na pelve (a chamada margem tangencial ou lateral) que subseqüentemente cresce para dentro da luz através da anastomose.

Vários relatos enfatizam a importância da disseminação mesorretal do tumor na determinação do risco de recidiva e sobrevida. Foi dada ênfase à remoção da *faixa* de mesorreto, com excisão total do mesorreto, para reduzir a incidência de recidiva. Em teoria, deixar de excisar completamente o mesorreto tem o potencial de deixar doença residual macroscópica ou microscópica, o que pode conduzir à recidiva local.

Uma das preocupações é a morbidade aumentada associada à remoção do mesorreto distal à anastomose. Desvascularização pode ser uma conseqüência, com uma incidência aumentada de deiscência anastomótica. Outros expressam entusiasmo pela técnica, comentando também que o procedimento é compatível com preservação dos nervos autonômicos bem como preservação do esfíncter.

O problema permanece: quando uma ressecção abdominoperineal é efetuada (removendo todo o mesorreto), o risco de recorrência na pelve é significativamente maior que o relatado pelos investigadores que aconselham excisão mesorretal total. Para mim, isto é um enigma que desafia explicação. O fato é que recidiva local foi demonstrada estreitamente relacionada a tumor nas margens retais laterais. Como na ressecção abdominoperineal, a excisão mesorretal total não acrescenta nada à operação convencional quando um cirurgião se defronta com alastramento lateral de tumor.

Linfadenectomia

Vários cirurgiões continuam a recomendar linfadenectomia sistemática com dissecção dos linfonodos laterais para minimizar a probabilidade de recorrência. No que se refere a metástases de adenocarcinoma retal nos linfonodos inguinais, uma manifestação verdadeiramente incomum, sobreviventes de 5 anos são raros, independentemente do método de tratamento.

Sutura Convencional

Um clampe esmagador é aplicado, usualmente 5 cm abaixo da margem distal do tumor; um clampe angulado ou curvo colocado no plano ântero-posterior é preferido. Só um clampe é usado.

Pontos de ancoragem são aplicados, e o intestino é seccionado abaixo do clampe. Pinças de Allis longas podem ser usadas para identificar a borda cortada do reto (Figura 23.22). Com o intestino proximal seccionado e a peça removida, é executada uma anastomose aberta término-terminal. São recomendadas suturas separadas absorvíveis a longo prazo nº 3-0 ou nº 4-0, mas o tipo de material de sutura é de

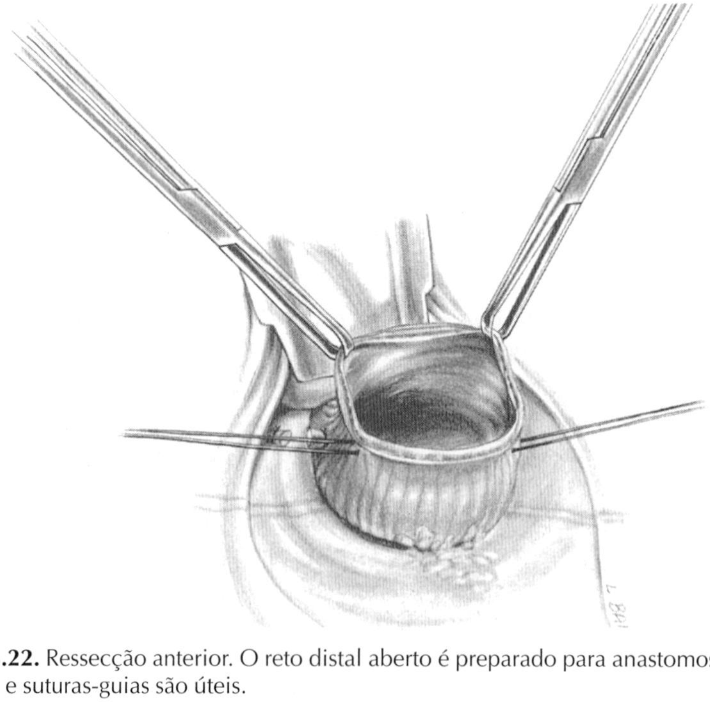

FIG. 23.22. Ressecção anterior. O reto distal aberto é preparado para anastomose. Pinças de Allis e suturas-guias são úteis.

menor importância que a efetuação meticulosa da técnica usada. Pontos simples separados são colocados como uma camada única, pegando mais profundas a camada e menos a muscular e mucosa (o reto não possui serosa a este nível). Com uma anastomose baixa, é mais fácil aplicar todos os pontos na fileira posterior inicialmente, antes de amarrar (Figura 23.23). Os fios são então amarrados, e a fileira anterior é completada. A última sutura é usualmente uma sutura invasivante a fim de inverter a mucosa. Uma camada única é considerada adequada, embora o cirurgião possa preferir puxar o peritônio anterior sobre a anastomose com suturas de Lembert.[177] Uma técnica de sutura contínua também é perfeitamente satisfatória. O assoalho da pelve não é reconstituído, mas é vigorosamente irrigado.

Um passo útil no procedimento é colocar ou fixar omento em torno da anastomose. Isto pode ser feito liberando-o do cólon transverso com cuidado para evitar lesão do suprimento sangüíneo (Figura 23.24). O omento é então trazido para baixo pela goteira parietocólica lateral para dentro da pelve, e uma sutura de ancoragem é colocada abaixo e posterior à anastomose para fixá-lo.

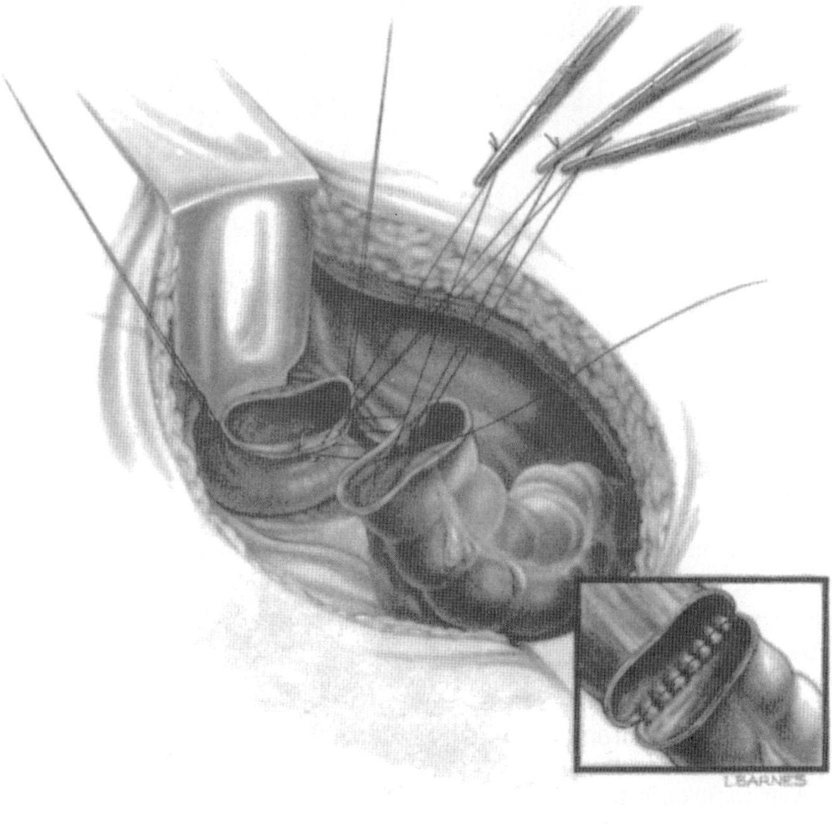

FIG. 23.23. Ressecção anterior. Os pontos são inicialmente aplicados na fileira posterior, mas não amarrados. *Detalhe* demonstra a fileira posterior completada.

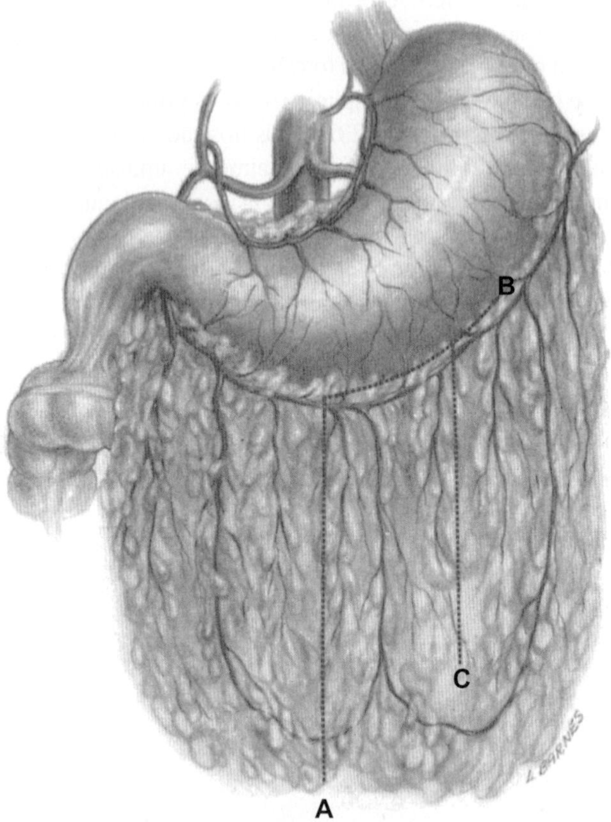

FIG. 23.24. Modelagem do omento. Comprimento adequado pode usualmente ser obtido se o omento for dividido ao longo de linhas (*A* e *B*). Se ainda mais comprimento for necessário, outra incisão (*C*) geralmente é suficiente.

Uso de Drenos

O uso de rotina de drenos para anastomoses pélvicas não é aconselhado. A presença de um dreno não influencia a morbidade ou mortalidade pós-operatória. Além disso, se a anastomose vazar, a presença de um dreno não evita a necessidade de reoperação, nem pus ou fezes emergem do dreno em pacientes vítimas de deiscência de anastomose.

Anastomose Grampeada ou Mecânica

A aplicação de instrumentos grampeadores para efetuar anastomoses do cólon é discutida no Capítulo 22, mas a confecção de uma anastomose retal baixa não é possível com os instrumentos e manobras convencionais descritos naquele capítulo.[178]

Em 1978, a **United States Surgical Corporation** introduziu um aparelho de grampeamento circular (semelhante ao grampeador russo PKS) que é extremamente vantajoso para executar anastomoses colorretais baixas. Os grampeadores criam uma anastomose circular invertida com duas fileiras de grampos desencontrados (Figura 23.25) e removem anéis da parede intestinal de cada extremidade para criar uma luz adequada. Os cartuchos são disponíveis em 3 diâmetros.

Técnica

Uma variedade de técnicas de grampeamento foi sugerida para a realização de uma anastomose no reto. A mais comumente usada é a anastomose término-terminal usando o instrumento grampeador passado transanalmente. O paciente é colocado na posição de perineolitotomia para facilitar o acesso ao ânus e ao abdome. Depois que o intestino foi mobilizado acima e abaixo do tumor e o suprimento sangüíneo foi seccionado, o local proximal para a anastomose é preparado. Em contraste com a técnica de sutura convencional, o intestino deve ser meticulosamente desbridado de toda gordura por 1,5 a 2 cm. Um clampe esmagador é colocado distalmente, e uma sutura em bolsa de monofilamento é feita na extremidade proximal. O intestino é então seccionado entre os clampes.

De maneira semelhante, o intestino distal abaixo do tumor é liberado, e o mesentério é desbridado. Uma sutura em bolsa é feita a uma distância adequada abaixo do tumor ou, alternativamente, pode ser usada uma técnica de duplo grampeamento.

Um clampe esmagador é colocado no intestino distal ao tumor. É útil aplicar um clampe intestinal não esmagador ou clampe vascular no coto retal distal para usar como um cabo, ou colocar diversas suturas-guias para tracionar o reto para

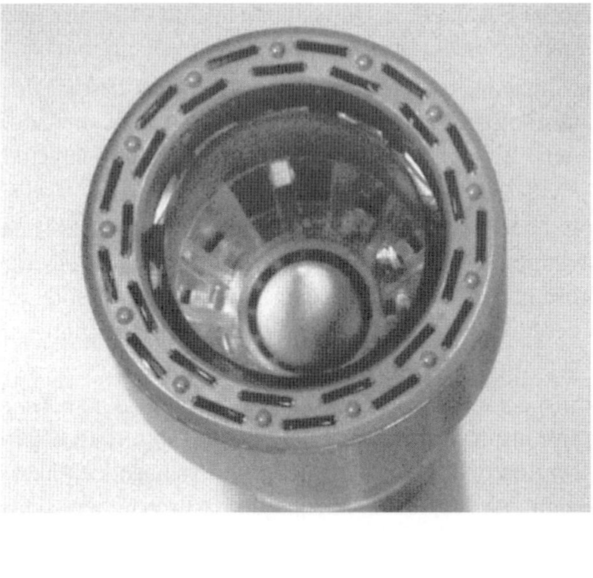

FIG. 23.25. Cartucho contendo duas fileiras desencontradas de grampos. (Cortesia de United States Surgical Corporation.)

cima. O intestino é então seccionado, e a peça é removida. Pressão sobre o períneo com o punho eleva o coto retal remanescente o suficiente para permitir a aplicação da sutura em bolsa.

Uma técnica alternativa envolve inverter o coto retal com a ajuda de suturas-guias e a passagem do coto retal para o cirurgião perineal. Se o reto for de comprimento suficiente, às vezes é possível aplicar o aparelho de sutura em bolsa fora da margem anal. Embora havendo reto suficiente para permitir esta manobra, é melhor aplicar o instrumento através do abdome. Ocasionalmente ocorre situações em que esta alternativa técnica pode ser útil. Depois que a sutura foi colocada, o reto é empurrado de volta à pelve.

Atenção é voltada para o cartucho do grampeador, o maior devendo ser usado sempre que possível. O cólon sigmóide usualmente tem a menor luz, mas com a ajuda de um equalizador, a discrepância luminal pode ser corrigida.

O cirurgião perineal dilata delicadamente o ânus, e o instrumento bem lubrificado é inserido no reto. O cirurgião abdominal deve guiar o aparelho anteriormente, por causa de uma tendência de o operador perineal dirigir o instrumento contra o sacro. A bigorna é avançada desde o cartucho para dentro da pelve. A sutura em bolsa distal é então amarrada sobre a haste do instrumento (Figura 23.26). Então, usando-se pinça de Allis[179] ou Babcock,[180] o intestino proximal é aplicado folgado sobre a bigorna, e a sutura em bolsa proximal é amarrada (Figura 23.27). Ambas as suturas são então cortadas.

O cirurgião perineal então aperta o botão de ajuste, e as extremidades intestinais são aproximadas. O cirurgião abdominal assegura-se de que nenhum tecido fique interposto entre a bigorna e o cartucho. O detentor de segurança do instrumento é liberado, e a coronha é apertada para disparar os grampos e cortar as duas bordas do intestino (Figura 23.28). A bigorna é avançada e, com um movimento rotacional delicado, o instrumento é retirado com orientação cuidadosa do cirurgião abdominal.

Finalmente, os anéis de intestino excisados, que são as bordas cortadas de ambas as extremidades da anastomose (com as suturas em bolsa), são examinados para confirmar que eles (os anéis) estão intactos. Se os anéis não estiverem intactos, a anastomose terá que ser refeita ou reforçada com suturas.

Uma das preocupações é a dificuldade de se passar o instrumento através do canal anal sem trauma. Várias sugestões foram feitas, incluindo incorporar a bigorna dentro de um dreno de Penrose para permitir passagem suave. Adicionalmente, vários afastadores anais foram desenvolvidos para facilitar a passagem do instrumento através deles e para dentro da pelve.

A anastomose pode ser inspecionada colocando-se soro fisiológico na pelve e procurando bolhas quando ar é insuflado pelo ânus para dentro do reto, e com o intestino proximal ocluído com os dedos ou um clampe não esmagador (Figura 23.29). Visualização proctossigmoidoscópica da adequação da luz também pode

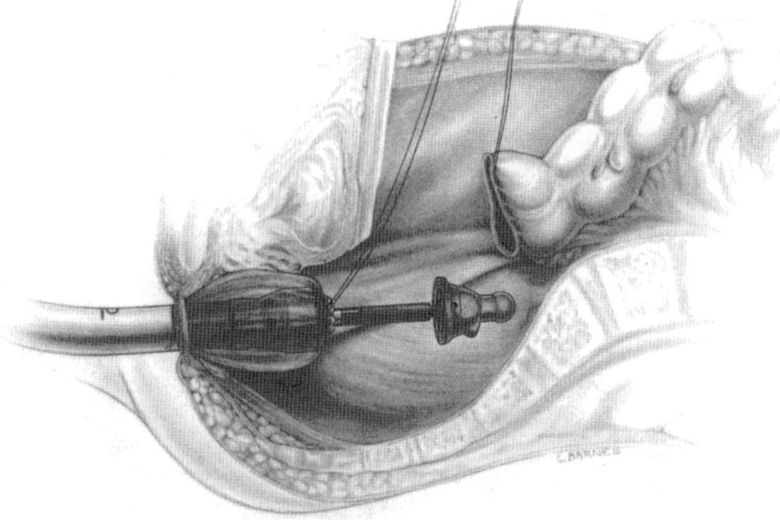

FIG. 23.26. Instrumento de anastomose mecânica circular é inserido através do ânus, e a sutura em bolsa distal é amarrada.

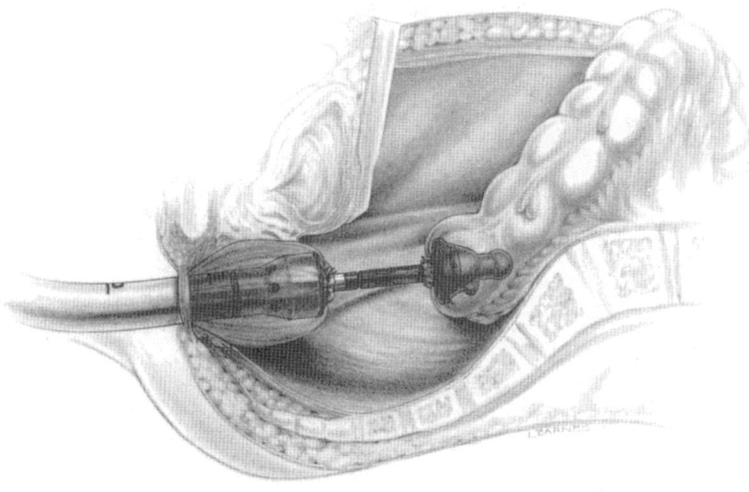

FIG. 23.27. Anastomose mecânica circular. Suturas em bolsa proximal e distal estão amarradas.

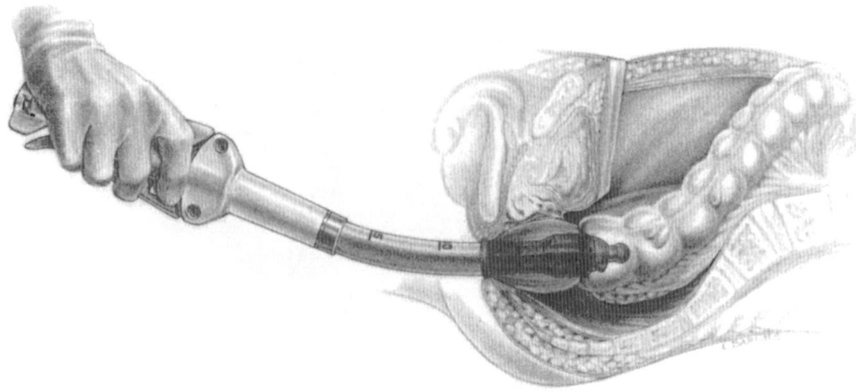

FIG. 23.28. Anastomose mecânica circular. O instrumento é disparado depois que as extremidades do intestino foram aproximadas.

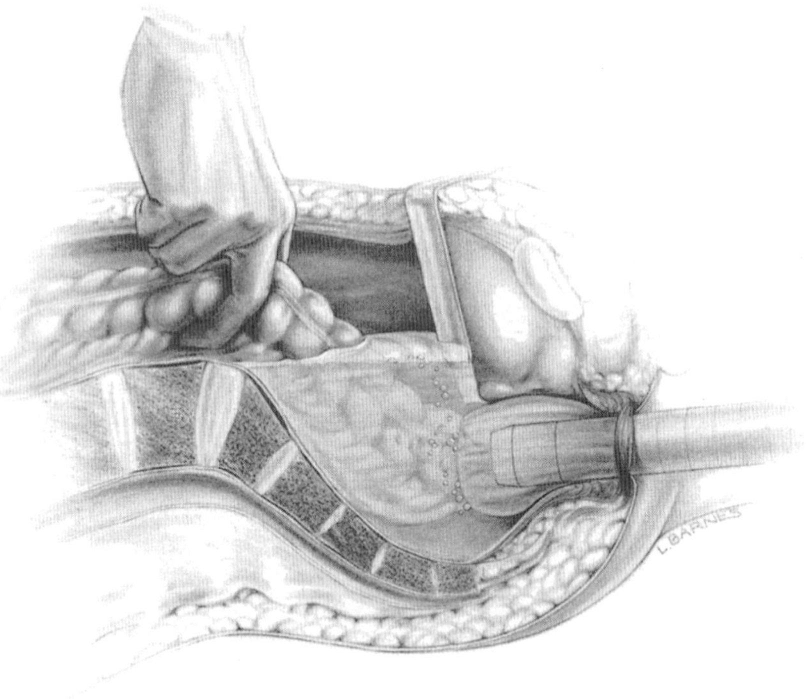

FIG. 23.29. Método de testar a integridade da anastomose retal baixa. Inspeção pode ser realizada por meio do sigmoidoscópio rígido. Pela compressão do intestino proximal com os dedos ou um clampe não esmagador, e pela insuflação de ar com soro fisiológico na pelve, bolhas podem ser vistas escapando de uma deiscência. O local pode ser identificado e possivelmente reparado.

ser útil. Se a técnica tiver sido adequadamente executada e nenhuma evidência de vazamento for vista, não são necessárias suturas de reforço.

O método de execução da anastomose com a bigorna destacável é ilustrado em conjunção com a técnica de duplo grampeamento, mas ela é de igual aplicabilidade à operação padrão término-terminal que acabamos de descrever.

Técnica de Duplo Grampeamento

Uma alternativa à colocação da sutura em bolsa distal é fechar o coto retal por meio de um grampeador linear e efetuar uma anastomose término-terminal usando a chamada "técnica de duplo grampeamento". É uma alternativa segura para realizar uma anastomose colorretal baixa, que de outro modo poderia não ser tecnicamente possível.

Nesta conduta, o reto distal é fechado com um instrumento grampeador linear (Figuras 23.30 e 23.31). Eu prefiro usar o instrumento de 30 mm para anastomoses retais baixas duplamente grampeadas. A este nível, o diâmetro retal é menor, e há mínimo ou nenhum mesorreto que precise ser removido. Isto permite a aplicação mais baixa que eu consigo com aparelho de grampeamento.

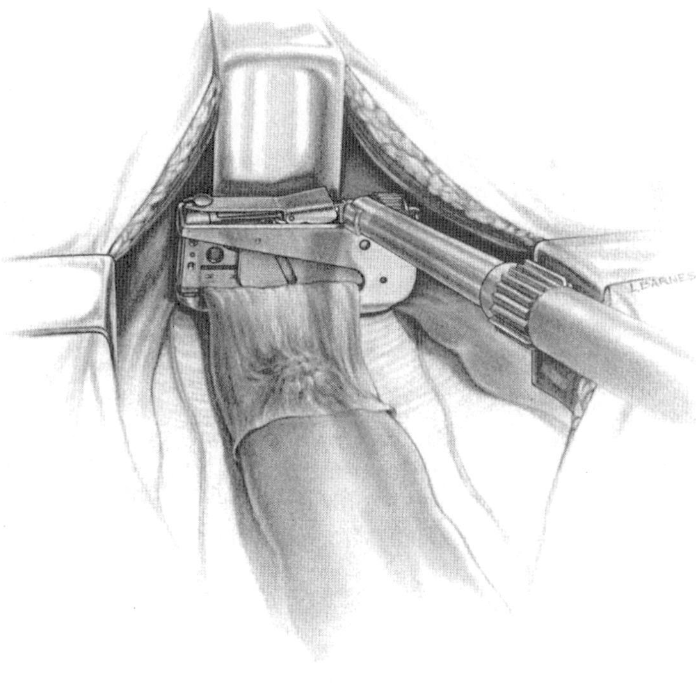

FIG. 23.30. Anastomose por duplo grampeamento. Fechamento do reto distal com grampeador linear (Roticulator). Este instrumento pode ser rotado em todos os três planos para permitir acessibilidade à pelve.

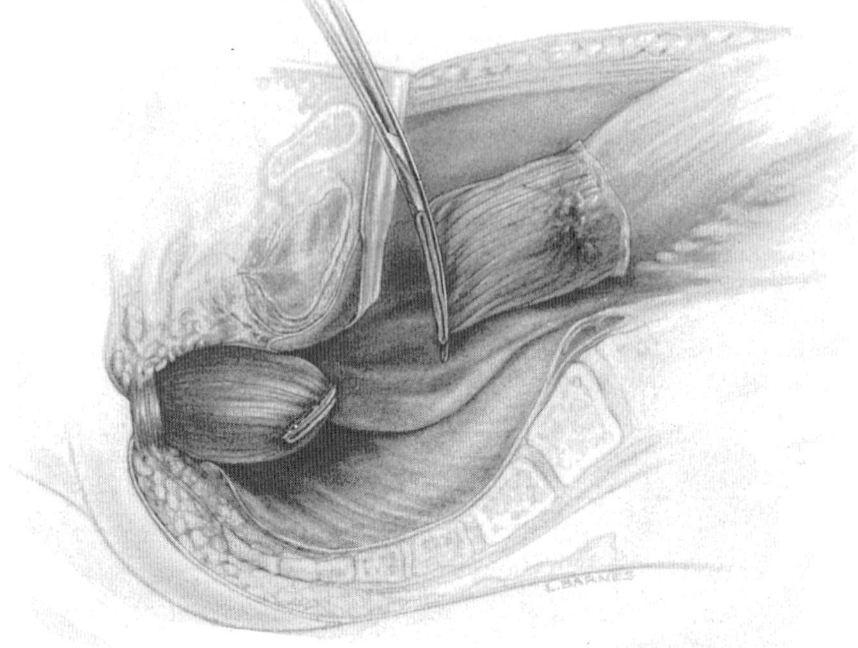

FIG. 23.31. Anastomose por duplo grampeamento. O coto retal está fechado.

Uma opção radical é aplicar o grampeador de 30 mm duas vezes. Isto é especialmente útil quando não formos capazes de incorporar o reto distal inteiro com uma só aplicação. Simplesmente passar o pino através do reto antes de disparar o grampeador e a seguir reaplicar, tomando cuidado de averiguar que as linhas de grampos se superponham (Figura 23.32). Outros recomendam uma técnica de eversão (Figura 23.33A). A incorporação de um dreno na linha de grampos facilita puxar o intestino (Figura 23.33B, C).

Depois que o ânus foi dilatado, o grampeador circular bem lubrificado é inserido no reto com a extremidade trocarte (Figura 23.34). Alternativamente, a haste central pode ser avançada com o instrumento EEA ou ILS, e uma pequena incisão pode ser feita sobre a haste. O uso de proctoscópios operatórios para facilitar a inserção de instrumentos de extremidade romba ajuda a evitar que os suportes afiados do grampeador colidam com o esfíncter anal.

A haste central é passada através do reto fechado adjacente a ou através da linha de grampos, de modo que quando a anastomose estiver completa a fileira linear de grampos será parcialmente excisada (Figura 23.35). Teoricamente, se a parede intestinal entre as fileiras circular e linear de grampos estiver intacta, o tecido poderia tornar-se isquêmico e poderia resultar em necrose. Uma vantagem singular da

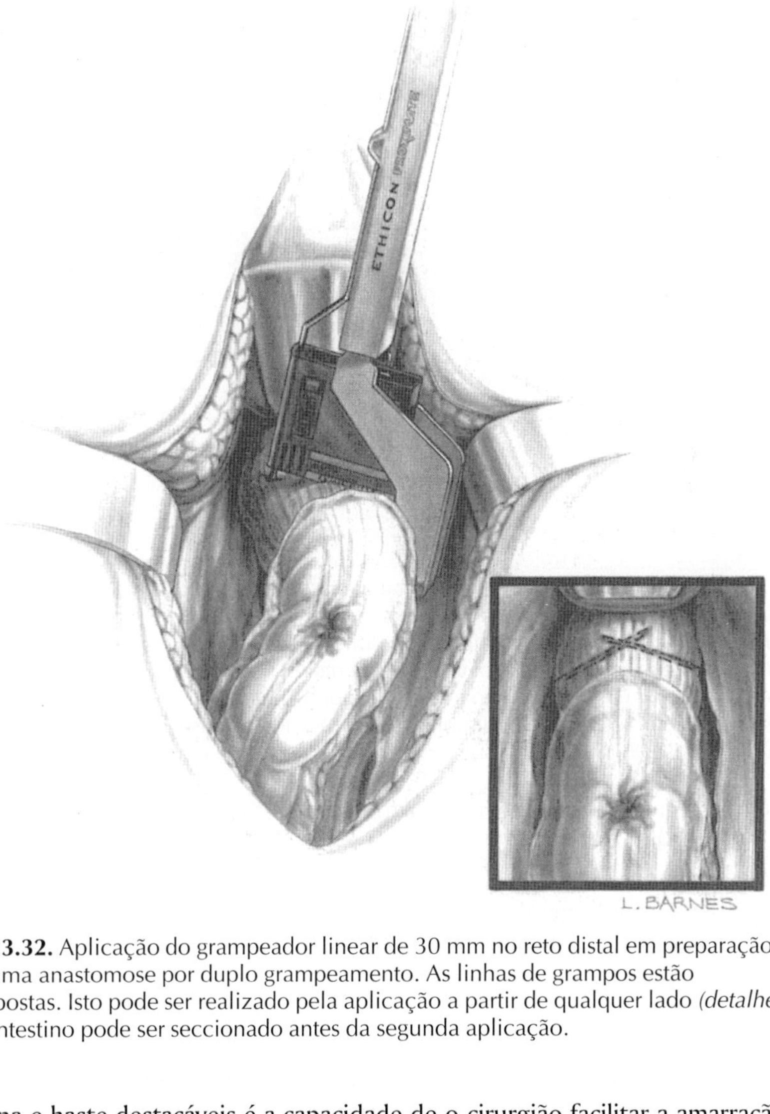

FIG. 23.32. Aplicação do grampeador linear de 30 mm no reto distal em preparação para uma anastomose por duplo grampeamento. As linhas de grampos estão superpostas. Isto pode ser realizado pela aplicação a partir de qualquer lado *(detalhe)*, ou o intestino pode ser seccionado antes da segunda aplicação.

bigorna e haste destacáveis é a capacidade de o cirurgião facilitar a amarração da sutura em bolsa proximal. Uma alternativa simples para a colocação desta sutura em bolsa é amarrar a extremidade do intestino em torno da haste central. Desbridamento do mesorreto pode então ser feito expeditamente (Figura 23.36). A extensão é a seguir refixada à haste do instrumento (Figura 23.37), e o botão é virado em sentido horário até o local de marcação de espessura aparecer no cabo do instrumento, indicando aproximação adequada das duas extremidades fechadas (Figura 23.38). O grampeador é então fechado e disparado. O aspecto radiográfico

A

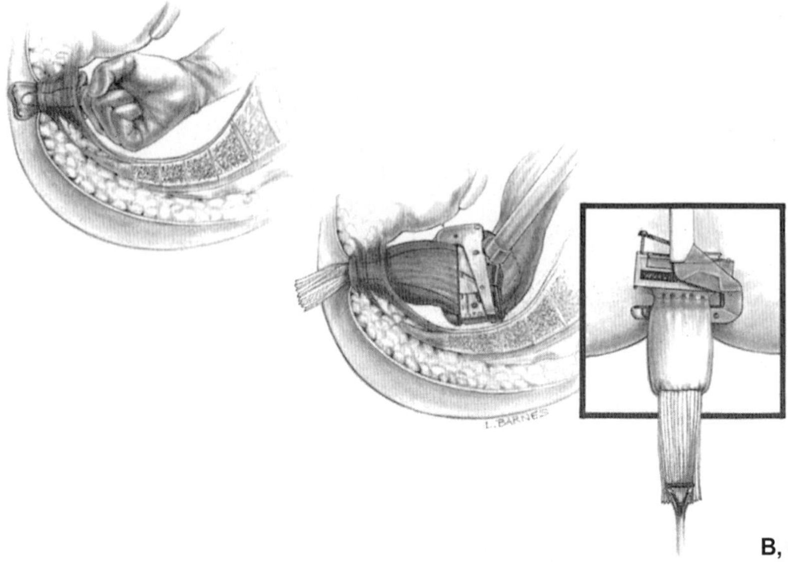

B, C

FIG. 23.33. Técnica de eversão para facilitar a anastomose usando a conduta de duplo grampeamento. **A.** Eversão manual. **B.** Eversão após inserção de um dreno de borracha corrugada. **C.** Aplicação de um grampeador linear distal ao grampeamento inicial para permitir ressecção e anastomose baixas. (De: Scotté M, Ténière P, Planet M, *et al.* Eversion of the rectum: a simplified technical approach to ileoanal anastomosis (Eversão do reto: uma abordagem técnica simplificada para a anastomose ileoanal.). *Dis Colon Rectum* 1995;38:96, com permissão.)

das linhas de grampos pode ser apreciado na Figura 23.39 bem como os achados de TC (Figura 23.40).

A anastomose é garantida em virtude do fato de que o tecido e as linhas de grampos são presos firmemente no lugar antes da fase de grampear-cortar. O grampo de interseção é usualmente transferido para o anel removido; a faca dobra o grampo de interseção em vez de cortá-lo.

Anastomoses Látero-Terminal e Látero-Lateral

Uma anastomose látero-terminal do cólon ao reto foi advogada para lidar com a disparidade entre as duas luzes. Alternativamente, um corte de Cheatle pode ser adicionado para lidar com as discrepâncias luminais, ou pode ser empregado o aparelho grampeador circular.

Uma modificação, no entanto, vale a pena descrever – a restauração da continuidade intestinal por uma técnica de duplo grampeamento para criar uma anastomose látero-terminal (Figura 23.41). A bigorna destacável é inserida no intestino proximal aberto, e a extremidade é fechada. A anastomose é efetuada da maneira que acabamos de descrever. Outro método de realizar uma anastomose é fechar o

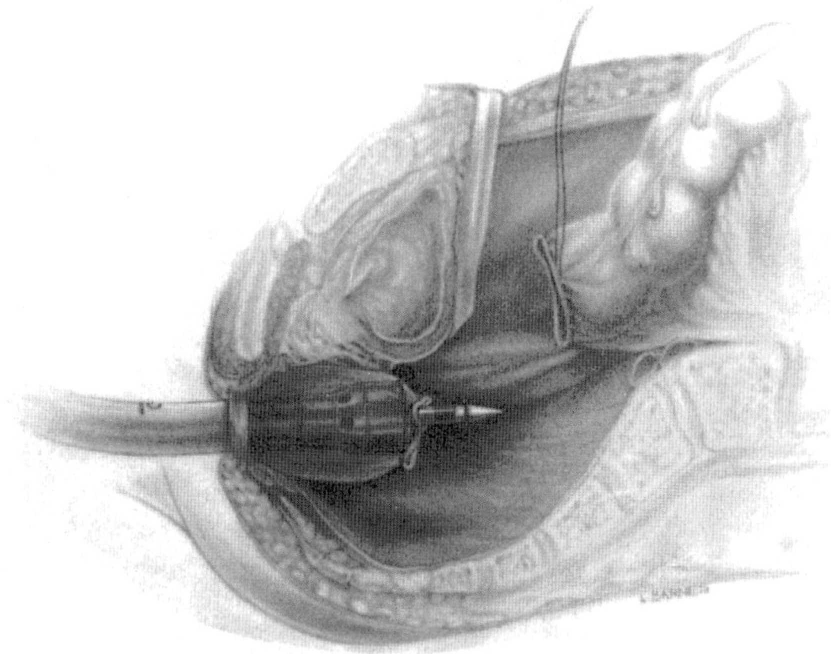

FIG. 23.34. Anastomose por duplo grampeamento. CEEA com ponta trocarte penetra o reto fechado na ou adjacente à linha grampeada linear.

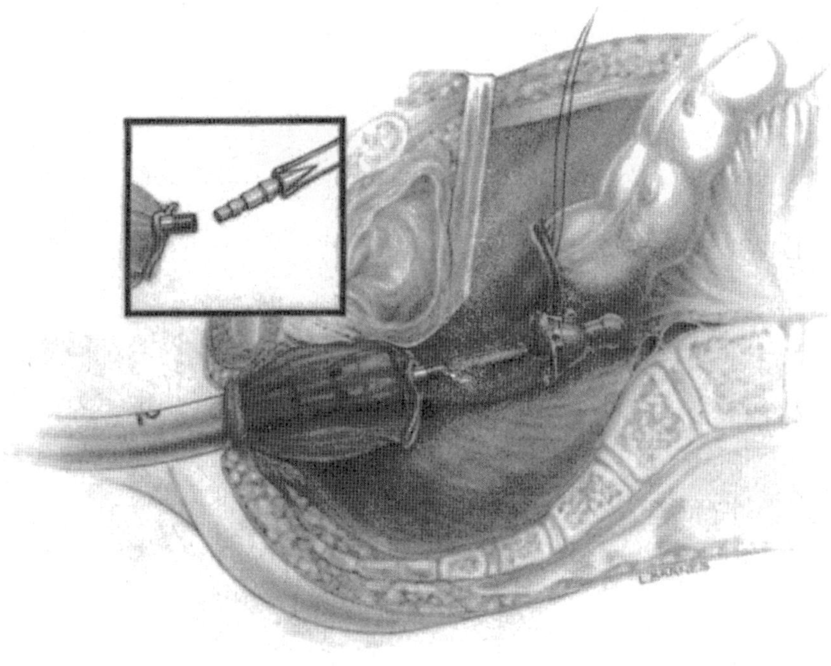

FIG. 23.35. Anastomose por duplo grampeamento. A ponta trocarte é removida *(detalhe),* e a bigorna com a haste é refixada. A anastomose pode então prosseguir da maneira padrão.

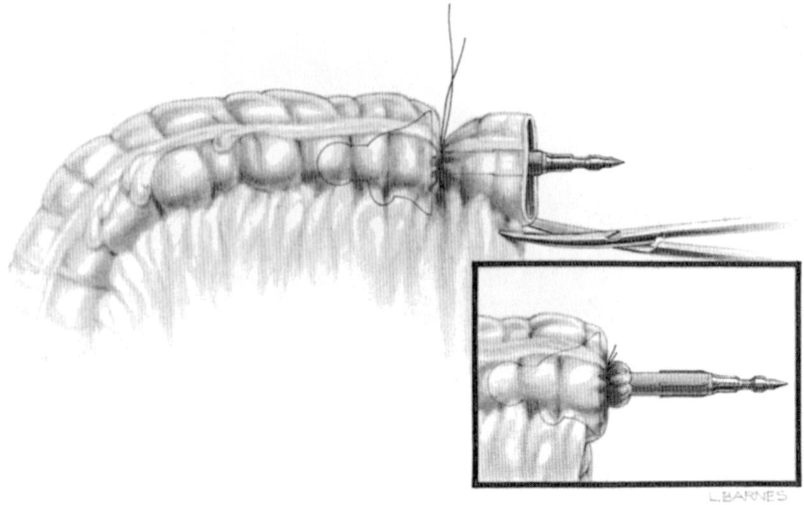

FIG. 23.36. Método desembaraçado de prender a bigorna proximal com ligadura do intestino em torno da bigorna, seguindo-se o desbridamento do meso em excesso.

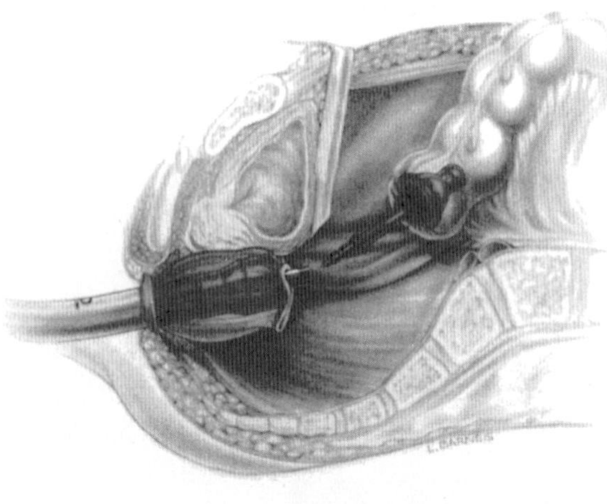

FIG. 23.37. Anastomose por duplo grampeamento. Haste destacável e bigorna presa dentro do cólon proximal.

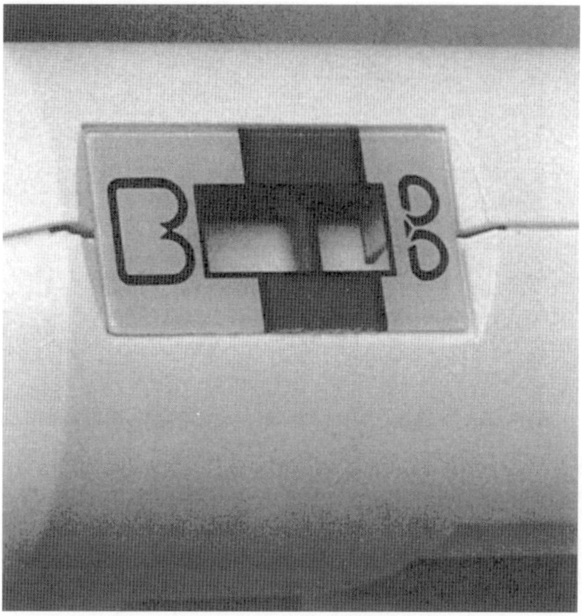

FIG. 23.38. Vista em primeiro plano da escala de ajuste do intervalo, que indica a posição adequada das extremidades do intestino antes de disparar o instrumento. (Cortesia de Ethicon, Inc.)

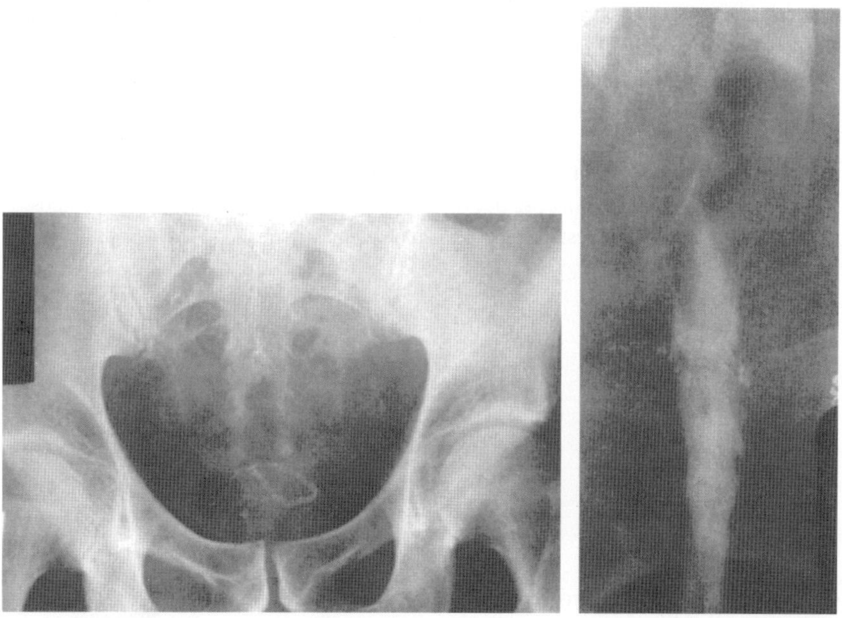

A B

FIG. 23.39. Técnica de duplo grampeamento. **A.** Linhas de grampos interseccionando-se podem ser vistas em radiografia simples do abdome. **B.** Estudo com enema de bário de outro paciente com anastomose por esta técnica não revela estreitamento nem extravasamento.

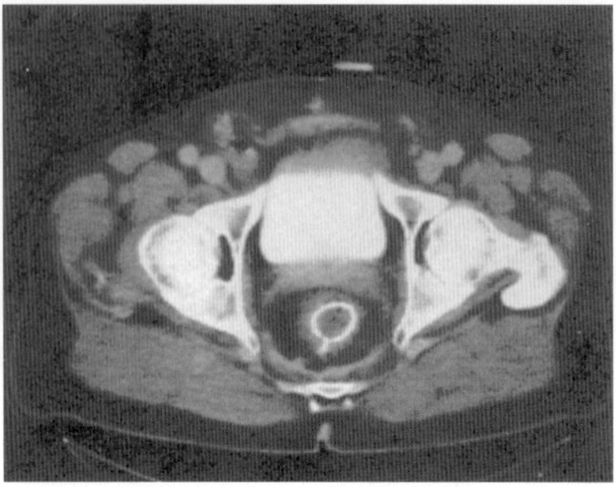

FIG. 23.40. Tomografia computadorizada da pelve revela grampos lineares e circulares.

coto retal e efetuar o que é essencialmente uma anastomose látero-lateral baixa com o instrumento GIA ou PLC (Figura 23.42).

Comentário: pouca dúvida existe de que as várias técnicas de grampeamento podem permitir uma anastomose segura. A economia de tempo, ainda que mínima, bem como o risco reduzido de lesão por agulhas neste ambiente consciente da síndrome de imunodeficiência adquirida (AIDS) levará inevitavelmente à substituição quase completa da sutura convencional para a maioria dos cirurgiões. Fazio descreveu quais são os princípios importantes para minimizar complicações relacionadas ao uso de grampeadores. Vale a pena citá-lo aqui:

- Usar o instrumento de maior calibre que a anastomose possa acomodar.
- Colocar as suturas em bolsa de tal modo que volume excessivo de tecido não apareça em torno da haste.
- Assegurar que a sutura em bolsa possa ser perfeitamente ajustada em torno da haste.
- Reforçar a sutura em bolsa, se houver a possibilidade de um espaço entre grampos.
- Usar a bigorna-haste destacável, especialmente em caso de uma pelve "estreita".

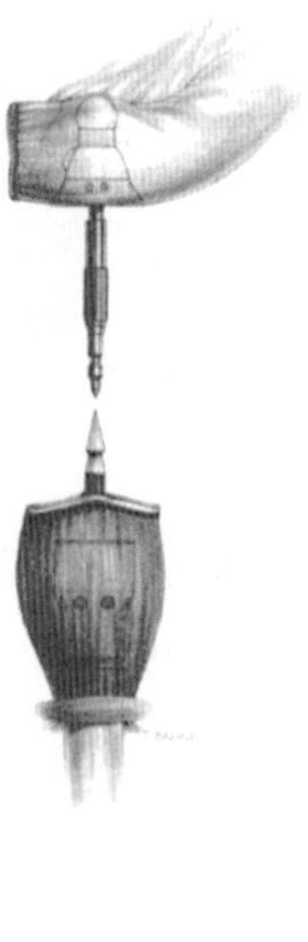

FIG. 23.41. Anastomose látero-terminal pelo método de duplo grampeamento. A bigorna proximal é inserida no íleo aberto e passada através da parede antimesentérica. O íleo distal é fechado, e o grampeamento é completado da maneira usual. O mesmo princípio pode ser aplicado ao cólon, mas isto raramente é necessário.

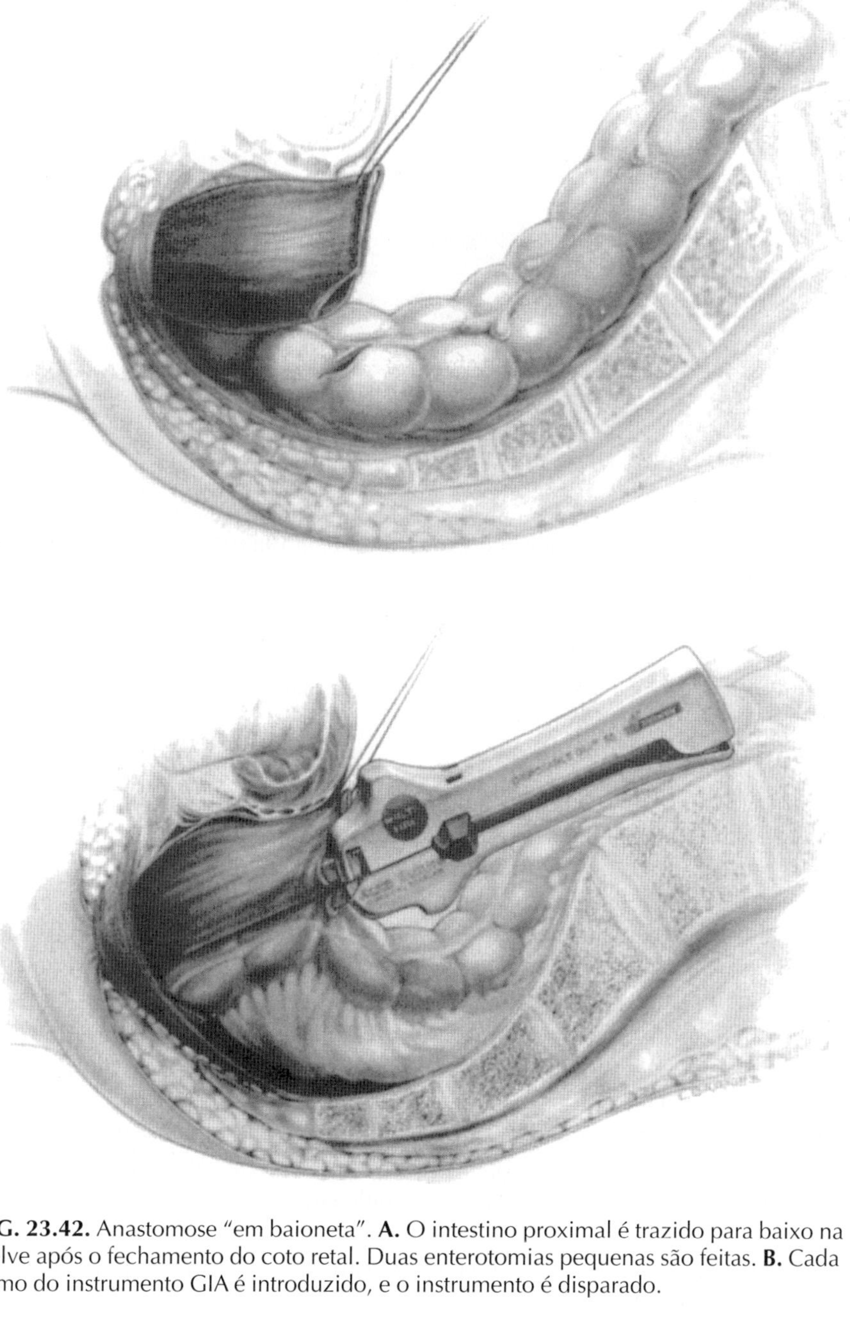

A

B

FIG. 23.42. Anastomose "em baioneta". **A.** O intestino proximal é trazido para baixo na pelve após o fechamento do coto retal. Duas enterotomias pequenas são feitas. **B.** Cada ramo do instrumento GIA é introduzido, e o instrumento é disparado.

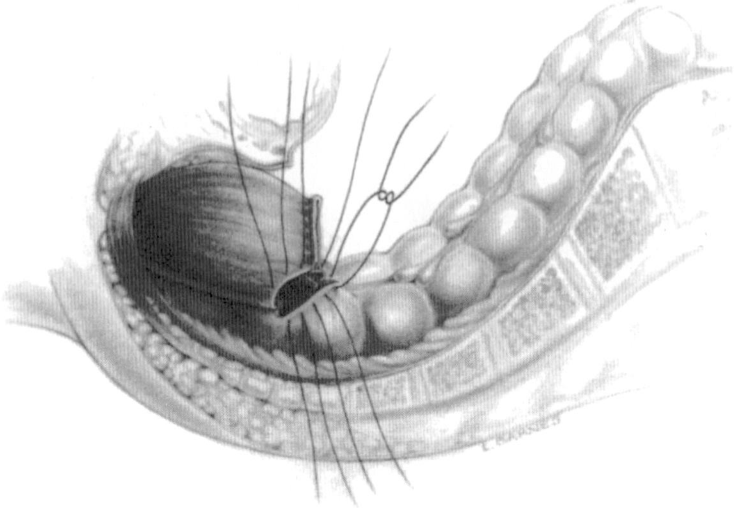

C

FIG. 23.42. *Continuação.* **C.** A incisão é fechada com sutura manual. (Adaptado de: Ravitch MM, Steichen FM. Staples and staplers. *Adv Surg* 1983;17:241.)

- Reparar qualquer defeito identificado na anastomose.
- Deixar de executar um reparo satisfatório obriga a fazer uma colostomia de proteção.

Colostomia Concomitante

Provavelmente a razão mais comum para complicações anastomóticas subseqüentes é a tensão na linha de sutura. Isto pode comprometer a cirurgia, não apenas por causa da deiscência da própria anastomose, mas em virtude de insuficiência vascular. Embora mobilizar a flexura esplênica raramente seja necessário na efetuação de uma ressecção anterior baixa, todo o esforço deve ser feito para liberar o intestino proximal de tal modo que não haja nenhuma tensão. Colocar o omento em torno da anastomose também ajuda a minimizar o risco de deiscência.

Se as precauções supramencionadas forem tomadas, uma colostomia do transverso geralmente é desnecessária. Infecção pélvica, perda sangüínea, outra doença sistêmica e mau estado nutricional, no entanto, são indicações relativas para proteger a anastomose com um estoma. Mas se acharmos que o paciente terá uma sobrevida limitada, uma ressecção abdominoperineal ou uma ressecção de Hartmann é preferida. Pela criação de uma colostomia do sigmóide em vez de uma transversocolostomia, mais difícil de manejar, melhor paliação pode ser obtida nesta situação.

Acredita-se, de modo geral, que uma colostomia de desvio temporária é evitada mais freqüentemente em casos de anastomoses grampeadas, que em casos de anastomoses manuais. Isto pode refletir uma maior confiança na técnica uniforme

TABELA 23.3. Significância dos Fatores Correlatos nas Complicações Anastomóticas (*i. e.*, Obstrução, Sepse e Fístula) em 152 Pacientes

Fator[a]	*Significância*
Doença aterosclerótica	$p < 0{,}001$
Anemia	$p < 0{,}001$
Anastomose abaixo da reflexão peritoneal	$p < 0{,}001$
Obstrução e perfuração	$p < 0{,}001$
Anastomose abaixo do peritônio fechado	$p < 0{,}005$
Uso de drenos, anastomose abaixo da reflexão peritoneal	$p < 0{,}01$
Diabetes	$p < 0{,}019$
Idade elevada	$p < 0{,}02$
Uso de drenos, série inteira	$p < 0{,}05$

[a]Os seguintes fatores não foram significativos para complicações anastomóticas: transfusões operatórias, $p < 0{,}1$; níveis anormais de albumina sérica, $p < 0{,}2$; câncer na margem de ressecção, $p < 0{,}3$; comprometimento de outros órgãos, $p < 0{,}3$; todos os outros testes de função anormais, $p < 0{,}5$; outra doença do cólon (diverticulite, diverticulose) na peça, $p < 0{,}5$; extensão da doença (Dukes), $p < 0{,}5$; perda sangüínea operatória, $p < 0{,}5$; tempo de anestesia, $p < 0{,}5$; sexo, $p < 0{,}5$; tempo de protrombina anormal, $p < 0{,}6$. Tamanho da amostra quanto à história de radioterapia prévia, quanto a uso de esteróides e quanto a outras doenças debilitantes foi pequeno demais para cálculos precisos.

De: Manson PN, Corman ML, Coller JA, *et al*: Anterior resection for adenocarcinoma: Lahey Clinic experience from 1963 through 1969 (Ressecção anterior para adenocarcinoma: experiência da Lahey Clinic de 1963 a 1969). *Am J Surg* 1976;131:434, com permissão.

oferecida por um aparelho mecânico, em comparação com a variabilidade associada à colocação manual de cada sutura.

Embora a morbidade do fechamento de colostomia esteja diminuindo, ela ainda é uma preocupação importante (ver Capítulo 31). O fechamento da colostomia sem ressecção produz a mais baixa incidência de complicações, em comparação com outros tipos de fechamento. Se uma colostomia foi feita, o intervalo entre sua confecção e seu fechamento deve ser pelo menos de 6 semanas. Quanto mais tempo o fechamento subseqüente é adiado, mais seguro será o procedimento de estabelecimento de trânsito.

Tumores obstruídos ou perfurados são associados a uma alta incidência de deiscência anastomótica. Por essa razão, a conveniência de efetuar uma colostomia proximal ou retardar a anastomose para um momento mais tardio deve ser considerada. Pré-operatoriamente, a determinação dos fatores que contribuem para o desenvolvimento subseqüente de vazamento anastomótico facilita a decisão intra-operatória (Tabela 23.3). As técnicas para confeccionar e fechar uma transversocolostomia são discutidas no Capítulo 31.

Tratamento Pós-Operatório

O tratamento pós-operatório subseqüente à ressecção anterior baixa é essencialmente o mesmo que para qualquer operação no cólon. Uso profilático de uma sonda nasogástrica não é aconselhado. O cateter urinário de demora, no entanto, é conveniente durante aproximadamente 6 ou 7 dias. A quantidade de manipulação necessária para excisar o reto e efetuar uma anastomose baixa é equivalente à necessária para uma ressecção abdominoperineal. Uma dieta progressiva é instituída depois que o paciente começa a eliminar gás, ou antes, conforme a preferência pessoal do cirurgião. A alta segue-se à tolerância da dieta, e depois que as funções do intestino e bexiga forem relativamente restabelecidas, em torno de 7 dias.

Complicações

Complicações Intra-Operatórias

Com a exceção dos problemas que resultam da criação de um estoma e relacionados à ferida perineal, as complicações intra-operatórias com uma ressecção anterior baixa por técnica de sutura convencional são idênticas àquelas da ressecção abdominoperineal. Dificuldades intra-operatórias específicas relacionadas ao uso do grampeador incluem lacerações de serosa, anéis incompletos, falha do instrumento e dificuldade para extração do instrumento.

Complicações Pós-Operatórias

Sangramento Anastomótico

Hemorragia da anastomose, vista em cerca de 1% dos pacientes, pode ser causada por hemostasia inadequada na própria linha de sutura, ou pela ruptura de um hematoma na pelve através da parede posterior da anastomose. A primeira situação usualmente apresenta-se dentro das primeiras 48 horas, enquanto a última pode não se tornar aparente por 7 dias ou mais. A conduta pode ser expectante, embora persistindo a preocupação com uma deiscência anastomótica. Eletrocoagulação endoscópica pode ser usada eficazmente no período pós-operatório inicial para controlar sangramento anastomótico. A freqüência desta complicação, provavelmente, é maior que a relatada na literatura, mas o fato de a maioria cessar espontaneamente e não progredir para um vazamento anastomótico significa que esta é uma preocupação relativamente pequena.

Obstrução na Anastomose

Obstrução na anastomose sem evidência de sepse não é comum, mas quando o íleo paralítico é associado a uma válvula ileocecal "competente", pode resultar perfuração. Usualmente o tratamento conservador (sonda nasogástrica) é suficiente; raramente, é necessária uma laparotomia. Exame retal digital pode ser útil, mas o uso de uma sonda retal é relativamente contra-indicado em virtude do perigo de perfurar a anastomose. Se não aliviado, o íleo paralítico é uma das poucas indicações de cecostomia.

Sepse e Deiscência Anastomótica

Infecção anastomótica e fístula fecal, entre as mais sérias preocupações no período pós-operatório, são as principais causas de mortalidade operatória. Vários fatores se associam a estas complicações, incluindo doença do próprio intestino (inflamação), suprimento sangüíneo inadequado, tensão na linha de sutura, colocação imprecisa da sutura, trauma e falta de uma vedação anastomótica. Doenças que afetam o fluxo sangüíneo local e a resposta à infecção (anemia, doença aterosclerótica e diabetes) são fatores de risco importantes (ver Tabela 23.3). Outros fatores preditivos de deiscências anastomóticas incluem doença pulmonar obstrutiva crônica, peritonite, obstrução intestinal, desnutrição, uso de corticosteróides e transfusão de sangue perioperatória. Quando ocorre uma deiscência, ela geralmente está localizada na face posterior da anastomose.

A taxa de deiscência anastomótica após ressecção anterior situa-se entre 15 e 77%. Mais recentemente, no entanto, estudos parecem indicar uma tendência a taxas mais baixas (< 10%), o que pode ser causado pelo uso mais freqüente do grampeador circular transanal, além da implementação do teste com ar intra-operatório e visualização direta por meio do sigmoidoscópio para aferir a anastomose.

Tratamento da deiscência anastomótica: a presença de febre, leucocitose e sinais peritoneais deve fazer o cirurgião considerar a realização de drenagem abdominal e desvio intestinal. Um estudo contrastado com Gastrografin (o uso de bário é contra-indicado) pode demonstrar um vazamento anastomótico para dentro do abdome ou para dentro do espaço pré-sacro (retrorretal). No momento da reoperação, deve-se tomar cuidado para assegurar que a drenagem da área afetada é adequada, mas a própria anastomose deve ser mantida. A não ser que esteja completa ou quase completamente rompida, admite-se que a cura eventual ocorrerá. Tentativas de reparo por sutura da deiscência é um exercício vão, mas mesmo que seja "bem-sucedida", uma colostomia ou ileostomia proximal deve sempre ser executada.

Ocasionalmente, um paciente pode ter uma deiscência anastomótica e não desenvolver sinais e sintomas abdominais sugestivos desta complicação. Geralmente é evidente, no entanto, que uma evolução pós-operatória tranqüila não é o caso. Febre e leucocitose devem certamente provocar suspeita de deiscência. Diarréia, dor retal, tenesmo, lombalgia e sintomas ciáticos podem resultar de um abscesso no espaço pré-sacro, como conseqüência de uma deiscência anastomótica. O exame retal pode demonstrar uma massa, e a proctoscopia cautelosa pode confirmar a deiscência ou a presença de material purulento. TC geralmente demonstra o abscesso; o procedimento também pode ser usado para guiar a colocação de um cateter transglúteo ou transabdominal para drenagem, na esperança de que a laparotomia e a colostomia possam ser evitadas.

Fechamento da colostomia: a questão de quando fechar a colostomia aparece freqüentemente, especialmente se permanecer evidência de um pequeno vazamento. Eu fecho a colostomia cerca de 2 meses após feito o procedimento original, controlando a anastomose com clister hidrossolúvel. Nenhuma discussão é vista com o conceito de retardar o fechamento por outros 4 a 6 meses e repetir o estudo. Mas é inapropriado compelir o paciente a tolerar um estoma durante um tempo maior; o vazamento pode nunca curar completamente e, portanto, a colostomia deve ser removida. Se o trajeto fistuloso for longo ou se ele se comunicar com o abdome, e esse aspecto radiológico não melhorar, re-ressecção é aconselhada. Os detalhes técnicos do fechamento da colostomia são discutidos no Capítulo 31.

Abscesso Pélvico

Na ausência de uma deiscência anastomótica e se o assoalho pélvico não tiver sido reconstituído, um eventual abscesso pélvico é uma complicação rara. Tratamento adicional pode ser desnecessário se o abscesso drenar espontaneamente através da anastomose ou através da vagina. Se for necessária drenagem cirúrgica, ela usualmente é feita por baixo e não pelo abdome. Drenagem guiada por TC é outra opção possível. Se estiverem presentes sinais de peritonite, a laparotomia é necessária para drenagem, e deve ser realizada uma colostomia de proteção, concomitante.

Fístula Fecal

Fístula fecal pode desenvolver-se precocemente no período pós-operatório, como conseqüência de uma deiscência anastomótica (ver discussão precedente). Esta complicação exige drenagem abdominal e um procedimento de desvio de trânsito intestinal. Entretanto, se a fístula se forma tardiamente, talvez após a drenagem de um abscesso abdominal, e comunica-se com a parede abdominal, ela pode ser tratada de modo expectante na ausência de sepse, desde que o paciente continue a evacuar normalmente. Sem obstrução distal ou tumor persistente, a fístula geralmente se fecha dentro de algumas semanas. Se o volume de drenagem for considerável, pode ser usada uma bolsa de colostomia.

Complicações Tardias

Estenose: estenose de anastomose benigna em seguida à ressecção anterior é geralmente conseqüência de uma deiscência anastomótica com subseqüente cicatrização e fibrose (Figura 23.43). Com deiscência de 50% ou mais da circunferência da anastomose, a cura geralmente resulta na formação de estenose. A estenose desenvolve-se mais freqüentemente após uma colostomia de desvio, mesmo na ausência de uma deiscência, se tiver sido realizada uma anastomose grampeada. Às vezes, uma anastomose grampeada pode exigir dilatação pela passagem de fezes; a técnica de sutura convencional parece ser associada à estenose menos comumente se houver uma operação de desvio de trânsito. Os fatores de risco pré-operatórios para desenvolvimento desta complicação são obesidade e abscesso. Deiscência anastomótica, anel de tecido incompleto, irradiação pós-operatória e infecção pélvica também são considerados fatores que contribuem para a formação de estenose.

Tratamento: o tratamento não-cirúrgico de uma estenose anastomótica consiste no uso de emolientes fecais, clisteres ou supositórios. Dilatação digital pode ser efetuada se ela estiver ao alcance do dedo. Para estenoses mais altas (p. ex., a um nível de 8 a 12 cm) um dilatador de Hegar (17 a 18 mm) ou uma vela flexível podem ser usados. Uma alternativa é passar um sigmoidoscópio estreito (1,2 cm) com o obturador através da estenose, dilatando gradualmente a abertura com passagem seriada de instrumentos de diâmetro cada vez maior. Para estenoses mais altas, um dilatador curvo de metal é recomendado, modelado como o dilatador uretral de

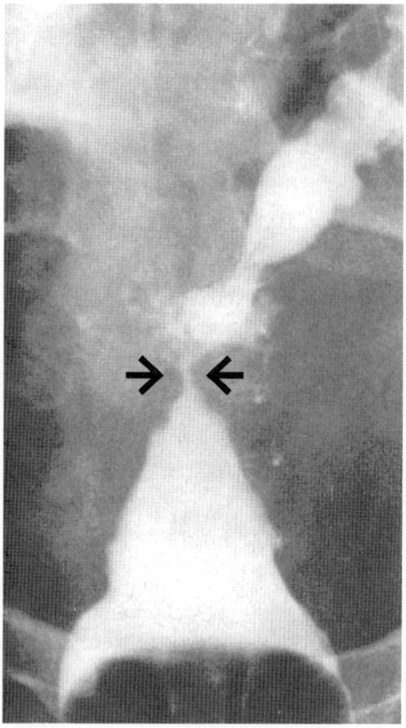

FIG. 23.43. Clister opaco revela estenose retal *(setas)* após deiscência anastomótica, que se revelou benigna.

Lister,[181] porque a curvatura do sacro e a angulação do intestino podem tornar impossível a passagem de um instrumento reto. A aplicação da técnica de dilatação endoscópica com balão, com ou sem o uso de um fio-guia, também é possível. A maioria dos pacientes necessita duas a quatro dilatações, repetidas a intervalos de 3 meses. Há um risco de perfurar o intestino, uma preocupação particular se a estenose for acima do nível da reflexão peritoneal.

Se persistir uma estenose sintomática, a lise transanal com bisturi ou eletrocautério na linha mediana posterior pode melhorar a situação (Figura 23.44A). O uso do bisturi uretrótomo óptico também já foi descrito, bem como um aparelho "cortador de grampo" (uma variação de um cortador de osso). Em seguida ao procedimento, visitas freqüentes ao consultório com dilatação, conforme necessário, são recomendadas por algumas semanas. Alternativamente, se possível, uma proctoplastia pode ser feita, fechando-se a proctotomia de modo transversal (Figura 23.44B). Analogamente à piloroplastia de Heinecke-Mikulicz[182] pode ser aplicável ao reto, esperando-se que o diâmetro possa ser mantido sem estenose recorrente. A técnica usada para papilotomia endoscópica também foi sugerida para o tratamento de estenose, do mesmo modo que a dilatação de Eder Puestow sobre um fio-guia, técnica usada para o tratamento de estenoses esofágicas. Outra opção é o uso de um endogrampeador (Figura 23.45). A prótese Wallstent também foi advogada para aliviar a obstrução, não apenas por tumores malignos, mas também por estenose benigna.

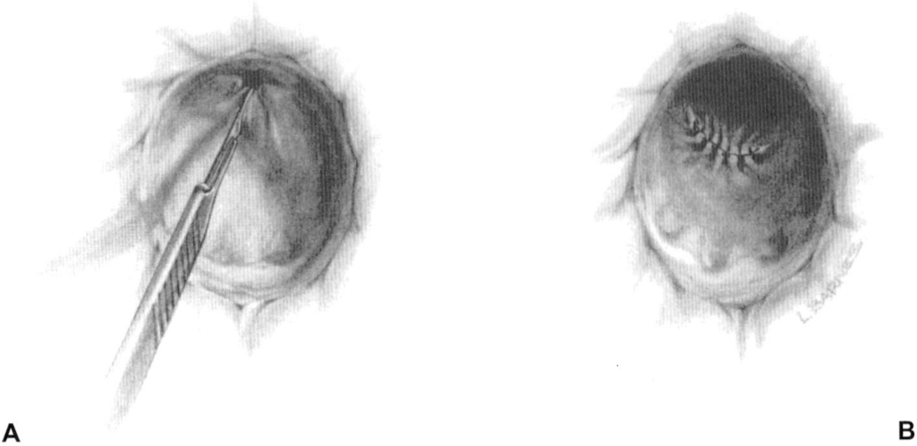

FIG. 23.44. Estenose retal no local de anastomose colorretal baixa. **A.** Lise é efetuada posteriormente. **B.** Idealmente, uma proctoplastia é realizada por meio do fechamento transversal da proctotomia longitudinal.

Se todos esses tratamentos não tiverem êxito, pode estar indicada re-ressecção. Uma alternativa a uma ressecção padrão é passar o instrumento grampeador circular transanalmente sem a bigorna, com a haste central atravessando a estenose. Uma enterotomia é feita proximal à anastomose estenosada, e a haste é visualizada (Figura 23.46). A bigorna é recolocada e o instrumento é fechado e disparado (Figura 23.46, detalhe). O único "anel" de tecido é a própria estenose. A enterotomia, então, é fechada.

Sempre manter em mente que a causa da estenose pode ser tumor recorrente. Avaliação por meio de TC pode ser útil, mas biopsia ou estudo citológico é obrigatório para estabelecer o diagnóstico. Obviamente, o uso de dilatação como ferramenta paliativa tem algum mérito, mas a maioria dos relatos bem sucedidos emprega ferramentas de corte e ablação (p. ex., o *laser* e o eletrocoagulador) para doença maligna (ver adiante).

Virtualmente todos os relatos concernentes ao tratamento de estenoses retais são essencialmente de casos individuais. A eficácia a longo prazo das várias modalidades não foi submetida à análise crítica.

Incontinência e função intestinal irregular: ressecção anterior baixa, independentemente da técnica anastomótica, pode ser associada a problemas de controle e outras dificuldades de manejo intestinal. Uma preocupação acerca da técnica de grampeamento é o fato de que rompimento do esfíncter pode ocorrer pela dilatação associada à passagem do instrumento. A questão do estiramento dos esfíncteres interno e externo foi analisada na seção sobre fissura anal no Capítulo 3. O resultado funcional a longo prazo também pode ser prejudicado como conseqüência da deiscência anastomótica.

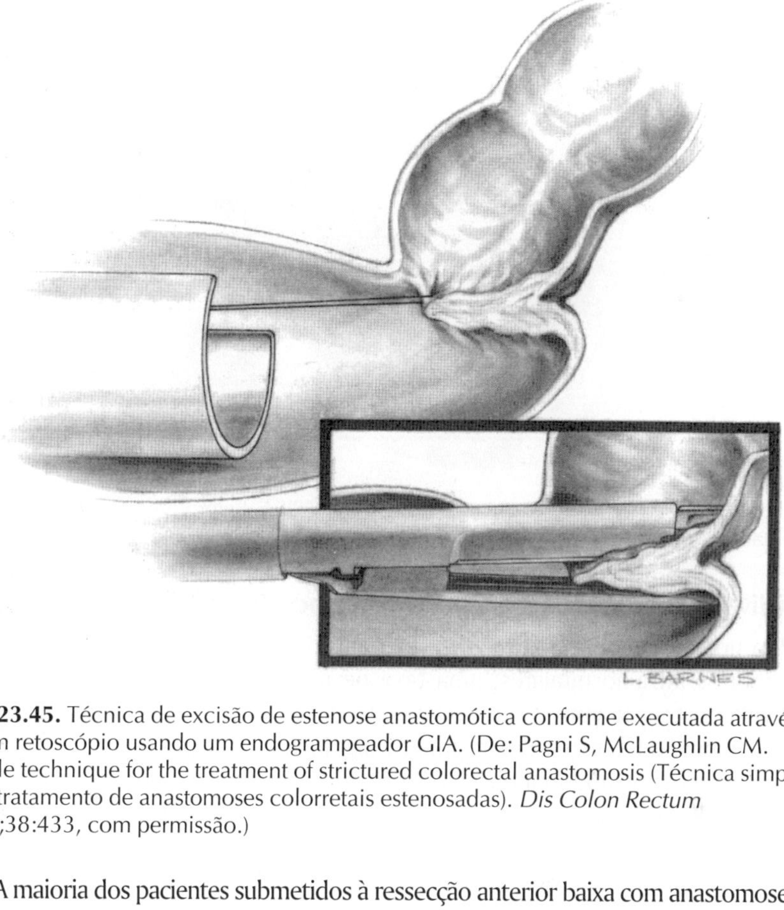

FIG. 23.45. Técnica de excisão de estenose anastomótica conforme executada através de um retoscópio usando um endogrampeador GIA. (De: Pagni S, McLaughlin CM. Simple technique for the treatment of strictured colorectal anastomosis (Técnica simples para tratamento de anastomoses colorretais estenosadas). *Dis Colon Rectum* 1995;38:433, com permissão.)

A maioria dos pacientes submetidos à ressecção anterior baixa com anastomose pelo grampeador circular teve evacuações freqüentes e deixava escapar fezes involuntariamente. Estes sintomas melhoram e evoluem para um estado normal após cerca de 6 meses, do mesmo modo que a sensibilidade retal e capacidade de reservatório na maioria dos pacientes. Entretanto, anormalidade do reflexo inibidor retoanal, da pressão de repouso do canal anal e da pressão máxima de esforço defecatório pode persistir.

Reação inflamatória, estreitamento na anastomose, prejuízo sensitivo e desnervação intestinal podem todos contribuir para comprometimento do controle e hábitos intestinais irregulares. Entretanto, desde que o canal anal e os músculos esfincterianos tenham sido preservados e nenhuma anormalidade anatômica esteja presente, os sintomas usualmente devem se resolver em questão de poucos meses. Medicações de trânsito intestinal raramente devem ser usadas, em virtude do risco de precipitar formação de fecalomas. A maioria dos pacientes é capaz de regular o intestino prestando mais atenção à sua dieta do que era seu costume. Eventualmente, na maioria dos casos, todas essas restrições tornam-se desnecessárias.

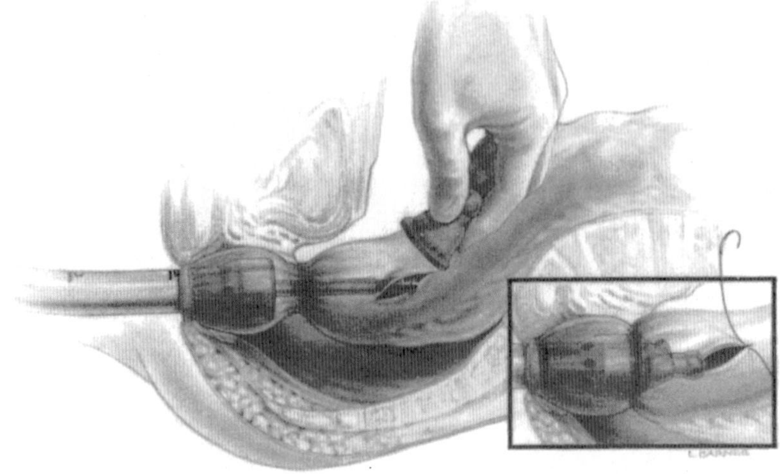

FIG. 23.46. Excisão de anastomose estenosada com CEEA. Enterotomia no intestino proximal permite a recolocação da bigorna. A enterotomia então é fechada *(detalhe)*.

Recidiva e Resultados de Sobrevida após Ressecção Anterior

Em nossa experiência com ressecção anterior em 152 pacientes, ocorreram duas mortes intra-hospitalares, uma taxa de mortalidade de 1,3%. Os dados de sobrevida de acordo com a classificação de Dukes estão apresentados na Tabela 23.4. Nenhuma diferença estatisticamente significativa foi vista nas taxas de sobrevida entre ressecção abdominoperineal e ressecção anterior naqueles com lesões A de Dukes e B de Dukes. Entretanto, os pacientes com tumores C de Dukes que se submeteram à ressecção abdominoperineal tiveram uma taxa de sobrevida significativamente pior do que os que tinham uma lesão suficientemente proximal para permitir uma ressecção anterior.

TABELA 23.4. Taxas de Sobrevida de 5 Anos da Ressecção Anterior de acordo com a Classificação de Dukes

Estádio de Dukes	*Pacientes (n)*	*Série (%)*	*Sobreviventes (n) não Corrigidos*	*Sobrevida de 5 Anos (%)*	*Sobrevida de 5 Anos Corrigida Atuarialmente (%)*
A	49	32,2	37	75,5	86,1
B	45	29,6	31	68,8	78,8
C	39	25,7	20	51,3	57,0
D	19	12,5	0	0,0	0,0
A, B, C	133	87,5	88	66,2	71,7
Todos os estádios	152	100,0	88	57,9	72,8

De: Manson PN, Corman ML, Coller JA, *et al.* Anterior resection for adenocarcinoma: Lahey Clinic experience from 1963 through 1969. *Am J Surg* 1976;131:434, com permissão.

TABELA 23.5. Recorrência Anastomótica após Ressecção Anterior: Fatores Correlatos

Fator[a]	*Significância*
Penetração das camadas do intestino pelo câncer	p < 0,003
Diferenciação aumentada	p < 0,005
Câncer ulcerado	p < 0,005
Tumor abaixo da reflexão peritoneal	p < 0,01
Margem distal de ressecção	p < 0,01
Margem distal de ressecção de < 6 cm	p < 0,05

[a]Os seguintes fatores não foram significativos quanto à recorrência anastomótica: comprometimento ganglionar, $p < 0{,}07$; tamanho da lesão, $p < 0{,}3$; margem proximal de ressecção, $p < 0{,}3$; câncer do cólon prévio, $p < 0{,}5$; pólipos na peça, < 0,5; extensão da doença (Dukes), $p < 0{,}5$; comprometimento de outro órgão, $p < 0{,}5$; invasão de vaso sangüíneo, $p < 0{,}5$; idade, $p < 05$; sexo, $p < 0{,}6$.
De: Manson PN, Corman ML, Coller JA, et al. Anterior resection for adenocarcinoma: Lahey Clinic experience from 1963 through 1969. *Am J Surg* 1976;131:434, com permissão.

O problema mais difícil depois de ressecção anterior é o tratamento da doença localmente recorrente. Uma diminuição dramática na freqüência de recidiva ocorre quando a lesão situa-se mais de 13 cm acima da margem anal. Além disso, foi demonstrado que a maioria das recidivas envolve tumores que penetraram inicialmente a parede retal e estenderam-se para dentro do tecido circundante.

Para minimizar o risco de recidiva e a necessidade de efetuar cirurgia adicional, pode ser possível identificar pré-operatoriamente o indivíduo de alto risco. A Tabela 23.5 apresenta uma lista das variáveis que são estatisticamente significativas na sua associação a risco aumentado de recorrência anastomótica. A Tabela 23.6 mostra a incidência de recidiva *versus* histologia. A Tabela 23.7 compara a taxa de recidiva com a classificação de Dukes, e a Tabela 23.8, a taxa de recidiva *versus* margem de ressecção distal.

A incidência de recidiva anastomótica em nossa experiência é sumariada do seguinte modo:

- Aumenta com lesões mais distais.
- Aumenta com margens de ressecção de menos de 6 cm.
- É mais alta com tumores ulcerados.
- É baixa com lesões exofíticas.

TABELA 23.6. Ressecção Anterior para Carcinoma: Recorrência Anastomótica em Relação à Histologia

Tipo	*Pacientes (n)*	*Recorrência (n)/(%)*
Bem diferenciado	107	5/4,7
Moderadamente diferenciado	33	6/18,2
Pouco diferenciado	5	4/80,0
Viloso	7	3 (2 benignos)/42,9
Total	152	18/11,8

De: Manson PN, Corman ML, Coller JA, et al. Anastomotic recurrence after anterior resection for carcinoma: Lahey Clinic experience. *Dis Colon Rectum* 1976:19:219, com permissão.

TABELA 23.7. Sobrevida de 5 Anos da Ressecção Anterior para Carcinoma (não Corrigida)

Estádio de Dukes	*Pacientes (n)*	*Sobreviventes (n)/(%)*
A	49	38/77,6
B	45	30/66,6
C	39	19/48,7
D	19	1/5,3
Todos os estádios	152	88/57,9

De: Manson PN, Corman ML, Coller JA, *et al.* Anastomotic recurrence after anterior resection for carcinoma: Lahey Clinic experience. *Dis Colon Rectum* 1976:19:219, com permissão.

- É proibitivamente alta com crescimentos pouco diferenciados.
- É baixa com tumores bem diferenciados.
- É baixa quando o tumor não penetra as paredes do intestino.
- É alta com lesões B e C de Dukes.
- É alta na presença de doença metastática.

Portanto, ao selecionar pacientes para procedimentos que poupam o esfíncter, a avaliação pré-operatória é extremamente importante. Se o tumor tiver localização baixa (< 8 cm da margem anal), mas especialmente se for pouco diferenciado, fixo, infiltrante ou ulcerado, então uma operação poupando o esfíncter é provavelmente contra-indicada. Por outro lado, a controvérsia concernente à margem distal ideal para ressecção anterior ainda não está resolvida.

A recidiva foi atribuída a (a) tumor não ressecado (na pelve ou na própria parede intestinal); (b) uma zona de mucosa potencialmente maligna; (c) um novo tumor primário; (d) derramamento de células malignas viáveis; e (e) implantação por material de sutura. Foi demonstrado que as taxas de recidivas são mais altas para o mesmo estádio de lesão em homens, em comparação com mulheres. Isto é presumivel-

TABELA 23.8. Ressecção Anterior para Carcinoma: Recidiva Anastomótica em Relação à Margem Distal de Ressecção

Margem Distal (cm)	*Pacientes (n)*	*Recorrências (n)/(%)*
0	2	0/0
1	10	1/10,0
2	17	3/17,6
3	23	2/8,7
4	24	3/12,5
5	31	6/19,4
6	16	2/12,5
7	14	1/7,1
>7	15	0/0

De: Manson PN, Corman ML, Coller JA, *et al.* Anastomotic recurrence after anterior resection for carcinoma: Lahey Clinic experience. *Dis Colon Rectum* 1976:19:219, com permissão.

mente porque a anatomia pélvica é tal que a operação pode ser realizada com uma margem maior distal e lateral em mulheres do que na maioria dos homens.

Resultados com Anastomoses Grampeadas

Uma vez que seja possível os cirurgiões efetuarem restabelecimento da continuidade intestinal em casos de lesões localizadas muito distalmente, passou-se a se preocupar com o risco de recidiva tumoral após anastomose grampeada. Foi descrito um caso de implante tumoral no canal anal, possivelmente como conseqüência do trauma da inserção do grampeador circular. Células malignas também foram demonstradas em até 90% dos anéis de tecido intestinal. Mas a questão real é se os cirurgiões estão alertas na adequação da margem distal de segurança. E a principal questão é o que é verdadeiramente importante? A maioria dos relatórios revela nenhum aumento de recidiva local quando o grampeador é usado, e alguns acreditam que a incidência, na realidade, é baixa. Vários estudos demonstraram ausência de correlação estatisticamente significativa entre a incidência de recidiva e a extensão da margem distal, quando as outras variáveis são controladas, a não ser que a margem seja mínima (igual ou inferior a 2 cm). Em geral, as taxas de recidiva local após ressecção anterior baixa são essencialmente as mesmas que as taxas da ressecção abdominoperineal, quando comparando o mesmo grau de diferenciação e estádio do tumor.

Significado da Produção de Muco

Existe um padrão diferencial de produção de muco em pacientes que desenvolvem recidiva, em comparação com os que permaneceram livres de tumor. O muco dos tumores e área adjacente é composto principalmente de sialomucinas, enquanto o muco normal é composto predominantemente de mucinas sulfatadas. Diversos autores observaram que a presença de sialomucina é a melhor variável prognóstica para prever recidiva local, mas ela não é tão precisa na sua capacidade preditiva quanto à morte subseqüente ou outras recidivas; a classificação de Dukes foi melhor nesses pacientes. O único método efetivo provado que limita a probabilidade de recidiva local é uma boa seleção dos pacientes que estão com risco aumentado e/ou fazer uma ressecção abdominoperineal ou considerar a possibilidade de radioterapia adjuvante (ver adiante), em vez de simples grampeamento.

Tratamento da Recidiva após Ressecção Anterior

Quando se desenvolve recidiva anastomótica, ela usualmente se apresenta dentro de 2 anos após a ressecção. O paciente pode estar sem sintomas, mas uma área suspeita é identificada, por palpação (toque retal) ou por proctossigmoidoscopia como parte do acompanhamento de câncer. Muitos pacientes que se apresentam com câncer recidivado na pelve não têm doença disseminada, e nessas circunstâncias, o CEA muitas vezes não está elevado. Quando surgem sintomas, eles incluem sangramento, alteração no calibre das fezes e dor pélvica, abdominal ou sacra. Biopsia ou raspados para exame citológico geralmente confirmam o diagnóstico, mas exame com clister opaco e TC também são úteis (Figura 23.47). Tomografia de

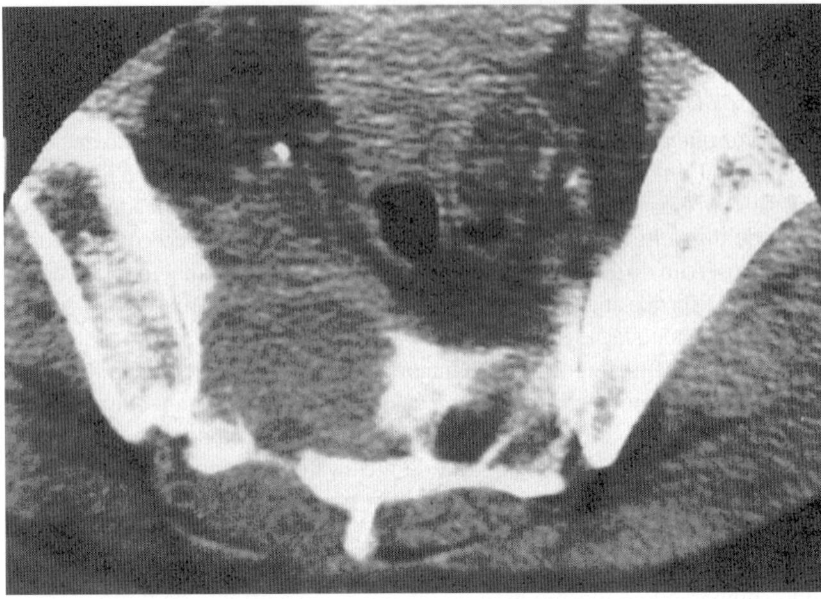

FIG. 23.47. Câncer retal recidivado. Tomografia computadorizada mostra acentuada erosão óssea.

emissão positrônica (PET) foi usada para acompanhar indivíduos com malignidade colorretal para diferenciar entre tumor recorrente e cicatriz cirúrgica. O método usa a injeção de desoxiglicose marcada com flúor-18 (FDG) para avaliar o metabolismo tumoral. A aplicação do escaneamento de anticorpo monoclonal encontra-se discutido no Capítulo 22.

A única esperança de cura é a re-ressecção; isto usualmente envolve uma amputação abdominoperineal. Antes de empreender a operação, no entanto, é imperativo determinar se o paciente tem evidência de doença disseminada. Em virtude da possibilidade de extensão retroperitoneal do tumor e da probabilidade de comprometimento do trato urinário é obrigatória uma TC ou pielograma intravenoso.

Princípios Cirúrgicos

Ver discussão antecedente, *Tratamento da Recidiva*.

Resultados da Reoperação

Os estudos de re-ressecção (amputação abdominoperineal) subseqüente à recorrência anastomótica ainda têm números limitados de pacientes e são difíceis de serem interpretados. As taxas de cura globais certamente são menores que 25% nos pacientes considerados operáveis para cura.

Comentário: eu acho que a cura raramente pode ser obtida, exceto nas situações em que uma segunda lesão primária é encontrada, em vez de doença recidivada, ou quando o patologista relata que a recidiva é limitada, mas não envolve a parede intestinal. Esta pode ser a rara circunstância na qual a semeadura na mucosa produz a recidiva, em vez do crescimento para dentro do intestino, da doença pélvica residual.

OUTRAS TÉCNICAS ANASTOMÓTICAS

Anastomose Transanal ou Coloanal

Uma técnica alternativa para restabelecer a continuidade intestinal é a anastomose transanal ou coloanal. Na cirurgia com sutura à mão pode-se usar uma agulha de uretroplastia de Turner-Warwick,[183] modificada, com corpo cilíndrico com agulha curva e fio absorvível de longo tempo tipo 5/8. Usando um afastador anal autostático de Parks[184] de três lâminas, um par de afastadores de Gelpi[185] colocados em ângulo reto um com o outro, um afastador Lone Star[186] ou um *kit* retal Bookwalter (Codman, Randolph, MA, USA), uma anastomose transanal pode ser efetuada (Figura 23.48). Esta é a técnica usada para restabelecer continuidade após colectomia, proctectomia e bolsa ileal para doença intestinal inflamatória (ver Capítulo 29). As suturas incorporam a espessura total do cólon com o canal anal e o esfíncter interno subjacente. Uma conduta alternativa é usar uma técnica de duplo grampeamento.

Resultados

Recomenda-se que todo o paciente submetido a esta anastomose receba uma colostomia de desvio temporária e que o cólon esquerdo seja completamente mobilizado para evitar tensão sobre a anastomose. Um relatório mais recente da mesma

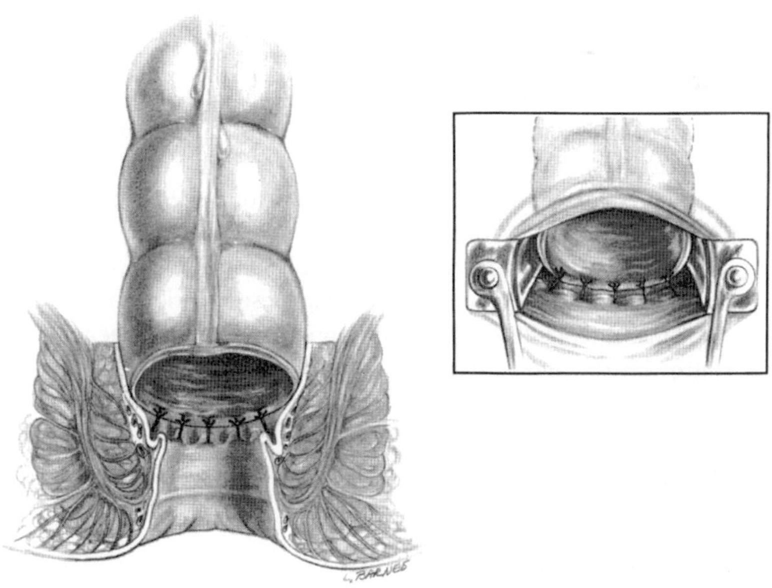

FIG. 23.48. Um afastador de Parks facilita a aplicação de pontos *(detalhe)* para anastomose coloanal.

instituição (**Memorial Sloan-Kettering Cancer Center**) envolveu 134 pacientes. A sobrevida de 5 anos do grupo foi corrigida atuarialmente, sendo de 73%. Implantes mesentéricos, margem de ressecção microscópica positiva, tumor T3, invasão perineural (IPN), invasão de vasos sangüíneos e tumor de grau avançado foram associados ao risco aumentado de recidiva pélvica. Relatam pelo menos uma experiência satisfatória tanto em termos de função intestinal quanto de doença recidivada, com uma freqüência média de evacuações de duas vezes ao dia, com 22% dos pacientes relatando quatro ou mais evacuações diárias. A freqüência das evacuações tende a diminuir com o tempo, com o uso de radioterapia adjuvante influenciando a freqüência e dificuldade de evacuação. Todos os autores concordam em que a morbidade cirúrgica seja significativamente mais alta que a da ressecção anterior baixa.

Anastomose Transanal ou Coloanal com Reservatório de Cólon

Um reservatório de cólon em forma de *J*[187] tem sido usado para suplementar a opção anastomótica coloanal descrita anteriormente, em um esforço para melhorar a função intestinal. A técnica é essencialmente a mesma que para um reservatório ileal em forma de *J* (ver Capítulo 29), exceto que no primeiro é usado o cólon e no segundo o íleo. As dimensões ideais da bolsa são 6 a 7 cm de circunferência de intestino não-distendido, com comprimentos dos ramos de 8 a 10 cm. Todos os investigadores enfatizam a importância de se mobilizar a flexura esplênica e preservar o primeiro ramo da artéria mesentérica inferior, melhorando a irrigação sangüínea.

Resultados

Na experiência de ambas, a Mayo Clinic e a Cleveland Clinic, envolvendo 117 pacientes, a maioria dos quais recebeu uma anastomose coloanal direta, foi obtida continência fecal satisfatória em 78%. Nenhum paciente com uma bolsa em *J* teve incontinência permanente. A sobrevida de 5 anos foi de 69%, mas 62% tiveram complicações (deiscência anastomótica, 18%). As freqüências de evacuações são menores com este método, especialmente durante o primeiro ano, que as dos pacientes que recebem reconstrução intestinal sem um reservatório, mas outros assinalam que aproximadamente 25% dos pacientes precisam de um pequeno clister para evacuar. Outros investigadores demonstraram que com 1 ano, os pacientes com bolsa tiveram, significativamente, menos evacuações em 24 horas e menos evacuações noturnas, urgência e incontinência fecal. Os investigadores familiarizados com a técnica relataram não terem observado aumento na morbidade e mortalidade atribuível ao próprio reservatório.

"Bypass" Intraluminal

As indicações e o método para realizar o chamado "*bypass* intraluminal" para efetuar uma anastomose colorretal estão discutidos no Capítulo 5.

Procedimentos de "Pull-Through" ("Abaixamento") Abdominoanal

Um método alternativo de restabelecer a continuidade intestinal em seguida à ressecção retal é o procedimento *pull-through*. A operação foi descrita inicialmente por Maunsell[188] em 1892 e apoiada por Weir[189] em 1901. Ela foi desenvolvida principalmente como uma alternativa à excisão transacra de Kraske[191] (ver *Ressecção Transacra*) e ao botão anastomótico de Murphy[190] (ver Capítulo 22). Os procedimentos *pull-through*, em geral, são aplicados para anastomoses abaixo de 7 cm, mas são usados raramente hoje em virtude da preferência por outras técnicas (p. ex., anastomoses por grampeamento circular, coloanal e abdominossacra) e outras modalidades de tratamento (p. ex., excisão local e eletrocoagulação). Como com alternativas técnicas que poupam o esfíncter, o cirurgião deve ser cauteloso ao usar o procedimento de *pull-through* para doença maligna. Diversos métodos são usados para realizar anastomose anal pela conduta de *pull-through*.

Técnicas de Eversão

Para a realização de um procedimento de *pull-through* o paciente é colocado em posição de perineolitotomia. A operação prossegue como se fosse uma ressecção anterior baixa. Entretanto, quando é empreendida uma operação de *pull-through*, é necessário liberar uma extensão maior de cólon proximal. Em virtualmente todos os casos, a flexura esplênica tem que ser mobilizada. O intestino é seccionado tão baixo quanto possível, e a peça é removida.

A anastomose mais segura e a que oferece o melhor resultado funcional é realizada com o procedimento de Weir; o coto retal é evertido, o intestino proximal puxado através do ânus, e a anastomose efetuada pelo cirurgião perineal com suturas absorvíveis de longo prazo nº 3-0 separadas (Figura 23.49). A área anastomótica retorna à cavidade pélvica espontaneamente. O assoalho peritoneal pélvico é deixado aberto, não sendo colocados drenos usualmente, mas aconselha-se uma colostomia proximal.

Uma modificação da técnica de Weir foi descrita por Turnbull[192] e Cuthbertson[193] e por Cutait e Figliolini.[194] O coto retal é evertido, mas o intestino é puxado através do ânus e deixado projetar-se no períneo por 7 ou 8 cm. A borda de corte do reto é suturada à extremidade seromuscular do cólon, mas não penetrando na luz (Figura 23.50). Um cateter é fixado no intestino protruso através do ânus. Depois de 10 dias a 2 semanas, o cólon redundante (coto retal necrótico) é amputado, e a anastomose é ressuturada; o reto se retrai aos poucos para dentro da pelve corporal.

Técnicas de Anastomose Retardada–Amputação

Uma anastomose de *pull-through* mais distal pode ser efetuada usando-se as técnicas de Babcock,[195] Bacon[196] ou Black.[197] Babcock descreveu o seu método de proctossigmoidectomia abdominoperineal com ânus perineal em um tempo em

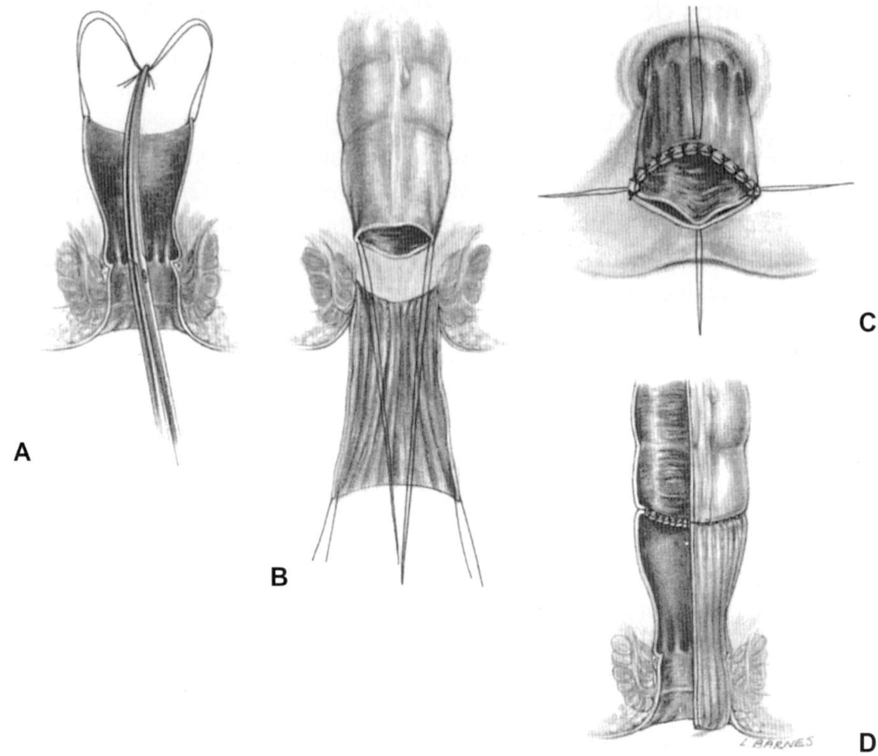

FIG. 23.49. Técnica de *pull-through* de Weir. **A.** Suturas-guias evertem o coto retal. **B.** O intestino proximal passa por dentro do coto retal evertido, por meio de suturas-guias. **C.** A anastomose é efetuada em um plano pelo cirurgião perineal. **D.** O intestino retorna à cavidade pélvica.

1939. Depois que uma esfincterotomia posterior generosa é efetuada, o intestino é amputado no topo do canal anal e puxado através do ânus. Esta manobra reduz o risco de necrose da extremidade do cólon exteriorizado. A cicatrização ocorre entre a borda de corte do anorreto e a serosa do cólon abaixado. O coto necrótico é amputado 2 semanas depois. Na modificação de Black, não é feita esfincterotomia.

Bacon descreveu pela primeira vez sua alternativa técnica em 1945. Ele removeu o canal anal por via perineal, seccionando o intestino ao nível ou acima dos elevadores. Isto permite que uma área de superfície mais ampla entre em contato com o intestino puxado através do ânus, uma vantagem teórica pelo fato de que a cicatrização pode ser mais efetiva. Como nos outros procedimentos, a extremidade necrótica do intestino puxado através do ânus é amputada aproximadamente 2 semanas depois.

Comentário: as técnicas de anastomose retardada–amputação permitem uma anastomose mais baixa do que pode ser obtido através da simples eversão. Por isso, uma anastomose pode ser

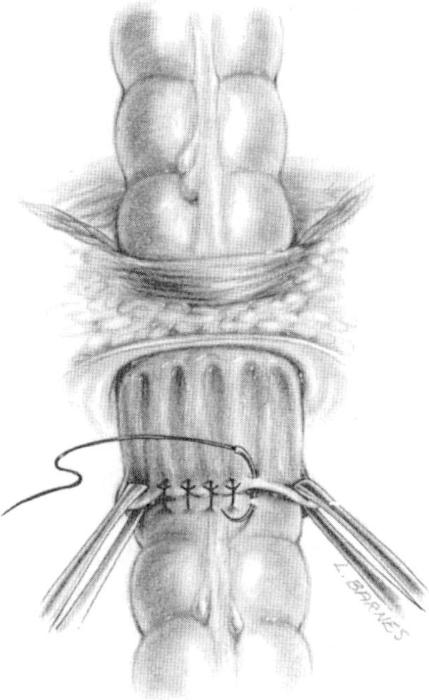

FIG. 23.50. *Pull-through* por eversão e sutura seromuscular (primeiro tempo).

efetuada em situações nas quais uma conduta abdominal anterior com qualquer técnica de sutura é impossível. Entretanto, a anastomose pode ser menos segura, e a continência subseqüente pode não ser tão satisfatória quando com os primeiros métodos. Com a "colostomia" perineal temporária (da extremidade do cólon abaixado) é desnecessário estoma de proteção.

Um problema na minha experiência tem sido o do ânus úmido. O ectrópio de mucosa associado aos procedimentos de *pull-through* não anastomóticos pode ser uma fonte de considerável corrimento de muco e desconforto para o paciente.

A vantagem do procedimento de Weir (Maunsell) é que ele é mais técnico, porque uma anastomose é efetuada por primeira intenção e não por sutura. O método, no entanto, cria uma protrusão perineal desconfortável, muitas vezes assustadora, com mau cheiro, necrótica, mas é capaz de realizar uma anastomose com segurança, sem a necessidade de um procedimento de desvio em um segundo tempo; portanto, tem esta vantagem. O fato é que ambos os procedimentos raramente são alternativas úteis à ressecção anterior baixa com ou sem os grampeadores. Para se conseguir uma eversão de comprimento suficiente para ir até o reto, no períneo, um mínimo de 6 cm de reto residual é necessário. Com menos reto disponível, a eversão é virtualmente impossível; a "ancoragem" dos elevadores tende a puxar o intestino de volta para a pelve. A maioria dos pacientes é capaz de ter a continuidade restabelecida por meios mais convencionais (se o restabelecimento for considerado aconselhável).

Estas operações raramente são feitas para qualquer indicação, pois suas indicações são restritras atualmente. Essencialmente, devem ser relegadas ao domínio da curiosidade histórica, ressurrectas somente quando um cirurgião desejar aplicá-las como uma alternativa a um dos procedimentos técnicos de poupança do esfíncter, ou quando nenhuma outra operação de ressecção ou local é apropriada, tornando-se, de fato, situações extraordinariamente raras.

Ressecção Transacra ou Transcoccígea

Excisão sacra tinha sido efetuada por Kocher[198] em 1875. Entretanto, ela foi associada ao nome de Kraske desde que ele descreveu a técnica em detalhe no XIV Congresso da Associação Alemã de Cirurgiões em 1884. Curiosamente, na descrição clássica do procedimento, o intestino era exteriorizado estabelecendo-se um ânus sacro no extremo posterior da ferida, e amputando o reto distal inteiro. Isto, em essência, é uma colostomia sacra. Outros, como Turner,[199] modificaram a operação efetuando uma anastomose término-terminal ao anorreto residual.

Técnica

É efetuado preparo intestinal de rotina como para uma ressecção anterior. A operação é efetuada com o paciente na posição prona e com as nádegas separadas por meio de faixa de esparadrapo. Faz-se uma incisão na linha mediana desde imediatamente acima da margem anal até o sacro inferior, através do tecido subcutâneo, expondo o músculo elevador do ânus e o cóccix. O músculo elevador do ânus é então seccionado, expondo a parede posterior do reto. O cóccix é, então, liberado das suas fixações musculares, desarticulado e removido. Se for necessária exposição adicional, a parte inferior (dois segmentos sacros) é excisada usando-se uma serra de Gigli.[200] É imperativo, ao dividir o sacro, que o terceiro nervo sacro em um lado seja preservado, para evitar problemas de incontinência fecal.

O reto é então completamente mobilizado, tomando-se especial cuidado para evitar lesar o reto anterior onde ele é aderente à vagina ou à próstata. Coloca-se um dreno de Penrose em torno do reto para tração e para completar a dissecção. O peritônio pode ser aberto sobre a superfície retal anterior. O intestino é então tracionado para baixo tanto quanto possível, e os vasos hemorroidários superiores, ligados e seccionados. O intestino é seccionado no nível desejado, fazendo-se uma anastomose com fios absorvíveis a longo prazo nº 3-0 separados em um plano único. Também foi recomendado que esta sutura seja substituída pelo grampeamento circular (Figura 23.51). Um dreno de Silastic é colocado através de uma lancetada na nádega para dentro do espaço pré-sacro e conectado para aspiração, permanecendo no lugar por 48 a 72 horas ou até a drenagem cessar.

Pós-operatoriamente, o tratamento é essencialmente o mesmo que para uma ressecção anterior baixa. Quando o paciente elimina gases, institui-se dieta progressiva. Durante o tempo de convalescença o paciente é instruído para fazer exercícios de fortalecimento perineal (ver Capítulo 13). Graus variados de incontinência ocorrem por vários dias a algumas semanas; em todos os casos, no entanto, o controle virtualmente volta ao normal, supondo-se que o suprimento nervoso tenha sido preservado. Os resultados desta operação, em trabalhos contemporâneos, referem-se a casos isolados, sem importância satisfatória.

Comentário: excisão sacra rapidamente se tornou a mais popular modalidade de tratamento para carcinoma do reto no término do século XIX, mas os problemas de deiscência anastomótica,

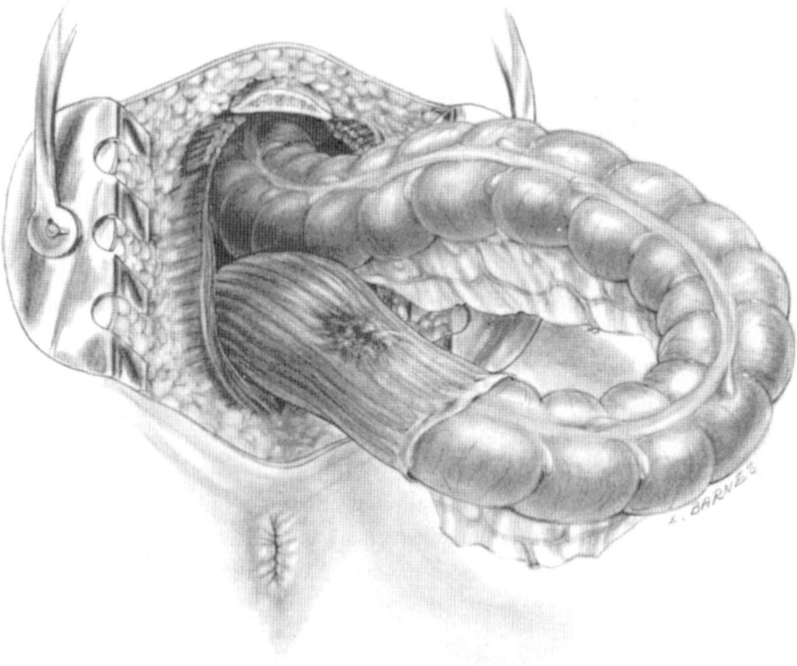

FIG. 23.51. Anastomose grampeada circular por via de acesso transcoccígea. Notar que o cóccix foi removido.

fístula fecal, infecção da ferida e recidiva tumoral fizeram o procedimento cair em desuso. A operação de Kraske permite ressecção de 8 a 10 cm do reto sem dificuldade. Entretanto, pelos padrões contemporâneos, a operação deve ser vista como inadequada para o tratamento do câncer retal, porque ela deixa de remover a "zona de disseminação linfática cefálica".

Alguns cirurgiões, no entanto, ainda recomendam esta alternativa para pequenos tumores malignos, mas eu acredito que melhores procedimentos locais são disponíveis para a maioria dessas condições (ver adiante). A operação, entretanto, tem aplicação em pacientes cuidadosamente selecionados com doença benigna: adenoma viloso, estenose retal benigna, fístula retovaginal e fístula retoprostática.

Ressecção Abdominossacra

Kraske foi o primeiro a sugerir uma ressecção abdominossacra combinada, visando superar a desvantagem da ressecção transacra ou transcoccígea da falta de remoção dos linfáticos cefálicos do reto e retossigmóide.

Técnica

Na modificação descrita por Localio e Stahl, acesso ao abdome e sacro é obtido simultaneamente colocando-se o paciente na posição lateral direita. Duas equipes podem então operar simultânea e independentemente no abdome e no sacro. Eu achei esta conduta incômoda, no entanto, e prefiro colocar o paciente na posição de perineolitotomia, e a fase abdominal seja completada como se fosse uma ressecção anterior baixa. Os ligamentos laterais são seccionados, e o cirurgião então decide a conveniência de se restabelecer a continuidade e a escolha da operação. Se for escolhida a via de acesso sacra, o abdome é fechado. É importante mobilizar completamente o cólon esquerdo, incluindo a flexura esplênica, de modo que o intestino possa ser facilmente tracionado para baixo e entregue sem nenhuma tensão para a anastomose subseqüente. O intestino não é seccionado durante a fase abdominal do procedimento. Faz-se uma colostomia de alça no transverso ou uma ileostomia.

O paciente é a seguir colocado na posição de canivete pronado, e a via de acesso de Kraske é usada (ver Figuras 21.13 a 21.15). Com o reto já completamente mobilizado, o intestino sede do tumor pode ser passado através da incisão e removido (Figura 23.52). A anastomose é feita com sutura em um plano com pontos separados ou, alternativamente, pelo grampeador circular (ver Figura 23.51). Os músculos são reparados com suturas fortes absorvíveis a longo prazo, colocando-se um dre-

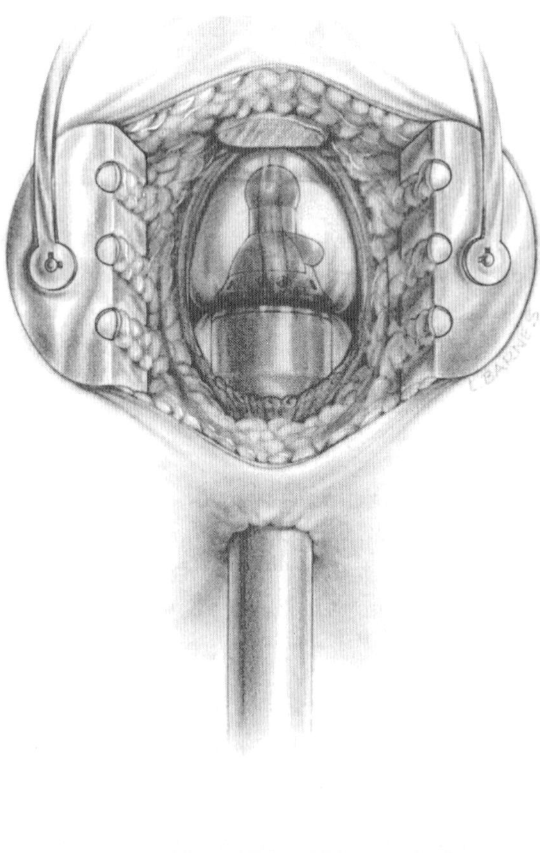

FIG. 23.52. Ressecção abdominossacra. O cólon é levado através da incisão sacral e ressecado. Anastomose é facilmente efetuada através de incisão sacra.

no de Silastic na concavidade sacra e exteriorizado através de uma ferida em lancetada nas nádegas.

Resultados

Localio *et al.*[201] provavelmente tiveram a maior experiência com esta operação, relatando os resultados de 427 pacientes com carcinoma do reto. Avaliação pré-operatória era feita para determinar o tipo de operação mais adequada para o paciente: ressecção abdominoperineal, ressecção anterior ou ressecção abdominossacra. Foram realizadas 100 ressecções abdominossacras. Embora as taxas de recidiva e de mortalidade fossem semelhantes nos três procedimentos, a taxa de morbidade da ressecção abdominossacra foi muito mais alta. Dos pacientes, 12% desenvolveram fístula fecal ou peritonite, e, em virtude dessas complicações, os autores aconselharam a confecção de colostomia protetora.

Comentário: embora eu tenha tido apenas uma pequena experiência com esta operação, principalmente para condições benignas, não sou um entusiasta sobre esta técnica no tratamento do câncer retal. É verdade que o procedimento remove eficazmente o segmento com o câncer e os linfáticos, e que uma anastomose baixa pode ser feita satisfatoriamente, mas é difícil encontrar um candidato à sua aplicação. O fato de o paciente ter que lidar com uma incisão sacra e com uma incisão abdominal leva-me a procurar uma operação alternativa para preservar o esfíncter anal, quando essa conduta é desejável.

EXCISÃO TRANSESFINCTÉRICA

A excisão transesfinctérica foi ressuscitada cerca de um quarto de século atrás por Mason[202] como uma maneira de remover cânceres em localização baixa do reto. O procedimento, no entanto, não é novo, tendo sido advogado por Bevan[203] em 1917 para "pequenos carcinomas do reto sem qualquer comprometimento radical". Curiosamente, no entanto, o autor não repara no esfíncter, declarando simplesmente, "não espero conseguir a melhor continência possível", nem comentou sobre o risco de desenvolvimento de fístula.

Técnica

Com o paciente na posição prona em canivete, os músculos elevador do ânus e esfíncter externo são seccionados completamente na linha mediana posterior. O reto é aberto, oferecendo excelente exposição do reto baixo e médio (Figura 23.53). Embora tumores na parede anterior sejam os mais fáceis de serem visíveis, os tumores nas paredes posterior ou laterais podem ser vistos com facilidade, permitindo boa mobilização do reto.

Comentário: embora eu não tenha tido experiência com esta técnica, a crítica óbvia é a falta de remoção dos linfáticos associados o que relegaria este procedimento à paliação no paciente de risco. Entretanto, certamente poder-se-ia considerar esta opção como uma alternativa à excisão local ou à excisão transanal (ver adiante). Todavia, não consigo ver por que alguém teria que

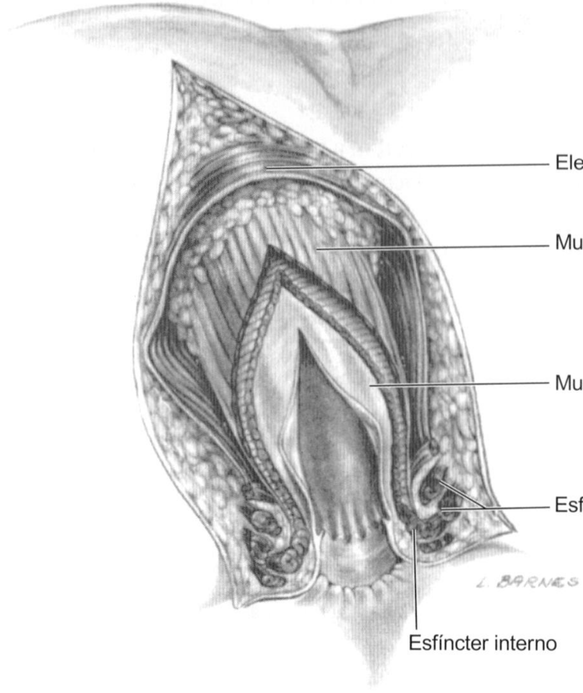

FIG. 23.53. Excisão transesfinctérica. O reto é aberto como um livro, posteriormente.

seccionar os músculos esfincteres para realizar esta cirurgia. Não tenho reservas, no entanto, sobre seccionar os músculos esfincteres, porque bons resultados funcionais podem ser esperados com reparação direta deles. Pode ser útil alguém incluir o procedimento no seu "repertório de operações sobre o reto", mas é duvidoso que sua prática seja incluída no arsenal de cirugiões para o tratamento do câncer retal.

RESSECÇÃO ABDOMINOTRANSESFINCTÉRICA

Mason descreveu um meio alternativo de efetuar uma anastomose em seguida a um *pull-through* abdominoanal. Seccionando-se os músculos esfincteres como já descrito pode ser efetuada uma anastomose facilmente na margem anal. Com tantas condutas técnicas de poupança do esfíncter, não me é difícil controlar meu entusiasmo de usar esta técnica.

PROCEDIMENTOS LOCAIS

Diversos procedimentos locais podem ser usados para paliação e como operações curativas para o tratamento de carcinoma do reto. No que se refere à cura, extensa avaliação pré-operatória deve ser obtida para se ter certeza de que uma operação curativa pode razoavelmente ser realizada através de alguma forma de abordagem local. Indivíduos que são maus candidatos a grandes cirurgias podem se beneficiar com ressecções locais, incluindo incisão local com comprometimento transmural, tumores pouco diferenciados, metástases linfonodais evidentes, e aqueles nos quais uma operação poupando o esfíncter pode ser realizada por meios convencionais e aqueles que são capazes de tolerar uma grande operação. Cinco características histopatológicas foram identificadas como fatores de risco de metástases nos gânglios linfáticos:

1. Pequenos aglomerados de células cancerosas indiferenciadas adiante da frente invasiva da lesão ("brotamento tumoral").
2. Limites invasivos mal demarcados.
3. Células cancerosas moderadamente ou pouco diferenciadas nos limites tumorais.
4. Invasão tumoral das camadas submucosa média ou profunda.
5. Células cancerosas nos linfáticos.

Pesquisadores concluíram que os pacientes com três ou menos fatores de risco não tinham disseminação ganglionar, enquanto a taxa de comprometimento nos linfonodos com quatro ou mais fatores de risco foi de 33 e 67%, respectivamente. Essa classificação pode ser útil para determinar pacientes possíveis candidatos para excisão local. Outros sugerem que a incidência de metástases ganglionares é mais alta em lesões com mais de 1 cm de diâmetro, para aquelas com invasão submucosa maciça e para adenocarcinomas moderadamente diferenciados.

Apesar de todos os esforços para a avaliação pré-operatória de metástases nos linfonodos a partir de carcinomas retais, as técnicas de exame de linfonodos podem demonstrar presença de tumor em linfonodos tão pequenos quanto com 1 mm de diâmetro, sugerindo que mesmo os melhores métodos de avaliação pré-operatória podem não perceber tumores que teoricamente estão além da curabilidade cirúrgica, simplesmente por excisão local. O significado desta observação é que se deve considerar radioterapia suplementar, pré-operatória ou pós-operatoriamente, sempre que um procedimento local for recomendado ou efetuado.

Eletrocoagulação

Destruição de tumores pela corrente elétrica tem sido descrita virtualmente desde que a eletricidade foi utilizada. Em 1913, Strauss[204] advogou eletrocoagulação para paliação em pacientes de mau risco com carcinoma do reto e nos indivíduos com lesões extensas. Suas indicações foram gradualmente alargadas para incluir quase todos os estádios de carcinoma do reto. Relatos subseqüentes advogando a destruição eletrocirúrgica pontilharam a literatura, mas os seus autores enfatizaram que o principal valor do procedimento relacionava-se aos pacientes que tinham carcinoma incurável ou naqueles que recusavam colostomia. Apesar dos resultados de Strauss, que foram descritos como sendo pelo menos tão satisfatórios quanto aqueles dos carcinomas ressecados cirurgicamente, o valor desta técnica não teve qualquer impacto importante sobre o pensamento cirúrgico até que Madden e Kandalaft[205] descreveram sua série em 1967. Subseqüentemente, eles atualizaram seu estudo em 1971, e Crile e Turnbull[206] descreveram uma série com resultados favoráveis em 1972. Como conseqüência, outros foram encorajados a aplicar seletivamente esta técnica. Em virtude destes relatos, muitos cirurgiões começaram a usar esta técnica não apenas para paliação, mas também para lesões potencialmente curáveis.

Indicações

Eletrocoagulação pode ser considerada quando (a) o tumor abrange menos de 50% da circunferência da parede intestinal; (b) a lesão é exofítica e bem diferenciada (ou de uma malignidade de baixo grau); (c) um paciente com metástases conhecidas pode ter sintomas efetivamente paliados por este meio; (d) presença de doença debilitante; ou (e) o paciente recusa ou não é capaz de lidar com uma colostomia. As contra-indicações relativas ao procedimento incluem uma lesão circunferencial, um tumor pouco diferenciado ou altamente anaplástico, um crescimento profundamente ulcerado, uma lesão anterior em uma mulher, ou um tumor que se estende acima da reflexão peritoneal. Certamente, se o crescimento tumoral for suficientemente alto para ser removido por ressecção anterior, este pode ser o tratamento de escolha.

Se eletrocoagulação for contemplada, a importância do exame rigoroso de acompanhamento e a possibilidade de readmissão no hospital devem ser salientadas. É muito mais fácil para um cirurgião realizar uma excisão abdominoperineal sabendo que pouco mais pode ser oferecido ao paciente do ponto de vista cirúrgico se o tumor recidivar. Entretanto, se o tumor recidivar após eletrocoagulação, é extremamente difícil julgar quando esta conduta deve ser abandonada e quando deve ser feita a excisão abdominoperineal. Mesmo depois de uma eletrocoagulação sem sucesso, o paciente pode ser curado por cirurgia radical muitos meses depois da terapia inicial.

Técnica

Os pacientes devem ser internados, a não ser que se esteja lidando com uma lesão muito pequena. É necessário anestesia regional ou geral. O paciente é colocado na posição prona, se o tumor for principalmente retal anterior, e na posição de litotomia, se o tumor for essencialmente retal posterior. Após dilatação do esfíncter, um afastador anal operatório plástico de diâmetro e comprimento apropriados é inserido no ânus. Infiltração local com bupivacaína e epinefrina pode melhorar o relaxamento anal e limitar a profundidade da anestesia necessária.

O objetivo da eletrocoagulação é destruir o tumor inteiro e uma margem de tecido normal, profunda, em torno dele. Uma unidade padrão de eletrocautério é usada com adaptador de ponta de agulha, e apenas corrente coagulante é empregada. A área para eletrocoagulação é delineada por meio de uma agulha de cautério

(Figura 23.54A). A ponta é então introduzida no tumor, enquanto corrente é aplicada, e o processo é repetido até que a área inteira tenha sido obstruída (Figura 23.54B). O tecido necrótico é removido por raspagem, com a ajuda de uma alça metálica eletrificada ou cureta endometrial (Figura 23.54C). Quando se chega ao tecido normal (parede muscular ou tecido adiposo perirretal), o procedimento é dado por terminado. O tempo operatório varia de acordo com o tamanho da lesão e o grau de penetração, podendo durar até 2 horas. De nenhuma maneira deve ser considerado um empreendimento de pequeno porte. Para tumores maiores, mais de uma sessão pode ser necessária, cada uma exigindo hospitalização e anestesia.

Depois da ablação do tumor grande, o paciente permanece no hospital por vários dias, tempo durante o qual mais biopsias são tiradas, e é efetuada uma repetição da coagulação se necessário. O paciente é visto em intervalos mensais durante os primeiros 6 meses e readmitido no hospital (se possível) para biopsia e eletro-

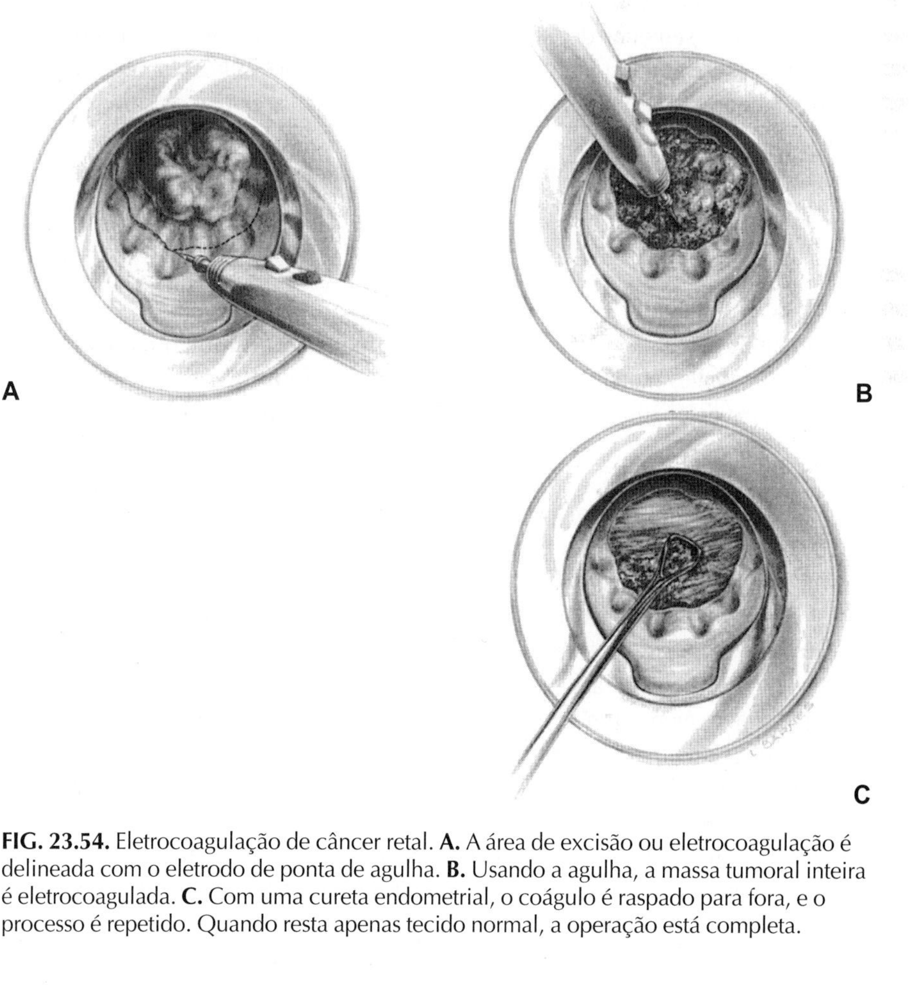

A B C

FIG. 23.54. Eletrocoagulação de câncer retal. **A.** A área de excisão ou eletrocoagulação é delineada com o eletrodo de ponta de agulha. **B.** Usando a agulha, a massa tumoral inteira é eletrocoagulada. **C.** Com uma cureta endometrial, o coágulo é raspado para fora, e o processo é repetido. Quando resta apenas tecido normal, a operação está completa.

coagulação se o tumor recorrente recidiva. Depois de 6 meses sem evidência de tumor, os intervalos entre as visitas ao consultório são gradualmente estendidos para aproximadamente quatro vezes por ano.

Complicações

A complicação pós-operatória mais comum é febre, sendo que a temperatura oral de 39,4°C logo depois da cirurgia não é rara. É por isso que tratamento antibiótico de amplo espectro é recomendado pré e pós-operatoriamente, por 24 horas. Pode ocorrer peritonite pélvica sem perfuração retal, mas raramente está indicada exploração abdominal, drenagem ou colostomia.

Hemorragia no momento da cirurgia pode exigir múltiplas transfusões de sangue. Deve haver reserva de sangue quando eletrocoagulação é realizada para lesões grandes. É uma operação demorada, um procedimento durante o qual a perda sangüínea pode parecer mínima, mas é de fato persistente. Pode ocorrer hemorragia tardia até várias semanas depois do procedimento, provavelmente secundária ao esfacelo da escara, o que muitas vezes exige readmissão ao hospital e transfusão, tendo sido descrita a ocorrência em até 22% dos pacientes que se submeteram à eletrocoagulação.

Estenose retal pode resultar da eletrocoagulação se mais de 50% da parede intestinal for comprometida pelo tumor. Procedimentos repetidos aumentam o risco desta complicação e impedem a capacidade de o cirurgião visualizar a área quanto à possível recidiva. Estenose benigna pode ser tratada por lise e a inserção freqüente de um dilatador de Hegar no ânus pelo próprio paciente.

Em mulheres, pode resultar fístula retovaginal da queima vigorosa de uma lesão anterior. A eletrocoagulação, portanto, deve ser efetuada somente para pequenas lesões exofíticas quando elas ocorrerem em localização posterior ou lateral.

Resultado

Madden e Kandalaft atualizaram sua experiência em 1983 para incluir um total de 204 pacientes tratados por eletrocoagulação. Suas taxas de sobrevida de 5 anos, mesmo com tumores ulcerados, foram impressionantes (57% com lesões > 3 cm e 63% se < 3 cm). Pacientes com tumores polipóides tiveram uma taxa de sobrevida de 5 anos de 70% para os tumores menores e taxa de 64% para os maiores.

Salvati *et al.*[207] relataram 81 pacientes que fizeram eletrocoagulação para a cura e nos quais pelo menos um acompanhamento de 5 anos era disponível. Os critérios de seleção foram essencialmente os mesmos anteriormente discutidos. A taxa de sobrevida global de 5 anos foi 47%, mas 38% necessitaram conversão para uma ressecção abdominoperineal. Este último grupo teve uma sobrevida de 5 anos de 29%. A taxa de morbidade da eletrocoagulação foi de 21%. Outros investigadores também se tornaram defensores da aplicação judiciosa desta técnica. A taxa de colostomia subseqüente, no entanto, foi descrita como de até 25%.

Tratamento Seqüencial

Eisenberg[208] combinou eletrocoagulação com ressecção subseqüente no tratamento de 250 pacientes, preferindo fazer ressecção anterior baixa, o que coloca em questão a realização desta alternativa de poupança do esfíncter como primeira escolha. As taxas de sobrevida foram excepcionalmente boas: 85% após ressecção anterior baixa e 61% após ressecção abdominoperineal. Apesar destes resultados favoráveis, ninguém conseguiu emular a experiência.

Comentário: para eletrocoagulação ser empregada com sucesso, deve ser feita cuidadosa avaliação pré-operatória, incluindo, idealmente, ultra-sonografia transretal. Os tumores devem ser móveis, exofíticos e bem diferenciados ou moderadamente bem diferenciados. Avaliação citométrica de fluxo pode ser útil. A probabilidade de metástase em linfonodos é consideravelmente reduzida se este protocolo for seguido.

Provavelmente a crítica mais importante a este método é a incapacidade de se obter uma peça patológica total. Só se pode confiar em biopsia para determinar o grau histológico, e a evidência, obviamente, pode ser incompleta.

Uma preocupação adicional é o que fazer se o tumor recidivar. Quando deve ser abandonada esta modalidade de tratamento? A resposta, na minha experiência, reside na qualidade da relação médico–paciente. O paciente que aceita eletrocoagulação como primeira escolha muitas vezes ajuda a guiar o cirurgião a tomar futuras decisões operatórias. Finalmente, é importante reconhecer que números de sobrevida de 5 anos de 50%, 60% ou mesmo 80% podem não ser notáveis, especialmente se os pacientes que estiveram sendo selecionados para este tratamento tinham tumores mais favoráveis (*i. e.*, lesões A de Dukes).

Excisão Transanal

Excisão transanal tem sido advogada por vários cirurgiões para o tratamento de pequenas lesões (< 3 cm) exofíticas, móveis, bem diferenciadas. Como no caso da eletrocoagulação, a avaliação pré-operatória deve incluir confirmação histopatológica, especialmente o grau de diferenciação tumoral, bem como ultra-sonografia endorretal. A orientação de fazer a ressecção transanal é baseada no conhecimento prévio de que apenas um risco de 10% de metástase sincrônica nos linfonodos existe quando o câncer é limitado à parede retal. A vantagem singular desta técnica sobre a da eletrocoagulação é que ela oferece a oportunidade de avaliar histologicamente uma "biopsia total", pois toda a peça é examinada. Teoricamente, se a excisão local for julgada "completa" pelo patologista, e o tumor é bem ou moderadamente bem diferenciado, a recomendação razoável é que nenhum tratamento cirúrgico adicional é necessário. A variável essencial, portanto, é a capacidade e o interesse do patologista. Também é extremamente importante orientar acuradamente a peça para exame histológico. Os seguintes critérios foram sugeridos para ajudar a identificar que neoplasias são teoricamente apropriadas para a excisão transanal:

- < 4 cm de diâmetro.
- Limitado a menos de um quadrante do reto.
- < 9 cm de distância da margem anal.

- Móvel.
- Bem diferenciado.
- Ausência de invasão linfovascular.
- Ausência de IPN (invasão perineural).
- Lesão ultra-sonográfica T_1, T_2, N_0.
- Ausência de metástase pela TC.

Infelizmente, não há estudos disponíveis estatisticamente significativos, concernentes ao risco de ficar tumor residual, e nenhuma experiência clínica randomizada prospectiva foi feita.

Técnica

Excisão transanal pode ser feita através de um proctoscópio operatório, mas, mais comumente, é realizada dilatando-se o ânus e inserindo-se afastadores. Como no caso da eletrocoagulação, o posicionamento adequado do paciente é crucial. As lesões anteriores são mais bem tratadas com o paciente na posição prona em canivete, e as lesões posteriores são mais bem tratadas com o paciente na posição de litotomia. Tentativa deve ser feita para obter uma margem de segurança de 1 cm, porém margens menores podem ser igualmente satisfatórias. O tumor é delineado com esta margem adequada por meio do eletrocautério de ponta de agulha. Alguns cirurgiões preferem injeção de soro fisiológico com ou sem epinefrina para facilitar hemostasia e para ajudar na dissecção. Em geral, é mais fácil começar a dissecção a partir de baixo do tumor, usando uma pinça para segurar a peça à medida que a dissecção prossegue em direção cefálica. É efetuada excisão de espessura total da parede retal, nenhuma tentativa devendo ser feita para preservar parte da parede intestinal.

Resultados

A taxa de sobrevida de 5 anos dos tumores limitados à mucosa e submucosa é de aproximadamente 90%, e 75% quando o câncer invade a muscular própria. Três características patológicas que se correlacionam a um alto risco de recorrência e mau resultado foram identificadas: margens cirúrgicas livres; histologia pouco diferenciada e profundidade crescente da invasão da parede intestinal. Controle local pode ser melhorado se for aplicada radioterapia pós-operatória para tumores mais invasivos e com mais de 3 cm de diâmetro. Outros autores relatam experiências razoavelmente satisfatórias em grupos altamente selecionados de pacientes.

Comentário: a vantagem de ter uma peça cirúrgica para avaliar me fez utilizar excisão como a técnica primária para os pacientes selecionados para procedimento local. Em essência, eu uso eletrocoagulação principalmente para paliação nos pacientes que têm lesões maiores e que não são candidatos ou se recusam a fazer ressecção abdominoperineal. Conforme discutido na seção sobre eletrocoagulação, o principal problema é o que fazer com um laudo desfavorável de patologia e com recidiva subseqüente.

No presente, eu recomendo quimiorradioterapia para lesões que subseqüentemente são comprovadas transmurais ou em casos de invasão linfática ou vascular. Após completo tratamento, o paciente é reavaliado, e tomada uma decisão sobre se uma operação radical está indicada. Entretanto, não há estatísticas significativas para determinar se cirurgia adicional é necessária ou não. Mas, certamente, ampla evidência sugere que a quimiorradioterapia pode controlar a doença local e diminuir o estádio dos tumores (ver adiante). Se uma ressecção for recomendada, ela deve ser efetuada não antes de 3 semanas após o término da quimiorradioterapia. Eu não recomendo prosseguir imediatamente para ressecção com um laudo desfavorável de patologia antes que a terapia adjuvante tenha sido tentada. É tecnicamente impossível remover o reto do tumor sem entrar em um campo contaminado, aumentando, desse modo, o risco de infecção, e talvez mesmo pondo em risco o potencial de cura através da implantação de células malignas.

Microcirurgia Endoscópica Transanal

Em virtude dos problemas técnicos associados a tentativas de excisão local de lesões a distâncias mais altas da margem anal, Buess *et al.*[209] desenvolveram uma técnica minimamente invasiva por meio de um ressectoscópio. O procedimento permite uma vista estereoscópica ampliada do reto dilatado com gás insuflado, uma característica que permite executar cirurgia precisa em uma área de difícil acesso. O ressectoscópio tem um diâmetro de 40 mm, com comprimentos disponíveis de 12 ou 20 cm (Figura 23.55). Todos os instrumentos são projetados para trabalho endoscópico, e incluem tesoura, pinça angulada, porta-agulha, aparelho de aspiração e aplicador de clipes.

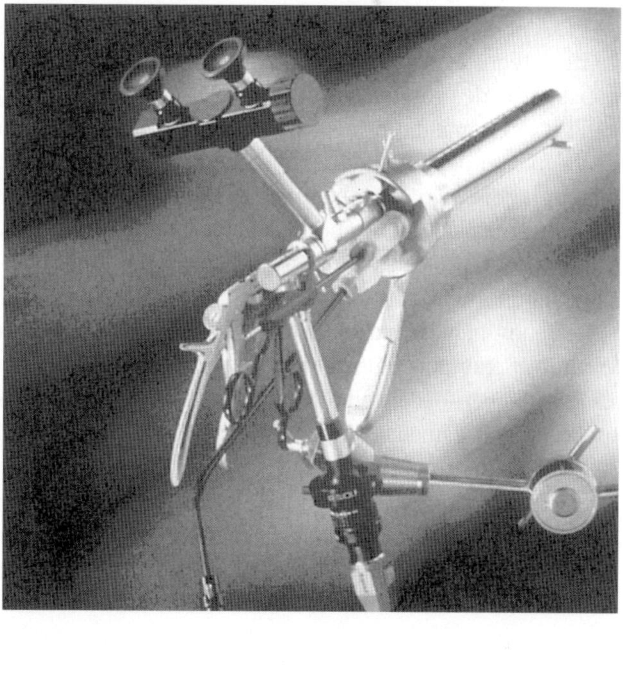

FIG. 23.55. Sistema de microcirurgia endoscópica transanal (TEM). O sistema estereoscópico permite excelente visualização. Até quatro instrumentos cirúrgicos podem ser inseridos ao mesmo tempo. O assistente pode acompanhar o procedimento através do uso de um canal de fibra óptica ou através de um monitor de vídeo. (Cortesia de Richard Wolf Medical Instruments, Inc. Vernon Hills, IL, USA.)

Resultados

Os resultados são comparáveis aos de outros procedimentos locais que foram discutidos. Lembrar, no entanto, que a técnica é muitas vezes usada para lesões em nível mais alto do que poderia ser tentado por excisão transanal convencional ou eletrocoagulação. Outros advogam fortemente este procedimento em virtude da excelente visualização obtida com este instrumento. Winde *et al.*[210] relataram uma taxa de sobrevida de 5 anos de 96% nos seus 50 pacientes. Apenas 4,2% desenvolveram recidiva local. Outros relatam sucessos semelhantes com esta técnica. Todos concluem que os resultados são superiores às operações locais alternativas no reto médio e superior. Uma preocupação particular que foi expressa é o efeito adverso da dilatação anal prolongada com o instrumento de 4 cm de diâmetro.

Comentário: a microcirurgia endoscópica transanal é uma modalidade estimulante para efetuar satisfatoriamente excisão local de tumores retais. Entretanto, há duas desvantagens ou preocupações importantes: primeira, o custo é considerável. Em virtude da aplicabilidade limitada desta técnica, é duvidoso se muitos cirurgiões ou instituições podem justificar a despesa associada a este investimento. Certamente, para lesões retais distais, nenhuma vantagem importante é vista na tecnologia quando a outra opção disponível são os afastadores anorretais. A outra questão é a aplicação questionável deste método para lesões mais altas, porque estas podem muitas vezes ser ressecadas por meios convencionais, com restabelecimento da continuidade intestinal. Por essas razões, embora o instrumento seja, na verdade, impressionante, e ofereça ótima visualização, eu não vejo esta técnica entrando na linha principal da maioria dos cirurgiões da especialidade no tratamento do carcinoma do reto.

Fotocoagulação a "Laser"

Essencialmente, três métodos são usados para o tratamento endoscópico paliativo de estenoses malignas do reto – *laser*-terapia e o seu uso em combinação com implantação de próteses plásticas ou *stents* de metal auto-expansíveis, que foram discutidos, previamente, neste capítulo e no Capítulo 22. A vantagem da colocação de *stent* é manter o desimpedimento luminal para evitar a necessidade de repetitivos tratamentos com *laser*. Muitos grupos usaram o *laser* de Nd-YAG (ver Capítulo 1) para o tratamento paliativo do câncer retal. Ninguém está advogando esta conduta para o tratamento de cânceres curáveis do reto. Para o tumor não ressecável ou quando o sangramento é um problema, o *laser* pode restaurar a desobstrução luminal e obter, pelo menos, hemostasia temporária. Quando comparada com outros procedimentos locais, a *laser*-terapia é única pelo fato de ter igual aplicabilidade aos tumores acima da reflexão peritoneal como o é aqueles abaixo. O *laser* de Nd-YAG também pode ser usado como tratamento pré-resseccional para carcinoma retal obstrutivo. A recanalização por este método permite que sejam realizadas ressecção e anastomose primária.

A fotocoagulação a *laser* pode ser efetuada, seletivamente, em ambulatório, mas geralmente exige hospitalização. Deve ser feito preparo intestinal padrão com sedação. Preocupação foi externada de que a energia aplicada pelo *laser* possa ser enganosa. O efeito tecidual real é tão relacionado à técnica de aplicação quanto aos ajustes de energia do *laser*. Embora a endoscopia a *laser* permita mudanças destes ajustes para aumentar um efeito hemostático ou vaporizador, isto precisa ser reconhecido, para se evitar cavitação excessiva.

Foi descrito alívio inicial dos sintomas como ocorrendo em aproximadamente 90% em várias séries publicadas; depois de alguns meses, no entanto, os indivíduos podem necessitar de tratamento adicional. O principal objetivo é evitar uma colostomia, e isto tem sucesso porque não se espera que os pacientes sobrevivam muito tempo. Foram descritos abscesso perirretal e perfuração intestinal como complicações raras.

Stents de metal auto-expansíveis têm sido usados com sucesso em combinação com *laser*-terapia paliativa. Alguns autores relataram que complicações sérias ou sinais de reobstrução são raros antes da morte do paciente, com tempo de sobrevida de até 25 meses. Outros relatam experiências menos favoráveis com esta conduta, com dois terços daqueles com tumores grandes necessitando cirurgias alternativas.

Comentário: a aplicação do *laser* no tratamento de tumores benignos e malignos do cólon e do reto é uma técnica relativamente recente. Entretanto, com o uso aumentado da ultra-sonografia endorretal e outras técnicas de estadiamento, não é sem razão esperar que pacientes com cânceres potencialmente curáveis sejam abordados por esta técnica. Esta opção, no entanto, exige perícia especial, e o equipamento é caro. Se está justificado tornar-se proficiente com esta técnica neste momento, é questão de conjectura. Independentemente disso, é duvidoso se a fotocoagulação a *laser* revelar-se-á mais vantajosa que os outros métodos disponíveis para tratamento não ressecccional do câncer retal.

Criocirurgia

Fritsch[211] tratou 219 pacientes com criocirurgia, mas apenas para paliação. Aos 6 meses a 7 anos depois do tratamento, tumor local foi erradicado em 30% e reduzido em tamanho suficientemente para aliviar os sintomas em 24%. Quatorze por cento experimentaram hemorragia, e 26% desenvolveram estenoses; outras complicações importantes (p. ex., peritonite) ocorreram em 8%. As desvantagens incluíram corrimento freqüente de tecido necrótico e secreções com odor fétido, bem como elevados custos do equipamento. Em outra grande série, foi evitada colostomia em 80% (tempo médio de observação, 2,3 anos). Experiências de outros autores sugerem que a técnica criocirúrgica proporciona benefícios terapêuticos a pacientes selecionados com câncer retal avançado e aqueles que não são capazes de tolerar uma grande operação.

Irradiação Endocavitária

Agulhas de rádio e radioterapia têm sido usadas no tratamento paliativo do câncer retal incurável ou recorrente durante quase 50 anos. De fato, Sir Charles Gordon-Watson[212] apresentou um trabalho sobre o uso do rádio no tratamento do câncer retal já em 1927. Entretanto, não foi senão quando Papillon[213] relatou sua experiência em 1973 que a irradiação foi aplicada como uma alternativa à cirurgia para uma lesão potencialmente curável.

Técnica

O procedimento exige um aparelho especial que pode ser introduzido através de um proctoscópio de grande diâmetro. A unidade de contato desenvolve uma alta saída de radiação (10 a 20 Gy/min) com raios X de baixa voltagem (50 kV). A área efetiva tem cerca de 3 cm de diâmetro, com absorção dos raios X essencialmente limitada a uma profundidade de 2 cm. Papillon recomenda 25 a 40 Gy a cada tratamento, administrados dentro de 3 min. Os tratamento são repetidos de 1 a 3 semanas mais tarde, até uma dose total entre 80 e 150 Gy durante um período de 4 a 10 semanas. A maioria dos pacientes pode ser tratada ambulatorialmente, e nenhuma anestesia é necessária.

Em uma publicação subseqüente, Papillon sugere que, para pacientes com menos de 60 anos de idade, uma linfadenectomia perirretal deve ser considerada. Ele também acrescentou uma combinação de radiação de feixe externo (30 Gy em 12 dias), seguida por implante de irídio-192, 2 meses mais tarde, para ampliar o campo de radiação no paciente de mau risco, no qual se deseja usar um "tratamento conservador".

Seleção dos Pacientes

Vários critérios devem ser satisfeitos para que um paciente seja considerado para este tratamento:

- Acessibilidade à lesão inteira.
- Pequena dimensão do tumor (< 4,5 cm).
- Tumor não infiltrante.
- Tumor histologicamente bem diferenciado.
- Tumor palpável.
- Tumor móvel.
- Ausência de gânglios mesorretais palpáveis.

Resultados

Papillon inicialmente relatou 106 pacientes, 70% dos quais estavam vivos e livres de doença 5 anos depois. Recidiva local desenvolveu-se em 14 pacientes (13%). Dezesseis pacientes (15%) morreram de doença maligna. Um relatório mais recente do seu trabalho incluiu 245 pacientes acompanhados por mais de 5 anos. Foi observada uma taxa de falha local de 5,3%. A taxa de morte por câncer foi de 8,9%, e a taxa de sobrevida de 5 anos, de 76%.

Da Cleveland Clinic vem um relatório de 199 pacientes tratados por irradiação endocavitária, 126 dos quais foram tratados com intenção curativa. Destes, 29% tiveram uma recorrência. Com tratamento adicional, 11% foram tornados livres de doença. Com mais de 5 anos de acompanhamento, 91% não tinham evidência de doença com tratamento adicional, mas apenas 68% foram curados com base em irradiação endocavitária unicamente.

Complicações

Muito poucas complicações foram atribuíveis ao tratamento com irradiação endocavitária. Jelden relatou proctite branda de curta duração e sangramento ocasional, além de fístula retovaginal. Não foram relatadas mortes diretamente relacionadas à terapia.

Comentário: como no caso da eletrocoagulação, é difícil avaliar os resultados da radiação endocavitária por comparação com tratamento de ressecção padrão. Isto porque apenas os que têm os prognósticos mais favoráveis são selecionados. Um paciente submetido à ressecção abdominoperineal para uma lesão A de Dukes tem probabilidade de cura que se aproxima de 90%. Como no caso da eletrocoagulação, estão alguns pacientes sendo privados da única possibilidade de cura se abrigarem metástases ganglionares? Mesmo com seleção cuidadosa dos pacientes, a decisão de usar qualquer um dos tratamentos ou procedimentos locais exige considerável aconselhamento pré-operatório e acompanhamento rigoroso.

RADIOTERAPIA

O uso de radioterapia com feixe externo no tratamento do câncer retal como tratamento adjuntivo à cirurgia, pré ou pós-operatoriamente, tem recebido considerável atenção nos últimos anos. Em tese, o tratamento pré-operatório deve diminuir o tamanho e extensão da invasão tumoral e permitir remoção completa do tumor, bem como minimizar o risco de recidiva local. O tratamento pré-operatório também pode limitar a probabilidade de disseminação de células tumorais viáveis durante a manipulação cirúrgica.

A terapia pós-operatória oferece a nítida vantagem de possuir um laudo de histopatologia na mão; assim, a extensão conhecida da doença determina o campo de tratamento. A radioterapia poderia reduzir o risco de recidiva pélvica em pacientes no pós-operatório, portadores de lesão menos favorável (B ou C de Dukes).

Radioterapia Pré-Operatória

O fundamento da conduta radioterápica pré-operatória para o tratamento adjuvante do câncer retal é alterar a viabilidade das células cancerosas, de modo que elas não sejam mais capazes de implante local. Embora os estudos iniciais indiquem sobrevida melhorada, a avaliação prospectiva demonstrou que a taxa de sobrevida global não é melhor, mas que a incidência de falha por recidiva local é reduzida.

Numerosos trabalhos confirmaram o sucesso do tratamento, em reduzir o tamanho do tumor e em diminuir o risco de recidiva local. Alguns autores afirmam que as taxas de sobrevida são melhores, entretanto, permanece considerável desacordo sobre se a radioterapia pré-operatória tem qualquer efeito sobre a sobrevida. Mas poucos questionam se a técnica é ou não de benefício demonstrável no tratamento de tumores "não ressecáveis".

Permanece considerável controvérsia sobre o tamanho da dose ideal para tratamento com radiação pré-operatória. Alguns recomendam uma série curta de terapia com altas doses, enquanto a maioria dos centros nos Estados Unidos sugere 40 a 45 Gy, administrados em 4 a 6 semanas. A cirurgia é recomendada aproximadamente 4 a 6 semanas depois do término da radioterapia, porque os benefícios tumoricidas podem continuar por algum tempo. Os dados não mostram morbidade ou mortalidade aumentada associadas ao tratamento suplementar.

As maiores experiências prospectivas randomizadas vêm da Suécia[214] (Grupo de Estudo de Câncer Retal de Estocolmo e Experiência de Câncer Retal Sueca). Na experiência de Estocolmo, a publicação mais recente analisou a morbidade, mortalidade, recorrência local e morte por câncer retal em 1.399 pacientes que foram randomizados prospectivamente para radioterapia pré-operatória ou não radioterapia. Aqueles designados para radioterapia pré-operatória receberam uma dose total de 35 Gy em cinco frações ao longo de 1 semana, com cirurgia feita dentro de 1 semana depois. Curiosamente, os pacientes operados por cirurgiões que eram especialistas certificados durante pelo menos 10 anos tiveram um risco mais baixo de recidiva local e morte por câncer retal. Um risco significativamente reduzido de recorrência local foi observado, mas sem melhora clara na sobrevida. Entretanto, os pesquisadores também observaram que a taxa de mortalidade pós-operatória pode ser aumentada no grupo de radioterapia.

Na Experiência de Câncer Retal Sueca, envolvendo 1.168 pacientes (até a data mais recente), a irradiação pré-operatória foi realizada através de 25 Gy e cinco frações em 1 semana, também seguida por operação dentro de 1 semana. Neste estudo prospectivo randomizado, a taxa de recorrência local durante um período de 2 anos foi reduzida cerca de 65%. Além disso, este esquema de radioterapia pré-operatória de alta dose em curto prazo mostrou melhorar a sobrevida. A taxa de sobrevida global de 5 anos foi de 58% no grupo de radioterapia mais cirurgia e 48% no grupo de cirurgia somente ($p = 0{,}004$). Esta verdadeiramente parece ser a primeira demonstração clara de sobrevida melhorada por meio de radioterapia pré-operatória. Outra experiência prospectiva randomizada, pelo Grupo de Trabalho de Câncer Retal do Conselho de Pesquisas Médicas, de Birmingham, Inglaterra, usou 40 Gy dados em 20 frações de 2 Gy ao longo de 4 semanas nos indivíduos randomizados para radioterapia pré-operatória. No acompanhamento de 5 anos, aqueles que foram randomizados para radioterapia tinham uma incidência mais baixa de recorrência local, estatisticamente significativa, bem como menos metástases distantes, mas os resultados de sobrevida foram incertos. Entretanto, as numerosas experiências prospectivas randomizadas que foram empreendidas até agora sofrem de vários inconvenientes. Nenhuma usa dosagens-padrão de radioterapia. Segundo, o intervalo entre o término da irradiação e a cirurgia é geralmente considerado inadequado. A maioria recomenda 4 a 6 semanas após o término do tratamento para obter máximo estadiamento para baixo e recuperação tecidual. Finalmente, o uso de portas ântero-posterior ou póstero-anterior, em vez de técnicas de múltiplos campos, predispõe à morbidade aumentada associada à irradiação.

A maioria dos cirurgiões experientes conhece bem o problema de cura retardada da ferida perineal quando é efetuada irradiação pré-operatória. Além disso, um problema inerente diz respeito à experiência bem controlada, randomizada, com este grupo de pacientes. A estratificação pelo critério usual, a saber, profundidade de invasão (p. ex., a classificação de Dukes) não pode ser aplicada; outros critérios menos bem definidos, como julgamento clínico, têm que ser usados. Ultra-sonografia endorretal é de grande ajuda para estadiar a profundidade de penetração; e a ploidia do DNA parece ser um fator independente para predizer a resposta à radioterapia; mas atualmente precisamos aguardar os resultados dos estudos atualmente em progresso.

A segurança de realizar anastomose no reto após radioterapia tem sido motivo de alguma controvérsia. Vários estudos, no entanto, demonstraram que anastomoses colorretais podem ser efetuadas sem preocupação com um risco aumentado de complicações se a dose de radiação não exceder 45 Gy.

A radioterapia pré-operatória tem mínimo efeito nocivo sobre o esfíncter anal e não é um fator contributivo importante da incontinência pós-operatória após operações com poupança do esfíncter para câncer retal. Entretanto, a radioterapia pré-operatória altera o estadiamento endossonográfico e interfere com a interpretação endossonográfica da área anastomótica.

Radioterapia Pós-Operatória

Conforme mencionado, a principal vantagem da radioterapia pós-operatória é que a pacientes selecionados pode ser oferecido este tratamento adicional. Por exemplo, os indivíduos com tumores B e C de Dukes têm uma alta incidência de recidiva local após a ressecção. Em contraposição, as desvantagens desta alternativa incluem o risco de que células possam ser disseminadas fora da área de tratamento, a cura da ferida retarde, e a fisiologia do tumor residual possa ser alterada pela redução no suprimento sangüíneo.

Em pacientes com lesões B e C de Dukes, a taxa de recidiva local parece ser de 8 a 10%. De modo geral, a radioterapia pós-operatória não é tão bem tolerada quanto o tratamento pré-operatório. Foi relatada a ocorrência de estenoses anastomóticas como conseqüência desta conduta. Também se observa preocupação com o atraso no começo da terapia em virtude de problemas com a cicatrização das feridas e outros fatores.

Comentário: até que os resultados dos estudos controlados estejam disponíveis, minha atitude é aconselhar radioterapia suplementar para os pacientes que têm alto risco de recidiva tumoral: pacientes com tumores pouco diferenciados e com lesões B ou C de Dukes. O tratamento deve começar depois de 1 mês após a operação (para evitar problemas com a cicatrização de feridas) ou além de 2 meses (para limitar a probabilidade de disseminação). A dosagem no leito tumoral deve ser de aproximadamente 60 Gy. Radioterapia não é isenta de complicações: infecção do trato urinário, diarréia, lesão do intestino delgado e necrose de pele e de ferida. Portanto, antes de partir para esse tratamento outros fatores devem ser considerados, como a idade do paciente e a qualidade de vida prevista.

Radioterapia Paliativa

A radioterapia pode ser extremamente benéfica no tratamento de pacientes com doença recorrente e dor pélvica, o que foi discutido anteriormente neste capítulo. Ela também foi sugerida para uso nos pacientes com lesões localmente avançadas, em combinação com quimioterapia, cirurgia ou ambas. Kodner *et al.*[215] trataram definitivamente por meio de radiação externa 84 pacientes com carcinoma retal invasivo. O uso de radiação externa antes da radiação endocavitária obteve controle local em 93% dos pacientes com lesões favoráveis. Entretanto, os pesquisadores encontraram pouco lugar para tratamento sem ressecção de cânceres retais agressivos, mesmo para paliação, a não ser que a expectativa de vida do paciente fosse inferior a 6 meses.

Hipertermoquimiorradioterapia

Mori *et al.*[216] descreveram a aplicação de uma conduta por multimodalidades no tratamento de pacientes com câncer retal — a hipertermoquimiorradioterapia (HQR), conduta que consiste em uma combinação pré-operatória de hipertermia a 42°C durante 40 minutos (duas vezes por semana durante 2 semanas), 5-FU intravenoso e um total de 30 Gy de irradiação. Ocorreu redução no tamanho tumoral nos seus 11 pacientes, com nenhuma ou apenas algumas células de câncer viáveis presentes no espécime ressecado. Um relatório subseqüente da mesma instituição envolvendo 36 pacientes revelou que as taxas de sobrevida de 5 anos foram de 91% em comparação com controles históricos de 74% naqueles que não receberam HQR. Resta por ser determinado se esta conduta provará ter mérito no tratamento de pacientes com câncer retal.

Radioterapia Intra-Operatória

A radioterapia intra-operatória (RTIO) é uma técnica pela qual uma lesão ressecável é removida e as células cancerosas restantes são esterilizadas no momento da operação, com o abdome do paciente aberto. O procedimento foi descrito como de particular valor para pacientes em que se encontram lesões retais ou retossigmoideares fixas e não ressecáveis. Os seguintes critérios foram sugeridos para identificar pacientes adequados para RTIO:

- O tumor deve ser localizado.
- O tumor deve ser acessível ao aplicador do tratamento e em uma área da qual o tecido normal possa ser desviado.
- A condição do paciente deve ser potencialmente curável, mas o tumor não pode ser controlado por cirurgia unicamente.

Usualmente, o paciente recebe radiação de feixe externo de 45 a 50 Gy. Quatro a 6 semanas depois do término da terapia, e depois que a avaliação por TC for efetuada para averiguar que nenhuma evidência existe de doença disseminada, o paciente recebe reexploração e ressecção. Se for encontrado tumor residual microscópico, conforme determinado pelo exame com cortes de congelação, ou se for considerado que a cura é improvável, um "aplicador de radiação" de Lucite de tamanho apropriado é selecionado. Poucas instituições possuem centros dedicados à operação com RTIO, de modo que pode ser necessário transportar o paciente para a unidade de radioterapia para "terapia de reforço". Uma dose de 15 a 20 Gy é então aplicada como tratamento único.

Neste momento, é difícil chegar a conclusões firmes sobre os méritos relativos desta conduta. Os resultados de 3 a 5 anos de vários centros sobre doença marginalmente ressecável são de aproximadamente 50% e, para doença recorrente, cerca de 40%. Uma sobrevida global de 5 anos de aproximadamente 40% é relatada, mesmo em pacientes com câncer retal primário não ressecável.

QUIMIOTERAPIA

O papel da quimioterapia no câncer colorretal é discutido no Capítulo 22.

QUIMIOTERAPIA E RADIOTERAPIA COMBINADAS

Pré-Operatórias

Vários relatos publicados foram animadores a respeito do uso de uma modalidade combinando quimioterapia e radioterapia (ver antes e Capítulo 22). A técnica de usar irradiação quimiossensibilizada obteve sucesso em estadiar tumores para baixo (em relação à classificação de Dukes) e em reduzir o tamanho tumoral. Infelizmente, até recentemente, não apareceram dados que indiquem aumento das taxas de cura.

Pós-Operatórias

Em 1991, Krook *et al.*[217] demonstraram resultados encorajadores com terapia de quimioirradiação pós-operatória. Um total de 204 pacientes com carcinoma retal que era profundamente invasivo ou metastático aos linfonodos foi designado aleatoriamente para irradiação pós-operatória unicamente (45 a 50 Gy) ou para a irradiação mais fluorouracil. Este tratamento foi precedido e seguido por um ciclo de terapia sistêmica com fluorouracil mais semustina (metil-CCNU). Depois de um acompanhamento médio de mais de 7 anos, o esquema combinado reduziu a taxa de recidiva em 34%. A recidiva local inicial foi reduzida em 46% e metástases distantes em 37%. Adicionalmente, o tratamento combinado reduziu a taxa de mortes relacionadas ao câncer em 36% e a taxa de mortalidade global em 29%.

O'Connell *et al.*,[218a] comunicando da Mayo Clinic, administraram 5-FU por infusão prolongada durante toda a duração da radioterapia em 660 pacientes com tumores B e C de Dukes. Com um acompanhamento médio de 46 meses entre os pacientes sobreviventes, aqueles que receberam a infusão tiveram um tempo de sobrevida significativamente aumentado antes da recaída, bem como uma sobrevida melhorada. Outros confirmam que o 5-FU combinado com irradiação parece maximizar o controle da doença metastática tanto local quanto distante. Por um protocolo de 1 mês relatado em nome do Grupo Norueguês Projeto Adjuvante em Câncer Retal, o uso do 5-FU reduziu a taxa de recorrência local, aumentou a sobrevida livre de recorrência e a sobrevida global, sem efeitos colaterais sérios quando comparado com aqueles que não receberam esse tratamento.

Comentário: as implicações destes estudos são tais que qualquer paciente com diagnóstico patológico de uma lesão B ou C de Dukes deve ser considerado adequado para um protocolo pós-operatório.

NOTAS DO REVISOR TÉCNICO

162. HARTMANN, Henri A.C.A. (1860-1952), cirurgião e anatomista francês, nascido em Paris, França, tendo feito, em 20 anos, 1.000 cirurgias anuais. Contribuiu com a medicina sobretudo com trabalhos sobre cirurgias mamária, gástrica e biliar, deixando vários livros sobre ferimentos de guerra, ginecologia e câncer. Todavia seu nome ficou ligado à medicina pela cirurgia que leva seu nome (retossigmoidectomia abdominal com colostomia proximal e fechamento do coto retal para quadros oclusivos retossigmóides).
HARTMANN, H. Nouveau procédé d'ablation des cancers de la partie terminale du colon pelvien, Trentième Congrès de Chirurgie, Strassbourg, France, 1921;411-414.
163. KRASKE, Paul (1851-1930), nascido na Rússia e radicado na Alemanha, interessou-se, particularmente na cirurgia colorretal, tendo criado a abordagem cirúrgica que leva seu nome (remoção do cóccix e excisão da asa esquerda do sacro como via de acesso para cirurgias retrorretais e ressecção retal por tumor e estenoses).
KRASKE, P. Ueber die entstehung sek undarer krebsqeschwüre durch impfung. *Zentralbl chir* 1884;11:801.
164. Nível da lesão: além do retossigmoidoscópio rígido, de suma importância na determinação da altura do limite inferior do tumor na parede retal, devem-se considerar outros dois recursos muito importantes, que são o toque retal e o enema opaco, que dão uma idéia muito próxima da realidade no tocante a esta distância.
165. Classificação e gradação do câncer colorretal por BRODERS, DUKES e ASTLER-COLLER e MORSON.
BRODERS, A.C. The grading of carcinoma. *Minnesota Med* 1925;8:725-30.
DUKES, C.E. Bussey, H.J. The spread of rectal cancer and its effect on prognosis. *Br J Cancer* 1958;12:309-20.
DUKES, C.E. Classification of cancer the rectum. *J Pathol Bacteriol* 1932;35:323-332.
DUKES, C.E. Cancer of the rectum: An analysis of 1.000 cases. *J Pathol Bacteriol* 01 1940;50-527-539.
ASTLER, V.E., Coller, F.A.. The prognostic significance of direct extension of carcinoma of the colon and rectum. *Ann Surg* 1954;139:846-51.
MORSON, B.C. The pathology and results of treatment of squamous cell carcinoma of the anal canal and anal margim. *Proc R Soc Med* 1967;53:416-20.

MORSON, B.C., Pang, L.S. Pathology of anal cancer. *Proc R Soc Med* 1968; 61: 623-4.
MORSON, B.C., Dawson, M.P. Gastrointestinal pathology. London: Blackwell, 1972: 624-5.
MORSON, B.C., Sobin, L.H. Histologic typing of intestinal tumors. Geneva: World Health Organization, 1976:62-5.
MORSON, B.C., Dawson, I.M.P. Tumors of anorectal region. In: Gastrointestinal pathology. 2nd. ed. Oxford: Blackwell, 1979: 735-42.
MORSON, B.C., Dawson IM (editors). Gastrointestinal pathology. 2nd. ed. London: Blackwell, 1979.

166. Indicações da ressecção abdominoperineal: é lógico que a afirmativa de que tumores situados abaixo de 8 cm da margem anal devem ser amputados não pode ser analisada fora do contexto, pois mais adiante o autor descreve um punhado de cirurgias que podem ser praticadas visando ressecar tumores bem mais próximos da margem anal.

167. TRENDELENBURG, Friedrich (1844-1924), cirurgião alemão: posição, sinal, teste e sinais. Posição de Trendelenburg é uma posição supina do paciente na mesa cirúrgica, inclinada em ângulos variáveis, de modo que a pelve fica acima do nível da cabeça, com os joelhos fletidos e as pernas dependuradas sobre o pé da mesa, usada durante e após operações pélvicas e para melhorar a irrigação cerebral de paciente em choque hemodinâmico. Manobra de Trendelenburg: angulação da mesa cirúrgica de modo a inclinar sua cabeceira para baixo, independente da posição em que o paciente se encontra.

168. Ligadura da artéria mesentérica inferior próximo da aorta em câncer retal: o autor coloca que evita esta ligadura por dois motivos; o primeiro seria a inexistência de gânglios metastáticos na cadeia da mesentérica inferior em casos de câncer retal de bom prognóstico; e o segundo porque isto levaria a uma maior extensão de desvascularização do sigmóide descendente, levando a uma mobilização do ângulo esplênico para evitar tração do cólon abaixado ao reto para anastomose, aumentando o ato cirúrgico. É uma conduta correta, mas não aceita por unanimidade, sendo que outros autores (entre os quais o autor desta nota) advogam a ligadura dos vasos mesentéricos inferiores e a liberação do ângulo esplênico na abordagem de tumores localizados no reto.

169. DENONVILLIERS, Charles P. (1808-1872), cirurgião francês. Fáscia ou ligamento ou aponeurose de Denonvilliers: é uma fáscia visceral pélvica que se estende da reflexão peritoneal anterior, acima, à fáscia superior do diafragma uro-genital (ligamento triangular) abaixo, tornando-se, lateralmente, contínua com os ligamentos laterais; é, em outras palavras, o septo retovesical, que é uma camada fascial que se estende, superiormente, do tendão central do períneo ao peritônio, entre a próstata e o reto; (tem, também, o nome de fáscia de Tyrell) .

170. KOCHER, Theodor E. (1841-1917), cirurgião suíço e prêmio Nobel: Pinça, incisão, sinal, síndrome. Pinça de Kocher é uma pinça semelhante à pinça hemostática, todavia mais forte, maior e com uma ranhura em uma extremidade e um dente em outra extremidade de seus dois ramos, que, ao se fechar, se encaixam, prestando-se para agarrar tecidos com muita firmeza.
KOCHER T. Quoted in Rankin, F.W., Bargen, J.A., Buie, L.A. (eds). The Colon, Rectum and Anus. Philadelphia, W.B. Saunders, 1932.

171. MILES, William E. (1869-1947), cirurgião e coloproctologista inglês, particularmente interessado na especialidade de cirurgia ano-cólon-retal. Seu livro *Rectal Surgery* tornou-se um clássico. Autor de vários trabalhos sobre hemorróidas, fístulas anorretais, tornando-se, todavia, mundialmente conhecido pela "cirurgia de Miles" (amputação

abdominoperineal de ânus, reto e sigmóide, para câncer retal baixo, com colostomia definitiva terminal na parede abdominal).
MILES, W.E. A method of performing abdomino-perineal excision for carcinoma of the rectum and the terminal portion of the pelvic colon. *Lancet* 1908;2:1812-1813.

172. Bookwalter, afastador de (509). Corman, M.L. Colon and rectal surgery. 2nd. ed. Philadelphia: Lippincott, 1990.
173. BALFOUR, Donald Church (1882-1963), cirurgião canadense, natural de Toronto, tornando-se assistente da Mayo Clinic em 1907, onde se firmou, sobretudo como cirurgião gastrintestinal, criando, ainda, técnicas e instrumentos médicos, entre os quais, foram batizados com seu nome, o laparostato (afastador estático abdominal) e a mesa cirúrgica.
174. O'CONNOR – O'SULLIVAN (509) instrumento de. Corman, M.L. Colon and rectal surgery. 2nd. ed. Philadelphia: Lippincott, 1990.
175. REYBARD, JF. Mémoire sur une tumeur cancéreuse affectant l'iliaque du colon;ablation de la tumeur et de i'intestin; réunion directe et immédiat e des deux bouts de cet organe. *Bull Acad de Med, Paris* 1843-1844;9:1031-1043.
176. LLOYD-DAVIES, O.V. (1924-), cirurgião americano. Posição de Lloyd-Davies: paciente em posição supina ou em decúbito dorsal, com flexão das coxas sobre o abdome em 90º e das pernas sobre as coxas em 90º, abduzidos e apoiados em suportes, ultrapassando o períneo do paciente à extremidade da mesa cirúrgica, de modo as nádegas bascularem além da mesa.
    LLOYD, DAVIES, O.V.: Lithotomy – Trendelenburg position for resection of rectum and lower pelvic colon. *Lancet* 1939;2:74-76.
177. LEMBERT, Antoine (1802-1851), cirurgião francês, que desenvolveu, com Czerny, a sutura que ficou com o nome de Czerny-Lembert (sutura anastomótica intestinal em dois planos), sendo um dos planos (seromuscular) de Lembert, e o plano subtotal, de Czerny.
178. Atualmente dois fabricantes dividem o fornecimento destes aparelhos de sutura mecânica (*staplers*): a *Ethicon* e a *United States Surgical Corporation* (USSC), ambas com grampeadores similares, porém com pequenas diferenças entre os mesmos que não comprometem a qualidade da anastomose. Os aparelhos disponíveis são de vários tipos, a saber: grampeadores lineares não cortantes com cabeças fixa (USSC: TA[R], TA90-B[R], de 30, 55, 60 e 90 mm e ETHICON: RL[R], TX-30[R], de 60 e 90 mm); grampeadores lineares não cortantes com cabeça móvel (ETHICON: AX 55-B[R] ou G[R] e USSC: Roticulator[R]); grampeadores lineares cortantes (USSC: GIA[R], de 60 e 80 mm e ETHICON: PLC[R] e TCT[R], de 55 e 75 mm) e grampeadores circulares (ETHICON: ILS de 21, 25, 29 e 33 mm e USSC: EEA[TM] e *Premium* CEEA[TM] de 21, 25, 28, 31 e 34 mm).
179. ALLIS, Oscar Huntington (1836-1921), cirurgião e ortopedista americano, nascido em Holley, New York, tendo estudado e se radicado em Filadélfia, trabalhando no Presbyterian Hospital of Philadelphia, Pennsylvania. O rompimento da fáscia entre a crista ilíaca e o grande trocanter, como um sinal de fratura da cabeça do fêmur, foi descoberto por ele (sinal de Allis). Entre vários instrumentos cirúrgicos que desenvolveu, a pinça de Allis integra qualquer estojo cirúrgico no mundo. Pinça de Allis é uma pinça própria para agarrar tecidos com finalidade de exposição de campo cirúrgico, diferindo de uma hemostática por ter uma presa denteada em cada uma das duas extremidades de seus dois ramos.
180. BABCOCK WW (1893-), cirurgião inglês: cirurgia, pinça de. Operação de Babcock: extirpação radical de câncer retal em um só tempo com preservação da função anal; pinça de Babcock: pinça grande semelhante a uma pinça de Allis, usada para tracionar tecidos e órgãos.

BABCOCK, W.W. Experiences with resection of the colon and the elimination of colostomy. *Am J Surg* 1939;4:286-203.
BABCOCK, W.W. Radical single-stage extirpation for cancer of the large bowel with retained functional anus. *Surg Gynecol Obstet* 1947;85:1-7.

181. LISTER, Lord Joseph Lister (1827-1912), cirurgião inglês (listerella, Listeria, listerismo, tubérculo, método curativo de Lister).
182. HEINEKE-MIKULICZ (Heineke Walter, 1834-1901, cirurgião alemão; Johannes von-Radecki, 1850-1905, cirurgião polonês): Piloroplastia (alargamento do canal pilórico ou de outro segmento duodenal por meio de incisão longitudinal e sutura transversal, havendo as técnicas de Heineke-Mikulicz, Finney e Jaboulay; na piloroplastia à Heineke-Mikulicz a incisão não é total, poupando a mucosa e submucosa; na piloroplastia à Finney a incisão é total, abrindo o órgão, ao longo do duodeno e até o antro gástrico; na piloroplastia à Jaboulay faz-se uma gastroduodenostomia látero-lateral, mais usada para estenoses causadas por úlcera péptica).
183. TURNER, George Grey (1877-1951), cirurgião inglês (sinal de Grey, agulha de uretroplastia de Turner-Warwick).
Turner, C.G. Conservative resection ot the rectum by a lower route: the after results in seventeen cases. *Acta Chir Scand* 1932;72:519-535.
184. PARKS, Allan Guyatt (1920-1982), cirurgião inglês, nascido em 19/12/1920, radicado no *Guy's Hospital*, consultante do *St. Mark's Hospital*. Inúmeras pesquisas e publicações foram deixadas em tão curto período de vida, principalmente sobre fístulas, hemorróidas, assoalho pélvico, incontinência anal, reservatório ileal, cirurgias para retocolite ulcerativa e poliposes, etc., além de ter criado tantos instrumentos cirúrgicos. Foi coroado Mestre de Cirurgia com o trabalho sobre Hemorroidectomia Submucosa de sua autoria. A bolsa ileal com reservatório em "S" foi criada por PARKS.
A proctocolectomia total com anastomose ileoanal direta resulta, em um grande número de casos, em disenteria, urgência defecatória e incontinência ou semi-continência anal, o que fez suscitar a idéia de se interpor uma bolsa de íleo terminal entre o trânsito ileal e o ânus. As primeiras experiências foram realizadas, em laboratório, com pequenos animais, em 1955 (VALIENTE & BACON) e 1964 (PECK & HALLENBECK). As primeiras tentativas de confecção de bolsas ileais no ser humano foram levadas a termo em 1968 (KOCK) e 1978 (PARKS & NICHOLLS, que criaram as bolsas em "S", e, depois, em 1980, com as bolsas em "J" (UTSONOMYIA, IWANA and IMAJO) e em "W" (FONKALSRUD). Faleceu a 3 de novembro de 1982, aos 61 anos de idade.
PARKS, A.G. & NICHOLLS, R.J. Proctocolectomy without ileostomy for ulcerative colitis. *Br Med J* 1978;2:85-8.
185. Gelpi, afastador (548). Corman, M.L. Colon and rectal surgery. 2nd. ed. Philadelphia: Lippincott, 1990.
186. LONE-STAR - Afastador de LONE-STAR: Instrumento metálico laminado, formado por um aro metálico, quadrado, com cantos arredondados, articulado em quatro quadrantes, dispondo de quatro ranhuras em cada quadrante; colocado no períneo em volta do ânus, servem as ranhuras de retratores, para prenderem fios elásticos em cujas pontas distais há um pequeno gancho em anzol, que pinça pontos da borda anal, tracionando-os, de modo a everter a orla anal, sem dilatar o esfíncter anal, evitando lesá-lo.
187. Bolsas em "J": UTSONOMYIA, J. Bolsa Ileal com Reservatório em "J": foi criada por UTSONOMYIA, J., descrita pela primeira vez pelo autor em: UTSONOMYIA J., IWAMA T. *et al*.. Total colectomy, mucosa proctectomy and ileoanal anastomosis. *Dis Colon Rectum*, 1980;23:459-466. A proctocolectomia total com anastomose ileoanal direta resulta em um grande número de casos, em disenteria, urgência defecatória e incontinência ou semicontinência anal, o que fez suscitar a idéia de se interpor uma bol-

sa de íleo terminal entre o trânsito ileal e o ânus. As primeiras experiências foram realizadas, em laboratório, com pequenos animais, em 1955 (VALIENTE & BACON) e 1964 (PECK & HALLENBECK). As primeiras tentativas de confecção de bolsas ileais no ser humano foram levadas a termo em 1968 (KOCK) e 1978 (PARKS & NICHOLLS), que criaram as bolsas em "S", e, depois, em 1980, com as bolsas em "J" (UTSONOMYIA, IWANA and IMAJO) e em "W" (FONKALSRUD).

188. MAUNSEL, H.W. A new method of excising the two upper positions of the rectum and the lower segment of the sigmoid flexure of the colon. *Lancet* 1892;2:473-476.

189. WEIR, Robert F. (1838-1927), cirurgião americano, criador da cirurgia que leva seu nome (apendicostomia).
WEIR, R.F.: An Improved method for of treating high cancers of the rectum. *JAMA* 1901;37:801-803.

190. KRASKE, Paul (1851-1930), nascido na Rússia e radicado na Alemanha, interessou-se, particularmente na cirurgia colorretal, tendo criado a abordagem cirúrgica que leva seu nome (remoção do cóccix e excisão da asa esquerda do sacro como via de acesso para cirurgias retrorretais e ressecção retal por tumor e estenoses).
KRASKE, P. Ueber die entstehung sek undarer krebsqeschwüre durch impfung. *Zentralbl chir* 1884;11:801.

191. MURPHY, John B. (1857-1916), cirurgião americano, criador do botão anastomótico (botão de Murphy: artifício – recurso técnico obsoleto – constituído de dois cilindros ocos, cada um sendo suturado em cada extremidade aberta das duas alças intestinais a serem anastomosadas, mantendo as duas extremidades intestinais a serem anastomosadas em oposição pelas suas superfícies serosas; os dois cilindros eram abandonados e eliminados com as fezes pelo paciente).

192. TURNBULL, Rupert Beach (1913-1981), cirurgião americano, nascido em Pasadena, Califórnia, em 3 de outubro de 1913, tendo se especializado na Cleveland Clinic, onde se radicou. Herdou os pacientes colostomizados de seu chefe, Tom Jones, o que o levou a se interessar pela Coloproctologia. Desenvolveu a *karaya* como protetor da pele, iniciou trabalhos com as bolsas colostômicas, foi decisivo na criação da especialização em estomaterapia, criou a United Ostomy Association, contribuiu muitíssimo no tratamento das doenças inflamatórias intestinais e câncer cólon-retal, escreveu, com Frank Weakley, o Atlas of Intestinal Stomas.

193. Turnbull, R.B. Jr, Cuthbertson, A. Abdominal pull-through resection for cancer for Hirschsprung's disease: delayed posterior colorectal anastomosis. *Clev Clin Q* 1961; 28:109-115.

194. CUTAIT, Daher E., FIGLIOLINI, F.J.: A new method of colorectal anastomosis in abdominoperineal resection. *Dis Colon Rectum* 1961;4:335-342.
CUTAIT, Daher, E., Cutait, R., Ioshimoto, M. *et al*: Abdominoperineal endoanal pullthrough resection. *Dis Colon Rectum* 1985;28:294-299.

195. BABCOCK, W.W. (1893-), cirurgião inglês: cirurgia, pinça de. Operação de Babcock: extirpação radical de câncer retal em um só tempo com preservação da função anal; pinça de BABCOCK: pinça grande semelhante a uma pinça de Allis, usada para tracionar tecidos e órgãos.
BABCOCK, W.W. Radical single-stage extirpation for cancer of the large bowel, with retained functioned anus. *Surg Gynecol Obstet* 1947;85:1-7.

196. BACON, Harry E. (1900-1982), proctologista americano, dirigiu o serviço de coloproctologia da Temple University, Philadelphia, Pennsylvania, criador de técnicas cirúrgicas (modificação da técnica de *pul-through* para abordagem de câncer retal) e de instrumentos (anuscópio em forma de espectro, com alça de empunhadura e uma fonte de luz contralateral).

BACON, H.E. Evaluation of sphincter muscle preservation and re-establishment of continuity in the operative treatment of rectal and sigmoidal cancer. *Surg Gynecol Obstet* 1945;81:113-127.

BACON, E.H., McGregor, J.K. Prevention of recurrent carcinoma of the colon and rectum: report of 236 patients. *Dis Colon Rectum* 1963;6:209-14.

197. BLACK, B.M., Botham, R.J. Combined abdominoendorectal resection: A critical reappraisal based on 91 cases. *Surg Clin North Am* 1957:37,989-997.
BLACK, B.M., Kelly, A.H. Recurrent carcinoma of the rectum and rectosigmoid: Results of treatment after continence preserving procedures. *Arch Surg* 1955;72:538-542.

198. KOCHER, Theodor E. (1841-1917), cirurgião suíço e prêmio Nobel: Pinça, incisão, sinal, síndrome. Pinça de Kocher é uma pinça semelhante à pinça hemostática, todavia mais forte, maior e com uma ranhura em uma extremidade e um dente em outra extremidade de seus dois ramos, que, ao se fechar, se encaixam, prestando-se para agarrar tecidos com muita firmeza.
KOCHER, T. Quoted in Rankin, F.W., Bargen, J.Á., Buie, L.A. (eds). The Colon, Rectum and Anus. Philadelphia, PA, WB Saunders, 1932.

199. TURNER, George Grey (1877-1951), cirurgião inglês, dedicado a cirurgias colorretais, tendo desenvolvido técnicas cirúrgicas e modificações da operação transacra ou transcoccígea para abordagem do câncer retal.
TURNER, C.G. Conservative resection of the rectum by lower route: the after results in seventeen cases. *Acta Chir Scand* 1932;72:509-535.

200. Gigli, Leonardo (1863-1908), ginecologista italiano, criador da serra que leva seu nome – Serra de Gigli (serra de fio de aço para craniotomia e pubotomia).

201. LOCALIO, S.A.; Curative surgery of midrectal cancer with preservation of the sphincters. *Surg Ann* 1974;6:213-245.
LOCALIO, S.A.; Baron B. Abdomino-transacral resection and anastomosis for midrectal cancer. *Ann Surg* 1973;178:540-546.
LOCALIO, S.A.; Eng, K.; Gouge, T.H.; Ranson, J.H.C. Abdominosacral resection for carcinoma of the mid-rectum: Ten-year experience. *Ann Surg* 1978;188:475-480.

202. MASON, Edward E (1920), cirurgião americano, criador de técnicas cirúrgicas, dentre as quais o *bypass* gástrico e excisão transesfincteriana de câncer retal.
MASON, A.Y.: Surgical access to the rectum: a transesphincteric exposure. *Proc R Soc Med* 1970;63:91-94.

203. BEVAN (1917 – 1991). Bevan, A.D.: Carcinoma of rectum:treatment by local excision. *Surg Clin*, Chicago 1917;1:1233-1239.

204. STRAUSS, A.A., Immunologic resistance to carcinoma produced by electrocoagulation based on fifty-seven years of experimental and clinical results, p 6, Springfield, Charles C. Thomas, 1969.
STRAUSS, AA; Strauss, S.F.; Crawford, R.A. *et al.* Surgical diathermy of carcinoma of rectum: Its clinical end results. *JAMA* 1935;104:1480-1484.

205. MADDEN, K.L.; Kandalaft, S. Clinical evaluation of electrocoagulation in the treatment of cancer of the rectum. *Am J Surg* 1971;122:347-352.
MADDEN, K.L.; Kandalaft, S.I. Electrocoagulation as a primary curative method in the treatment of carcinoma of the rectum. *Surg Gynecol Obstet* 1983;157:164-179.

206. CRILE, G. Jr; TURNBULL, R.B. Jr. The role of electrocoagulation in the treatment of carcinoma of the rectum. *Surg Gynecol Obstet* 1972;135:391-396.

207. SALVATI, E.P., Rubin, R.J. Electrocoagulation as primary therapy for rectal carcinoma. *Am J Surg* 1976;132:583-586. SALVATI, E.P. Combined abdomino/endorectal resection. *Dis Colon Rect* 1961;4:363-367.

208. EISENBERG, H.W. Sequential electrocoagulation and resection for carcinoma of the rectum. *Surg Gynecol Obstet* 1984;159:471-474.

209. BUESS, G.; Mentges, B., Manncke, K., Starlinger, M., Becker, HD. Technique and results of transanal endoscopic microsurgery in early rectal cancer. *Am J Surg* 1992; 163: 63-70.

210. WINDE, G.; Nottberg, H., Keller., R., Schmid, K.W., Bünte, H. Surgical cure for early rectal carcinomas. *Dis Colon Rectum* 1996; 399:969-976.

211. FRISTSCH, A.; Seidl, W., Watzel, C. *et al.* Palliative and adjunctive measures in rectal cancer. *World J Surg* 1982;6:569-577.

212. SIR CHARLES GORDON-WATSON - GORDON-WATSON C. Discussion of the radium treatment of malignat disease of the rectum and anus. *Proc R Soc Med* 1935;28:1251-1263.

213. PAPILLON, J. Intracavitary irradiation of early rectal cancer for cure. *Cancer* 1975; 2: 36: 696-701.
PAPILLON, J. Endocavitary irradiation of early rectal cancers for cure: A series of 123 cases. *Proc R Soc Med* 1973;66:1179-1181.
PAPILLON, J. Endocavitary irradiation in the curative treatment of early cancers. *Dis Colon Rectum* 1974;17:172-180.
PAPILLON, J. New prospects in the conservative treatment of rectal cancer. *Dis Colon Rectum* 1984;27:695-700.

214. SWEDISH RECTAL CANCER TRIAL: Improved survival with preoperative radiotherapy in resectable rectal cancer. *N Engl J Med* 1997;335:980-987.

215. KODNER, I.J., Shemesh E,I,, Fry, R.D. *et al.* Preoperative irradiation for rectal cancer. Improved local control and long term survival. *Ann Surg* 1989;209:194-9.

216. MORI *et al.* Radioterapia paliativa (571) Corman, M.L. Colon and rectal surgery. 2nd. ed. Philadelphia: Lippincott, 1990.

217. KROOK, J.E., Moertel, C.G., Gunderson, L.L., *et al.* Effective surgical adjuvant therapy for high-risk rectal carcinoma. *N Engl J Med* 1991;324:709,715.

218a. O`CONNEL, M.J., Martenson, J.A., Wieand, H.S. *et al.* Improving adjuvant therapy for rectal cancer by combining protracted infusion fluouracil with radiation therapy after curative surgery. *N Engl J Med* 1994;331:502-507.

24

Tumores Malignos do Canal Anal

Carcinomas do canal anal e da pele perianal são entidades clínicas incomuns, responsabilizando-se por 2 a 4% de todos os carcinomas colorretais. O câncer do canal anal é quase três vezes mais comum que o carcinoma da margem anal. Se a linha pectínea for tomada como limite distal do canal anal, aproximadamente 70% de todos os tumores anais ocorrem no canal anal. Entretanto, se for admitido que o canal anal se estende desde o anel anorretal até a margem anal (a junção do epitélio escamoso modificado com a pele perianal ceratinizada e apresentando pêlos), 85% dos tumores anais originar-se-ão no canal anal. Tumores do canal anal são mais freqüentes em mulheres (3:2), enquanto o carcinoma da margem anal é mais comum em homens (4:1), embora a média de idade de ambos os sexos à apresentação seja a mesma (57 anos).

ANATOMIA E FISIOLOGIA

Há alguma controvérsia sobre os limites anatômicos do canal anal, embora geralmente se concorde em que a extensão proximal superior corresponde à linha anorretal. A extremidade distal inferior foi variadamente proposta para ser na linha pectínea, na linha de Hilton[218b] e na margem anal. Eu acredito que ele é a porção do trato intestinal situada entre a terminação da mucosa retal acima e o começo da pele perianal abaixo (Figura 24.1). É dividido em uma zona de transição proximal que abrange as colunas e seios de Morgagni e uma zona distal revestida por epitélio escamoso. A zona transicional é derivada da cloaca embrionária e separa a mucosa retal do epitélio escamoso do canal anal distal. As glândulas e ductos anais originam-se desta área e são revestidos por epitélio colunar estratificado. O número médio de glândulas anais é seis, com 80% estendendo-se à submucosa, 8% ao esfíncter interno circular, 8% ao esfíncter interno longitudinal, 2% ao espaço interesfinctérico, e apenas 1% penetrando o esfíncter anal externo. As glândulas anais possuem atividade secretória definida e são consideradas responsáveis pela lubrificação do canal anal.

A zona de transição contém epitélio que se assemelha ao epitélio da uretra, mas há muita variabilidade na região; áreas de epitélio escamoso freqüentemente estão presentes, especialmente sobre as cristas das colunas de Morgagni. A junção entre a zona transicional e a mucosa escamosa, que se situa no limite inferior das colunas de Morgagni, foi chamada linha "pectínea" ou "pectínea". Entretanto, alguns autores colocam a linha denteada como o limite proximal do canal anal, na junção entre a mucosa retal e a zona de transição. A zona mais distal do canal anal é

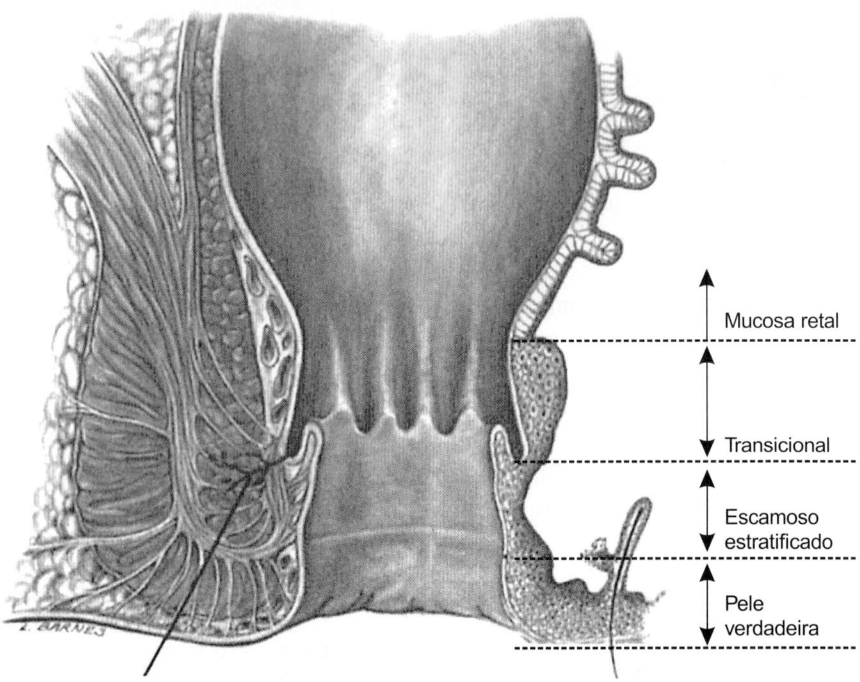

FIG. 24.1. Anatomia do ânus com o padrão histológico esquematicamente ilustrado.

revestida por epitélio escamoso estratificado e pode ser diferenciada histologicamente da pele perianal pela ausência dos apêndices epidérmicos encontrados na pele. Separar os tumores que se originam no canal anal daqueles da pele perianal é importante em virtude do seu comportamento biológico e, conseqüentemente, o tratamento é nitidamente diferente.

CARCINOMA DA PELE PERIANAL E DA MARGEM DO ÂNUS

Os tumores da margem anal e da pele perianal incluem carcinoma de células escamosas, doença de Bowen,[218c] doença de Paget[219] e carcinoma basocelular. É geralmente aceito que a excisão cirúrgica ampla constitui o tratamento adequado para lesões da pele perianal (Figura 24.2). Os carcinomas da margem anal têm melhor prognóstico que o dos tumores do canal anal. Os cânceres T1 bem a moderadamente diferenciados superficiais da margem anal podem ser tratados com sucesso com radioterapia unicamente ou por excisão local. Entretanto, como as lesões estádio T2 têm um risco aumentado de metástases linfonodais na virilha, é recomendada radioterapia do tumor primário em conjunção com irradiação eletiva dos linfonodos inguinais. Além disso, ressecção abdominoperineal é reservada para aqueles que têm complicações secundárias à radioterapia ou doença localmente recorrente. Excisão local associa-se a uma taxa de sobrevida de 5 anos corrigida de 88%.

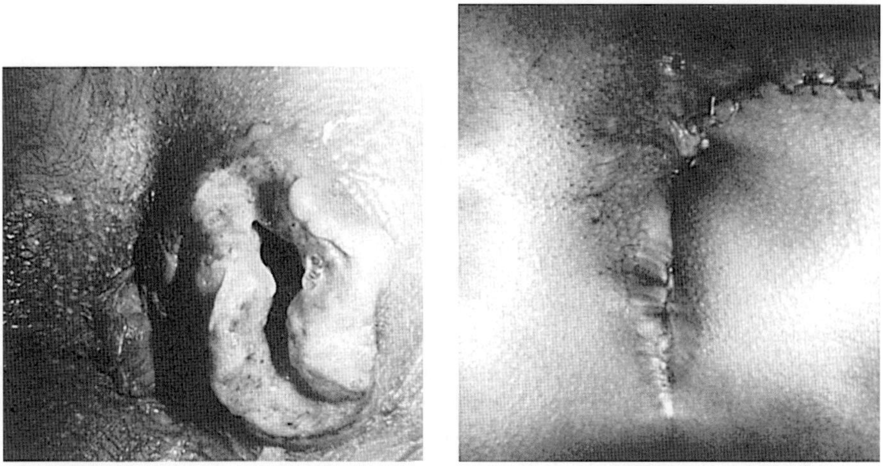

FIG. 24.2. Carcinoma de células escamosas ulcerado da nádega.

Recomendação

Toda lesão suspeita em torno ou próxima do ânus deve ser biopsiada. Se for confirmado que se trata de um tumor maligno, o tratamento é uma excisão local ampla, porque estas lesões não tendem a metastatizar-se. O leito cruento criado pela excisão pode ser deixado para granular por si, pode ser coberto por um enxerto de pele de espessura parcial ou pode ser fechado com um retalho de rotação da pele adjacente.

CLASSIFICAÇÃO DOS TUMORES DO CANAL ANAL

Três tipos histológicos de tumores são identificados no canal anal: (a) carcinoma epidermóide (células escamosas) e mucoepidermóide; (b) carcinoma transicional-cloacogênico; e (c) melanoma maligno. Alguns médicos vêem o carcinoma transicional-cloacogênico como uma manifestação de carcinoma epidermóide por causa de alguma superposição com os carcinomas epidermóides-padrão, enquanto outros acreditam que seja uma entidade nitidamente diferente que se origina da zona transicional do canal anal com diferentes características morfológicas e clínicas. Com exceção do melanoma, o comportamento clínico do carcinoma do canal anal parece ser relativamente independente do subtipo morfológico quando comparado estádio por estádio e grau por grau.

O carcinoma epidermóide (células escamosas) compreende dois terços dos tumores do canal anal, os carcinomas transicional-cloacogênicos são aproximadamente um quarto, e os melanomas constituem o restante (15%).

CARCINOMA EPIDERMÓIDE OU DE CÉLULAS ESCAMOSAS DO ÂNUS

Incidência

O carcinoma epidermóide do ânus pode ser multifocal no canal anal da mesma forma que na pele perianal, períneo e áreas vulvares. Compreende 1,5 a 4,0% de todos os carcinomas do intestino grosso (cólon, reto e ânus).

Fatores Predisponentes

Uma incidência aumentada de câncer anal é vista em várias condições inflamatórias anorretais (p. ex., fístula anal crônica e condilomas anais). Pode haver uma possível relação com alguns tipos de papilomavírus humano (HPV) que são conhecidos como associados a câncer uterino cervical e outros cânceres genitais. HPV-16 e 18 estão envolvidos no desenvolvimento do carcinoma de células escamosas anal e genital. Associações entre um título positivo de vírus herpes simples 2 (UHS-2), fumar cigarros, um esfregaço de Papanicolaou cervical prévio positivo ou duvidoso, e um número aumentado de parceiros sexuais, também foram feitas em relação ao desenvolvimento de câncer anal. Uma incidência aumentada de cânceres na região anogenital também foi observada em pacientes que se submeteram a transplante renal, presumivelmente como conseqüência da imunossupressão; da mesma forma, cânceres anais também ocorrem após radioterapia para prurido anal.

Diversos relatos sugerem uma incidência significativamente mais alta em pacientes com doença de Crohn. Embora seja improvável que um paciente com uma fístula anal ou condilomas venha a ser tratado com suspeita de malignidade, pacientes com doença de Crohn muitas vezes são tratados desta maneira. Por essa razão, é importante fazer uma biopsia de qualquer lesão anal incomum; é um bom conselho sugerir biopsias anais aleatórias em pacientes com esta condição.

Idade e Sexo

O carcinoma epidermóide pode ocorrer em quase todas as idades, mas é mais comum na 6ª e 7ª décadas. Muitos trabalhos reportam ser o carcinoma de canal anal mais comum entre as mulheres, sendo a idade média de 59 anos. Na Suécia a incidência de idade corrigida anual para 100.000 habitantes para carcinoma de células escamosas é 1,4 para mulheres e 0,68 para homens. Todavia, em regiões com grande população de homens de alto risco, a proporção de homens para mulheres pode aproximar de 1,0.

Parece existir uma relação entre o vírus de imunodeficiência humana (HIV) e carcinoma de células escamosas. Em virtude da incidência aumentada de doença sexualmente transmissível (DST) na população homossexual, evidência crescente sugere que os homens *gays* estão em risco elevado de desenvolvimento de câncer anal. Mesmo na ausência da síndrome de imunodeficiência adquirida (AIDS), carcinoma do canal anal, sarcoma de Kaposi[220] e linfoma anorretal são vistos em pacientes mais jovens e muito mais freqüentemente do que seria previsto.

Pode-se notar, portanto, que várias condições predisponentes são associadas ao desenvolvimento de tumores malignos do canal anal. Isto significa que a etiologia provavelmente representa uma interação entre fatores genéticos e de fatores ambientais. O aspecto genético pode estar relacionado a alterações no cromossoma 11 (11q22) ou no braço curto do cromossoma 3 (3p22).

Em resumo, portanto, as seguintes variáveis são relacionadas ao desenvolvimento de carcinoma anogenital:

- Radioterapia prévia.
- Fístula anal crônica.
- Doença de Crohn.
- Fumo.
- Esfregaço de Papanicolaou[221] positivo.
- Carcinoma cervical.
- HPV.
- Doença de Hodgkin.[222]
- Transplante renal.
- Título positivo para vírus herpes simples II.
- HIV.
- Homossexualidade masculina.
- Coito receptivo anal.
- Imunossupressão.
- Teste sorológico positivo para sífilis.
- Condilomas anais acuminados.

A evidência atual sugere que a etiologia do câncer anal é uma interação multifatorial entre fatores ambientais, infecção HPV, baixa de imunidade e genes supressores.

Sintomas e Sinais

Os sintomas de carcinoma do canal anal incluem sangramento retal, dor anal, prurido, corrimento mucoso, tenesmo, a sensação de um volume no ânus, e uma mudança no hábito intestinal. Sangramento retal ocorre em mais da metade dos pacientes, e a duração dos sintomas tem pouco significado prognóstico. Queixas como corrimento anal, incontinência fecal, alteração no hábito intestinal, dor pélvica ou eliminação de fezes ou gás pela vagina sugerem lesão avançada. Tenesmo (a urgência dolorosa para defecar) sugere invasão do esfíncter anal. A apresentação muitas vezes é tardia, com o tamanho médio do tumor ao diagnóstico oscilando entre 3 e 4 cm. Ocasionalmente, um paciente se apresenta com uma massa na virilha, que é uma manifestação de uma metástase antes que o tumor anal primário cause sintomas importantes. A condição também pode ser identificada incidentalmente, no exame histopatológico de uma peça de hemorroidectomia.

Exame e Biopsia

O exame anal pode revelar uma massa ulcerada, dura, dolorosa à palpação, sangrante, no canal anal ou no reto inferior. Uma lesão avançada pode ser intensamente dolorosa ao toque e exigir avaliação sob anestesia. A lesão pode ser vegetante através do canal anal, aparecer na pele perianal ou apresentar-se através de uma fístula anal drenante crônica. O exame proctossigmoidoscópico usualmente mostra que o tumor é limitado ao canal anal. Entretanto, em casos muito avançados, a lesão pode estender-se para cima, comprometendo o reto. Em contraposição, um carcinoma que parece originar-se dentro do canal anal pode ser um câncer retal que se alastrou para baixo. Outra possibilidade é a implantação de um tumor de cólon, uma preocupação particular caso a hemorroidectomia seja feita ao mesmo tempo de uma colectomia para câncer.

Patologia

Carcinoma Epidermóide

O carcinoma epidermóide origina-se do epitélio escamoso estratificado da mucosa anal distal e, por essa razão, assemelha-se morfologicamente ao carcinoma originado da mucosa bucal do esôfago, do colo do útero e assim por diante. O tumor é composto de células epiteliais escamosas que se assemelham à mucosa anal normal em extensão variável, dependendo do grau de diferenciação (Figura 24.3). Os tumores mais diferenciados possuem formação de ceratina facilmente visível, sob forma de pérolas córneas ou como ceratinização das células individualmente. As lesões podem ser graduadas com base no grau de ceratinização e na morfologia nuclear. Este grau correlaciona-se ao comportamento do tumor: os tumores bem diferenciados tendem a ser menos profundamente invasivos e tendem menos a se metastatizar. Mais de 50% dos tumores do canal anal são não-ceratinizados, enquanto 80% são pouco diferenciados. Isto está em contraste com os tumores da margem do ânus, com 80% demonstrando ceratinização e 85% sendo bem diferenciados.

Uma procura microscópica cuidadosa, usando colorações para mucina, pode revelar um foco de células produtoras de mucina em até 10 a 15% dos pacientes. Esses tumores são classificados separadamente como carcinomas mucoepidermóides, mas existe pouca evidência de que diferenças no comportamento deste subgrupo justifiquem sua separação. Um carcinoma de células fusiformes (pseudosarcoma) já foi descrito como sendo outra variedade.

O antígeno de carcinoma de células escamosas (SCCA) é um marcador tumoral que parece relacionado às características histológicas dos tumores epidermóides diferenciados, e não ao local tumoral. Nenhum valor prognóstico aparente é considerado com este fato no momento do diagnóstico, mas o nível de SCCA pode

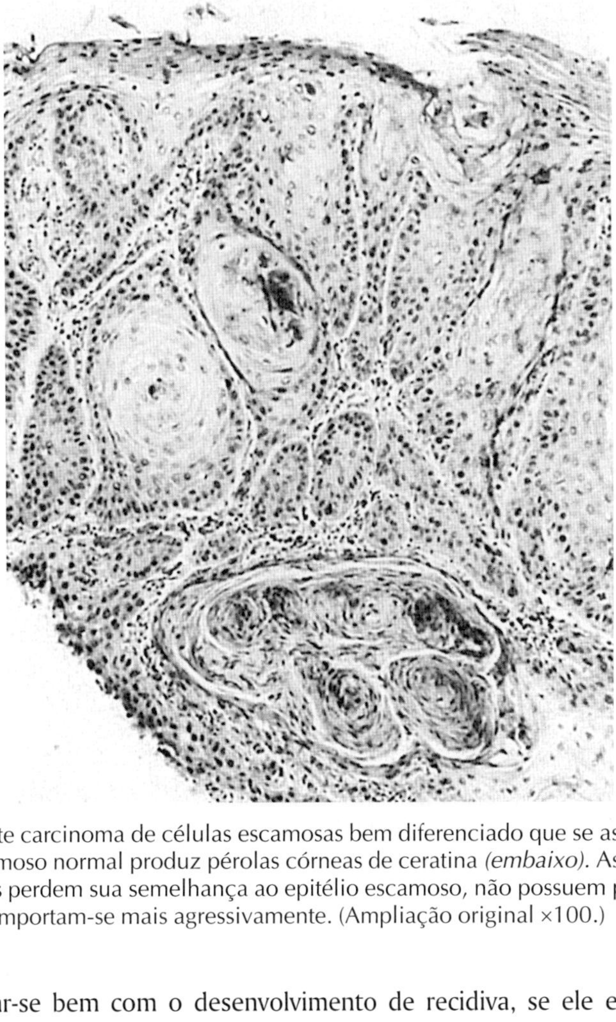

FIG. 24.3. Este carcinoma de células escamosas bem diferenciado que se assemelha a epitélio escamoso normal produz pérolas córneas de ceratina *(embaixo)*. As lesões bem diferenciadas perdem sua semelhança ao epitélio escamoso, não possuem pérolas de ceratina e comportam-se mais agressivamente. (Ampliação original ×100.)

correlacionar-se bem com o desenvolvimento de recidiva, se ele estivesse alto antes.

Carcinoma Transicional-Cloacogênico

Os carcinomas transicionais-cloacogênicos podem assemelhar-se aos carcinomas do urotélio até certo ponto, ou podem ter padrões semelhantes aos do carcinoma basocelular da pele – donde o termo *basalóide*, porque as células na periferia estão dispostas de uma maneira ordenada, em paliçada (Figura 24.4). Entretanto, esta variação no padrão celular não deve ser confundida com carcinoma basocelular; o primeiro é um tumor maligno que freqüentemente se metastatiza, enquanto o último é relativamente benigno.

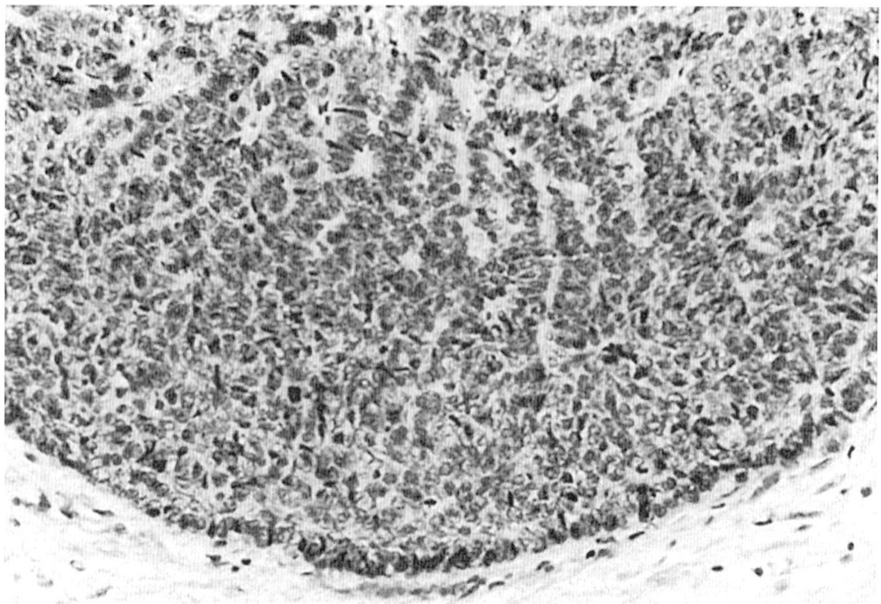

FIG. 24.4. Carcinoma transicional-cloacogênico. Neste tumor, as células na periferia tendem a se dispor em uma paliçada, assemelhando-se ao carcinoma basocelular da pele. Esta variante de carcinoma transicional-cloacogênico é às vezes chamado "carcinoma basalóide". (Ampliação original ×80.)

Os tumores que se assemelham aos carcinomas uroteliais são compostos de ilhas ou ninhos de células que têm limites indistintos e núcleos ovais (Figura 24.5). Um foco de ceratinização muitas vezes está presente. Como foi dito, quantidades variadas de elementos escamosos produzem um espectro de lesões que variam desde puramente transicionais, através de variedades mistas, a tumores puramente escamosos. Alguns tipos de carcinoma transicional-cloacogênico parecem originar-se na parte inferior do reto, acima da zona transicional; outros podem nem mesmo comprometer a mucosa retal. A provável explicação para este fenômeno é que esses tumores podem originar-se do epitélio transicional que reveste os ductos de glândulas anais profundos à mucosa, ou em ramificações proximais dos ductos de glândulas anais embaixo da mucosa retal.

Os tumores transicionais-cloacogênicos formam um subgrupo histologicamente reconhecível de carcinomas do canal anal, mas com base no grau e estádio das lesões, o seu comportamento parece ser comparável ao dos carcinomas epidermóides de grau e estádio semelhantes. Há muito poucos estudos sobre tumores transicionais-cloacogênicos publicados, ao contrário do que ocorre com o carcinoma epidermóide. A evidência, no entanto, sugere suficiente superposição na epidemiologia (p. ex., uma incidência aumentada em homens homossexuais que praticam

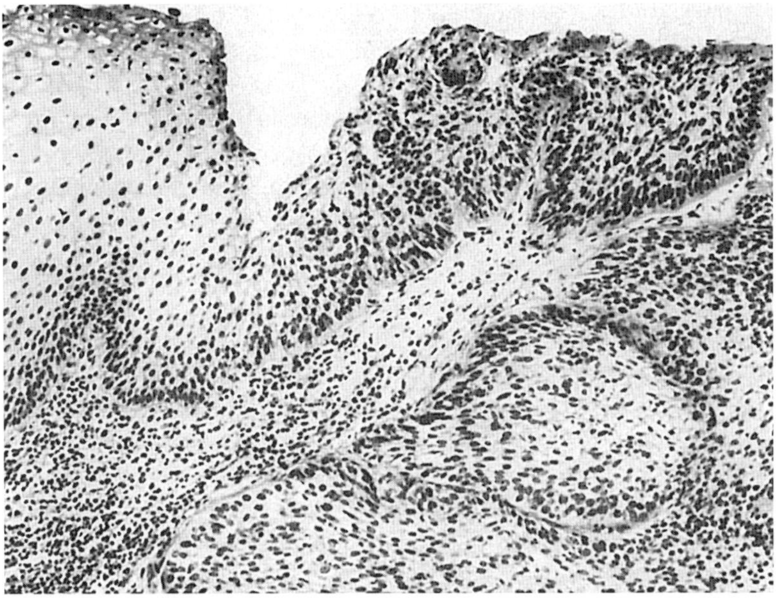

FIG. 24.5. Carcinoma transicional-cloacogênico. O tumor tem um componente *in situ (direita superior)* que se assemelha a um carcinoma de células transicionais da bexiga urinária, daí o seu nome. (Ampliação original ×125.)

coito receptivo anal), a apresentação clínica e os resultados do tratamento clássico; assim, para a finalidade de tratamento, as duas entidades podem ser consideradas idênticas.

Melanoma

A histopatologia do melanoma maligno é discutida adiante neste capítulo.

Adenocarcinoma

O adenocarcinoma do ânus é usualmente visto como uma extensão, para baixo, de um adenocarcinoma retal primário. Entretanto, o epitélio glandular pode ser encontrado na biopsia de glândulas ectópicas da parede anal, glândulas sebáceas do períneo, tumores originados nas glândulas ou ductos anais, ou de fístulas anais. Conforme discutido no Capítulo 19, a associação a um adenocarcinoma mucinoso subjacente e doença de Paget já foi bem documentada.

Estadiamento

Nenhum método satisfatório foi desenvolvido para estadiar os tumores do canal anal. A classificação de Dukes (para adenocarcinoma colorretal) não é aplicável, porque a invasão dos linfonodos da virilha pode ocorrer quando comprometimento linfonodal não é evidente no espécime anal ressecado. O sistema tumor, nódulo linfático, metástase (TNM) foi criticado (quando aplicado ao canal anal) porque é difícil distinguir-se invasão tumoral limitada ao esfíncter interno da invasão tumoral do esfíncter externo, e porque a extensão para o reto ou para a pele perineal não significa necessariamente pior prognóstico. O grau histológico e o estádio clínico parecem ser os melhores preditores do resultado terapêutico do paciente.

Tratamento

Até o final dos anos 70, a ressecção abdominoperineal era considerada a única conduta curativa para o tratamento do carcinoma do canal anal. Entretanto, mesmo antes do advento da terapia por multimodalidades, basicamente duas condutas cirúrgicas já eram usadas na abordagem do carcinoma do canal anal: excisão local e ressecção abdominoperineal. A escolha da conduta terapêutica depende do estádio do tumor, que é determinado pela profundidade da invasão.

Excisão Local

Para o carcinoma limitado à mucosa (carcinoma in situ; ver Figura 24.5) e submucosa, a excisão local ampla com ou sem anoplastia geralmente é curativa. Para tumores invadindo a muscular própria (o esfíncter interno), a excisão local, incluindo o esfíncter interno, pode resultar em cura. Entretanto, para tumores que invadem mais profundamente, além do esfíncter interno, a ressecção abdominoperineal, historicamente, tem sido o tratamento inicial de escolha. Estas diferenças na terapia baseadas no estádio do tumor exigem avaliação pré-operatória precisa, incluindo exame digital cuidadoso para avaliar a profundidade de invasão, além da ultra-sonografia endoanal.

Outras opções de tratamento para pequenos cânceres superficiais ou minimamente invasivos do canal anal incluem criocirurgia, vaporização a *laser* e, possivelmente, agentes tópicos químicos ou imunoablativos (para neoplasia intra-epitelial).

Ressecção abdominoperineal: a técnica da ressecção abdominoperineal está descrita no Capítulo 23. Um princípio importante a lembrar é que, quando a margem anal está comprometida por tumor, é necessária uma excisão mais ampla de pele perianal do que é habitual na abordagem do adenocarcinoma do reto.

Resultados da Ressecção Abdominoperineal Convencional e da Excisão Local (Dados "Históricos")

A sobrevida de cinco anos após ressecção abdominoperineal, descrita como sendo entre 20 e 70%, depende do tamanho do tumor, graduação histológica e profundidade de invasão tumorais. Recorrência pélvica ou perineal responsabiliza-se por 50 a 70% das falhas, com apenas 10% dos pacientes vindo a falecer de doença disseminada. De todas as condutas cirúrgicas, a ressecção abdominoperineal com exenteração posterior é a que apresenta a mais baixa taxa de recorrência.

O grupo do Sloan-Kettering observou que poucos pacientes com câncer epidermóide do canal anal foram tratados por excisão local, e a interpretação dos resultados pode causar um pouco de confusão porque estes indivíduos podem ter sido misturados àqueles portadores de tumor da margem anal. No Memorial Sloan-Kettering Hospital, menos de 10% dos tumores eram adequados para excisão local; mais de 60% dos pacientes assim tratados desenvolveram recidiva.

O prognóstico é muito menos otimista quando há comprometimento de linfonodos ou invasão para dentro da gordura perirretal ou perianal. Com comprometimento de linfonodos, a taxa de sobrevida de 5 anos é de 29%. A profundidade da invasão e a presença ou ausência de comprometimento linfonodal são os principais critérios para determinar a sobrevida. O prognóstico, após ressecção de carcinoma transicional-cloacogênico, é essencialmente o mesmo que para carcinoma epidermóide com a mesma profundidade de invasão. Ao analisar a sobrevida em relação à diferenciação celular, nenhuma relação é aparente, exceto que as lesões mais precariamente diferenciadas tendem a apresentar-se em um estádio mais avançado.

Para todas as intenções e finalidades os resultados acima são de interesse histórico, apenas. Hoje, não é indicado partir-se diretamente para ressecção abdominoperineal no carcinoma do canal anal, devido aos avanços com o uso da terapia combinada (radio e quimioterapias).

Dissecção da Virilha

Dissecção radical da virilha tinha sido advogada como valioso procedimento adjuvante no tratamento primário do carcinoma do canal anal, em virtude da sua possível disseminação para os linfonodos inguinais. Relatos mais recentes são, no entanto, altamente críticos quanto a esta conduta. Em virtude da sua alta morbidade e porque é uma operação desnecessária na maioria dos pacientes, a dissecção radical da virilha como modalidade terapêutica deve ser usada somente quando adenopatia for descoberta. Para finalidades diagnóstica e de estadiamento tumorais, parece razoável a excisão de grandes massas inguinais. Mesmo apesar de a taxa de cura ainda ser baixa, alguns autores consideram que este procedimento reduz o risco de complicações da virilha pelo crescimento tumoral. Entretanto, estes pacientes devem ser abordados com quimioterapia e radioterapia.

Linfadenectomia Pélvica

Linfadenectomia pélvica associada à ressecção abdominoperineal pode ser feita com relativa facilidade em alguns pacientes. O valor da linfodenectomia é o de se obter linfonodos para determinar o prognóstico e a conveniência de se adicionar algum tratamento alternativo, mas ela deve ser realizada se a dissecção for difícil.

Terapia Combinada ou por Multimodalidades

Em 1974, Nigro *et al.*[223] relataram resultados dramáticos no tratamento do carcinoma epidermóide do ânus por meio de radioterapia e quimioterapia pré-operatórias. Relatórios subseqüentes da unidade de Nigro na *Wayne State University School of Medicine* revelaram entusiasmo persistente. O notável sucesso da terapia combinada ou multimodal no tratamento de tumores, mesmo localmente avançados, ou em indivíduos com metástases em gânglios regionais, revolucionou a conduta no tratamento desta doença.

O protocolo inicialmente consistia em radiação pré-operatória (um total de 30 Gy) no tumor e nas áreas ganglionares pélvicas e inguinais em 15 sessões ao longo de um período de 3 semanas (2 Gy/d, 5 dias por semana). No primeiro dia de radioterapia, o paciente recebia 5-fluorouracil dissolvido em glicose 5%, 1.000 mg/m^2 por dia, durante 4 dias como infusão contínua durante 24 horas, e novamente 29 a 32 dias após. Além disso, o paciente recebia mitomicina-C (15 mg/m^2) como um bolo único no primeiro dia. Este protocolo usualmente se associava a apenas um grau brando de trombocitopenia e leucopenia. Os efeitos colaterais mais freqüentes eram estomatite de baixo grau e diarréia moderada. Diversas variações deste esquema radioquimioterápico são ainda visados.

Resultados

A análise dos 45 pacientes iniciais tratados sob o protocolo do Dr. Nigro revelou que 38 de 45 pacientes (84%) ficaram livres de câncer. Embora o período de acompanhamento de muitos pacientes tivesse sido inferior a 5 anos, 34 (89%) estavam vivos e livres de doença. Todos os pacientes com doença residual, mesmo depois de ter sido efetuada ressecção abdominoperineal, morreram de doença disseminada.

Outros especialistas também relataram experiências favoráveis, mesmo em pacientes com doença recidivante e localmente avançada. A comparação dos resultados de tratamento por irradiação apenas com feixe externo com a conduta de modalidades combinadas revelou uma taxa de sobrevida de 5 anos não corrigida dos dois grupos de aproximadamente 70%. Entretanto, o tumor primário era mais bem controlado com tratamento combinado (65 a 93%) que com radioterapia exclusiva (40 a 60%).

A maioria dos médicos, atualmente, recomenda que o tratamento padrão deve ser combinado, e que a cirurgia deve ser reservada para pacientes nos quais houve falha do tratamento sob este esquema. Entretanto, em virtude da toxicidade variável, pode ser necessário suspender ou alterar o tratamento em alguns pacientes.

Tratamento do Carcinoma Cloacogênico e Resultados

Como todos os cânceres invasivos do canal anal, o tratamento clássico do câncer cloagênico era ressecção abdominoperineal. Os resultados após ressecção (sem quimioirradiação) eram essencialmente os mesmos que os descritos para o carcinoma epidermóide, sendo a taxa de sobrevida de 5 anos aproximadamente 50%. Entretanto, a aplicabilidade da conduta de modalidades combinadas, quimioterapia e radioterapia, é tão válida para este tipo histológico quanto o é para o carcinoma epidermóide, e esta ficou sendo a conduta preferida. As estatísticas sobre taxas de sobrevida devem ser as mesmas que foram indicadas previamente.

Avaliação e Tratamento Pós-Terapia

A questão de como lidar com a avaliação pós-terapia ainda é assunto controvertido. Biopsia ou excisão local da cicatriz pode ser efetuada 6 semanas depois do término do esquema. Se o tumor não for encontrado, o paciente é seguido em intervalos de 2 a 3 meses. Qualquer área suspeita deve ser biopsiada. Alguns cirurgiões preferem observar sem biopsiar se nenhuma área suspeita é evidente. A maioria dos clínicos acredita que tumor recorrente ou persistente após terapia de quimioirradiação induz à ressecção radical. Entretanto uma outra série adicional de terapia por quimioirradiação pode ser justificada em alguns casos.

Alguns autores relataram a aplicação do SCCA como marcador tumoral para o acompanhamento de pacientes com carcinoma do canal anal. O procedimento foi inicialmente desenvolvido e usado principalmente em mulheres com carcinoma do útero, mas sua aplicabilidade ao carcinoma epidermóide do canal anal é duvidosa. A sensibilidade deste antígeno é de 76%, especificidade de 86% e valor preditivo positivo de 62%. A implicação disso é que com acompanhamento mais longo e de maior número de pacientes, o antígeno SCC pode vir a comprovar ser um marcador tumoral valioso no acompanhamento a longo prazo de indivíduos com carcinoma de células escamosas do canal anal.

Mais trabalhos estão supondo a respeito dos resultados da chamada cirurgia "de salvação" depois da quimiorradioterapia – *i. e.*, ressecção abdominoperineal. A taxa de mortalidade de 3 anos varia de 50 a 70%.

Radioterapia Isolada

O CCE é um tumor radiossensível, de onde a aplicação de radioterapia de fonte externa como único método de tratamento de carcinoma do canal anal, sem quimioterapia, ainda tem relevância. Em pacientes tratados somente com radioterapia, com cirurgia reservada para aqueles com carcinoma residual, foram observadas taxas de sobrevida de 50 a 60%. Mais da metade dos tumores dos pacientes podem ser controlados por esta conduta terapêutica. Três quartos dos sobreviventes a longo prazo podem não necessitar de colostomia. A sobrevida de cinco anos com este tipo de conduta é de 55% nos cânceres escamosos e de 60% nos cloacogênicos.

Alguns autores advogaram um protocolo de tratamento que diferencia a conduta de acordo com o estádio e o tamanho do tumor. Radioterapia isolada é recomendada para os pacientes que apresentam tumor de 4 cm de diâmetro ou menos, ficando a quimiorradioterapia limitada aos pacientes com tumores maiores ou muito fixos. A quimioterapia, quando combinada à radiação, reduz a quantidade de radiação necessária; daí, menos complicações tardias podem ocorrer. Como no caso da quimiorradioterapia, as opções em seguida à recidiva com radioterapia isolada são essencialmente as mesmas – tratamento não cirúrgico adicional, ressecção radical e excisão local.

Curieterapia Intersticial

Em 1973, Papillon[224] relatou um protocolo em que os carcinomas epidermóides foram tratados por curieterapia intersticial durante um período de 20 anos, realizado sob anestesia geral, usando agulhas de rádio inseridas através da pele ou da mucosa anal. A dose foi inferior a 40 Gy em 2 ou 3 dias. Um segundo implante foi realizado para tumores residuais 2 meses depois do primeiro, tendo a irradiação externa também sido coincidida com o implante. A taxa de sobrevida livre de doença de 5 anos foi de 68%. Outros autores relataram taxas de sucesso variando de 53 a 68%. A taxa de controle local dos pacientes com tumores menores que 5 cm e com linfonodos inguinais negativos foi significativamente melhor que a dos pacientes com doença mais avançada.

Este tratamento tem que ser cuidadosamente planejado e criteriosamente aplicado para evitar radionecrose. Mais recentemente, foi feita sugestão de uma série fracionada de irradiação com cobalto 60 e irídio 192 com a adição de quimioterapia durante os primeiros dias. Os resultados até agora são animadores e dão a entender que esta conduta merece melhores estudos e avaliações.

Carcinoma em Espécimes de Hemorroidectomia

O que fazer quando o patologista encontra um foco de carcinoma em um espécime de hemorroidectomia é uma das perguntas com as quais ocasionalmente se confronta o cirurgião. O cirurgião muitas vezes não está preparado para saber que o paciente tem um foco de carcinoma em um mamilo hemorroidário, porque isso certamente impõe o ônus de uma conduta difícil. Entretanto, se este é o laudo do patologista, descrevendo a presença de um carcinoma invasivo, o aspecto microscópico deve pelo menos ser confirmado, e averiguada a profundidade de invasão tumoral. Não há sentido em se examinar o paciente novamente, até que as feridas cirúrgicas estejam cicatrizadas. Nestes casos o seguinte protocolo é recomendado:

Reexaminar o paciente sob anestesia 4 a 6 semanas após a hemorroidectomia quando as feridas já estarão cicatrizadas, e efetuar biopsias múltiplas, mapeando a origem, no ânus, de onde as biopsias foram tiradas. É impossível saber em que mamilo ressecado havia o foco tumoral.

Se os resultados das biopsias forem negativos, deve-se acompanhar o paciente em intervalos de 3 meses durante 1 ano, procurando quaisquer áreas suspeitas.

Se nenhuma recidiva desenvolveu até 1 ano, o paciente é considerado curado. Se uma recidiva for identificada, o paciente pode ser levado à excisão local ou ao protocolo de quimiorradioterapia padrão para carcinoma do canal anal.

Comentário: o seguinte protocolo é recomendado para tratamento do carcinoma do canal anal:

Excisão local pode ser uma operação adequada para pacientes com invasão tumoral que atinge submucosa ou o esfíncter interno somente. Ultra-sonografia endoanal pode ser útil para o estadiamento do tumor. Acompanhamento criterioso deve ser efetuado, e devem ser feitas biopsias das áreas suspeitas. Quimiorradioterapia deve ser considerada para tumores recidivantes, ficando a ressecção abdominoperineal reservada para pacientes que não tiveram sucesso com esta terapia.

Pacientes com suspeita de invasão tumoral para dentro do músculo e para o tecido perirretal ou perianal devem receber quimiorradioterapia pré-operatória de acordo com o protocolo de Nigro.

Tumores recorrentes após quimiorradioterapia podem ser tratados seletivamente com quimiorradioterapia adicional ou por ressecção abdominoperineal.

Se persistirem ou desenvolverem-se subseqüentemente gânglios inguinais metastáticos, depois da quimiorradioterapia, deve ser considerada a dissecção radical da virilha.

O protocolo de Nigro tornou-se claramente o padrão para o tratamento do câncer do canal anal, com o qual devem ser comparadas todas as outras opções. Entretanto, a dosagem ideal de radiação, bem como a cronologia e escolhas de esquemas quimioterápicos ainda estão evoluindo. Apesar disso, os resultados são tão impressionantes que, a não ser que indicado de modo diferente, o tratamento médico contemporâneo obriga que esta conduta seja usada inicialmente em todos os pacientes com câncer invasivo do canal anal.

MELANOMA MALIGNO

Embora o canal anal represente o local mais comum de desenvolvimento de melanoma maligno no trato alimentar, ele é uma condição extremamente rara, responsabilizando-se por apenas 0,2% de todos os melanomas e 0,5% dos tumores do anorreto. Presume-se que o tumor se origine dos melanócitos presentes na mucosa escamosa do canal anal inferior.

Sintomas

Sangramento retal é a queixa mais comum, ocorrendo na metade dos pacientes. Dor anorretal e mudança nos hábitos intestinais também são relatadas freqüentemente. Muitos pacientes observam uma sensação de um nódulo ou uma "hemorróida", com o desconforto associado. Uma massa na virilha também pode ser uma queixa inicial. Aproximadamente 1 em 10 pacientes tem o melanoma descoberto em revisão histopatológica de espécimes de hemorroidectomia.

Achados Físicos

Os achados ao exame físico variam desde uma pequena lesão pigmentada semelhante a uma hemorróida trombótica a uma massa profundamente ulcerada ou polipóide na junção anorretal ou próximo dela. A pigmentação pode ser facilmente visível, mas 29% dos melanomas são histologicamente amelanóticos (claros). Na experiência do Sloan-Kettering, uma indicação do estádio avançado da doença e, portanto, pior prognóstico, foi refletida pelo fato de que 75% dos indivíduos abrigavam tumores com mais de 1 cm de diâmetro (média, 4 cm).

Histologia

As células que compreendem a lesão usualmente assumem uma forma poligonal ou fusiforme (Figuras 24.6 e 24.7) e muitas vezes estão dispostas em ninhos que produzem um padrão alveolar. Se a mucosa sobrejacente à lesão não estiver ulcerada, pode ser encontrada evidência de um componente juncional (p. ex., ninhos de células de melanoma dentro do epitélio escamoso). Este achado confirma a mucosa escamosa do canal anal como local primário de origem. Melanina identi-

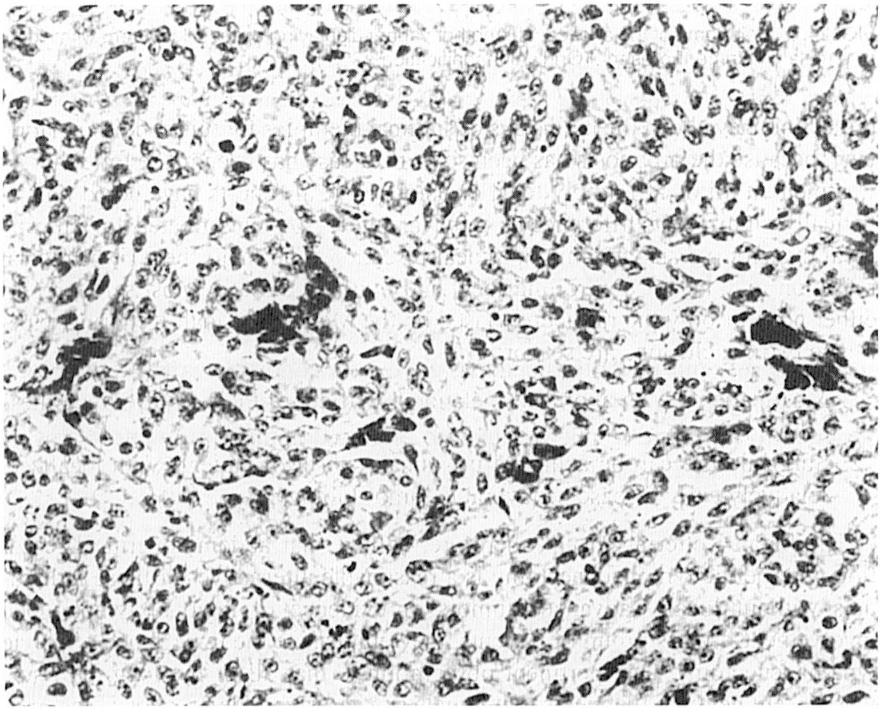

FIG. 24.6. Melanoma do ânus. Este tumor pouco diferenciado é reconhecível como um melanoma somente por causa do pigmento negro que está sendo produzido. (Ampliação original ×250.)

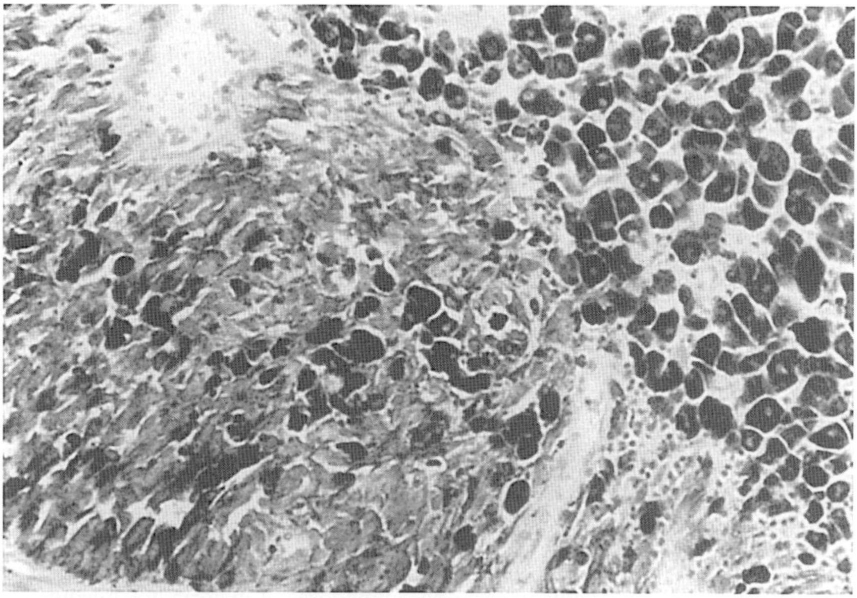

FIG. 24.7. Melanoma do canal anal. Outra variedade exibindo padrão epitelióide com extenso pigmento de melanina presente. (Ampliação original ×360.)

ficada dentro das células tumorais permite o diagnóstico da lesão como melanoma diferente do carcinoma pouco diferenciado. Microscopia eletrônica pode ser de valor para identificar melanomas aparentemente amelanóticos, ao demonstrar melanossomas dentro das células tumorais.

Tratamento e Resultados

Uma vez que o melanoma anorretal tende mais a metastatizar-se aos linfonodos mesentéricos do que o carcinoma de células escamosas do ânus, a ressecção abdominoperineal tem sido o padrão de tratamento. Esta e a dissecção radical dos linfonodos da virilha têm sido as pedras angulares das terapias cirúrgicas para esta condição. Entretanto, como o prognóstico tem sido muito sombrio, foi lançada a idéia sobre não aplicar nenhum tratamento, absolutamente, ou simplesmente fazer uma excisão local. Diversos relatórios observaram ausência de diferença estatisticamente significativa na taxa de sobrevida de pacientes tratados para a cura por excisão local *versus* ressecção abdominoperineal. O principal benefício da ressecção radical pode ser para controlar as doenças local e regional. A maioria das séries relata nenhuma ou raras curas. Com base na experiência do Memorial Sloan-Kettering, duas conclusões são expostas:

1. A maioria dos pacientes com melanoma anorretal morrerá da sua doença, independentemente da terapia.

2. Cura cirúrgica pode ser obtida em um pequeno subconjunto de pacientes com doença localizada e relativamente inicial ou biologia tumoral favorável.

O grupo do Sloan-Kettering, por essas razões, acredita que a ressecção abdominoperineal com linfadenectomia pélvica constitui uma alternativa razoável para os indivíduos sem tumor localmente avançado ou sem evidência de comprometimento linfonodal regional. Neste grupo de pacientes, eles enfatizam a importância da linfadenectomia pélvica. Uma observação pertinente é que todos os sobreviventes, a longo prazo, eram mulheres. Parece que o sexo feminino é um fator prognóstico favorável em pacientes com melanoma cutâneo também. As mulheres com melanoma do ânus operável de acordo com os critérios propostos pelo grupo do Memorial Sloan-Kettering têm uma sobrevida de 5 anos de 29% após ressecção abdominoperineal.

Tratamento suplementar com radioterapia não constituiu benefício, nem foram uniformemente de ajuda os vários agentes quimioterápicos. Imunoterapia, usualmente com vacina BCG, tem sido usada para melanoma maligno em outras localizações, mas as recomendações concernentes ao seu valor no melanoma maligno do canal anal foram episódicas e desanimadoras. A maioria dos pesquisadores, entretanto, recomenda uma conduta agressiva por multimodalidades, mas nenhuma constância foi vista na seleção de pacientes, extensão patológica ou tratamento empregado, com os poucos sobreviventes a longo prazo, que foram descritos.

CONDIÇÕES ANAIS DIVERSAS

Carcinoma Escamoso Verrucoso

Um tumor muito raro, o carcinoma escamoso verrucoso, veio a ser conhecido como tumor de Buschke e Löwenstein[225] por causa da descrição que dele fizeram em 1925. A lesão freqüentemente é confundida com condições anais benignas, especialmente o condiloma acuminado. Ela pode apresentar-se como uma massa semelhante à couve-flor, clara, rosada, na pele perianal ou no canal anal.

Histologicamente, o tumor é tão bem diferenciado que se assemelha estreitamente às lesões proliferativas benignas de epitélio escamoso, e pode não ser reconhecível como carcinoma até ser identificada invasão de estruturas subjacentes. Por esta razão, as biopsias superficiais de carcinomas de células escamosas verrucosos freqüentemente não são diagnosticadas como carcinoma; devem ser tiradas biopsias da base da lesão para demonstrar invasão.

O tratamento clássico consiste em excisão local ampla ou ressecção abdominoperineal para tumores invasivos. Entretanto, o valor da terapia por modalidades combinadas necessita ser mais bem avaliado (para discussão adicional, ver Capítulo 19).

Ceratoacantoma

O ceratoacantoma é um tumor de pele exofítico, benigno, usualmente com uma cratera central, de 0,5 a 2,0 cm de diâmetro, que mais freqüentemente se associa à exposição ao sol. Apenas três casos afetando a pele perianal e um no canal anal foram descritos na literatura. Excisão local ou eletrocoagulação deve ser curativa, embora o aspecto histológico possa simular o do carcinoma de células escamosas.

Carcinoma Pseudo-Sarcomatoso

Pseudo-sarcoma foi descrito no esôfago, laringe, cavidade oral e outras regiões, mas há somente um caso relatado desse tumor no canal anal. O paciente apresentou-se com uma massa pedunculada de 4 cm. O exame microscópico da peça excisada localmente revelou elementos epiteliais em áreas semelhantes a sarcoma. Não foi observada recorrência depois de um acompanhamento de 25 meses.

Carcinoma das Glândulas e Ductos Anais

Adenocarcinoma colóide ou mucinoso de origem glandular ou ductal anal é uma entidade rara, mas pode não ser tão infreqüiente quanto sugere a literatura. Isto pode ser explicado pelo fato de que o local de origem é destruído pelo crescimento maligno. Os sintomas mais comuns são dor anal (58%) e sangramento retal em 40%; 37% percebem uma massa, enquanto mais de 50% se apresentam com uma fístula.

Sendo esta uma variante altamente maligna, é recomendada ressecção abdominoperineal usualmente. Excisão local, no entanto, pode ser considerada para lesões iniciais, mas ressecção radical geralmente é necessária para controlar a doença. O lugar da quimiorradioterapia provavelmente é semelhante àquele no adenocarcinoma do reto convencional, mas isto ainda não foi claramente definido.

Resultados

A sobrevida média de 5 anos é 29 meses, e três quartos dos pacientes desenvolvem recidiva, apesar de uma conduta cirúrgica agressiva. É evidente que o adenocarcinoma anal se associa a um mau prognóstico apesar da cirurgia radical.

Histiocitoma Fibroso Maligno

O histiocitoma fibroso maligno é um sarcoma pleomórfico que classicamente se origina nas extremidades e se metastatiza aos pulmões e linfonodos regionais, mas que também pode ocorrer raramente no trato gastrintestinal. Só um caso comprometendo o canal anal foi identificado. Este foi tratado por ressecção abdominoperineal e radioterapia.

Pólipo Cloacogênico Inflamatório

O pólipo cloacogênico inflamatório é um tumor anal não-neoplásico que pode ser análogo a um prolapso na área da zona transicional. A queixa principal é usualmente sangramento retal. O pólipo é encontrado principalmente na parede anterior do canal anal, semelhante à distribuição vista na úlcera retal solitária (ver Capítulo 17). A causa da condição é incerta, mas as teorias incluem causas isquêmica, traumática (manual, estercoral), congênita, e prolapso incipiente. Histologicamente, a lesão é caracterizada por um padrão de crescimento tubuloviloso, ulceração superficial, criptas desviadas e extensão de estroma cronicamente inflamado para dentro da lâmina própria (Fig. 24.8).

O tratamento consiste simplesmente na excisão local.

Carcinoma Basocelular, Doença de Bowen e Doença de Paget

Ver Capítulo 19.

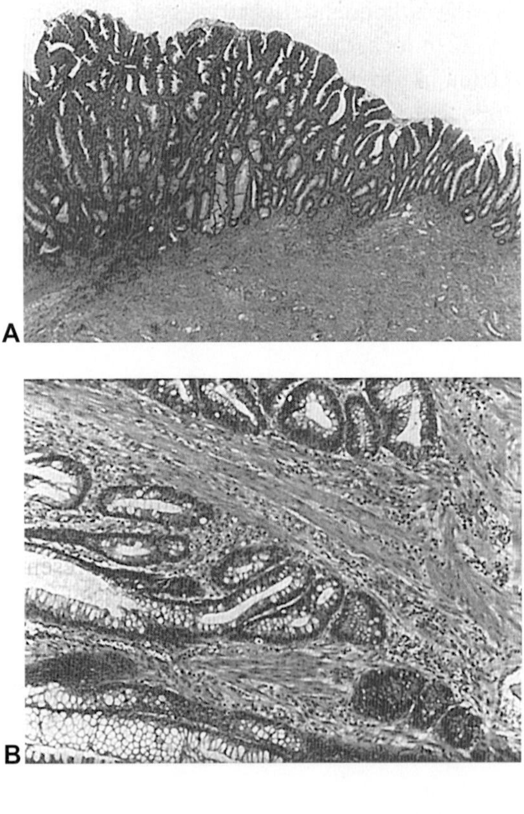

FIG. 24.8. Pólipo cloacogênico inflamatório. **A.** Superfície não ulcerada mostrando hiperplasia glandular com submucosa espessada. (Ampliação original ×20.) **B.** Maior aumento demonstra glândulas de cólon e células inflamatórias com feixes musculares estendendo-se entre as glândulas para dentro da submucosa. (Ampliação original ×100.)

NOTAS DO REVISOR TÉCNICO

218b. HILTON linha no canal anal.

218c. BOWEN, John T. (1857-1941), dermatologista americano: doença de Bowen (tumor anal e de outras regiões cutâneas, caracterizado por ser um carcinoma intra-epitelial papuliforme e coberto por camada córnea abundante, com disceratose, com as células que levam seu nome, que são células epidérmicas arredondadas com núcleo grande e citoplasma claro).

219. PAGET, Sir James (1814-1899), cirurgião inglês: doença de Paget (doença esquelética generalizada, freqüentemente familiar, que acomete velhos, nos quais a reabsorção e formação óssea estão aceleradas, resultando no espessamento e enfraquecimento dos ossos, mormente os de suporte, sendo também denominada osteíte deformante); doença de Paget mamária (doença de mulheres idosas, caracterizada pela infiltração eczematosa do bico do seio e da aréola mamária, associada ao câncer intraductal da mama e infiltração da epiderme profunda por células malignas); doença de Paget extramamária (forma intra-epidérmica de adenocarcinoma mucinoso, mais comum nas regiões perianal e genital).

220. KAPOSI, Moritz Kohn (1837-1902), dermatologista húngaro radicado na Áustria: sarcoma de Kaposi (tumor maligno multifocal de neoformação vascular primitiva, que ocorre na pele, e, secundariamente, em gânglios linfáticos e vísceras; freqüentemente apresenta-se infiltrado por macrófagos e hemácias extravasadas; clinicamente apresenta-se como lesões cutâneas avermelhadas a escuras em forma de placas ou máculas ou nódulos, observado mais freqüentemente em pessoas acima de 60 anos de idade e integrando as doenças oportunistas em pacientes portadores de AIDS).

221. PAPANICOLAOU, George N. (1883-1962), médico, anatomista e citologista grego, naturalizado americano (esfregaço, exame, teste, coloração de Papanicolaou).

222. HODGKIN, Thomas (1798-1866), médico inglês: doença ou linfoma ou linfadenoma de Hodgkin (linfadenopatia hipertrófica crônica, com aumento regional dos gânglios linfáticos e, posteriormente, generalizado, esplenomegalia, hepatomegalia, anemia, febre descontínua, considerada uma neoplasia maligna de células linfóides de origem desconhecida, associada a um infiltrado inflamatório de linfócitos e eosinófilos e fibrose, classificando-se em linfocítica, de esclerose nodular, de celularidade mista e de depleção linfocítica).

223. NIGRO N.D., Seydel, H.G. *et al.* Combined preoperative radiation and chemotherapy for squamous cell carcinoma of the anal canal. *Cancer* 51:1826-29,1983.

224. PAPILLON, J. Rectal and Anal Cancers: Considerative Treatment by Irradiation- an Alternative to Radical Surgery, Berlin, Springer,1982

225. BUSCHKE-LÖWENSTEIN (Buschke, Abrahan, 1868-1943), dermatologista alemão; Löwenstein, L.W., dermatologista alemão): tumor de Buschke-Löwenstein (condiloma anal gigante, tumor anal com aparência de couve-flor, bem diferenciado, semelhante às lesões proliferativas benignas do epitélio escamoso do condiloma acuminado, que, diferentemente deste, invade estruturas em profundidade).
BUSCHKE-LÖWENSTEIN, A. Condylomata Acuminata simulating cancer on penis. *Klin Wochenschr* 1925; 4:1726-1728.

25

Tumores menos Comuns e Lesões Semelhantes a Tumores do Cólon, Reto e Ânus

Embora adenoma e adenocarcinoma constituam as neoplasias mais comumente vistas do cólon, reto e ânus, muitos outros tumores e condições semelhantes a tumores foram descritos nesta região anatômica. Destes, alguns representam lesões extraordinariamente raras e podem, assim, ser fonte de difíceis decisões na análise terapêutica do paciente. Outros são importantes porque representam condições benignas que podem ser erradamente tomadas por processos malignos. Muitas lesões apresentam um quadro clínico semelhante, apesar das suas diferentes naturezas patológicas.

CLASSIFICAÇÃO DOS TUMORES INCOMUNS E CONDIÇÕES SEMELHANTES A TUMORES

Tumores de Origem Epitelial

- Tumor carcinóide.
- Carcinoma neuroendócrino (NE).
- Doença de Bowen.
- Doença de Paget perianal.
- Carcinoma basocelular.
- Carcinoma cloacogênico.
- Melanoma maligno.
- Carcinoma de células escamosas.
- Carcinoma adenoescamoso (adenoacantoma).
- Carcinoma de células primordiais (células-tronco).

Tumores de Origem Linfóide

- Hiperplasia linfóide (linfoma benigno, pólipo linfóide).
- Linfoma maligno.
- Plasmacitoma extramedular.

Tumores Mesenquimais

- Origem em tecido fibroso:
  - Fibroma.

   - Pólipo fibróide inflamatório (granuloma eosinofílico).
   - Fibrossarcoma.
   - Histiocitoma fibroso maligno.
- Origem em músculo liso:
   - Leiomioma.
   - Leiomiossarcoma.
   - Rabdomiossarcoma.
- Origem em tecido adiposo:
   - Lipoma.
   - Lipossarcoma.

Tumores de Origem Neural

- Neurofibroma.
- Neurilemoma (schwannoma[226]).
- Ganglioneuroma.
- Tumor de células granulosas.

Lesões Vasculares

- Hemangioma.
- Linfangioma.
- Hemangiopericitoma.
- Tumores vasculares malignos (angiossarcoma, sarcoma de Kaposi).

Heterotopias e Hamartomas

- Endometriose.
- Hamartoma.
- Cisto dermóide e teratoma.
- Colite cística profunda (cistos enterogênicos).
- Tecido ectópico.

Condições Exógenas, Extrínsecas e Diversas

- Tumor metastático.
- Granuloma de bário.
- Oleoma.
- Sarcoidose.
- Granulomatose de Wegener.[227]
- Amiloidose.
- Malacoplasia.
- Cordoma sacrococcígeo.
- Ependimoma.
- Mielolipoma extramedular (extra-supra-renal).
- Pneumatose cistóide intestinal (pneumatose do cólon).
- Duplicação.

TUMORES DE ORIGEM EPITELIAL

Tumor Carcinóide

Os carcinóides são tumores de crescimento lento de origem neuroectodérmica que pertencem ao sistema de Captação e Descarboxilação de Precursores de Aminas (*amine precursor uptake and decarboxilation, APUD*). Eles são as mais comuns neoplasias NE do trato gastrintestinal. Embora os carcinóides ocorram mais comumente como tumores primários do trato gastrintestinal, eles também podem ser encontrados em localizações tão diversas como o brônquio, ovário e rim. Os carcinóides originam-se das células de Kulchitsky[228] ou enterocromafins basogranulosas localizadas nas criptas de Lieberkühn.[229]

Classificação e Diagnóstico

A classificação atual relaciona-se tanto ao local anatômico do tumor quanto à reatividade à incorporação de prata pelos grânulos citoplasmáticos. Uma reação argentafim positiva (argentafinidade) envolve a redução de sais de prata a prata metálica por substâncias fortemente redutoras endógenas. Argentafinidade geralmente significa que a reação argirófila será positiva, mas o mecanismo desta última reação é desconhecido. Uma reação argirófila positiva ocorre quando prata metálica adicionada em solução é precipitada nos grânulos citoplasmáticos das células carcinóides. Dois tipos distintos de grânulos neurossecretórios foram observados por microscopia eletrônica: um grânulo relativamente pequeno que parece ser associado a carcinóides argirófilos e um maior com reação argentafim.

Os carcinóides do tubo digestivo intermediário (do meio do duodeno ao meio do cólon transverso) são usualmente tanto argirófilos quanto argentafim-positivos; freqüentemente, eles são multicêntricos em origem, e muitas vezes associados à síndrome carcinóide. A síndrome é caracterizada por um complexo de sintomas considerados relacionados à produção excessiva de serotonina (5-hidroxitriptamina [5-HT]); entretanto, menos de 10% de todos os pacientes com tumores carcinóides exibem esta manifestação. Os carcinóides do tubo digestivo posterior foram descritos como raramente argirófilos ou argentafim-positivos; eles usualmente são unicêntricos e não são associados à síndrome carcinóide.

A determinação da excreção urinária de ácido 5-hidroxiindolacético (5-HIAA) não é útil para a definição de doença metastática em tumores retais, porque as lesões do tubo digestivo posterior geralmente são argentafim-negativas e não produzem um aumento detectável nos metabólitos do triptofano. A Tabela 25.1 resume as diferenças clássicas entre os carcinóides, com base na sua localização no tubo digestivo.

Incidência, Distribuição e Condições Associadas

A incidência de tumores carcinóides gastrintestinais aumenta do duodeno ao íleo, com mais de 80% sendo localizados no intestino delgado distal. Eles se originam mais comumente no apêndice e são encontrados em 0,26% das peças de apendicectomia. A

TABELA 25.1. Diferenças Clássicas entre os Carcinóides do Tubo Digestivo Anterior, Médio e Posterior

- Localização
  - Pulmões, estômago, primeira parte do duodeno
  - Duodeno até o cólon direito, apêndice
  - Cólon transverso ou esquerdo, reto
- Coloração
  - Não-argentafins, mas argirófilos
  - Argentafins + argirófilos
  - Não-argentafins, mas argirófilos
- Bioatividade
  - 5-HT, ACTH, taquicininas, neurotensina, HCG; gastrona; baixo conteúdo de 5-HT; alta atividade de MAO sem atividade de DAO
  - 5-HT, taquicininas, raramente ACTH ou 5-hidróxi-triptofano; mais baixa atividade de MAO que carcinóides do tubo digestivo anterior, mas mais alta atividade de DAO
  - Baixo conteúdo de 5-HT ou ACTH; pode secretar somatostatina, taquicininas, glicentina, PYY, 5-HT, neurotensina, polipeptídeo pancreático, dopamina
- Metástase
  - Vinte e cinco por cento, particularmente ao osso; metástases não necessárias para sintomas sistêmicos
  - Sessenta a 80% (proporcionalmente ao tamanho tumoral) ao fígado; raramente ao osso
  - Cinco a 40% ao osso
- Apresentação
  - Obstrução pulmonar, sintomas neuroumorais atípicos
  - Obstrução intestinal, síndrome carcinóide clássica (diarréia e rubor) se metastático
  - Usualmente descoberto por acaso; raramente causa sintomas humorais

5-HT, serotonina; ACTH, hormônio adrenocorticotrópico; DAO, diamina oxidase; HCG, gonadotropina coriônica humana; MAO, monoaminoxidase; PYY, peptídeo YY.
De Basson MD, Ahlman H, Wangberg B, *et al.* Biology and management of the midgut carcinoid. *Am J Surg* 1993;165:288, com permissão.

seguinte localização mais comum é o intestino delgado, seguido pelo reto e o estômago. Comprometimento do cólon é infreqüente, compreendendo 2,5% dos carcinóides gastrintestinais. É esperada uma incidência de 0,7 por 100.000 da população.

Os tumores carcinóides, independentemente do seu local de origem, são associados a uma incidência aumentada de outros tumores malignos, especialmente aqueles do trato gastrintestinal. Além disso, uma incidência aumentada de malignidades mamárias e uterinas, bem como câncer do sistema hematopoiético, foi descrita. Em virtude da possível associação à mielofibrose, a avaliação do intestino em um indivíduo com doença hematológica pode ser útil. Uma associação entre colite ulcerativa e tumores carcinóides retais foi postulada.

Idade e Sexo

A condição ocorre mais comumente em indivíduos na sua sexta e sétima décadas; a média de idade é de 55 anos. Os tumores são vistos mais freqüentemente em mulheres, a uma relação de 2:1.

Sintomas, Sinais e Diagnóstico

Apêndice

A apresentação é usualmente a de um indivíduo com dor no quadrante inferior direito do abdome e sinais e sintomas de apendicite. A identificação do tumor, propriamente, em geral aguarda confirmação histopatológica. Isto é muitas vezes um achado fortuito que representa algo como uma controvérsia no tratamento subseqüente (ver adiante). A prevalência de carcinóides foi estimada em 0,26 a 0,32%. A maioria está presente na extremidade (67%), com o corpo compreendendo 21% e apenas 7% sendo vistos na base.

Intestino Delgado

Os tumores carcinóides são freqüentemente assintomáticos. A freqüência de metástases ao diagnóstico depende da apresentação clínica. Isto varia de aproximadamente 33 a 64%; em indivíduos assintomáticos, 93% que são diagnosticados com carcinóides do intestino delgado abrigam metástases.

A quantificação da 5-HT e seus metabólitos, especialmente o 5-HIAA urinário de 24 horas, comprovou detectar até 84% dos tumores carcinóides. Infelizmente, os carcinóides do intestino delgado comumente se apresentam tardiamente em virtude dos sinais e sintomas inespecíficos que ocorrem. Isto leva a deixar-se de realizar estudos investigativos que poderiam identificar a lesão em um estádio mais inicial. A queixa isolada de apresentação mais comum é obstrução do intestino delgado, mas a maioria tem sintomas gastrintestinais inespecíficos.

O estudo diagnóstico mais compensador para a avaliação de uma suspeita de carcinóide do intestino delgado é enteróclise. Entretanto, uma seriografia de rotina do intestino delgado usualmente é suficiente. É importante lembrar que pequenos carcinóides freqüentemente são múltiplos. A recomendação é usar tomografia computadorizada para avaliar o intestino delgado inteiro.

Cólon

Os carcinóides do cólon geralmente crescem até um grande tamanho antes de se tornarem sintomáticos. Mesmo então, eles tendem menos a causar obstrução ou sangramento retal do que o adenocarcinoma do cólon; 33% são assintomáticos. Quando a lesão produz sintomas, eles são indistinguíveis daqueles causados por adenocarcinoma (p. ex., sangramento, mudança no hábito intestinal, dor abdominal). Pacientes portadores de carcinóides do cólon têm uma sobrevida de 5 anos, semelhante à do adenocarcinoma.

A avaliação radiológica dos carcinóides do cólon reflete o aspecto da lesão vista clinicamente. Com tumores maiores, é virtualmente impossível distinguir a patologia daquela de um adenocarcinoma. Isto é verdade mesmo em colonoscopia ou visualização direta. Dos carcinóides do cólon, 48% estão localizados no ceco, 16% no cólon ascendente, 6% no cólon transverso, 11% no cólon descendente e 13% no sigmóide. Conforme mencionado, os pacientes com tumores carcinóides têm uma incidência aumentada de adenocarcinoma gastrintestinal. Avaliação completa do trato gastrintestinal é, por essa razão, aconselhada.

Reto

No reto, um tumor carcinóide usualmente forma um pequeno nódulo submucoso, circunscrito, amarelado, com 1 cm ou menos de diâmetro. Ele muitas vezes é encontrado incidentalmente, no momento do exame histopatológico de um reto excisado por outra condição, ou no curso de um exame clínico para outras queixas. Metade dos carcinóides retais é descoberta no momento do exame anorretal de indivíduos assintomáticos. A queixa isolada mais comum é desconforto anorretal, com sangramento retal sendo a segunda mais comum. Outras queixas incluem constipação, perda de peso, mudança no hábito intestinal, obstrução retal, "hemorróidas", diarréia e a presença de uma massa abdominal.

Histopatologia e Ploidia de DNA

Microscopicamente, é difícil diferenciar entre carcinóide benigno e maligno. O critério usual de malignidade (p. ex., atividade mitótica ou núcleos picnóticos) muitas vezes está faltando. A incidência de malignidade varia de 8 a 40%, com a evidência sendo baseada na presença de extensão local ou metástase. O tumor é composto de células uniformes, pequenas, redondas ou poligonais com núcleo proeminente e grânulos citoplasmáticos eosinofílicos (Figura 25.1). Cinco padrões histológicos de crescimento carcinóide são geralmente aceitos: insular, trabecular, glandular, indiferenciado e misto.

Aneuploidia parece ser associada a estádio, tamanho e invasão pelo tumor. Os dados de um estudo, no entanto, sugeriram que um padrão quase hipertriplóide foi o parâmetro mais preciso e confiável para predizer o prognóstico de tumores carcinóides colorretais.

Tratamento

Apêndice

Apendicectomia, unicamente, é tratamento adequado para carcinóides apendiculares com menos de 2 cm de diâmetro, mesmo se invasão linfática for observada no exame histológico subseqüente. Uma colectomia direita é sugerida para lesões maiores em pacientes jovens, e para os tumores identificados como tendo comprometimento vascular ou tendo invasão do mesoapêndice.

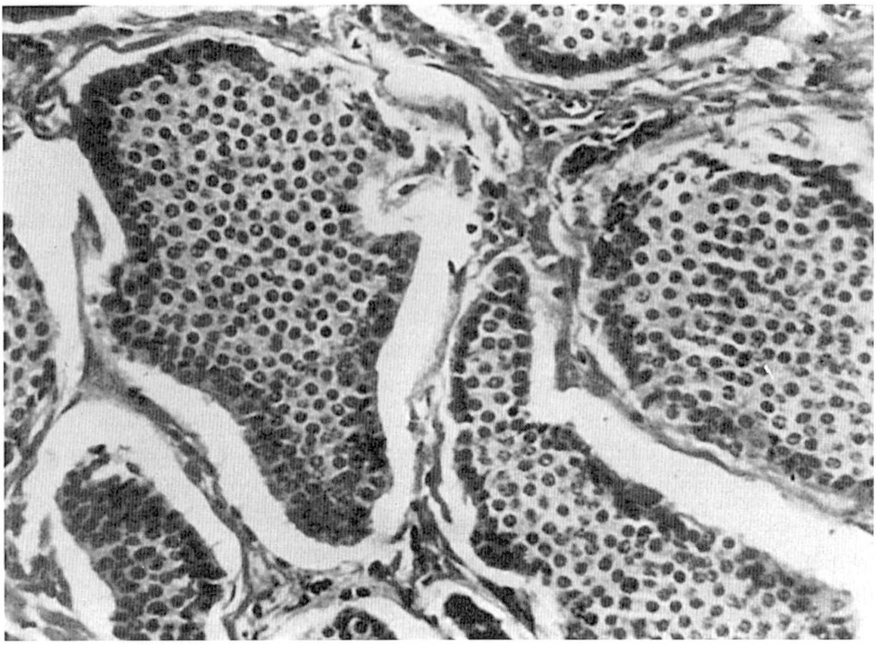

FIG. 25.1. Carcinóide. Células uniformes com mínima variação dos núcleos celulares em coleções dentro dos espaços linfáticos. (Ampliação original ×280; de Corman ML, Veidenheimer MC, Swinton NW. *Diseases of the anus, rectum and colon.* Part I: neoplasms. New York: Medcom, 1972.)

Intestino Delgado

Como sugerido, a principal dificuldade ao tratar pacientes com carcinóide do intestino delgado é o fato de que estes indivíduos se apresentam tarde na evolução da doença. É extremamente importante examinar o intestino delgado inteiro, procurando a presença de lesões sincrônicas. Se de todo possível, a ressecção do comprometimento linfonodal óbvio é incentivada, incluindo remoção de metástases hepáticas superficiais bem como efetuar uma colecistectomia. A execução do último procedimento é aconselhada se for prevista terapia prolongada com análogo da somatostatina.

Cólon

O tratamento para carcinóide do cólon é ressecção. Como estes tumores crescem relativamente lentamente, doença metastática não é uma contra-indicação à ressecção da lesão primária. Metástases ocorrem mais freqüentemente com carcinóides do intestino grosso do que com carcinóides do intestino delgado. Talvez isto possa ser explicado pelo fato de que os tumores carcinóides podem atingir um tamanho considerável no cólon antes de se tornarem sintomáticos.

Reto

No reto, o tamanho do carcinóide é a característica distintiva que determina o tratamento. A maioria dos tumores com menos de 2 cm de diâmetro exige apenas excisão local transanal. Entretanto, os que são demonstravelmente invasivos ou têm 2 cm ou mais de diâmetro devem provavelmente ser tratados por uma ressecção tipo para câncer. Excisão laparoscópica de um carcinóide retal proximal também foi descrita. É importante lembrar que 30% dos pacientes se apresentam com carcinomas sincrônicos ou metacrônicos, usualmente colorretais.

Resultados

Apêndice

Menos de 2,5% dos pacientes desenvolverão evidência de doença recorrente, e menos de 1% sucumbirá à doença metastática se as diretrizes precipitadas forem obedecidas.

Intestino Delgado

Cura após ressecção de carcinóide do intestino delgado é inusitado em virtude do freqüente estádio avançado à apresentação. Na circunstância incomum de doença limitada ao próprio intestino, sem comprometimento linfonodal ou doença metastática, a probabilidade de cura é excelente. Com tumores de 1 a 2 cm de diâmetro, 18 a 44% revelaram ter metástases no fígado, com disseminação aos linfonodos em até 85% dos casos. O tamanho parece ser a variável que se correlaciona mais estreitamente com a sobrevida.

Cólon

A extensão média da sobrevida após ressecção de carcinóides do cólon é de 26 meses. Quando se faz uma distinção entre locais cecais e outros no cólon, os primeiros se revelam associados a uma incidência de metástase de 71%, enquanto os últimos têm uma incidência de 33%. Taxas de sobrevida de 5 anos de 37% foram descritas. Tumores com mais de 2 cm metastatizam-se em aproximadamente 75% dos pacientes, enquanto apenas um em cada seis de 2 cm se metastatiza. A sobrevida dos carcinóides do cólon é significativamente mais baixa, quando comparada com carcinóides do reto ou apêndice ou com adenocarcinomas do cólon. Estádio tumoral, padrão histológico, diferenciação tumoral, grau nuclear e taxa mitótica comprovam influenciar significativamente a taxa de sobrevida.

Reto

Todos os pacientes com lesões de menos de 2 cm devem sobreviver 5 anos. A taxa de sobrevida dos pacientes com lesões medindo 2 cm ou mais de diâmetro é de 40%. Os tumores carcinóides retais provavelmente são curados somente quando são descobertos antes do estádio T3, têm menos de 2 cm de diâmetro e quando linfonodos não estão comprometidos.

Terapia Adjuvante

Radioterapia e quimioterapia não se comprovaram efetivas no tratamento do carcinóide do cólon e reto. Excisão cirúrgica adequada permanece o tratamento de escolha. No que se refere à doença metastática no fígado, combinações de drogas 5-fluorouracil e estreptozotocina alcançaram, ainda que breves, taxas de resposta altas, enquanto a desarterialização hepática e embolização também são condutas paliativas úteis.

O programa mais eficaz para o tratamento da síndrome carcinóide é remover cirurgicamente tanto quanto possível do tumor primário e dos secundários para limitar a produção dos polipeptídeos. Além da quimioterapia, o uso da somatostatina (Sandostatin) é aconselhado, porque ela inibe os graves episódios de diarréia e ruborização associados à doença. O programa diário sugerido durante as primeiras 2 semanas de terapia varia de 100 a 600 μg/dia, em duas a quatro doses divididas injetadas por via subcutânea. Análogos da somatostatina (p. ex., octreotídeo e somatulina) mostraram variável inibição do crescimento tumoral e tolerância terapêutica. Alfa-interferon também foi usado com sucesso para controlar sintomas.

Carcinoma Neuroendócrino

Um tipo de malignidade neuroendócrina usualmente encontrado no pulmão (carcinoma de células em aveia, carcinoma de pequenas células) ocasionalmente foi descrito em locais extrapulmonares, incluindo o cólon e o reto. O chamado sistema NE inclui células endócrinas distribuídas por todo o trato gastrintestinal, pâncreas, pulmão, tireóide, glândula supra-renal e outros locais, com as células NE intestinais sendo o maior componente. Proliferação neoplásica das células NE ocorre principalmente no apêndice, íleo e reto.

Estes tumores podem ser identificados por colorações imunoistoquímicas com aplicação de uma bateria limitada de anticorpos disponíveis. Muitas das chamadas malignidades gastrintestinais "pouco diferenciadas" provavelmente são tumores NE; entretanto, aplicando marcadores apropriados, a incidência e distribuição verdadeiras podem tornar-se aparentes, provavelmente ocorrendo em pelo menos 4% dos cânceres do cólon e retais. Estes cânceres devem ser diferenciados de outros cânceres de pequenas células, como linfoma.

Geralmente, os tumores são extremamente agressivos e associados a um mau prognóstico. Extenso estudo pré-operatório é sugerido, em virtude da alta taxa de metástases concomitantes, com a medula óssea freqüentemente comprometida. Apesar do comportamento clínico agressivo que é característico do tumor no pulmão, metade dos pacientes sobrevive 5 anos. A quimioterapia é, muitas vezes, a mesma usada para carcinoma de células em aveia do pulmão.

Doença de Bowen, Doença de Paget Perianal e Carcinoma Basocelular

Ver Capítulo 19.

Carcinoma Cloacogênico e Melanoma Maligno

Ver Capítulo 24.[230]

Carcinoma de Células Escamosas

Carcinoma de células escamosas primário do cólon e reto é um tumor extremamente raro; aproximadamente 70 casos foram descritos. Admite-se que a incidência deste tumor seja 1 em 3.000 tumores malignos do intestino. Estas lesões tendem a ser uniformemente distribuídas por todo o cólon.

Várias teorias foram postuladas acerca da etiologia e patogênese. Essas incluem metaplasia do epitélio glandular, restos embrionários, metaplasia escamosa de adenoma ou adenocarcinoma existentes, epitélio danificado por substâncias tóxicas e anaplasia das células basais. Fatores predisponentes específicos que foram associados são colite ulcerativa, radioterapia, duplicação do cólon e esquistossomose.

Os sintomas são os mesmos que os do adenocarcinoma, especialmente sangramento e mudança no hábito intestinal. A avaliação do paciente deve prosseguir da maneira descrita nos capítulos sobre câncer do cólon (Capítulo 22) e reto (Capítulo 23). Deve-se fazer colonoscopia total por causa da associação comum de tumores síncrônicos benignos e malignos.

O exame histológico pode demonstrar metaplasia escamosa da mucosa do cólon, bem como o carcinoma.

Na ausência de metástases, a lesão deve ser tratada da mesma maneira que o adenocarcinoma.

Carcinoma Adenoescamoso ou Adenoacantoma

Carcinoma adenoescamoso do cólon é um tumor extremamente raro. Vários autores acreditam que se uma revisão cuidadosa do padrão histológico de tumores considerados carcinomas escamosos fosse realizada, algumas das lesões revelariam ser cânceres adenoescamosos (adenoacantomas), uma mistura de características glandulares e escamosas. Estes tumores parecem responsabilizar-se por aproximadamente 0,18% dos adenocarcinomas.

As causas teóricas desta manifestação histológica incluem restos embrionários, células basais indeterminadas, metaplasia escamosa e uma célula germinal ou célula-tronco pluripotencial. Uma associação aumentada com colite ulcerativa foi sugerida.

Os cânceres adenoescamosos, em geral, são tumores agressivos e são associados a um prognóstico menos favorável que o adenocarcinoma. A maioria dos pacientes é estádio III ou IV à apresentação. A sobrevida média é de apenas 23 meses.

Sarcoma de Células-Tronco

Outro tumor altamente agressivo do cólon e reto pode ser uma variedade de adenoacantoma, o chamado carcinoma de "células-tronco". Em teoria, uma célula-tronco pluripotencial na mucosa do trato gastrintestinal pode ser capaz de diferenciação em várias linhagens. Apenas alguns casos foram relatados.

TUMORES DE ORIGEM LINFÓIDE

Hiperplasia Linfóide; Linfoma Benigno; Pólipo Linfóide

A hiperplasia linfóide é uma condição benigna, focal ou difusa, que tipicamente ocorre onde acumulações de folículos linfóides estão presentes (íleo terminal, reto). Embora a causa seja desconhecida, foi sugerida a possibilidade de uma reação inflamatória bem como uma predisposição hereditária. Em crianças, admite-se que um processo infeccioso precipite a forma aguda da doença.

Os tumores são geralmente isolados e mais freqüentemente encontrados no terço inferior do reto. Podem surgir em pacientes de qualquer idade, mas em adultos são mais comumente observados durante a terceira e quarta décadas. Em crianças, o pico de incidência é entre 1 e 3 anos, sendo duas vezes mais comuns em meninos que em meninas.

Foi sugerido que as lesões são malformações congênitas ou hamartomas, uma hipótese que é suportada pela sua ocasional ocorrência familial. Outros observaram uma associação à polipose familial.

A hiperplasia linfóide é caracterizada radiograficamente por pequenas lesões polipóides uniformes localizadas ou generalizadas. Um floco de bário pode ser visto no centro do pólipo no estudo contrastado, representando umbilicação no ápice do nódulo linfóide. Uma covinha central no nódulo é considerada boa evidência para fazer o diagnóstico. O exame endoscópico com biopsia confirma a natureza da lesão. Os nódulos usualmente são pequenos, firmes e sésseis, mas ocasionalmente são grandes e podem tornar-se pedunculados. Quando removidos ou seccionados, os tumores revelam ser compostos de tecido linfóide bem diferenciado com folículos separados por faixas fibrosas brancas e cobertos por uma membrana mucosa muito fina. Os aspectos macroscópico e microscópico podem assemelhar-se a linfoma maligno ou doença de Hodgkin. De fato, a condição foi interpretada por alguns como uma forma de linfoma maligno e foi mesmo designada pseudolinfoma. Entretanto, a lesão não possui as características infiltrantes e destrutivas do linfoma maligno e não se torna disseminada. A condição também pode assemelhar-se à infiltração leucêmica do intestino, mas na leucemia a lesão tende a ter uma distribuição segmentar.

Sintomas

Embora nenhum possa ocorrer, se localizado no reto, um pólipo linfóide pode causar dor considerável quando ocorre no canal anal. As lesões do cólon podem causar sangramento, dor abdominal, mudança no hábito intestinal, e sintomas relacionados à intussuscepção, esta última especialmente em crianças. Anemia e perda de peso podem ser vistas na forma crônica.

Tratamento

Excisão local é indicada e adequada para lesões isoladas ou esparsas. A remoção é importante para diferenciar a condição de outras neoplasias. Recorrências são raras, ocorrendo em aproximadamente 5% mesmo apesar de vários pólipos poderem ter sido incompletamente removidos.

Quando a condição simula apendicite aguda – uma apresentação comum em crianças – apendicectomia é realizada. Com sintomas crônicos e comprometimento extenso do íleo terminal, uma ressecção ileocecal pode ser aconselhável. Adultos com polipose linfóide são tratados por colectomia com e sem anastomose ileorretal. Em outros casos, ressecções intestinais menos extensas foram feitas naqueles com hiperplasia linfóide que foram diagnosticados erradamente pré-operatoriamente.

Uma vez que a radioterapia e os agentes citotóxicos sejam muitas vezes benéficos no tratamento de linfomas malignos do trato gastrintestinal, foi proposto tratamento semelhante para polipose linfóide benigna. Na ausência de sintomas, o tratamento deve ser expectante; pode ocorrer sem tratamento regressão espontânea.

Linfoma Maligno

O linfoma maligno, como uma lesão primária ou como parte de um processo maligno generalizado, pode comprometer o trato gastrintestinal. Como tumor primário, o linfoma compreende entre 1 e 4% de todas as malignidades gastrintestinais, mas apenas 0,5% dos cânceres do cólon e 0,1% dos retais. Comprometimento gástrico é mais comum que o do linfoma dos intestinos delgado ou grosso e acarreta melhor prognóstico. Linfoma do cólon afeta preferencialmente o ceco e o reto; entretanto, tumores concomitantes em outros locais no intestino grosso, intestino delgado e estômago foram descritos.

Linfoma maligno do cólon foi relatado em associação a uma variedade de outras entidades, especialmente as de estado imune alterado (p. ex., síndrome de imunodeficiência adquirida [AIDS]). Um linfoma de células B de alto grau em um indivíduo infectado com o vírus de imunodeficiência humana (HIV) é considerado uma condição definidora de AIDS. A maioria dos linfomas intestinais na população com AIDS é do tipo não-Hodgkin (LNH). LNH gastrintestinal representa 17% daqueles com comprometimento extraganglionar.

Associações à macroglobulinemia, colite ulcerativa crônica, doença de Crohn e doença celíaca foram observadas. Com a preocupação com possível leucemia concomitante, hemograma completo e leucocitograma são obrigatórios como parte de uma avaliação.

Na maioria das séries, a incidência é maior em homens que em mulheres na razão de 2:1,282. A maioria dos pacientes está acima de 50 anos de idade quando do diagnóstico, mas a doença pode ocorrer em qualquer idade.

Sintomas e Sinais

Muitos indivíduos se queixam de dor abdominal em "cãibra" localizada na área do tumor. Outros sintomas proeminentes incluem perda de peso, mudança no hábito intestinal, diarréia, fraqueza, náusea, vômito, anorexia, sangramento e febre. Massas intra-abdominais individualizadas geralmente não são apreciadas até tardiamente no curso da doença.

Os sintomas produzidos pelo comprometimento retal são variáveis e dependem em grande parte de se o tumor ulcerou-se. Nas fases iniciais, com uma mucosa intacta, os sintomas consistem em uma sensação de fazer força ou uma sensação de enchimento no reto, com alguma irritabilidade retal e lombalgia. Quando ulceração da mucosa sobrejacente desenvolveu-se, sangramento e descarga mucosa podem ser observados; mais tarde, dor e sensibilidade dolorosa aumentada são descritos se o crescimento começar a tomar espaço do canal anal. Um alto índice de suspeição deve ser mantido em pacientes homossexuais e, obviamente, se AIDS for conhecida ou suspeitada. Sintomas obstrutivos não tendem a ocorrer porque o crescimento primário muitas vezes permanece razoavelmente localizado em um quadrante e usualmente não se estende de maneira anular, como é visto com carcinoma.

Patogênese

Admite-se que o linfoma maligno começa no tecido linfóide submucoso, o qual em certos lugares estende-se para a mucosa. Não se sabe se ele começa multicentricamente ou origina-se de uma única área e mais tarde alastra-se por extensão direta ou através de canais linfáticos. À apresentação, um grande segmento de cólon pode estar comprometido de uma maneira uniforme e contínua. Infiltração submucosa muitas vezes estende-se além da área de comprometimento óbvio, e lesões adicionais podem ser encontradas afastadas dessa região. Comprometimento acentuado é mais comum na área ileocecal ou na retossigmóide, onde os tumores às vezes tornam-se confluentes e formam uma grande massa conglomerada. Isto pode causar intussuscepção e obstrução intestinal. Na região ileocecal, o processo usualmente estende-se para o apêndice e para o íleo por uma distância variável. Quando o reto é o local do tumor, linfonodos inguinais podem estar aumentados e palpáveis. Comprometimento extenso seroso ou retroperitoneal não é característico de linfoma difuso.

Endoscopia e Radiologia

O diagnóstico clínico e radiográfico do linfoma do cólon e reto pode ser obscurecido pela variedade de aspectos que ele pode assumir. O aspecto endoscópico pode assemelhar-se ao da doença de Crohn, como foi descrito nos casos relatados com extrema raridade de sarcoma granulocítico e histiocitose maligna.

Do ponto de vista radiológico, linfoma difuso do cólon deve ser diferenciado de polipose familial, colite ulcerativa com pseudopolipose, colite granulomatosa, hiperplasia linfóide nodular e esquistossomose. Embora a diferenciação radiológica de carcinoma possa ser impossível, certas apresentações sugerem fortemente linfoma: presença de um volumoso componente extracólico, dilatação concêntrica da luz e um defeito de enchimento polipóide do íleo terminal e válvula ileocecal.

Histopatologia

O exame macroscópico do tumor revela uma massa polipóide ou ulcerada que se assemelha a carcinoma ou um processo difuso estendendo-se por um grande segmento de cólon, algumas vezes com numerosas excrescências intraluminais polipóides. A parede intestinal está espessada e com consistência de borracha, e sua superfície de corte demonstra uma mucosa grandemente espessada, muitas vezes com dobras convolutas proeminentes assemelhando-se à superfície do cérebro e atingindo uma espessura de 1 ou 2 cm. A submucosa é acentuadamente espessada como resultado da infiltração por células tumorais estreitamente agregadas. Em contraste com a doença no intestino delgado, ulceração profunda e perfuração são incomuns. Entretanto, ulceração superficial e necrose podem ser vistas.

Um tumor submucoso não-ulcerado na parede retal exige diferenciação de lesões benignas, como lipoma, mioma e hiperplasia linfóide nodular, e também de uma condição inflamatória, como um abscesso intramuscular. Assim, biopsia e exame histológico são cruciais para avaliação dessas lesões (Figura 25.2). O exame microscópico usualmente distingue facilmente linfoma de outras malignidades. Entretanto,

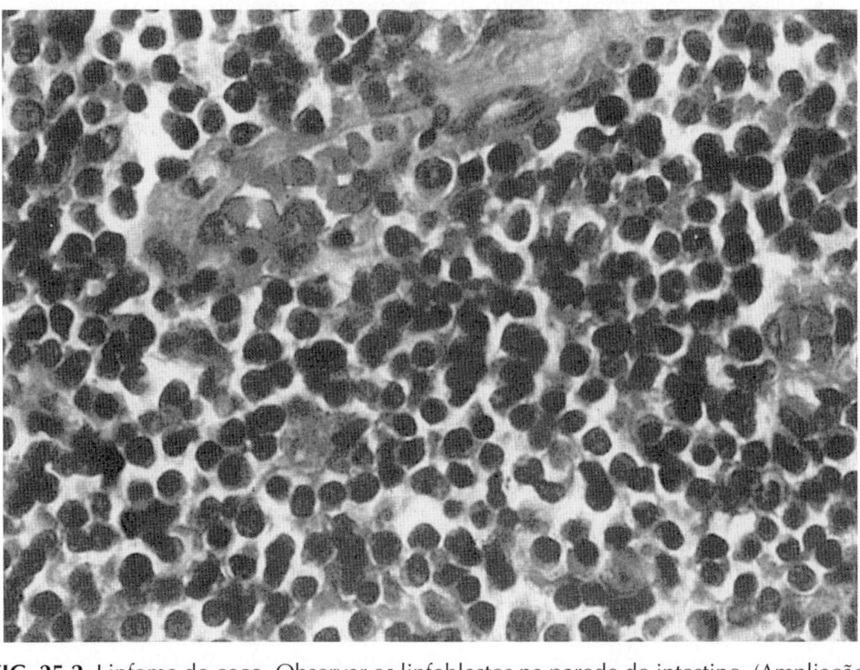

FIG. 25.2. Linfoma do ceco. Observar os linfoblastos na parede do intestino. (Ampliação original ×600; cortesia de Rudolf Garret, M.D.)

um infiltrado linfóide inespecífico na mucosa e submucosa pode representar um problema no diagnóstico diferencial. Nestas circunstâncias, alguns recomendaram estudos imunocitoquímicos bem como análise de rearranjo de genes com sondas de DNA para elucidar a natureza precisa do processo.

Os linfonodos regionais estão comprometidos em aproximadamente a metade dos pacientes no momento da laparotomia. A presença de gânglios aumentados pode, no entanto, representar hiperplasia linfóide reativa e deve ser cuidadosamente examinada histologicamente para documentar a presença de tumor. Uma vez que o comprometimento além de um único segmento do intestino e seus gânglios regionais exclui o diagnóstico de linfoma primário, é necessária uma procura cuidadosa de linfonodos doentes adicionais.

Classificação

O linfoma maligno é classificado com base na sua morfologia celular e marcadores de superfície imunológicos. Incluem-se os seguintes tipos histológicos: linfoma linfocítico, linfossarcoma, sarcoma de células reticulares, linfoma folicular gigante e doença de Hodgkin – a doença mais rara do cólon ou reto.

Os tumores também são classificados com base na extensão do comprometimento:

- *Classe I:* comprometimento limitado à parede intestinal.
- *Classe II:* comprometimento de linfonodos regionais dentro da área de drenagem intestinal primário.
- *Classe III:* comprometimento de gânglios paraórticos; extensão direta a vísceras adjacentes.

O prognóstico do linfoma extraganglionar primário no cólon ou reto não é claramente relacionado ao tipo celular, mas é afetado pelo estádio evolutivo.

Tratamento

Se o linfoma for limitado ao reto, e o tumor for ressecável, a excisão cirúrgica deve ser seguida por radioterapia. Nos tumores considerados não ressecáveis, a radioterapia é um benefício definido. Um programa combinado com quimioterapia é recomendado para doença sistêmica.

Resultados

Pode ser esperada uma sobrevida de 5 anos de 50% nos pacientes operados para cura. Quando o tumor é limitado ao intestino ou compromete apenas gânglios locais, a taxa de sobrevida em ambas as situações é também de 50%. Quando gânglios regionais estão comprometidos, a taxa de sobrevida de 5 anos cai para 12%.

O tratamento do LNH no contexto de infecção HIV tem sido muito menos eficaz que em indivíduos sem imunodeficiência (ver Capítulo 20). O uso de agentes citotóxicos exacerba o comprometimento imune já existente e deixa a pessoa com neutropenia prolongada e em risco adicional de infecção oportunista. O tempo de sobrevida é geralmente menor que 1 ano.

Plasmacitoma Extramedular

O plasmacitoma primário é um tumor localizado de células plasmáticas que é mais comumente encontrado na nasofaringe, embora tenha sido descrito em muitas outras partes do corpo. As neoplasias de células plasmáticas são classificadas em cinco categorias: mieloma múltiplo, mieloma solitário, plasmacitoma extramedular (com mieloma múltiplo), leucemia de células plasmáticas e plasmacitoma primário.

A condição compromete o cólon com extrema raridade, menos de dez casos tendo sido descritos como doença primária; vários comprometeram o intestino secundariamente. Tumores primários em outros locais no trato gastrintestinal também foram observados. Mieloma múltiplo disseminado é muitas vezes diagnosticado em pacientes que têm um plasmacitoma localizado, se estes pacientes forem acompanhados por um período suficientemente longo. Por essa razão, um exame da medula óssea deve ser efetuado em algum ponto depois que um plasmacitoma extramedular foi diagnosticado. Plasmacitoma colorretal primário e secundário é mais comum em homens que em mulheres numa razão de 3:2.

Os sintomas de apresentação incluem dor abdominal, sangramento, anorexia, náusea, vômito e perda de peso. O tumor pode ser único ou múltiplo e consiste em infiltrados celulares difusos de protrusões polipóides ou nodulares. O exame microscópico demonstra a população característica de células plasmáticas; identificação por meio de colorações para imunoperoxidase também foi aconselhada.

O melhor tratamento consiste em excisão total, quando possível. Metástase a qualquer outro órgão que não linfonodos é rara. Os plasmacitomas que não são facilmente ressecáveis talvez possam ser responsivos à radioterapia, ficando o uso de quimioterapia restrito à doença disseminada.

TUMORES MESENQUIMAIS

Origem em Tecido Fibroso

Fibroma

Fibroma do cólon é um tumor muito raro que pertence ao grupo incomum de tumores benignos de células fusiformes que também inclui os leiomiomas. Sua incidência é, no entanto, apenas um décimo da do leiomioma.

O tumor pode originar-se em qualquer camada da parede intestinal, mas surge mais freqüentemente na submucosa. Foram descritos fibromas no coto apendicular e próximo ao mesentério, mas seus relatos são poucos. Podem ser observadas dor e distensão abdominais, o tratamento de escolha, e a ressecção.

É muito raro fibroma da região anorretal. Ele pode originar-se de uma papila hipertrofiada ou por infiltração fibrosa de uma grande hemorróida interna prolapsada, geralmente como resultado de repetidos ataques de trombose e estrangulamento sem esfacelo. Ele é encapsulado, firme, ligeiramente móvel, ovóide ou de tamanho pequeno a moderado, e tem pouca tendência a ulcerar-se. Geralmente é situado na parede. Com o tempo, a cobertura de epitélio colunar torna-se convertida em epitélio escamoso. Resulta um pólipo liso, pálido, fibroso. O tumor pode permanecer na parede do reto ou tornar-se polipóide e estender-se para a luz. Em geral, é único e cresce lentamente. Entretanto, os pólipos fibrosos podem ser múltiplos, de modo que uma proctoscopia cuidadosa é essencial.

Os sintomas incluem tenesmo e uma sensação de peso no reto. Se ulceração tiver ocorrido (uma exceção), pode ser observado sangramento. O diagnóstico raramente é feito sem exame microscópico. O tratamento apropriado é excisão transanal.

Pólipo Fibróide Inflamatório ou Granuloma Eosinofílico

Pólipo fibróide inflamatório é uma rara lesão focal que ocorre na submucosa do trato gastrintestinal, menos comumente no cólon, tendo apenas alguns casos sido descritos. Outro termo para a condição é "granuloma eosinofílico". Embora a causa seja incerta, a proliferação do tecido fibroso mesenquimal submucoso e variável infiltração eosinofílica sugere o efeito de um estímulo inflamatório.

Sangramento retal, tenesmo, mudança no hábito intestinal e diarréia são os sintomas mais comuns. Obstrução causada por intussuscepção também foi descrita. Radiograficamente, a impressão pode ser de um carcinoma. Uma vez que degeneração maligna foi observada, no entanto, a remoção endoscópica é sugerida. Uma preocupação é que as lesões podem ser sésseis e submucosas, e ter uma tendência a sangrar com facilidade. Se a ressecção colonoscópica não tiver sucesso ou for desaconselhável, deve ser efetuada colectomia ou colotomia e polipectomia.

Fibrossarcoma

Dos sarcomas que comprometem o trato gastrintestinal, o fibrossarcoma é um dos mais raros. A maioria dos tumores situa-se no reto, dentro de 10 cm da linha pectínea tendo apenas dois casos de fibrossarcoma do cólon sido descritos em único caso de fibrossarcoma anal.

O mais comum sintoma de apresentação do fibrossarcoma do reto é a dificuldade de defecação sendo a dor o segundo sintoma mais comum, e sangramento, o terceiro. O exame proctossigmoidoscópico pode revelar que o tumor é compatível com um adenocarcinoma, e somente o exame histopatológico pode estabelecer o diagnóstico definitivo.

Microscopicamente, o tumor é caracterizado por filamentos de tecido fibroso que infiltram as estruturas adjacentes da parede intestinal, mas tendem a poupar a mucosa até tarde na doença. A presença de mitoses é útil para confirmar a natureza maligna da lesão.

O tratamento é essencialmente o mesmo que o do adenocarcinoma: ressecção radical do intestino comprometido, com ou sem uma operação com poupança do esfíncter. Nem radioterapia nem quimioterapia foram úteis no tratamento desta condição rara.

Histiocitoma Fibroso Maligno

O histiocitoma fibroso maligno é uma variedade de fibrossarcoma extremamente rara, na qual estão presentes células semelhantes a histiócitos, sendo a lesão geralmente encontrada na extremidade inferior.

Os tumores tendem a ser grandes; eles se apresentam com sintomas obstrutivos, e clinicamente são tidos como adenocarcinomas. O tratamento é a ressecção radical, sendo o prognóstico presumivelmente mau. Uma resposta positiva parcial foi relatada com quimioterapia.

Origem em Músculo Liso

Leiomioma: tumores de músculo liso do trato alimentar são raros, e tumores benignos do músculo liso do cólon são extremamente raros.

Tumores de músculo liso são encontrados em pacientes de todas as idades, com um aumento gradual na freqüência e degeneração maligna até a sexta década. O tumor é classificado de acordo com o seu aspecto e direção do crescimento. O tipo intracolônico pode ser pedunculado ou séssil. O tipo extracolônico cresce afastando-se da luz do intestino e situa-se na cavidade abdominal fixado à parede. O tipo em haltere cresce para dentro da luz e para dentro da cavidade abdominal simultaneamente. Este tipo de tumor se responsabiliza por 4% de todos os tumores de músculo liso do trato gastrintestinal. Estes usualmente alcançam um tamanho muito maior que aqueles com alastramento unilateral. O tipo constritivo circunda uma extensão variável de intestino. Os cólons sigmóide e transverso parecem ser os locais mais comuns, com muito poucos leiomiomas encontrados no ceco.

O tumor pode ser um achado incidental em um indivíduo assintomático, ou o paciente pode apresentar-se com dor ou um nódulo. Todavia, foram relatadas perfuração, obstrução intestinal (secundária ao próprio tumor ou intussuscepção) e hemorragia.

Macroscopicamente, o tumor apresenta-se bem encapsulado. Em corte transversal, os leiomiomas têm uma aparência carnuda; como o tumor está sob pressão, tende a fazer protrusão. Histologicamente, pode ser observada uma neoplasia de células fusiformes típicas. A maioria dos pesquisadores acredita que a taxa mitótica é o critério isolado mais importante para diagnóstico de malignidade. Outros indicadores são uma variação no tamanho e forma nucleares, hipercromasia, células bizarras freqüentes e dificuldade para identificar miofibrilas longitudinais. Suspeitar degeneração maligna se a taxa mitótica for alta, o crescimento for rápido, úlcera estiver presente ou a lesão tiver mais de 2,5 cm de diâmetro. Os tumores de músculo liso usualmente são invasivos localmente, mas foi descrita metástase de um tumor primário no trato gastrintestinal.

Tratamento: a excisão cirúrgica resulta na cura a não ser que o tumor seja extraperitoneal ou retal. Remoção completa deve ser tentada, independentemente do aspecto radiológico ou da provável inoperabilidade. Como em geral não seja possível distinguir lesões benignas de malignas pré-operatoriamente, uma operação padrão para câncer deve ser realizada nessas circunstâncias.

Leiomioma retal: apenas alguns casos de leiomiomas retais foram relatados. Aproximadamente um terço é encontrado em homens. Os tumores tendem muitas vezes a originar-se do esfíncter anal interno. Miomas menores, que usualmente não causam sintomas e podem ser encontrados em exame retal de rotina, são usualmente removidos com uma alça de diatermia ou por excisão transanal. Lesões grandes podem interferir com a defecação, e causar uma sensação de repleção no reto e um desejo freqüente de defecar. Em virtude desses sintomas perturbadores e a possibilidade de obstrução e degeneração maligna, a remoção do crescimento está indicada. Quando o tumor é essencialmente extra-retal, é melhor excisá-lo por uma via de acesso extra-retal em vez de transanalmente.

Mesmo tumores grandes podem ser tratados por excisão local, mas se existir suspeita clínica de malignidade (p. ex., ulceração, hemorragia ou fixação extra-retal), está indicado tratamento cirúrgico radical por excisão do reto. Biopsias podem ser difíceis de interpretar nesses casos; a recidiva é comum, ocorrendo em cerca de 50%.

Leiomiossarcoma

Cólon: Leiomiossarcoma do intestino grosso é uma lesão muito rara; o número total de casos publicados provavelmente é menor que 100. Nenhuma predileção por idade é evidente com esta doença. Ela afeta os sexos igualmente e é mais de duas vezes mais comum no reto que no resto do cólon.

Leiomiossarcoma origina-se do músculo liso da parede intestinal. Uma doença insidiosa, ela pode permanecer assintomática por um longo período. Perda de peso quase nunca é registrada, mas dor é um sintoma comum. Fezes semelhantes a alcatrão e a seqüela de anemia são as apresentações mais freqüentes. Um tumor palpável está quase sempre presente quando a lesão ocorre no reto, e em alguns casos também há obstrução.

O diagnóstico desta lesão pré-operatoriamente é extremamente difícil porque ela se assemelha ao carcinoma do cólon na aparência radiográfica. O tumor pode se projetar para dentro da luz do intestino, crescer para fora ou apresentar-se como um tumor pedunculado. Um achado radiológico interessante pode ser demonstrado quando trilhas de bários estendem-se para dentro de um tumor subseroso. Os aspectos ultra-sonográficos podem incluir uma orla ecogênica com cavitação central. Colonoscopia e biopsia são úteis para confirmar o diagnóstico.

Leiomiossarcoma é usualmente um tumor de baixo grau de malignidade. Os pacientes que foram tratados por ressecção viveram muitos anos, apesar do tumor residual ou metástases. Os pulmões e linfonodos regionais raramente são comprometidos, mas o tumor tem uma tendência a metastatizar-se para o fígado.

Reto: mais de 100 casos de leiomiossarcoma retal foram registrados na literatura. O tumor origina-se no músculo liso da parede retal, sendo a maioria vista no terço inferior do reto, sendo mais comuns em homens que em mulheres. O tumor pode apresentar-se como um intumescimento nodular ou protuberante com alguma ulceração central que parece originar-se nas camadas mais profundas da parede intestinal. Na sua maioria são tumores grandes e consistem microscopicamente em faixas entrelaçadas de fibras musculares lisas bem diferenciadas e histologicamente uma malignidade de baixo grau. Disseminação direta extensa para o tecido perirretal é um aspecto característico. Isto pode tornar a remoção cirúrgica tão difícil que a recorrência local mesmo depois da excisão do reto não é incomum.

Os sarcomas de músculo liso do reto geralmente não se metastatizam aos linfonodos regionais a não ser que sejam pouco diferenciados.

Resultados: embora a maioria dos leiomiossarcomas seja uma malignidade de baixo grau, o último prognóstico é muito mau. Isto acontece essencialmente em virtude do diagnóstico tardio e extensa disseminação local no momento da cirurgia. Doença retal demonstrou ter uma taxa de sobrevida global de 20%. À parte recorrência local, metástase ao fígado e pulmões é a mais comum causa de morte. A excisão local corre o risco de ser seguida por recorrência, embora ela possa ser retardada por alguns anos. Uma ressecção padrão para câncer é o tratamento recomendado para todas as lesões operáveis. Embora o tumor não seja radiossensível, quimioterapia com vincristina, ciclofosfamida, actinomicina D e doxorrubicina foi advogada em virtude do mau prognóstico.

Rabdomiossarcoma: o rabdomiossarcoma (tumor maligno de músculos estriados) é o mais comum sarcoma de tecido mole em crianças; ele ocorre mais freqüentemente na cabeça e pescoço, trato geniturinário, extremidade e tronco. Alguns casos foram descritos na área perirretal. O rabdomiossarcoma foi classificado em quatro tipos: pleomórfico, alveolar, embrionário e botrióide. Entretanto, o diagnóstico histológico pode ser confundido com outras lesões mesenquimais.

O paciente usualmente apresenta uma massa na área perianal. A terapia atual deve incluir excisão local adequada, ou ressecção seguida por quimioterapia (vincristina, actinomicina D e ciclofosfamida), e o prognóstico geralmente é bom.

Origem em Tecido Adiposo

Lipoma

Excluindo pólipos hiperplásicos, o lipoma é o segundo mais comum tumor benigno do cólon (depois do pólipo adenomatoso) e o mais comum tumor intramural; entretanto, ainda é uma entidade relativamente rara, com uma incidência de 0,2 a 0,3%.

Os lipomas do cólon são tumores adiposos bem diferenciados, benignos, originados dos depósitos de tecido conjuntivo adiposo na parede intestinal. Transformação maligna não foi relatada. Aproximadamente 90% são submucosos e 10% subserosos. O lipoma submucoso é coberto por mucosa e, ocasionalmente, pela muscular da mucosa; ele cresce na direção da luz intestinal. A mucosa que cobre o tumor pode tornar-se atrófica, congesta, ulcerada ou mesmo necrótica, ou pode reter sua aparência amarelada normal. O tipo subseroso usualmente se origina dos apêndices epiplóicos e cresce na direção da cavidade peritoneal.

Os lipomas do cólon usualmente ocorrem em pacientes entre as idades de 50 e 70 anos com uma distribuição pelos sexos aproximadamente igual. A idade média é semelhante à dos indivíduos com carcinoma do cólon. Entretanto, os pacientes com lipoma do cólon não parecem doentes nem experimentam anorexia, perda de peso ou anemia. A maioria dos lipomas do cólon é assintomática e encontrada em autópsia, ou, incidentalmente, durante uma operação para algum outro problema. Contudo, com tamanho excedendo 2 cm, aproximadamente um terço dará origem a algum sintoma, o que pode incluir constipação, diarréia, dor abdominal e sangramento retal. A presença de uma massa palpável pode ser o próprio lipoma, impactação de material fecal ou intestino com intussuscepção.

Os locais mais comuns de lipoma são o ceco, cólon ascendente e cólon sigmóide.[231] Lipoma ou lipomatose da válvula ileocecal é caracterizado pela infiltração adiposa submucosa difusa da válvula; a maioria ocorre no cólon direito. Lipomas múltiplos podem ser encontrados em mais de um quarto dos pacientes que têm lipomas intestinais.

O exame com clister opaco é capaz usualmente de distinguir um lipoma de outro tipo de tumor. Um enema de água com técnica de baixa quilovoltagem aproveita os diferentes coeficientes de absorção da gordura e da água: as lesões que contêm gordura aparecerão relativamente radiotransparentes. Pode-se observar que a forma da massa se modifica durante o exame fluoroscópico como conseqüência da peristalse ou da pressão manual, o chamado "sinal de espremedura".

Lipomas mucosos também podem ser diagnosticados com o colonoscópio. Vários aspectos endoscópicos que sugerem lipoma foram descritos, incluindo o "sinal da almofada" (identificação do lipoma com pressão por uma pinça de biopsia), o "sinal da tenda" (elevação da mucosa sobrejacente com a pinça de biopsia) e o "sinal de gordura nua" (extrusão de gordura após a biopsia). Não incomumente, eles podem ser removidos por meio deste instrumento. Entretanto, esta conduta usualmente é limitada aos pacientes sintomáticos e aqueles nos quais a lesão é um pouco pedunculada. O aspecto microscópico é de tecido adiposo maturo rodeado por uma cápsula fibrosa.

Os lipomas do cólon não exigem tratamento, exceto quando se ulceram. Uma vez o diagnóstico tenha sido estabelecido e o carcinoma tenha sido excluído, o paciente necessita apenas ser tranqüilizado. Entretanto, no paciente sintomático, uma ressecção limitada ou colotomia e lipomectomia é usualmente aconselhada.

Lipoma do reto é extremamente raro. Quando ele pode ser alcançado com o dedo, geralmente é sentido como uma massa macia, lisa, lobulada. As lesões pedunculadas podem prolapsar-se e apresentar um ligeiro problema de diagnóstico diferencial, especialmente se hemorrágicos ou necróticos. Se ele for visto com o auxílio de um proctoscópio, a cor amarela da gordura da qual é composto é usualmente evidente através da mucosa. O local mais freqüente na área retal é a região perianal, caso no qual o tumor se desenvolve a partir do tecido subcutâneo.

Um lipoma na região perianal ou nádega geralmente não causa sintomas, a não ser que se torne grande e a pele sobrejacente se torne irritada. Quando situado no reto ou no sigmóide ou quando traumatizado, pode produzir sintomas em virtude do seu tamanho. Tenesmo pode resultar quando o crescimento é no reto inferior e compromete o esfíncter interno.

Podem ser feitas ligadura da base e remoção quando o tumor é pedunculado, ou incisão e enucleação quando o lipoma for limitado à parede retal.

Lipomatose

Diversos casos foram relatados de lipomas em todo o cólon, em número acima de 100 lesões. Radiograficamente, a lipomatose do cólon deve ser diferenciada de numerosas condições benignas e malignas. A "pseudolipomatose", que também foi descrita, é considerada causada pelo aprisionamento de gás na lâmina própria.

TUMORES DE ORIGEM NEURAL

Neurofibroma, Neurilemoma ou Schwannoma e Ganglioneuromatose

Von Recklinghausen descreveu pela primeira vez neurofibromas subcutâneos múltiplos (neurofibromatose) em 1882. A condição desde então ficou conhecida como "doença de von Recklinghausen". Comprometimento visceral na neurofibromatose disseminada é considerado raro. A possibilidade desta doença deve ser considerada se sangramento gastrintestinal ou obstrução intestinal ocorrer em um paciente que se sabe ter neurofibromatose generalizada. Ela pode ser vista, no entanto, no trato alimentar e em nenhum outro local.

As lesões no trato intestinal originam-se na submucosa ou na muscular. À medida que o tumor aumenta, a mucosa sobrejacente torna-se ulcerada e sangra. Intussuscepção pode produzir obstrução intestinal. Degeneração sarcomatosa é uma complicação reconhecida.

Excisão local é preferida a não ser que uma grande coleção seja observada em um segmento; nestas circunstâncias, ressecção pode ser aconselhável.

Ganglioneuromas são tumores neuroectodérmicos que raramente são encontrados no cólon. Eles são compostos de fibras nervosas, elementos da bainha de Schwann e células ganglionares. Quando solitários, podem assemelhar-se a um carcinoma radiologicamente. O tratamento é excisão local ou ressecção. Neurilemoma anorretal, descrito incomumente, também deve ser adequadamente tratado por biopsia excisional.

Tumores neurogênicos foram descritos como causa de massas no espaço pré-sacro. Eles podem ser identificados por palpação ao exame retal e confirmados por TC. O tratamento é excisão local ou ressecção, usualmente por uma via de acesso transcoccígea.

Tumor de Células Granulosas

Tumor de células granulosas é um tumor incomum de histogênese incerta, embora a microscopia eletrônica e os estudos histoquímicos sugiram um padrão neural definido que se assemelha mais estreitamente a uma célula de Schwann danificada.

Usualmente o tumor compromete a língua (33%), pele e tecidos moles subcutâneos (10%), e músculo-esquelético (5%). Cerca de 50% dos tumores ocorrem na cavidade oral e nasofaringe. Entretanto, ele também foi relatado na maioria dos outros sistemas de órgãos. Comprometimento do trato gastrintestinal é raro. Em uma revisão da literatura, menos de 20 casos comprometendo o intestino grosso foram identificados, principalmente na porção proximal do cólon, e apenas dois tumores foram identificados no reto. Lesões anais e perianais também foram descritas.

No cólon, os tumores de células granulosas aparecem como nódulos submucosos branco-amarelados, usualmente com menos de 2 cm de diâmetro. A maioria é encontrada incidentalmente, mas dor abdominal e sangramento podem ocorrer. Degeneração maligna pode resultar, mas isto é incomum, e a possibilidade dessa associação ainda é controversa.

O tratamento tem sido excisão local, se possível, ou ressecção. O sucesso com remoção colonoscópica pode comprovar ser a terapia ótima para a maioria das lesões.

LESÕES VASCULARES

Hemangioma

Hemangioma, embora encontrado em virtualmente todo o órgão do corpo, é um dos mais raros tumores encontrados no cólon. A patogênese destes tumores não está bem definida. Entretanto, eles são geralmente tidos como congênitos, com sua origem em seqüestrações embrionárias de tecido mesodérmico. O aumento ocorre pela projeção de células endoteliais em brotamento. Se estes crescimentos são neoplásicos ou congênitos é motivo de alguma controvérsia.

O hemangioma capilar consiste em pequenos vasos de paredes finas estreitamente agregados, com um revestimento endotelial hiperplásico bem diferenciado. Estes tumores são distribuídos igualmente por todo o trato gastrintestinal. Eles representam 6% dos tumores vasculares benignos, originam-se do plexo vascular submucoso e muitas vezes são encapsulados, ulceração da mucosa ocorre na metade destas lesões.

O hemangioma cavernoso é composto de grandes vasos de paredes finas, que são muito maiores que os do hemangioma capilar. O estroma de suporte contém escasso tecido conjuntivo e, possivelmente, fibras musculares lisas. Estas lesões podem ser do tipo "flebectasia múltipla", caracterizada por uma multidão de tumores individualizados de menos de 1 cm de diâmetro. Embora representem um terço de todos os tumores vasculares benignos do trato gastrintestinal, freqüentemente passam despercebidos. O tipo polipóide simples de hemangioma cavernoso constitui 10% das malformações intestinais vasculares benignas e é usualmente de tamanho suficiente para produzir sintomas como obstrução e hemorragia. O tipo difuso expansivo varia amplamente em forma e tamanho, e muitas vezes compromete 20 a 30 cm de intestino, ocasionalmente em múltiplas localizações. Os hemangiomas cavernosos difusos, que produzem sintomas graves em uma idade relativamente precoce, responsabilizam-se por 20% dos angiomas intestinais.

Angiomas venosos muitas vezes são confundidos com hemangiomas cavernosos. Ambos são compostos de vasos grandes, de paredes finas, com grande luz. Entretanto, as paredes dos angiomas venosos contêm quantidades variadas de músculo liso e usualmente se assemelham a veias. Muitos desses tumores são extensos, especialmente os encontrados nas extremidades. Trombose é comum em hemangiomas venosos bem como cavernosos; calcificação freqüentemente ocorre nestes trombos e no tecido intersticial circundante.

Hemangiomas aumentados podem produzir sintomas de obstrução ou hemorragia. Os sintomas obstrutivos podem ser causados pelo tumor, volvo ou intussuscepção dos mesmos. A complicação mais comum do hemangioma do cólon é sangramento; a incidência no hemangioma colorretal é de 60 a 90%. Início precoce e freqüência de hemorragia muitas vezes levam a um diagnóstico na adolescência ou começo da vida adulta. Caracteristicamente, os hemangiomas do cólon sangram de forma episódica, lenta e persistentemente, sendo os sintomas melena e os resultados da anemia: fadiga e fraqueza. Os hemangiomas cavernosos tendem a sangrar maciçamente muito mais freqüentemente que os hemangiomas capilares. Melena começa na infância, é recorrente durante toda a adolescência e resulta em anemia sintomática intermitente. O sangramento tende a tornar-se mais grave com cada episódio recorrente. Embora o início precoce do sangramento com recorrência usualmente conduza a um diagnóstico definitivo e tratamento durante a adolescência, os hemangiomas do cólon podem ser difíceis de confirmar antes da laparotomia. Uma história familial positiva pode ser útil.

O exame físico muitas vezes não é digno de nota, mas a presença de hemangiomas da pele ou membrana mucosa deve suscitar uma suspeita de que uma lesão semelhante possa estar presente no cólon.

Clister opaco pode revelar um defeito de enchimento, e flebólitos podem ser observados dentro do defeito de enchimento. A ocorrência de múltiplas densidades calcificadas bem circunscritas, provavelmente relacionadas à trombose dentro do tumor, é vista particularmente com hemangioma cavernoso do cólon. A TC tem demonstrado achados característicos — um mesentério espessado contendo grandes vacúolos e espessamento transmural do segmento comprometido. Angiografia seletiva também pode revelar uma malformação vascular, particularmente na fase vascular tardia, embora o diagnóstico diferencial entre angioma e malformação arteriovenosa (MAV) muitas vezes cause confusão. A injeção da peça ressecada com material de contraste pode ser útil para assegurar adequação das margens.

Diagnóstico endoscópico geralmente não é difícil; o tumor aparece vermelho-escuro ou púrpura. Se a ressecção colonoscópica for considerada, é preciso precaver-se contra a possibilidade de induzir hemorragia incontrolável.

A ressecção de um hemangioma sangrante do cólon é o tratamento padrão. Se a natureza benigna do tumor puder ser determinada na laparotomia e confirmada por exame adequado com corte de congelação, a excisão local do hemangioma é suficiente. Se malignidade não puder ser excluída, o segmento comprometido deve ser ressecado.

Apenas 75 casos de hemangioma do reto tinham sido descritos na literatura mundial antes de 1978. Parece razoável tentar uma operação com salvamento do esfíncter, se puder ser controlada a hemorragia e nenhuma evidência de transformação maligna for vista.

Linfangioma

Linfangioma do trato gastrintestinal é uma lesão muito rara, e o cólon é o local menos freqüentemente comprometido. A lesão origina-se no plexo linfático dentro da submucosa dentro do qual esvaziam-se os lactíferos dos vilos.

Os linfangiomas do cólon podem ser submucosos ou pedunculados. O pequeno número de linfangiomas submucosos documentados do trato gastrintestinal não permite análise satisfatória das características radiológicas.

A presença de vasos sangüíneos dentro de muitas lesões designadas como linfangiomas é bem reconhecida e foi tomada como evidência de que estas lesões representam na realidade malformações vasculares ou hamartomas em vez de neoplasias verdadeiras. A diferenciação de hemangioma pode ser impossível em lesões desprovidas de abundantes linfócitos intraluminais e intersticiais como evidência da sua origem linfática.

À parte linfangioma, o diagnóstico diferencial histológico inclui lesões que podem produzir espaços císticos na região submucosa do intestino. O revestimento epitelial da colite cística profunda usualmente permite seu fácil reconhecimento. Entretanto, o revestimento de células gigantes que permanece para trás depois da dissolução dos óleos em um granuloma de óleo (oleoma) pode ser mais difícil de reconhecer. Cistos gasosos de origem recente podem não possuir um revestimento. Sempre que crônicos, eles são revestidos por células gigantes semelhantes àquelas do granuloma de óleo.

Nenhum dos linfangiomas do cólon e reto relatados infiltrou a muscular própria. Entretanto, essa infiltração ocorreu em um linfangioma do intestino delgado.

Biopsia excisional com visualização cuidadosa sob anestesia adequada é o procedimento recomendado para lesões retais. Colonoscopia é um adjunto valioso no diagnóstico de lesões mais proximais. Polipectomia colonoscópica para linfangiomas pedunculados parece ser um tratamento satisfatório, mas uma ressecção limitada deve ser considerada para todos os tumores sésseis ou infiltrantes.

Hemangiopericitoma

O hemangiopericitoma, um tumor extremamente raro que se origina dos perícitos, é usualmente encontrado no tecido mole do tronco e das extremidades. A revisão das publicações em inglês revelou apenas dois casos afetando o cólon, o intestino delgado sendo o local gastrintestinal mais comum. Dor abdominal, obstrução intestinal, intussuscepção e sangramento retal associaram-se aos tumores intestinais. A degeneração maligna é usualmente baseada na evolução clínica (recorrência ou metástases) em vez do quadro histológico. Microscopicamente, o tumor aparece como múltiplos capilares ou brotos capilares revestidos por endotélio. Ressecção é o tratamento de escolha.

Tumores Vasculares Malignos

Os tumores vasculares malignos incluem o hemangioendotelioma, angiossarcoma, sarcoma de Kaposi e hemangioma metastatizante benigno. Eles representam aproximadamente 13% de todas as lesões vasculares do cólon e reto, mas com a AIDS se tornando epidêmica, e a associação desta condição ao sarcoma de Kaposi, muito mais casos podem ser esperados.

Angiossarcoma

O angiossarcoma é um tumor maligno do endotélio vascular que se admite seja originado de um hemangioma. A histologia é caracterizada por graus variados de proliferação endotelial e a formação de canais vasculares anastomosados. Só três casos foram descritos comprometendo o cólon. O tratamento é ressecção.

Sarcoma de Kaposi

Ver Capítulo 20.

HETEROTOPIAS E HAMARTOMAS

Endometriose

A endometriose é uma doença que resulta da presença de tecido endometrial, tanto glandular quanto estromal, crescendo e funcionando ativamente em locais fora do útero.

Patogênese

A patogênese deste distúrbio comum não está claramente compreendida. Muitas teorias foram propostas para explicar a doença. Uma teoria sugere que fragmentos de endométrio são regurgitados com sangue menstrual através das tubas de um modo retrógrado e implantados nas superfícies peritoneais e estruturas pélvicas e abdominais. Estes então erodiriam para dentro dos tecidos subserosos com células viáveis crescendo e funcionando, e afinal levariam a ainda mais implantação.

Outra proposta é a da metaplasia epitelial celômica. Esta admite que elementos celulares imaturos adormecidos, originados dos canais de Müller, são reconhecidos como persistindo adentro da vida adulta, particularmente na região central da pelve. Depois da menarca, a estimulação ovariana cíclica repetida destes elementos, com suas capacidades totipotentes de diferenciação, poderia resultar na formação metaplásica de tecido endometrial funcionante em locais ectópicos.

Outras teorias foram sugeridas, incluindo a disseminação linfática de células endometriais e a deportação de endométrio normal pelos canais venosos. Estas não parecem ser uma explicação satisfatória para a patologia.

Incidência

Endometriose ocorre quase exclusivamente em mulheres; em 75%, a condição desenvolve-se entre as idades de 20 e 40 anos, e em 25%, até a idade da menopausa. Relatos de casos isolados também apareceram sobre endometriose em homens com câncer prostático que estavam recebendo terapia estrogênica. A incidência de endometriose intestinal em pacientes que se sabe terem endometriose foi descrita como sendo de 5,4%.

Sintomas e Sinais

A história clássica é de dismenorréia adquirida ou secundária. A dor é relacionada, mas não ocorre necessariamente de modo simultâneo com cada período menstrual. O desconforto pélvico associado à endometriose tende mais a começar um dia ou dois antes do início do fluxo menstrual, embora sua intensidade possa aumentar durante os primeiros dias da menstruação. Ele tende a ser uma dor surda contínua sediada profundamente, ou uma dor como fazer força, na parte inferior do abdome, pelve posterior, vagina ou costas, e muitas vezes irradia-se para as áreas retal e perineal com tenesmo e sintomas sugestivos de um intestino irritável. Quando, como freqüentemente é o caso, um endometrioma de um ou ambos os ovários está presente, pode ser notada dor abdominal inferior surda, unilateral ou bilateral, muitas vezes com irradiação para as coxas.

O desconforto tende a regredir depois de 2 ou 3 dias, desaparecendo completamente para o fim ou imediatamente depois do período menstrual. A paciente então ficará em conforto outra vez, até um dia ou dois antes do fluxo menstrual seguinte. Entretanto, à medida que a doença progride, a dor tende a tornar-se mais severa e pode durar uma parte maior de cada ciclo.

Nem todas as pacientes com endometriose, no entanto, têm dor. Apesar de doença extensa que pode ser palpável ao exame pélvico ou encontrada na laparotomia, 15 a 20% das pacientes não relatam que seja qualquer desconforto. Elas podem apresentar outras manifestações do processo patológico, notadamente infertilidade ou a presença de uma massa. Outros sintomas incluem dispareunia, perturbações intestinais cíclicas com defecação dolorosa, sangramento retal e obstrução intestinal. Embora sangramento retal seja um sintoma incomum de apresentação de endometriose, endometriose do cólon deve ser considerada quando o sangramento é associado às menstruações. Vazamento ou ruptura de um endometrioma ovariano em crescimento pode produzir peritonite generalizada e um problema abdominal agudo. O derramamento do conteúdo de um cisto endometrial "de chocolate" produz intensa irritação local e uma resposta inflamatória que resulta em peritonite química.

Um achado físico característico, quase diagnóstico, é o nódulo fibrótico duro, fixo, nos ligamentos uterossacros, fundo-de-saco ou superfície posterior da parede uterina inferior e colo. Esta nodularidade está quase universalmente presente em pacientes com endometriose e é patognomônica da doença. Na endometriose do septo retovaginal, o exame retovaginal bidigital ajuda a definir a condição patológica.

Estudos Diagnósticos

Se a história for característica, mas os achados físicos mínimos ou duvidosos, laparoscopia ou culdoscopia podem revelar-se valiosas para estabelecer um diagnóstico definitivo. Outros testes diagnósticos incluem clister opaco, pielografia intravenosa para determinar a localização e grau de obstrução (se for suspeitado comprometimento dos ureteres ou tecido periureteral) e cistoscopia (durante o período menstrual) para revelar as lesões características negro-azuladas, submucosas, císticas se endometriose da bexiga for suspeitada. Endometriose ileal, especialmente, pode apresentar alguma confusão no diagnóstico diferencial com doença de Crohn. Ambas as condições produzem inflamação local e estenose. Ultra-sonografia endorretal pré-operatória também é confiável para avaliação do comprometimento da parede retal.

Histopatologia

As três características diagnósticas da endometriose são glândulas endometriais, estroma endometrial e evidência de hemorragia recente (eritrócitos e pigmento hemossiderina) ou hemorragia antiga (macrófagos carregados de hemossiderina).

Em virtude da sua semelhança microscópica ao endométrio normal e sua resposta conhecida à estimulação hormonal ovariana, o epitélio funcionante de um endometrioma às vezes reproduz estreitamente as fases do endométrio intra-uterino normal, mostrando alterações proliferativas na fase pré-ovulatória ou progestacional. Entretanto, mais freqüentemente, os tecidos endometriais ectópicos estão fora de fase com o endométrio normal e são encontrados na fase proliferativa, mesmo durante a fase secretória do ciclo menstrual normal. Isto pode ser causado pela diferença em suprimento sangüíneo e os efeitos da fibrose tecidual crescente rodeando a endometriose.

No ovário, o processo é quase sempre bilateral. A tendência é a formação de estruturas císticas, variando de diminutas vesículas azuladas ou castanho-escuras a grandes cistos "cor de chocolate". Usualmente estão presentes considerável fibrose e enrugamento da superfície ovariana na região do cisto e aderência às estruturas vizinhas.

Tratamento

O tratamento da endometriose é muitas vezes baseado na idade da paciente, gravidade dos sintomas, estado hormonal e desejo de ter filhos.

Clínico

Os implantes endometriais desaparecem após a administração de grandes doses de progestinas e estrogênio, mas recorrência é vista em alguns casos. A ação destas terapias não foi completamente elucidada. O uso de progestina isoladamente ou em combinação com estrogênio tornou-se o método padrão de tratamento hormonal da endometriose.

Uma adição mais recente ao tratamento clínico da endometriose foi o danazol (Danocrine). Sua eficácia é baseada no fato de que ele cria um estado hipoestrogênico-hiperandrogênico, o qual é deletério para o crescimento e função do tecido endometrial. Em doses de 200 a 800 mg/dia, a ação de inibição da hipófise resulta em supressão da ovulação, abolição do aumento do hormônio luteinizante no meio do ciclo e amenorréia. O esquema posológico recomendado para o danazol no tratamento da endometriose é 200 mg 4 vezes ao dia durante pelo menos 6 meses. Uma dose de manutenção de 200 a 400 mg diariamente pode controlar a dor depois do tratamento inicial. A menstruação cessa com o começo da terapia e retorna prontamente depois que o tratamento foi descontinuado. A dor da endometriose é usualmente aliviada em pelo menos 80% das pacientes. Infelizmente, o danazol tem importantes efeitos colaterais em quase 85% das mulheres tratadas com a droga, incluindo ganho de peso, edema, acne, hirsutismo, pele oleosa, voz mais grave, clitoromegalia e menometrorragia.

Mais recentemente, o uso de agonistas do hormônio liberador de gonadotropina (GRH) comprovou-se benéfico para o tratamento da endometriose. O GRH é um decapeptídeo hipotalâmico que controla a secreção hipofisária de hormônio luteinizante e hormônio foliculoestimulante. Quando administrado por *spray* nasal (400 a 800 μg/dia) e comparado com o danazol, a droga é tão efetiva e tem menos efeitos colaterais a não ser o hipoestrogenismo.

Cirúrgico

Endometriose envolvendo o intestino delgado ou grosso pode ser preferencialmente excisada. Entretanto, sugere-se cautela contra dissecção extensa embaixo da reflexão peritoneal, no fundo-de-saco posterior ou no septo retovaginal. Não é uma ocorrência incomum fístula complicando ressecção anterior baixa para endometriose. No que se refere à fertilidade, daquelas que tentaram engravidar depois da ressecção, quase 50% chegaram ao parto bem sucedido. Depois de um acompanhamento médio de 60 meses, 100% observam alívio em relação ao sangramento cíclico, e 91% estão livres de dor retal.

Se a endometriose pélvica for tão extensa que a ressecção completa ou fulguração é impossível ou desaconselhável e se a reprodução foi completada, a ooforectomia bilateral é curativa, porque a recorrência ou progressão depende da produção cíclica dos hormônios ovarianos. Também se pode confiar na menopausa natural, se iminente, para curar o processo.

Depois da castração cirúrgica para alívio da endometriose, deve ser instituída terapia de reposição estrogênica para prevenir sintomas menopáusicos. Acetato de medroxiprogesterona usado durante os primeiros 6 a 9 meses após a operação alivia os sintomas da menopausa e promove necrobiose adicional de qualquer endometriose residual.

Tratamento para Manter a Capacidade de Reprodução

As decisões terapêuticas mais difíceis surgem quando mulheres jovens com doença extensa gostariam de manter a capacidade reprodutiva. Esforços razoáveis devem ser feitos para erradicar a doença cirurgicamente nestas pessoas. Pós-operatoriamente, as pacientes devem ser aconselhadas a começar a reprodução tão logo possível. Como a gravidez elimina a menstruação durante um período de 9 meses, algum benefício terapêutico pode ser esperado. Quando terminar a gravidez, a terapia cirúrgica é menos traumática.

Se a gravidez não for uma alternativa prática, a paciente deve receber terapia hormonal destinada a evitar menstruação. Anticoncepcionais administrados de uma maneira cíclica para permitir sangramento de supressão intermitente não são benéficos terapeuticamente. Anticoncepcionais administrados diariamente em potência suficiente para evitar sangramento de irrupção resultarão em amolecimento, reabsorção e necrobiose das glândulas endometriais. Acetato de medroxiprogesterona (100 a 150 mg), dado por injeção intramuscular a cada 2 a 3 meses, suprimirá a menstruação. Suas principais desvantagens são ocasional sangramento de irrupção exigindo a adição de estrogênio para controle, e em uma pequena porcentagem de mulheres, anovulação permanente e esterilidade resultantes. Acetato de medroxiprogesterona não é geralmente recomendado para pacientes que estão interessadas em mais gravidez; danazol é o tratamento de escolha.

Na experiência da maioria dos médicos, a terapia hormonal nem sempre cura o processo, mas dá à paciente tempo para considerar alternativas e para engravidar antes da progressão da doença ou antes que sintomas e complicações aumentados exijam a terapia absolutamente bem sucedida: ooforectomia bilateral com histerectomia.

Endometrioma Perineal

O endometrioma perineal é uma situação especial na qual a implantação de células endometriais viáveis ocorre em incisões de episiotomia. Um nódulo doloroso à palpação que produz sintomas cíclicos no local de uma episiotomia é altamente sugestivo do diagnóstico. Excisão local é o tratamento de escolha, embora possa ser empregada terapia supressiva.

Hamartoma

Hamartomas são malformações semelhantes a tumores que resultam de erros inatos do desenvolvimento tecidual; eles são caracterizados por misturas anormais de tecido maturo nativo dessa região. Os hamartomas podem ser derivados de qualquer uma das camadas germinais, e qualquer tipo de tecido pode predominar. A nomenclatura depende do tipo tecidual que predomina: com predominância vascular, é angiomatoso; com tecido adiposo, é lipomatoso; e com tecido linfóide, é linfomatoso.

Os hamartomas devem ser diferenciados de teratomas e dermóides. O termo "teratoma" descreve um crescimento novo espontâneo, autônomo, derivado de tecidos pluripotentes. Ele é estranho à região na qual ocorre e é composto de elementos de todas as três camadas germinais. Um tumor dermóide tem a mesma histogênese, mas difere pelo fato de usualmente ser cístico. Diversamente de um teratoma, ele se origina de apenas duas camadas germinais: o ectoderma e o mesoderma. Clinicamente, é difícil diferenciar entre teratomas, dermóides (especialmente quando pequenos) e hamartomas.

Suspeita de hamartoma pode originar-se por uma pequena, mas definida, depressão em forma de funil na linha mediana posterior na margem anal ou ao nível medioanal. Esta covinha associada a uma lesão mais alta foi descrita apenas um vez, embora deva ter sido encontrada muitas vezes.

A remoção cirúrgica completa é o único tratamento efetivo para hamartoma retrorretal. A via de acesso cirúrgica pode ser através do canal anal ou posteriormente, por via transcoccígea. Entretanto, nos casos em que um grande cisto está situado em um nível muito alto, está indicada uma via de acesso abdominal.

Cisto Dermóide e Teratoma

Os cistos dermóides são tumores de origem epitelial considerados causados pela inclusão defeituosa do ectoderma quando o embrião coalesce. Eles geralmente não aparecem até a vida adulta e são mais comuns em mulheres que em homens.

Os pacientes podem ser assintomáticos, mas usualmente revelam ter uma massa extra-retal, como achado incidental ao exame retal. O exame endoscópico não é digno de nota. Conforme mencionado, um cisto pode tornar-se infectado e simular um abscesso ou fístula anorretal. Uma radiografia simples do abdome pode ser útil, mas uma tomografia computadorizada (TC) deve ser feita se houver qualquer dúvida de malignidade (p. ex., cordoma). É desnecessária biopsia pré-operatória e não deve ser efetuada.

A massa pode freqüentemente ser ressecada por uma via de acesso posterior, com ou sem remoção do cóccix. Uma operação abdominal ou abdominossacra pode ser necessária para uma lesão mais extensa ou mais proximal. O prognóstico é excelente; recorrência após cirurgia, no entanto, é possível se a lesão for incompletamente removida.

Cistos dermóides também podem ocorrer dentro do reto, mas isto é ainda mais incomum que as localizações pós-anal ou pré-sacra. Nesta situação, cistos intraluminais podem produzir variados sintomas retais, incluindo pêlos salientando-se pelo ânus, sangramento retal ou prolapso da massa. Com este tipo de apresentação, a excisão transanal constitui a conduta recomendada, embora tenha sido relatada ressecão endoscópica.

Colite Cística Profunda ou Cistos Enterogênicos

A colite cística profunda é uma rara condição não-neoplásica caracterizada pela presença de cistos mucosos, profundos à muscular da mucosa, e usualmente limitados ao cólon sigmóide e reto. Os sintomas mais comuns são sangramento retal, eliminação de muco, diarréia e dor retal. O principal diagnóstico do qual ela precisa ser diferenciada é adenocarcinoma produtor de muco.

A colite cística profunda pode ser classificada em dois grupos: localizada, na qual os cistos são limitados a uma área distinta do reto; e difusa, na qual os cistos estão localizados em áreas extensas. A histogênese desta condição benigna permanece em debate.

A colite cística profunda do tipo localizado pode salientar-se ligeiramente para dentro da luz do intestino como uma massa polipóide e, assim, simular carcinoma do reto. Como ela geralmente está localizada na parede retal anterior – o local mais comum de úlcera solitária – pode haver considerável confusão.

A causa da condição é desconhecida. Entretanto, vários pacientes relatam uma história de trauma retal precedente, especialmente a remoção de um grande pólipo. Correlação entre disfunção anorretal e esta doença foi descrita. Outros propuseram a teoria de que, mais provavelmente, o fator principal seja uma fraqueza ou defeito na muscular da mucosa resultando em hérnia da mucosa. Certamente, o fato de a resolução ter-se seguido ao tratamento bem sucedido de procidência interna e prolapso retal implica um papel causal ou de associação a estas condições.

Diferenciação por biopsia pode ser difícil, e para estabelecer o diagnóstico com certeza, é preciso obter-se uma biopsia tecidual adequada que revele formação de cistos submucosos. As lesões podem ter aspectos histológicos sugestivos de úlcera solitária e de colite cística profunda.

Embora o tratamento clínico bem sucedido pelo uso de clisteres de esteróides tenha sido relatado, a excisão transanal da lesão constitui a terapia padrão, se puder ser efetuada. Uma via de acesso transcoccígea é uma alternativa. Não incomumente, a lesão não é ressecável, exceto por ressecção abdominoperineal radical. Esse tratamento é contra-indicado, no entanto, para esta condição benigna. Outra opção cirúrgica é a excisão em manga da mucosa com *pull-through* coloanal (abaixamento). Deve ser feito seguimento clínico com revisão em consultório e proctossigmoidoscopia.

Tecido Ectópico

Além da mucosa gástrica ou pancreática ectópica em um divertículo de Meckel, é raro tecido ectópico no intestino delgado ou cólon. Dois tipos de revestimento interno foram descritos: substituição da mucosa retal por mucosa gástrica e tecido de glândula salivar na submucosa. Foi sugerido que as células que revestem o tubo digestivo primitivo têm a capacidade de diferenciar-se para qualquer tipo epitelial que normalmente estaria presente em outro nível. Isto, no entanto, não explicaria a presença do tecido de glândula salivar; talvez a presença de células-tronco revestindo a zona cloacal possa explicar esta observação rara.

Em revisão da literatura sobre mucosa gástrica heterotópica produzindo ulceração "péptica" retal encontraram-se menos de 30 casos descritos. A análise revela que as principais características foram as seguintes:

- Todas as características assinaladas menos uma foram diagnosticadas em lactentes ou em adultos com menos de 26 anos de idade.
- Ulceração péptica retal foi identificada em apenas a metade dos casos, mas quase todos tinham sangramento retal.
- Duplicação retal estava presente em 21%.
- A excisão limitada geralmente é bem sucedida.

Protrusão do tecido pode ocorrer em uma criança, levantando a suspeita da presença de um pólipo juvenil. Os pacientes podem ser assintomáticos ou queixar-se de corrimento mucoso, mudança nos hábitos intestinais ou sangramento retal.

A verdadeira natureza patológica da lesão não é suspeitada no momento da remoção, mas é confirmada pelo exame histológico. A excisão local transanal é o tratamento apropriado.

Seis casos documentados de mucosa gástrica heterotópica ocorreram no intestino delgado e proximal ao reto. A maioria foi tratada por ressecção, porque o sangramento identificado por meio de angiografia ou cintigrafia isotópica exige cirurgia. Somente quando a lesão é submetida à avaliação histológica é que a causa real é confirmada. Relatos agora existem de tratamento bem sucedido pelos antagonistas H2.

TUMORES EXÓGENOS, EXTRÍNSECOS E DIVERSOS

Tumor Metastático

Tumor metastático ao cólon e reto pode causar sintomas de dor abdominal, sangramento e mudança no hábito intestinal. Emergências ameaçadoras à vida, na forma de hemorragia gastrintestinal maciça, obstrução e perfuração foram descritas. Embora usualmente produzindo compressão extrínseca do intestino no exame com enema de bário, ulceração pode simular carcinoma primário do cólon. Tumores de órgãos adjacentes que podem invadir o cólon e reto incluem os da próstata, útero, ovário, rim, estômago, duodeno e pâncreas. Doença metastática pode ocorrer a partir da mama, melanoma maligno, hipernefroma e pulmão. Geralmente são aconselhados ressecção paliativa ou desvio para tumores sintomáticos. Certamente, a possibilidade de cura existe se o local comprometido representar uma lesão solitária.

Granuloma de Bário

Um nódulo retal submucoso que pode ser confundido com uma condição neoplásica, especialmente um carcinóide, pode ser causado por um granuloma de bário. Essas lesões aparecem no reto inferior, usualmente sob a forma de placas brancas ou amareladas submucosas, e elas freqüentemente são assintomáticas. Uma perda de continuidade da mucosa retal (lesão) é o provável fator desencadeante. A excisão transanal é obrigatória para diagnóstico.

Histologicamente, a presença de bário produz uma reação granulomatosa de corpo estranho típica: os cristais de bário acumulam-se na submucosa nas lesões iniciais, mas os macrófagos acumulam-se rapidamente e fagocitam o sulfato de bário cristalino.

Deve-se ter o máximo cuidado na introdução do cateter de enema e precaução no uso da ponta balão para prevenir granuloma de bário. Vários casos de ruptura do intestino com peritonite por bário foram descritos quando o exame com clister opaco seguiu-se à biopsia retal. Se uma excisão ou eletrocoagulação de pólipo for contemplada em um indivíduo que vai se submeter a um exame com enema de bário, o paciente deve completar o estudo contrastado e então retornar para o outro procedimento. Granuloma de bário do cólon mais proximal geralmente é relacionado à doença intestinal inflamatória.

Oleoma, Eleoma, Granuloma de Óleo e Parafinoma

Oleoma, também conhecido como oleogranuloma ou parafinoma, é uma entidade rara que pode ocorrer no trato gastrintestinal ou na pele como resultado de uma injeção de óleo mineral (parafina) para tratamento de hemorróida, ou enema ou óleo vegetal no tratamento de constipação. A lesão pode ser definida como um pseudotumor intramural que se desenvolve como uma reação de corpo estranho. O "tumor" ocasionalmente é cístico e pode ser chamado "oleocisto". O diagnóstico diferencial deve ser confirmado por biopsia para excluir outras condições neoplásicas e de inflamação.

As manifestações clínicas podem desenvolver-se rapidamente ou podem não se apresentar por muitos anos depois que o óleo entra no tecido. O local da injeção usualmente aparece como um ou mais nódulos firmes, irregulares. No trato gastrintestinal, os oleomas usualmente são encontrados proximais à linha pectínea na parte inferior do reto.

Um oleoma usualmente é localizado na submucosa. Entretanto, considerável inflamação da mucosa e mesmo da pele perianal pode estar presente. O aspecto da lesão depende do óleo presente: óleos vegetais produzem a reação mínima, óleos animais uma maior, e óleos minerais as alterações mais graves.

Histologicamente, os oleomas apresentam-se como grandes fagócitos mononucleares; células epitelióides; leucócitos eosinófilos; e células gigantes multinucleadas do tipo corpo estranho, rodeando grandes espaços claros que dão ao tecido uma aparência de queijo suíço ou espongiforme à ampliação com pequeno aumento. Coloração histológica com vermelho óleo 0 verifica a presença do lipídio. A reação usualmente permanece localizada na submucosa, mas não infreqüentemente compromete a lâmina própria da mucosa e pode estender-se à gordura perirretal.

Sarcoidose

A sarcoidose é uma doença granulomatosa generalizada com manifestações proteiformes. A condição geralmente leva à doença pulmonar restritiva, mas pode, ocasionalmente, comprometer o trato gastrintestinal. No limitado número de casos descritos na literatura, os pacientes geralmente não têm sintomas atribuíveis ao intestino, e quando presentes, eles podem incluir anorexia, náusea, vômito, dor abdominal e sangramento gastrintestinal. O exame proctossigmoidoscópico pode revelar alterações inflamatórias brandas ou um nódulo retal submucoso.

O granuloma não-caseoso característico da sarcoidose pode ser visto na biopsia ou excisão de uma lesão. O exame histológico pode confirmar um granuloma composto principalmente de histiócitos; nenhuma evidência é encontrada de necrose caseosa (tuberculose).

O diagnóstico diferencial deve incluir doença de Crohn, mas a presença de uma lesão no pulmão usualmente esclarece qualquer possível confusão.

Granulomatose de Wegener

Granulomatose de Wegener, uma vasculite necrosante associada a lesões granulomatosas do trato respiratório superior e inferior e do rim, foi relatada em um caso apresentando-se como uma úlcera perianal. O tratamento foi com imunossupressores.

Amiloidose

Amiloidose é uma condição patológica causada pela deposição dentro dos tecidos de uma proteína fibrilar conhecida como amilóide. O Terceiro Simpósio Internacional sobre Amiloidose recomendou a seguinte classificação:

- Amiloidose primária: nenhuma evidência de doença precedente ou coexistente, exceto mieloma múltiplo.
- Amiloidose secundária: coexistência de outras condições mórbidas.
- Amilóide localizado: único órgão em vez de comprometimento generalizado familial.
- Amilóide senil.

Comprometimento do trato gastrintestinal é relatado em 70% dos pacientes com amiloidose primária e 55% daqueles com a forma secundária. Amiloidose comumente afeta o cólon em associação a várias doenças sistêmicas, particularmente pulmonar, renal, hematológica e articulares. Os sintomas incluem má absorção, diarréia, sangramento, vômito, dor abdominal e, raramente, sinais de peritonite.

Biopsia Retal

O valor da biopsia retal para estabelecer o diagnóstico de amilóide sistêmico tem sido assunto de controvérsia. Em pacientes com amiloidose conhecida, um resultado positivo de uma biopsia retal é encontrado em 33 a 90%. É imperativo que tecido submucoso adequado seja obtido por biopsia para confirmar o diagnóstico. Embora alguns autores tenham advogado uma pinça de biopsia com aspiração, eu prefiro usar o instrumento ordinário de biopsia retal. Uma vez que nenhuma amostra de tecido esteja sendo tirada de uma lesão exofítica, a biopsia deve ser obtida de uma válvula de Houston ou da parede retal posterior. Se ocorrer sangramento, aconselha-se leve pressão com um aplicador de algodão embebido em epinefrina. Deve ser evitada eletrocoagulação por causa do risco de perfuração do intestino.

Uma observação diagnóstica interessante é a "púrpura periorbitária pós-retoscopia". As forças hidrostáticas impostas à delicada vasculatura periorbitária, quando o paciente é colocado na posição de canivete pronado para biopsia, podem precipitar ruptura dos vasos, cujas paredes estejam comprometidas pela deposição de amilóide.

Colorações especiais são importantes para a identificação do amilóide. Uma substância eosinófila homogênea pode ser vista por meio da coloração com vermelho Congo; se for usada a técnica padrão de hematoxilina e eosina este material pode passar despercebido.

Resposta ao Tratamento

Outra finalidade da biopsia retal é avaliar o sucesso de diferentes modalidades de tratamento. Terapia com penicilamina resulta em melhora que pode ser observada pelo exame histológico seriado. Melfalan e prednisona foram usados com benefício limitado para possivelmente diminuir a produção de imunoglobulina e prevenir deposição progressiva de amilóide. Colchicina também foi descrita como tendo algum valor terapêutico.

Tumor Amilóide

Tumores amilóides localizados no trato gastrintestinal são extremamente raros. Todos os casos relatados envolvendo o intestino grosso apresentaram-se com sangramento gastrintestinal inferior. Uma perfuração do cólon também foi observada. Raramente, amiloidose do cólon produz uma lesão tumoral ou sintomas obstrutivos. Deve ser considerada ressecção para um tumor bem definido e sintomático.

Malacoplasia

Malacoplasia é uma rara doença inflamatória crônica que mais comumente afeta a bexiga urinária e outras partes do trato geniturinário. A apresentação clínica é variada, mas são descritos mais comumente sangramento retal, diarréia e sintomas obstrutivos. A lesão pode ser observada como um achado incidental. Uma preponderância de mulheres é vista entre os pacientes com a lesão geniturinária, mas este não é o caso com aqueles que têm comprometimento do cólon.

O enema opaco não revela alterações radiológicas características da malacoplasia, e pode não distinguir esta doença de carcinoma ou de colite granulomatosa.

A lesão macroscópica aparece como um espessamento ou uma placa na mucosa e pode assumir uma configuração polipóide. Histologicamente ela é vista como uma proliferação de histiócitos eosinofílicos grosseiramente granulosos muitas vezes contendo concreções calcificadas laminadas – os chamados "corpos de Michaelis-Gutmann" que são virtualmente patognomônicos desta entidade. A proliferação histiocítica é acompanhada por um infiltrado inflamatório crônico e às vezes por fibrose.

Embora a patogênese da malacoplasia não esteja completamente compreendida, evidência ultra-estrutural sugere que pode estar envolvida à resposta térmica alterada a certas espécies de bactérias gram-negativas. Sólida evidência ultra-estrutural dá a entender que o corpo de Michaelis-Gutmann[232] é um subproduto morfológico da função prejudicada dos lisossomas. Uma associação imunológica pode existir também, porque a condição foi identificada em um paciente com hipogamaglobulinemia, e uma predisposição genética também foi observada.

Embora, na sua maior parte, as lesões sejam autolimitadas ou respondam à antibioticoterapia, ocasionalmente é necessária ressecção por causa de sangramento, desenvolvimento de fístulas que não se curam, ou complicações anatômicas localizadas. Biopsia e exame histológico são necessários para diferenciar esta lesão de carcinoma, ao qual ela pode assemelhar-se clinicamente. É importante o fato de a malacoplasia ser associada ao achado incidental em relação ao carcinoma de cólon.

Cordoma Sacrococcígeo

O cordoma sacrococcígeo, um tumor raro da notocorda embrionária, é caracterizado por um crescimento lento, mas inexoravelmente progressivo, que usualmente ocorre por vários anos. Ele invade por extensão direta, e independente do método de tratamento escolhido, o prognóstico é ruim. Foi relatado que este tumor desenvolve metástases distantes em mais de 40% dos pacientes. Os locais usuais de distribuição do cordoma são sacrococcígeo, 50%; esfenooccipital, 35%; e vertebral, 15%, havendo raros exemplos de origem extranotocordal.

Sintomas, Sinais e Achados

Os sintomas são produzidos à medida que o tumor prolifera, alcançando muitas vezes tamanho considerável antes que o diagnóstico seja feito. Tecido mole circundante e vísceras são a princípio simplesmente desviados, mas eventualmente o osso adjacente é gradualmente erodido. O sintoma inicial mais comum é dor; ela é de início tão gradual e de caráter tão indefinido que os pacientes com esta queixa muitas vezes sofrem um atraso no diagnóstico de meses a anos. O segundo mais comum sintoma de apresentação é a constipação.

O achado físico mais importante é uma massa pré-sacra firme, lisa, com mucosa retal intacta sobrejacente. A história pode conter tratamento prévio de um distúrbio neurológico, ortopédico ou urológico.

Estudos

Destruição óssea, uma massa de tecido mole e desvio anterior do reto são os sinais radiográficos característicos. Estes tumores muitas vezes comprometem muito mais tecido mole do que a deformidade óssea dá a entender, e na operação a destruição óssea tende a ser mais extensa do que foi evidente pelos estudos radiográficos.

Exame radiográfico, incluindo TC e estudo por imagem por ressonância magnética, é o único procedimento investigativo necessário para fazer o diagnóstico de cordoma. Biopsia de agulha deve ser condenada em virtude da probabilidade de implantação de células tumorais viáveis.

Tratamento

A cura do cordoma sacrococcígeo depende da extirpação completa do tumor, principalmente pela remoção em bloco do cóccix e segmentos sacros inferiores com a lesão. O fator que limita a extensão da ressecção efetuada é a necessidade de preservar as raízes nervosas S2, porque a sua remoção pode levar à lesão neurológica permanente e incontinência fecal e urinária. Além do comprometimento neurológico, ressecções além dos três segmentos sacros inferiores podem resultar em instabilidade e colapso da pelve e descida da coluna lombar.

Alguns cirurgiões preferem uma conduta radical, incluindo ressecção abdominossacra ou mesmo exenteração posterior e sacrectomia. É necessária exposição dos nervos ciáticos e pudendos se um tumor grande que se estende às nádegas precisar ser extirpado. Podem ser feitas ressecções sacras altas dividindo-se as lâminas sacras fundidas, com saca-bocados finos, abrindo o canal sacro, expondo o saco dural e as raízes sacras, e dividindo os corpos sacros com um osteótomo.

Radioterapia é controversa, porque o tumor não é radiossensível. A radioterapia muitas vezes é usada, mas só quando a excisão cirúrgica é impossível. Nenhum esquema quimioterápico até agora revelou-se benéfico. Se recorrência desenvolver-se após a ressecção, a redução da massa pode paliar os sintomas dolorosos. Se tiver sido usada radioterapia, a cura subseqüente pode ser consideravelmente retardada ou a ferida pode não cicatrizar.

Para dor incessante, não controlada pela medicação, pode ser necessária cordotomia.

Resultados

Os resultados do tratamento cirúrgico do cordoma são difíceis de interpretar, porque os pacientes muitas vezes vivem um longo tempo, mesmo com doença persistente localizada ou disseminada. Além disso, muitas publicações são baseadas em apenas um ou dois casos, com apenas alguns meses de acompanhamento. A sobrevida global de 5 anos gira em torno de 75%. Entretanto, apenas 30% são considerados curados, sendo a sobrevida média livre de doença de 63 meses.

Ependimoma

Os ependimomas são os mais comuns tumores de origem glial da medula espinhal, especialmente na região da cauda eqüina. Clinicamente, uma massa, que se admite seja um cisto ou fístula pilonidal, é um aspecto comum de apresentação. Os ependimomas ocorrem principalmente em pacientes durante a terceira década de vida e apresentam-se no tecido mole posterior ao reto ou na pelve. Os pacientes com tumor localizado na região pélvica apresentam-se com disfunção esfincteriana atribuível ao comprometimento das raízes sacras.

O exame histológico revela neoplasia papilar com células contendo núcleo relativamente regular, sem importante atividade mitótica. Estudos convencionais e de TC podem revelar erosão do sacro, e a mielografia pode revelar uma massa extradural adentrando o saco fecal por baixo.

Excisão ampla é o tratamento preferido, mas como com o cordoma, recorrência é comum. Uma via de acesso combinada posterior e anterior com o objetivo de remoção completa do tumor é ideal, quando possível. Se isto não for exeqüível, radioterapia deve ser considerada como tratamento paliativo. Em virtude da incidência aumentada de metástases sistêmicas, a sobrevida pós-operatória média é de cerca de 10 anos.

Mielolipoma Extramedular (Extra-Supra-Renal)

Os mielolipomas são geralmente encontrados nas glândulas supra-renais, mas raramente podem ser vistos em outras localizações. Estas incluem localizações intratorácicas, paravertebrais, retroperitoneais, intracranianas e pré-sacras bem como no fígado, estômago e fossa ilíaca. O mais freqüente local extra-supra-renal é a área pré-sacra.

Os sintomas podem incluir lombalgia, plenitude retal, dor ao sentar e sintomas urinários. O toque retal pode revelar uma massa sacra anterior. Em virtude da natureza benigna da doença, estudos radiológicos não demonstram invasão óssea.

Mielolipoma é caracterizado histologicamente pela presença de elementos hematopoiéticos ativos entremeados com gordura.

O tratamento consiste em uma via de acesso transcoccígea padrão, prevendo-se uma cura completa para este processo benigno.

Meningocele Sacra Anterior

A meningocele sacra anterior é uma estrutura cística congênita que pode aparecer como uma massa pré-sacra. Localizada no espaço pré-sacro, ela se comunica com o saco dural através de um colo estreito que passa através de uma abertura no osso sacro, liso, muito maior. A radiografia da pelve pode demonstrar o característico "sinal da cimitarra".

A via de acesso para o tratamento é uma laminectomia sacra posterior.

Pneumatose Cistóide Intestinal ou Pneumatose Cólica

A pneumatose cistóide intestinal (pneumatose cólica quando a condição é limitada ao cólon) é uma doença relativamente incomum de causa desconhecida. Ela é caracterizada pela presença de cistos cheios de gás dentro da parede de partes do trato gastrintestinal. Ocorre mais comumente no jejuno e íleo, com apenas 6% dos casos sendo vistos no cólon. A doença é observada usualmente na população mais velha, mas pode ocorrer em qualquer idade. Sua relação com outras condições foi bem documentada, mais freqüentemente, doença pulmonar é associada (p. ex., doença pulmonar obstrutiva crônica). Também pode ser vista com úlcera péptica, estenose pilórica, doença do colágeno, gastrenterite aguda, espru não tropical, obstrução intestinal, oclusão mesentérica, colite isquêmica, doença intestinal inflamatória e carcinoma do cólon; após trauma abdominal, como resultado de manobras endoscópicas (especialmente colonoscopia); com esteroidoterapia e exposição a solventes orgânicos (p. ex., tricloroetileno); após transplante de órgão; e após procedimentos cirúrgicos no intestino.

As razões para a ocorrência de associação a entidades tão diversas não estão claras, mas uma possibilidade é que a pressão intraluminal aumentada possa forçar o gás para dentro da parede do intestino. Isto pode ser a causa de sua associação a certas doenças primárias do trato gastrintestinal. Entretanto, à inspeção cuidadora do intestino, nesses pacientes, não parece que a integridade da mucosa tenha sido rompida.

A teoria para esta doença ocorrer em associação à doença pulmonar obstrutiva crônica é que uma bolha pulmonar se rompa e disseque, retroperitonealmente, ao longo dos vasos, atingindo a parede intestinal. Em apoio a este postulado há o fato de que geralmente é observada uma distribuição segmentar das bolhas. Uma terceira teoria, que pode ser mais relevante em lactentes com gastrenterite, especula que bactérias formadoras de gás se responsabilizariam pela formação dos cistos. Outro possível fator implicador é a sugestão de que a condição pode ser causada por um metabolismo anormal do H2.

Muitos pacientes que abrigam esta condição não desenvolvem sintomas. As lesões podem ser notadas em exame radiográfico ou na endoscopia. Quando sintomas estão presentes, eles podem ser vagos, ou podem incluir dor abdominal, diarréia e eliminação de muco e sangue nas fezes.

O exame físico geralmente não é revelador, raramente estando presente dor à palpação ou distensão abdominal. O exame digital do reto pode revelar uma massa extramural, se os cistos de fato se estenderem a esta região.

O exame com clister opaco usualmente revela defeitos radiotransparentes, bem demarcados, de tamanhos variados, na parede, usualmente agrupados em coleções com uma mucosa sobrejacente intacta (Figura 25.3). A condição pode ser confundida com doença intestinal inflamatória, polipose múltipla ou carcinoma. Pode ser estabelecido diagnóstico definitivo por meio de colonoscopia; alguns advogaram esta técnica para confirmar a presença dos cistos benignos.

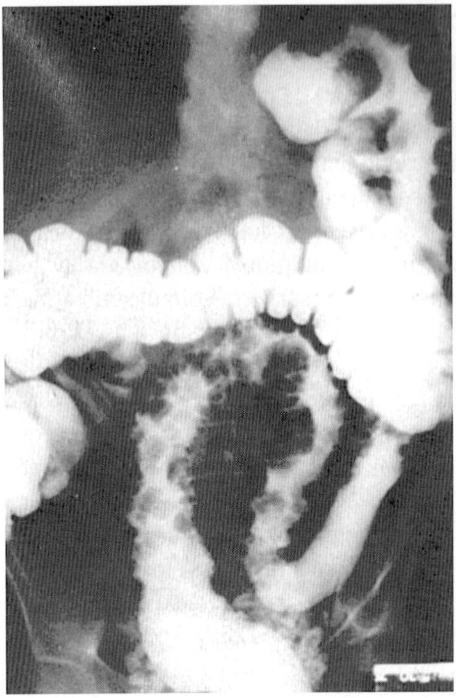

FIG. 25.3. Pneumatose do cólon. Múltiplos defeitos císticos radiotransparentes em todo o cólon esquerdo.

O exame histológico do espécime de biopsia revela mucosa normal, sob a qual são vistos espaços císticos revestidos por endotélio. Pode estar presente um infiltrado inflamatório brando; são vistas freqüentemente células gigantes multinucleadas.

Tratamento

Pela administração de oxigênio a uma concentração relativamente alta, deve ocorrer a reabsorção do gás nos cistos (os quais são principalmente de nitrogênio). Embora nenhuma recomendação constante tenha sido feita sobre sua administração, a maioria dos autores acredita que é necessário alcançar uma PO_2 arterial acima de 300 mmHg para obter os resultados desejados. Uma concentração de oxigênio entre 55 e 75% é geralmente usada no gás inalado padrão. É recomendado um mínimo de 48 horas de terapia durante até 5 dias, tomando-se cuidado, no entanto, com a possibilidade de intoxicação pelo oxigênio. De fato, eu trato somente os pacientes que têm sintomas, sendo o efeito de melhora pela oxigenoterapia geralmente aparente dentro de 1 ou 2 dias. Um relatório de tratamento bem sucedido com metronidazol traz crédito à teoria de que as bactérias anaeróbias, de alguma maneira, são responsáveis pela produção de gases.

A cirurgia é geralmente reservada para pacientes com doença localizada e quando sobrevém hemorragia, obstrução ou perfuração. Foi descrito o tratamento da obstrução por meio de punção endoscópica e escleroterapia das paredes do cisto.

Pneumoperitônio

O pneumoperitônio pode sobrevir em um paciente com pneumatose, estando ausentes sinais e sintomas abdominais. Se o diagnóstico já tiver sido feito, pode-se proceder a uma tentativa de terapia conservadora. Geralmente, como não há comunicação com o trato gastrintestinal, o achado radiográfico não deve ser tratado. Tratamento expectante deve ser seguido pelo desaparecimento gradual do gás livre. Na rara situação em que a doença continua a causar sintomas, e os cistos estão localizados em um segmento limitado do intestino, pode ser feita ressecção intestinal.

Duplicação

Cólon

Duplicação do cólon é uma anomalia congênita incomum que geralmente ocorre durante a lactância ou começo da infância. Entretanto, casos ocasionais podem apresentar-se em grupos etários mais velhos. Obstrução e presença de uma massa abdominal são usualmente os sinais e sintomas aparentes no lactente. Dor abdominal progressiva, sangramento, uma massa abdominal e raramente perfuração são características do início na infância ou no adulto jovem. Outros sintomas são diarréia, constipação, distensão e obstrução e intussuscepção.

Deve ser feito diagnóstico diferencial entre duplicações intestinais verdadeiras e cistos entéricos. As características desta anomalia incluem fixação íntima a alguma parte do trato alimentar, uma camada de músculo liso, e um revestimento mucoso semelhante ao do estômago, do intestino delgado ou do cólon. Quatro subtipos foram descritos:

1. Duplicação tubular ramificando para dentro dos folhetos do mesentério.
2. Duplicação em forma de estrutura com dois canos que se comunicam (Figura 25.4).
3. Duplicação isolada, cística, unida ao trato alimentar por um delgado pedículo mesentérico.
4. Duplicação cística isolada ligada ao intestino por uma parede comum.

Radiografias simples do abdome podem demonstrar uma massa de tecido mole, evidência de obstrução do intestino delgado ou grosso, e presença de uma estrutura cheia de gás com níveis hidroaéreos no filme com o paciente em ortostatismo. Exame com enema de bário pode demonstrar desvio do intestino, compressão pela massa ou, no caso de uma lesão comunicante, uma luz dupla irregular. A condição comumente associa-se a outras anomalias congênitas, como má rotação, divertículo de Meckel, deformidades da coluna lombossacra (p. ex., vértebras duplas) e anormalidades geniturinárias (útero duplo, vagina dupla, bexiga dupla e uretra dupla). TC e pielograma intravenoso devem fazer parte da propedêutica de qualquer paciente com duplicação do cólon ou duplicação retal.

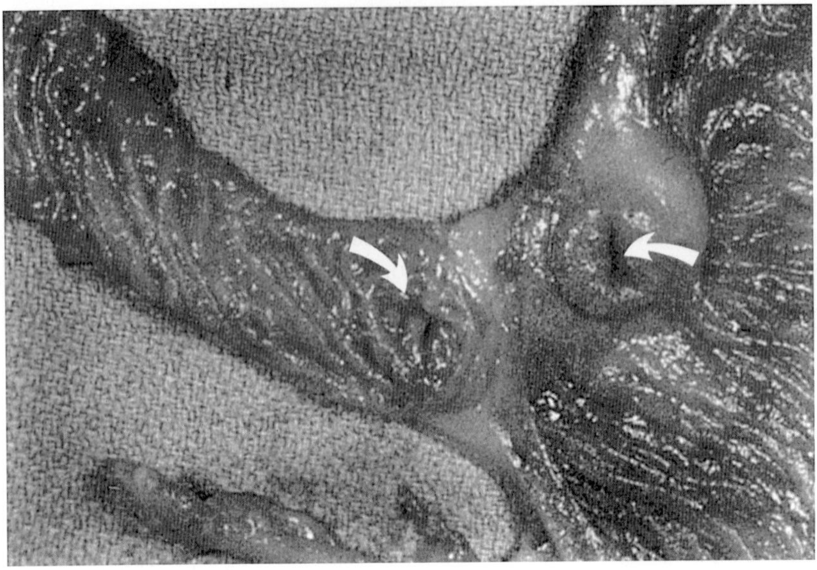

FIG. 25.4. Duplicação do cólon. Observar duas luzes distintas *(setas)*. (Cortesia de Rudolf Garret, M.D.)

O tratamento pode envolver a excisão da massa, com preservação do cólon normal (uma comunicação geralmente não é demonstrável), embora isquemia da parede intestinal e perfuração sejam riscos potenciais se esta conduta for tomada. Alternativamente, uma ressecção intestinal em bloco com anastomose pode ser necessária em casos de uma lesão em cano duplo com comunicação.

Reto

Todas as regiões do tubo digestivo podem ser associadas a uma duplicação, mas o reto é a localização menos comum e é provável que muitas permaneçam assintomáticas, a não ser que complicadas por infecção, sangramento ou degeneração maligna. Diversos relatos de carcinoma originando-se em uma duplicação retal sugerem que todas devem ser tratadas por excisão cirúrgica, mesmo com aparência de benignas. Deve-se tomar cuidado para remover o cisto e ainda preservar a integridade do reto, mas a possibilidade de recorrência a partir de múltiplos satélites na parede da duplicação deve ser reconhecida.

NOTAS DO REVISOR TÉCNICO

226. SCHWANN, Theodor (1810-1882), fisiologista e histologista alemão: células de Schwann (células neurais de origem ectodérmica que compõe o invólucro da fibra nervosa dos nervos periféricos, comparáveis à oligodendróglia do cérebro e da medula espinhal), membrana e substância de Schwann).

227. WEGENER, Friedrich (1907-1990), patologista alemão. Granulomatose de Wegener (doença caracterizada por granulomas e ulcerações necrosantes no trato respiratório superior, com hemoptise, obstrução nasal, rinorréia, infiltração e cavitação pulmonares, febre, glomerulonefrite, tendo como substrato histopatológico um processo de vasculite de pequenos vasos, provavelmente de natureza imunológica).

228. KULCHITSKY, Nicholas (1856-1925), histologista russo que descreveu as células que levam seu nome: células enteroendócrinas (células com grânulos argentafins, de formas variáveis, que produzem pelo menos 20 diferentes tipos de hormônios e neurotransmissores, espalhadas por todo o tubo digestivo.

229. LIEBERKÜHN, Johann N. (1711-1756), anatomista alemão (criptas ou glândulas ou folículos de Lieberkühn): glândulas secretoras presentes no revestimento mucoso do trato gastrintestinal.

230. O melanoma anorretal é um tumor de origem neuroectodérmica, oriundo de melanócitos da zona de transição acima da linha pectínea, crescendo para cima em direção ao reto ou para baixo em direção ao canal anal e o ânus. Em revisão feita por nós, em julho de 1998, após os 141 anos que separam a descrição, por Moore, em 1857, do primeiro caso de melanoma maligno primário da região anorretal, encontramos apenas 562 casos registrados na literatura. Chamamos a atenção dos aspectos da doença, o que coincide com o autor: sua raridade e os elevadíssimos índices de péssimos prognósticos, mesmo com cirurgias agressivas. Acrescentamos três casos de melanomas anorretais seguidos e operados por nós, em 2 anos, no Serviço de Coloproctologia da Santa Casa de Belo Horizonte. Traçamos um paralelo entre nossos achados e os relatos da literatura, verificando a elevada raridade da doença, o diagnóstico geralmente em fase avançada, a pequena eficácia da cirurgia, a ineficácia da radioterapia e da quimioterapia, a evolução quase inexorável para óbito, fatos comprovados pelos baixíssimos índices de cura e elevados índices de mortalidade a curtíssimo prazo. CRUZ, G. M. G., Silva I.G., Teixeira, R. G., Andrade Filho, J. S. e Pena, G. P. M. Melanoma retal: apresentação de um caso e revisão da literatura. *Rev Bras de Coloproctologia,* 18 (3), 202-207, 1998.

231. Estudamos, retrospectivamente, 15 casos pessoais de lipomas colorretais, 13 dos quais eram sintomáticos, dois constituindo encontros peroperatórios de pacientes portadores de câncer localizado no cólon sigmóide. Em oito pacientes os lipomas localizaram-se no cólon transverso (53,3%), em três no sigmóide (20,0%), em dois no cólon descendente (13,3%), em um no ceco (6,7%) e em outro no reto (6,7%). O maior diâmetro oscilou entre 1,5 e 12,0 cm, ficando a média em 4,8 cm, e, em nove, ultrapassou 3,5 cm. O exame proctológico realizado em todos os pacientes diagnosticou os dois casos de lipomas abaixo de 30 cm; o enema opaco, também realizado em todos os pacientes, diagnosticou 93,3% (14 casos dos lipomas, falhando no único caso de lipoma subseroso); a colonoscopia, realizada em cinco pacientes, logrou 100% de diagnóstico. As abordagens cirúrgicas foram as seguintes: colectomia segmentar (sete pacientes, 46,6%, englobando dois casos de concomitância com câncer sigmóide), colotomia e lipomectomia (seis pacientes, 40,0%), lipomectomia pelo ânus (um paciente, 6,7%) e lipomectomia colonoscópica (um paciente, 6,7%). Verificamos que: 86,7% dos lipomas intestinais eram sintomáticos, 93,3% eram submucosos, 53,3% eram sésseis, 60,0% tinham diâmetros maiores superiores a 3,5 cm, 53,3% localizaram-se no cólon transverso, 60,0% incidiram em mulheres, tendo o enema opaco diagnosticado 93,3% e a colonoscopia 100% dos lipomas, tendo sido a colectomia segmentar a melhor abordagem para os pólipos sésseis e a colotomia. CRUZ, G. M. G., Oliveira , A T. & Rodrigues, J.V.L. Lipomas Colorretais: Apresentação de 15 casos e revisão da literatura. *Rev Bras de Coloproctologia*, 17 (1), 32-41, 1997.

232. Corpo de Michaelis-Gutmann: MICHAELIS, L. (1875-1949), química alemã naturalizada americana e GUTMANN (1872-1950), médico alemão. Corpo de Michaelis-Gutmann, corpo laminado esférico e homogêneo, medindo 1 a 10 micras de diâmetro, contendo cálcio e ferro, encontrado dentro de macrófagos na parede da bexiga, sede de malacoplaquia.

26

Doença Diverticular

A doença diverticular do intestino (diverticulite e diverticulose) era rara até o final do século 19. Entretanto, a doença se tornou progressivamente mais disseminada no século 20, e virtualmente epidêmica, nos países ocidentais. Hoje em dia, o risco de desenvolvimento da doença diverticular por volta dos 60 anos de idade nos Estados Unidos se aproxima de 50%. Entretanto, provavelmente não mais do que 10% das pessoas com divertículos no cólon apresentam sintomas, e apenas uma pequena parcela deles necessitará de cirurgia.

PATOGÊNESE

Os divertículos ocorrem mais freqüentemente na superfície antimesentérica do intestino, geralmente no cólon sigmóide, entre as tênias, nos pontos onde os vasos sangüíneos penetram na parede. Os túneis formados pelos vasos sangüíneos intraparietais enfraquecem o músculo, e provavelmente os divertículos se formam como resultado de uma elevada pressão intracolônica impactando nestas áreas, o que é um fato anatômico importante, que também pode ser relevante para a complicação de hemorragia a partir dos divertículos (ver Capítulo 28).

Fisiologia

A motilidade colônica normal foi discutida nos Capítulos 2 e 6. Estudos motores intestinais em pacientes com doença diverticular revelam resposta exagerada a estímulos farmacológicos, aumento de pressões intraluminais e ondas de freqüência maior e contrações mais rápidas (mais de cinco por minuto).

O aumento da pressão surge com o estreitamento e a segmentação progressivos do cólon. Quando ocorre contração em um segmento que se encontra relativamente estreito, desenvolve-se uma pressão intraluminal considerável, provocando a hipertrofia parietal do cólon. A pressão é maior quando a luz está estreita, o que explica a maior probabilidade de divertículos se desenvolverem no cólon sigmóide, o segmento mais estreito e de maior pressão. O músculo colônico espessado se torna irregular, resultando em herniação através de partes enfraquecidas de sua parede. O problema é exacerbado pelo fato de que a força tênsil e a elasticidade do cólon diminuem com a idade, o que é mais acentuado no lado esquerdo dos cólons. Além disso, o sigmóide deve propelir o material fecal mais sólido, o que contribui, ainda mais, para a maior pressão nesta região.

Histologia

Microscopicamente, os divertículos são do tipo pulsão, consistindo de apenas membrana mucosa e peritônio. Na ausência de complicações, particularmente inflamação, o revestimento é inteiramente normal exceto por um aumento de tamanho e de número dos folículos linfóides. O músculo está espessado, porém sem evidência de hipertrofia ou hiperplasia celular. Os divertículos antimesentéricos apresentam apenas uma fina camada de músculo longitudinal envolvente, membrana mucosa e camada muscular separando o material fecal do intestino da cavidade peritoneal.

ETIOLOGIA, EPIDEMIOLOGIA E DIETA

O aumento da incidência da doença diverticular nos últimos 100 anos coincidiu com a redução no consumo de fibra cereal para menos de um décimo do que era previamente ingerido. Devido a esta mudança súbita de dieta, a doença diverticular se tornou epidêmica nos países ocidentais no curso de 40 anos. Efetivamente, com o desenvolvimento econômico, a abundância e a ocidentalização da alimentação, vem ocorrendo aumento da incidência de doença diverticular na população africana.

Uma dieta rica em fibras produz uma evacuação volumosa, que necessita de menos "esforço" do intestino (sigmóide) para propelir seu conteúdo. A fibra aumenta o peso da evacuação, diminui o tempo total de trânsito intestinal e diminui a pressão intraluminal do cólon, ocorrendo hipertrofia muscular, tornando-se menos provável que se desenvolvam segmentações.

A adição de fibra mostrou-se eficaz no tratamento de muitos pacientes com doença diverticular sintomática não complicada. Devem-se ingerir certos vegetais e frutas que apresentam um alto teor de fibra ou, como alternativa, adicionando à dieta um dos vários preparados chamados "laxantes de volume", produzidos pela cobertura externa do grão de *psyllium* ou a partir de colóides hidrofílicos derivados de *sterculia* e *ispaghula*. Os preparados incluem Konsyl, Citrucel, FiberCon, Metamucil, dentre outros.

Idade, Sexo e Hereditariedade

A maioria dos estudos relata que a doença diverticular é mais comum em mulheres, e sua incidência aumenta com a idade. Entretanto, a correlação entre a incidência da condição e a presença ou a duração dos sintomas é menos clara. Por exemplo, homens jovens têm mais probabilidade de necessitar de intervenção cirúrgica para complicações do que pacientes idosos, alguns mesmo por ocasião da primeira crise aguda.

Relação com Medicamentos Antiinflamatórios Não-Esteróides

Alguns estudos sugeriram a existência de uma associação entre medicamentos antiinflamatórios não-esteróides e o desenvolvimento de complicações de doença diverticular. As explicações possíveis incluem um efeito direto sobre a parede intestinal através da inibição da própria síntese de prostaglandina, ou o efeito inibitório da função leucocitária com insuficiência do sistema imune em localizar o processo. Os estudos de casos controlados encontraram, de forma consistente, que mais indivíduos com diverticulite complicada estavam recebendo medicação antiinflamatória não-esteróide do que outros grupos selecionados ao acaso.

Outras Relações

O alcoolismo é um fator de risco para o desenvolvimento de diverticulite. Os fumantes também apresentam mais risco de sofrer uma complicação durante um episódio de diverticulite aguda.

SINTOMAS E SINAIS

Síndrome do Cólon Irritável

Estima-se que a síndrome do cólon irritável (SII) afete até um quarto da população dos países ocidentais, sendo seu diagnóstico de exclusão. Os critérios diagnósticos incluem a presença contínua ou recorrente dos sintomas seguintes por pelo menos 3 meses:[233]

- Dor abdominal aliviada pela evacuação ou associada à alteração de freqüência ou consistência das fezes.
- A defecação prejudicada em pelo menos 25% das vezes e três ou mais dos seguintes sintomas:
  - Alteração da freqüência das evacuações.
  - Alteração da forma das fezes.
  - Alteração da passagem de fezes.
  - Passagem de muco.
  - Distensão abdominal.

O termo *síndrome do cólon irritável* sugere que estes pacientes apresentam uma anormalidade no intestino, mas os sintomas podem se desenvolver sem qualquer defeito anatômico, e, certamente, na ausência de diverticulose. O regime terapêutico, com freqüência, inclui modificação dietética, medicação antidiarréica (se for adequado), anticolinérgicos e possivelmente compostos ansiolíticos.[234]

Diverticulite

Sintomas

Os pacientes com diverticulite se queixam, em primeiro lugar, de dor abdominal, que geralmente se localiza no quadrante inferior esquerdo e tende mais a ser constante do que uma cólica. A dor pode irradiar para as costas, flanco direito, virilha e perna, apesar de tais sintomas também serem vistos em pacientes com um SN. A duração e a intensidade dos sintomas são variáveis, dependendo do processo ser localizado ou difuso. As náuseas e os vômitos são queixas raras, a menos que haja algum componente obstrutivo intestinal. Observa-se, freqüentemente, alteração do hábito intestinal – ausência de movimentos peristálticos ou diarréia.

Pacientes com doença diverticular aguda, com freqüência, mencionam problemas urinários (disúria, urgência, freqüência, nictúria), o que pode ser atribuído à pressão da massa inflamatória do sigmóide na parede da bexiga. Uma infecção do trato urinário pode sugerir a existência de uma comunicação fistulosa com o intestino (ver adiante). A passagem de gás pela urina ou através da vagina é diagnóstico de uma fístula (ver adiante).

Observa-se, com freqüência, febre em pacientes com diverticulite aguda, que geralmente é baixa, porém com o advento de uma peritonite ou a presença de um abscesso, a temperatura pode se tornar consideravelmente elevada.

Sangramento gastrintestinal inferior maciço não indica complicação de diverticulite. Este problema é abordado no Capítulo 28.

Exame Físico

O exame físico pode revelar dor localizada e generalizada, refletindo a severidade do processo. A dor e a massa na pelve de um fleimão sigmóide podem ser observadas nos toques retal e vaginal. Massa abdominal pode ocasionalmente ser sentida. Infecção extraperitoneal pode estar presente, com dor no dorso, nas nádegas, no quadril e nas pernas; pode o sinal do psoas ser positivo; dor e edema perineal e escrotal; e enfisema subcutâneo, mediastinal e cervical. A perfuração abaixo da reflexão peritoneal pode levar a um abscesso na nádega e mesmo uma fístula anorretal conseqüente (ver Capítulos 10 e 11).

Endoscopia

O cirurgião deve pesar os riscos da endoscopia contra os benefícios potenciais da informação colhida. Existe um risco teórico de perfuração com o próprio instrumento, ou, mais provavelmente, pela insuflação de ar para a passagem do aparelho. Apesar de a proctossigmoidoscopia rígida poder ser realizada com um mínimo de insuflação de ar, deve-se ter muita cautela na mesma, quando o instrumento flexível é empregado. Apesar dos riscos, a visualização direta pode ser útil para diferenciar a diverticulite de outras condições patológicas (p. ex., colite isquêmica, carcinoma, doença colônica inflamatória; ver adiante).

Estudos com contraste

O estudo mais valioso e mais empregado para avaliar os pacientes com doença diverticular é o enema de bário. Entretanto, isto não deve ser realizado na situação aguda, porque a peritonite por bário, uma complicação freqüentemente fatal, pode ocorrer. Um enema suave, hidrossolúvel (p. ex., Gastrografin) é uma alternativa mais segura.

Suprimento arterial

Mais recentemente um sem-número de artigos tem sido publicado sugerindo que a tomografia computadorizada (TC) deveria ser a primeira técnica de imagem a ser realizada, devido à sua definição superior da espessura das paredes intestinais e da extensão da doença extraluminar. Freqüentemente o diagnóstico preciso de fístulas pode ser feito através da aderência íntima do segmento intestinal inflamado com outros órgãos vizinhos. Este trabalho é particularmente de grande valor no diagnóstico de diverticulite do hemicólon direito.

A tomografia computadorizada é também de grande valor como um método terapêutico, através da técnica intervencionista de drenagem conduzida pela tomografia, que permite uma intervenção pouco invasiva no estado agudo da doença, evitando-se a cirurgia.

Ultra-Sonografia

A ultra-sonografia, no diagnóstico de diverticulite colônica aguda e complicada, é considerada precisa em 88 a 98% dos pacientes. Infelizmente, o exame no paciente agudo e com dor é extremamente desconfortável e pode não ser factível. Este procedimento pode ser útil quando os achados clínicos deixam dúvidas.

CONDUTA MÉDICA NA DOENÇA DIVERTICULAR AGUDA

A *American Society of Colon and Rectal Surgeons* (Sociedade Americana de Cirurgiões de Cólon e Reto) estabeleceu uma Força-Tarefa de Padronização para identificar as diretrizes de evidência na conduta de várias condições. Estes "parâmetros" foram produzidos para diverticulite sigmóide.

Pacientes que se apresentam com dor e a sugestão de uma massa "em corda" no quadrante inferior esquerdo do abdome, na ausência de sinais e sintomas sistêmicos, podem inicialmente ser abordados sem internamento hospitalar. É sugerida uma dieta de pouco resíduo durante a fase aguda da doença para permitir um repouso relativo do intestino. É recomendável prescrever um antibiótico de amplo espectro, o que deve ser feito por 10 dias. Se os sintomas continuam a melhorar, o paciente é submetido a uma avaliação diagnóstica eletiva quando o processo agudo melhorar. Se os sintomas do paciente não melhoram, é recomendada abordagem do paciente internado.

Pacientes que apresentam sinais e sintomas abdominais mais intensos, febre, imunocomprometimento ou sistemicamente enfermos, devem ser internados. A conduta médica inclui as medidas de suporte de costume, sendo a ingesta oral suspensa, a menos que os sintomas do paciente não lembrem a necessidade de uma cirurgia iminente; nestas circunstâncias, são permitidos líquidos claros (sem resíduos). Geralmente, é desnecessário utilizar uma sonda nasogástrica, a menos que haja suspeita de obstrução intestinal ou ocorram vômitos. Na situação do paciente internado, os antibióticos sistêmicos são obrigatórios, sendo administrados

EV, devendo incluir um agente efetivo contra organismos anaeróbios. Com a melhora dos sintomas, é instituída uma dieta progressiva, com o suplemento de "amaciante" de fezes. Com uma conduta médica agressiva, os sintomas do paciente devem melhorar, consideravelmente, dentro de 24 a 48 horas. Enquanto uma melhora consistente não for observada, a investigação propedêutica deve ser adiada, até que o processo agudo melhore. Entretanto, se os sintomas do paciente persistirem inalterados por um período de 2 dias, é necessária uma investigação radiológica para confirmar o diagnóstico de possíveis complicações (ver adiante).

DIAGNÓSTICO DIFERENCIAL

Carcinoma

O diagnóstico diferencial mais importante é um câncer como causa dos sintomas do paciente. Se houver um carcinoma, a intervenção cirúrgica é necessária dentro de um período de tempo relativamente curto, mesmo que os sintomas persistam. De outra forma, se os achados do paciente apontarem para diverticulite, a cirurgia pode ser adiada enquanto a condição clínica melhora. Infelizmente, a diferenciação entre diverticulite sigmóide e carcinoma nem sempre é estabelecida.

Os métodos investigativos para auxiliar a firmar o diagnóstico são o enema contrastado, a TC e a sigmoidoscopia ou colonoscopia flexível. Uma mucosa colônica intacta, o comprimento do segmento estreitado (no carcinoma, o estreitamento é geralmente curto, enquanto que na diverticulite o estreitamento tende a ser mais extenso) e uma massa na parede do intestino com mucosa intacta falam a favor de diverticulite.

Quando se encontra um divertículo dentro ou em torno de um segmento intestinal estreito, isto pode ser interpretado como uma evidência circunstancial razoável para a presença de doença benigna. Entretanto, devido ao fato de ser possível a coexistência de carcinoma do cólon e doença diverticular, com freqüência, não se deve depositar muita ênfase neste achado.

A sigmoidoscopia e a colonoscopia flexíveis são úteis para fazer o diagnóstico diferencial entre diverticulite e carcinoma. O cirurgião só pode se sentir seguro se a mucosa inteira for visualizada e estiver intacta. Podem ser observados eritema e edema no intestino e, ocasionalmente, pus exsudando de um dos orifícios de divertículo. As preocupações reais na endoscopia são o traumatismo do intestino pelo instrumento, e a pressão de ar provocando perfuração de um divertículo de parede fina ou de um abscesso na parede intestinal. Por estas razões, apenas o endoscopista mais corajoso ou temerário embarcaria neste procedimento em um paciente com quadro agudo. O exame, sob tais circunstâncias, deve ser contra-indicado; porém, com a melhora dos sintomas do paciente, a avaliação endoscópica deve ser feita se o diagnóstico diferencial ainda estiver duvidoso.

A tomografia computadorizada é útil para se fazer o diagnóstico. Sinais de espessamento localizado de parede, aumento de densidade de tecido mole na gordura pericolônica e grandes massas de tecido mole em continuidade com o cólon são úteis, assim como a presença de divertículos. Um carcinoma perfurado, entretanto, pode revelar as mesmas alterações na TC. Se o segmento inflamado for longo (>10 cm), e não se visualiza aumento de linfonodos, é mais provável que a TC indique o diagnóstico de diverticulite.

Pólipos

Há alguma preocupação sobre o diagnóstico diferencial entre diverticulose sigmóide e um pólipo concomitante. Pode ser difícil distinguir entre os dois com um enema contrastado; assim, uma vez declinado o episódio agudo, é preferível realizar uma investigação endoscópica para se firmar o diagnóstico correto.

Outras Doenças

Outras doenças podem demonstrar sinais, sintomas e achados que simulam a diverticulite: doença de Crohn, colite ulcerativa, apendicite aguda, colite isquêmica, doença inflamatória pélvica e condições que afetam o trato urinário (p. ex., infecção e nefrolitíase).

Doença de Crohn

É difícil, às vezes, fazer o diagnóstico diferencial entre a doença de Crohn e a diverticulite. Vários sintomas, entretanto, podem levar o cirurgião a suspeitar da possibilidade da primeira, principalmente se o paciente se queixa de diarréia e sangramento retal. A presença de inflamação anal (p. ex., fissura ou fístula) também sugere doença de Crohn (ver Capítulos 11 e 30). O exame sigmoidoscópico comprova um reto normal na diverticulite, enquanto que na doença de Crohn ele pode ou não estar doente. As manifestações extracolônicas (p. ex., pioderma, artrite) devem levar o cirurgião a suspeitar da doença de Crohn. Mesmo no curso de uma laparotomia, pode ainda ser impossível distinguir entre as duas doenças. Na diverticulite, a superfície mucosa, apesar de edematosa, geralmente é normal. Dificuldades técnicas especiais na realização da ressecção, ao se abrir a peça cirúrgica ressecada, além da impossibilidade de descompressão intestinal pode resultar na resolução do processo inflamatório colônico, e evidência de granulosidade ou ulceração são indicativos de doença intestinal inflamatória.

Colite Ulcerativa

O diagnóstico diferencial entre diverticulite aguda e complicação de colite ulcerativa não é tão difícil. O exame proctossigmoidoscópico revela sempre uma doença no reto de pacientes com colite ulcerativa (ver Capítulo 29). A sugestão de doença inflamatória intestinal (DII) deve certamente ditar uma conduta médica diferente ou uma abordagem cirúrgica alternativa.

Colite Isquêmica

A colite isquêmica pode trazer um problema no diagnóstico diferencial. Entretanto, os pacientes que apresentam a doença limitada ao cólon sigmóide geralmente apresentam movimentos intestinais e sangramento retal freqüentes. A dor abdominal raramente ajuda na distinção dos dois diagnósticos (ver Capítulo 28).

COMPLICAÇÕES

Perfuração Livre

A perfuração livre com peritonite generalizada é uma complicação rara de diverticulite. Os pacientes se encontram muito comprometidos e exibem os sinais e sintomas comuns de septicemia. A história pode ser de uma instalação súbita de dor abdominal, geralmente no abdome inferior, progredindo para comprometimento generalizado, podendo ser observada uma distensão abdominal acentuada, além de rigidez abdominal. Uma radiografia do abdome em ortostatismo ou em decúbito lateral pode mostrar a presença de gás livre na cavidade abdominal. Acredita-se que a quantidade de gás presente na radiografia ajude diferenciar uma perfuração colônica de uma perfuração gastroduodenal: quanto mais gás, maior a probabilidade de perfuração colônica. A TC da mesma forma que o enema baritado também pode exibir uma perfuração ou gás livre na cavidade peritoneal.

Fleimão ou Abscesso

A complicação mais freqüente da diverticulite sigmóide é uma perfuração ou um abscesso de parede, pois a reação inflamatória aguda geralmente envolve o cólon sigmóide e seu mesentério. Os sinais e sintomas são, na maioria das vezes, confinados ao quadrante inferior esquerdo do abdome. O tratamento geralmente consiste de medidas médicas mencionadas anteriormente, porém, a presença de um abscesso deve ser suspeitada em pacientes que continuam a apresentar dor, febre, leucocitose ou rejeição à alimentação oral.

Drenagem Percutânea Orientada por Tomografia Computadorizada

Os pacientes que não conseguem responder bem de uma conduta médica vigorosa, e que apresentam um abscesso localizado, devem ser encaminhados para uma drenagem percutânea orientada por TC do processo séptico. O êxito depende da habilidade em se encontrar uma via segura e direta para a cavidade do abscesso. Se a drenagem percutânea inicial não consegue ser realizada com sucesso, o abscesso pélvico ou intra-abdominal geralmente requer um procedimento cirúrgico.

Fístulas

A causa mais comum de fístulas abdominais internas é a diverticulite, que pode ter outras causas como tumores malignos de vários órgãos, doença inflamatória intestinal

(DII) inespecífica (particularmente a doença de Crohn) e as seqüelas de radioterapia. Raramente, a lesão do trato urinário ou do rim, a nefrolitíase, os processos supurativos, a tuberculose e os tumores do rim podem levar a uma fístula entérica.

Apesar de serem fístulas relativamente raras, a fístula colovesical é a fístula interna mais comum e que é o resultado de complicação de uma diverticulite. Outros sintomas são manifestações cutâneas, colovaginais, coloentéricas e outras mais raras (p. ex., colouretérica, colouterina e colossalpinge).

Fístula Colovesical

A queixa mais freqüente da fístula colovesical é a pneumatúria, seguida por freqüência urinária, disúria, fecalúria e hematúria. Queixas não relacionadas ao trato urinário incluem dor abdominal nas fossas ilíacas e febre.

Os estudos empregados para avaliar os pacientes com suspeita de fístula colovesical incluem exame de urina, cultura de urina, enema baritado, cistoscopia, cistografia, pielografia endovenosa e endoscopia. O pielograma endovenoso é realizado quase de rotina como parte da avaliação diagnóstica, mas virtualmente nunca identifica a presença da fístula. O maior benefício do estudo é a detecção do envolvimento ureteral, principalmente por compressão extrínseca (ver Capítulo 23). Alguns médicos acham que a cistoscopia é a modalidade com maior probabilidade de identificar a fístula, o que, no entanto, pode ser prejudicado pela existência de uma reação inflamatória na mucosa vesical. O exame, que na realidade identifica, com mais freqüência, a fístula, é o enema baritado. Nenhum artigo defende a sigmoidoscopia ou a colonoscopia para auxiliar no diagnóstico de uma fisitula. A TC provavelmente é o instrumento diagnóstico mais preciso para se confirmar a existência de uma comunicação entre os tratos urinário e gastrintestinal, por revelar uma íntima associação entre cólon e bexiga inflamados.

Apesar dos exames radiológicos e endoscópicos intensivos, pode não ser possível identificar uma fístula, com certeza. Uma cirurgia ainda pode ser recomendada, mesmo que com base em uma suspeita clínica, sem a necessária confirmação. A cirurgia pode ser realizada como uma ressecção intestinal de um segmento inflamado. A bexiga não é fechada, mas é deixado um cateter de Foley por cerca de 7 dias.

Fístula Colovaginal

A fístula colovaginal virtualmente nunca ocorre em uma mulher que ainda tem seu útero. Inversamente, a causa mais comum de uma fístula retovaginal alta é traumatismo como conseqüência de histerectomia. As perdas de fezes, sangue, pus, muco ou gás são queixas freqüentes. O enema baritado pode identificar a comunicação revelando uma fístula ou demonstrando uma alça de cólon sigmóide aprisionada na pelve. Outro método para identificar uma fístula colovaginal é colocar a paciente em posição de litotomia e preencher a vagina com água, introduzindo-se um sigmoidoscópio no reto e insufla-se ar pelo mesmo. Se surgirem bolhas de ar na vagina, fica comprovada a presença de uma fístula colovaginal. A conduta terapêutica é a mesma que para a fístula colovesival.

Fístula Ureterocolônica

A fístula ureterocolônica é extremamente rara e geralmente é provocada por cálculos urinários. Os sintomas incluem infecção de trato urinário, fecalúria e dor abdominal ou de flanco direito. O enema baritado é o exame diagnóstico mais confiável para se demonstrar a fístula.

Abscesso na Virilha

As infecções intestinais, em raras ocasiões, podem se estender à virilha. As vias mais comuns pelas quais a infecção pode se desenvolver nesta área são as seguintes: (a) pelos feixes neurovasculares que penetram no músculo e na fáscia da parede abdominal; (b) através dos anéis inguinais e (c) pelo assoalho pélvico ao longo do reto.

Hemorragia

Ver Capítulo 28.

TRATAMENTO CIRÚRGICO DA DIVERTICULITE AGUDA

Quando os pacientes não conseguem responder às medidas conservadoras ou sua condição está se deteriorando, é necessária uma intervenção cirúrgica urgente. Obviamente, para um paciente com peritonite generalizada e um pneumoperitônio, a cirurgia de emergência sempre está indicada.

Essencialmente, sete cirurgias são disponíveis para o tratamento da diverticulite aguda de sigmóide:

1. Colostomia transversa e drenagem da perfuração.
2. Exteriorização do segmento doente.
3. Ressecção: colostomia do sigmóide ou do cólon descendente e fístula mucosa.
4. Ressecção e colostomia terminal e fechamento do coto retal (cirurgia de Hartmann).
5. Ressecção e anastomose primária e colostomia transversa-protetora.
6. Ressecção e anastomose primária e *bypass* intraluminal (sem colostomia).
7. Ressecção e anastomose primária (sem estoma).

Colostomia Transversa e Drenagem

Uma cirurgia de três estágios foi recomendada para o tratamento de diverticulite aguda por muitos anos. Entretanto, é uma alternativa abaixo do ideal, pois não lida com o processo primário, e o paciente deve sofrer com um estoma insatisfatório (uma colostomia no cólon transverso). Conseqüentemente, outras opções cirúrgicas são melhores.

Exteriorização e Ressecção com Colostomia e Fístula Mucosa

A exteriorização colônica tem sido recomendada para câncer desde o final do século 19. Tradicionalmente, a ressecção era realizada subseqüentemente, e a anastomose era efetuada, freqüentemente, com alguma forma de pinça de espora-compressão. Esta cirurgia remove o ponto da sepse da cavidade peritoneal, em si o objetivo mais importante de cirurgia para diverticulite sigmóide complicada. Hoje em dia, entretanto, não é considerada nem apropriada nem necessária adiar a ressecção até que a cavidade peritoneal permaneça fechada. O intestino é removido no momento da construção do estoma. Atualmente, outros métodos melhores são empregados para tratar a diverticulite sigmóide aguda, com redução de morbidade e mortalidade, assim relegando esta opção a um mero interesse histórico.

Ressecção com Colostomia Sigmóide e Fechamento do Coto Retal; Procedimento de Hartmann

De maneira geral, concorda-se que, se a fonte de infecção pode ser removida na cirurgia inicial, o procedimento de Hartmann seria a abordagem cirúrgica mais satisfatória.

A cirurgia envolve a ressecção do intestino inflamado, e uma colostomia terminal de sigmóide com fechamento do coto retal. O procedimento efetivamente remove a fonte da sepse da cavidade peritoneal, cria um estoma bem satisfatório e evita o risco de anastomose sob condições de sepse. Apresenta, no entanto, uma grande desvantagem: o segundo estágio da cirurgia, realizado 6 ou mais semanas depois, requer um procedimento abdominal importante. Nesta 2ª cirurgia a colostomia deve ser desmanchada e o intestino proximal (reto) liberado, o que freqüentemente necessita mobilizar o ângulo esplênico, um procedimento de algum risco de lesão do baço. A assim chamada bolsa de Hartmann (coto retal) pode ser de visualização difícil e pode estar consideravelmente retraída. Devido ao advento de anastomose grampeada com grampeador circular, entretanto, não é mais necessário mobilizá-la tanto quanto era necessário anteriormente para a anastomose de sutura manual. Devido ao fato de ser uma cirurgia de porte, muitos pacientes com risco elevado foram privados da oportunidade de ter a continuidade intestinal restabelecida, ficando com um estoma permanente.

Anastomose após o Procedimento de Hartmann

A utilização de grampeador circular é muito recomendada, pois permite uma anastomose tecnicamente simples. O instrumento é introduzido no reto até o ápice do coto retal, onde o trocarte do intrumento atravessa a parede retal. A extremidade do segmento intestinal proximal é fechada em bolsa sobre a bigorna, e a sutura proximal em cordão de bolsa previamente aplicada é atada. As partes do instrumento são então reconectadas e o canhão grampeador é disparado, criando uma anastomose término-terminal sem mobilização retal.

A abordagem assistida por laparoscopia tem sido defendida para o restabelecimento da continuidade intestinal após o procedimento de Hartmann. Esta técnica é discutida no Capítulo 27. Basicamente, os resultados são comparáveis aos do procedimento aberto.

O Momento de Reverter a Colostomia

Saber o momento de se proceder à reanastomose após a ressecção de Hartmann é matéria de muita controvérsia. O intervalo entre a primeira e a segunda cirurgia é o fator mais importante na previsão da segurança da segunda operação. Há autores que recomendam esperar entre 15 semanas a 3 meses antes de efetuar a reversão da colostomia, porém a maioria dos cirurgiões desafia a morbidade e intervém mais cedo.

Resultados

Analisando os resultados da ressecção de Hartmann para a doença diverticular aguda ou perfurada, é inadequado falar meramente em termos do primeiro estágio. Calculando a morbidade e a mortalidade globais, devem-se considerar ambos os procedimentos. Infelizmente, a maior parte das publicações não consegue lidar com o espectro inteiro da cirurgia requerido para efetuar a resolução completa do processo patológico, incluindo o restabelecimento da continuidade intestinal (2º estágio).

Alguns investigadores compararam sua experiência com o procedimento de três estágios e a ressecção de Hartmann em pacientes com perfuração de cólon secundária à doença diverticular. Uma morbidade geral de 71% foi observada após a cirurgia de três estágios, e de 37% após o procedimento de Hartmann. A infecção da parede abdominal foi a maior morbidade. A mortalidade cirúrgica na primeira etapa foi de 5%, enquanto chegou a aproximadamente 6% na segunda etapa. Apenas quatro procedimentos cirúrgicos adicionais foram necessários no grupo de Hartmann, enquanto 34 cirurgias adicionais foram realizadas no grupo de três etapas cirúrgicas. Outros autores também relataram resultados favoráveis com a cirurgia de Hartmann para a diverticulite perfurada. Não resta nenhuma dúvida de que o procedimento de Hartmann é a opção preferida se uma anastomose for considerada insegura na primeira etapa.

Ressecção e Anastomose sem ou com Colostomia Transversa

Com Colostomia Transversa

As principais desvantagens da cirurgia de Hartmann são as dificuldades e os riscos potenciais envolvidos na 2ª etapa (restabelecimento da continuidade intestinal). Uma abordagem alternativa é efetuar uma anastomose na cirurgia inicial e protegê-la com uma colostomia transversa ou uma ileostomia. O procedimento de segundo estágio, assim, é simplificado, apesar de que não é isento de morbidade. A ressecção e a anastomose podem ser realizadas de acordo com os princípios delineados, com o reconhecimento de que, virtualmente, sempre se deve manter uma boa margem do reto sadio para uma boa anastomose.

Uma colostomia no cólon transverso não deve ser feita por capricho; a morbidade considerável está associada à sua criação assim como a seu fechamento (ver Capítulos 23 e 31). Além disso, não é um estoma fácil de ser manejado. Uma colostomia transversa esquerda deve ser realizada o mais à esquerda possível do cólon transverso, para que o ângulo esplênico apóie o segmento eferente, reduzindo o risco de prolapso de estoma. Esta forma de estoma, entretanto, desvia adequadamente o fluxo fecal se for construído de maneira correta. Como alternativa, pode-se produzir uma ileostomia, o que é um estoma melhor, porém está mais distante da anastomose, e evita, com mais eficácia, a desviar o trânsito fecal da anastomose. Entretanto, uma vez que o cirurgião tenha optado pela colostomia, ela deveria permanecer por ao menos 6 semanas.

Antes de se fechar o estoma, a anastomose deve ser examinada com um proctossigmoidoscópio rígido, um instrumento flexível, ou um enema com contraste hidrossolúvel, para se ter certeza de que a anastomose esteja íntegra.

Ressecção Primária e Anastomose sem Colostomia Protetora

A cirurgia para diverticulite perfurada do cólon sigmóide por ressecção primária e anastomose sem colostomia protetora foi defendida por Madden e Tan[235] em 1961.

Resultados

A avaliação de relatos da literatura é difícil. Com uma peritonite generalizada ou uma contaminação fecal, a colostomia é obrigatória. Outros autores aconselharam aos pacientes que estejam recebendo esteróides que deveriam se submeter à criação de uma colostomia protetora. Permanece a necessidade de um estudo clínico de porte, prospectivo, randomizado e controlado, para avaliar o lugar das várias opções de conduta cirúrgica na diverticulite aguda.

Bypass Intracolônico

Em 1984, Ger e Ravo[236] apresentaram uma técnica experimental onde uma anastomose colorretal poderia ser realizada implantando-se uma cobertura de látex (Silastic) dentro da luz do intestino, mesmo na presença de contaminação maciça. O princípio do assim chamado "*bypass* intracolônico" envolve o ato de suturar um tubo macio especialmente preparado dentro da luz do intestino proximal, que conduz o fluxo fecal para o intestino distal sem contato fecal com o local da anastomose.

Resultados

Quando empregado em condições clínicas em indivíduos que não apresentam diverticulite complicada, nenhum vazamento clínico ocorreu e apenas um vazamento radiológico foi observado no grupo de *bypass*, enquanto que cinco vazamentos clínicos e oito vazamentos radiológicos foram observados naqueles que receberam uma anastomose convencional. Persiste a dificuldade, entretanto, de avaliar, honestamente, os resultados, pois não ficou claro se os pacientes candidatos potenciais para cirurgia eram casos de urgência ou emergência. O assunto é discutível; entretanto, o dispositivo de *bypass* não está mais disponível para implantação e estudo.

Comentário: pessoalmente, prefiro, para a doença diverticular aguda, remover a inflamação na primeira cirurgia. O ideal seria que a anastomose pudesse ser efetuada no primeiro procedimento. A ressecção de Hartmann é utilizada se os fatores técnicos impedirem uma anastomose satisfatória ou se a condição do paciente for grave.

Uma colostomia protetora geralmente não é empregada se o intestino estiver relativamente bem preparado (uma situação comum quando o paciente tiver sido hospitalizado por alguns dias antes da cirurgia). Além disso, se a perfuração para dentro do mesentério ou se o abscesso for relativamente pequeno e localizado na pelve, uma colostomia não é um requisito essencial. Entretanto, na peritonite, um intestino pouco preparado (carga fecal), uma obstrução ou a contaminação fecal, a cirurgia de Hartmann deve ser realizada, ou uma colostomia em alça transversa esquerda deve ser feita junto com a ressecção e a anastomose primária.

A drenagem é recomendada na presença de abscesso. É sugerível instituir uma antibioticoterapia contra anaeróbios e gram-negativos com antibióticos sistêmicos de amplo espectro.

RESSECÇÃO ELETIVA

História Natural da Doença Diverticular Complicada

A decisão de quando intervir cirurgicamente em um paciente com doença diverticular sigmóide não complicada é assunto de considerável controvérsia, e é sempre uma causa de debate e conflito entre residentes e cirurgiões. A história antecedente de uma complicação de diverticulite simplifica, de alguma forma, a recomendação cirúrgica, mas muitos pacientes que poderiam se beneficiar da ressecção não apresentam tal história. A avaliação radiológica que revela estreitamento, deformidade, ou mesmo obstrução parcial pode ajudar a decidir a favor de um procedimento cirúrgico, mas ninguém pode estar certo de que os sintomas acabarão após a ressecção, a menos que seja encontrada uma doença aguda na laparotomia. Se a colonoscopia revelar edema, estreitamento ou pus, a ressecção cirúrgica é indicada. De maneira inversa, se a avaliação não comprovar achados notáveis, a ressecção do cólon sigmóide tem menos probabilidade de resolver as queixas do paciente.

Técnica

Os detalhes técnicos da ressecção eletiva da diverticulite são essencialmente os mesmos para carcinoma do cólon sigmóide, com pequenas variações.

A ressecção deve ser realizada com a anastomose do cólon no reto. A tentativa de remoção de todos os divertículos é desnecessária. A mobilização do ângulo esplênico pode ser requerida se todo o cólon inflamado for ressecado, principalmente em casos de hipertrofia das camadas musculares do intestino. Uma revisão da Clínica Mayo notou diverticulite recorrente em 12,5% dos pacientes nos quais o cólon sigmóide foi empregado para a anastomose distal (anastomose alta), mas em apenas 6,7% daqueles quando o reto foi empregado (anastomose baixa).

A ressecção eletiva para doença diverticular foi descrita por abordagem laparoscópica. Na experiência na Clínica Lahey, descobriu-se que a ressecção laparoscópica eletiva era tão segura quanto a cirurgia convencional laparotômica, e foi associada a uma hospitalização mais curta com uma recuperação mais rápida. Entretanto, os autores chamam a atenção para o fato de que o custo mais elevado do tempo da sala de cirurgia pode tornar difícil justificar o procedimento economicamente. A técnica assistida por laparoscopia é discutida no Capítulo 27.

Recomendações para Ressecção Eletiva

A ressecção eletiva é recomendada para pacientes que apresentaram uma ou mais crises de dor no quadrante inferior esquerdo, com febre, leucocitose e evidência radiológica de diverticulite, principalmente se aplicarmos algum item que segue:

- O paciente tem menos de 55 anos de idade (< 40 para homens).
- Há evidência radiológica de vazamento intestinal.
- O paciente apresenta sintomas de trato urinário (sugestivos de fístula iminente).
- Há evidência de obstrução intestinal.

Se estiverem presentes alterações radiológicas e endoscópicas que não conseguem excluir câncer, a ressecção é obrigatória.

MIOTOMIA

Reilly[237] recomendava a miotomia sigmóide no tratamento de doença diverticular não complicada de longa duração. O procedimento envolve a secção das tênias antimesentéricas e o músculo circular subjacente da junção retossigmóide até "o comprimento necessário", algumas vezes chegando a 60 cm de extensão.

Comentário: é difícil interpretar a experiência de Reilly. No grupo não complicado, parece que o procedimento, na realidade, estava sendo realizado para queixas de cólon irritável. De fato, Reilly observou que as indicações para a aplicação do procedimento parecem estar diminuindo.

A aplicação da miotomia para cólon irritável, o "estado pré-diverticular", e para a diverticulose, pode se mostrar útil e vale ser mais profundamente investigada. A avaliação fisiológica (estudos de motilidade e pressão) pode permitir a identificação de pacientes que se beneficiariam com esta abordagem. Certamente, sentimos que esta cirurgia tem pouco a oferecer no tratamento de doença diverticular.

COMPLICAÇÕES COLÔNICAS EM PACIENTES PORTADORES DE TRANSPLANTE DE ÓRGÃOS E INSUFICIÊNCIA RENAL

Os pacientes que se submeteram a transplante são suscetíveis de desenvolver uma variedade de complicações colônicas, incluindo íleo paralítico prolongado, dilatação colônica, obstrução intestinal, colite isquêmica, enterocolite necrosante, ulceração, hemorragia e diverticulite perfurada.

A porcentagem de perfurações livres é muito mais elevada em pacientes com transplante de rim, enquanto que o abscesso mesentérico ou a perfuração de parede é mais comum em indivíduos que não foram submetidos a transplante. Acredita-se que a utilização de agentes imunossupressores e esteróides seja o responsável. Mesmo quando um paciente não manifesta sinais e sintomas sistêmicos, a intervenção cirúrgica deve ser realizada logo, e deve sempre incluir uma ressecção intestinal. Devido à diminuição da resistência do hospedeiro, é extremamente improvável que uma perfuração ou um abscesso resolverá com uma terapia conservadora. A intervenção precoce sempre mostrou que a sobrevida melhora.

DIVERTÍCULO GIGANTE DE CÓLON

O divertículo gigante de cólon é uma entidade clínica rara. A doença muito freqüentemente envolve o cólon sigmóide; divertículos gigantes solitários foram encontrados em outras áreas do intestino grosso, com a lesão geralmente sendo um pseudodivertículo ou, mais raramente, um verdadeiro divertículo.[238]

As teorias incluem a distensão de um divertículo por organismos formadores de gás após a oclusão de um "óstio estreito", e um mecanismo de válvula de bola que provoca o seqüestro do gás na cavidade do abscesso quando a pressão intraluminal do intestino grosso aumenta.

Os pacientes podem se apresentar com perfuração, septicemia, obstrução intestinal (resultando de compressão pela massa) e sangramento retal. A maioria se queixa de dor abdominal ou a presença de uma distensão localizada. O diagnóstico diferencial inclui a duplicação congênita do cólon, o volvo de cólon, a colecistite enfisematosa, o pseudocisto pancreático infectado, a pneumatose cistóide intestinal, o divertículo gigante duodenal, a obstrução intestinal, o lipoma intra-abdominal e o abscesso intra-abdominal. O tratamento é a remoção do divertículo por ressecção do cólon sigmóide.

DOENÇA DIVERTICULAR DO CÓLON DIREITO

Fisiopatologia e Epidemiologia

Os divertículos que acometem o cólon direito podem ser solitários ou múltiplos. Devem ser diferenciados dos divertículos direitos que coexistem com diverticulose extensa do cólon. O primeiro tipo de divertículo é considerado, tradicionalmente, como sendo congênito; acreditava-se que a maioria era verdadeiro divertículo, apesar de que outros sugerem que a causa é a mesma da doença diverticular esquerda – espessamento anormal do músculo da parede do cólon.

A doença diverticular direita é mais freqüente na Ásia que em qualquer outro lugar. Ao menos nesta população, a adoção de uma dieta ocidental pode influenciar a prevalência de doença diverticular, mas o local no qual os divertículos tendem a ocorrer é, provavelmente, determinado mais por raça ou por predisposição genética.

Sinais e Sintomas

Os sinais e sintomas de diverticulite direita simulam os da apendicite (esquerda). Os pacientes podem se queixar de dor epigástrica, náuseas e vômitos, com a migração da dor para dentro da fossa ilíaca direita. Dependendo do processo ser localizado ou difuso, podem ser observados febre baixa, dor moderada, defesa e descompressão. A leucometria geralmente está elevada.

Estudos Radiológicos

Os achados radiológicos consistentes de diverticulite direita incluem a presença de uma massa paracolônica, fecalito calcificado e uma alça distendida de intestino delgado perto da massa. Entretanto, estes achados não são observados na apendicite aguda; então, a menos que o paciente já tenha sido submetido à apendicectomia, esta tríade de observações radiológicas não é de grande ajuda.

Foi demonstrado que a tomografia computadorizada é eficaz no diagnóstico de diverticulite aguda. Conseqüentemente, a TC pode ser valiosa, primeiramente, para pacientes com achados atípicos de apendicite aguda, principalmente em pacientes idosos, e para aqueles que foram apendicectomizados. A possibilidade de drenagem guiada por TC justifica, ainda mais, a aplicação seletiva desta técnica, Entretanto, o sucesso da ressecção intestinal, sem levar em conta um estoma temporário, torna o uso da TC uma consideração menos atraente.

Tratamento

O tratamento cirúrgico deve incluir a excisão do divertículo envolvido e sutura do cólon. Entretanto, devido ao fato de a massa inflamatória geralmente envolver uma grande extensão do ceco ou do cólon direito, a ressecção intestinal geralmente é necessária. A ressecção intestinal é aconselhável na presença de uma massa inflamatória, devido à dificuldade em se diferenciar a lesão de um carcinoma colorretal perfurante.

DOENÇA DIVERTICULAR DO CÓLON TRANSVERSO

Os relatos de diverticulite aguda do cólon transverso são extremamente raros. Como na diverticulite de cólon direito, os pacientes são jovens e, com freqüência, considerados como apresentando apendicite ou colecistite aguda. A ressecção intestinal é o tratamento de escolha.

ÚLCERA CECAL SOLITÁRIA

A úlcera cecal solitária é uma condição de etiologia desenvolvida. Algumas teorias foram postuladas para explicar sua ocorrência, inclusive medicação (principalmente corticosteróides), estase na ulceração estercoral, diverticulite, doença inflamatória intestinal, corpo estranho, malformação arteriovenosa, infecção, isquemia e predisposição genética. Na literatura mais recente, a úlcera cecal solitária parece estar freqüentemente associada à doença renal em estágio avançado.

Os pacientes podem apresentar sinais e sintomas sugestivos de apendicite aguda, sendo a hemorragia maciça uma conseqüência rara.

O tratamento cirúrgico da perfuração intestinal requer uma ressecção do segmento envolvido, principalmente se o diagnóstico de malignidade não puder ser excluído.

NOTAS DO REVISOR TÉCNICO

233. Critérios de Roma II para o diagnóstico da SII:
    1. Presença, em pelo menos 12 semanas (não necessariamente consecutivas), durante os últimos 12 meses, de distúrbios ou desconforto ou dor abdominal acompanhados de pelo menos duas das três seguintes características:
        - *alívio do desconforto com a defecação;* início associado à alteração na freqüência das evacuações, seja constipação intestinal seja diarréia;
        - início associado à alteração da matéria fecal (fezes ressecadas e fragmentadas ou em "cíbalos"; fezes pastosas e fezes líquidas).
    2. Sintomas e sinais considerados elementos de reforço ao diagnóstico da SII:
        - esforço excessivo durante a defecação;
        - urgência para defecar;
        - sensação de evacuação incompleta;
        - eliminação de muco durante a evacuação;
        - sensação de plenitude ou distensão abdominal;
        - escape involuntário de fezes.
234. Formas clínicas de apresentação da SII:
    1. Alguns pacientes apresentam distúrbios ou desconforto ou dor abdominal acompanhados de pelo menos duas das três seguintes características: (a) alívio do desconforto com a defecação; (b) início associado à alteração da matéria fecal (fezes ressecadas e fragmentadas ou em "cíbalos"; fezes pastosas e fezes líquidas); (c) início associado à constipação intestinal (menos de três evacuações por semana);
    2. Idem (a) e (b) e (c) início associado à diarréia (mais de três evacuações ao dia).
    3. Idem (a) e (b) e (c) início não associado à alteração na freqüência das evacuações, seja constipação intestinal (menos de três evacuações por semana) seja diarréia (mais de três evacuações ao dia).
    4. Idem (a) e (b) e (c) início dissociado das evacuações, sendo o hábito intestinal normal.

    Como aproximadamente 20% da humanidade é portadora de SII, conclui-se que há, no planeta, cerca de 1.200.000.000 de portadores da síndrome.
235. Madden, J.L. Treatment of perforated lesions of the colon by primary resection and anastomosis. *Dis Colon Rectum* 1966;9:413-416.
236. Gear, J.S.S., Ware, A., Fursdon, P. *et al.* Symptomless diverticular disease and intake of dietary fibre. *Lancet* 1979;1:511-514.
237. Reilly, M. Sigmoidal myotomy for acute diverticulitis. *Dis Col Rectum* 1965;8:42-4.
238. Os divertículos colônicos são herniações ou formações saculares da parede colônica que se originam na luz intestinal, desenvolvendo-se centrifugamente. Sob o ponto de vista de origem os divertículos classificam-se, basicamente, em congênitos ou verdadeiros e adquiridos ou falsos. Os divertículos congênitos têm este nome por se desenvolverem no período embrionário, sendo providos de todas as quatro camadas colônicas, quais sejam a mucosa, a submucosa, as musculares e a serosa. São tambem deno-

minados divertículos verdadeiros, por apresentarem todas as camadas estruturais da parede colônica, mesmo não sendo embrionários. Várias modalidades de divertículos verdadeiros podem desenvolver-se ao longo do tubo digestivo: são mais notórios os divertículos da segunda porção do duodeno ou divertículos de QUÉNU (QUÉNU Edouard, A.V.A 1852-1933, cirurgião e anatomista francês: divertículo duodenal), os divertículos do jejuno, as diverticuloses jejunoileais, os divertículos solitários do íleo terminal ou de MECKEL (MECKEL, Johann F. (1781-1833), embriologista e anatomista alemão: divertículo de Meckel (remanescente embrionário do saco vitelino, que, quando persiste anormalmente, apresenta-se como uma herniação no íleo terminal, podendo seu revestimento interno apresentar mucosa gástrica, e, portanto, ser sede de ulceração e hemorragia), os divertículos solitários da face interna do ceco e os divertículos solitários da face externa do sigmóide. As localizações colônicas mais comuns de incidência de tais divertículos são o ceco e o sigmóide. Os divertículos congênitos ou verdadeiros são de diagnóstico quase sempre fortuito ou incidental, de incidência mínima, de pequeno interesse clínico, rarissimamente desenvolvendo sintomas. Quando se tornam sintomáticos, tais divertículos se caracterizam por desenvolver hemorragia digestiva e crises de diverticulite, redundando ou não em perfuração com peritonite fecal ou em obstrução intestinal.

A outra modalidade de divertículos, os divertículos falsos ou adquiridos, forma-se na vida adulta e na idade provecta, tendo suas paredes participação da mucosa e da serosa, com pouca submucosa e quase ausência das camadas musculares. No século passado a doença diverticular era referida como divertículos, herniações colônicas, hérnias colônicas, dilatações sacciformes, infecções diverticulares, etc.; até a década de 1960 os divertículos adquiridos receberam, genericamente, a designação de diverticulose, referindo-se termo diverticulite aos divertículos inflamados ou infectados. A partir de estudos patológicos desta condição mórbida, sobretudo e originalmente efetuados por MORSON, analisando peças cirúrgicas ressecadas de pacientes portadores de divertículos colônicos, foram estabelecidas novas bases fisiopatológicas, visando caracterizar melhor esta doença. Os novos conceitos estabelecidos por estes estudos, hoje tão difundidos e quase universalmente aceitos, levaram à designação genérica de "doença diverticular dos cólons" ou "doença diverticular do intestino grosso" para caracterizar o que outrora era simplesmente designado de "diverticulose"e "diverticulite". Apesar, todavia, desta nova designação, é comum o uso dos termos "diverticulose"e de "diverticulite"no sentido de se referirem às doenças diverticulares, respectivamente, sem e com processos inflamatórios e/ou infecciosos.

27

Cirurgia de Cólon e Reto Assistida por Laparoscopia

Pedi ao Dr. Jonathan M. Sackier, Professor de Cirurgia na *The George Washington University School of Medicine and Health Sciences*, e Diretor do *Washington Institute of Surgical Endoscopy*, que desse sua opinião sobre as perspectivas desta nova tecnologia. Suas opiniões são especialmente valiosas porque, enquanto da elaboração desta obra, ele é um dos cirurgiões mais experientes na cirurgia laparoscópica de cólon. É autor de um livro importante sobre a matéria de cirurgia minimamente invasiva.

O advento da videoendoscopia facilitou a implementação da laparoscopia na prática do cirurgião geral e estimulou uma avalanche de avanços tecnológicos para facilitar o empreendimento de procedimentos cirúrgicos de monta através de incisões mínimas. Os relatos publicados têm incluído técnicas para laparoscopia diagnóstica, apendicectomia, suspensão retal, cecopexia, criação de uma colostomia em alça, cecostomia, ressecção para endometriose e colectomia para outras condições benignas assim como para câncer. Devido aos grandes números de cirurgias de cólon que foram realizadas nos Estados Unidos, parece natural que muito dos esforços laboratoriais e clínicos recentes têm sido para desenvolver as técnicas para conseguir uma ressecção de cólon e mesmo uma anastomose, intracorporeamente. Ainda resta provar se os esforços para realizar os procedimentos laparoscopicamente se mostram ser meramente a situação da tecnologia se adiantando a uma aplicação ou se verdadeiramente representam um avanço singular na conduta para indivíduos com doença colorretal.

Porém, uma preocupação é a perda do sentido tátil de um indivíduo; a exploração com a mão não é possível. Provavelmente é um requisito que, com a disponibilidade da tomografia computadorizada e a ultra-sonografia abdominal, assim como a endossonografia transcolorretal (*transcolorectal endosonography* – TES), uma avaliação pré-cirúrgica completa possa ser realizada antes da cirurgia para um processo maligno.

Na 90ª Convenção Anual da *American Society of Colon and Rectal Surgeons* (1991), foi adotada uma resolução pelos Membros da *Society*. A declaração que segue foi o resultado do consenso:

- ENQUANTO uma nova tecnologia está evoluindo para remover órgãos intra-abdominais com métodos menos invasivos, e
- ENQUANTO a eficácia desta tecnologia não for comprovada, e
- ENQUANTO as complicações da utilização desta tecnologia, incluindo morbidade, mortalidade e tratamento inadequado, são desconhecidas e podem superar as terapias tradicionais, e

- ENQUANTO é importante encorajar e apoiar o desenvolvimento desta tecnologia, então está
- RESOLVIDO que a *American Society of Colon and Rectal Surgeons* (Sociedade Americana de Cirurgiões de Cólon e Reto) encara a colectomia laparoscópica, uma tecnologia não comprovada, e que é inteiramente apropriado realizar ressecções intestinais laparoscópicas em um ambiente projetado para avaliar significativamente a segurança do paciente e a eficácia desta técnica.

Como conseqüência desta ação, a *Society* estabeleceu um registro para cirurgias laparoscópicas de cólon, os formulários adequados disponíveis no escritório da *Society* (American Society of Colon and Rectal Surgeons, 800 E. Northwest Highway, Suite 1080, Palatine, IL 60067, Estados Unidos).

INTRODUÇÃO

Georg Kelling,[239] um jovem médico alemão cuja tese de doutorado tinha como título *On Measuring Stomach Capacity (Medindo a Capacidade Gástrica)*, foi quem deu origem à laparoscopia. O que ele conseguiu com êxito foi aplicar o trabalho anterior de Robert Simons de Bonn que, inspirando-se em **Von** Recklinghausen,[240] havia escrito uma dissertação sobre os efeitos do pneumoperitônio (1870). Este fenômeno originalmente foi chamado de "enfisema abdominal" por Wegner, porém curiosamente não foi observado como provocando inflamação. Em 1882, von Mosetig-Moorhof instituiu o conceito de pneumoperitônio para o tratamento de tuberculose com cura aparente. Este trabalho foi confirmado por outro médico alemão, Willem Nolen. Em 1901, Kelling estabeleceu que uma pressão abdominal de aproximadamente 50 mmHg poderia interromper uma hemorragia intra-abdominal. Durante os anos seguintes, ele se dedicou ao desenvolvimento de equipamento para esta área de investigação. Apesar de que algumas de suas experiências tiveram êxito, vários dos animais utilizados para estes procedimentos morreram, presumivelmente como resultado das altas pressões empregadas.

Com base nestes dados experimentais, Kelling introduziu um cistoscópio de Nitze para observar os efeitos que o tamponamento de ar produzia nas vísceras abdominais e apresentou seu trabalho no 73° Congresso Alemão de Cientistas e Médicos Naturais em Hamburgo em 1902. Neste mesmo ano, Dimitri Ott, um ginecologista alemão, também teve êxito em observar a cavidade abdominal, mas ele usava uma incisão no fórnix posterior da vagina. Também teve êxito em trazer luz para dentro do abdome através do emprego de espelhos de cabeça.

O crédito à primeira verdadeira celioscopia humana geralmente é conferido a Jacobaeus (1912), que promoveu o procedimento para o tratamento de ascite. No ano seguinte, Bernheim publicou sua experiência com *Organoscopia*, e Kelling relatou seus estudos laparoscópicos iniciais em 1923. Em 1929, outro médico alemão, Heinz Kalk, publicou um artigo sobre o uso do laparotorascópio com o qual ele realizou 41 exames de 36 pacientes. Ele atribuiu a Jacobaeus o crédito de ser o maior contribuinte para o desenvolvimento da laparoscopia e sentiu que a técnica tinha, como aplicação inicial, a possibilidade de avaliar doença hepática. Um imigrante irlandês nos Estados Unidos, John Ruddock, foi um outro entusiasta da peritoneoscopia. Em 1934, também comentou sobre o valor de se realizar a laparoscopia em pacientes com ascite. Além disso, ele introduziu vários instrumentos e desenvolveu o conceito de coletar biopsias sob controle laparoscópico.

Nas últimas décadas, foram feitos avanços tecnológicos importantes na conduta de doenças de cólon e reto. No final dos anos 1960 e no início dos anos 1970, o desenvolvimento do endoscópio flexível resultou na possibilidade de uma conduta não-invasiva na doença neoplásica do cólon. Mais tarde nos anos 1970, o desenvolvimento de dispositivos grampeadores radicalmente alterou a maneira com que os cirurgiões restabeleciam a continuidade intestinal. E então, no final dos anos 1980 e no início dos anos 1990, fomos testemunhas do desenvolvimento da videoendoscopia, uma de suas conseqüências sendo a promoção da cirurgia laparoscópica. A colonoscopia e os dispositivos grampeadores, sem dúvida, reduziram a morbidade, a mortalidade e o custo cirúrgico, o que foi conseguido sem sacrificar os benefícios a longo prazo do tratamento cirúrgico.

A primeira aplicação da laparoscopia para a cirurgia geral foi para uma apendicectomia, o que foi inicialmente realizado por Semm no início dos anos 1980, apesar de que DeKok tenha realizado um procedimento assistido de laparoscopia em 1977. Porém, foi a introdução da endoscopia assistida por vídeo que permitiu que o cirurgião compartilhasse o cenário intra-operatório com assistentes, assim como o desenvolvimento de melhor instrumental, que levaram à explosão da tecnologia laparoscópica no final dos anos 1980.

A introdução da colecistectomia na Europa e nos Estados Unidos levou vários outros investigadores a empregar esta técnica para virtualmente toda a cirurgia. Enquanto é elaborado este trabalho, o laparoscópio tem sido os olhos para alguns cirurgiões para essencialmente todo o procedimento colorretal conhecido.

EQUIPE DE LAPAROSCOPIA

Sala de Cirurgia

É necessário que a sala de cirurgia seja ampla o bastante para acomodar todo o equipamento necessário para realizar procedimentos complexos. O ideal é que os monitores sejam suspensos ao teto para aumentar a área livre no solo. Salas comuns de cirurgia não possuem saídas suficientes de eletricidade, por isso tomadas suplementares talvez tenham de ser instaladas. Além disso, o emprego de um braço extensível pode ser necessário, portanto, deve-se levar em consideração o espaço requerido. Devido ao fato de que o abdome do paciente está sendo continuamente perfundido por gases de resfriamento, deve-se ter o cuidado especial de manter a temperatura ambiente em um nível adequado.

Anestesia

O anestesista deve compreender as complicações potenciais da laparoscopia que se devem unicamente a este procedimento ou que apresentam risco aumentado com esta cirurgia. As complicações incluem embolia gasosa, disritmia cardíaca, retenção de dióxido de carbono e dessaturação de oxigênio, assim como o potencial para pneumotórax e pneumomediastino. Outra preocupação é o emprego de óxido nitroso, que pode levar à distensão intestinal. Além disso, a necessidade de mudar a posição do paciente pode interferir com o retorno venoso e a oxigenação, e possivelmente aumentar a pressão intracraniana.

Ao se encerrar a cirurgia, o vasamento de dióxido de carbono para dentro dos espaços pré-peritoneal ou retroperitoneal pode resultar em profundo enfisema subcutâneo. Deve-se decidir se se mantém o paciente intubado para permitir tempo suficiente para que o dióxido de carbono seja reabsorvido. Não fazê-lo pode levar à retenção de dióxido de carbono, que no paciente recentemente anestesiado pode ter conseqüências angustiantes. Finalmente, deve-se dar atenção ao posicionamento do paciente para evitar lesão de nervo por compressão. Dispositivos especiais de aquecimento são geralmente requeridos, principalmente se for previsto um procedimento de duração relativamente longa. Como já mencionado, o fluxo de gás dentro da cavidade peritoneal pode levar à hipotermia, com efeitos danosos profundos no balanço metabólico do paciente.

Enfermagem

Uma enfermeira deve ser a responsável por todo o equipamento laparoscópico. Uma lista de verificação deve ser preparada antes de cada cirurgia, e que inclua ítens importantes como cilindros sobressalentes de gás suficientes, lâmpadas, esparadrapo para unidades de captura digital de imagem, e daí por diante. Obviamente, a enfermeira deve assegurar-se de que todo o equipamento esteja funcionando adequadamente. A enfermeira também é responsável pelo preparo da sala com todo o equipamento na posição adequada para cada cirurgia. Finalmente, é mandatório ter o equipamento requerido disponível para conversão para um procedimento aberto se a necessidade surgir. Geralmente, isto consiste em ter disponível um bisturi e compressas de laparotomia na bandeja de Mayo, assim como equipamento padrão de cirurgia aberta na sala e disponível.

TÉCNICA – PRINCÍPIOS GERAIS

Pneumoperitônio

Para obter o espaço necessário para realizar a cirurgia, o gás deve ser introduzido no abdome, o que se consegue geralmente por meio de uma agulha Veress, que é introduzida através de uma pequena incisão puntiforme. A agulha é disponível na forma reutilizável ou descartável. A agulha Veress consiste de um trocarte externo agudo com um obturador interno rombo, oco, com dispositivo de mola. Ao se inserir a agulha, o obturador é puxado para trás para dentro do trocarte até que penetre na cavidade peritoneal. O obturador então é automaticamente recolhido para evitar traumatismo a quaisquer estruturas subjacentes.

Para evitar traumatismo, o cirurgião levanta a parede abdominal e utiliza um segundo dedo para evitar a introdução inadvertida da agulha muito longe ou para evitar apontar a agulha na direção de um grande vaso. Tendo entrado na suposta cavidade peritoneal, a agulha deve ser aspirada com uma seringa. Se aparecer sangue, a agulha deve ser reposicionada. Se vier um jato de sangue, o cirurgião deve considerar que perfurou a aorta, a veia cava ou um vaso ilíaco. Não deve haver hesitação para se converter, neste momento, em laparotomia aberta.

Se for observado conteúdo intestinal na seringa, a cirurgia laparoscópica pode ser continuada, e subseqüentemente avalia-se a natureza da lesão, e que é, na maioria das vezes, uma pequena perfuração do intestino, que pode ser suturada. Tendo aspirado a agulha, o cirurgião deve então injetar solução salina e aspirar de novo. Se estiver na cavidade peritoneal, o líquido não pode ser retirado. De maneira inversa, se estiver no espaço pré-peritoneal, a solução salina será aspirada. Sob estas circunstâncias, a agulha precisa ser reposicionada. Outro teste útil é a técnica da gota pendente. Uma gota de solução salina é colocada na extremidade aberta da agulha enquanto se levanta a parede abdominal; se a cavidade peritoneal tiver sido perfurada, o líquido desaparecerá.

Uma alternativa para a técnica de Veress para penetrar no abdome foi descrita inicialmente por Hasson[241] em 1978. Penetra-se na cavidade abdominal através de uma pequena incisão sob visualização direta, o que é realizado com mais freqüência abaixo do umbigo através da linha alba elevada, penetrando no abdome no ponto mais delgado da parede anterior. A cânula de Hasson tem uma ponta romba e aletas, às quais as suturas de apoio são atadas. A técnica de Hasson deve ser empregada de rotina se for planejada uma cirurgia laparoscópica para o paciente já anteriormente submetido a uma cirurgia abdominal, que tem uma hérnia umbilical, ou se a penetração de Veress falhou.

Tendo introduzido ou uma agulha ou a cânula de Hasson, deve-se bombear gás para dentro do abdome. Um insuflador de alto fluxo conectado ao cilindro de dióxido de carbono é empregado rotineiramente. A utilização de outros gases já foi sugerida, inclusive óxido nitroso e hélio, mas o dióxido de carbono é muito bem conhecido, barato e rapidamente disponível; por isso é o preferido.

O gás não deve ser introduzido mais rapidamente que 1,5 l/min para evitar as complicações potencialmente fatais de ruptura de diafragma e disritmia, Além disso, a pressão não deve ser superior a 15 mmHg para diminuir o risco de retorno venoso iminente, para evitar a estimulação vagal por estiramento diafragmático (levando a uma dor pós-cirúrgica), e para limitar a possibilidade de pneumotórax e pneumomediastino. Além disso, deve-se estar atento, pois o pneumoperitônio pode provocar acidose por absorção de dióxido de carbono. Finalmente, a superfície peritoneal pode parecer inflamada devido à dilatação vascular que, em pacientes em maior risco, pode levar a colapso vascular. Finalmente, se a agulha for inadvertidamente introduzida dentro de um vaso ou um órgão sólido, há o potencial para produzir embolia gasosa, o que pode ser reconhecido por alterações drásticas no estado hemodinâmico do paciente e a produção do murmúrio característico de roda de moinho.

Alguns autores sugeriram que a cirurgia laparoscópica pode ser realizada sem pneumoperitônio, criando-se um espaço através da elevação da parede abdominal. Esta laparoscopia sem gás ainda tem que angariar popularidade ou, efetivamente, comprovar que tem algum benefício quando comparada com cirurgias abertas convencionais.

Portas Cirúrgicas

Na linguagem comum, as palavras "trocarte" e "cânula" se tornaram intercambiáveis. A palavra "trocarte" provavelmente emana de *trochartor trois-quarts*, um perfurador afiado de três lados dentro de uma cânula de metal. Os trocartes originais para laparoscopia consistiam de uma lâmina oca, de três lados, afiada com uma bainha de metal e uma válvula em aba ou botão. Se conservada adequadamente e afiada com freqüência, ainda é um meio eficaz de se realizar uma laparoscopia. A melhor maneira de se ter certeza de que não se está provocando nenhum mal é introduzir criteriosamente os trocartes subseqüentes sob visualização direta. Se um ponto maior que o criado previamente for necessário, um obturador dilatador pode ser inserido. O tamanho do trocarte é ditado pelos instrumentos a serem empregados. Atualmente, os trocartes estão disponíveis em uma variedade de tamanhos, de 2,7 a 33 mm.

Devido ao fato de ser o pneumoperitônio geralmente criado através do umbigo, o primeiro trocarte é freqüentemente posicionado neste ponto, e a câmera é introduzida por aí. Os pontos subseqüentes devem ser posicionados de acordo com os princípios seguintes:

- Os instrumentos introduzidos através deles devem ser capazes de alcançar o órgão-alvo.
- A ponta do instrumento não deve apontar para a câmera pois isto impede a percepção da profundidade de campo.
- As pontas dos instrumentos não devem trabalhar paralelamente à linha de visão, pois isto impede a visualização do mecanismo de trabalho.
- Os instrumentos não devem estar muito próximos uns dos outros, pois isto leva à dificuldade de manuseio dos mesmos.
- As cânulas não devem permanecer diretamente na crista ilíaca ou na margem costal, pois isto leva à dor pós-operatória.
- As cânulas não devem ser inseridas diretamente através de vasos visíveis na parede abdominal ou na localização conhecida dos vasos epigástricos.

O ideal seria que os instrumentos fossem posicionados a 60 ou 120 graus da linha do local (Figura 27.1). Uma inovação adicional foi proposta: o emprego de envelopes impermeáveis a gás para permitir uma laparoscopia assistida manualmente.

Fontes de Iluminação

Consegue-se uma boa iluminação do abdome por meio de uma fonte luminosa fria de xenônio de 300 watts. Entretanto, se a intenção for apenas uma laparoscopia diagnóstica, uma fonte halógena de 150 watts pode ser suficiente. Além disso, pode ser necessário ter disponíveis fontes adicionais de luz na sala, se houver a necessidade de equipamento auxiliar (p. ex., um *stent* ureteral iluminado). Uma fonte adicional de iluminação pode ser requerida se o cirurgião tem a intenção de realizar uma colonoscopia intra-operatória para identificar a localização de uma lesão ou se um gastroscopista for requerido para visualizar o duodeno ao se realizar uma colectomia direita.

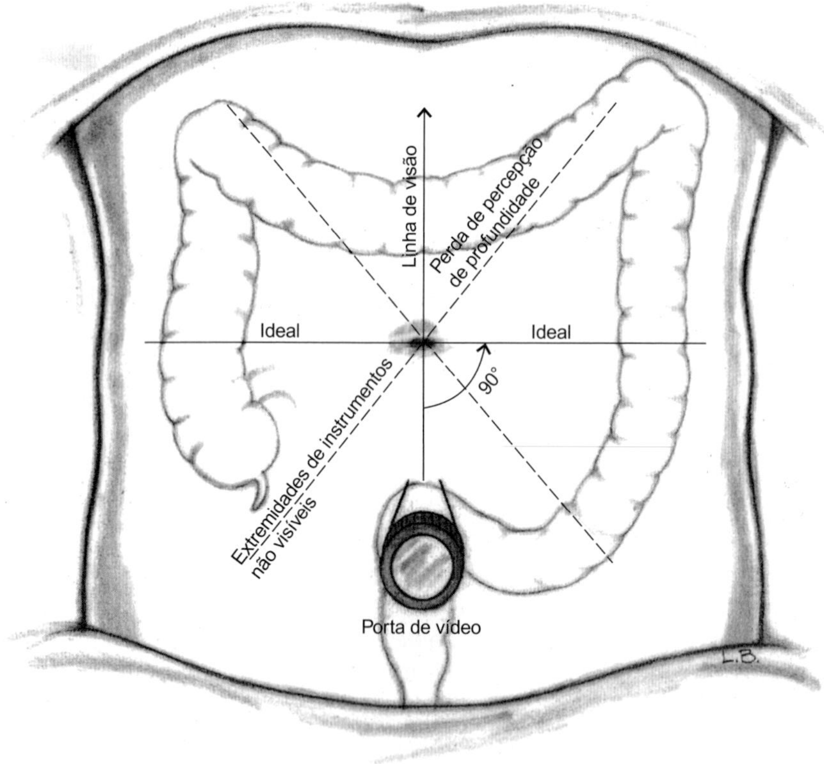

FIG. 27.1. Seleção esquemática de porta. A linha de visão determina os ângulos de introdução que servirão melhor ao cirurgião. Se forem muito agudos, as extremidades dos instrumentos não serão vistas; se muito obtusos a percepção da profundidade de campo ficará prejudicada.

Visualização

Uma grande variedade de laparoscópios encontra-se disponível, com tamanhos variando de 2,7 a 10 mm, nas formas reaproveitáveis e descartáveis, com uma variedade de lentes corretoras. Uma óptica de zero grau fornece uma visualização direta e é mais fácil de manipular. Entretanto, os telescópios angulados com visor a 30 ou 45 graus apresentam a vantagem de permitir que o cirurgião visualize a estrutura de várias perspectivas. Também estão disponíveis laparoscópios com ponta flexível, mas não conseguiram angariar popularidade. É necessário um meio de evitar o embaçamento da ponta do telescópio.

Os laparoscópios mais antigos seguem o projeto de Palmar-Jacobs, onde o facho de luz é dividido para fornecer um canal de visão descentrado e com um lúmen para a introdução de instrumentos. Os laparoscópios modernos não usam esta construção, e uma câmera de televisão é atada diretamente ao visor. As câmeras são instrumentos de um ou três *chips*. Apesar de que estes últimos fornecem uma definição melhor de cor, porque são utilizadas televisões convencionais de 420 linhas, a vantagem é perdida. Com a introdução de televisão de alta definição, o acréscimo de tecnologia de intensificação pode aumentar a popularidade das câmeras de três *chips*.

Documentação

Com freqüência, é útil obter um registro permanente do procedimento para aumentar o protocolo do paciente, para fornecer ao cirurgião um mecanismo para comunicar os achados cirúrgicos além dos clínicos e, infelizmente, por motivos médico-legais. Capturar imagens em vídeo é certamente possível, porém apresenta vários inconvenientes. Primeiro, o armazenamento é custoso. Segundo, é a questão de quem é o proprietário legal. Terceiro, a quem ele beneficia: o paciente, o cirurgião ou a comunidade legal? Para fins didáticos, entretanto, as imagens de vídeo são ideais. Os formatos Super VHS e de 3/4 de polegada são excelentes e ideais para edição posterior. A captura de imagens com tecnologia digital ou analógica fornece imagens de alta qualidade, muito adequadas para ensino ou publicação. Alguns sistemas permitem que as imagens sejam incorporadas no relato cirúrgico, semelhante ao que tem sido empregado por endoscopistas flexíveis.

Fontes de Energia

A maioria dos procedimentos laparoscópicos pode ser realizada com segurança com eletrocirurgia monopolar ou bipolar, uma modalidade com a qual a maioria dos cirurgiões está familiarizada. Os geradores para eletrocoagulação e corte estão prontamente disponíveis e são extremamente eficazes. Além disso, muitos instrumentos manuais agora incorporam eletrocirurgia, alguns dos quais fornecendo aspiração e irrigação adicionais, o que elimina o número requerido de mudanças de instrumento. A eletrocirurgia bipolar apresenta a vantagem teórica de limitar a distribuição de energia, porém é certamente mais lenta e mais desajeitada.

Uma alternativa mais recente é o dispositivo de bisturi harmônico, que limita a propagação de calor e tem a capacidade de coagular vasos sangüíneos relativamente grandes. Demonstrou ser eficaz em retirar o mesentério na colectomia laparoscópica. Em relação aos *lasers*, é um meio dispendioso de alcançar o mesmo fim.

Controle Robótico

Um grande empecilho para a cirurgia laparoscópica é a necessidade de alguém segurar a câmera. A maioria dos cirurgiões usa um outro médico, um enfermeiro, um técnico ou um acadêmico de medicina para este objetivo. O menor tremor, fisiológico ou mesmo como conseqüência da ampliação produzida por se trabalhar próximo a uma estrutura, pode provocar intensa náusea em toda a equipe cirúrgica. Além disso, a incapacidade de seguir o movimento de todo instrumento dentro e fora do abdome pode levar a uma lesão iatrogênica.

O desenvolvimento do robô de sistema endoscópico automatizado para o posicionamento ideal resolveu muito o problema. O sistema, que fornece controle de câmera eficaz e previsível, alcançou ampla popularidade. Várias interfaces para controlar este dispositivo estão disponíveis, inclusive controle de pé e de mão. Mais recentemente, um sistema ativado por voz foi instituído.

Instrumentos Manuais

Os instrumentos laparoscópicos, em sua grande maioria, são clones das variedades-padrão abertas e incluem a maioria dos padrões conhecidos. Dispositivos especiais em cordão de bolsa foram desenvolvidos especificamente para cirurgia laparoscópica assim como pinças de distribuição intestinal para evitar a necessidade de se utilizar uma porta para cada instrumento. Os dispositivos de grampeamento também estão disponíveis, análogos a instrumentos para cirurgia aberta. A necessidade de se ocluir vasos levou ao desenvolvimento de uma ampla variedade de aplicadores de clipe, alças de suturas pré-atadas e máquinas de ruptura. É necessário, no entanto, que o cirurgião laparoscópico sério desenvolva as habilidades necessárias para suturar e atar intracorporeamente. Apoios de agulha e suturas especialmente projetados existem para este propósito. Os instrumentos laparoscópicos, efetivamente, estão sendo aplicados a cirurgias abdominais abertas e a cirurgias transanais. O comprimento adicional e a construção excelente fornecem vantagens particulares em certas situações.

Ultra-Sonografia Intra-Operatória

A ultra-sonografia se tornou uma parte familiar da prática de muitos cirurgiões de cólon e reto através de sua aplicação transanal para a avaliação de câncer de reto. Com o desenvolvimento de sondas laparoscópicas, todo um grupo de indicações foi proposto. É de importância óbvia avaliar o fígado em pacientes com doença maligna, uma tarefa impossível na ausência da sensação tátil. A ultra-sonografia intra-operatória é um auxiliar extremamente importante para se avaliar metástases hepáticas nesta situação. Além disso, o emprego de sinais Doppler auxilia na localização de vasos dentro do mesentério gorduroso e pode identificar linfonodos dentro da cavidade peritoneal.

COLECTOMIA ASSISTIDA DE LAPAROSCOPIA

Pano de Fundo

A cirurgia laparoscópica não alcançou o nível de popularidade na conduta de doença colorretal como para a cirurgia hepatobiliar. As razões para isto incluem: (a) a necessidade de reposicionamento freqüente; (b) vários grandes vasos requerendo ligadura, o que pode consumir tempo e ser perigoso; (c) a retirada de material obriga a uma laparotomia, essencialmente pondo abaixo toda a filosofia laparoscópica; (d) deve ser criada uma anastomose, o que pode ser desajeitado de se realizar intracorporeamente e (e) os benefícios potenciais da cirurgia laparoscópica – redução da dor, redução do tempo de hospitalização, retorno mais cedo à atividade normal, e um resultado cosmético melhor são insignificantes se a preocupação principal é tratar uma doença maligna.

Apesar destas preocupações, a popularidade da colecistectomia laparoscópica e a fanfarra da atenção da imprensa que acompanhou sua introdução, a colectomia assistida por laparoscopia tem vários defensores dentro da profissão médica e está sendo cada vez mais aplicada a vários problemas colorretais. Ainda assim, tem sido virtualmente impossível conduzir uma avaliação significativa do verdadeiro benefício. Vários benefícios foram sugeridos, inclusive a redução da dor, a melhora do resultado cosmético, alta mais cedo e a volta menos demorada ao trabalho naqueles indivíduos que foram submetidos a um procedimento laparoscópico. A função imune pode ser menos comprometida por cirurgia laparoscópica. Um outro benefício possível é a redução da formação de aderências, uma observação que tem sido descrita por ginecologistas já há alguns anos. Teoricamente, isto certamente diminuiria as re-hospitalizações para obstrução intestinal. Entretanto, os dados após colectomia assistida de laparoscopia no que diz respeito à formação de aderências ainda são carentes de contabilização.

A questão do custo com a laparoscopia é extremamente difícil de analisar. No ambiente atual de cuidados de saúde nos Estados Unidos, é difícil amortizar o custo através do amplo espectro de planos de reembolso – honorário por serviço, acordos contratuais e o paciente pobre. O que parece provável, no entanto, é que qualquer economia alcançada através da redução do tempo de hospitalização será mais que eliminada pelo aumento do tempo cirúrgico e a necessidade de equipamento dispendioso.

Preparação do Paciente

O preparo do paciente para procedimentos colorretais laparoscópicos é essencialmente o mesmo que para uma cirurgia aberta convencional. Entretanto, em certas áreas ocorrem diferenças potenciais.

Ao se referir à história patológica pregressa do paciente, estar ciente de procedimentos cirúrgicos anteriores ajudará o cirurgião a avaliar a probabilidade de encontrar aderências intra-abdominais, que podem tornar difícil ou impossível realizar uma cirurgia laparoscópica com segurança. Uma observação especial deve ser colocada sobre uma história de tendência a sangramento ou a possibilidade de uma doença hepática; a hipertensão e varizes porta podem provocar uma hemorragia maciça. Deve-se estar atento para a possibilidade de problemas respiratórios, porque a utilização de pneumoperitônio com dióxido de carbono pode prejudicar a troca gasosa. Deve-se considerar o uso de uma abordagem laparoscópica sem gás ou retroceder para uma cirurgia aberta. Saber que o paciente alberga uma hérnia de hiato pode ser um problema, pois uma grande hérnia preenchida de dióxido de carbono pode prejudicar a respiração.

O exame físico deve observar qualquer evidência de hérnias inguinais. Alguns cirurgiões recomendam colocar uma funda perioperatoriamente para evitar uma distensão maciça do saco herniário, uma conseqüência da insuflação de gás.

Os estudos pré-operatórios comuns são feitos, mas o limiar para realizar a avaliação da função pulmonar deve ser mais baixo, principalmente em pacientes mais velhos a serem submetidos a uma laparoscopia. O emprego de ultra-sonografia tem sido recomendado para mapear as aderências intra-abdominais no pré-operatório, o que ajuda a determinar se se penetra no abdome utilizando uma agulha de Veress ou uma cânula de Hasson (ver discussão anterior). Este emprego da ultra-sonografia para esta indicação requer que o radiologista esteja familiarizado com a técnica de declive (*slide*) de víscera.

Consentimento

Como para qualquer cirurgia, o consentimento informado apropriado é considerado obrigatório. Esta comunicação deve incluir uma discussão detalhada das alternativas e a possibilidade de conversão para um procedimento aberto. Deve-se incluir na discussão dos riscos a possibilidade de lesão por agulha ou trocarte, problemas com a insuflação, a possibilidade de enfisema subcutâneo pós-operatório, e as complicações-padrão geralmente discutidas quando se obtém o consentimento para o procedimento laparotômica. Todo formulário de consentimento deve levar a frase "... laparoscópica, possivelmente laparotômica." Também acredito que, quando for possível, esta conversa deve acontecer na presença de um parente próximo e que seja mantido um registro detalhado sobre esta comunicação.

Indicações

As indicações para uma colectomia laparoscópica são essencialmente as mesmas das cirurgias convencionais do intestino grosso. Deve ser claramente compreendido, no entanto, que a aplicação desta modalidade não muda de maneira nenhuma o julgamento cirúrgico tradicional nem deve levar a comprometer a colectomia tecnicamente. Esta tecnologia deve ser uma alternativa às técnicas cirúrgicas tradicionais, mas não devem ser vistas como sendo exclusivas. O paciente não dever ser sujeito a um procedimento que comprometa a eficácia do que poderia ser feito por meios convencionais, nem deve se encontrar em risco maior. Se, durante o curso da cirurgia, o cirurgião acredita que a eficácia ou a segurança está sendo comprometida, então é adequado, ou mesmo obrigatório, abandonar a cirurgia laparoscópica e voltar para uma cirurgia de métodos abertos padrão. A conversão para um procedimento aberto nunca deve ser considerada um insucesso.

LAPAROSCOPIA DIAGNÓSTICA

Eletiva

Câncer

Alguns autores recomendaram a realização de uma laparoscopia diagnóstica para avaliar as superfícies hepática e peritoneal antes de empreender uma ressecção para câncer colorretal. Entretanto, com a controvérsia atual no que diz respeito à implantação cutânea (ver adiante), deve-se questionar se isto é uma indicação apropriada. Fora isso, uma visão excelente pode ser obtida certamente. De fato, ocasionalmente, o estagiamento da doença do paciente pode ser alterada através desta investigação. Sem dúvida, a avaliação laparoscópica é um método extremamente eficaz para avaliar pacientes após ressecção e com TC, ou *scan* monoclonal com evidência sugestiva de doença recorrente. As biopsias podem ser retiradas de áreas do fígado que se encontram inacessíveis à abordagem percutânea assim como da superfície serosa do intestino, do omento e do peritônio. Um procedimento de inspeção posterior tem sido utilizado por muitos anos por ginecologistas para a avaliação de *follow-up* de pacientes com diagnóstico de câncer de ovário.

Dor

O emprego de laparoscopia para a avaliação de um paciente com dor abdominal tem sido bem documentado na literatura, tanto ginecológica quanto da cirurgia geral. Uma profunda avaliação do conteúdo abdominal pode ser alcançada por este método. Ultimamente, no entanto, uma laparoscopia diagnóstica para dor com freqüência leva à realização de uma apendicectomia ou à lise de aderências.

Doença Intestinal Inflamatória

Em circunstâncias onde o diagnóstico está em questão, ou para avaliar outro aspecto da condição (p. ex., doença hepática concomitante), uma abordagem laparoscópica pode ser útil.

Febre

Ocasionalmente, os pacientes podem apresentar uma febre de origem desconhecida nos quais todos os outros exames falharam em localizar a fonte. A avaliação laparoscópica pode identificar tuberculose, brucelose, doença intestinal inflamatória, linfoma ou abscesso.

Emergência

Dor

Não é raro haver confusão diagnóstica com um paciente com dor abdominal, principalmente em mulheres em idade reprodutiva. Enquanto os ginecologistas têm usado a laparoscopia para esta indicação por muitos anos, os cirurgiões gerais começaram a aplicá-la com freqüência maior para esta indicação. Se é feito o diagnóstico de apendicite, o cirurgião pode proceder à apendicectomia. Deve-se observar, contudo, que a laparoscopia não é um substituto do exame clínico e do julgamento apropriado. Outras condições (p. ex., diverticulite) podem levar o cirurgião a continuar o procedimento com orientação laparoscópica ou a convertê-lo em uma cirurgia aberta, dependendo da experiência e da natureza da doença.

Obstrução

A utilização de orientação laparoscópica no paciente com obstrução intestinal deve ser aplicada com cautela especial por razões óbvias, por isso não tem sido amplamente empregada para avaliar a fonte e a localização de obstrução intestinal. O intestino distendido, assim como a preocupação de não se criar traumatismo adicional pela colocação do trocarte, dissuadiu muitos cirurgiões por outro lado experientes em laparoscopia em adotar esta abordagem. Entretanto, é possível que com uma aplicação criteriosa da técnica, a causa da obstrução e o alívio da fonte podem ser empreendidos laparoscopicamente.

Isquemia

Os pacientes com isquemia mesentérica muito freqüentemente são idosos e apresentam doença concomitante e significativa. Estes pacientes toleram mal os procedimentos cirúrgicos. Uma laparoscopia diagnóstica, que pode até ser realizada à beira do leito na unidade de tratamento intensivo ou no serviço de emergência, pode esclarecer qualquer confusão acerca do diagnóstico. Se for identificada gangrena afetando um grande segmento do intestino grosso, nenhuma intervenção cirúrgica pode ser considerada. Se o intestino estiver viável, o cirurgião pode escolher maximizar o fornecimento de oxigênio e melhorar o *status* hemodinâmico por meio de uma cânula deixada *in situ*. Após completar um procedimento aberto para isquemia, o cirurgião talvez deixe a cânula no lugar com um cordão de bolsa atado em torno da fáscia. A ponta da cânula pode estar alojada em uma bolsa do peritônio para permitir uma segunda laparoscopia à beira do leito.

Diverticulite

Enquanto o meio principal de estagiamento de diverticulite é a tomografia computadorizada, a laparoscopia pode permitir a avaliação da doença e, em determinadas circunstâncias, assistir na colocação de um dreno.

Traumatismo

A laparoscopia tem sido aplicada com eficácia para a triagem de pacientes com traumatismo abdominal contundente. O procedimento pode ser realizado no serviço de emergência de maneira semelhante à lavagem peritoneal diagnóstica (LPD). A limitação da LPD é que as determinações falsas-positivas não são raras. A conseqüência de uma avaliação incorreta é realizar uma laparotomia desnecessária, uma ocorrência em até 25% dos pacientes. Na ausência de politraumatismo, a laparoscopia pode ser realizada no serviço de emergência sob anestesia local. Sob tais circunstâncias, tenta-se simplesmente graduar os achados patológicos.

Se é observado conteúdo intestinal dentro da cavidade abdominal, é evidente que ocorreu um dano intestinal grave. Uma laparotomia, então, é obrigatória. Se for identificado sangue, devem-se considerar as seguintes categorias:

Pequena quantidade: É observada uma pequena quantidade de sangue, que pode ser lavado; não se vê nova coleção de sangue. Nenhuma fonte é identificada. As lesões destes pacientes podem receber cuidados e serem reavaliadas posteriormente.

Quantidade moderada: Observa-se sangue nas goteiras paracolônicas ou entre alças de intestinos. Após lavado, reacumula. Se for observada uma fonte de sangramento, o cirurgião pode decidir se esta requer atenção imediata ou outras lesões merecem prioridade de abordagem.

A inserção da agulha de Veress pode acarretar um sangramento profuso detectado após a introdução do laparoscópio, observando-se os intestinos boiando em um lago de sangue. Estes pacientes requerem laparotomia imediata.

Obviamente, o conhecimento do mecanismo de lesão é importante. Por exemplo, os acidentes com desaceleração são muito provavelmente associados a rompimentos de intestino e mesentério.

O traumatismo penetrante do cólon por ferimentos à faca, não apenas do abdome mas também do períneo, pode ser avaliado por laparoscopia. O ferimento de entrada da pele deve ser fechado antes que o laparoscópio seja inserido. Se não se observa nenhuma brecha do peritônio, então deve-se presumir que nenhuma lesão interperitoneal tenha ocorrido. De forma diversa, se o peritônio foi lacerado, deve-se procurar a lesão e assegurar se o paciente requer cirurgia aberta ou simplesmente uma observação mais cuidadosa. Além disso, deve-se considerar a possibilidade de se utilizar a laparoscopia para avaliar ferimentos por arma de fogo ocasionais, principalmente quando o projétil parece ter tomado um curso oblíquo e mesmo com armas de menor calibre. Obviamente, um ferimento do cólon a bala deve ser tratado com cirurgia aberta.

LAPAROSCOPIA TERAPÊUTICA

Apendicectomia

A apendicectomia laparoscópica foi descrita pela primeira vez por Semm,[242] um ginecologista, em 1983. Muitos dos primeiros relatos desta cirurgia envolvem primeiro remover apêndices normais em indivíduos com dor abdominal. Muitos agora acreditam que a apendicectomia laparoscópica deveria ser o padrão de cuidados para todos os pacientes que apresentam apendicite, sejam mulheres em idade reprodutiva, crianças, ou homens adultos.

Técnica

O cirurgião se mantém do lado esquerdo do paciente, a televisão é colocada perto do pé direito do paciente, e a cirurgia é realizada com a mesa inclinada para a esquerda e com a cabeça para baixo para permitir que o conteúdo abdominal caia da fossa ilíaca direita. O laparoscópio é introduzido através de uma porta no umbigo, e duas portas adicionais são colocadas – uma no quadrante superior direito e outra na fossa ilíaca esquerda (Figura 27.2). Eu prefiro empregar apenas grandes

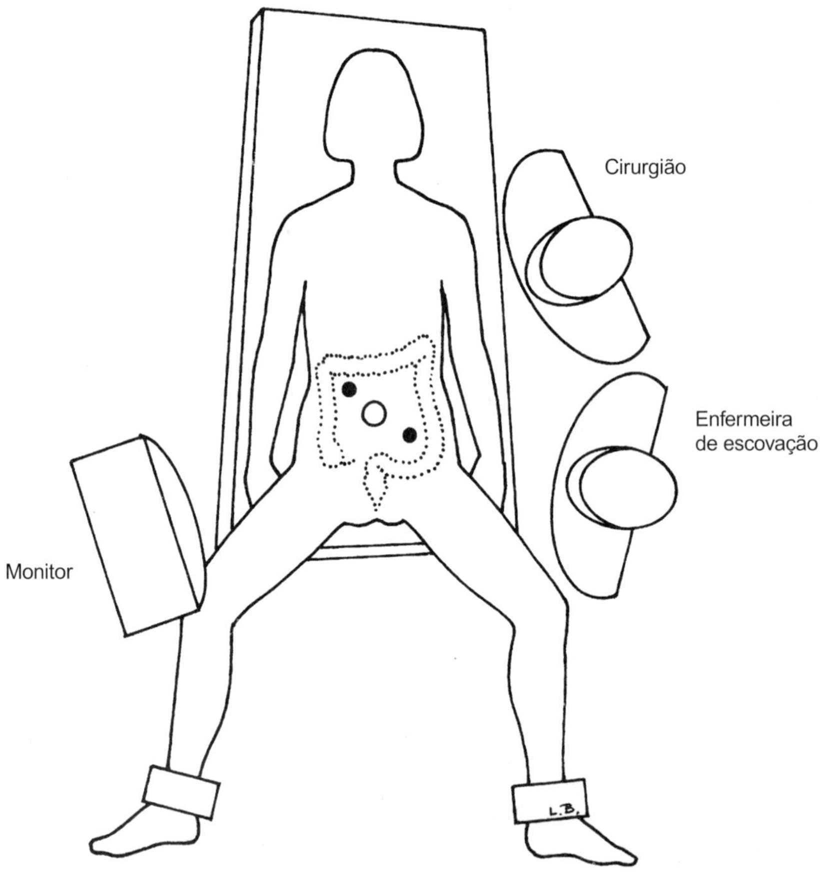

FIG. 27.2. Posições de trocartes e disposição da sala de cirurgia para apendicectomia laparoscópica. Os comandos de litotomia da mesa permitem acesso à vagina para manipulação uterina.

portas para que o telescópio possa ser mobilizado de posição para posição. O apêndice é apreendido e, se não for claramente visível, o ceco é mobilizado de suas ligações retroperitoneais pelo uso do eletrocautério monopolar. O fornecimento sangüíneo deve ser dividido por meio de eletrocautério (monopolar ou bipolar), o bisturi harmônico, clipes individuais e tesoura, ou um dispositivo de grampeamento. Podem ser usadas as ligaduras, mas isto tende a consumir muito tempo. A junção do apêndice com o ceco é então claramente identificada. Remove-se então o apêndice após a separação na base após a aplicação das alças de Roeder, e empregados grampos individuais ou um grampeador linear. O apêndice é então colocado em um saco ou retirado através de um tubo redutor de metal.

Ressecção de Cólon

Indicações

Doença Intestinal Inflamatória

Devido ao fato de que a cirurgia para doença intestinal inflamatória é freqüentemente realizada em pacientes jovens, a preocupação com um bom resultado cosmético tem sido sugerido como uma razão importante para a colectomia assistida laparoscopicamente. Além disso, os pacientes com doença de Crohn devem com freqüência ser submetidos a cirurgias de repetição devido a complicações e recorrência. Estes pacientes podem se beneficiar de uma abordagem laparoscópica porque uma redução das aderências parece estar associada a este método. Se a manipulação de tecido com instrumentos laparoscópicos está associada a uma recorrência mais elevada em pacientes com doença de Crohn ou uma incidência mais elevada de complicações não foi determinada. Entretanto, a cirurgia laparoscópica é uma alternativa eficaz e sensata para estes pacientes.

Volvo

Foi mencionado que a laparoscopia, na presença de uma obstrução intestinal com o cólon distendido, é um desafio e potencialmente perigoso. Entretanto, em um paciente que obteve êxito na redução de um volvo e que requer ressecção intestinal, o acesso laparoscópico é sensato. A ressecção pode ser realizada próxima à parede intestinal, assim minimizando o risco de lesão ureteral. Além disso, não há necessidade de se identificarem os grandes vasos deste segmento do cólon, e geralmente é necessária pouca mobilização intestinal.

Doença Diverticular

A respeito da ressecção eletiva para doença diverticular, o princípio é o mesmo do volvo. Em um processo benigno, pode-se dissecar perto da parede intestinal, limitando o risco de lesão de estruturas retroperitoneais e grandes vasos sangüíneos. Entretanto, o papel da cirurgia laparoscópica no tratamento da diverticulite aguda é ainda motivo de discussão.

Câncer

A adequação para se realizar uma cirurgia laparoscópica para doença maligna do cólon é a maior questão que os cirurgiões enfrentam ao empregarem esta técnica. Certamente, do ponto de vista técnico, não há dúvida de que a colectomia assistida laparoscopicamente é realizável para esta indicação. A verdadeira pergunta é se a redução teórica de dias no hospital, a diminuição aparente da dor e a possibilidade de retornar ao trabalho antes do esperado são objetivos que valham a pena em relação ao câncer. A preocupação mais importante é a possibilidade de aumento de risco de recorrência da doença.

A *American Society of Colon and Rectal Surgeons* publicou a seguinte declaração:

> A ausência de dados de sobrevida de 5 anos torna prematuro apoiar a ressecção laparoscópica de cólon para câncer. Se a ressecção laparoscópica do cólon for realizada, é importante seguir os princípios e padrões cirúrgicos tradicionais. É adequado continuar a realizar todas as ressecções laparoscópicas em um ambiente onde os resultados podem ser avaliados significativamente. A American Society of Colon and Rectal Surgeons estimula o desenvolvimento de estudos randomizados, prospectivos para avaliar a segurança, a eficácia e os benefícios desta alternativa cirúrgica.

A *American Society of Colon and Rectal Surgeons* (Sociedade Americana de Cirurgiões de Cólon e Reto), a *Society of American Gastrointestinal Endoscopic Surgeons* (Sociedade Americana de Cirurgiões Endoscópicos Gastrintestinais) e o *American College of Surgeons Commission on Cancer* (Comissão sobre Câncer do Colégio Americanos de Cirurgiões) patrocinaram conjuntamente um registro para identificar o mais rapidamente possível os padrões da prática e as complicações agudas da colectomia laparoscópica. Sem dúvida, ressecções oncológicas potencialmente curativas podem ser realizadas. Os primeiros resultados são comparáveis à terapia convencional: a habilidade de se obterem margens adequadas de ressecção, a colheita de grande quantidade de linfonodos, e conseguir realizar uma ligadura alta de vasos sangüíneos. Alguns estudos mostram menos consistência com a abordagem laparoscópica do que o preferível. Por exemplo, há uma preocupação expressa acerca da variabilidade na margem distal que pode ser obtida em uma ressecção laparoscópica. Além disso, existe a possibilidade de que a remoção adequada do mesorreto para ressecções retais baixas possa não ser tão profunda, uma consideração importante levantada por alguns autores. Outros acreditam que a ressecção abdominoperineal laparoscópica pode ser realizada de acordo com princípios oncológicos com ligadura vascular proximal da artéria mesentérica inferior, ampla limpeza das paredes pélvicas laterais e a remoção completa do mesorreto. Margens laterais ou radiais inadequadas em pacientes submetidos à ressecção abdominoperineal laparoscópica também foram relatadas. O caso da falta de sensação tátil para explorar o abdome é também uma preocupação expressa por vários autores. Na realidade, um braço de destreza foi desenvolvido, e que permite que o cirurgião coloque sua mão e seu braço dentro do peritônio insuflado através de uma incisão, mantendo o braço com uma manga lacrada com uma tira de Velcro. Apesar de ser verdade que uma das armadilhas da colectomia laparoscópica é não detectar uma doença intra-abdominal significativa, o conceito de se criar um acesso abdominal suficientemente grande para que um cirurgião coloque uma mão dentro do abdome está certamente contra o conceito de cirurgia minimamente invasiva.

A preocupação sobre o número de relatos de recorrência na parede abdominal após colectomia assistida por laparoscopia estimulou uma discussão significativa. Alguns autores opinaram que, exceto para estudos clínicos controlados, a colectomia laparoscópica para doença maligna deve ser abandonada. Mesmo assim, a incidência de implante carcinomatoso na parede abdominal parece baixa. Além disso, quando comparadas com a incidência de semeadura de ferimento com o procedimento aberto, as estatísticas são menos significativas do que com a cirurgia laparoscópica. Apenas dois estudos publicados se interessaram pela semeadura de ferimento antes da era laparoscópica, com uma incidência real de recorrência isolada de ferimento de 0,4%. A partir da literatura, é certamente claro que, para tumores outros que do cólon, a recorrência na parede abdominal tem sido uma preocupação. A colecistectomia laparoscópica tem sido associada à recorrência do local quando foi removido um câncer insuspeito de vesícula biliar. Apesar de a recorrência do ferimento poder ser desculpada em cânceres avançados, um relato de recorrência de local de porta com uma lesão A de Dukes é muito perturbador. Claramente, o assunto da recorrência na parede abdominal precisa ser resolvido antes que os cirurgiões comecem a realizar colectomia laparoscópica para câncer na ausência de testes clínicos prospectivos.

Polipectomia

Alguns autores admitem uma abordagem laparoscópica para a remoção de grandes pólipos. Deve-se ter em mente, no entanto, que isto pode representar um comprometimento de uma cirurgia adequada para câncer. Certamente, a maioria dos pólipos benignos pode ser removida colonoscopicamente, e aqueles muito grandes merecem ressecção formal. Em outras palavras, se uma abordagem laparoscópica for indicada, devem ser aplicados os mesmos princípios discutidos no Capítulo 21 no que diz respeito à ressecção.

A cirurgia minimamente invasiva tem sido aplicada para o reparo de perfurações colonoscópicas do cólon. Mais do que observar o paciente para ver se ele desenvolve sinais e sintomas de peritonite, deve-se considerar a exploração laparoscópica para ver se existe realmente uma perfuração do cólon. Além disso, pode-se realizar o reparo direto com sutura da perfuração do cólon. A técnica permite uma avaliação direta precoce da extensão da lesão e, teoricamente, evita um atraso na identificação da lesão.

Procedimentos Exteriorizados

Têm sido descritas cirurgias exteriorizadas para a doença de Hirschsprung na população pediátrica. Esta abordagem parece estar ganhando popularidade entre os cirurgiões pediátricos.

Técnica

Confecção do Estoma

Como de costume, a objetiva é introduzida através do umbigo. Um local previamente selecionado para o estoma é utilizado para a abertura de um grande trocarte. Uma abertura de 12 mm é ideal para uma ileostomia, enquanto se recomenda uma abertura de 15 mm para uma colostomia. A alça selecionada é mantida por pinças previamente introduzidas através de um capa de trocarte apropriadamente posicionada, e uma janela é feita na porção avascular do mesentério. Um dreno de Penrose é introduzido no abdome, passado através da janela, e colocado através da cânula no local proposto para o estoma (Figura 27.3). O pneumoperitônio é liberado e o intestino trazido para fora da cavidade abdominal através da incisão. Se o cirurgião o desejar, a introdução lenta de um pneumoperitônio permitirá que o cirurgião suture o mesentério na superfície peritoneal por suturas. As cânulas são então retiradas, e o estoma, confeccionado do modo habitual.

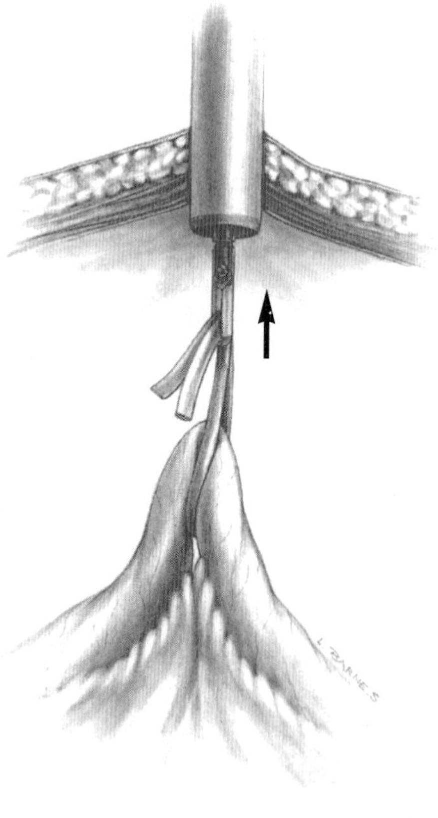

FIG. 27.3. A alça escolhida do intestino é isolada, e um dreno de Penrose é colocado através de uma janela no mesentério avascular. O dreno é apanhado por meio da cânula passada no abdome no local selecionado para o estoma.

Fechamento após a Cirurgia de Hartmann

O restabelecimento da continuidade intestinal pode ser feito após o procedimento de Hartmann por meio laparoscópico. A técnica envolve a mobilização do estoma com a colocação da bigorna do grampeador no intestino proximal com uma sutura contínua padrão em bolsa. O abdome então é insuflado após o fechamento do ferimento do estoma. O coto retal é identificado e é feita uma anastomose colorretal intra-abdominal. O restabelecimento laparoscópico de êxito da continuidade intestinal pode ser impedido, no entanto, devido a aderências densas da reação inflamatória original.

Retopexia

O prolapso retal é uma condição que se presta à abordagem laparoscópica. Os trocartes são posicionados no umbigo e nos quadrantes superiores direito e esquerdo do abdome. Se necessário, pode ser colocado um local adicional de trocarte na região subesternal se for requerida uma tração cefálica do reto. O paciente é colocado em posição de Trendelenburg. Um laparoscópio com visor oblíquo facilita a visualização para mobilizar o reto. Pode ser feita uma retopexia com sutura padrão, ou vários pontos separados ou aplicada uma tela. Se este último for utilizado, é recomendável uma técnica de sutura cruzada, o que facilita os problemas associados a um método laborioso e demorado de sutura. Obviamente, sutura deve ser feita para fixar a tela ao reto.

Cecopexia

A cecopexia para o tratamento de volvo cecal por técnica convencional aberta é discutida no Capítulo 28. Os benefícios desta abordagem são problemáticos. O fato de a cirurgia poder ser realizada laparoscopicamente não aumenta a probabilidade de sucesso. Como já foi dito, uma abordagem laparoscópica não deve ser aplicada no volvo cecal se de alguma maneira comprometer o resultado cirurgico. Porém, se as indicações são adequadas, dois locais de trocarte são posicionados na linha média do abdome, um acima e um abaixo do local de inserção da objetiva. Uma tração adicional aplicada ao reto pode ser fornecida por uma cânula posicionada no quadrante superior direito. O paciente é rolado com o lado direito para cima e a cabeça baixa para dar um acesso ideal para o ceco. As suturas são então aplicadas a partir da tênia do cólon direito para dentro da superfície peritoneal.

Colectomia Laparoscópica

Alguns cirurgiões preferem colocar o paciente em posição supina na mesa de cirurgia para colectomia, mas a posição de perineolitotomia é sugerida de rotina, o que permite um assistente (ou cirurgião) ser posicionado entre as pernas do paciente, se necessário; porém o mais importante é permitir uma colonoscopia sincrônica, se for necessário, para corroborar o local da doença. O monitoramento hemodinâmico é um requisito para todos os procedimentos laparoscópicos; este é um tópico especialmente importante. A medida dos gases de sangue arterial visa limitar a probabilidade de complicações como resultado de acidose, uma preocupação particular em indivíduos com condições cardiopulmonares limites.

Algumas configurações de sala de cirurgia são aconselháveis, mas com a experiência, é comum que cada cirurgião adote uma abordagem pessoal, não apenas para o posicionamento do cirurgião, do assistente, do operador de vídeo e da enfermeira, mas também para as localizações das várias portas abdominais. Apesar de muitos cirurgiões preferirem posicionar a câmera de vídeo no umbigo, outros não acreditam que isto seja o ideal, porque não consegue identificar todas as áreas do cólon (ver discussão anterior). Os princípios requerem flexibilidade, inovações e uma disposição de mudar as portas ou criar novas portas conforme o necessário.

Uma vez tendo-se penetrado no abdome e visualizado a cavidade abdominal, outras portas abdominais podem ser criadas. Se houver a necessidade de uma porta maior do que a porta criada, pode-se inserir um obturador dilatador. No local do posicionamento da câmera, são utilizadas portas de 10 e 12 mm; entretanto, apesar da aplicação planejada do local de porta, tamanhos menores que estes raramente devem ser considerados. A parte superior permite a visualização dos dois terços inferiores do abdome, quando se torna necessário visualizar ou os ângulos hepático e esplênico ou o cólon transverso, a câmera podendo ser mudada para uma das portas hipogástricas. De modo geral, o cirurgião utiliza a porta suprapúbica mais uma outra porta no lado oposto do abdome do qual o intestino é mobilizado ou é ressecado. De forma inversa, o assistente usa a porta operatória no mesmo lado que está sendo dissecado, e uma porta adicional é utilizada se o assistente é capaz de realizar a técnica a duas mãos. Contrastando com a colecistectomia laparoscópica, o paciente é colocado em posição de Trendelenburg e inclinado para o lado oposto ao da ressecção do cólon, para permitir que o intestino delgado seja afastado do campo cirúrgico. A importância da posição do paciente, com a inclinação lateral para ambos os lados, não pode ser subestimada, porque essas manobras são essenciais para fornecer a melhor exposição possível. Pode-se então dar início à dissecção.

Hemicolectomia Direita

Devido ao fato de o intestino delgado não poder ser retraído manualmente com facilidade durante a mobilização do cólon, os pacientes que se submetem à hemicolectomia direita devem ser posicionados em decúbito lateral esquerdo. Prefiro utilizar as posições de porta descritas para cecopexia (Figura 27.4). Se for necessário converter para uma colectomia laparotômica, pode ser feita uma incisão de linha média juntando os locais de inserção de cânula ou uma incisão transversal direita. Durante a dissecção da região ileocecal, o paciente está colocado na posição de Trendelenburg

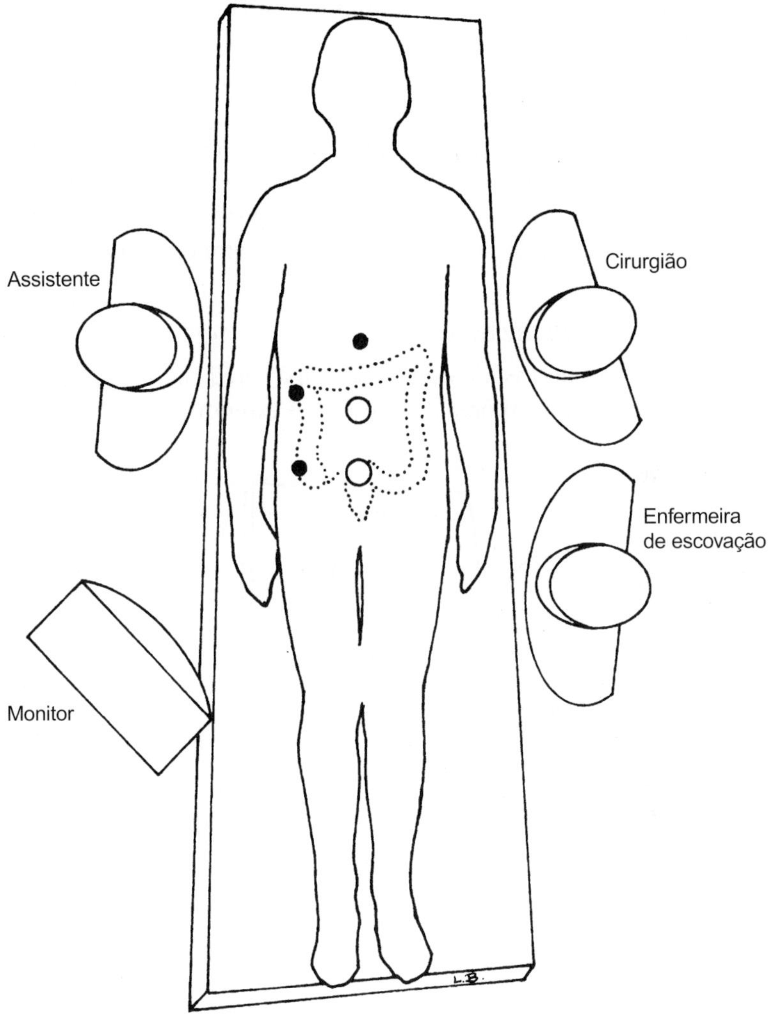

FIG. 27.4. As posições para trocartes, equipe e equipamento na hemicolectomia direita laparoscópica.

e na posição de Trendelenburg inversa durante a dissecção do ângulo hepático. O cólon direito é mobilizado da maneira habitual com o sistema endoscópico de eletrocoagulação. Os vasos cólicos direitos são dissecados e coagulados com pinças de eletrocoagulação, e ligados a aplicador de *endoclip (grampo)*. A técnica para ressecção e anastomose é discutida na seção seguinte. Atualmente, não há nenhum método disponível para se retirarem peças cirúrgicas sem fazer uma incisão abdominal. Portanto, é adequado realizar a mobilização intracavitária com dissecção interna dos vasos e então exteriorizar a peça cirúrgica para ressecção e anastomose.

Hemicolectomia Esquerda e Ressecção Anterior

As posições dos trocartes são essenciais e opostas às posições recomendadas para a hemicolectomia direita (Figura 27.5). O paciente é inclinado com o lado esquerdo para cima e a cabeça para baixo. O intestino delgado é então gentilmente afastado para o quadrante superior direito. O cólon é mobilizado de maneira semelhante à descrita previamente e os vasos dissecados e ligados. O cirurgião pode então efetuar uma anastomose de várias maneiras, porém as diferenças principais dizem respeito à confecção da anastomose intra ou extra-cavitária.

Anastomose Extracavitária

Geralmente, não é necessário esqueletonizar a parede intestinal nas hipóteses de uma anastomose extracorpórea. O intestino é exteriorizado em continuidade,

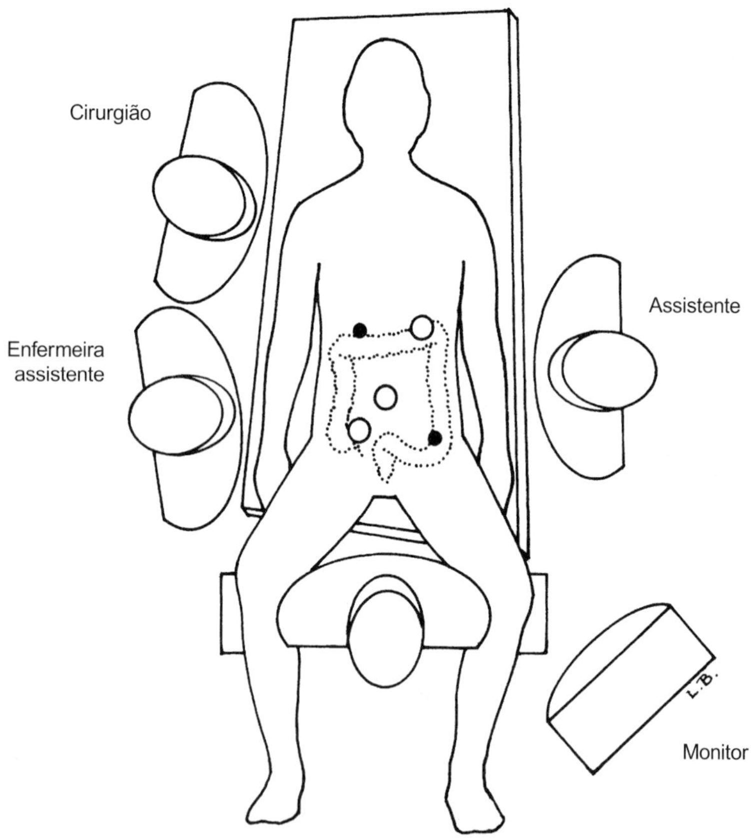

FIG. 27.5. Posição preferida para realizar uma hemicolectomia esquerda e ressecção anterior do reto.

ressecado e anastomizado externamente. Uma vantagem importante de se realizar uma anastomose extracavitária é assegurar que o segmento doente do intestino foi identificado e eliminado. Por outro lado, se uma anastomose intracavitária for feita, a opção de uma colonoscopia intra-operatória é disponível para dar certeza de que o segmento correto de intestino está sendo ressecado.

Técnica Extracavitária Modificada

Uma vez completada a mobilização, o intestino é apreendido através da porta cirúrgica mais próxima. Para a cirurgia do cólon direito, isto geralmente significa uma porta no quadrante inferior direito. Para lesões de sigmóide, isto pode significar a porta suprapúbica da linha média; e para cirurgias de cólon esquerdo, a porta do quadrante inferior esquerdo. Uma pequena incisão é praticada adjacente ao local, sendo o intestino visualizado, e então apreendido e trazido pela incisão abdominal. Uma incisão de 5 cm geralmente é adequada para permitir a passagem do cólon, a menos que haja a presença de massa intestinal maior. Pode-se inserir um dedo através da incisão e passá-lo através da janela no mesentério. Com uma tração apropriada o intestino mobilizado é trazido pela incisão e o mesentério é identificado, pinçado e dissecado. A anastomose é finalizada com a confirmação da doença. O intestino então é recolocado na cavidade abdominal, e a incisão é fechada. Restitui-se, então, o pneumoperitônio e o abdome é cuidadosamente inspecionado para hemostasia. A cavidade é generosamente irrigada, e quaisquer coágulos devem ser removidos. As portas são retiradas sob visualização direta e os locais fechados.

Este método efetua um consenso entre uma ressecção extracorpórea total e anastomose e uma ressecção intracorpórea total e anastomose. O intestino é dissecado internamente utilizando um grampeador linear com navalha ou aplicando-se pinças intestinais. O cólon é dissecado, e a extremidade proximal, trazida para fora da cavidade abdominal através de um local de inserção de trocarte grande. Em seguida, o cirurgião pode fazer a anastomose utilizando um anel de anastomose biofragmentável, a bigorna do grampeador, ou devolvendo a extremidade proximal à cavidade abdominal após a finalização da ressecção. Entretanto, esta última abordagem é um difícil e consome tempo.

Anastomose Intracovitária

Apesar de ser tecnicamente realizável, a finalização de uma anastomose intracavitária total é uma técnica laparoscópica altamente avançada. Pode ser encarada como uma abordagem menos que satisfatória para restabelecer a continuidade intestinal para muitos pacientes e, realmente, para a maioria dos cirurgiões familiarizados com a laparoscopia. Ainda assim, sua aplicação é válida, e é interessante discutir as abordagens técnicas. Uma preocupação óbvia é o risco de contaminação fecal quando o intestino é dissecado.

A técnica geralmente recomendada é a seguinte: a margem proximal da ressecção é identificada e seccionada com um grampeador linear. Eu prefiro deixar o intestino proximal pinçado, mas não grampeado. A margem distal a ser ressecada é então seccionada. Uma bolsa de plástico é introduzida através do reto, e a peça é retirada e extraída através do ânus. Como alternativa, a peça pode ser removida através de uma pequena incisão abdominal, que depois é fechada antes de se efetuar a anastomose (Figura 27.6). A anastomose pode então ser realizada por qualquer técnica ao gosto do cirurgião; sutura manual ou grampeamento.

Se for feito o grampeamento, utiliza-se a seguinte abordagem: a bigorna do dispositivo grampeador circular é destacada do canhão do grampeador, e uma sutura é atada em volta do pino na bigorna e enrolada em volta dela. A bigorna é colocada no canhão, introduzida no canal anal, e a bigorna retirada dentro da cavidade abdominal. A bigorna então é colocada dentro do cólon proximal, e a agulha com a sutura é trazida para fora através de uma tênia, perto da borda do intestino. A extremidade do cólon proximal então é grampeado, assim seqüestrando a bigorna em seu interior. Uma pequena incisão é feita na linha de grampo no intestino proximal. Uma tração sobre a sutura permite que a haste seja trazida através desta abertura. O reto então é fechado com um grampeador linear. Uma anastomose grampeada é

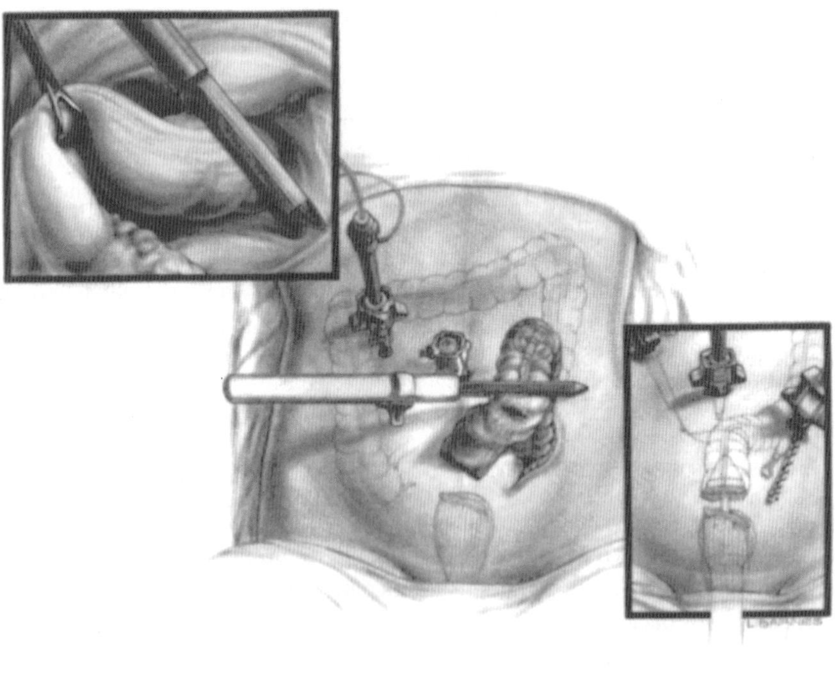

FIG. 27.6. A anastomose é efetuada por meio de uma técnica de duplo grampeamento. A bigorna proximal foi colocada por fora da cavidade abdominal (não ilustrado).

efetuada da maneira de costume de grampeamento duplo circular. A Figura 27.7 ilustra a técnica descrita para realizar uma anastomose intracavitária completa.

Colectomia Total

A colectomia total laparoscópica obviamente implica não somente a mobilização e a ressecção dos cólons direito e esquerdo, mas a remoção do cólon transverso. Esta é sem dúvida a parte mais difícil da cirurgia, porque envolve ou a secção dos ligamentos do omento ou inclusão do omento na peça ressecada. Esta é uma técnica mais incômoda, pois é necessário mover os monitores de televisão, (dependendo da posição do cirurgião) e a seção do cólon sendo mobilizada. Como já mencionado, quando trabalhando à direita do paciente, o cirurgião se mantém do lado

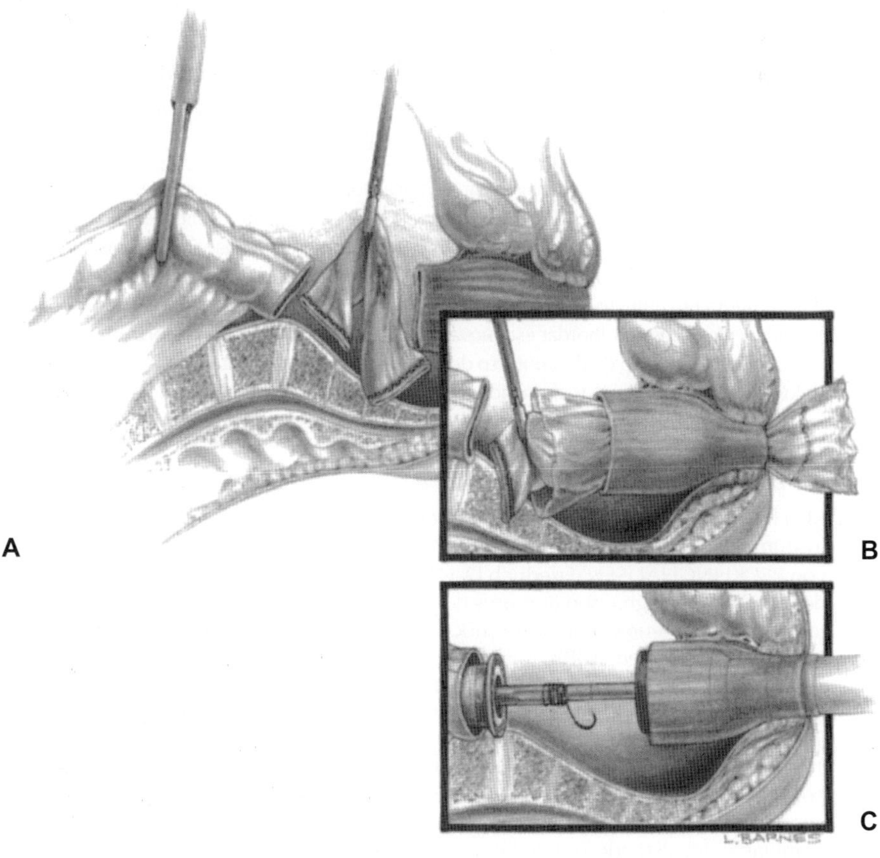

FIG. 27.7. Técnica anastomótica intracorpórea. **A.** O intestino proximal é ocluído, e a peça, grampeada em ambas margens de ressecção. **B.** Uma bolsa de plástico é introduzida através do reto. Em seguida é aberta para receber a peça, que então é retirada. **C.** O grampeador circular é inserido no reto. Uma sutura é fixada na bigorna.

esquerdo do paciente, e a televisão é colocada perto do quadril direito do paciente. O oposto é verdadeiro se o cólon esquerdo estiver sendo mobilizado. O objetivo é realizar uma anastomose ileorretal, como em uma cirurgia para inércia de cólon, onde a peça pode ser extraída através do ânus e feita uma anastomose suturada ou grampeada, de acordo com os princípios previamente discutidos. Entretanto, se a cirurgia estiver sendo realizada para doença intestinal inflamatória, com reservatório ideal, geralmente se constrói uma bolsa extraccavitária.

Ressecção Abdominoperineal

A remoção da peça não apresenta nenhum problema porque o cirurgião meramente precisa excisar o reto através da incisão perineal. A abordagem laparoscópica é utilizada para mobilizar e dissecar o intestino assim como criar a colostomia.

O paciente é colocado em posição de Trendelenburg bem inclinada, inclinado para a direita ou a esquerda, dependendo do lado do reto que está sendo dissecado. Após a mobilização completa, a dissecção perineal é empreendida como descrita no Capítulo 23. O reto então é liberado, e a incisão perineal, fechada, com a drenagem efetuada ou através do períneo ou através do abdome.

Comentário: a introdução de técnicas laparoscópicas foi um fenômeno recente. A explosão na tecnologia e no equipamento tem sido notável, com a proliferação de oportunidades de treinamento, permitindo que muitos cirurgiões embarcassem nas várias abordagens laparoscópicas para o tratamento de doenças de cólon e reto. Inevitavelmente, a melhoria na visualização e na manipulação de tecidos permitirá um número maior de procedimentos a serem realizados desta maneira, mas é responsabilidade de todos nós abordar esta nova tecnologia de um jeito que não prejudique o paciente. Apesar de que o assunto do desconforto do paciente, e talvez uma alta mais cedo, sejam objetivos válidos; somente através de testes cuidadosamente controlados as complicações e os resultados nos permitirão tomar decisões apropriadas para o bem de nossos pacientes.

NOTAS DO REVISOR TÉCNICO

239. KELLING, G. Ueber die besichtigung der speiseröhre und des magens mit biegsamen instrumenten. Verh Ges Dtsch Naturforsch u Arzte ii/2:117-119, 1901.
240. von RECKLINGHAUSEN, Friedrich D. (1833-1910), histologista e patologista alemão: doença de Recklinghausen (tumores de origem neural de constituição neurofibromatosa, formando neurofibromatose subcutânea, no relato contido em seu trabalho publicado em Berlin, em 1882, intitulado "*Ueber die multiplen Fibrome der Haut und ihre Beziehung zu den multiplen Neuromen*". Ficou a nosologia conhecida, desde sua descrição, por doença de Recklinghausen: a doença de Recklinghausen tipo 1 ou periférica tem herança dominante, com o gene localizado no braço longo do cromossomo 17; a doença de Recklinghausen tipo 2 ou central tem poucas manifestações cutâneas, constituindo-se, geralmente, de neuromas acústicos bilaterais, causando surdez, acompanhando-se de gliomas e meningeomas, tendo, também, herança autossômica dominante, localizando-se o gene no braço longo distal do cromossomo 22).
241. Hasson, H.M. Open laparoscopy: a report of 150 cases. *Reprod Med* 1974; 12: 234-238. HASSON, H.M. Modified instrument and method for laparoscopy. *Am J Obstet Gynecol* 1971;110:886-887.
242. Semm, K. Endoscopic Appendectomy in 624 cases. *Endoscopy* 1983;15:59-64.

28

Doenças Vasculares

Hemorragia, Doença Mesentérica Oclusiva e Não-Oclusiva, Isquemia, Enterite por Radiação e Volvo

HEMORRAGIA

O sangramento gastrintestinal (GI) pode resultar de várias causas. Condições como câncer colorretal, doença inflamatória intestinal, hemorróidas, colítide infecciosa, isquemia, radiação, divertículo de Meckel e virtualmente toda doença que afete a mucosa do trato intestinal pode estar associada, em algum momento, a sangramento. Outras causas incluem imunossupressão, coagulopatia, telangiectasia de Osler-Weber-Rendu,[243] doença de Dieulafoy,[244] síndrome do nevo de borracha azul, doença de Behçet,[245] fístula aortoduodenal, ruptura de aneurisma de artéria esplênica, ruptura de um pseudocisto pancreático para dentro do cólon, angiossarcoma e sangramento varicoso. Pacientes com a síndrome da imunodeficiência adquirida (SIDA) podem se apresentar com hemorragia do trato GI a partir de várias causas: colite por citomegalovírus, vírus herpes simples ou bactérias; linfoma; proctocolite idiopática e sarcoma de Kaposi. Por várias razões, quatro condições específicas serão discutidas nesta seção: diverticulose, angiodisplasia, varizes colorretais e divertículo de Meckel.

Diverticulose

Um sangramento GI inferior maciço de maneira geral sempre foi atribuído à doença diverticular, geralmente sem evidência de diverticulite.

O problema é que a maioria das hemorragias GI baixas vem do lado direito do cólon, onde há poucos divertículos ou nenhum. A evidência recente sugere que um sangramento intestinal baixo vigoroso inexplicado, mesma na presença de diverticulose reconhecida, provavelmente é provocado por uma malformação arteriovenosa (ectasia vascular, angiodisplasia). Com a disponibilidade de angiografia e cintigrafia, e a capacidade de identificar pré-operatoriamente o local de sangramento, as malformações arteriovenosas não raro foram observadas em áreas onde a diverticulose está presente.

Angiodisplasia ou Ectasia Vascular

A atitude contemporânea é que a maioria dos sangramentos GI baixos tem como origem uma malformação vascular, o que é observado com mais freqüência no cólon direito, apesar de que malformações podem ocorrer em todo o cólon e o reto. Esta condição parece ser provocada por lesões degenerativas a partir de uma dilatação adquirida e progressiva de vasos sangüíneos previamente normais. A contração muscular ou o aumento da pressão intraluminal produz obstrução das veias perfurantes. Essas estruturas submucosas então se tornam dilatadas e tortuosas, associadas à comunicação arteriovenosa.

Patologicamente, as lesões angiodisplásicas parecem ser ectasias, ou dilatações das estruturas vasculares. Representam coleções de vasos (capilares ou veias) de parede fina, dilatados, geralmente repousando na submucosa. Raramente, a condição pode ser associada a malformações vasculares em outros locais do trato GI (*i. e.*, doença de Osler-Weber-Rendu).

Relação com Estenose Aórtica Calcificante

Um mecanismo para a associação e a resposta melhor à cirurgia cardíaca não estão claros. Pode ser um fenômeno de consumo ou uma alteração qualitativa da função plaquetária produzida pela válvula estenótica tornada áspera na área de maior pressão e velocidade do fluxo sangüíneo. Este defeito sutil da coagulação, combinado com uma lesão vascular de parede fina, pode levar à promoção de hemorragia. Outro fator contribuinte pode ser a onda de pulso do fluxo arterial anormal. Deve-se ter cautela desta relação para que um diagnóstico mais precoce possa poupar estes pacientes de múltiplas hospitalizações e transfusões. Certamente, a correção da estenose aórtica, não apenas corrige a instabilidade hemodinâmica cardíaca, mas também interrompe a hemorragia GI.

Divertículo de Meckel

O divertículo de Meckel é considerado, de maneira geral, a anomalia congênita de maior prevalência do trato GI.

A regra dos "dois": 2% da população, cerca de 2 polegadas de comprimento (± 6 cm) e cerca de 2 pés (± 60 cm) próximo da válvula ileocecal é um bom lembrete. O divertículo contém todas as camadas da parede intestinal, mas, em alguns casos, pode hospedar tecidos heterotópicos gástricos, pancreáticos, biliares ou mesmo de cólon. As duas complicações observadas com mais freqüência são obstrução intestinal, provocada por intussuscepção, e hemorragia, geralmente devido à ulceração péptica. A hemorragia ocorre mais freqüentemente em crianças entre 10 e 15 anos de idade, porém é comum observar esta apresentação em adultos.

Estudos Diagnósticos

O exame preferido para avaliar sangramento quando se suspeita de divertículo de Meckel é a cintigrafia com tecnécio-99m (^{99m}TC). Este exame tem uma incidência de precisão de aproximadamente 83%. A angiografia mesentérica seletiva também pode ser útil para se fazer o diagnóstico correto.

Tratamento

O tratamento é feito por ressecção do divertículo, possivelmente com uma parte do intestino delgado, principalmente se a base do divertículo for larga. Devido ao risco de complicações, quando encontrado incidentalmente, a ressecção não é recomendada.

Varizes Colorretais

As varizes colorretais – uma causa rara de hemorragia intestinal baixa – estão quase sempre associadas à cirrose, tendo como resultado uma hipertensão porta, ou como uma conseqüência de obstrução venosa porta. Ainda mais raras são as varizes do cólon da assim chamada variedade familial ou idiopática.

A condição pode se apresentar em qualquer idade, inclusive na primeira década de vida. Para concluir que o problema verdadeiramente representa varizes de cólon, devem ser excluídas doença hepática e obstrução venosa porta.

De maneira geral, se o sangramento se dá em um paciente cujas varizes de cólon são secundárias à doença hepática, o tratamento é igual ao da conduta de sangramento varicoso esofágico devido à hipertensão porta. Por outro lado, naqueles indivíduos cujas varizes de cólon são atribuídas a uma causa congênita, um prognóstico favorável tem sido associado à ressecção de cólon.

Sintomas de Hemorragia

Os pacientes geralmente não apresentam história prévia e freqüentemente não apresentam dor abdominal. O sangue a partir do reto pode ser vermelho vivo ou castanho-avermelhado e pode conter coágulos. Se o sangramento é bastante intenso, pode surgir hipotensão, com necessidade de medidas de reanimação. Geralmente, no entanto, a condição do indivíduo é relativamente estável, permitindo tempo para a avaliação.

Avaliação de Hemorragia

Sugere-se uma abordagem organizada para a avaliação do paciente com hemorragia maciça de origem supostamente colônica. Um algoritmo está presente na Figura 28.1, que fornece uma visão geral para levar adiante a seqüência adequada de investigações no paciente hemorrágico.

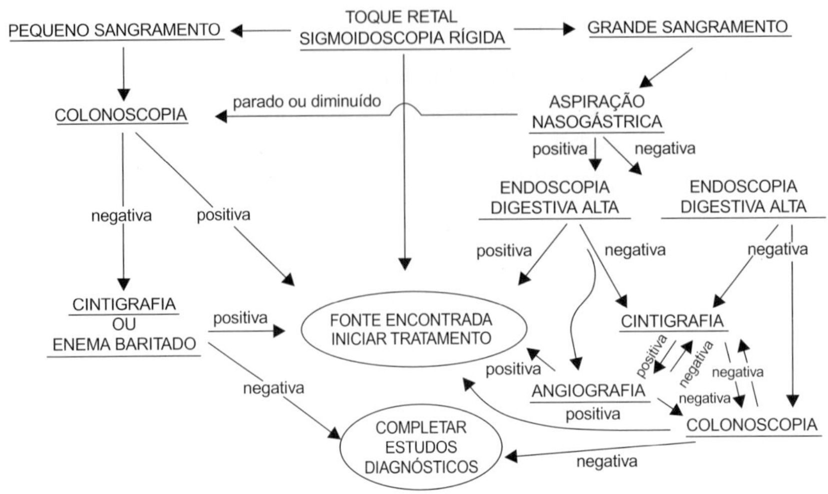

FIG. 28.1. Algoritmo recomendado para a conduta no sangramento gastrintestinal.

O exame físico do paciente com sangramento maciço geralmente não é gratificante. Deve-se realizar um exame digital retal e uma sigmoidoscopia rígida limitada inicialmente. Se a fonte for encontrada, a terapia apropriada pode ser implementada. Para excluir uma fonte GI alta, é útil a colocação de uma sonda nasogástrica.

Colonoscopia

Se a fonte não for identificada pela investigação inicial, então proceda a procedimentos mais invasivos como será discutido.

A *American Society for Gastrointestinal Endoscopy* (Sociedade Americana de Endoscopia Gastrintestinal) publicou um estudo com declarações discutindo o emprego de endoscopia em situações clínicas, empregando estas diretrizes para ajudar o médico no uso apropriado desta modalidade em várias situações clínicas.* Concluiu-se que a colonoscopia de emergência apresenta as vantagens de desvendar uma lesão sangrando em 50 a 70% dos pacientes examinados e que o tratamento definitivo de uma lesão identificada por cautério de laço, fulguração ou fotocoagulação a *laser* pode ser possível. Além disso, as lesões com sangramento maciço que pararam podem ser identificadas mais rapidamente por colonoscopia do que por outros meios (p. ex., angiografia). As desvantagens da colonoscopia sob estas circunstâncias incluem o seguinte:

- A necessidade de endoscopistas disponíveis e experientes.
- Um risco maior de perfuração.
- Atraso para preparar adequadamente o intestino (1 a 3 horas).
- A possibilidade de diagnóstico ou tratamento sem êxito devido a problemas técnicos ou sangramento maciço

**American Society for Gastrointestinal Endoscopy*, 13 Elm St., Manchester, MA 01944.

Colonoscopia Terapêutica

Para o tratamento de lesões angiodisplásicas, a escleroterapia, a eletrocoagulação e, mais recentemente, a terapia GI endoscópica a *laser* têm sido usadas com êxito (ver Capítulo 4). A técnica recomendada é tratar inicialmente a periferia e o centro no final, para reduzir o fornecimento vascular para a lesão e diminuir o potencial de sangramento por *laser*.

Angiografia

Se a fonte de sangramento for identificada por exame retal, sigmoidoscopia, endoscopia GI superior ou colonoscopia (se jamais tentada), a terapia pode ser instituída. Infelizmente, em pacientes que sangram maciçamente a partir do cólon, esses estudos geralmente não são úteis, exceto para eliminar uma outra causa. O procedimento investigativo seguinte a ser realizado é a angiografia seletiva ou a cintigrafia. A menos que a angiografia não esteja disponível no hospital, o paciente não deve ser levado à sala de cirurgia sem esta investigação radiológica. A cateterização seletiva direta dos vasos mesentéricos deveria ser iniciada com a artéria mesentérica superior, devido à incidência mais elevada de sangramento de cólon a partir do lado direito. A sensibilidade padrão que a maioria das publicações sugere para identificar perda sangüínea por meio da angiografia é de 0,5 ml/min. Entretanto, o gás intestinal, a presença de líquido dentro da luz, os hábitos corporais e outras variáveis podem tornar difícil identificar extravasamento, a menos que a taxa de sangramento seja de pelo menos 5 ml/min (300 ml/h).

A injeção dos principais vasos sangüíneos na peça ressecada com composto de borracha de silicone e clareando com metil salicilato pode revelar um tufo vascular ou vasos sangüíneos dilatados. O valor potencial da técnica é permitir que o patologista identifique a lesão macroscopicamente.

Angiografia Terapêutica

Se o ponto de sangramento for identificado, pode ser possível controlar a hemorragia com embolização ou infusão de vasopressina (Pitressin). A vasopressina provoca contração do músculo liso vascular, principalmente os capilares, pequenas arteríolas e vênulas, com menos efeito na musculatura lisa das veias maiores. O uso da vasopressina apresenta várias desvantagens. Os efeitos colaterais do medicamento incluem diminuição do débito cardíaco, hipertensão e arritmias. Também há preocupação em relação ao uso prolongado de cateter: embolia, hemorragia em torno do local de punção, hematoma e limitação da atividade.

A angiografia diagnóstica pode ser seguida por embolização seletiva com tiras de Gelfoam ou por sangue autólogo coagulado através do mesmo cateter.

A embolização, em alguns pacientes, também pode levar a uma isquemia pós-embólica de cólon e, possivelmente, mesmo a um infarto. Nem todo o paciente é adequado nem toda lesão, adequada para esta terapia. Entretanto, para aqueles considerados apropriados e que conseguem uma resposta favorável, a intervenção cirúrgica pode ser evitada ou, pelo menos, adiada para ser empreendida em um momento eletivo.

Técnicas de Medicina Nuclear

Cintigrafia com Colóide de Enxofre e Tecnécio

Localizar o local de uma hemorragia GI aguda tem sido tentado, empregando cintigrafia de colóide de enxofre tecnécio-99 (^{99m}TC). O agente de imagem empregado para imagens convencionais de fígado é injetado na circulação venosa e, com o abdome do paciente sob a câmera de raios gama, obtém-se um angiograma de radionuclídeo. O princípio do estudo é que o colóide marcado desaparece rapidamente da corrente sangüínea pelo sistema reticuloendotelial, mas um local de sangramento ativo aparece como um "ponto quente", porque o isótopo extravasado não está mais circulando e não pode ser eliminado pelo sistema.

O problema é que o isótopo é eliminado tão rapidamente que o sangramento deve ser muito ativo no momento do *scan* para que os resultados sejam positivos.

Hemácias Marcadas

Outra alternativa é o uso de hemácias marcadas com tecnécio-99 ($^{99\,m}$TC). Esta técnica permite a identificação de um ponto de sangramento provocado por hemorragia de uma magnitude menor. Em contraste com a cintigrafia com colóide de enxofre de tecnécio, as hemácias marcadas não são eliminadas rapidamente e estão disponíveis para produzir um *scan* positivo através de períodos repetidos de imagem, mesmo se o extravasamento ocorrer por alguns dias. Esta técnica pode ter êxito na detecção da presença de uma hemorragia contínua com necessidades de transfusões baixas como 500 ml em 24 horas. A imagem é bem precisa dentro das primeiras 2 horas após a administração.

Terapia com Estrogênio-Progesterona

Nos últimos anos, várias publicações surgiram indicando que a terapia com estrogênio-progesterona pode ser eficaz no controle de sangramento severo recorrente por malformações congênitas do TGI. O mecanismo de ação da terapia hormonal para controle de sangramento com esta condição não está claramente compreendido. As teorias incluem um efeito na coagulação, indução de estase na microcirculação mesentérica e melhora da integridade do revestimento endotelial vascular. Os efeitos colaterais incluem doença tromboembólica, um aumento do risco de desenvolver doença maligna, náusea, vômito, perda da libido e ginecomastia. Mesmo assim, a terapia hormonal deve ser considerada em situações quando um sangramento obscuro e prolongado do TGI atribuído provavelmente à angiodisplasia não pode adequadamente ser controlado por outros meios.

Tratamento Cirúrgico

Se o ponto de sangramento for identificado por técnicas de angiografia, endoscopia ou medicina nuclear, a terapia apropriada pode ser instituída: conduta clínica ou ressecção, dependendo da natureza da lesão e o curso clínico do paciente. Se, no entanto, o paciente continua a sangrar e a fonte não for identificada, a maioria dos cirurgiões acredita que uma colectomia subtotal é o procedimento preferido.

Colonoscopia e Enteroscopia Cirúrgicas

Outra opção para identificar operatoriamente a fonte de sangramento envolve uma combinação de laparotomia e colonoscopia, empregando uma abordagem de equipe de três. A limpeza intra-operatória do intestino pode ser realizada através de uma pequena cecostomia. O cirurgião de abdome também pode auxiliar o colonoscopista na passagem do instrumento para fazer uma última tentativa para identificar um ponto de sangramento discreto. Se for observado um desses, pode possivelmente ser abordado através do instrumento, ou pode ser tratado eficazmente por uma colectomia abdominal menos que total.

A enteroscopia intra-operatória pode ser feita com o colonoscópio passado *per orum*, orientando o instrumento através do duodeno e dentro do intestino delgado. A visualização segmentar pode ser alcançada ocluindo-se o intestino nos intervalos para evitar uma distensão excessiva. Nos últimos anos, desenvolveram-se os enteroscópios de Sonde para auxiliar na *performance* da endoscopia de intestino delgado. Apesar de não conter nenhum canal terapêutico, este instrumento pode ajudar a identificar causas obscuras de sangramento.

Arteriografia Cirúrgica

A localização intra-operatória de ectasias vasculares pode ser conseguida colocando o intestino para ser examinado em uma cobertura de caixa estéril e injetando diatrizoato de metilglucamina no ramo segmentar arterial (Renografin 76), ou utilizando uma colocação de cateter angiográfico altamente seletivo combinado com injeção intra-operatória de azul de metileno. O ideal seria o cirurgião ser capaz de ressecar uma porção limitada de intestino delgado.

Comentário: com os exames diagnósticos em mãos, o cirurgião raramente recorrerá a uma ressecção cega. Um axioma diz que se uma lesão está claramente demonstrada na angiografia, uma ressecção limitada é o apropriado. Entretanto, sem completa certeza acerca da fonte do sangramento, os poucos minutos necessários para remover o resto do intestino devem acrescentar muito pouco risco. Além disso, na ausência de sangue no intestino delgado, as manobras associadas à colonoscopia operatória e angiografia operatória realmente prolongam o tempo cirúrgico com seus riscos associados e apresentam os riscos potenciais de contaminação com a técnica anterior e de toxicidade com a última.

DOENÇA MESENTÉRICA OCLUSIVA E NÃO-OCLUSIVA

O intestino recebe 20% do débito cardíaco de repouso, e 35% do débito cardíaco pós-prandial, dos quais 70% irrigam a mucosa. Se a pressão sangüínea cair abaixo de 79 mmHg, a perfusão intestinal pode estar comprometida. Abaixo de 40 mmHg, este mecanismo não funciona e o intestino se torna progressivamente mais isquêmico, com o metabolismo anaeróbio substituindo o metabolismo aeróbio. A natureza e a rapidez do processo isquêmico são afetadas pela circulação colateral e por desordens da auto-regulação esplâncnica.

Uma doença oclusiva importante geralmente é provocada por obstrução vascular mesentérica por ateroma, trombo ou êmbolo. Outras causas incluem aneurisma dissecante, arterite, sepse, obstrução intestinal e traumatismo. As condições hipercoaguláveis e o uso de contraceptivos orais também precipitam as tromboses vasculares intestinais, freqüentemente envolvendo a circulação venosa. Os estados de baixo fluxo, incluindo insuficiência cardíaca congestiva de longa duração, o uso prolongado de diuréticos, arritmias cardíacas, infarto recente do miocárdio, hipovolemia, hipotensão, queimaduras, pancreatite e hemorragia GI, também predispõem à isquemia. Estas causas são encontradas na maioria dos pacientes que desenvolvem alterações isquêmicas dos intestinos delgado e grosso, como conseqüência de doença vascular não-oclusiva.

Sinais e Sintomas

Os sintomas mais freqüentes de oclusão mesentérica são dor abdominal aguda e sangramento retal. Geralmente, observa-se uma disparidade entre a severidade da dor e a pobreza de achados abdominais significativos logo no curso da doença. Entretanto, no infarto intestinal, os sinais e os sintomas de peritonite rapidamente surgem. Outras queixas incluem dor dorsal, náusea, vômitos e diarréia.

Em pacientes com a assim chamada "angina abdominal", a dor abdominal também é evidente, geralmente se desenvolvendo 15 a 20 minutos após a ingestão de comida. A dor é caracteristicamente epigástrica ou periumbilical; perda de peso e desnutrição podem ser o resultado.

Exames Laboratoriais e Radiológicos

As investigações laboratoriais revelam leucocitose, hematócrito elevado e uma acidose metabólica. A determinação da gasometria arterial confirma o déficit de base e deve servir para alertar o médico da severidade da doença.

A angiografia e a tomografia computadorizada (TC) são as investigações preferidas para determinar a presença de isquemia mesentérica. As radiografias simples de abdome podem demonstrar alças intestinais espessadas, um aspecto de vidro moído pela ascite, a clássica "depressão digital" e gás em parede intestinal, veia porta ou cavidade peritoneal. Entretanto, em um quarto dos pacientes com infarto mesentérico observa-se uma radiografia simples normal.

Protocolo de Avaliação e Tratamento

Uma abordagem detalhada e algorítmica do diagnóstico e da terapia da doença mesentérica oclusiva e não oclusiva foi proposta. O protocolo defende um tratamento inicial direcionado para corrigir as causas predisponentes ou precipitantes da isquemia. Baseando-se nos achados angiográficos e a presença ou a ausência de sinais peritoneais, o paciente é então tratado de acordo com o protocolo estabelecido (Figura 28.2).

Saber o quanto de intestino deve ser removido é sempre uma fonte de preocupação. A apreciação visual do dano intestinal baseando-se no sangramento capilar, cor e contratilidade é freqüentemente enganosa e muitas vezes induz o cirurgião a remover mais intestino do que realmente necessário. A ultra-sonografia Doppler foi comparada com a fluoresceína determinando a viabilidade intestinal em um estudo prospectivo e controlado de pacientes com isquemia intestinal. O método da fluoresceína mostrou ser superior.

Isquemia Mesentérica Venosa

A trombose venosa é uma causa rara de infarto mesentérico, mas o diagnóstico é notoriamente difícil de ser feito. As causas podem ser primárias, como aquelas condições que aumentam a viscosidade do sangue ou sua tendência em coagular; ou secundária, incluindo hipertensão porta, sepse intra-abdominal, pancreatite, neoplasia intra-abdominal, doença intestinal inflamatória, traumatismo abdominal e vários tipos de gastroenterites. A condição se encontra geralmente confinada a um segmento limitado do intestino e, portanto, carreia um melhor prognóstico do que o de doença oclusiva ou não-oclusiva arterial. A TC contrastada pode ser útil para se fazer o diagnóstico ao revelar hipodensidade no tronco da veia mesentérica superior, espessamento da parede intestinal e as válvulas coniventes localizadas em um segmento jejunoileal, assim como líquido peritoneal. O tratamento ideal naqueles pacientes com dano reversível é a anticoagulação. A heparina endovenosa deve ser administrada antes da cirurgia.

Resultados

Os melhores resultados são obtidos em pacientes com diagnóstico feito nas 24 horas desde o início da dor. Se o paciente é submetido a uma laparotomia e uma ressecção, alguns investigadores enfatizam a importância de se estabelecer estomas duplos sempre que a viabilidade do intestino remanescente for questionável. Apesar da intervenção cirúrgica agressiva, o índice de mortalidade é elevado.

COLITE ISQUÊMICA

A colite isquêmica é um termo empregado para descrever como uma síndrome provocada por doença vascular oclusiva ou não-oclusiva afeta o intestino grosso. É

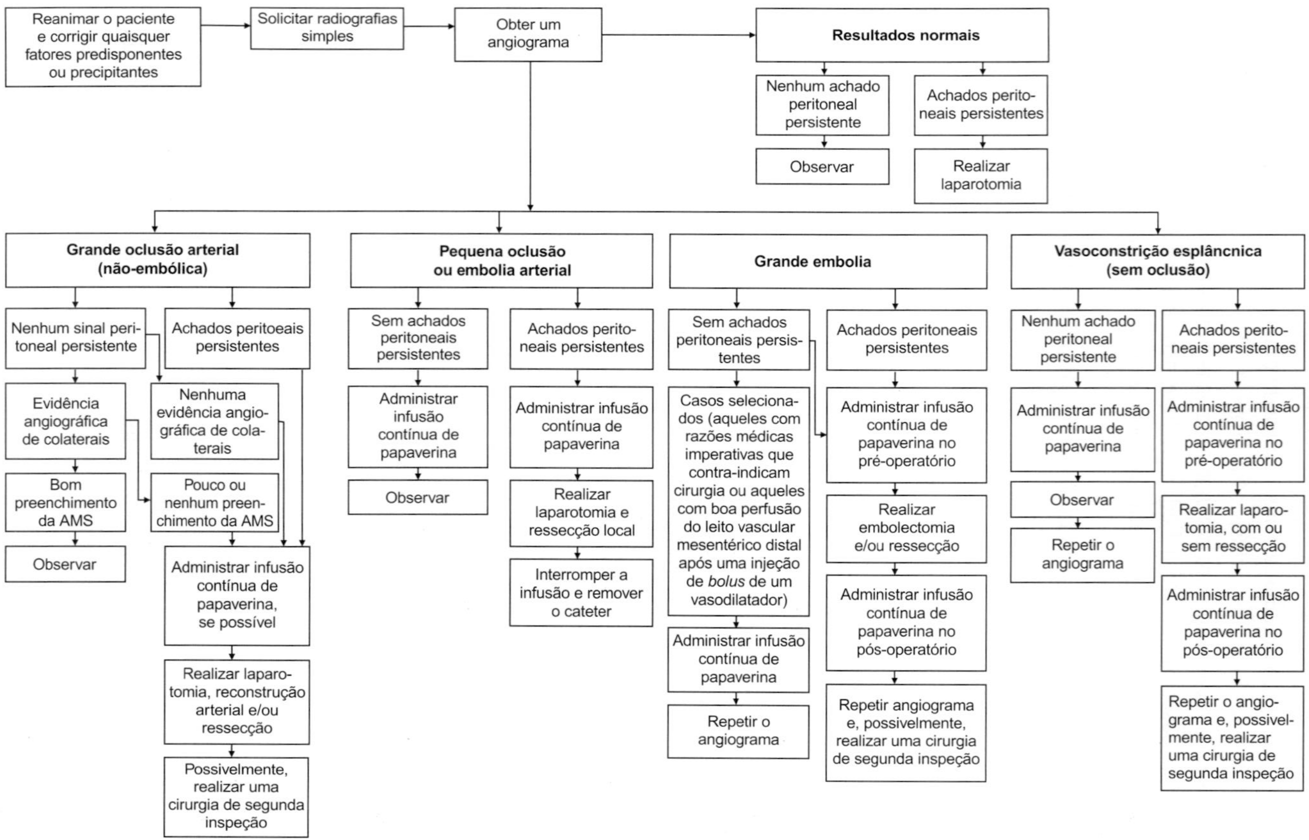

FIG. 28.2. Conduta na isquemia mesentérica aguda baseando-se nos achados angiográficos. (De Border E, Boley, SJ. Acute mesenteric ischemia: treat aggressively for best results. "Isquemia Mesentérica Aguda para melhores resultados a terapia deve ser agressiva." *Journal Critical Illness* 1986;1:54, com autorização). AMS = artéria mesentérica superior.

uma condição que geralmente é encontrada na população idosa, com uma incidência mais elevada em mulheres, apesar de que a doença foi associada a choque hemorrágico mesmo em pacientes jovens. Algumas condições podem produzir isquemia, e incluem hipertensão porta, hérnia estrangulada, volvo, periarterite nodosa, lúpus eritematoso disseminado, artrite reumatóide, policitemia vera, esclerodermia, hemodiálise, choque anafilático e muitas outras.

O fornecimento de sangue vem principalmente através das artérias mesentéricas superior e inferior para o cólon (ver Capítulo 1). A redução do fluxo sangüíneo para o cólon parece ter sua manifestação mais clara em duas áreas distintas: o ponto de Sudeck[246] e o ponto de Griffith (ver Capítulo 1). Entretanto, alguns fatores, como uma doença arterial de vaso grande ou pequeno, pressão de perfusão, viscosidade do plasma assim como a adequação da circulação colateral, podem combinar para produzir até uma isquemia total de cólon.

Classificação, Sintomas, Achados e Diagnóstico

A colite isquêmica foi classificada com base em suas três manifestações gerais: gangrenosa, estreitada e transitória ou reversível.

Se a gangrena do cólon se desenvolve, o paciente pode se queixar de dor abdominal intensa, náuseas e vômitos. Os movimentos peristálticos podem estar ausentes, ou ser observada uma diarréia sanguinolenta. O exame físico revelará evidência de peritonite se o intestino estiver envolvido por doença transmural e certamente se tiver ocorrido uma perfuração. Um estudo de radiografia simples de abdome pode demonstrar gás livre sob o diafragma.

O desenvolvimento de um estreitamento isquêmico é provavelmente uma conseqüência de um processo inflamatório extenso inicial, mas não ao ponto de perfuração de intestino. Os pacientes podem apresentar pequenos sintomas, ou podem ocorrer náusea, vômitos e distensão abdominal. O enema baritado pode revelar uma lesão difícil de diferenciar de um carcinoma. Se o paciente apresenta um estreitamento sintomático e o diagnóstico não pode ser estabelecido com certeza, a ressecção está indicada.

Em pacientes que apresentam doença isquêmica transitória ou reversível, a única queixa pode ser um sangramento retal. A dor e a sensibilidade abdominal no lado esquerdo geralmente são mínimas ou podem nem ser evidentes. Com a exceção de um reto poupado, é essencialmente impossível distinguir as alterações observadas na colonoscopia das encontradas na doença inflamatória intestinal. Entretanto, as alterações endoscópicas de palidez de mucosa e áreas hemorrágicas podem ajudar a sugerir que a condição é uma colite isquêmica.

Uma radiografia simples de abdome pode revelar a característica "impressão digital", geralmente na região do ângulo esplênico. Em casos mais avançados pode ser notada a presença de gás na parede do cólon. O exame com enema baritado mostra, caracteristicamente, a impressão digital, edema da parede intestinal e estreitamento, inicialmente nas áreas do ângulo esplênico, dos cólons transverso distal e descendente. Entretanto, em um paciente com suspeita de ter um infarto intestinal, o enema baritado está contra-indicado. Um arteriograma pode revelar informações úteis mesmo se apenas um estudo de descarga da aorta for feito. A oclusão de um dos grandes vasos ou ramos deve levar o cirurgião a suspeitar a causa dos sintomas do paciente.

As alterações patológicas do cólon podem revelar doença limitada à mucosa e à submucosa, enquanto um rico fornecimento de sangue torna esta área mais sensível a alterações isquêmicas. A camada muscular é relativamente resistente aos efeitos da diminuição da perfusão, mas o envolvimento transmural também pode ocorrer.

Conduta e Resultados

A conduta médica inclui reidratação, aspiração nasogástrica, antibioticoterapia de amplo espectro e as medidas comuns de suporte. Na maioria dos casos de isquemia de cólon, os sinais e os sintomas regridem dentro de um dia ou dois, com a resolução da hemorragia submucosa ou intramural. A intervenção cirúrgica está indicada para sinais e sintomas de peritonite e para a obstrução.

Na cirurgia, é com freqüência que se encontra dificuldade em determinar a extensão da isquemia de cólon. Conseqüentemente, a colectomia subtotal ou total é a abordagem preferida se for contemplada uma anastomose, mas a ressecção com um estoma de diversão é provavelmente mais seguro.

A intervenção cirúrgica requerida para colite isquêmica está associada a uma incidência muito elevada de mortalidade, provavelmente porque muitos destes pacientes são idosos e apresentam doenças multissistêmicas.

Colite Isquêmica e Cirurgia da Aorta Abdominal

A colite isquêmica pode se desenvolver após a ressecção de um aneurisma de aorta abdominal. A incidência desta complicação tem sido relatada, de forma variada, de menos de 1% até mais de 25%. As incidências mais elevadas geralmente estão associadas a outros fatores (p. ex., hipotensão prolongada que freqüentemente acompanha a conduta de ruptura de aneurisma). A combinação de sepse intra-abdominal com um enxerto vascular protético é potencialmente catastrófica, com uma taxa de mortalidade de até 75%.

Diagnóstico e Prevenção

As recomendações para a prevenção de colite isquêmica no momento da cirurgia incluem reimplante da artéria mesentérica inferior, se for grande, medida da pressão do coto; ultra-sonografia Doppler; medida indireta de pH na parede do cólon sigmóide e a preservação do primeiro ramo do vaso.

O sangramento retal dentro das primeiras 72 horas após aneurismectomia é um sintoma característico que obriga a uma investigação. A colonoscopia é uma técnica particularmente útil para se estabelecer o diagnóstico de colite isquêmica no período pós-operatório.

Tratamento

Quando a isquemia de cólon ocorre como uma conseqüência de cirurgia da aorta abdominal, um elevado índice de suspeita é necessário, e o tratamento deve ser iniciado pronta e agressivamente. Quando a condição é reconhecida intra-operatoriamente, o problema pode ser resolvido de uma de duas maneiras: Uma opção é remover a artéria mesentérica inferior de sua origem, junto com uma bainha de aorta, e reimplantá-la dentro da prótese aórtica. Também se deve considerar a possibilidade de reconstrução vascular por meio de endarterectomia e angioplastia. A outra alternativa óbvia é ressecar o segmento afetado do intestino quando a falta de viabilidade se torna aparente. Obviamente, é essencial assegurar que o cólon esteja viável no fim da cirurgia.

Colite Isquêmica: Doenças Vasculares do Colágeno

As doenças vasculares do colágeno representam uma coleção de condições que, ao que se acredita, são provocadas por alterações no sistema imune. Podem ocorrer em qualquer órgão e podem estar associadas a queixas GI. As condições podem afetar o fornecimento sangüíneo do cólon e produzir alterações isquêmicas, ou isoladas neste órgão ou como parte do processo sistêmico: poliarterite nodosa, crioglobulinemia, púrpura de Henoch-Schönlein,[247] síndrome de Behçet, lúpus eritematoso disseminado, polimiosite e esclerodermia. A isquemia de cólon na situação das doenças vasculares do colágeno geralmente é provocada por vasculite ou, com menos freqüência, trombose. O depósito dos complexos imunes nas paredes dos vasos sangüíneos é o mecanismo patogênico mais amplamente aceito. Isto pode levar à hemorragia, infarto com perfuração ou problemas com distúrbios funcionais de cólon, como a inércia.

A conduta médica geralmente é a terapia primária; ocasionalmente, entretanto, um paciente necessitará de intervenção cirúrgica para hemorragia, obstrução, necrose ou perfuração.

Se a cirurgia se tornar necessária para complicações abdominais agudas de poliarterite nodosa, o prognóstico é ruim.

Proctite Isquêmica

Como já discutido, o reto é poupado de isquemia devido ao fornecimento sangüíneo colateral. A implicação das manifestações em uma localização tão distal é uma circulação colateral inadequada. O diagnóstico geralmente é feito pelo aspecto característico na proctossigmoidoscopia. Quando ocorre a isquemia do reto, os sintomas e as alterações patológicas são idênticas às descritas para o cólon.

ENTERITE POR RADIAÇÃO

As lesões do trato GI por radiação estão entre os problemas de manejo mais difícil que um cirurgião encara. Não é raro que o paciente sofra os efeitos deletérios da radiação ionizante muito tempo após a cura do processo patológico primário para o qual a radiação foi empregada.

A lesão por radiação é cumulativa e progressiva. Uma quantidade finita de radiação é suportável, além da qual uma radioterapia adicional, em qualquer momento após o tratamento inicial, pode precipitar complicações. Acredita-se que certas condições (p. ex., diabetes melito, hipertensão e cirurgia abdominal prévia) predispõem o intestino à lesão por radiação. Outros fatores que aumentam o risco incluem infecção, projeto inadequado de abordagens da radioterapia, compressão vaginal inadequada durante implantes, a presença de aderências intra-abdominais (fixando as alças de intestino), quimioterapia concomitante, ou sinais despercebidos de sofrimento ou mascará-los por sobredosagem.

Virtualmente todos os pacientes que recebem radiação no abdome desenvolverão sintomas precoces de lesão por radiação no intestino, e 5 a 20% apresentarão seqüelas de longo prazo de enterite por radiação, principalmente se receberam mais que 50 Gy. Alguns grupos, como as crianças, e pessoas com compleições leves são mais sensíveis à radioterapia.

Apesar de o intestino delgado ser mais sensível à radiação, o local mais freqüente de lesão é o reto, devido à sua fixação na pelve. A lesão por irradiação pode ser uma conseqüência de tratamento para carcinoma do endométrio, carcinoma da bexiga, carcinoma do reto ou do retossigmóide, câncer de próstata, câncer de ovário, carcinoma do canal anal e carcinoma da cérvix.

O emprego de raios de fótons e elétrons multidirecionais, agudamente alinhados, de alta energia permite a concentração da radiação ao tumor, poupando estruturas normais. Estes avanços, espera-se, reduzirão a incidência de enterite por radioterapia no futuro.

Sintomas e Fisiopatologia

Os sintomas de lesão por radiação dependem do processo ser agudo, geralmente ocorrendo durante o curso do tratamento, ou com o resultado da terapia, semanas, meses, ou mesmo anos depois. Três fases de efeitos da radiação foram identificadas: (a) aguda, afetando primariamente a mucosa; (b) subaguda, com efeitos predominantes na submucosa e (c) crônica, geralmente afetando todas as camadas da parede intestinal. A enterite aguda por radiação é provocada pela destruição das células de divisão rápida na base das criptas da mucosa gastrointestinal. A destruição de células de rápido *turnover* e a obliteração dos vasos sangüíneos, combinadas a uma resposta fibroblástica, são os eventos que produzem as manifestações menos agudas e crônicas. A fibrose progressiva e as lesões vasculares levando à isquemia, junto com uma regeneração defeituosa do epitélio mucoso irradiado, provocam a patologia encontrada.

Náuseas, vômitos, diarréia e dor abdominal em cãibra são observados em 75% dos pacientes que são submetidos à radioterapia. A radiação do intestino delgado pode resultar em má absorção, obstrução intestinal parcial e diarréia severa que leva à desnutrição e desequilíbrio hidroeletrolítico. Outras complicações incluem sinais e sintomas de fístula urinária, fístula vaginal e ulceração anorretal.

Estudos Investigativos

Para doença envolvendo o reto ou retossigmóide, o exame proctoscópico pode revelar perda de padrão vascular, edema, sangramento de contato, telangiectasia, ulceração e granulosidade. As alterações posteriores podem incluir espessamento da parede retal, estreitamento ou fístula para dentro da vagina ou dentro da bexiga. A evidência endoscópica de lesão inclui palidez mucosa, vasos telangiectásicos submucosos proeminentes, friabilidade, eritema e granulosidade.

Os estudos radiológicos realizados durante o curso da terapia geralmente não são úteis na identificação das alterações específicas da radiação. Meses ou anos após o tratamento, entretanto, profundas alterações radiológicas podem estar aparentes sob estudo contrastado do trato intestinal. As áreas comumente envolvidas incluem o cólon sigmóide, reto e o íleo terminal. Os estudos angiográficos podem revelar irregularidade arterial e venosa, imagens de contas e obstrução focal da vascularização da parede intestinal e congestão vascular devido ao encurtamento do intestino.

Tratamento

Antes da cirurgia, é importante avaliar todo o trato intestinal para a presença de anormalidades associadas induzidas por radiação e para a possibilidade de doença primária recorrente. A escolha do procedimento dependerá do nível da lesão, do prognóstico do paciente e a extensão do dano por radiação determinado no momento da exploração. Essencialmente, cinco opções estão disponíveis para a conduta cirúrgica da enterite por radiação: fechamento primário (de uma fístula), ressecção, *bypass*, exclusão e estoma diversivo (ileostomia ou colostomia). De maneira geral, aceita-se, no entanto, que cirurgias para enterite por radiação devem ser evitadas, exceto quando se desenvolvem complicações.

Resultados

Caracteristicamente, uma tendência é subestimar o volume de dano produzido pela radiação quando se examina a superfície serosa do intestino. Para antecipar um resultado favorável da cirurgia, todo tecido lesionado por radiação deve ser adequadamente excisado e uma anastomose efetuada em intestino relativamente normal. Algumas publicações atestam a elevada morbidade associada à intervenção cirúrgica, com taxas de vasamento anastomótico de até 65%, portanto, indicando a necessidade de implementação liberal de um estoma diversivo. Para aqueles não considerados candidatos à intervenção cirúrgica devido à doença extensa e mau estado nutricional, uma nutrição parenteral total (TPN – *total parenteral nutrition*) a domicílio tem sido defendida por alguns, com resultados mistos.

PROCTITE POR RADIAÇÃO

Como já declarado, devido à sua posição fixa, o reto é particularmente vulnerável aos efeitos da radiação. Uma proctite ulcerativa secundária à lesão induzida por radiação pode produzir sintomas de sangramento retal, dor abdominal, diarréia, eliminação de muco, dor retal, incontinência e tenesmo. Estreitamento, obstrução e formação de fístula para dentro da bexiga, da uretra ou da vagina são conseqüências potenciais de lesão crônica por radiação. É uma condição extremamente complicada para se tratar.

Tratamento

A conduta geralmente está direcionada a medidas dietéticas, a adição de medicação para diminuir a diarréia, agentes de volume, amaciantes de fezes, reposição de ferro (se houver anemia) e antiespasmódicos.

As abordagens tópicas para o controle de sintomas associados à proctite por radiação têm sido oferecidas, incluindo sulfassalazina, ácido tranexâmico, enemas de sucralfato e enemas de hidrocortisona, porém a eficácia destas abordagens não foi bem documentada. A formalina tópica foi empregada com êxito durante alguns anos para controlar cistite hemorrágica intratável. Nos últimos anos, este agente também tem sido utilizado para controlar sangramento retal.

Tratamento Cirúrgico

Aqueles que não conseguem responder ao tratamento não-invasivo podem ter a possibilidade de terapia a *laser* de argônio ou Nd:YAG para controlar os sintomas de sangramento provocados por proctite por radiação, o que pode ser realizado por sigmoidoscópio de fibra óptica.

Comentário: as complicações intestinais da radioterapia apresentam problemas difíceis de conduta. Eu tento a ressecção para pacientes que estão sintomáticos quando a doença envolve primariamente o intestino delgado. De outra forma, na lesão retal por radiação, o resultado funcional após ressecção pode não garantir esta intervenção agressiva. A diversão proximal fornece um bom paliativo para os sintomas sem o risco associado à cirurgia mais radical.

VOLVO

Volvo Sigmóide

O volvo sigmóide é uma condição relativamente rara que foi reconhecida na Antigüidade. Ballantyne declarou que os autores do papiro de Ebers do Egito antigo escreveram que o volvo ou reduzia espontaneamente ou o cólon sigmóide entrava em necrose. A destorção foi reconhecida mesmo então com a necessidade de melhoria da condição. Se isto pode ser cumprido por meios médicos ou cirúrgicos foi o assunto de uma quantidade considerável de literatura. Nos Estados Unidos, o volvo de sigmóide é uma causa rara de obstrução intestinal, enquanto que em outras áreas do mundo, como o Paquistão, o Brasil, a Índia, a Polônia e a Rússia, é a causa mais freqüente.

Patogênese

A patogênese do volvo de sigmóide é obscura. A maioria dos pacientes é idosa e apresenta uma elevada incidência de problemas médicos ou psiquiátricos associada. Neste grupo, a constipação crônica é considerada um fator importante. Entretanto, a maior incidência de volvo é encontrada na Europa do leste, Índia e África, o que leva a crer que esteja relacionado a uma dieta com resíduo elevado.

As condições anatômicas que predispõem ao volvo de sigmóide – uma alça sigmóide longa e móvel com íntima aproximação dos membros aferentes e eferentes, criando uma base curta de mesentério com eixo em torno do qual ocorre o volvo – é encontrado tanto em grupos orientais quanto ocidentais de pacientes. Uma predisposição genética foi identificada dentro de famílias e dentro de certas tribos.

Sinais e Sintomas

Os pacientes com volvo de sigmóide geralmente se apresentam com os sinais e sintomas característicos de obstrução de cólon, e que incluem ausência de movimentos intestinais, impossibilidade de passar o flato, dor abdominal em cãibra, náuseas e vômitos.

O exame físico pode revelar um abdome distendido; pode ser observada sensibilidade mínima a leve. A irritação peritoneal geralmente está ausente, a menos que esteja comprometida a viabilidade do intestino. O exame retal geralmente demonstra uma ampola vazia.

Estudos Investigativos

A radiografia simples de abdome geralmente revela um cólon sigmóide e o intestino proximal acentuadamente dilatados, com gás relativamente mínimo observado no reto.

O exame com enema baritado pode demonstrar obstrução retrógrada completa ao fluxo de bário ao nível da torção ou pode revelar uma área de estreitamento com dilatação proximal, se a obstrução é incompleta ou recentemente reduzida.

Tratamento

Não-Cirúrgico

A conduta inicial depende de se o intestino seja considerado viável ou não-viável. Na primeira circunstância, deve ser feita uma tentativa de redução por meio de proctossigmoidoscopia e inserção de um tubo retal. Se o volvo puder ser reduzido, uma descarga explosiva de gás e fezes será imediatamente reconhecida. O tubo retal deve ser deixado no local por cerca de 48 horas para evitar a possibilidade de uma recorrência imediata.

A colonoscopia também tem sido utilizada com êxito no tratamento de volvo de sigmóide. A técnica apresenta a vantagem de permitir a avaliação da viabilidade de uma área maior de mucosa de cólon, mas o procedimento deve ser realizado com manipulação limitada para minimizar o risco de perfuração do intestino distendido e edematoso. Deve ser considerada uma tentativa de redução colonoscópica se a manipulação proctossigmoidoscópica não tiver êxito.

Apesar da redução não-cirúrgica do volvo evitar uma cirurgia de emergência, a incidência de recorrência é muito elevada. Portanto, se o paciente pode possivelmente suportar uma cirurgia eletiva, de forma ideal, esta deve ser realizada durante a mesma hospitalização após a preparação adequada do intestino. Se o paciente não estiver clinicamente apto para a cirurgia, então deve-se tentar fixar o cólon colonoscopicamente à parede abdominal anterior via vários tubos colocados percutaneamente, o que é semelhante a colocar uma gastrostomia endoscópica percutânea no estômago.

Tratamento Cirúrgico

Se o volvo não pode ser reduzido com êxito, está indicada a laparotomia. A escolha do procedimento depende de se a viabilidade do intestino está comprometida. As alternativas cirúrgicas possíveis incluem ressecção e anastomose (colectomia total ou parcial [com ou sem colostomia proximal]), ressecção de Hartmann, ressecção de exteriorização, destorção e destorção com colopexia.

Obviamente, se o cólon se mostrar inviável, a ressecção está indicada, o que é feito pela mesma razão e da mesma maneira que uma ressecção de um cólon perfurado por qualquer outra condição (diverticulite, carcinoma). Realizar uma anastomose, um procedimento de Hartmann, ou uma das outras opções cirúrgicas disponíveis é um julgamento a cargo do cirurgião. Os prós e os contras das diferentes abordagens operatórias são discutidas no Capítulo 26.

Resultados

Os pacientes com intestino viável apresentam uma taxa de mortalidade cirúrgica global de aproximadamente 12%, comparada com uma mortalidade cirúrgica de até 53% naqueles com intestino não viável. Certamente, para aqueles com intestino viável, a taxa de mortalidade é mais elevada se for realizada uma ressecção, mas não há recorrência. A destorção em si, no entanto, esta associada a um risco significativo de recorrência.

Comentário: eu prefiro realizar uma ressecção com ou sem uma anastomose primária, dependendo das condições do paciente e se a cirurgia é feita com base eletiva ou uma emergência. A destorção por si só não é uma terapia de longo prazo adequada.

Volvo de Sigmóide em Crianças

O volvo de sigmóide em crianças foi relatado com pouca freqüência. O volvo em crianças é difícil de diagnosticar, o curso tende a ser mais fulminante, a passagem de um tubo retal ou endoscópio pode ser difícil ou impossível, e uma intervenção cirúrgica precoce é mais freqüentemente aconselhável do que em adultos.

Nó Ileossigmóide

O nó ileossigmóide é raro em países ocidentais, mas é relativamente comum na África, na Ásia e no Oriente Médio. A condição se inicia com uma alça do íleo embrulhando em torno da base de um cólon sigmóide redundante. A manifestação pode ser uma variante de volvo de intestino médio. Aproximadamente três quartos dos pacientes desenvolvem gangrena do intestino requerendo laparotomia e ressecção.

Volvo Cecal

O volvo cecal é menos freqüente do que o volvo do cólon sigmóide, representando aproximadamente 25 a 30% dos pacientes com esta condição. Estima-se que a mobilidade anormal do ceco e do cólon ascendente, que permite que esta condição ocorra, acontece em 10 a 20% da população. O comprometimento vascular resultante leva à gangrena e perfuração.

As causas precipitantes incluem obstrução distal, meteorismo ocorrendo em viagem aérea sem pressurização, gravidez, cirurgias abdominais anteriores (aderências), bandas congênitas, tosse violenta, respiração com pressão positiva intermitente, adenite mesentérica, constipação prolongada, uma lesão distal de obstrução e atonia do cólon (íleo adinâmico).

Sinais e Sintomas

A dor abdominal geralmente é a queixa principal; pode ser de grau relativamente baixo e em cólica. Freqüentemente, a distensão abdominal está presente, que pode ser assimétrica, com uma massa no hipogástrio ou no lado direito. Os sons intestinais são de natureza geralmente obstrutiva. Alguns pacientes apresentam mais manifestações crônicas, com dor intermitente em cãibra e distensão abdominais que geralmente resolvem espontaneamente.

Estudos Radiológicos

A investigação radiológica geralmente revela achados característicos. O ceco e o cólon ascendente podem ser encontrados em qualquer parte do abdome, mas o deslocamento mais comum é dentro do epigástrio e para o quadrante superior esquerdo. Os achados radiológicos clássicos incluem uma forma em grão de café e dobras mucosas visíveis no local de obstrução; geralmente não é observado gás distalmente ao ponto de obstrução. O enema baritado pode revelar a deformidade clássica em "bico de pássaro" provocada pela obstrução na região do ceco.

Tratamento

A colonoscopia tem sido empregada com sucesso para reduzir volvo no ceco. As escolhas de procedimentos cirúrgicos para volvo de ceco sem perfuração ou gangrena incluem destorção (com ou sem apendicectomia), cecopexia, cecostomia (ou uma combinação das duas) e ressecção. A cecopexia por colocação de suturas de ancoragem também foi relatada. Obviamente, se a viabilidade do intestino estiver comprometida ou se estiver presente uma perfuração, a ressecção é necessária.

Resultados

A destorção por si só ou com apendicectomia geralmente é considerada associada a uma elevada taxa de recorrência e não é defendida por quaisquer dos artigos contemporâneos sobre o assunto. A interpretação dos resultados das outras alternativas cirúrgicas é um tanto difícil, porque a maioria das publicações se refere à mortalidade e recorrência, porém não à morbidade.

Comentário: um método seguro e eficaz para a conduta da condição quando o intestino é viável é a cecostomia com cecopexia. Entretanto, a ressecção do cólon direito é um procedimento relativamente seguro e é o que recomendo. A cecopexia laparoscópica pode ser menos invasiva, mas ainda sofre de sua associação a um risco aumentado de recorrência.

Volvo do Cólon Transverso

O cólon transverso é a área do cólon onde o volvo menos ocorre, representando menos que 10% de todos os casos de volvo. Geralmente, os tecidos de apoio (p. ex., omento gastrocólico, ligamentos lienocólico e frenicocólico) estão congenitamente ausentes ou podem ter sido removidos cirurgicamente. Assim como com o volvo de ceco, a condição pode estar associada a lesões obstrutivas distais, constipação crônica, cirurgia abdominal prévia ou gravidez. A condição geralmente não é diagnosticada no pré-operatório. Os achados radiológicos não são realmente característicos, exceto pela demonstração de dilatação óbvia de cólon.

A simples colopexia é seguida de uma elevada incidência de recorrência. Portanto, o cólon transverso deve ser ressecado por uma hemicolectomia direita extensa ou uma colectomia esquerda parcial, dependendo da apresentação.

Volvo e Gravidez

Um dos fatores predisponentes para o desenvolvimento de volvos de todos os tipos é a gravidez. A obstrução intestinal durante a gravidez é extremamente rara. Entretanto, neste grupo de pacientes, 25% das obstruções são provocadas por volvo, quase a mesma incidência que as produzidas por aderências. Devido ao risco tanto para a mãe quanto para o feto, é obrigatório proceder-se a uma intervenção cirúrgica urgente.

NOTAS DO REVISOR TÉCNICO

243. OSLER, Sir William (1849-1919), médico canadense radicado nos Estados Unidos: síndrome de Osler-Rendu-Weber.
244. DIEULAFOY, Georges (1839-1911), médico francês, descreveu a gastroenterite ulcerativa aguda complicada por pneumonia, causada pela superprodução de hormônios adrenocorticais. Deixou uma teoria muito interessante e que provaleceu por muito tempo (até caducar) sobre apendicite aguda, que seria decorrente da obstrução do canal apendicular, transformando o apêndice em uma cavidade fechada, resultando a crise infecciosa aguda.
245. BEHÇET, Hulusi (1889-1948), dermatologista turco, que descreveu a doença e a síndrome que levam seu nome. A síndrome de Behçet caracteriza-se por ataques recorrentes e sucessivos de ulcerações aftóides orais e genitais, uveíte e iridociclite, freqüentemente acompanhado de artrite.
246. SUDECK, Paul, H.M. (1866-1938), cirurgião alemão (atrofia, ponto, síndrome). O ponto de Sudeck é uma região do cólon em que recebe, escassamente, uma mistura de dois suprimentos sanguíneos, das artérias sigmoideanas e retal superior.
247. HENOCH-SCHÖNLEIN (HENOCH, Edouard H, 1820-1920, pediatra alemão; SCHÖNLEIN, Johann L., 1793-1864, clínico alemão): síndrome ou púrpura de Henoch-Schönlein (erupção de lesões purpúreas não trombocitopênicas devido a uma vasculite dérmica leucocitoplástica com IgA nas paredes vasculares associado à dor e inflamação articulares, cólicas abdominais, retorragia, mais característica em crianças; é também conhecida por púrpura de Henoch, púrpura anafilactóide, eritema exsudativo hemorrágico, púrpura nervosa e púrpura reumática).

29

Colite Ulcerativa

A expressão *doença intestinal inflamatória inespecífica* (DII) é empregada para descrever duas condições de causa desconhecida: a colite ulcerativa e a doença de Crohn. Os sintomas são freqüentemente semelhantes, a investigação radiológica pode trazer confusão na diferenciação, e mesmo a avaliação patológica pode revelar características superpostas, com uma colite indeterminada relatada em 15% dos pacientes. Também tem sido sugerido que ambas as condições podem coexistir no mesmo indivíduo. Devido às abordagens muitas vezes diversas na conduta e o fato de que jovens são o grupo vulnerável freqüentemente afetado (jovens no final da adolescência e no início da vida adulta), essas doenças estão entre as mais desafiadoras que o médico confronta atualmente.

PERSPECTIVA HISTÓRICA

A Samuel Wilks se atribui a cunhagem do termo *colite ulcerativa* em uma carta ao editor da *Medical Times and Gazette*, publicada em 1859, na qual ele descreveu o aspecto *post mortem* do intestino. Subseqüentemente, o Surgeon General do exército da União após a Guerra Civil se referia à doença como "colite ulcerativa" e incluiu microfotografias da condição. Outras descrições detalhadas vieram em seguida, e por volta do início do século XX mais de 300 relatos de casos de colite ulcerativa foram coletados para apresentação perante a Real Sociedade de Medicina.

EPIDEMIOLOGIA (INCIDÊNCIA, PREVALÊNCIA) E ETIOLOGIA

Como já mencionado, a DII inespecífica, principalmente a doença de Crohn, são distribuídas mundialmente. Infelizmente, a nossa compreensão sobre sua patogênese ainda permanece obscura.

A avaliação da epidemiologia das duas condições é dificultada pela pletora de estados diarréicos encontrados através do mundo, que podem ser de natureza infecciosa ou parasitária, e que se apresentam com sintomas semelhantes à DII inespecífica. Além disso, devido à impossibilidade internacional de classificar as duas doenças como sendo distintas dos inúmeros problemas intestinais inflamatórios específicos, a obtenção de dados significativos se encontra comprometida. A maioria da informação, portanto, tem sido acumulada em países ocidentais, onde as doenças são relativamente prevalentes; nos Estados Unidos, no entanto, a DII não é nem uma condição notificável.

A evidência disponível sugere uma variação considerável nas taxas de incidência – freqüentes em países desenvolvidos e raras na Ásia, na África e América do Sul. Devido ao fato de que uma verdadeira vigilância da prevalência requer uma avaliação detalhada clínica, endoscópica e radiológica de todos os membros de uma amostra de população, a verdadeira prevalência se baseia mais na inferência do que na análise de dados bem estabelecidos. Uma variação sazonal até parece existir, não só da instalação, mas também da recaída. Um aumento estatisticamente significativo foi observado nos meses de agosto a janeiro.

Relata-se que a incidência de colite ulcerativa e doença de Crohn na Inglaterra, nos Estados Unidos e na Escandinávia é de 4 a 6 casos por 100.000 adultos brancos por ano, com taxas de prevalência entre 40 e 100 casos por 100.000. Uma incidência mais elevada de doença de Crohn foi observada durante os últimos 20 anos. A condição é mais freqüente em brancos, entre judeus e entre aqueles de origem ocidental (principalmente da Europa do Norte e a parte norte da Europa do Leste). Assim como com o carcinoma do cólon, a prevalência de DII em muitos países industrializados e o desenvolvimento das condições no meio daqueles de populações de baixo risco, que emigram para áreas de risco mais elevado, sugerem uma causa ambiental.

Os esforços investigativos para identificar o agente causador responsável pelas DIIs inespecíficas até agora não têm tido sucesso. A DII que parece de natureza inespecífica foi encontrada em populações de hamsters, cavalos, porcos e cães, mas um modelo animal experimental para indução ou transmissão da doença ainda passa despercebido dos investigadores. As duas principais áreas de investigação que continuam a ser ativamente perseguidas são imunologia e infecção.

Genética

Alguns estudos demonstraram a existência de agregações familiais com a doença, significando que fatores genéticos também devem desempenhar um papel relevante. Há um elevado grau de concordância em gêmeos monozigóticos. Apesar de que a colite ulcerativa e a doença de Crohn não são distúrbios genéticos clássicos, é sugerido um mecanismo mediado geneticamente devido aos seguintes fatores: (a) DII em membros de uma família nascidos em áreas distantes ou vivendo longe um do outro por longos períodos; (b) incidência aumentada em judeus; e (c) tendência em direção à agregação familial de casos com espondilite anquilosante na doença de Crohn. Judeus ashkenazi com DII apresentam um risco por toda a vida para o desenvolvimento de DII em até 8,9% da prole, 8,8% para irmãos, e 3,5% para os parentes. Apesar de que de um ambiente aberto poderia contribuir para o risco aumentado de DII, o *pool* genético compartilhado é mais provavelmente o fator principal. Ocorrências familiares têm sido observadas em 17,5% de pacientes com DII. A associação patológica étnica, familial, gemelar, além de estudos com marcadores genéticos de DII são mais bem explicados pelo conceito do que as condições que representem doenças multifatoriais. Os fatores ambientais e genéticos provavelmente contribuem para a suscetibilidade à doença.

Auto-Imunidade

A idéia de anticorpos antiepiteliais circulantes combinados com antígenos na superfície da célula intestinal e o dano às células parece uma teoria razoável para explicar a causa de DII. Entretanto, apesar da demonstração de anticorpos anticólon tanto no sangue quanto no tecido de pacientes com DII, a evidência atual parece militar contra a probabilidade de que tais anticorpos desempenhem papel patogênico importante nas duas condições patológicas.

A mediação de imunocomplexos de DII foi admitida por alguns autores como sendo um fator de resposta, mas os estudos não conseguiram corroborar uma freqüência ou uma concentração significativamente aumentada destes complexos, sem levar em conta a atividade da doença. Outros mecanismos imunológicos que foram investigados incluem anormalidade e variabilidade de linfócitos circulantes, citotoxicidade do linfócito, imunidade celular defeituosa e desequilíbrio celular imunorregulatório. Ao nível da resposta imune, uma influência genética é sugerida pela associação de colite ulcerativa com HLA-DR2 e pela ocorrência de vários anticorpos em parentes não afetados de pacientes portadores de colite ulcerativa. Além disso, estudos de gêmeos monozigóticos indicaram que a produção alterada de mucosa de IgG1 e IgG2 na colite ulcerativa pode ser determinada geneticamente. Um conceito útil da patogênese para DII pode envolver uma interação entre respostas do hospedeiro, influências genéticas imunológicas e agentes externos; todavia, nenhuma prova definitiva tem sido alcançada.

Infecção

Em relação a agentes infecciosos, a colite ulcerativa, em particular, tem sido atribuída a causas bacterianas por mais de 60 anos. A doença de Crohn, especificamente, foi muitas vezes confundida com a tuberculose. Esta observação levou Crohn *et al.* a sugerir que um agente micobacteriano poderia provocar a doença. Os estudos subseqüentes não conseguiram demonstrar, conclusivamente, uma associação com um agente infeccioso; na realidade, a incidência de DII se correlaciona inversamente à incidência das disenterias infecciosas. Entretanto, o conceito de uma infecção microbiana como agente ofensivo foi reanimado com o reconhecimento de novas causas bacterianas de enterite e colite (principalmente *Campylobacter jejuni* e *Clostridium difficile*). Outros agentes bacteriológicos (*Shigella*, *Salmonella*, *Streptococcus faecalis*, variantes de *Pseudomonas*, *Chlamydia*, *Mycobacterium* e muitos outros) foram propostos, porém seu papel ainda não foi confirmado.

Um interesse considerável foi manifestado em uma possível causa viral de colite ulcerativa e doença de Crohn. A transmissão de lesões granulomatosas foi levada a cabo com êxito em animais experimentais. A cultura de tecido e a investigação à microscopia eletrônica também sugeriram que um agente viral está presente em tecidos de pacientes com DII. Entretanto, persiste uma controvérsia considerável no que diz respeito à especificidade destes achados.

Dieta

Os fatores dietéticos, principalmente o leite de vaca, foram implicados como possíveis agentes causais para o desenvolvimento de DII. Os estudos iniciais pareciam demonstrar um nível elevado de anticorpo de proteína de leite em pacientes com colite ulcerativa em comparação com uma população controle. Estudos subseqüentes, nos quais o leite foi excluído da dieta, não conseguiram demonstrar uma melhora na resposta clínica; e estudos posteriores com leite e produtos lácteos não conseguiram demonstrar qualquer correlação. Outros fatores que se encontram sob investigação incluem aditivos alimentares químicos, ingestão de mercúrio, ingesta inadequada de fibras, ingesta excessiva de açúcar refinado, e mesmo um consumo aumentado de flocos de milho. Nenhum consenso claro sugere que fatores dietéticos desempenhem um papel na causa da colite ulcerativa e/ou na doença de Crohn.

Metabolismo Oxidativo

A evidência recente sugere que o metabolismo oxidativo anormal pode ser significativo na atividade do DII. Recrudesceu a atenção dada ao papel dos radicais livres, tanto no metabolismo normal quanto na defesa contra a doença. Um radical livre é definido como qualquer espécie capaz de existência independentemente de haver ou não um ou mais elétrons não acoplados. Parece que metabólitos reativos de oxigênio são produzidos em excesso na DII ativa. Os efeitos de antioxidantes antiinflamatórios específicos (p. ex., aminossalicilatos) são compatíveis com a proposição de que radicais livres desempenham um papel importante na patogênese da DII.

Fezes

Os estudos do papel do fluxo fecal provocando uma exacerbação dos sintomas da colite de Crohn produziram resultados que nos deixam mais confusos. Nenhuma conclusão definida pode ser tirada neste momento no que diz respeito ao papel do fluxo fecal no desenvolvimento destas doenças, e a controvérsia continua.

Tabagismo

Dois padrões distintos de tabagismo são observados em pacientes com DII; colite ulcerativa é mais comum entre pacientes que fumam; o contrário se dá com portadores de doença de Crohn. Além disso, descobriu-se que o tabagismo tem uma correlação negativa com a colite ulcerativa; em alguns casos, a remissão completa dos sintomas foi obtida através de goma de mascar entremeada de nicotina. Em outros casos, a exacerbação da doença foi notada quando os pacientes paravam de fumar. De forma inversa, a doença de Crohn é mais freqüente em fumantes do que naqueles que nunca fumaram. O risco maior da doença parece ocorrer entre mulheres e também pode estar associado a uma probabilidade mais elevada de recorrência.

Contraceptivos Orais

Tanto a colite ulcerativa quanto a doença de Crohn são mais freqüentes em mulheres em uso de contraceptivos orais do que os não usuários. Foi sugerida uma causa vascular (isquêmica) possível para esta observação. Não há nenhuma informação disponível, atualmente, acerca do efeito da interrupção do contraceptivo sobre a atividade da DII.

Fatores Psicológicos

Os aspectos psicológicos e os possíveis fatores psicossomáticos contribuindo para a instalação e a exacerbação da DII, e da colite ulcerativa em particular, têm sido assunto de debates infindáveis desde 1930. Apesar de muitos artigos terem sido publicados apoiando a descrição da personalidade suscetível às DIIs, os opositores da teoria psicossomática destacam que o conceito se baseia em estudos anedotais ou não controlados cientificamente. Algumas publicações compararam pacientes com colite ulcerativa com indivíduos normais e portadores de psicopatias e não encontraram nenhuma evidência de uma freqüência maior em portadores de doença psiquiátrica. Além disso, a psicoterapia não foi eficaz para alterar o curso da doença segundo estes estudos.

Idade, Sexo e Raça

A colite ulcerativa e a doença de Crohn ocorrem em qualquer idade, mas são mais freqüentes em pessoas abaixo de 30 anos de idade. A incidência é mais elevada entre adolescentes; porém um pequeno segundo pico da incidência das duas condições ocorre tardiamente na sexta década. Na maioria dos estudos, ambos os sexos são igualmente afetados. Treze por cento de pacientes com colite ulcerativa e 5% com doença de Crohn tinham menos que 11 anos de idade. Aproximadamente um terço dos pacientes se encontra entre as idades de 11 e 15 anos. A relação homens: mulheres é quase 1:1. A doença de Crohn parece ter início mais tarde do que a colite ulcerativa.

A doença de Crohn em pacientes negros pode ser mais freqüente do que geralmente é relatado; a doença parece estar associada a complicações mais graves do que é observado em pacientes brancos.

DIAGNÓSTICO DIFERENCIAL: COLITE ULCERATIVA E DOENÇA DE CROHN

A colite ulcerativa e a doença de Crohn geralmente podem se diferenciar baseando-se no curso clínico, na sintomatologia, nas manifestações e nos achados de endoscopia. A colite ulcerativa é uma doença caracterizada por exacerbações e remissões. De forma diversa, o indivíduo com a doença de Crohn apresenta períodos menos definidos de deflagração e remissão; a doença freqüentemente tende a percorrer um curso mais discreto. Na DII é mais comum o paciente estar bem, e não necessitar hospitalização. A Tabela 29.1 resume algumas características significativas que podem ajudar a diferenciar entre as duas doenças.

O sangramento retal é virtualmente uma condição *sine qua non* para o diagnóstico de colite ulcerativa, sendo menos freqüente na colite de Crohn. Cerca de 25% dos pacientes com a doença de Crohn nunca apresentaram sangramento; entretanto, em raras ocasiões, um sangramento maciço gastrintestinal baixo pode estar associado à doença de Crohn.

A colite ulcerativa está confinada aos cólons e ao reto; a doença de Crohn pode ocorrer em qualquer lugar do trato digestivo, desde a boca até o ânus. A doença anorretal, em particular (fissuras, abscessos e fístulas), é observada mais freqüentemente em pacientes com doença de Crohn do que naqueles com colite ulcerativa (ver Capítulos 9, 10 e 11). O diagnóstico muitas vezes é suspeitado ao se examinar a pele perianal.

O exame proctossigmoidoscópico pode ser valioso para diferenciar entre as duas doenças. O reto é sempre afetado[248] durante ataques de colite ulcerativa. As alterações características incluem sangramento de contato, granularidade e ulceração. Na colite de Crohn, 40% dos pacientes apresentam o reto poupado, com ou sem envolvimento anal ou perianal. Entretanto, quando o reto se encontra envolvido pela doença de Crohn, a diferenciação com a colite ulcerativa pode ser difícil.

TABELA 29.1. Características de Doença Intestinal Inflamatória Inespecífica

	Colite Ulcerativa	***Doença de Crohn***
Curso	Exacerbações	Discreto
Sangramento	Virtualmente sempre	Incomum
Dor abdominal	Incomum	Comum
Doença perianal	Rara	Até 40%
Fístulas	Nunca	Ocasional
Massa abdominal	Nunca	Ocasional
Carcinoma	Associação maior	Aumentada, porém menos que na colite ulcerativa
Manifestações extra-intestinais	Comuns	Comuns
Distribuição radiológica e endoscópica	Em continuidade com o reto	Deixar passar áreas observadas com freqüência
	Distribuição uniforme	Freqüentemente excêntrico
	Envolvimento retal sempre	Often rectal sparing
Intestino delgado	Poupado (apenas repercussão)	Freqüentemente comprometido
Estreitamento	Raro, virtualmente sempre maligno	Freqüentemente, quase sempre benigna
Mucosa	Sangramento de contato; úlceras superficiais; pseudopólipos	Úlceras longitudinais; fissuras; aspecto de pedras de calçamento
Microscópicas		
Extensão	Mucosa e submucosa	Transmural
Granulomas	Nunca	Freqüente
Displasia	Sim	Sim
Linfonodos	Reativos	Com granulomas
Criptoabscessos	Presentes	Presentes
Produção de muco	Diminuída	Aumentada

As manifestações extracolônicas, presumivelmente, têm sido encontradas apenas na colite ulcerativa; porém já se reconhece que estas podem ser observadas em ambas as condições, e são discutidas no Capítulo 30.

Pode não ser possível diferenciar entre as duas doenças, seja por meio radiológico ou clínico. Em aproximadamente 10 a 15% dos casos, a distinção não pôde ser feita mesmo ao exame histopatológico; estes pacientes são, então, colocados na categoria assim chamada de "colite indeterminada" (ver Capítulo 30).

Exame Físico

O exame físico geralmente constata queda do retardo geral em pacientes com colite ulcerativa que não apresentam a forma fulminante. A dor e a distensão abdominais geralmente estão ausentes, o mesmo ocorrendo com massas palpáveis. Entretanto, no paciente com doença aguda, a distensão abdominal pode estar associada ao megacólon tóxico. Podem estar evidentes dor abdominal difusa e distensão e, se houve uma perfuração, todos os sinais e sintomas comuns em ocorrências agudas intra-abdominais podem ser observados.

Exame Endoscópico

A proctossigmoidoscopia, a sigmoidoscopia flexível e a colonoscopia são exames importantes para a avaliação do intestino e para confirmar a presença ou a ausência de DII. O exame proctossigmoidoscópico é particularmente útil para diferenciar a doença de Crohn da colite ulcerativa; o reto é sempre acometido durante os ataques de colite ulcerativa. As manifestações iniciais de inflamação são a perda de padrão vascular normal, que é o resultado de edema da parede intestinal, é o sinal mais óbvio de doença inflamatória. Sinal mais óbvio de doença inflamatória é o sangramento de contato, granulação e ulceração da mucosa.

Em indivíduos com doença distal (*i. e.*, proctite ulcerativa ou proctossigmoidite), não é necessário o exame endoscópico completo por meio do colonoscópio no momento da apresentação aguda da doença. A extensão da doença pode geralmente ser determinada com o instrumento rígido ou o sigmoidoscópio flexível. A presença de doença difusa, confluente, simétrica a partir da linha pectínea cefalicamente ao limite da reação inflamatória fala a favor de proctite ulcerativa ou proctossigmoidite, dependendo da extensão do envolvimento. Em pacientes com colite ulcerativa em remissão, o reto poupado não deve indicar uma alteração do diagnóstico de colite para doença de Crohn. Se os sintomas do paciente estão de acordo com os achados endoscópicos, o tratamento pode ser iniciado, mesmo sem estudo contrastado ou colonoscopia. De forma diversa, se a doença do paciente se estende além do limite do alcance endoscópico realizado, posteriormente a avaliação total do cólon deverá ser feita.

A colonoscopia virtualmente substitui o exame de enema baritado para a avaliação de DII. De maneira geral, o exame endoscópico identifica alterações inflamatórias mais altas que o estudo radiológico. Além disso, o exame histológico de biopsias ao acaso freqüentemente revela doença mais alta do que suspeitada pelo exame endoscópico. É importante realizar biopsias distais para averiguar alterações inflamatórias se o reto parece ter sido poupado, devido à possibilidade de que o reto não esteja realmente normal. Isto pode levar o médico a diagnosticar doença de Crohn, baseando-se nos achados que inicialmente parecia ausência ao envolvimento retal.

Preparação

Freqüentemente, a colonoscopia pode ser realizada sem limpeza intestinal prévia em pacientes com DII leve ou ativa, essencialmente com a mesma avaliação detalhada como quando é empregado um preparo integral. No paciente que apresenta uma história de DII, o preparo para a colonoscopia inclui uma dieta líquida; com líquidos à vontade por 24 horas. Enemas vigorosos de limpeza, como aqueles empregados na avaliação de um cólon não inflamado, não são necessários. Para um paciente com uma colite ativa branda, nenhum laxativo é recomendado. Em casos mais graves, uma dieta líquida livre como única modalidade para o preparo do intestino é provavelmente a alternativa mais segura. Se a colite for branda ou relativamente inativa, pode ser dada uma dose reduzida de um laxativo, embora seja mais interessante usar uma solução balanceada de eletrólitos (p. ex., Colyte, GoLYTELY).

Aspecto

A colite ulcerativa e a doença de Crohn são geralmente reconhecidas endoscopicamente, fazendo diagnóstico diferenciado com DII de causas específicas, como colite amebiana, colite isquêmica, colite pseudomembranosa, dentre outros. Outras causas de confusão incluem colite radiógena, a síndrome da úlcera solitária e a diferenciação entre as duas DIIs inespecíficas próprias (colite ulcerativa e doença de Crohn). A biopsia pode ser útil, em particular, devido às alterações histológicas sugestivas de doença de Crohn; em até 20% dos casos há granulomas. Em pacientes com colite ulcerativa, a biopsia retal é extremamente importante para se reconhecer displasia, principalmente naqueles com doença de longa duração (ver *Relação com Carcinoma*).

Algumas das características colonoscópicas foram descritas no diagnóstico diferencial de DII. Os pacientes com colite ulcerativa sempre apresentam envolvimento retal a partir da borda anal, cefalicamente, em continuidade com qualquer que seja o envolvimento proximal presente. O eritema da parede do cólon é uma das primeiras manifestações. Mais alterações óbvias incluem granulação, friabilidade, sangramento, edema com espessamento septal inter-haustral e ulceração, pontes de mucosa, a presença de pseudopólipos, e a superimposição de carcinoma.

Na colite granulomatosa, o principal achado colonoscópico é o reto normal; assimetria ou excentricidade do envolvimento; aspecto de pedras de calçamento, vascularização normal (porque a friabilidade não é geralmente encontrada exceto na doença avançada); o edema de parede intestinal, como na colite ulcerativa; mucosa normal interpondo-se entre áreas de ulceração, úlceras serpiginosas ou revolvidas, que pode se estender por vários centímetros; pseudopólipos (como na colite ulcerativa), e áreas isentas de doença.

As características endoscópicas de maior utilidade no diagnóstico diferencial são: envolvimento descontínuo, presença de lesões anais e o aspecto de "calçamento poliédrico" da mucosa na doença de Crohn, e erosões ou microúlceras e granulação na colite ulcerativa.

As amostras de biopsia para a avaliação de pacientes com DII devem ser colhidas inclusive em uma área que pareça, à macroscopia, estar relativamente poupada de doença. A verdadeira extensão da inflamação, assim como o significado da presença de granulomas (granulomas podem ser vistos em pacientes com colite ulcerativa subjacente a uma úlcera), pode, então, ser interpretada adequadamente.

Colonoscopia "versus" Enema Baritado

De maneira geral, a colonoscopia identifica o envolvimento segmentar e as microulcerações melhor do que o enema baritado; entretanto, os estudos radiográficos fornecem mais informações acerca das haustrações, principalmente no cólon direito. O procedimento é contra-indicado em pacientes com exacerbação aguda da colite e, certamente, naqueles que apresentam megacólon tóxico. Erosões, edema de mucosa e tumefação vascular podem não ser detectados no enema baritado.

Características Radiográficas

Radiografias simples: em qualquer avaliação de uma paciente com DII, a importância de uma radiografia simples do abdome não deve ser subestimada, e sua importância aumenta ainda mais nos pacientes que apresentam dilatação tóxica, uma condição geralmente observada no cólon transverso (Figura 29.1). Quando o aspecto radiográfico de dilatação é observado pela radiografia simples, o exame pelo enema baritado é contra-indicado; porém, a seriografia simples abdominal é clinicamente valiosa. A eficácia do tratamento médico pode ser avaliada determinando-se o aumento ou a diminuição no grau de dilatação do cólon.

Enema baritado: os achados radiológicos durante a fase aguda da colite ulcerativa incluem edema, ulceração e alterações na motilidade do cólon. O edema pode estar aparente, mesmo na radiografia simples do abdome. Inicialmente, a ulceração pode ser mínima e de difícil identificação, mas quando a doença se torna fulminante, as ulcerações se tornam mais óbvias e podem assumir um aspecto de "botão de colarinho" (Figura 29.2). O edema e a inflamação da mucosa podem resultar no aspecto radiológico que foi chamado de "impressão digital do polegar", um fenômeno caracteristicamente observado em pacientes com colite isquêmica (Figura 29.3).

Quando a doença cronifica, outros aspectos se tornam característicos ao exame com enema baritado e incluem fibrose, que resulta em encurtamento do cólon, depressão dos ângulos, pseudopolipose e formação de estenoses. A parede intestinal é menos distensível, e o padrão de mobilidade se encontra alterado. A doença

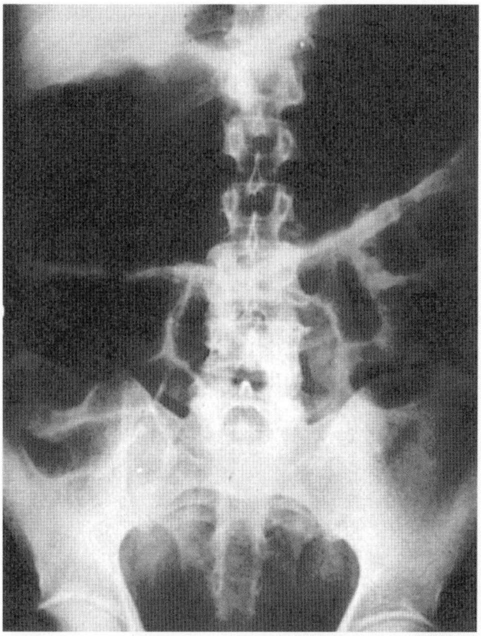

FIG. 29.1. Colite ulcerativa. Esta radiografia simples de abdome revela dilatação acentuada do cólon transverso (megacólon tóxico). (De Corman ML, Veidenheimer MC, Nugent FW, *et al. Diseases of the anus, rectum and colon.* Part II: Non-specific inflammatory bowel disease. (Doenças do Ânus, Reto e Cólon. Parte II: Doença Inflamatória Intestinal Inespecífica). New York: Medcom, 1976, com autorização.)

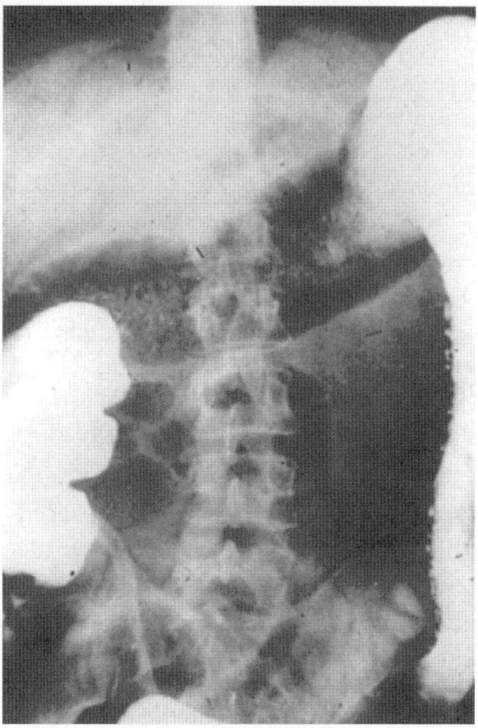

FIG. 29.2. Colite ulcerativa aguda. Observar a perda das haustrações até e incluindo a metade do cólon ascendente e numerosas e discretas ulcerações profundas na submucosa ao longo do cólon descendente. (De Corman ML, Veidenheimer MC, Nugent FW, *et al. Diseases of the anus, rectum and colon.* Part II: Non-specific inflammatory bowel disease. (Doenças do Ânus, Reto e Cólon. Parte II: Doença Inflamatória Intestinal Inespecífica. New York: Medcom, 1976, com autorização.)

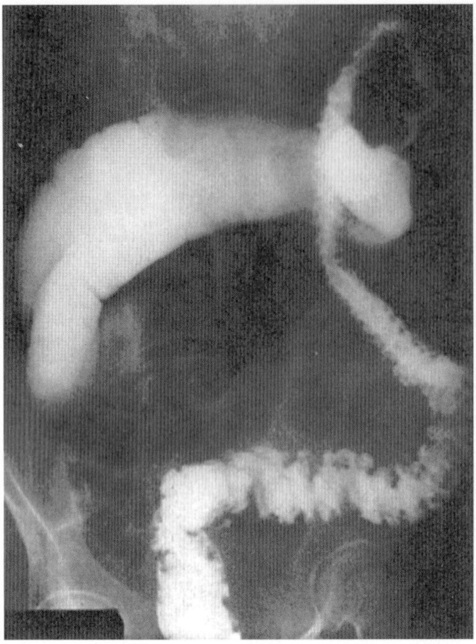

FIG. 29.3. Edema da parede intestinal na colite ulcerativa aguda; floculação de bário provocada por muco *(aparência flocosa)* e impressão digital na região do ângulo esplênico.

difusa, confluente, simétrica, iniciando na junção anorretal, é a marca registrada das manifestações radiológicas da colite ulcerativa crônica (Fig. 29.4). A presença de lesões polipóides em todo o cólon pode se levar à confusão para médicos não habituados com quadros radiológicos observados na polipose familial. Entretanto, o encurtamento do intestino pode ser evidente, principalmente nos ângulos, e se o contorno do cólon for examinado cuidadosamente, podem geralmente ser apreciadas numerosas ulcerações discretas.

Os estreitamentos benignos são raros na colite ulcerativa, revelando ao exame radiológico luz suavemente delineada, concêntrica, com margens afiladas. São observadas com freqüência áreas de espasmo na colite ulcerativa e pode ser difícil diferenciá-las de estreitamento. A administração de propantelina (10 mg de Pro-Banthine) endovenosa ou glucagon (2 mg) intramuscular pode eliminar o estreitamento provocado por este espasmo. Se a luz se encontrar excêntrica e as margens estiverem irregulares (estreitamento lacunar), deve-se suspeitar de carcinoma.

Outro achado radiológico às vezes observados em pacientes com colite ulcerativa é a "ileíte de esteira", que é um termo muito pobre porque significa que uma colite ulcerativa de certa forma ultrapassou a válvula ileocecal, levando a doença ao íleo distal. Este fenômeno é visto em aproximadamente 10% dos pacientes com colite ulcerativa. As alterações podem variar de falta de distensibilidade, quando a cabeça de pressão é aumentada quando o bário é inserido, até dilatação, estreitamento, rigidez ileais e alterações que podem mimetizar uma enterite regional.

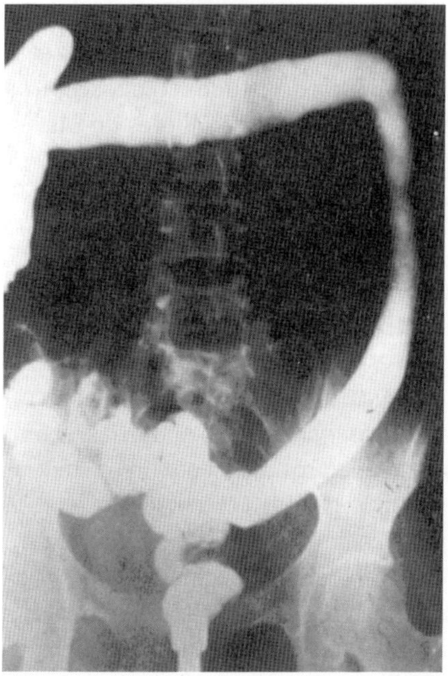

FIG. 29.4. Colite ulcerativa crônica: um exemplo clássico de doença difusa, simétrica, confluente. Caracteristicamente, o lado esquerdo se encontra mais envolvido que o direito. Observar mais encurtamento do ângulo esplênico que do ângulo hepático, bem como a sugestão de haustra no lado direito, porém não no esquerdo. (De Corman ML, Veidenheimer MC, Nugent FW *et al. Diseases of the anus, rectum and colon.* Part II: Non-specific inflammatory bowel disease. New York: Medcom, 1976, com autorização.)

Gás no sistema porta foi relatado como sendo uma conseqüência sem importância, apesar de raro, de enema baritado com contraste de ar em pacientes com DII. Apesar da gravidade desta observação, quando feita em outros pacientes, é que o tratamento antibiótico seja necessário, e pode ser dispensável se o paciente não apresenta sintomas característicos de bacteremia.

Tomografia Computadorizada

O advento da tomografia computadorizada (TC) permitiu a visualização direta de toda a espessura da parede intestinal e do mesentério, bem como determinação da presença ou a ausência de líquido, fístula ou abscesso. Com a exceção da possibilidade de se fazer drenagem de um eventual abscesso, o papel deste estudo no diagnóstico e na conduta de pacientes com DII é controverso. Suas vantagens sobre o enema contrastado são primariamente delinear a presença e a gravidade da inflamação pericolônica e na avaliação de doenças em outros órgãos. Apesar de o lugar na TC na DII ainda ser matéria de conjectura, é improvável comprovar-se seu benefício em pacientes com colite ulcerativa. Devido ao fato de a doença de Crohn ser um processo transparietal, pode-se prever uma aplicação maior da tomografia computadorizada nesta doença.

Ultra-Sonografia

A doença de Crohn e a colite ulcerativa podem ser detectadas por ultra-sonografia com uma sensibilidade de 86 e 89%, respectivamente. O primeiro benefício está na demonstração do espessamento da parede intestinal. Entretanto, devido ao fato de ser o estudo menos invasivo do que outras alternativas e poder ser feita sem preparo, pode ser empregada para reduzir a freqüência de estudos colonoscópicos ou de enema baritado repetidos em pacientes sabidamente portadores de DII.

Patologia

Aspecto Macroscópico

A colite ulcerativa é uma doença confinada à mucosa e à submucosa do intestino. A única exceção ocorre quando o envolvimento transparietal produz o chamado "megacólon tóxico". A parede intestinal não está espessada, nenhum granuloma está presente (exceto uma eventual reação de célula gigante tipo corpo estranho observada em uma área de inflamação aguda), e não são observadas áreas poupadas. O reto se encontra sempre envolvido, e a doença se estende proximalmente por distâncias variadas, porém, sempre de forma contínua no envolvimento à extensão proximal do processo patológico. De maneira característica, a colite ulcerativa tende a envolver o intestino mais acentuadamente no sentido distal do que proximalmente. Apesar da extensa reação inflamatória, a parede intestinal mantém sua espessura normal. Os sulcos longitudinais de mucosa nua que se alterna com ilhas de mucosa empilhada, os assim chamados "pseudopólipos" (Figura 29.5), resultam da confluência de várias úlceras. Pseudopólipos são pólipos inflamatórios (e não lesões neoplásicas), que são vistos durante uma fase de quiescência da colite ulcerativa e são uma manifestação tardia desta doença. Podem ser confundidas com polipose familial (ver Capítulo 21), mas a ausência de mucosa normal entre estes pólipos induz ao diagnóstico correto.

Todo o cólon, incluindo o ceco e o apêndice, pode estar envolvido. Caracteristicamente, entretanto, a doença não afeta o íleo. Na realidade, se o intestino delgado esti-

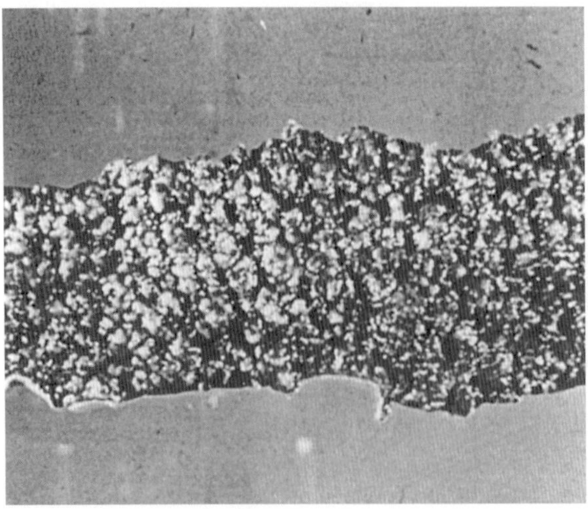

FIG. 29.5. Pseudopólipos extensos na colite ulcerativa ativa. Observar a uniformidade relativa dos pólipos ao serem comparados com os tamanhos variados observados na polipose familial (ver Capítulo 21). (De Corman ML, Veidenheimer MC, Nugent FW, et al. *Diseases of the anus, rectum and colon.* Part II: Non-specific inflammatory bowel disease. New York: Medcom, 1976, com autorização.)

ver envolvido por mais que alguns centímetros, o diagnóstico não deve ser colite ulcerativa, mas uma exceção chamada ileíte de esteira, observada, ocasionalmente, quando todo o cólon está afetado. Esta condição reversível, que pode ser demonstrada radiograficamente como dobras mucosas edemaciadas e espessadas, é uma reação inflamatória inespecífica resultante da proximidade do íleo ao cólon sede da doença.

Toda a mucosa pode estar desnudada em pacientes com colite ulcerativa crônica, de longa duração. Sob estas circunstâncias, o médico pode ser enganado, tendo uma falsa sensação de segurança, pois os sintomas do paciente, freqüentemente, são mínimos se não houver mucosa inflamada. É improvável que o paciente apresente descarga de muco, diarréia ou sangramento. É este tipo de paciente que está predisposto ao desenvolvimento de carcinoma (ver *Relação com Carcinoma*).

O megacólon tóxico é uma condição em que uma reação inflamatória aguda se estende através de toda a espessura da parede intestinal até a serosa, podendo levar à gangrena e à perfuração. Esta é a única manifestação de colite ulcerativa que não está limitada à mucosa e à submucosa.

Aspecto Histológico

A colite ulcerativa se caracteriza, histologicamente, por uma intensa inflamação da mucosa e da submucosa, além da presença de múltiplos "abscessos crípticos". Um ingurgitamento vascular acentuado pode levar à propensão pelo sangramento retal (Figura 29.6). Há uma diminuição óbvia da produção de muco pelas células epiteliais das criptas (Figura 29.7). De outra forma, o aumento da secreção de muco ocorre em pacientes com doença de Crohn.

Seccionando-se o intestino longitudinalmente, verifica-se que as partes mais profundas da parede do cólon estão poupadas. O confinamento da doença à mucosa e à submucosa é o achado mais característico na colite ulcerativa. Os abscessos podem aumentar e causar dano à mucosa, que então pode ser destacada para dentro da luz intestinal, formando úlceras. Quando se formam úlceras múltiplas, a mucosa não ulcerada remanescente se estende acima da camada muscular como projeções polipóides, resultando nos conhecidos pseudopólipos da colite ulcerativa. Se a ulceração continua, toda a mucosa pode se tornar desnudada, e amplas áreas de submucosa podem ser expostas ao fluxo fecal.

É observado, no megacólon tóxico, o envolvimento de toda a espessura do intestino, necrose e friabilidade.

A hiperplasia linfóide envolvendo a mucosa e a submucosa ocorre em até 25% dos pacientes com colite ulcerativa, o que pode estar presente sob uma área de relativa quiescência.

Três características – um excesso de histiócitos, um aspecto viloso ou irregular da superfície da mucosa e presença de granulomas – apresentam um elevado valor prognóstico para diferenciar a colite ulcerativa da doença de Crohn.

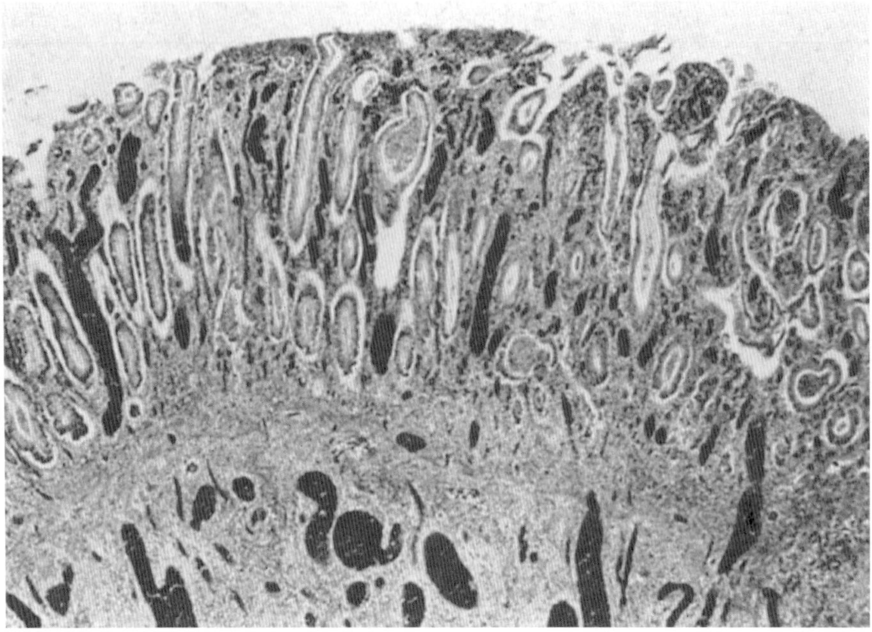

FIG. 29.6. Colite ulcerativa. Inflamação intensa da mucosa com múltiplos abscessos crípticos. (Ampliação original ×80; de Corman ML, Veidenheimer MC, Nugent FW, *et al. Diseases of the anus, rectum and colon.* Part II: Non-specific inflammatory bowel disease. New York: Medcom, 1976, com autorização.)

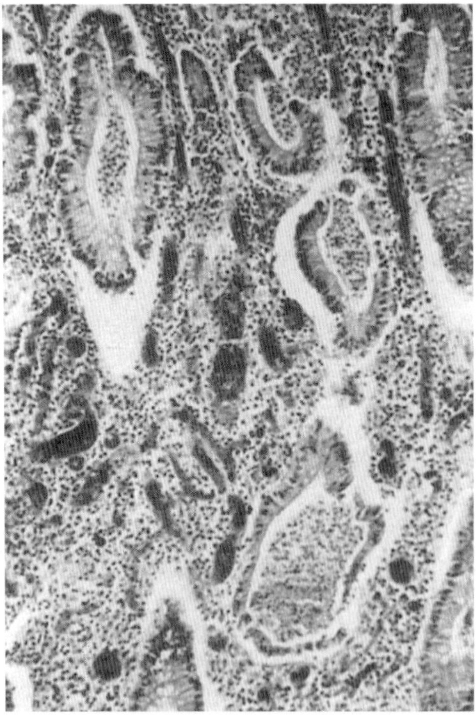

FIG. 29.7. Colite ulcerativa. Abscessos crípticos com degeneração do epitélio das criptas e comunicação entre a luz da cripta e a lâmina própria. Observar o ingurgitamento vascular e a diminuição da produção de muco pelas células epiteliais das criptas. (Ampliação original ×280; de Corman ML, Veidenheimer MC, Nugent FW, *et al. Diseases of the anus, rectum and colon.* Part II: Non-specific inflammatory bowel disease. New York: Medcom, 1976, com autorização.)

Determinação de Anticorpo Citoplasmático Antineutrófilo

Vários estudos demonstraram que os anticorpos citoplasmáticos antineutrófilos (ANCA – antineutrophil cytoplasmic antibodies) com um padrão de coloração perinuclear (pANCA) estão presentes em até 86% dos pacientes com colite ulcerativa. Teoricamente, esta auto-imunidade pode representar um possível mecanismo patogênico para o desenvolvimento de colite ulcerativa. Um grupo de anticorpos marcadores está disponível para a caracterização e diagnóstico diferencial de colite ulcerativa com doença de Crohn (Prometheus, Inc., San Diego, CA, USA). As aplicações comprovadas desta nova tecnologia incluem o seguinte:

- Como um acessório para a patologia clínica e tecidual no diagnóstico diferencial de doença intestinal inflamatória.
- Confirmação do diagnóstico correto antes da cirurgia.
- Identificação de pacientes com colite ulcerativa do lado esquerdo, que podem ser resistentes ao tratamento.
- Identificação de pacientes sensíveis ao desenvolvimento de bolsite após anastomose bolsa ileal-anal futura.

Exame do Pentane Respiratório

Os neutrófilos, os macrófagos e outras células são capazes de produzir radicais livres de oxigênio que podem estimular a peroxidação lipídica, principalmente durante períodos de inflamação ativa. A produção de pentane, produto da peroxidação de ácidos graxos poliinsaturados, pode ser quantificada medindo-se o conteúdo de ar exalado. O resultado do exame do pentane pode ser correlacionado à atividade da DII.

Escaneamento de Leucócito

A cintigrafia abdominal por meio de leucócitos marcados-autólogos tem sido empregada para avaliar a atividade na DII. O Índio-111 (^{111}In) e o tecnécio-99m (^{99m}Tc) têm sido úteis a este respeito. Com a colonoscopia como método de referência, a extensão máxima da colite é corretamente avaliada pela imagem em dois terços dos pacientes, porém o envolvimento retal não é percebido em cerca de 19%. A intensidade da atividade inflamatória se correlaciona, de maneira significativa, à avaliação colonoscópica. A natureza não-invasiva desta abordagem torna-a uma alternativa razoável para outras investigações sobre a extensão e a atividade da DII.

SINAIS, SINTOMAS E MANIFESTAÇÕES

Os pacientes com colite ulcerativa e doença de Crohn podem se apresentar com sintomas mínimos e queixas moderadas, ou podem apresentar manifestações fulminantes. Um entrecruzamento considerável é observado na sintomatologia das duas condições; porém com algumas diferenças na manifestação entre as duas. Em algum momento durante o curso da doença um sangramento retal é sempre observado em pacientes com colite ulcerativa. Os pacientes com a doença de Crohn também podem sangrar, porém, isto não é uma manifestação tão freqüente e pode não ser tão acentuada. A dor abdominal pode ser leve ou estar ausente em pacientes com colite ulcerativa; raramente é grave, exceto, possivelmente, quando surge um megacólon tóxico. Entretanto, pacientes com a doença de Crohn freqüentemente apresentam dor abdominal, além de massa abdominal ocasionalmente encontrada ao exame físico, mas nunca é observada em pacientes com colite ulcerativa.

A presença de diarréia e a passagem de muco são freqüentes em ambas as condições e não servem como características de diferenciação. A diarréia pode se manifestar por duas ou três evacuações líquidas por dia e, acentuadamente, até 20 ou mais evacuações dentro de um período de 24 horas. Freqüentemente, os pacientes com colite ulcerativa são mais afetados pela freqüência das evacuações do que aqueles com doença de Crohn. Isto talvez se deva ao fato de que a doença distal tende a estar associada a mais urgência para evacuar e, em alguns casos, tenesmo. Os pacientes com doença de Crohn podem apresentar o reto íntegro e, portanto, sofrem menos urgência defecatória.

A doença anal é observada com mais freqüência na colite de Crohn do que na colite ulcerativa. A presença de dor anal, edema e descargas intestinais podem ser uma característica da doença de Crohn e pode ser a única anormalidade observada ao exame e no seguimento do paciente (ver Capítulos 11 e 30).

A febre geralmente não está presente em pacientes com colite ulcerativa, a menos que ele esteja gravemente doente (megacólon tóxico). Entretanto, em pacientes com doença de Crohn, a febre é freqüente e geralmente é provocada por um abscesso intra-abdominal ou por um foco séptico não drenado. Náuseas e vômitos não são vistos com freqüência nas duas DII, exceto quando ocorre obstrução intestinal. Anorexia, perda de peso, anemia e debilidade generalizada estão associadas à DII de duração relativamente longa ou fulminante.

A Doença no Idoso

O desenvolvimento de DII na população idosa tem sido uma fonte de confusão. Muitos pacientes idosos que apresentam sinais e sintomas sugestivos de DII são considerados como portadores de colite isquêmica. Por outro lado, os pacientes com suspeita de DII, subseqüentemente foi comprovado serem portadores de isquemia intestinal. Em pessoas idosas, a colite ulcerativa pode se instalar subitamente e de forma fulminante, que progride para um resultado fatal.

A Doença em Crianças e Adolescentes

Dados recentes sugerem um aumento da incidência de DII em pessoas jovens, o que ocorre por conta da doença de Crohn; a colite ulcerativa é mais comum nesta faixa etária. A DII em crianças se instala e progride mais rápida do que em adultos jovens. Os sintomas são os mesmos do adulto, porém o megacólon tóxico, a perfuração intestinal e a hemorragia maciça não são seqüelas raras. Estes jovens muitas vezes se tornam cronicamente doentes, seu crescimento é prejudicado e sua acuidade mental diminuída, sendo menos desenvolvidos fisicamente. A insuficiência de crescimento, principalmente, é o resultado de ingesta calórica inadequada de forma prolongada. Devido a estes problemas, a implementação de uma dieta elementar e a nutrição parenteral são muitas vezes parte da conduta em pacientes neste grupo etário (ver *Conduta Médica)*. Entretanto, para se ter melhor resultado, a terapia deve ser iniciada antes da puberdade. Além disso, a menos que o tratamento médico possa alcançar uma remissão prolongada, a intervenção cirúrgica pode ser o único método adequado para resolver o problema de atraso de desenvolvimento (ver *Conduta Cirúrgica*). Uma ênfase particular deve ser dada à avaliação do crescimento e do desenvolvimento, assim como o apoio psicológico, tanto para o paciente quanto para sua família.

A Doença na Gravidez

Devido ao fato de a DII ser comum em pacientes em idade reprodutiva, a possibilidade de coincidir com gravidez é muitas vezes um assunto importante nos cuidados médicos e cirúrgicos. Entretanto, a gravidez não é um evento tão freqüente em pacientes com DII, fato provavelmente relacionado a que estas pacientes possam sofrer desequilíbrios hormonais como um resultado de doenças aguda e crônica, e ter, assim, sua habilidade de procriar gravemente prejudicada.

Entretanto, a colite ulcerativa e a doença de Crohn não afetam, de forma adversa, a fertilidade, nem necessariamente impedem o progresso da gravidez ou o parto de uma criança normal, a termo. Uma incidência mais elevada de baixo peso ao nascimento (< 2.500 g) é observada em filhos de mulheres com colite ulcerativa do que em uma população controle. Apesar de não haver evidência de um risco maior de aborto espontâneo, a probabilidade de parto pré-termo é mais elevada.

O que acontece com a colite em pacientes grávidas? Apenas 30% das pacientes que se tornam grávidas durante uma fase de remissão da colite apresentaram uma exacerbação de sua doença; porém observou-se recrudescência em 60% de gravidez, quando a gravidez ocorreu durante a fase ativa da doença. Em pacientes cuja colite teve início na gravidez, ou no período pós-parto, mais de 60% apresentaram piora dos sintomas. Em estudos especificamente em mulheres com doença de Crohn, a gravidez não levou a um aumento do risco de parto prematuro, e o aborto espontâneo foi observado naquelas com a doença ativa ou em grávidas que tiveram que ser submetidas à ressecção intestinal.

No aconselhamento de uma paciente com colite, que esteja planejando uma gravidez, não há justificativa para sugerir que as tentativas de concepção sejam evitadas, exceto quando há possibilidades de efeitos teratogênicos por parte de alguma medicação (p. ex., metronidazol [Flagyl]). Um tratamento imunossupressor deve certamente ser evitado em uma paciente que deseje engravidar.

Também há uma preocupação acerca da segurança da terapia medicamentosa em homens, que poderia prejudicar o esperma e teoricamente estar associada à teratogenicidade. A infertilidade em homens está, com freqüência, associada à administração de sulfassalazina. O exame do esperma pode ser útil para se determinar se o problema da concepção pode ser atribuído a esta causa.

Como já mencionado, é improvável que mulheres apresentando uma forma de remissão da doença sofram problemas com a gravidez e o parto subseqüentes. De forma inversa, se a paciente estiver sofrendo uma exacerbação da colite, a doença, em si, pode frustrar a probabilidade de gravidez. Se a doença é mais que moderadamente ativa, podem ser adequados um período temporário de espera e introdução da terapia medicamentosa apropriada para assegurar uma remissão. Entretanto, mesmo nesta situação, as chances de gravidez e parto normais são de 50%. A contracepção precisa ser considerada apenas em mulheres cuja doença é tão grave que a cirurgia é iminente. Mesmo na mulher grávida acentuadamente enferma, nenhuma evidência sugere que a gravidez não possa ser levada a termo com êxito, com o nascimento de uma criança sadia.

Se a cirurgia se tornar necessária durante a gravidez, o método de tratamento (médico ou cirúrgico) deve ser idêntico àquele para uma paciente não-grávida. A azatioprina é uma medicação segura, e a interrupção da gravidez não é obrigatória para aquelas que concebem enquanto recebem este medicamento. Se uma cirurgia se tornar necessária, o procedimento deve ser realizado como se a paciente não estivesse grávida, apesar de que uma cirurgia reconstrutiva de grande porte deve ser adiada. Chegando a termo a gestação, o útero aumentado pode impedir a possibilidade de se realizar mesmo uma proctectomia convencional; sendo apropriada uma cirurgia com estágios, poupando o reto.

Quando a intervenção cirúrgica se torna necessária para colite fulminante, mortalidades fetal e materna são elevadas. Nascimentos com êxito têm sido relatados após proctocolectomia restauradora na grávida, com reservatório pélvico ileal. Nem o parto normal nem o parto cesariano afetaram o resultado funcional da bolsa, porém a freqüência de evacuações noturnas aumentou durante a gravidez e por até 3 meses depois. Após uma ileostomia continente (Kock),[249] os problemas encontrados incluem uma urgência aumentada de esvaziar o reservatório, principalmente no último trimestre, e alguma dificuldade com intubação. Na maioria das pacientes, pode ser feito um parto vaginal com sucesso, ficando o parto cesariano reservado para indicações obstétricas.

Se a gravidez se desenvolve após proctocolectomia com ileostomia, surge a questão do parto, se cesariano ou vaginal. Acredito que se a mulher grávida apresenta uma pelve adequada para um parto vaginal normal, este deve ser tentado. Uma cesariana não é obrigatória simplesmente porque a paciente tem uma ileostomia; porém, se for realizada uma episiotomia, a episiorrafia pode ser adiada. Entretanto, minha experiência é que o obstetra quase que invariavelmente opte por uma cesariana.

Manifestações Extra-Intestinais

Ver Capítulo 30.

CURSO E PROGNÓSTICO

Nordenholtz *et al.* examinaram as causas de morte em pacientes com a doença de Crohn e colite ulcerativa através de uma análise dos atestados de óbito em Rochester, New York. Do total de 1.358 pacientes com DII acompanhados entre 1973 e 1989, os atestados de óbito foram registrados para 130 (59 com colite ulcerativa e 71 com doença de Crohn). Os achados foram de 68% com a doença de Crohn e 78% daqueles com colite ulcerativa morreram de causas não-relacionadas à DII. As mortes provocadas pela doença de Crohn caíram de 44% no primeiro período de 8 anos para 6% no segundo. O câncer colorretal provocou 14% das mortes em pacientes com colite ulcerativa, três vezes mais freqüente do que em pessoas com doença de Crohn. Excluindo o câncer, apenas duas mortes foram diretamente atribuídas à colite ulcerativa, ambas ocorrendo dentro dos 2 anos após o diagnóstico.

Em relação ao curso e prognóstico da doença durante um período de 25 anos, a distribuição da atividade da doença é notavelmente constante cada ano, com cerca de 50% dos pacientes em remissão clínica. Após 10 anos, a taxa de colectomia é de 25%. Com 25 anos de *follow-up*, a probabilidade cumulativa de um período com recaídas é de 90%. A probabilidade de se manter a capacidade de trabalho de até 10 anos é de aproximadamente 93%.

RELAÇÃO A CARCINOMA

Crohn e Rosenberg inicialmente descreveram o carcinoma de cólon surgindo em um paciente com colite ulcerativa em 1925. Hoje, existe um acordo uniforme a respeito da associação de colite ulcerativa crônica e o subseqüente desenvolvimento de adenocarcinoma. Acredita-se que um linfoma maligno primário complicando a colite ulcerativa, apesar de extremamente raro, está diretamente associado à colite ulcerativa.

Vários fatores predispõem um paciente com colite ao câncer de cólon e incluem doença colônica total ou pancolônica; duração prolongada da doença (o caso relatado mais precoce é de um paciente com a doença de 7 anos de duração); doença ativa contínua, oposta a sintomas intermitentes; e possivelmente a gravidade da doença. Uma idade mais baixa de instalação provavelmente não traz nenhum aumento de risco de câncer, sendo o risco de câncer paralelo à duração da doença. O risco cumulativo de câncer aumenta com a duração da colite, alcançando 25 a 30% aos 25 anos, 35% aos 30 anos, 45% aos 35 anos, e 65% aos 40 anos. As colites e os cânceres se desenvolvem em pacientes com colite do lado esquerdo cerca de uma década mais tarde do que aqueles com doença extensa, apesar de que a duração média da colite antes do desenvolvimento do câncer tenha sido virtualmente o mesmo em ambos os grupos (~21 anos), sem levar em consideração a idade da instalação da doença. A incidência de câncer em pacientes com colite ulcerativa foi relatada de forma variada entre 2 e 5%. Os pacientes com a doença do lado esquerdo têm menor risco de desenvolvimento de câncer colorretal. De forma geral, a incidência de carcinoma é a mesma em ambos os sexos. A multicentricidade dos cânceres é um fenômeno freqüentemente relatado, e 25% ou mais dos pacientes apresentam tumores em mais de uma localização.

Outra característica de câncer colorretal na colite ulcerativa é que o câncer muitas vezes tende a ser infiltrativo e cirroso. O tumor visível envolvendo a mucosa pode não ser notado, mesmo por exame endoscópico cuidadoso.

Uma quarta característica patológica de carcinoma surgindo na colite ulcerativa é a tendência da lesão ser altamente agressiva e mal diferenciada. Mais da metade de jovens pacientes com colite ulcerativa e cânceres colorretais apresentam carcinomas colóides, tumores secretores de muco histologicamente aparentes do tipo celular "anel de sinete". O fato de que poucos sintomas ou nenhum estão presentes tende a levar tanto o paciente quanto o médico a aguardar para fazer exames, com um sentimento falso de segurança. Como já mencionado, o exame físico, o enema baritado e mesmo a avaliação endoscópica podem não identificar a lesão. Porém, quando ocorre estreitamento, deve-se presumir que o paciente apresente um carcinoma, até que se prove o contrário (Figuras 29.8 e 29.9). A presença de um estreitamento em um paciente com colite ulcerativa é uma indicação para intervenção cirúrgica. Nos estudos da Mayo Clinic, 40% dos pacientes com carcinoma na colite ulcerativa crônica apresentaram tumores Dukes de A ou B, em comparação com uma incidência de 63% de carcinoma na ausência da doença. Por outro lado, 60% dos

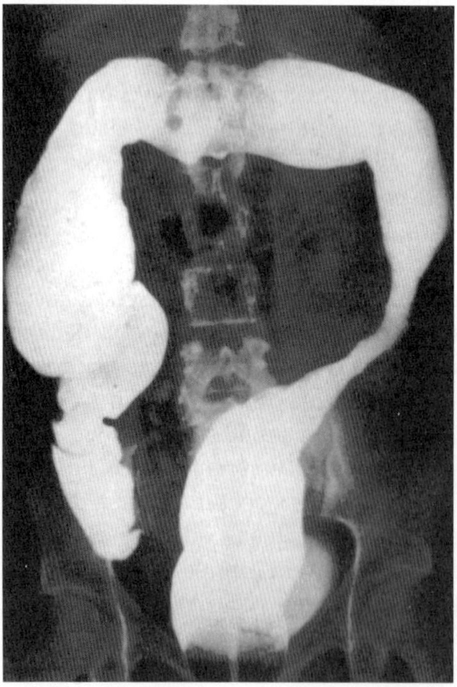

FIG. 29.8. Estreitamento na colite ulcerativa. O encurtamento do cólon descendente inferior e o sigmóide com estreitamento. A laparotomia revelou carcinoma extenso, metástases hepáticas e dois cânceres primários, insuspeitos, a mais, na amostra ressecada. (De Corman ML, Veidenheimer MC, Nugent FW, *et al. Diseases of the anus, rectum and colon.* Part II: Non-specific inflammatory bowel disease. New York: Medcom, 1976, com autorização.)

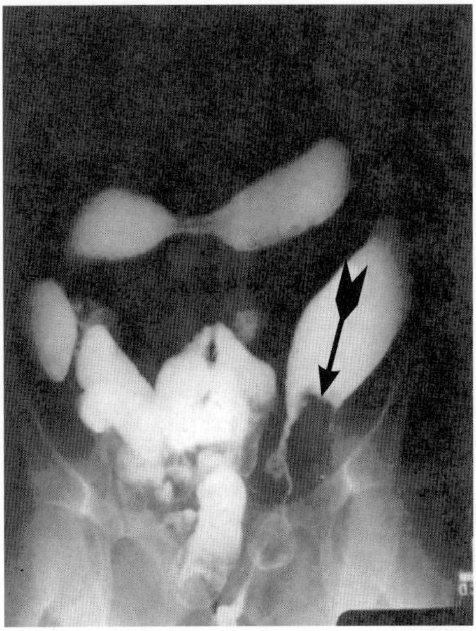

FIG. 29.9. Carcinoma na colite ulcerativa. Observar a perda das haustrações, o encurtamento acentuado e o estreitamento sigmóide. O tumor se estende cefalicamente a partir do estreitamento para aparentar um defeito polipóide de preenchimento *(seta).*

pacientes com carcinoma e colite ulcerativa apresentaram lesões de Dukes de C e D, em comparação com 37% com carcinoma isolado. A idade média destes pacientes à instalação da colite foi de 26 anos, com uma duração da doença de 17 anos antes do desenvolvimento da malignidade; 23% desenvolveram tumores multicêntricos. Pacientes cujo carcinoma foi identificado incidentalmente durante colectomia profilática apresentaram uma sobrevida de 5 anos de 72%, enquanto aqueles com evidência clínica ou radiográfica sugestiva de câncer apresentaram uma sobrevida muito inferior, de 35% em 5 anos.

Comparando-se as estatísticas de sobrevida de pacientes com colite e câncer com as de pacientes com câncer e sem colite, nenhuma diferença estatisticamente significativa nas taxas de sobvrevida é observada para o mesmo estágio de invasão. Os resultados mais pobres são uma conseqüência de o fato de uma porcentagem mais elevada de pacientes se apresentar com doença mais avançada ou incurável no momento da cirurgia. O prognóstico para cânceres colorretais associados à colite, assim como para cânceres sem colite, está diretamente relacionado ao grau de invasão do tumor.

Displasia

Definição e Interpretação

A displasia pode ser leve, moderada ou acentuada; a interpretação correta dos resultados de biopsia repousa no talento e na experiência do patologista.

Os critérios para se diagnosticar displasia são problemáticos e variam de instituição para instituição. A displasia inclui alterações adenomatosas e vilosas na

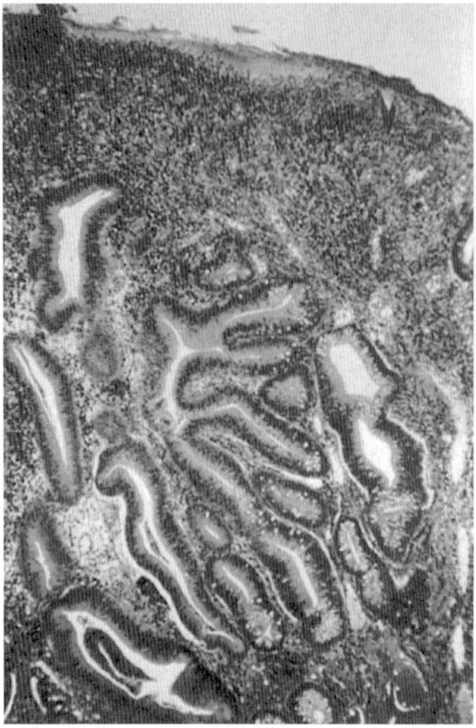

FIG. 29.10. Displasia moderada em um paciente com colite ulcerativa. Observar a perda da polaridade e a diminuição de produção de muco. (Ampliação original ×80; cortesia de Rudolf Garret, M.D.)

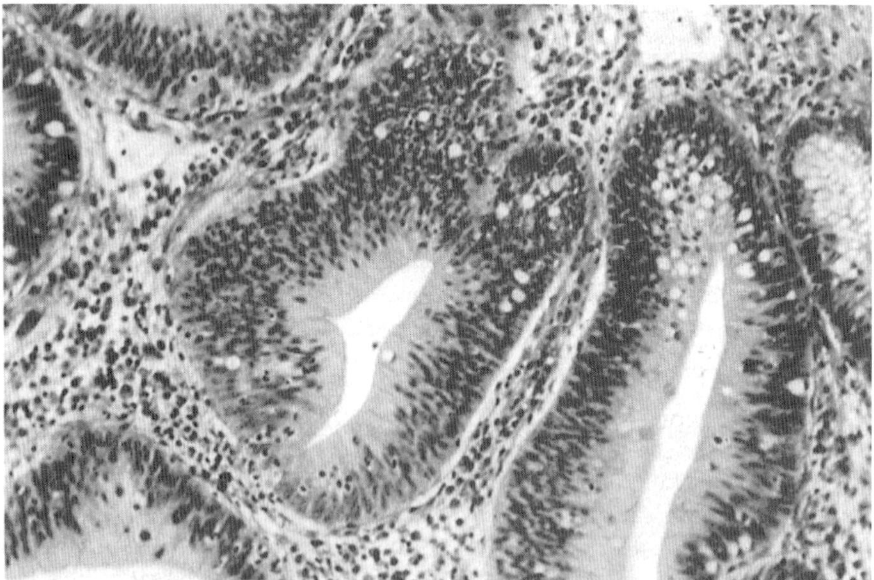

FIG. 29.11. Displasia moderada na colite ulcerativa. Perda da polaridade e proliferação de células epiteliais. (Ampliação original ×260; cortesia de Rudolf Garret, M.D.)

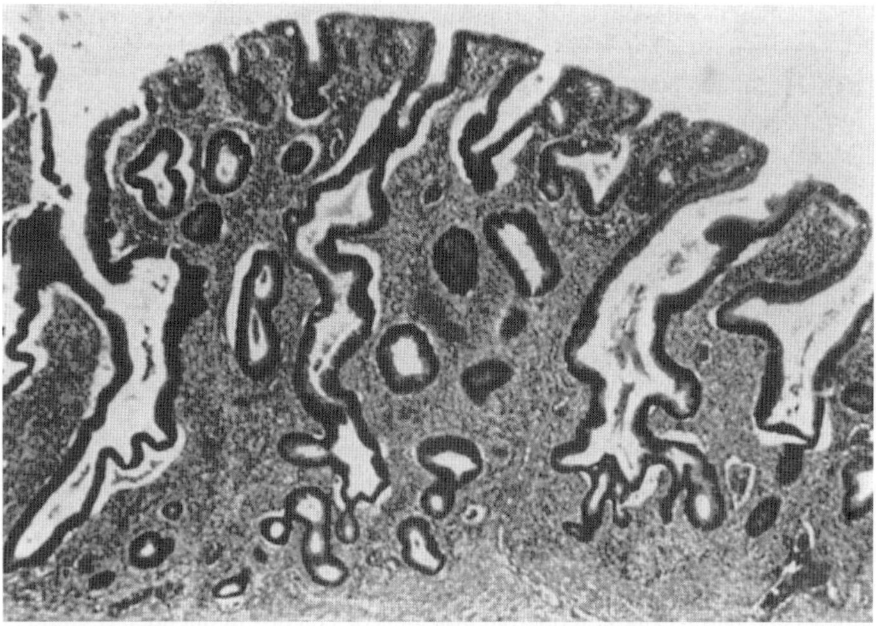

FIG. 29.12. Displasia severa. Hiperplasia atípica com criptas de forma irregular alinhadas por células aglomeradas com núcleos hipercromáticos. (Ampliação original ×80; de Corman ML, Veidenheimer MC, Nugent FW, *et al. Diseases of the anus, rectum and colon.* Part II: Non-specific inflammatory bowel disease. New York: Medcom, 1976, com autorização.)

mucosa, túbulos irregulares brotando sob a mucosa muscular, e alterações celulares consistindo de um número reduzido de células caliciformes e a presença de núcleos hipercromáticos, nucléolos estratificados e cromatina bruta (Figuras 29.10-29.12). Foram propostos os seguintes critérios:

- Displasia leve:
  - Preservação da arquitetura da cripta.
  - Estratificação nuclear, mas sem alcançar a superfície.
  - Agregação nuclear e hipercromasia.
  - Mitoses na parte superior da cripta.
  - Geralmente, diminuição moderada da mucina na célula calicial.
- Displasia moderada:
  - Distorção da arquitetura da cripta, com ramificação e brotos laterais.
  - Anormalidades nucleares, como na displasia leve, a estratificação alcançando a superfície luminal.
  - Geralmente, diminuição de mucina da célula calicial.
- Displasia acentuada:
  - Distorção mais acentuada da arquitetura da cripta, freqüentemente com configuração vilosa do epitélio de superfície.

- Anormalidades nucleares, como na displasia moderada, com perda freqüente de polaridade.
- Freqüentemente, presença de glândulas muito próximas.

Esta última categoria inclui todas as anormalidades próximas das anormalidades do carcinoma invasivo, e engloba os que alguns designam carcinoma *in situ*.

Aneuploidia

Outro método atualmente explorado para identificar alterações pré-cancerosas é a citometria de fluxo. A aneuploidia de DNA se correlaciona à presença de displasia. Aproximadamente 75% do tecido displásico demonstra aneuploidia ou poliploidia, enquanto que 95% das amostras de tecido não-displásico exibem diploidia. A citometria de fluxo pode ser aplicada utilmente para complementar o exame histológico quando se suspeita de displasia.

Resultados: como já inferido, um dos problemas com o conceito de displasia, isoladamente, é a variabilidade interobservadores e intra-observadores. O erro de amostragem, assim como a total confiança na informação histológica, apresenta limitações inerentes. Pacientes que têm aneuploidia devem ser submetidos, provavelmente, a uma vigilância colonoscópica mais intensa e freqüente, enquanto que aqueles que não a exibem requerem investigações menos freqüentes. O emprego da citometria de fluxo em programas de vigilância pode ser de grande valor para selecionar pacientes com maior risco para o desenvolvimento de câncer.

Resultados da Avaliação da Displasia

A vigilância colonoscópica reduz a mortalidade relacionada ao carcinoma colorretal por permitir a detecção de carcinoma em um estágio de Dukes mais precoce. O risco cumulativo para o desenvolvimento de displasia de pelo menos baixo grau é de 14% após 25 anos da doença.

Problemas na Vigilância da Displasia

Apesar de ser o risco maior para o desenvolvimento de câncer colorretal em indivíduos com colite ulcerativa de longa duração bem conhecido e aceito, nos últimos anos, especialmente, há uma preocupação maior acerca da utilidade da colonoscopia para vigilância. Primeiro, o risco da progressão para displasia foi estimado em apenas 2,4% para indivíduos cuja avaliação inicial foi negativa. Portanto, a vigilância, talvez, possa ser aplicada com menor freqüência para estes pacientes. Uma preocupação maior, no entanto, é que 32% dos pacientes com displasia de alto grau podem apresentar câncer invasivo. Por outro lado, quando um câncer insuspeito é encontrado durante a cirurgia para displasia, tem de ser de um estágio de Dukes menor do que o câncer em pacientes nos quais o diagnóstico foi feito antes da cirurgia. Pela racionalidade das decisões a serem tomadas, aconselha-se que os pacientes sejam informados acerca das limitações da vigilância colonoscópica para que, racionalmente, tomem parte na decisão da conduta médica.

A relação custo–benéfico da vigilância colonoscópica se tornou um assunto de debates entusiasmados, e enquanto este texto é redigido, ainda não se chegou a um consenso acerca da freqüência adequada para tais exames.

Método de Vigilância

Com a descrição do fenômeno displásico, a vigilância é aconselhável para aqueles que apresentam um mínimo de 7 anos de doença colônica total ou subtotal. Estas pessoas são aconselhadas a se submeterem à colonoscopia total com biopsia de qualquer lesão evidente. Como já sugerido, a biopsia de uma lesão específica elevada mostra uma incidência muito mais elevada de displasia. Várias amostras ao acaso devem ser coletadas por todo o cólon (aconselha-se um número de 10), o que deve ser feito de dois em dois anos; e mais freqüentemente, se a displasia for identificada. Os achados histológicos devem levar à indicação para a colectomia apenas se a displasia for (a) acentuada, (b) consistente em mais de uma biopsia obtida em locais diferentes, ou (c) encontrada em amostras seqüenciais de biopsia coletadas a partir de uma lesão identificável. As amostras de biopsias devem ser obtidas de preferência em áreas livres de reação inflamatória óbvia.

Comentário: é verdade que a análise de custo-benefício não foi determinada, o câncer incurável pode ainda sobrevir, a anuência do paciente pode ser problemática, e a vontade dos pacientes de se comprometerem com uma ressecção se a biopsia revelar displasia é duvidosa. Entretanto, o curso alternativo é ainda menos agradável. O exame de enema baritado é útil apenas para demonstrar a anatomia macroscópica do cólon: perda de haustrações, encurtamento e possível estreitamento. É improvável que este estudo revele um carcinoma mais cedo do que o exame endoscópico com biopsia. A colectomia profilática após 8 a 10 anos é uma opção; a recusa é outra. Entretanto, até que uma alternativa melhor esteja disponível, continuarei a recomendar o protocolo como já delineado, com a realização de sigmoidoscopia com fibra óptica flexível em anos alternados.

Tratamento do Carcinoma

Se for identificado um carcinoma no reto de um paciente com colite ulcerativa, a proctocolectomia é o tratamento de escolha. Não deve haver nenhuma tentativa de preservar a mucosa retal. As cirurgias alternativas, no entanto, incluem a ileostomia continente (Kock) e a anastomose ileoanal com bolsa intermediária, se a preservação do esfíncter não comprometer as margens adequadas de ressecção do tumor (ver *Conduta Cirúrgica*).

Risco da Preservação Retal após Colectomia

Com o reto relativamente poupado, os cirurgiões ocasionalmente tentam preservar o reto na esperança de algum dia restabelecer a continuidade intestinal. O coto do reto ou seria suturado ou exteriorizado como uma fístula mucosa. Outra cirurgia alternativa é uma anastomose ileorretal, que mantém a continuidade intestinal, mas apresenta a desvantagem de preservar mucosa retal potencialmente maligna.

Qual é o risco de desenvolvimento de câncer no coto retal preservado? O número de casos em que se requer excisão retal, por todas as razões, varia amplamente, com relatos de 8 a 50%, necessitando proctectomia subseqüente. A incidência global varia de 3,6 a 4,8%, e a probabilidade cumulativa de um câncer se desenvolvendo no reto após colectomia subtotal é de 13 a 17% após 25 anos da instalação da doença, consideravelmente menos do que quando o cólon estiver intacto. Apesar de os relatos serem razoavelmente favoráveis, um *follow-up* endoscópico cuidadoso é um requisito básico. Outros autores também manifestaram sua preocupação acerca do reto preservado após colectomia para colite ulcerativa, sem câncer.

O câncer colônico preexistente, com displasia acentuada, é uma contra-indicação relativa à preservação retal. Proctossigmoidoscopia e biopsia retal freqüentes são recomendáveis para procurar displasia.

Se uma biopsia demonstrar displasia acentuada, um exame repetido é sugerido 3 meses depois. Se a biopsia seqüencial demonstrar displasia acentuada, é recomendada a excisão do reto.

A avaliação do reto por meio de proctossigmoidoscopia ou sigmoidoscopia com fibra óptica flexível geralmente pode ser feita de maneira relativamente fácil em um paciente cujo reto está em continuidade com o trato intestinal. Entretanto, se algum paciente apresenta uma fístula mucosa ou um coto retal suturado, pode ser impossível passar um instrumento no reto em desuso após algum tempo. Estes pacientes se encontram sob um risco maior de desenvolvimento de malignidade. Se a continuidade intestinal não for restabelecida dentro dos 2 anos após a colectomia, deve-se considerar seriamente a retirada do reto. Entretanto, mesmo após um período considerável de tempo após a ileostomia, uma proctectomia restauradora pode ser oferecida.

CONDUTA MÉDICA

O tratamento da proctite ulcerativa e da proctossigmoidite inespecíficas pode ser um tanto difícil por várias razões: incerteza diagnóstica; natureza empírica do tratamento; dificuldade em se relacionar a resposta à terapia, principalmente quando a resolução espontânea é comum; variabilidade da duração do tratamento; e diferenças de opinião no que diz respeito aos méritos relativos das diversas abordagens. A extensão proximal ocorre em aproximadamente 10% dos pacientes, quase sempre dentro de 1 ou 2 anos após a instalação da doença. Entretanto, em um grupo (entre 15 e 30%), o curso se caracteriza por várias recorrências, porém sem extensão proximal. A intervenção cirúrgica raramente é indicada para pessoas com doença intestinal distal. Portanto, a reafirmação deve ser a atitude do médico e do cirurgião. Nenhum risco maior é observado para o desenvolvimento de malignidade nestas pessoas.

Enema de Retenção de Esteróides

Descobriu-se que a aplicação retal de cortisona e hidrocortisona é benéfica na abordagem terapêutica de pacientes com colite ativa aguda. Os esteróides são mais potentes que a sulfassalazina na colite ativa, induzindo uma melhora clínica, endoscópica e patológica mais rápida. Os enemas de retenção de esteróide são freqüentemente empregados inicialmente e como o tratamento principal de proctite ulcerativa. Por um curto período de tempo, o enema de hidrocortisona deve ser administrado uma ou duas vezes ao dia. Os *kits* de enema contendo 100 mg de hidrocortisona (Entocort) ou 40 mg de acetato de metilprednisolona (Medrol Enpak) são convenientes e eficazes para tratar a doença confinada ao reto e canal anal. Freqüentemente, os enemas de retenção contendo cortisona administrada por 2 semanas cessam as queixas do paciente. A rapidez da resposta clínica e a falta de complicações provenientes da terapia esteróide sistêmica são as principais vantagens deste método de tratamento. A instilação retal de esteróides é vantajosa, pois a medicação é aplicada diretamente na mucosa envolvida, apesar de que com o uso persistente e freqüente, os efeitos colaterais associados a hiperadrenocorticismo podem, em última análise, ocorrer. Neste caso, a dosagem deve ser reduzida, paulatinamente, para dias alternados para que dentro de 2 ou 3 semanas o tratamento possa ser interrompido. Alguns pacientes necessitam de um tratamento mais prolongado, e outros têm dificuldade em reter o enema devido ao tenesmo ou à diarréia. Alguns estudos demonstraram tanto a eficácia do enema de retenção (alcançando o reto e o sigmóide) e seu benefício terapêutico favorável em comparação aos esteróides orais de baixa dosagem.

Esteróides Sistêmicos

Os esteróides orais devem ser considerados para pacientes que não respondem às medidas mencionadas e que continuam sangrando. Uma dose inicial de 20 mg ao dia de prednisona é sugerida, e que então é reduzida em 5 mg após cada 1 semana, sendo que o ideal é retirar completamente a medicação em um período de 4 a 6 semanas. Doses mais elevadas de esteróides podem ser empregadas eventualmente, mas não são recomendáveis para uso prolongado. Devem ser feitas todas as tentativas para diminuir o nível de corticóide de maneira sensata, sem precipitações.

Um dos aspectos importantes na educação do paciente para a colite é fazer com que ele saiba que a doença pode ser relativamente crônica e sujeita a exacerbações e remissões temporárias. Em alguns pacientes, o sangramento persiste por muitos meses ou mesmo anos. Um erro comum é aumentar a dose de prednisona ou hidrocortisona como tentativa de eliminar todos os sintomas, o que, inevitavelmente, acontece como causa do hiperadrenocorticismo secundário.

Os efeitos tóxicos dos corticosteróides ocorrem em relação à dose e à duração do tratamento. As complicações do manejo do esteróide incluem o mascaramento de um quadro clínico abdominal agudo (p. ex., perfuração intestinal), osteonecrose, doença óssea metabólica e atraso de crescimento em crianças. Os corticosteróides podem e têm sido empregados com êxito durante a gravidez, sem efeitos colaterais adversos ao feto em desenvolvimento. Devido às tentativas de modificar a estrutura química dos esteróides e maximizar suas propriedades antiinflamatórias, e do desejo de limitar seu uso sistêmico, a maioria dos médicos, pelo menos no início, prescreve esteróides retais sempre que possível evitando a via oral. Produtos mais recentes, cuja absorção sistêmica é limitada pela ligação da prednisolona a um carreador ou pelo aumento do metabolismo hepático após absorção pelo cólon, demonstraram uma melhor eficácia, com redução do impacto sobre o eixo hipotálamo-pituitária-supra-renal e a conseqüente redução das alterações metabólicas sistêmicas.

Apesar de os principais fármacos para o tratamento tanto da colite ulcerativa quanto da doença de Crohn serem idênticos, a abordagem terapêutica para as duas doenças é bem diferente. Por exemplo, devido ao fato de a colite ulcerativa ser uma doença sujeita a exacerbações e remissões, o médico almeja retirar os esteróides assim que a condição do paciente melhore. A doença de Crohn, no entanto, tende a seguir um curso mais discreto, com exacerbações e remissões menos claramente definidas – portanto, freqüentemente é necessária uma terapia contínua de esteróide em baixa dosagem.

Devido ao fato de a terapia, tanto para a colite ulcerativa e a doença de Crohn, depender dos sintomas do paciente, o tratamento deve ser individualizado. Os fatores que contribuem para as decisões da conduta médica no que diz respeito à colite ulcerativa incluem a extensão da doença inflamatória, a duração da doença e o estado atual da doença (exacerbação ou remissão). Os pacientes com colite ulcerativa tendem a apresentar manifestações mais graves logo no início do curso da doença sendo a possibilidade de desenvolver um câncer em um período posterior a preocupação principal. O prognóstico dos pacientes com doença de Crohn, no entanto, piora com a persistência da doença ativa.

Sulfassalazina, Ácido 5–Aminossalicílico, Olsalazina, Mesalamina e Ácido Paraminossalicílico

A sulfassalazina (Azulfidine, Salazopirina) foi, por muitos anos, o medicamento padrão para a prevenção das exacerbações da colite ulcerativa. Inicialmente, pensou-se que, metabolizada por bactérias no intestino, resultava em sulfapiridina, um antibiótico, e esta foi a base para o efeito terapêutico. Agora, no entanto, sabe-se que ocorreu vários eventos farmacologicamente ativos (p. ex., inibição da síntese de prostaglandinas, inibição de enzimas proteolíticas e imunossupressão). A dose oral geralmente se inicia com 2 g/dia, até um máximo de 4 g/dia. Aumentar ainda mais a dose pode levar a defeitos colaterais desagradáveis provenientes do radical sulfapiridina – *rash* cutâneo, depressão de medula óssea, náuseas, cefaléia e mal-estar – mesmo em doses baixas. A deficiência de ácido fólico pode desenvolver e permanecer despercebida, de onde são recomendados os suplementos dietéticos de ferro diários. Outros efeitos colaterais de maior conseqüência incluem hemólise em pacientes com deficiência de desidrogenase de glicose-6-fosfato, distúrbios exfoliativos da pele e infertilidade temporária em homens. Este é o único medicamento que comprovadamente apresenta benefícios profiláticos na abordagem da colite ulcerativa. Estudos mais recentes sugerem que o ácido 5- aminossalicílico (5-AAS) é o ingrediente ativo mais importante da sulfassalazina, pelo menos no que diz respeito ao seu efeito terapêutico, se não ao seu papel preventivo. Um total de 4 g de 5-AAS em 100 ml em enema de retenção pode ser administrado a pacientes que não toleram sulfassalazina por via oral. O nome genérico para o 5-AAS é "mesalamine" nos Estados Unidos e "mesalazine" no Reino Unido e na Europa. A mesalamina (Rowasa, Pentasa, Claversal, Salofalk) foi recomendada e aprovada como enema retal de suspensão contendo 4 g em 60 ml.

O 5-AAS oral (olsalazina sódio [Dipentum]; mesalamina [Pentasa, Asacol, Rowasa, Claversal, Salofalk]) requer a adição de uma ligação azo ou uma cobertura de resina acrílica para prevenir a absorção no intestino delgado, antes de chegar ao cólon. Vários estudos mostraram que este medicamento é bem tolerado e eficaz para o tratamento de colite ulcerativa leve a moderadamente ativa e para manter a remissão. A liberação depende da capacidade da redutase azo da microflora colônica ou das propriedades da liberação paulatina da encapsulação do medicamento. As conseqüências mais desagradáveis são a náusea e a diarréia. Um isômero do 5-AAS, o 4-AAS (ácido para aminossalicílico), também foi sugerido em forma de enema de retenção para o tratamento da colite distal, devido à sua estabilidade em solução aquosa, sua segurança e baixa freqüência de efeitos colaterais. Outra aplicação do 5-AAS é em forma de supositório. A taxa de remissão da doença é essencialmente a mesma que a observada em pacientes tratados com sulfassalazina.

Enema de Sucralfato

O sucralfato, um sal básico de alumínio de octassulfato de sucrose, mostrou ser um medicamento eficaz na abordagem da doença da úlcera péptica. Alcança sua eficácia terapêutica aderindo às superfícies mucosas, aumentando os níveis de prostaglandinas, elevando o fluxo sangüíneo da mucosa, e estimulando a secreção de muco. Em estudos experimentais de colite produzida quimicamente em ratos, foram observados resultados encorajadores, sendo novos testes aguardados.

Enema de Butirato

A irrigação de ácidos graxos de cadeia curta demonstrou ser benéfica na abordagem de pacientes com a assim chamada "colite de exclusão" (ver Capítulo 33). O butirato, como um produto final da fermentação bacteriana no intestino grosso, afeta profundamente o epitélio do cólon na colite ulcerativa. É observada uma freqüência menor da ação, além de uma redução acentuada no sangramento.

Nicotina

Com o prosseguimento da pesquisa da causa de DII, a associação entre fumar cigarro e um curso clínico mais favorável de colite ulcerativa permanece a única característica epidemiológica que a distingue da doença de Crohn. Uma melhora, e mesmo remissão, foi demonstrada em um grupo tratado com nicotina em comparação com um grupo placebo. As queixas mais comuns atribuídas à nicotina incluem náuseas, tonteira, cefaléia e distúrbio do sono. O acréscimo de nicotina transdérmica à terapia convencional de manutenção pode reduzir os sintomas em pacientes com colite ulcerativa ativa. O mecanismo do efeito da nicotina ainda é desconhecido.

Imunossupressão

As drogas imunomoduladoras são aceitas, atualmente, de forma geral, como adequadas na abordagem a longo prazo de certos pacientes com DII. O fundamento lógico para seu uso se baseia na observação no que diz respeito à implicação de mecanismos imunes na patogênese da doença.

Azatioprina e Mercaptopurina

Foi demonstrado que dois agentes eficazes na colite ulcerativa são a 6-mercaptopurina (6-MP) e seu análogo, a azatioprina. A azatioprina é rapidamente absorvida e convertida em mercaptopurina pelas hemácias. A conversão hepática subseqüente produz os metabólitos ativos que inibem o ribonucleotídeo "purina" e, portanto, a síntese de DNA. Acredita-se que o mecanismo de ação seja a inibição da função linfocitária, principalmente das células T.

Provavelmente a maior experiência com o emprego destes agentes vem do *Lenox Hill Hospital e a Mount Sinai School of Medicine in New York City.* Durante 18 anos de observação um total de 81 pacientes com colite ulcerativa resistente foi tratado com 6-MP. Nenhum havia tido êxito com a terapia com sulfassalazina e esteróides. O período médio de tratamento com o 6-MP foi de 1,8 ano, e a taxa global de resposta foi de 61%. Foi encontrada uma baixa incidência de toxicidade. Uma das preocupações com ambos os agentes é o desenvolvimento de pancreatite, uma complicação que foi relatada em até 15% dos pacientes usuários do 6-MP. Além disso, ambas provocam supressão de medula óssea, principalmente neutropenia. Devido ao fato de a dose-dependente ser uma preocupação permanente, o monitoramento das contagens sangüíneas deve ser feito ao menos quatro vezes ao ano. Apesar de a 6-MP ter um possível potencial carcinogênico e teratogênico, principalmente o desenvolvimento de linfoma, os testes controlados não comprovaram tal suspeita.

Ciclosporina

O longo período para início da ação da azatioprina e da mercaptopurina em pacientes com DII levou a outros testes com outras drogas imunossupressoras mais potentes, como a ciclosporina. As principais indicações para o emprego deste agente são a colite ulcerativa acentuada aguda e a doença de Crohn refratária às drogas assinaladas até agora. O principal efeito colateral é a disfunção renal, mas podem ocorrer outras complicações como neurotoxicidade, convulsões e infecções oportunistas. Atualmente, a ciclosporina está reservada para o tratamento de DII refratária e grave quando a cirurgia não é apropriada, ou antes que outros tratamentos tenham sido realizados.

Agentes Antidiarréicos

A adição de medicação antidiarréica pode ser adequada para pacientes que apresentam diarréia fora de proporção com o grau de envolvimento inflamatório do reto. Produtos como o difenoxilato (Lomotil), a loperamida (Imodium), a codeína e a tintura desodorizada de ópio, individualmente ou em combinação, podem ser úteis. Se um paciente tem uma colite ativa, a medicação antidiarréica deve ser evitada, pois pode precipitar um megacólon tóxico. Em pacientes que apresentam doença ileal ou que foram submetidos à ressecção ileal, a colestiramina (Questran) também provoca uma redução na diarréia adsorvendo e combinando com ácidos biliares no intestino para formar um composto insolúvel, que é excretado nas fezes.

Medidas Dietéticas

As medidas médicas adicionais incluem restrições dietéticas, o que geralmente envolve que se evitem todos os alimentos que tendem a produzir diarréia (p. ex., frutas, produtos lácteos [especialmente se o paciente apresenta uma intolerância à lactose], e fibra).

Aconselhamento

O valor possível do aconselhamento psiquiátrico já foi discutido. Apesar de a doença poder não ser de origem psicogênica, evidência suficiente sugere que o *stress* e as emoções podem desempenhar um papel na exacerbação ou na remissão da condição. Além da medicação e das medidas dietéticas apresentadas, freqüentemente é útil suplementar estas abordagens médicas convencionais com psicoterapia e outros cuidados de suporte.

O Paciente Agudamente Enfermo

Sinais e Sintomas dos Pacientes Agudamente Enfermos

Os pacientes com megacólon agudo, fulminante, tóxico podem se apresentar com sintomas mínimos ou com sintomas intensos e multiformes. São freqüentemente observadas febre alta, taquicardia e dor abdominal. Entretanto, os sinais e sintomas clínicos podem estar mascarados pela medicação em uso pelo paciente, principalmente esteróides. Deve-se ter em mente a possibilidade de perfuração intestinal, mesmo na ausência de dilatação do cólon.

Conduta Médica dos Pacientes Agudamente Enfermos

A conduta médica imediata na abordagem do paciente agudamente enfermo inclui restrição dietética, hidratação endovenosa, reposição protéica, transfusões sangüíneas e a corticoterapia de escolha. Há controvérsias sobre os méritos relativos do hormônio adrenocorticotrópico (ACTH) e hidrocortisona ou metilprednisolona. Alguns médicos acreditam que o ACTH é mais eficaz no controle da doença aguda, sendo sua dose inicial recomendada de 40 U em 1.000 ml, em um período de 8 horas. Portanto, uma dose total de 120 U é administrada durante um período de 24 horas. Se o médico preferir, recomenda-se o equivalente de 300 mg de hidrocortisona (~60 mg de prednisona). A hidrocortisona endovenosa, no entanto, requer a administração contínua ou injeções endovenosas de *bolus* com freqüência maior que 4 horas, pois após este período de tempo (4 horas), o seu nível sangüíneo cai a níveis terapêuticos inadequados. Se o acetato de cortisona for administrado por via intramuscular, no entanto, o nível terapêutico eficaz pode ser mantido por um período de tempo maior, o que, evidentemente, é inconveniente e desconfortável para o paciente. Com uma boa resposta, a medicação pode ser reduzida a uma taxa de 5 mg (prednisona) a cada 4 ou 5 dias, ou ela pode ser diminuída mais rapidamente.

Nutrição Parenteral

Nem uma dieta elementar, nem uma nutrição parenteral total diminui a inflamação associada à colite ulcerativa. Entretanto, os pacientes com forma acentuada são freqüentemente hospitalizados com graus variados de desnutrição. Como conseqüência, a hiperalimentação, seja parenteral ou oral, é recomendada como suporte para pacientes com DII. Especificamente, as dietas elementares e a nutrição parenteral total com repouso intestinal melhoraram os sintomas, as seqüelas inflamatórias e o estado nutricional de pacientes com doença de Crohn, mais rapidamente do que pacientes com colite ulcerativa (ver Capítulo 30). Na DII, o fundamento lógico para implementar a hiperalimentação endovenosa é que o intestino seja colocado em repouso. Se isto fosse tentado sem ingesta calórica endovenosa suplementar, o estado nutricional do paciente deterioraria rapidamente. A hiperalimentação endovenosa, portanto, permite que o paciente com DII seja abordado com repouso intestinal, fornecendo, simultaneamente, aminoácidos e calorias em quantidade adequada para o anabolismo. Se for pressentido que a cirurgia é inevitável, no entanto, a nutrição parenteral total deve se limitar aos pacientes acentuadamente desnutridos, a menos que outras indicações específicas sejam observadas para o tratamento.

Comentário: eu emprego a nutrição parenteral total apenas em pacientes para os quais a cirurgia deve ser evitada, ou naqueles cujo estado nutricional é tão ruim que é prevista uma alta taxa de morbidade e mortalidade. O conceito de hiperalimentação endovenosa de curto prazo no preparo para a cirurgia intestinal pode ter certas vantagens teóricas, mas quanto mais cedo for realizada a cirurgia, mais cedo o paciente começará a ingesta oral, um método preferível e natural para fornecer calorias. Além disso, a hiperalimentação endovenosa é de alto custo e tem morbidade.

Resultados da Conduta Médica em Pacientes Agudamente Enfermos

Pode ser alcançada a remissão clínica, em média, em 62% dos pacientes agudamente enfermos, enquanto que 38% deverão ser submetidos à colectomia precoce. A remissão pode ser mantida em 38 a 71% dos pacientes que alcançaram êxito durante a abordagem do episódio agudo.

Tratamentos Adicionais na Doença Aguda

As medidas gerais de suporte – reposição hídrica endovenosa, e sangue, colóide e corticoterapia – devem ser suplementadas com cobertura antibiótica de amplo espectro. O parâmetro mais importante no manejo de um paciente com dilatação tóxica aguda é a avaliação obtida nos estudos abdominais de radiografia simples. Com a seriografia abdominal, a eficácia da conduta médica pode ser avaliada: se a dilatação intestinal diminuir, deve-se estar razoavelmente seguro de que a cirurgia pode ser adiada; de forma contrária, se a dilatação do cólon progride ou não consegue melhorar durante o período de terapia máxima, é aconselhada a intervenção cirúrgica.

Qualquer medicação que diminua a atividade gastrintestinal (p. ex., anticolinérgicos ou opiáceos) deve ser interrompida, devendo-se passar uma sonda nasogástrica. Colocar o paciente em decúbito ventral por alguns minutos a cada 2 ou 3 horas pode ajudar a distribuir o gás, levando-o para dentro do reto. As sondas retais também foram sugeridas, porém são potencialmente perigosas, pois podem provocar uma perfuração do cólon sigmóide. São contra-indicados o exame com enema baritado e a colonoscopia; de fato, relata-se que o estudo com enema baritado precipita o megacólon tóxico. Foram relatadas uma alta incidência de dilatação tóxica recorrente e perfuração, e a necessidade de cirurgia de emergência ou de urgência. O que contrasta com o grupo de pacientes com colite acentuada e aguda sem dilatação é que podem ser geralmente abordados com eficácia com métodos não-cirúrgicos.

CONDUTA CIRÚRGICA

Indicações

A cirurgia para colite ulcerativa está indicada quando ocorre o megacólon tóxico, a perfuração, a hemorragia, as manifestações extracolônicas intoleráveis e a possibilidade de degeneração maligna. Além disso, devido ao fato de a proctocolectomia ser curativa, a ressecção pode ser aconselhável para sintomas intratáveis, mesmo na ausência de uma complicação. De forma contrária, o tratamento cirúrgico para a doença de Crohn é aconselhado principalmente para complicações. A perfuração geralmente ocorre no paciente que exibe dilatação tóxica do cólon. O diagnóstico é geralmente feito com base no exame físico e radiografia do abdome em decúbito. Uma eventual perfuração da parede constatada no momento da laparotomia pode ser convertida em perfuração livre pela mobilização do intestino. Apesar de ser a colite ulcerativa associada ao megacólon tóxico e à perfuração, a doença de Crohn também pode levar a estas complicações. Essas complicações tendem a ocorrer precocemente no curso da doença, antes de ocorrer o espessamento da parede intestinal.

A hemorragia ocasionalmente é uma indicação para cirurgia na colite ulcerativa; e ela é rara na doença de Crohn. De forma contrária, a presença de uma fístula intersticial virtualmente exclui o diagnóstico de colite ulcerativa. Geralmente, mesmo uma hemorragia maciça pode ser controlada por meios médicos. Deve ser lembrado, no entanto, que uma colectomia subtotal ou total sem proctectomia pode não ter êxito em interromper o sangramento; pode ser necessário realizar uma proctectomia subseqüentemente para controlar a hemorragia. A intratabilidade clínica é de longe a indicação mais comum para a cirurgia na colite ulcerativa. Estes pacientes geralmente nutrem a doença em todo ou quase todo o cólon. Mesmo pacientes com envolvimento menor da doença podem ir à cirurgia eletiva, principalmente os de grupo etário mais avançado (> 60 anos de idade). Estes pacientes parecem tolerar seus sintomas intestinais menos satisfatoriamente. Já foi dito que o ideal seria o indivíduo estar enfermo o suficiente por tempo bastante para "merecer" uma ileostomia – isto é, uma pessoa deveria sentir que a carga física e psicológica de cuidar de um estoma é realmente justificada quando comparada aos seus sintomas. Hoje, com a alternativa disponível de uma abordagem cirúrgica poupando o esfíncter, há uma tendência de se intervir cirurgicamente mais cedo. Sem levar em consideração a escolha da cirurgia, não existe nenhuma justificativa para se adiar uma cirurgia, até que o paciente esteja praticamente moribundo. Infelizmente, o encaminhamento do paciente para o cirurgião após tal adiamento resulta em altas morbidade e mortalidade. A presença de câncer ou o risco de transformação maligna como indicação para cirurgia já foi discutido anteriormente. O monitoramento colonoscópico ainda é a alternativa preferida, com a cirurgia reservada para aqueles pacientes que apresentam displasia acentuada e persistente em dois exames consecutivos. Outras indicações para a cirurgia incluem retardo de crescimento e manifestações extra-intestinais (p. ex., pioderma gangrenoso), eritema nodoso, anormalidades da função hepática, complicações oculares e distúrbios de articulação (ver Capítulo 30).

Preparo do Paciente

O preparo do paciente para cirurgia eletiva não é o mesmo, seja o procedimento uma ressecção para DII ou para câncer colorretal. É sensato, no entanto, limitar a quantidade de laxativo administrado. Realmente, se um paciente estiver incomodado por uma diarréia, deve ser evitado o catártico pré-operatório. Na manhã da cirurgia, deve ser administrado um enema, cuidadosamente, até que as evacuações estejam claras; é o único preparo mecânico aconselhável para pacientes com disenteria grave. Os pacientes a serem submetidos à ressecção de intestino delgado não requerem preparo mecânico, a menos que também exista a possibilidade de ressecção de cólon. O preparo antibiótico deve ser o mesmo que o descrito no Capítulo 22.

Como a maioria dos pacientes que se submeteram à cirurgia para DII estão sob corticoterapia por períodos variados de tempo, é imperativo que se mantenha uma cobertura perioperatória adequada para evitar as complicações decorrentes da insuficiência supra-renal. A menos que o paciente tenha estado sob corticoterapia por curto prazo, com prednisona, muitos meses antes da cirurgia, a proteção esteróide deve ser feita, mesmo se os corticosteróides tiverem sido retirados até 2 anos antes da intervenção.

Em uma situação de emergência, é obviamente impossível preparar o intestino adequadamente, principalmente em caso de megacólon tóxico. O preparo pré-operatório inclui a correção de distúrbios hidroeletrolíticos, reposição sangüínea de acordo com o necessário, colocação de uma sonda nasogástrica, inserção de um cateter vesical, e, possivelmente, um cateter venoso central.

A marcação pré-operatória do estoma deve ser feita por todos os pacientes que vão ser submetidos à cirurgia para DII, e é absolutamente imperativo se houver possibilidade de uma ileostomia. Um estoma mal localizado, que não permita um manejo conveniente, pode levar o paciente a se tornar incapacitado, retraindo-se do convívio social. As técnicas de confecção de estoma são discutidas no Capítulo 31, assim como as complicações de ileostomia e colostomia.

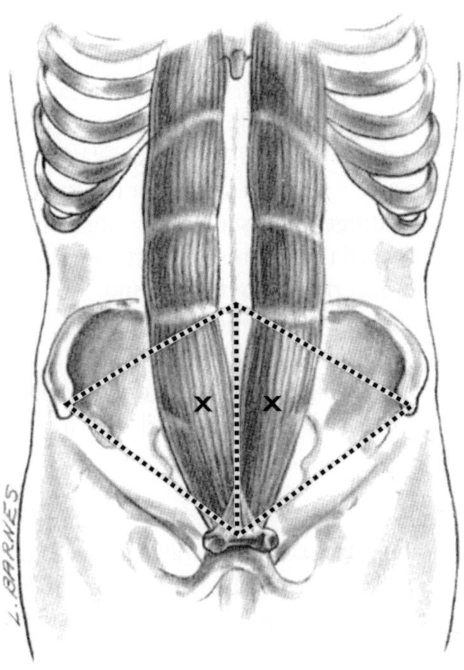

FIG. 29.13. Quando um local para ileostomia estiver sendo escolhido, devem ser evitados cicatrizes, proeminências ósseas e o umbigo.

O local ideal para se implantar um estoma é selecionado com o paciente sentado, em supino e de pé. Deve ser feito longe de promontórios ósseos, cicatrizes e do umbigo. A ileostomia deve sempre ser trazida através da musculatura do músculo reto abdominal (Figura 29.13).

Escolha da Cirurgia

As cinco cirurgias básicas para o tratamento cirúrgico da colite ulcerativa são: (1) proctocolectomia e ileostomia convencional; (2) colectomia total ou subtotal com preservação retal (anastomose ileorretal, fístula mucosa ou fechamento do coto retal); (3) retocolectomia total com anastomose ileoanal; (4) proctocolectomia com ileostomia de reservatório (Kock); e (5) retolectomia abdominal total com anastomose ileoanal e bolsa intermediária (Parks, Utsunomiya, Fonkalsrud, Peck).[250] Em pacientes com megacólon tóxico, uma sexta opção é uma ileostomia em alça, de desvio com uma colostomia descompressiva ao nível da pele.

A incisão para todas as ressecções de cólon, incluindo cirurgias para DII, sempre deve ser na linha média do abdome. As razões para isto, que já foram discutidas, incluem acesso rápido e fácil à cavidade peritoneal, boa exposição de todas as áreas dentro do abdome e, o que é mais importante, acesso a ambos os lados do abdome para uma possível confecção de estoma. Se for empregada uma incisão paramediana, este lado do abdome torna-se inviável para a possível localização de uma ileostomia.

A incisão é feita, geralmente, na linha mediana, a partir do hipogastro, com extensão acima da cicatriz umbilical por distância variada. A incisão a partir do xifóide pode ser necessária, se a mobilização do ângulo esplênico for difícil. A exploração abdominal geralmente revela a extensão da patologia em pacientes com a doença de Crohn, pois é um processo inflamatório transparietal e a serosa é quase sempre envolvida. Entretanto, em pacientes com colite ulcerativa, por não ser uma doença perfurante, a extensão da doença não atinge a face serosa. O cirurgião pode avaliar apenas a tortuosidade dos vasos, palidez da face serosa e, claro, no caso de colite ulcerativa crônica de longa duração, o encurtamento do intestino.

Ao se operar a colite ulcerativa, o médico deve fazer um bom planejamento cirúrgico. Em pacientes com a doença de Crohn, é comum o cirurgião descobrir que o envolvimento intestinal é mais extenso do que avaliado pré-operatoriamente. Em ambas as condições, deve-se inspecionar todo o intestino delgado, devido à possibilidade de outras lesões.

Proctocolectomia com Ileostomia

A proctocolectomia com ileostomia é a abordagem cirúrgica convencional e radical para o tratamento de pacientes com colite ulcerativa e a maioria de pacientes com colite granulomatosa, nos quais o reto ou o ânus está envolvido. Entretanto, é interessante se atentar para alguns relatos feitos sobre a conduta cirúrgica na DII com esta cirurgia nos últimos 20 anos. Inicialmente, isto foi uma conseqüência do desenvolvimento da ileostomia continente com reservatório (Kock). A literatura sobre cirurgia para colite ulcerativa absorve as técnicas e os resultados das várias alternativas de bolsa-anal. Entretanto, a proctocolectomia e a ileostomia convencional devem ser consideradas o procedimento de referência com o qual todas as outras cirurgias são comparadas. Foi estabelecido como sendo uma abordagem segura e curativa, que permite que o paciente tenha um estilo de vida próxima do normal.

A técnica de proctocolectomia combina, essencialmente, as cirurgias discutidas nos Capítulos 22 e 23: colectomia abdominal total com proctectomia, empregando, seja a abordagem clássica de Miles ou, o que seria ideal, a posição de perineolitotomia (combinadas sincronicamente). Algumas pequenas diferenças devem ser consideradas, no entanto. Primeiro, esta não é uma cirurgia para câncer; daí não ser necessário remover uma grande área de mesentério contendo as estruturas linfáticas. Além disso, há necessidade de se ressecar amplamente o peritônio parietal, como freqüentemente é feito para o carcinoma do reto. A incisão peritonial pode ser feita diretamente sobre a parede intestinal, facilitando, assim, a dissecção.

Outra diferença na técnica cirúrgica ao remover o cólon e o reto para DII é a mobilização retal. A ereção é uma resposta mediada pelo nervo parassimpático que é transmitida através dos nervos eretores; estes nervos surgem das segunda, terceira e quarta raízes sacrais. A lesão deste nervo pode resultar em impotência, enquanto que a lesão dos nervos pré-sacrais (simpáticos) interfere com a ejaculação. Os nervos pré-sacrais têm origem nos segmentos torácico e lombar da medula espinhal e podem ser identificados com facilidade. Devido a já haver um plano natural de dissecção entre o meso do reto e o sacro, prefiro visualizar os nervos pré-sacrais diretamente, deslocá-los posteriormente e continuar neste plano, como é feito na técnica de proctectomia para câncer. Para realizá-lo, com segurança, é importante começar a dissecção com tesoura voltada para a concavidade do sacro, em vez de iniciar a mobilização do reto a partir do promontório, com dissecção manual vigorosa. Depois que a dissecção foi abaixo do promontório do sacro, é então apropriado completar a mobilização com dissecção manual.

Uma abordagem organizada da cirurgia minimiza a morbidade e a mortalidade. Tendo certificado a extensão da doença, deve-se proceder à mobilização do cólon sigmóide e do reto. Neste momento, o cirurgião responsável pelo períneo começa este tempo da cirurgia. Após completar a proctectomia, o reto é liberado para o cirurgião abdominal e envolvido em uma compressa, e o resto da colectomia é completada enquanto que o cirurgião de períneo fecha a extremidade distal da ferida cirúrgica. Como alternativa, o cirurgião abdominal pode preferir realizar uma colectomia total inicialmente, participando o cirurgião de períneo no estágio apropriado da cirurgia, para completar a proctectomia.

Se a cirurgia não é feita com duas equipes, o paciente pode ser colocado na posição de litotomia perineal ou na posição supina na mesa cirúrgica, fazendo-se a colectomia abdominal. O reto é dissecado e mantido em uma luva, o abdome é fechado, e a ileostomia, criada; a dissecção perineal é realizada com o paciente na posição lateral esquerda ou na posição de litotomia, como foi descrito para a abordagem de uma equipe para o carcinoma do reto.

Ao contrário do que é feito na proctectomia para câncer, o assoalho da pelve não é reconstituído, o que resulta em espaço morto que predispõe ao desenvolvimento subseqüente de abscessos, um seio perineal e atraso da cicatrização. Devido ao fato de não ser necessário excisar o músculo elevador amplamente, como é freqüentemente feito para câncer, é sempre possível reaproximar este músculo e o esfíncter externo. A dissecção perineal é realizada de uma forma diferente daquela para o carcinoma. Prefiro a dissecção interesfincteriana (Figura 29.14), que permite uma incisão perineal bem menor. O procedimento é executado no plano interesfincteriano, entre os esfíncteres anais interno e externo. Quando o músculo elevador do ânus for individualizado, é dissecado perto do reto; a dissecção é completada anteriormente de maneira igual àquela para câncer do reto. Um dreno Silastic é colocado dentro da pelve, exteriorizado através de uma incisão nas nádegas, e conectado à bomba de aspiração contínua. Como alternativa, um dreno de aspiração suprapúbico pode ser empregado. O músculo elevador do ânus e o esfíncter externo são então aproximados, e a pele, suturada.

Outro método para realizar uma proctectomia interesfincteriana é a retirada da mucosa endoanal, como é feito em conjunção com o procedimento íleo–bolsa – anal (ver adiante), que deixa uma cicatriz ainda menor, mas a cirurgia pode estar

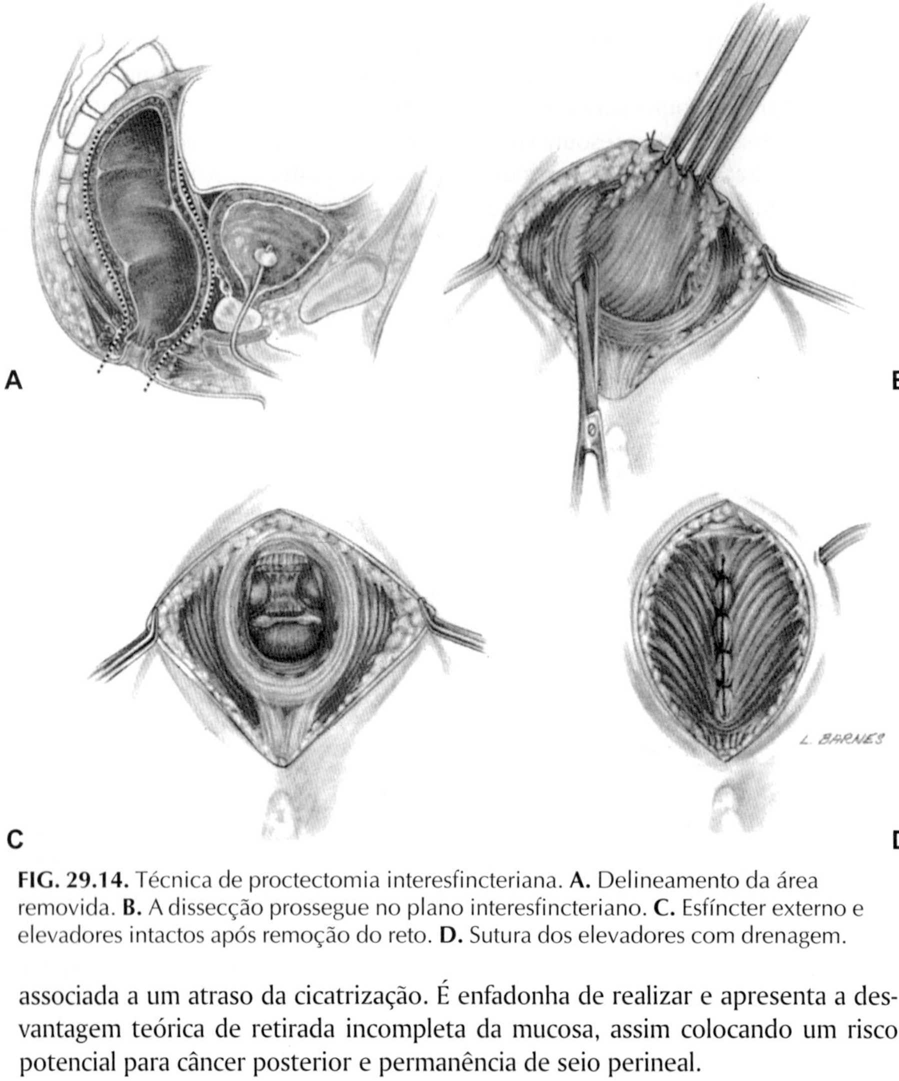

FIG. 29.14. Técnica de proctectomia interesfincteriana. A. Delineamento da área removida. B. A dissecção prossegue no plano interesfincteriano. C. Esfíncter externo e elevadores intactos após remoção do reto. D. Sutura dos elevadores com drenagem.

associada a um atraso da cicatrização. É enfadonha de realizar e apresenta a desvantagem teórica de retirada incompleta da mucosa, assim colocando um risco potencial para câncer posterior e permanência de seio perineal.

A ressecção do intestino delgado distal, às vezes, é necessária, quando a proctocolectomia é realizada para a doença de Crohn, caso o processo inflamatório envolva o intestino. Todo esforço deve ser feito para preservar o máximo, em extensão, do intestino delgado. Mesmo uma ressecção modesta do íleo distal pode levar à má absorção de nutrientes, assim como à perda de água e eletrólitos.

Ao se criar a ileostomia em pacientes com colite ulcerativa, prefiro uma abordagem extraperitoneal. Esta técnica permite a total obliteração da goteira paraileostômica, assim evitando uma herniação potencial. Também facilita a entrada subseqüente para dentro da cavidade abdominal sem o risco de traumatizar o mesentério do intestino delgado. São colocadas pinças de Kocher na borda excisada do peritônio parietal. O peritônio é então suavemente elevado e separado da parede abdominal até o ponto onde se deseja posicionar a ileostomia. Cria-se uma abertura na parede abdominal, e a extremidade do íleo é passada através da incisão abdominal. A borda excisada do mesentério é então fixada ao peritônio que foi mobilizado. Após o fechamento do abdome, a ileostomia é maturada.

Uma ileostomia intraperitoneal, alternativa freqüente para a maioria dos cirurgiões, é particularmente recomendada em pacientes submetidos à proctocolectomia para colite granulomatosa, em pacientes que já sofreram a remoção parcial do íleo terminal, e para pacientes em que a retirada do peritônio parietal é tecnicamente impossível. Como já sugerido, as desvantagens são as dificuldades técnicas associadas à obliteração completa da goteira lateral direita; a face inferior do íleo distal não se presta para o fechamento de modo satisfatório, e a entrada na cavidade abdominal a partir do quadrante superior direito é impedida. Outra opção é deixar a goteira lateral aberta; como na colostomia sigmóide, é melhor um acesso maior do que menor. Ainda assim, é necessária uma abordagem para evitar torção do íleo distal sobre si mesmo (volvo). Algumas suturas colocadas a partir da serosa do íleo e seu mesentério ao peritônio parietal geralmente podem evitar esta complicação.

Complicações

A maioria das complicações pós-proctocolectomia não se restringe à cirurgia: infecção da incisão, sepse intra-abdominal, deiscência da incisão, lesão ureteral e esplênica, e problemas urinários, pulmonares e cardiovasculares, e que são discutidos nos Capítulos 22 e 23. As complicações atribuídas mais especificamente a esta cirurgia incluem problemas do estoma, obstrução intestinal, disfunção sexual e dificuldades de cicatrização da ferida perineal.

Problemas do estoma: as complicações do estoma e seu manejo são discutidos nos Capítulos 31 e 32. As complicações que dizem respeito à recorrência de doença de Crohn são discutidas no Capítulo 30.

Obstrução intestinal: em pacientes com a obstrução intestinal após a ileostomia, deve-se considerar uma hérnia de paraileostomia como causa da complicação. A conduta inicial conservadora inclui intubação nasogástrica e, possivelmente, uma tentativa de aliviar a obstrução, irrigando o estoma. Ocasionalmente, a obstrução é provocada por material fecal espesso ou alimento não digerido. Enquanto o paciente eliminar flatos, geralmente é possível adiar a intervenção cirúrgica. Entretanto, se estiver presente uma obstrução intestinal completa, a cirurgia torna-se imperativa. Freqüentemente, a causa da obstrução é uma simples aderência; porém, se a causa for uma hérnia com seqüestro do intestino delgado, o intestino delgado deve ser reduzido, e o orifício herniário, fechado.

Geralmente a presença de íleo distal inviável é uma conseqüência de torção. Obviamente, se o próprio estoma estiver necrótico, o diagnóstico pré-cirúrgico é evidente, e a ressecção do estoma e do intestino inviável é necessária. A menos que a área de inviabilidade esteja a pelo menos 25 cm da ileostomia, nenhuma tentativa de anastomose deve ser feita. O estoma deve ser ressecado em continuidade com o intestino inviável e feita uma nova ileostomia, o que geralmente requer o reposicionamento do estoma para o quadrante inferior esquerdo. Mesmo que isto signifique sacrificar mais extensão de intestino, o risco de deiscência de anastomose é tão grande que a preservação deste pequeno segmento intestinal não é justificado.

Disfunção sexual: a disfunção sexual (ejaculação retrógrada e impotência) foi mencionada como uma seqüela infeliz de proctectomia. A impotência após ressecção abdominoperineal para câncer do reto não é um problema raro, porém, deve-se questionar se a preservação do reto na DII é justificada apenas devido a este risco. A taxa de impotência é de 2,7%. Em todos os estudos relatados, a vasta maioria dos pacientes que se tornam impotentes pertence a grupos etários mais avançados.

Comentário: a impotência parece ser menos o resultado do tipo de abordagem cirúrgica do que da idade do paciente. Parece difícil acreditar que uma atenção cuidadosa da dissecção perto da parede intestinal é a razão para a baixa incidência de impotência, enquanto que a cirurgia "radical" para câncer produz uma incidência elevada. Apesar de que não se pode contestar a técnica cirúrgica meticulosa, a libido pré-cirúrgica provavelmente é um fator mais importante. A ejaculação retrógrada ocorre devido à lesão dos nervos simpáticos, uma complicação que foi relatada de forma variada e que se desenvolve em até 10% dos pacientes homens. Estatísticas mais recentes sugerem que, como no problema de impotência, a complicação é muito menos freqüente em pessoas mais jovens. A visualização dos nervos pré-sacrais, evitando-se lesá-los, deve tornar esta complicação como uma ocorrência rara.

A função sexual em mulheres foi bem menos pesquisada, provavelmente por não existir nenhuma preocupação acerca da impotência. As pacientes com uma bolsa de contenção apresentam uma incidência mais elevada de dispareunia do que aquelas com anastomose ileoanal, provavelmente devido à cicatriz ou à deformidade associada à proctectomia total.

Outras preocupações acerca da disfunção sexual se relacionam principalmente à ileostomia em si – a necessidade de um órgão estranho externo e a possibilidade de vazamento fecal – e seu impacto na sexualidade e na imagem corporal. Estes aspectos são discutidos nos Capítulos 31 e 32.

Seio perineal persistente: o seio perineal persistente é uma das seqüelas de proctectomia para DII que mais incomodam. Em uma revisão de nossa experiência com 160 pacientes que sofreram proctectomia para esta condição, as intervenções em cerca de 11% dos pacientes com colite ulcerativa não resolveram esta complicação, e mais de um terço com colite de Crohn não apresentou cura ao finalizar o estudo de seguimento.

Alguns destes fatores podem estar associados ao desenvolvimento desta complicação. Em nossa experiência, a juventude parecia um fato relevante. Todos os pacientes com colite ulcerativa com mais de 50 anos de idade e todos os pacientes com colite de Crohn que tinham mais de 60 anos de idade apresentavam feridas perineais cicatrizadas. Em relação ao sexo, as mulheres com colite ulcerativa apresentaram uma probabilidade maior de cura do ferimento perineal na primeira ocasião (97,5%), enquanto que apenas 82% dos homens alcançavam cura. Entretanto, nenhuma diferença estatisticamente significativa em incidências de cura foi observada quando a distribuição por sexo de pacientes com a doença de Crohn foi analisada.

A avaliação da presença ou ausência de um estoma antes da proctectomia revelou que, em pacientes com colite ulcerativa, o desvio do trânsito intestinal significava uma excelente chance para a cura. É interessante notar que o oposto foi verificado para pacientes com doença de Crohn.

A doença perineal, especificamente fístula anal (presente na ocasião da proctectomia), não foi um fator estatisticamente significativo no grupo de "não cura". As taxas de grupos "não cura" foram quase as mesmas, tanto nos pacientes com colite ulcerativa quanto nos portadores de doença de Crohn, em caso de existência de fístula anal. Entretanto, na ausência de fístula perianal, pacientes com a doença de Crohn não apresentam um índice de cura tão elevado quanto o paciente com colite ulcerativa.

Nenhum dos fatores seguintes foi significativo no tocante ao período de remissão ou avaliação da doença: (a) número de cirurgias anteriores; (b) extensão da doença; (c) natureza urgente ou eletiva do procedimento cirúrgico; (d) contaminação do ferimento; (e) presença ou ausência e duração de terapia com esteróides; (f) nível de albumina sérica; (g) estado nutricional do paciente.

Em pacientes submetidos à proctectomia para a doença de Crohn, a remissão pode ocorrer e prolongar por mais de um ano em quase 20% dos pacientes.

A refratariedade da doença de Crohn perineal em responder aos vários tipos de tratamento clínico induziu o desenvolvimento de várias abordagens cirúrgicas para lidar com o problema. Na presença de uma fístula perineal, deve-se fazer curetagem vigorosa, criando uma área cruenta piramidal, a um intervalo de 6 meses até que se alcance a remissão. Outros métodos propostos incluem faixa do músculo *gracilis* ou glúteo inferior, enxerto do músculo semimembranoso, faixa de reto abdominal, enxerto de omento, enxerto de pele e a aplicação de cola de fibrina.

Dor perineal e sensações fantasmas: sensações fantasmas da "necessidade de defecar" são comuns após a proctectomia. Esta dificuldade é análoga à que pode ocorrer após amputação de um membro, pois a via venosa cerebral ainda persiste, e assim um estímulo pode dirigir-se para o períneo ou a pelve, gerando esta percepção. O tratamento é infundir confiança no paciente.

Uma queixa ainda mais preocupante é a dor perineal. Contrastando com a dor que se desenvolve após proctectomia para câncer retal, esta dor não é provocada por neoplasia recorrente, e é possível reconfortar o paciente. Geralmente, o desconforto pode ser atribuído a um neuroma. Se as medidas costumeiras de suporte (calor, repouso, almofada de espuma de borracha e analgésicos) não conseguem aliviar os sintomas, deve-se considerar excisar o coxim gorduroso perineal. Quase invariavelmente, o patologista (se chamado) cooperará e conseguirá identificar um neuroma, porém o significado clínico e os benefícios a longo prazo são discutíveis. O alívio pode ser imediato, mas a recorrência assegurada, presumivelmente porque o nervo se regenera. Felizmente, se isto ocorre, a dor geralmente não é tão grave como relatado inicialmente pelo paciente.

Resultados

A proctocolectomia com ileostomia pode ser realizada hoje em dia com baixos índices de morbidade e mortalidade. A mortalidade cirúrgica global em proctocolectomia com ileostomia oscila entre 0,5 e 10%, com taxas muito inferiores alcançadas em casos eletivos, e taxas até 30% sob condições de urgência.

Ileostomia-Colostomia para o Tratamento de Megacólon Tóxico

Devido à alta mortalidade associada ao tratamento cirúrgico do megacólon tóxico por colectomia, Turnbull *et al.*[251] (1971) defenderam o que consideravam um procedimento cirúrgico de menor risco: desvio de trânsito por ileostomia em alça de colostomia de descompressão ou alívio no cólon transverso e no sigmóide. As colostomias, feitas na parede abdominal, foram projetadas para dar vazão ao cólon dilatado a montante. Esta abordagem cirúrgica visa evitar a contaminação fecal inadvertida da cavidade peritoneal quando ocorrer uma perfuração transparietal por mobilização cirúrgica do intestino. A técnica consiste em se fazer uma pequena incisão na linha média e identificar uma alça do íleo distal, que é exteriorizado através de um local previamente marcado no quadrante inferior direito do abdome (Figura 29.15). O ideal é colocar a extremidade proximal do estoma abaixo da extremidade distal, para que a colectomia em um segundo tempo cirúrgico não exija uma mudança topográfica do estoma distal. A exploração do quadrante superior direito do abdome identifica o ponto de dilatação máxima do cólon transverso, e

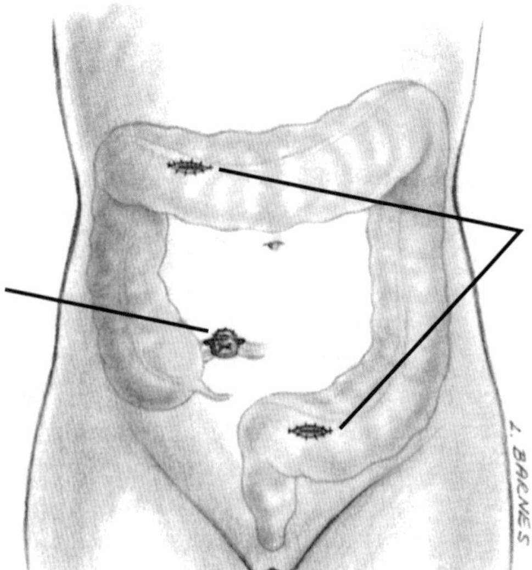

FIG. 29.15. Ileostomia de diversão e colostomias de descompressão para megacólon tóxico. (De Turnbull RB Jr, Hawk WA, Weakley FL. Tratamento cirúrgico de megacólon tóxico: ileostomia e colostomia para preparar pacientes para colectomia. *Am J Surg* 1971;122:325.)

uma pequena incisão é feita na pele, na fáscia e no músculo reto abdominal. Se o cólon sigmóide estiver dilatado, também pode ser descomprimido praticando-se uma pequena incisão na fossa ilíaca esquerda, permitindo que o intestino abaule-se para dentro da incisão. Relatos da *Cleveland Clinic* afirmam ser este segundo respiradouro raramente necessário. O abdome então é fechado, e a ileostomia em alça é maturada na parede do abdome, enfatizando a extremidade proximal.

A atenção então se volta para o cólon transverso dilatado. São colocados pontos separados seromusculares no cólon, na fáscia do reto e no peritônio com categute-000. Uma segunda fila de pontos seromusculares é aplicada entre o intestino e a gordura subcutânea. O cólon é seccionado, e seu conteúdo fecal, removido. Com o êxito da descompressão, os pontos podem ser aplicados entre a borda da extremidade intestinal e a pele. O mesmo procedimento pode ser empregado para o cólon sigmóide, se for necessária uma derivação nesta área.

Esta abordagem apresenta várias desvantagens potenciais; necessidade de cirurgia abdominal mais extensa e possível persistência do sangramento, como a hemorragia tenha sido o motivo da cirurgia (aproximadamente um quarto destes pacientes continuará sangrando no pós-operatório); além disso, se persistir um foco séptico, uma intervenção cirúrgica mais alargada do que planejada pode ser necessária. O procedimento não deve ser realizado em casos de perfuração livre, mas apenas quando existe uma dilatação colônica aguda sem peritonite.

Comentário: sou capaz de restringir meu entusiasmo pela descompressão e técnica de derivação intestinal no tratamento de megacólon tóxico, principalmente pelas razões aludidas anteriormente. É preocupante submeter o paciente a uma cirurgia em dois tempos, quando o procedimento pode ser realizado em apenas um ato cirúrgico, removendo a fonte de sepse e livrando o paciente de lidar com dois estomas abdominais. A drenagem das incisões abdominais superior e inferior pode ser um ato justificável, apesar de comprometer a estética, se houver convicção de que este procedimento é a única medida disponível para salvar a vida. Entretanto, acredito que uma ressecção rápida e bem projetada pode conseguir o objetivo ideal. Para lidar com uma perfuração fechada, o cólon transverso pode ser descomprimido por simples aspiração com punção por agulha antes que seja "mobilizado" o ângulo esplênico. Outra alternativa é mobilizar os cólons sigmóide, descendente e transverso, para liberar o intestino na extremidade da ressecção planejada, e exteriorizar o segmento acometido para que não cause pouca contaminação, no caso de uma perfuração fechada. Finalmente, uma certa falta de sentido prático existe quando uma colostomia "de alívio" é aconselhada para descompressão. Em minha experiência, tentar suturar um cólon dilatado, possivelmente necrótico, é mais que uma experiência frustrante – é inadmissível.

Colectomia Total com Preservação do Reto

A colectomia abdominal total com anastomose ileorretal ou ileossigmóide para a colite ulcerativa tem sido defendida por vários autores. A preservação do reto tem o inconveniente de manter uma mucosa possivelmente doente, com riscos de desenvolvimento subseqüente de malignidade neste segmento. O aspecto técnico da colectomia total é idêntica à abordagem cirúrgica descrita no Capítulo 22. Pode-se oferecer aos pacientes a opção de se restabelecer a continuidade intestinal se o reto estiver relativamente livre da doença. Todavia, quando isto ocorre, deve-se pensar na possibilidade de o diagnóstico estar errado, havendo doença retal ativa. Entretanto, se for comprovado subseqüentemente que o paciente apresenta doença de Crohn, este procedimento pode ser o preferido. A anastomose ileorretal término-terminal para colite ulcerativa diminuiu consideravelmente, tendo sido praticamente substituída pelos procedimentos de anastomose íleo-bolsa-anal (ver adiante).

Resultados

Foi observada uma redução da freqüência de evacuações para seis ou menos em 24 horas em 80 a 85% dos pacientes. A proctectomia subseqüente pode se tornar necessária em 25 a 55% dos pacientes; a anastomose ileorretal pode ser apropriada para pacientes selecionados com DII, mas a importância da vigilância do câncer deve ser enfatizada no segmento retal remanescente.

Se o paciente é conscientizado deste risco e está disposto a se submeter a exames freqüentes de *follow-up*, pode-se fazer uma anastomose ileorretal em pacientes com o reto não tão intensamente comprometido pela doença inflamatória. Entretanto, se a possibilidade de desenvolvimento de carcinoma for elevada, deve ser considerada uma proctocolectomia convencional ou um procedimento bolsa-anal, removendo-se todo o reto.

Outras Cirurgias Restauradoras

Outras cirurgias para colite ulcerativa que tentam restaurar a continuidade intestinal são alternativas insignificantes. A ressecção segmentar do cólon sigmóide, do cólon direito e daí por diante resultará uniformemente em uma recorrência de 100%, levando a ressecções mais extensas. A única exceção à censura contra a realização de ressecção limitada é para o paciente que apresenta proctite ou proctossigmoidite acentuada. Em tais pacientes, incapacitados pela urgência, tenesmo, incontinência ou sangramento, uma ressecção abdominoperineal deve ser considerada. Deve-se ter em mente que o alívio dos sintomas não necessariamente evita a possibilidade de uma recorrência subseqüente.

Anastomose Ileoanal com ou sem Proctectomia de Mucosa

A colectomia e a proctectomia totais, mas com preservação do canal anal e dos músculos esfincterianos, foram descritas por Ravitch e Sabiston[252] (1947). O procedimento caiu em descrédito em decorrência das dificuldades associadas às evacuações freqüentes e à incontinência fecal. Martin *et al.*[253] (1977) descreveram um procedimento em crianças, em que todo o cólon foi removido da maneira habitual, porém a mucosa foi retirada de sua bainha muscular retal e efetuada uma anastomose entre o íleo e o canal anal. Assim, a continuidade intestinal foi restabelecida, e toda a área com potencial para albergar a doença – a mucosa retal – foi extirpada. O procedimento é teoricamente adequado para pacientes com colite ulcerativa e para pacientes com polipose familiar. Entretanto, esta cirurgia não deve ser feita em pacientes com a doença de Crohn.

Técnica Cirúrgica

A colectomia abdominal total é realizada da maneira habitual, e o intestino é ressecado o mais baixo possível no reto. O objetivo da cirurgia é ressecar o reto o mais baixo possível, removendo-se a mucosa residual (se houver) por meio de dissecção perineal. O procedimento pode ser facilitado, infiltrando-se a submucosa com uma solução de epinefrina diluída. Devido ao fato de que a separação da mucosa retal pode ser difícil em alguns pacientes, por causa da friabilidade ou cicatriz, alguns autores defendem a fragmentação ultra-sônica e a aspiração da mucosa retal. Outros preferem reverter o coto retal remanescente, expondo a mucosa e excisando o coto a partir da linha pectínea para a borda de corte (Figura 29.16). Outra alternativa é empregar uma das modificações da técnica de grampeamento cólon-anal ou ileoanal duplo (ver adiante).

A anastomose ileoanal é efetuada ao nível da linha pectínea, utilizando afastadores Gelpi conjugados ou um retrator anal (p. ex., Parks, Lone Star) para a exposição do canal anal. Aplicam-se pontos separados nº 3-0, absorvíveis para ancorar a extremidade distal do íleo ao canal anal e ao esfíncter anal interno. Freqüentemente uma ileostomia em alça protetora deve ser feita.

Resultados

Há poucos relatos atuais sobre a anastomose ileorretal, término-terminal, devido ao fato de que a modificação que incorpora uma bolsa ileal intermediária com anastomose íleo–bolsa-anal tornou esta cirurgia praticamente obsoleta, exceto em crianças (ver adiante).

A anastomose ileoanal término-terminal permite o restabelecimento da continuidade intestinal, porém com a desvantagem de causar evacuações muito freqüentes. O paciente deve estar motivado para aceitar a anastomose ileoanal no lugar de uma ileostomia, conformando-se com sete evacuações por dia. A maioria dos cirurgiões abandonou este procedimento, em favor da anastomose ileoanal com bolsa intermediária (anastomose íleo–bolsa-anal).

Ileostomia Continente e Procedimento de Kock

É evidente que muitos pacientes preferiram não ter o ônus e o fardo emocional de usar um dispositivo de ileostomia. Em 1969, Kock descreveu um método de reservatório a partir do íleo terminal; subseqüentemente, ele o modificou para criar uma obliteração intestinal por meio de uma porção com intussuscepção do íleo distal, a chamada "válvula em botão". Devido ao fato de que nenhum dispositivo seja necessário, o estoma pode ser posicionado na parede abdominal nivelado com a pele. O procedimento foi recebido com entusiasmo, mas recentemente tem sido relegado praticamente ao interesse histórico, tendo sido substituído pelas cirurgias "íleo–bolsa-anais" (ver adiante). Somente há induração das bolsas de Koch em paciente para os quais as cirurgias íleo–bolsa-anais não tiveram êxito ou são inadequadas, ou pacientes que foram submetidos previamente à proctocolectomia com ileostomia convencional e desejam que seu estoma seja revertido.

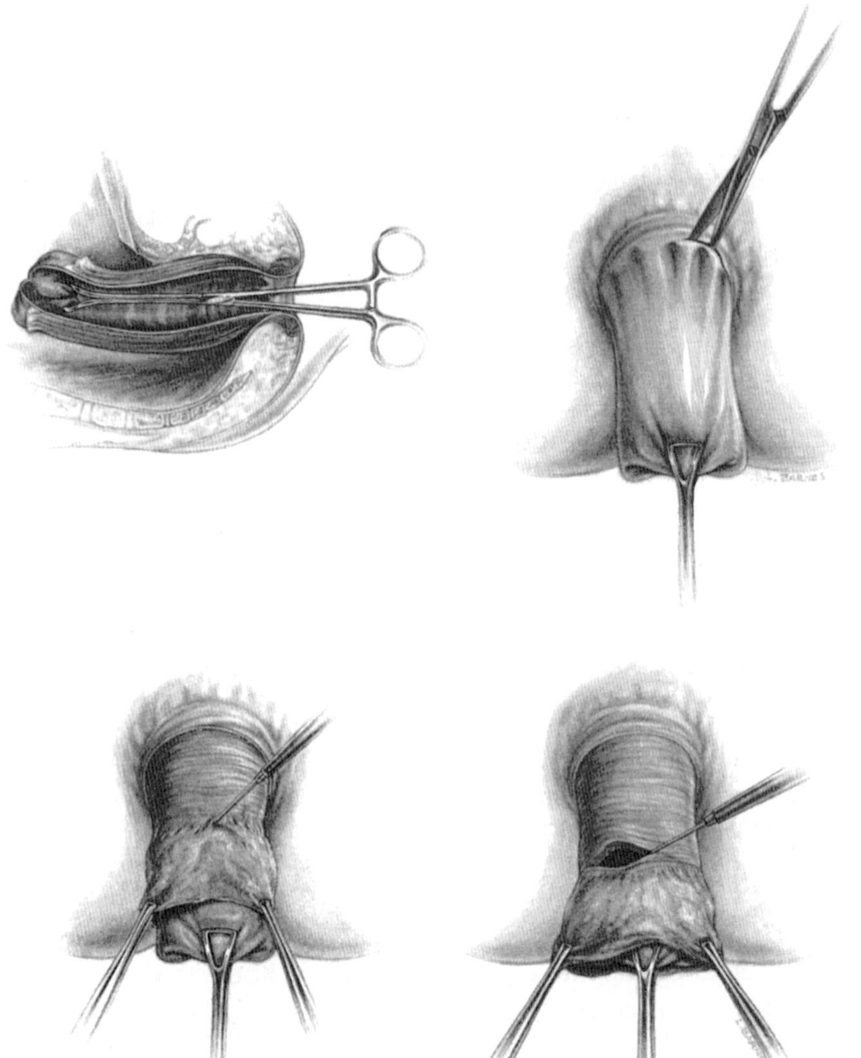

A B C D

FIG. 29.16. Técnica de mucossectomia perineal. **A.** O coto retal é revertido colocando-se uma pinça na extremidade proximal. **B.** A retirada da mucosa se inicia a partir da linha pectínea. **C.** A mucosa é retirada usando-se um cautério de diatermia ou tesoura de dissecção. **D.** A mucosa e a bainha muscular redundante são ressecadas.

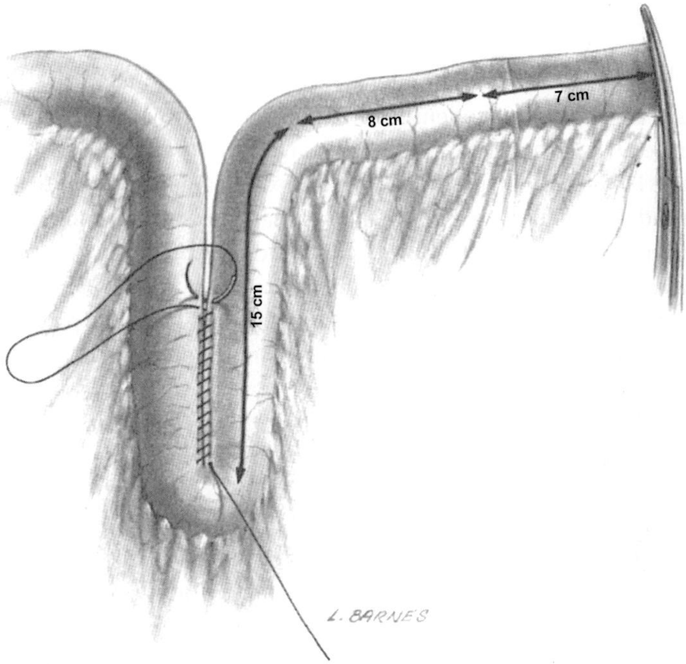

FIG. 29.17. Ileostomia continente. Aposição do intestino.

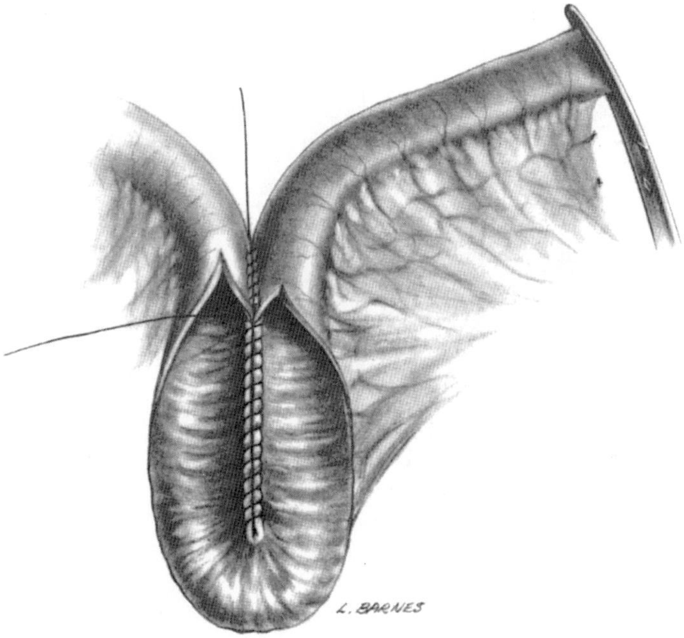

FIG. 29.18. Ileostomia continente. Intestino aberto e sutura posterior feita.

Técnica

Duas técnicas básicas podem ser empregadas para construir o reservatório de Koch. Uma é análoga ao reservatório em forma de *S*, como é descrita para o procedimento de Parks. Este método emprega aproximadamente 10 cm de extensão de íleo para cada segmento (três no total para criar a bolsa). Um suplemento de 18 a 20 cm é requerido para criar a válvula em botão e o conduto.

A técnica de Kock envolve o uso de um segmento de aproximadamente 50 cm de íleo terminal. Destes, 30 cm são utilizados para criar a bolsa e 20 cm para fazer a válvula e o conduto externo. As Figuras 29.17 a 29.33 ilustram o procedimento para preparar a ileostomia continente (reservatório). Uma alternativa para o método convencional de sutura manual é grampear a bolsa. Outra modificação é exibida na Figura 29.30.

Antes que a ileostomia esteja maturada na pele, deve-se testar a competência da válvula ocluindo a extremidade aferente com uma pinça recoberta de borracha. Em seguida, inserir um cateter através da válvula para dentro do reservatório, e inflar a bolsa com ar. Se o ar não escapa após a remoção do cateter, deve-se presumir que a válvula esteja continente. O cateter então é recolocado no reservatório, e o ar dissipar-se.

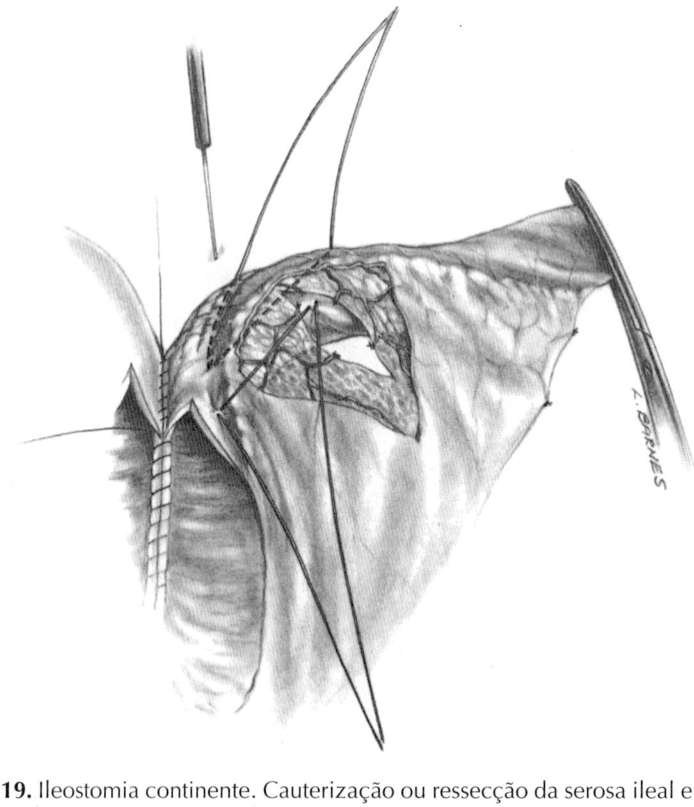

FIG. 29.19. Ileostomia continente. Cauterização ou ressecção da serosa ileal e colocação de suturas, rotacionando-se o mesentério 90°.

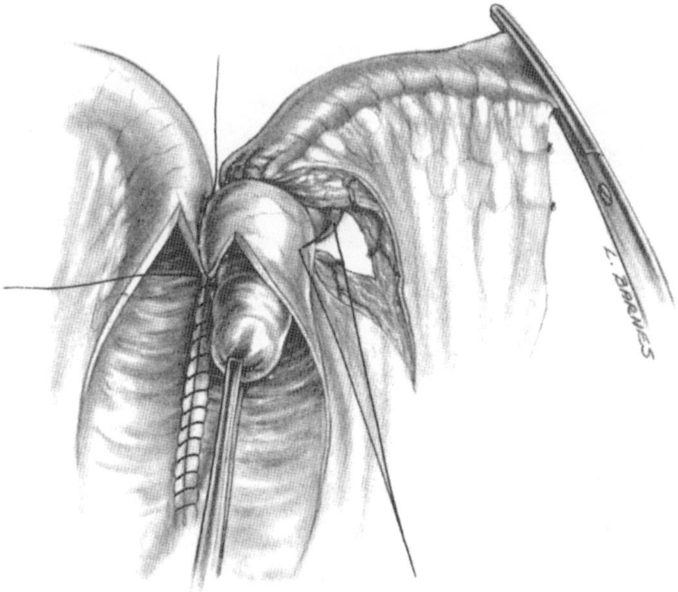

FIG. 29.20. Ileostomia continente. Um bico é criado, e as suturas são fixadas.

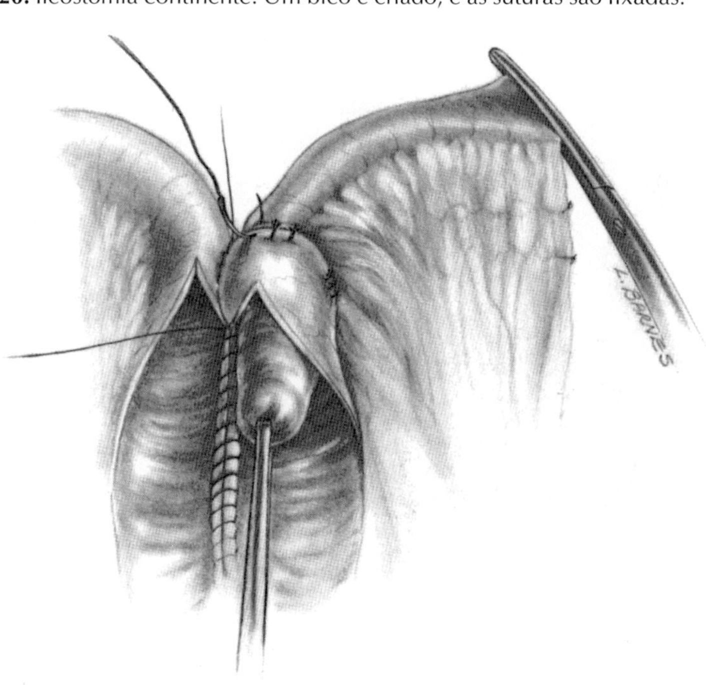

FIG. 29.21. Ileostomia continente. Pontos com fios de seda são aplicados no conduto ao reservatório.

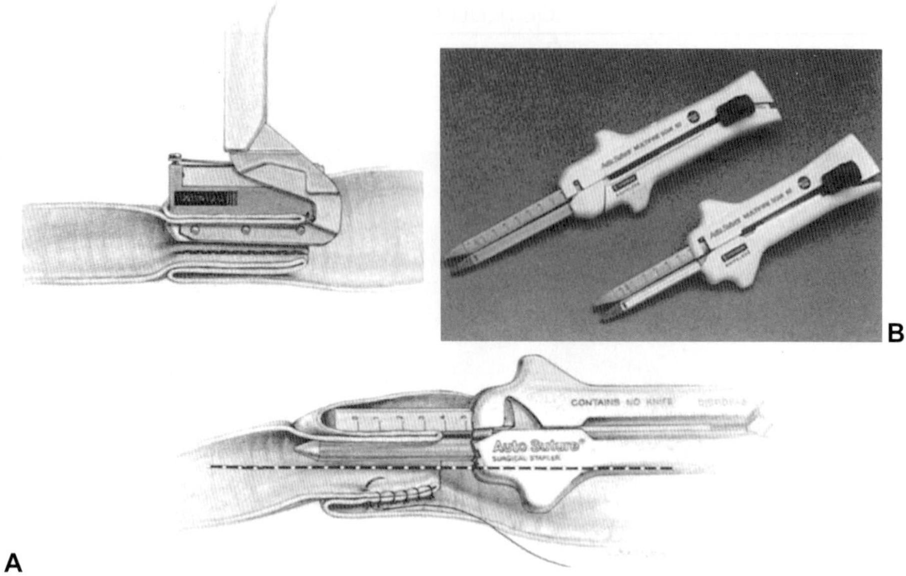

FIG. 29.22. Ileostomia continente. **A.** Aplicação do grampeador linear em três áreas na válvula para evitar uma intussuscepção. **B.** Como alternativa, um grampeador SGIA-60 (sem a lâmina) ou suturas simples podem ser empregados. Os instrumentos sem a lâmina estão disponíveis em dois tamanhos *(fotografia)*. (Cortesia de United States Surgical Corp., Norwalk, CT, USA.)

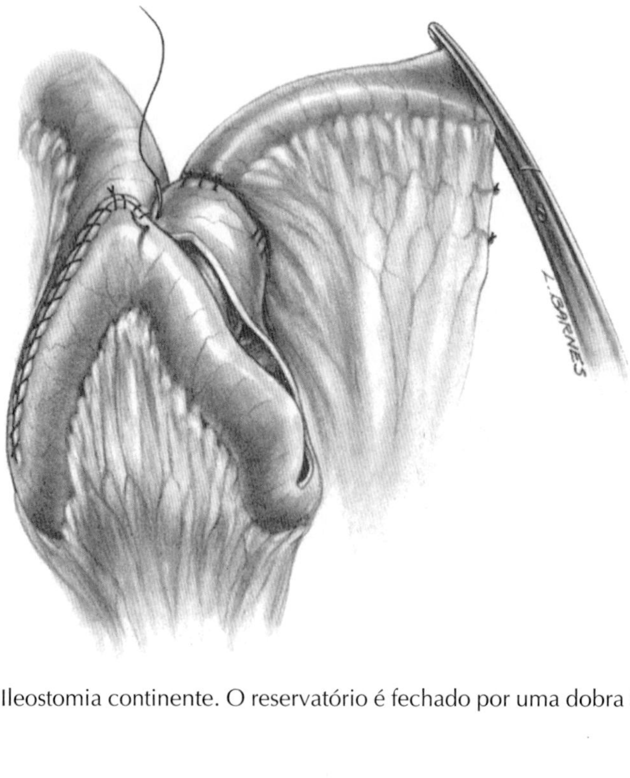

FIG. 29.23. Ileostomia continente. O reservatório é fechado por uma dobra ideal.

O maior problema com o procedimento de Kock é manter a posição da válvula; o deslizamento é atribuído a forças de tração sobre o mesentério da válvula durante o preenchimento do reservatório. Várias modificações foram propostas para resolver esta complicação, incluindo a implantação de uma tela de Mersilene para reforçar a válvula, o fechamento magnético empregando o dispositivo Maclets, retirar a serosa, e mesmo a criação de uma ileostomia em alça protetora a montante do reservatório. O emprego de um manguito fascial tecido através do mesentério foi sugerido. Cerclar o escoadouro ileal com uma faixa de 1 cm de tela Marlex ou Teflon (passada através do mesentério do reservatório e do escoadouro) foi utilizado, apesar de poder provocar outras complicações (p. ex., fístula). Foi demonstrado que uma combinação de ressecção triangular da gordura mesentérica, a escarificação serosa e a rotação de segmentos da válvula é segura e eficaz para prevenir a intussuscepção da válvula. A utilização do aspirador cirúrgico Cavitron CUSA (*Cavitron Ultrasonic Surgical Aspirator, Cavitron Surgical Systems, Inc., Stamford, Connecticut*) para retirar o mesentério e remover a gordura também foi sugerido.

Outra técnica envolve a ancoragem da válvula na parede anterior da bolsa com grampos. Pratica-se uma enterotomia transversa de 2 cm na parede anterior da bolsa logo abaixo do ponto onde se encontra a intussuscepção da válvula. A válvula então é alinhada com a parede anterior da bolsa, longe da primeira linha de sutura anterior, e uma única aplicação do grampeador linear é usada para ancorar a válvula à parede anterior da bolsa. A bigorna do grampeador é inserida através da enterotomia transversa a partir de fora da bolsa para passar ao longo do interior da válvula, assim efetuando uma ancoragem grampeada. A parede anterior da bolsa e a enterotomia são, então, fechadas.

Barnett modificou o procedimento para evitar a intussuscepção, empregando um segmento adjacente de intestino para cerclar a base da válvula como um manguito, uma manobra análoga à de uma fundoplicatura gástrica de Nissen. A luz do colar intestinal se comunica com a própria bolsa, permitindo que entrem gás e conteúdo fecal. Isto age escorando a válvula e o conduto, fornecendo um grau maior de segurança contra vazamento fecal. A técnica é descrita brevemente e ilustrada na Figura 29.24.

Cuidados Pós-Operatórios

Antes de deixar a sala de cirurgia, o cirurgião coloca uma sutura pesada de seda em torno do cateter Silastic inserido na bolsa, e que é presa à pele, e um curativo é aplicado de tal forma que o cateter sai para cima e se curva suavemente para o tubo de drenagem, e daí para uma bolsa de drenagem abaixo do nível da mesa cirúrgica. A saída direta do cateter minimiza o risco de necrose do conduto se o cateter estiver sob pressão em um lado. Deixa-se um curativo no lugar por 72 horas até que o estoma seja examinado. Uma alternativa é utilizar um sistema de drenagem de ileostomia de contenção Marlen. O cateter também pode ser mantido no lugar passando-o através de uma das perfurações em uma faixa de látex, do tipo que é freqüentemente empregado como faixa de perna para bolsa de urina ou bile.

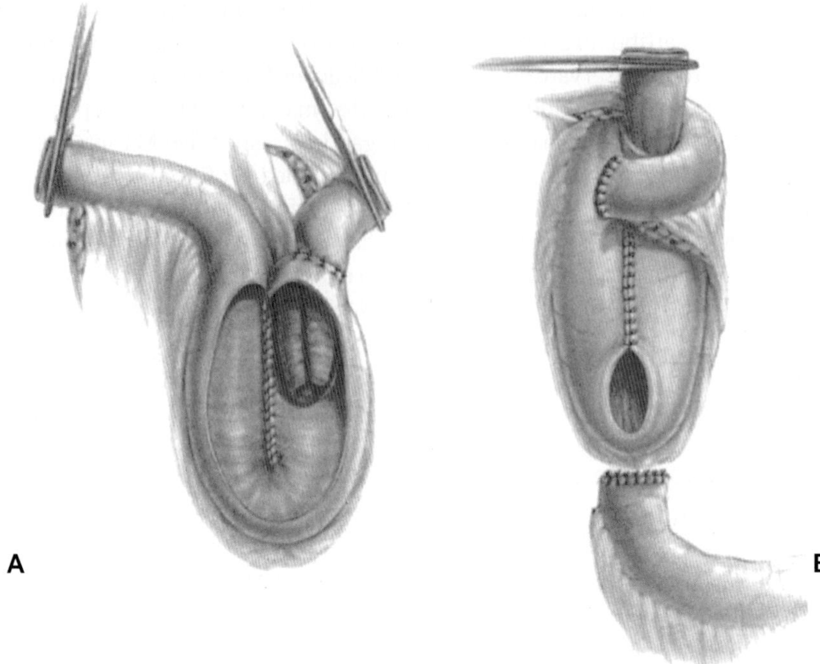

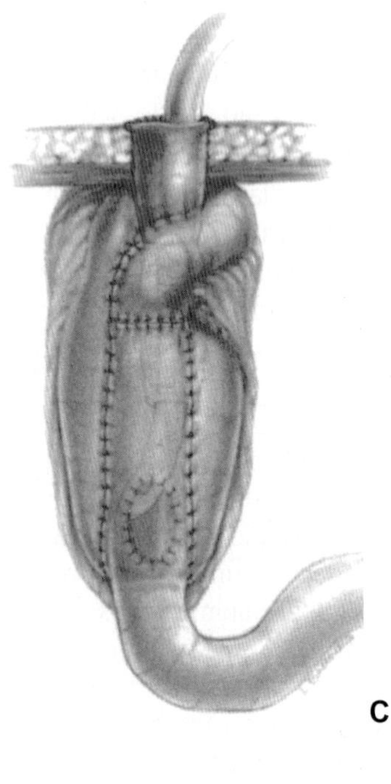

FIG. 29.24. Ileostomia de reservatório continente de Barnett. **A.** A válvula e o reservatório são criados da maneira habitual, mas o íleo proximal é dissecado a aproximadamente 8 cm da bolsa. Observar o orifício no mesentério.
B. O segmento intestinal então é passado através do orifício e em torno do conduto de saída, sendo em seguida suturado de volta ao reservatório ou, como alternativa, anastomosado a este usando-se o grampeador circular. A luz do manguito intestinal se comunica com a bolsa para criar um efeito análogo ao da fundoplicatura "Nissen" do estômago. **C.** O intestino delgado proximal então é anastomosado ao reservatório. Teoricamente, com o preenchimento da bolsa, o manguito se distende com o conteúdo intestinal, e alcança-se um maior grau de continência.

Geralmente, ocorre apenas drenagem serossanguinolenta nos primeiros dias; eventualmente ela se torna tinta de bile e então fecalóide. O paciente inicia então um esquema progressivo de ingesta oral, mas é sugerida uma dieta de pouco resíduo para evitar a obstrução do cateter. O tubo de drenagem permanece no lugar por 3 semanas, após o que aconselha-se ao paciente que o fecha com uma pinça por 10 a 15 minutos a cada 3 ou 4 horas. Durante a noite, é deixado drenando continuamente. Após 1 mês, é aconselhável a cateterização intermitente, inicialmente a cada 3 ou 4 horas e geralmente uma vez durante a noite. Depois de aproximadamente 1 semana deste esquema, as intubações noturnas são omitidas, e o intervalo para a cateterização durante o dia é estendido. Por último, o paciente desenvolve uma freqüência baseada na conveniência e na sensação de plenitude que o obriga à drenagem do reservatório. Entretanto, estudos radiológicos revelam que o refluxo para dentro da extremidade aferente aumenta com sensações de plenitude e pressão abdominal, o paciente deve provavelmente esvaziar o reservatório em intervalos regulares.

Ocasionalmente, material fecal formado e itens de grande resíduo (p. ex., pipoca, *champignons*) requerem irrigação sob pressão por meio de uma seringa, porém, isto é geralmente desnecessário. Um curativo simples é colocado sobre o estoma de escape, ou pode ser empregada uma das bolsas de segurança disponíveis no comércio.

Complicações

A maior preocupação no período pós-operatório é a possibilidade de vazamento de uma das linhas de sutura do reservatório. Obviamente, isto pode ter conseqüências catastróficas, levando à intervenção cirúrgica de emergência. Inicialmente, relatou-se ser esta complicação mais freqüiente do que hoje em dia. A diminuição da complicação pode ser atribuída às técnicas melhoradas de contenção de reservatório e a seleção cuidadosa de pacientes para este tipo de procedimento.

Se uma intervenção cirúrgica se tornar necessária no período pós-operatório imediato, em decorrência de vazamento presumido de linha de sutura, toda tentativa deve ser empreendida para preservar o reservatório ileal, o que pode, geralmente, ser alcançado com uma ileostomia em alça proximal de derivação e uma drenagem cirúrgica apropriada, com ou sem fechamento do ponto de vazamento. A investigação radiológica subseqüente pode revelar que a fístula fechou espontaneamente mesmo sem reparo cirúrgico.

Entretanto, se parecer que o reservatório não pode ser recuperado, deve ele ser ressecado e criada uma neoileostomia. Se o paciente tiver sido submetido a um procedimento para o que mais tarde mostrou ser doença de Crohn, um vazamento de linha de sutura apresenta um prognóstico realmente grave. Sob tais circunstâncias, a conduta provavelmente mais sensata é remover a bolsa e criar uma nova ileostomia terminal.

As complicações tardias do procedimento de ileostomia continente são muitas: incontinência fecal resultando da redução da válvula ileíte ("bolsite"), doença de Crohn recorrente, perfuração de cateter, fístula de bolsa, desprendimento da bolsa da parede abdominal, volvo do reservatório, urolitíase, obstrução por matéria fecal espessa, estenose do estoma e obstrução intestinal por um cateter "aspirado".

Deslizamento da válvula: como já dito, a complicação associada à redução da válvula e à incontinência resultante são os problemas de manejo tardio mais preocupante e observado (Figura 29.25). A dificuldade com a intubação do reservatório sugere intussuscepção. A plicatura da parte intra-abdominal do íleo distal pode ela mesma criar uma obstrução parcial de intestino delgado. Nestas circunstâncias, no entanto, o paciente geralmente apresenta incontinência fecal e não obstrução intestinal.

Estudos fisiológicos da válvula e da bolsa revelam que os padrões elétricos e motores do íleo não distendido são semelhantes em ambos os tipos de ileostomia, porém as propriedades anatômicas e motoras da bolsa permitem que se aceitem volumes intraluminais bem maiores, tanto durante o jejum quanto após a ingesta. Os estudos de pressão na bolsa, na válvula e no escoadouro demonstram a presença de uma zona de alta pressão na válvula em relação à bolsa. A distensão da bolsa por ar provoca uma contração tônica que se desloca, a partir da bolsa, ao longo das camadas intestinais da válvula com intussuscepção e o escoadouro. Postula-se que este é o mecanismo para a intussuscepção da válvula, uma complicação que pode ser evitada pela intubação freqüente da bolsa. Outros estudos demonstraram que as funções da mucosa e da musculatura lisa da bolsa ileal de contenção são semelhantes às do íleo normal.

O diagnóstico de deslizamento de válvula é geralmente feito clinicamente. Entretanto, é importante confirmar a posição da válvula radiograficamente, o que pode ser feito com estudo por enema baritado através do estoma ou por radiografia de trânsito digestivo (Figura 29.26). A característica radiográfica de uma ileostomia continente normal em uma radiografia plana é a presença de uma estrutura

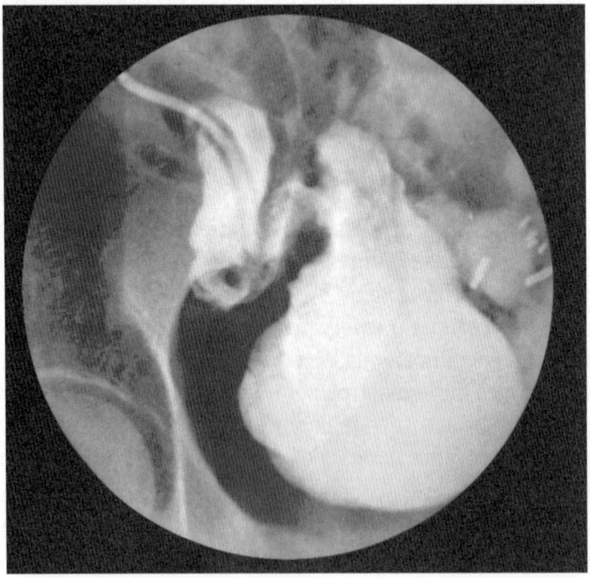

FIG. 29.25. A válvula em intussuscepção pode ser prontamente avaliada neste "bolsograma". A angulação aguda evita a cateterização mesmo sem vazamento.

lobulada, preenchida de gás no abdome inferior médio ou direito. Com contraste, o segmento ileal terminal, invaginado, se assemelha a um bico invertido protraindo para dentro da bolsa. O exame com enema baritado pode revelar o tamanho do reservatório; o efluente pode ser medido e a adequação do esvaziamento confirmada. Outras complicações da ileostomia continente (p. ex., obstrução de intestino delgado, vazamento na anastomose, abscesso intra-abdominal, formação de fístula, o reservatório não consegue dilatar, e a presença de doença de Crohn recorrente) também podem ser confirmadas radiograficamente.

A redução da válvula e o enroscamento do conduto são geralmente as causas de obstrução ao nível do reservatório. A revisão é necessária para aliviar o problema. Apesar de que o propósito da cirurgia, claro, seja criar uma obstrução intestinal, uma das desvantagens distintas é a necessidade de ter um cateter sempre disponível. Se o paciente perder o cateter ou não for possível obter um, ocorrerá uma obstrução. O alívio da obstrução não pode ser obtido a menos que o equipamento adequado esteja disponível. Os pacientes que desfrutam de atividades sociais são aconselhados a assegurar-se da posse de seu cateter.

Bolsite: a ileíte de bolsa ou "bolsite" ocorre em algum momento em 7 a 43% dos pacientes com ileostomia continente. As manifestações incluem uma síndrome semelhante à gripe, diarréia, sangramento, dor abdominal, toxicidade generalizada e ileíte grave. Um aumento do débito da ileostomia requerendo intubação mais freqüente é uma apresentação comum. Acredita-se que a condição seja provocada por uma alteração da flora da bolsa, principalmente um crescimento exagerado de organismos

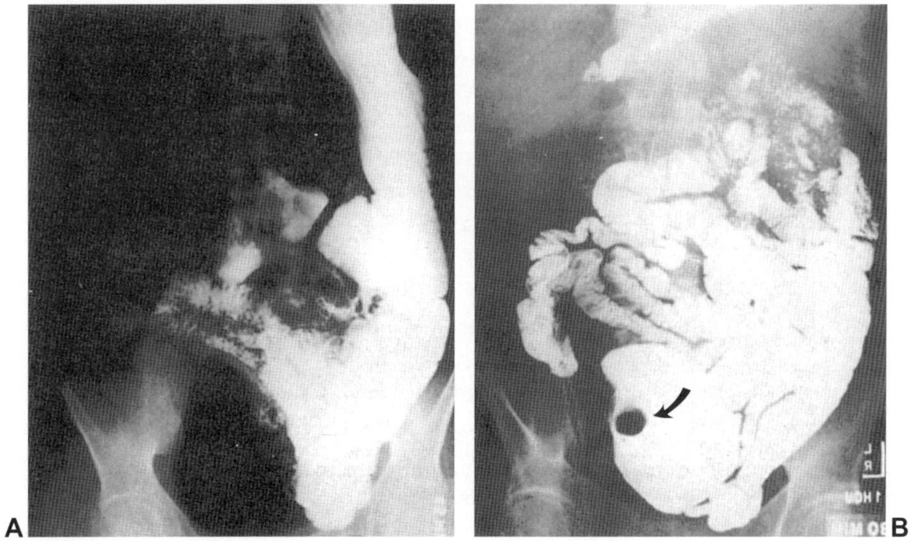

FIG. 29.26. Ileostomia continente. Estudos de intestino delgado. **A.** Bolsa normal preenchendo a pelve no lado direito. **B.** Reservatório e válvula normais *(seta)*.

anaeróbios. É interessante notar que esta complicação seja rara em pacientes que formam quadros de polipose familial. O estudo por enema baritado geralmente é desnecessário, apesar de o espessamento das dobras mucosas poder ser evidenciado. O exame endoscópico geralmente revela sangramento de contato com o aparelho examinador, friabilidade, eritema e úlcera de mucosa. O metronidazol oral (Flagyl) é o tratamento recomendável. A drenagem contínua do reservatório pode causar alívio da diarréia, porém, em raras situações, pode ser necessária a remoção cirúrgica da bolsa. A recorrência não é rara, e sob estas circunstâncias deve-se considerar a possibilidade de se tratar de doença de Crohn. Muitos destes pacientes respondem rapidamente aos esteróides. A condição também pode ser observada em pacientes nos quais foi criada uma anastomose íleo-bolsa-anal (ver adiante).

Outras complicações: outras complicações raras do reservatório e da válvula foram relatadas e incluem o desenvolvimento de uma enorme bolsa ileal (o resultado de obstrução crônica do escoadouro), e volvo com obstrução levando à perfuração. Um caso de adenocarcinoma invasivo em reservatório ileal realizado 17 anos antes foi relatado na literatura.

A hemorragia da válvula ou do reservatório também já foi relatada, o que pode ser provocado por traumatismo durante a inserção do cateter (a perfuração da bolsa também pode ocorrer, em última análise), mas geralmente está associada a uma inflamação inespecífica da mucosa, denominada "bolsite" ou "pouchite".

O destacamento da bolsa da parede abdominal anterior, como foi relatado, produz angulação da extremidade eferente e dificuldade para intubar a bolsa, sendo necessária a correção cirúrgica.

A urolitíase é uma complicação associada bem conhecida em pacientes que foram submetidos à ileostomia convencional. Os pacientes com bolsa apresentam volumes de urina, níveis de pH e concentrações de ácido úrico semelhantes, e parecem estar no mesmo nível de risco de formação de cálculos. O estudo de pacientes que apresentam má absorção documentada ou sintomas de bolsa mal funcionante revela que o número de bactérias anaeróbias jejunais e ileais diminui durante o tratamento com metronidazol, dando a entender que há um crescimento excessivo da flora bacteriana anaeróbia na patogênese da síndrome de "bolsite".

As taxas de excreção de ácido biliar estão significativamente aumentadas em pacientes com ileostomia continente e ressecção ileal. Além disso, a ileostomia continente está associada a uma porcentagem significativamente aumentada de conteúdo em água e redução no pH do ramo efluente ileal.

Revisão da válvula: a válvula pode ser reconstruída realizando-se uma enterotomia no reservatório, reintussusceptando o íleo distal e fixando-o novamente à parede abdominal. Entretanto, pode não ser possível realizar esta manobra devido à necrose do íleo, comprimento inadequado do conduto, ou lesão intestinal durante o processo de mobilização. Nestas circunstâncias uma nova válvula pode ser criada sem sacrificar o reservatório ileal, o que se consegue usando-se o ramo ileal aferente, sobrecosturando a abertura do antigo conduto ileal eferente, e realizando uma anastomose do íleo proximal a outra parte do reservatório. Este é o método geralmente requerido para converter uma anastomose íleo–bolsa-anal (Parks) em uma ileostomia continente (Kock). Na cirurgia anterior, geralmente um comprimento insuficiente de íleo terminal permanece (que foi anastomosado ao canal anal) insuficiente para criar uma válvula e um conduto ileal. Sobrecosturando a extremidade ileal eferente e utilizando o íleo proximal para criar uma válvula e um conduto ileal novos, o reservatório ileal pode ser preservado. Ao contrário, se os músculos esfincterianos forem preservados, pode ser possível converter uma bolsa de Kock em uma anastomose íleo–bolsa-anal. Se um mesentério curto impede a possibilidade de se construir uma bolsa pélvica, uma ileostomia continente temporária pode ser realizada, com a expectativa de que o reservatório expandido possa subseqüentemente permitir uma conversão cirúrgica.

Os meios não-invasivos para manter a continência após a intussuscepção da válvula incluem a inserção de vários tubos com balonetes (p. ex., uma cânula endotraqueal) ou, minha preferência pessoal, um plugue de balão Prager.

Resultados

Muitos estudos de vários centros têm sido publicados, com relatórios de seguimento, que claramente demonstram um nível elevado de complicações cirúrgicas precoces (15 a 25%), e com tendência a diminuir em relatos posteriores (5 a 10%), traduzindo uma curva de aprendizado. O deslizamento da válvula parece ser a complicação mais freqüentemente relatada, com até 46% das complicações atribuídas a este problema, apesar de alguns autores terem relatado uma baixa incidência de até 4%. O aumento do ganho de peso do paciente pode ter sido um fator contribuinte, pois os pacientes estavam, de maneira geral, bem e apresentavam um mesentério bem mais gorduroso por ocasião da segunda etapa da cirurgia. A revisão subseqüente da válvula foi necessária em até 50% dos casos, e a excisão da bolsa em 7 a 10%. A revisão foi necessária com menos freqüência em mulheres, em pacientes mais jovens, pacientes submetidos à proctocolectomia primária com ileostomia continente. Se uma válvula funciona mal, o ideal é que passe por uma revisão em vez de se criar uma nova bolsa; percebeu-se que a revisão é tecnicamente mais simples, e os resultados a longo prazo são comparáveis.

A literatura mostra vazamento anastomótico em 6 a 12% dos casos, e as taxas de mortalidade relatadas se encontram em torno de 2%. A bolsite é comum: 30 a 50% dos pacientes experimentaram esta complicação em algum momento de sua vida com bolsa.

Entretanto, a continência é geralmente boa – a maioria se situando entre 90 e 100% – e persiste um elevado nível de satisfação do paciente, mesmo com um alto índice de complicação. McLeod e Fazio observaram que 97% de seus pacientes escolheram a cirurgia de revisão ao invés de se retirar a ileostomia continente.

Os estudos morfológicos e histoquímicos realizados no reservatório ileal de ileostomia continente por até 10 anos após sua construção não revelam alterações alarmantes em termos de displasia, fibrose ou atrofia progressiva. A investigação histoquímica da mucosa revela atividade enzimática amplamente inalterada e potente envolvida tanto no metabolismo oxidativo quanto nas funções secretórias.

Comentário: a maioria dos observadores com experiência em ileostomia continente acredita que a cirurgia oferece uma alternativa razoavelmente satisfatória ao procedimento convencional de ileostomia terminal. O fardo de um dispositivo, os "acidentes" ocasionais com o manejo do dispositivo, a tumefação inestética na parede abdominal, a inibição sexual e o embaraço psicológico estimularam vários pacientes a procurar este procedimento alternativo. Entretanto, apesar de muitos avanços na técnica cirúrgica, o procedimento – bolsa continente – ainda é permeado de várias complicações. A bolsa de Kock não é para todos. Está contra-indicada em pacientes com doença de Crohn (apesar de que alguns autores sugeriram que a ileostomia continente de Kock seja considerada para pacientes com a doença de Crohn, contanto que não haja evidência de recorrência por 5 anos), e os resultados em pacientes após a 4ª década e pacientes obesos são precários. Entretanto, a qualidade de vida para indivíduos que elegeram a ileostomia continente se acha inquestionavelmente melhorada na maioria dos casos. Porém, o assunto parece mais acadêmico; com a exceção da conversão da ileostomia convencional, a cirurgia tem sido praticamente substituída pelos procedimentos de anastomose íleo–bolsa-anal.

Proctocolectomia Total e Anastomose Ileoanal com Bolsa Intermediária ou Procedimento de Parks; Procedimento Bolsa-Anal; Procedimento Íleo–Bolsa-Anal; Proctocolectomia Restauradora

Como já discutido, a proctocolectomia abdominal total com anastomose está associada a evacuações freqüentes, urgência e incontinência defecatória em alta porcentagem de casos. Para tratar deste problema, Valiente e Bacon (1955) descreveram a criação de uma bolsa intermediária com uma anastomose ileoanal em animais de experiência. Com o sucesso do reservatório desenvolvido por Kock (1978), Parks e Nicholls relataram uma cirurgia combinando a aplicação de uma bolsa ileal que eliminava a atividade propulsiva e agia como um órgão de armazenamento com preservação de todo o mecanismo esfincteriano. Nos últimos 20 anos a preponderância de publicações sobre a conduta cirúrgica da colite ulcerativa tratou de variações deste procedimento, a morbidade, os efeitos fisiológicos e os resultados funcionais.

Técnica (Bolsa em "S")

O paciente é colocado em posição de perineolitotomia, usada para uma ressecção abdominoperineal. Após completar a colectomia e a excisão do reto tão distalmente quanto possível (ver seção anterior), é criado um reservatório ileal. O ileo distal é transeccionado com o grampeador GIA tão perto do ceco quanto possível. A tensão sobre o mesentério ileal é um problema potencial porque o intestino deve ser praticamente trazido até a pele perianal. Se a ponta do conduto (ou bolsa) alcançar 6 cm abaixo da sínfise pubiana, a linha pectínea será satisfatoriamente alcançada sem tração.

A mobilização completa do mesentério até o nível do duodeno é imperativa. A artéria ileal pode ser dissecada para chegar a um comprimento adicional de íleo, e o peritônio parietal do íleo distal pode ser seccionado.

Parks e Nicholls sugeriram um reservatório tipo S (Figura 29.27). Nesta modificação os 50 cm terminais de íleo são medidos e dobrados duas vezes para gerar três segmentos intestinais, dos quais os dois proximais têm 15 cm de comprimento e o segmento distal 20 cm (Figura 29.27A). Um segmento de 5 cm de compri-

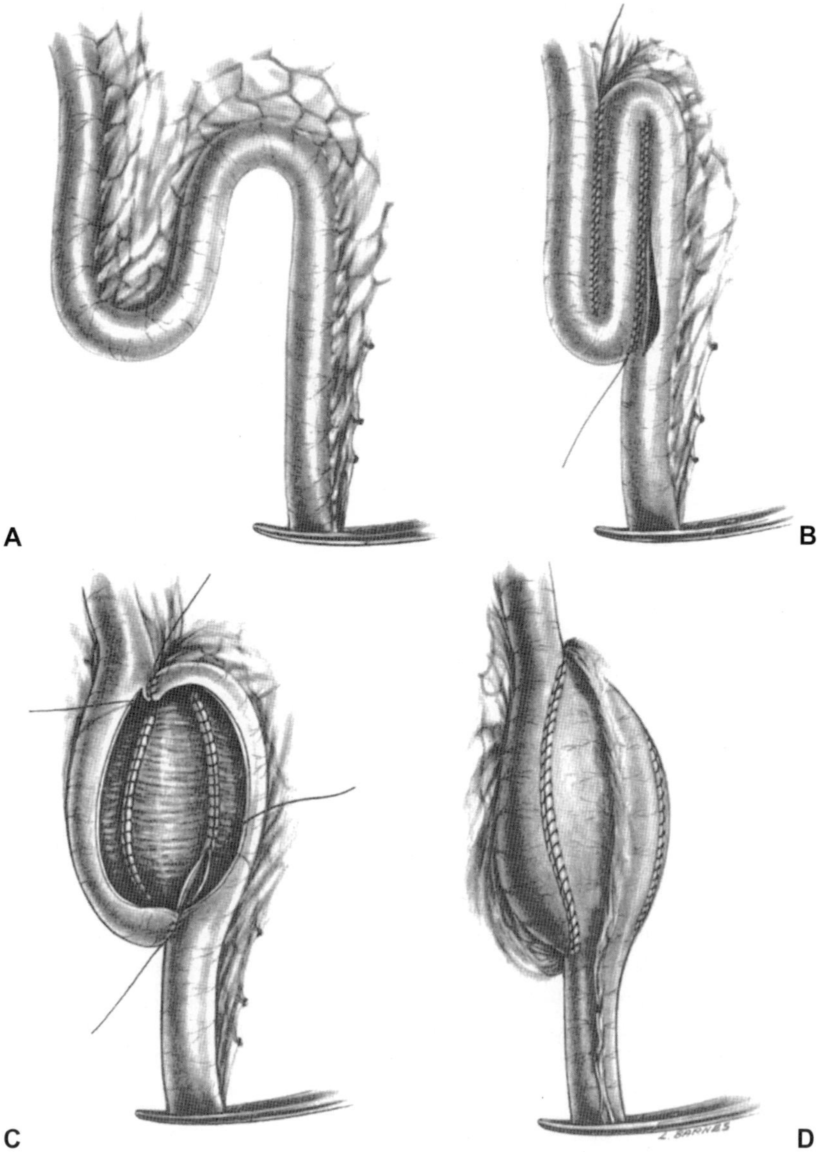

FIG. 29.27. Reservatório ileal em S (Parks). **A.** O intestino é alinhado. **B.** A face antimesentérica é seccionada após aposição de serosas. **C.** Sutura das paredes adjacentes. **D.** O reservatório é completado com uma anastomose ileoanal.

mento se projeta além da bolsa, que é a área a ser usada para a anastomose. O íleo é seccionado na sua borda antimesentérica (Figura 29.27B), e as alças adjacentes são suturadas (Figura 29.27C). Uma sutura com pontos separados é utilizada, mas uma sutura contínua com fio nº 3-0 absorvível a longo prazo é mais rápida. As duas bordas externas são dobradas para completar a bolsa, com o fechamento efetuado empregando o mesmo fio de sutura (Figura 29.27D).

Outra alternativa para a construção da bolsa é empregar o grampeamento (ver adiante), que é uma abordagem bem mais rápida, mas apresenta a desvantagem teórica de inverter tecido e, portanto, diminuindo a capacidade do reservatório ileal.

A anastomose é realizada por abordagem transanal utilizando-se afastador anal, pares de afastadores de Gelpi colocados em ângulos retos, ou um afastador de auto-retenção Lone Star. Contrastando com sugestões anteriores, a maioria dos cirurgiões hoje em dia não tenta preservar a bainha muscular. Toda a espessura da extremidade do íleo é suturada ao canal anal ao nível da linha pectínea, incorporando o músculo esfincteriano anal interno subjacente. Como alternativa, pode ser realizada uma anastomose com o canal anal, utilizando-se o grampeador circular, com ou sem duplo grampeamento, porém deve-se ter cuidado para evitar colocar a linha de grampos muito baixa (ver adiante).

Ileostomia Concomitante

Qualquer que seja o tipo de bolsa construída, deve ser feita uma ileostomia em alça, para proteger a anastomose, mas alguns cirurgiões realizam seletivamente o procedimento sem o estoma de proteção. A construção e o fechamento de uma ileostomia não são isentos de morbidade (ver Capítulo 31) e podem aumentar o risco de obstrução intestinal pós-operatória. O principal ponto para se evitar tal complicação é evitar estiramento da alça ileal a montante, inexplicável tensão da anastomose, bom fornecimento sangüíneo ao íleo terminal, bom estado geral do paciente e o não uso de esteróides recentemente.

Técnica (Bolsa em "J")

Outra opção, conhecida como bolsa em J, foi sugerida por Utsunomiya *et al.* Este tipo de bolsa é feito selecionando-se o ponto no qual a alça intestinal alcança o nível mais baixo na pelve, geralmente 20 a 30 cm a partir da extremidade do íleo. O comprimento da bolsa é variável, mas geralmente é de 20 cm aproximadamente.

Como mencionado anteriormente, um dos problemas críticos na realização das técnicas de bolsa está na criação de uma anastomose livre de tensão. O ideal é que se consiga um alongamento mesentérico por (a) dissecção do íleo terminal tão próximo do ceco quanto possível; (b) mobilização do mesentério do intestino delgado na terceira porção do duodeno; e (c) seleção do ápice do reservatório em J. O objetivo é levar o mesentério até 6 cm abaixo da sínfise pubiana. O alongamento mesentérico pode ser realizado através de várias manobras possíveis, devendo-se ter cuidado para dissecar o mesentério o mais próximo possível do cólon para evitar lesões nos ramos da artéria ileocólica. Se incisões ao longo do peritônio mesentérico fornecerem um comprimento inadequado e uma janela tiver de ser criada, o fornecimento sangüíneo para a bolsa ainda pode ser preservado.

A aposição da alça pode ser empreendida utilizando-se uma técnica de sutura em dois planos, assim fazendo-se a anastomose látero-lateral (Figura 29.28). Uma alternativa é utilizar o grampeamento GIA para se criar o reservatório ileal. Novos grampeadores têm sido introduzidos na prática e que permitem uma construção mais fácil da bolsa, como um GIA longo (8 cm). O grampeador pode ser inserido no meio de cada extremidade ou – o ideal – através do ápice. Deve-se ter cuidado para manter o mesentério longe do ponto de anastomose para evitar sua incorporação pela linha de grampos. Esta abertura pode ser utilizada para inserção na bigorna proximal do grampeador. Passa-se o grampeador para cima mais uma ou duas vezes, utilizando a manobra de intussuscepção. O grampeador endoscópico cria o reservatório, pois o comprimento deste instrumento permite que os grampos sejam aplicados várias vezes sem o problema da intussuscepção do intestino. Outros autores sugeriram até realizar a cirurgia laparoscopicamente; entretanto, não é um empreendimento muito gratificante. Quando feita desta forma, parece estar associada a uma morbidade mais elevada do que quando se emprega a técnica convencional aberta.

Efetuando a Anastomose

Uma vez aplicada a sutura em bolsa na extremidade ileal, outra sutura em bolsa é aplicada no ápice do canal anal, incorporando o esfíncter interno. Ambas as suturas são então fixadas, e o grampeador circular é disparado. Evidentemente, a técnica de sutura, como a que foi descrita, pode ser utilizada para completar a anastomose bolsa-anal.

Outro método para completar a anastomose é a técnica de duplo grampeamento, que é análoga ao método empregado para uma anastomose baixa para câncer do reto (ver Capítulo 23). A construção da bolsa é a mesma descrita, porém é realizado o fechamento linear do coto retal em vez de se colocar sutura em bolsa. Alguns autores criticam a técnica de duplo grampeamento alegando ser inadequada para remover a mucosa retal. Outros temem a possibilidade de neoplasia surgindo no epitélio glandular remanescente e também se preocupam com os sintomas da inflamação residual. Todavia, a preservação da zona anal de transição pode, na realidade, preservar a doença. Entretanto, é evidente que quanto mais forem empregadas manobras e for estirado o canal anal, mais provavelmente haverá um impacto adverso sobre o controle esfincteriano da defecação. Quando e como fazer a sutura anastomótica continua sendo matéria de controvérsia.

Outro método para criar uma anastomose é realizado por via transanal por meio de uma sutura "em bolsa", que freqüentemente é uma manobra maçante com risco de dilatação e estiramento excessivos da massa esfincteriana. Além disso, a reversão do reto pelo ânus pode ser realizada para restabelecer a continuidade intestinal e facilitar a mucossectomia, se esta for indicada. O problema, como aludido anterior-

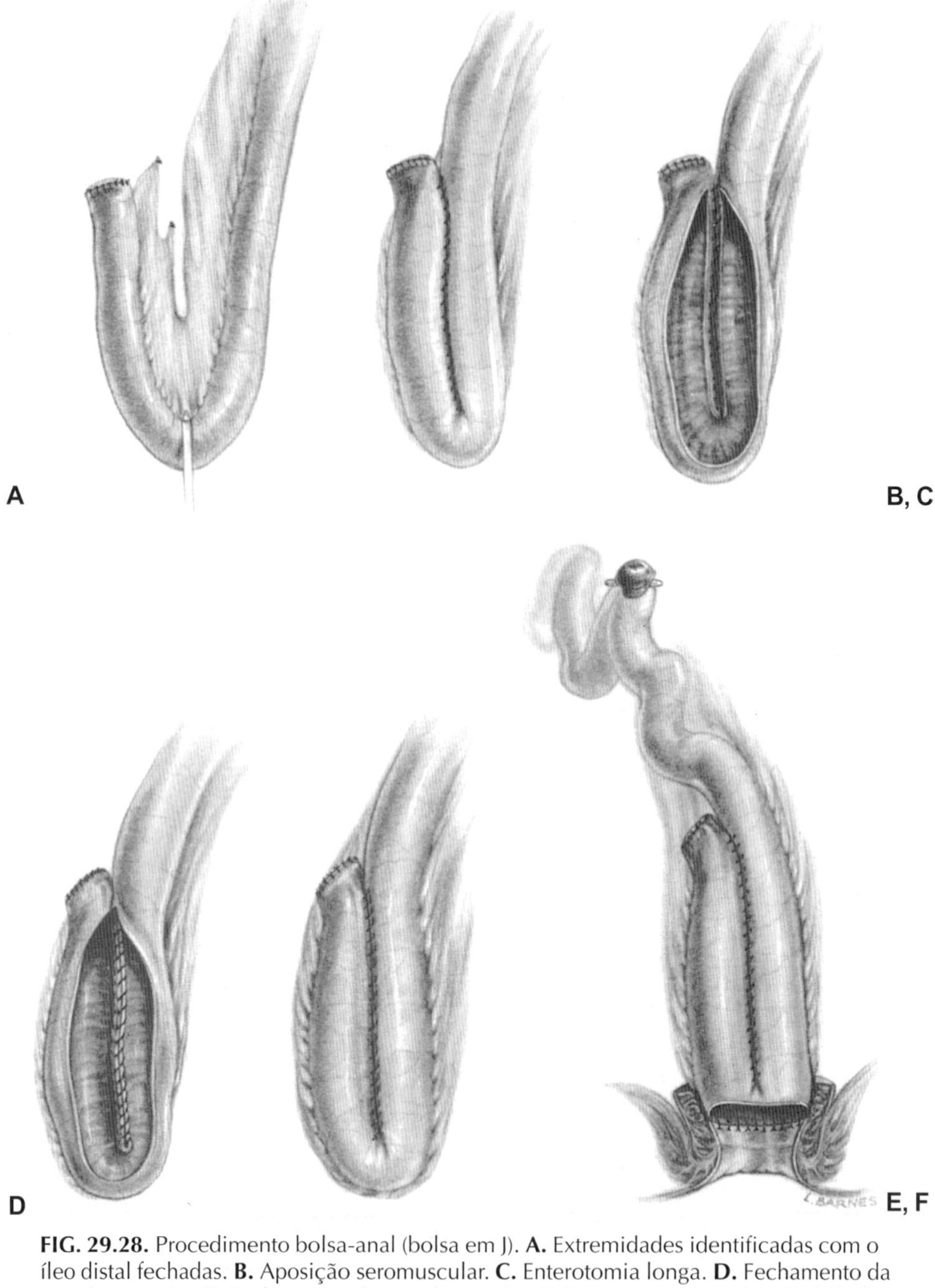

FIG. 29.28. Procedimento bolsa-anal (bolsa em J). **A.** Extremidades identificadas com o íleo distal fechadas. **B.** Aposição seromuscular. **C.** Enterotomia longa. **D.** Fechamento da parede posterior. **E.** Fechamento da parede anterior. **F.** Anastomose completada de bolsa ao ânus com ileostomia em alça protetora.

mente, é que a reversão não está associada a um resultado funcional tão bom quando comparada com uma anastomose grampeada, preparada sem reversão do colo retal.

A técnica de grampeamento permite a construção de bolsa e anastomose relativamente sem muito esforço e, por isso, uma grande maioria de cirurgiões que realizam esta cirurgia a prefere.

Técnica (Ileal Lateral)

Fonkalsrud ofereceu outra opção para se criar uma anastomose íleo–bolsa-anal – o reservatório ileal lateral. Este método é realizado dissecando e sobrecosturando a extremidade proximal do íleo aproximadamente 25 a 30 cm acima da reflexão perineal. Acredito que um reservatório de 14 a 16 cm de comprimento parece fornecer uma função ideal. Uma ileostomia final temporária então é utilizada para desvio fecal (Figura 29.29A). É construído um reservatório lateral sobre todo o comprimento do segmento original em uma cirurgia subseqüente (Figura 29.29B). A técnica de Fonkalsrud é empregada essencialmente apenas por ele mesmo e nunca alcançou a popularidade das outras alternativas. Na realidade, o próprio Fonkalsrud praticamente mudou exclusivamente para a bolsa em J nos últimos 5 anos.

Outras Abordagens

Uma das preocupações acerca do reservatório em S é o fato de que muitos pacientes requerem cateterização da bolsa para efetuar a evacuação. De forma contrária, a bolsa em J, apesar de eliminar a necessidade de cateterização, parece estar associada a um aumento da freqüência de evacuações devido a uma menor capacidade do reservatório (ver adiante). Para tratar destes problemas, outra modificação foi proposta, o assim chamado reservatório em alça quádrupla ou bolsa em W. Os 50 cm terminais do intestino delgado são dobrados em quatro alças, cada uma com 12 cm de comprimento, formando uma configuração em forma de *W* (Figura 29.30). A bolsa em S também pode ser construída com grampeamento. Como com a bolsa em S, o próprio reservatório pode ser anastomosado ao canal anal.

Bolsa Ileal de Kock

Kock *et al.* relataram a aplicação de um reservatório ileal padrão, duplamente dobrado (bolsa de Kock) como uma alternativa bolsa-anal. Seis pacientes foram submetidos à interposição da bolsa entre o íleo e o ânus após colectomia e proctectomia de mucosa. Após o fechamento da ileostomia, a freqüência de evacuações foi de três a cinco ao dia. A grande capacidade do reservatório e a baixa pressão foram consideradas como explicação para os excelentes resultados funcionais. Experiências maiores com esta abordagem parecem estar garantida no futuro.

Conduta Pós-Operatória

Após o fechamento da ileostomia, os pacientes quase que inevitavelmente são afetados por evacuações freqüentes e, talvez, problemas com continência anal. É importante, portanto, preparar o paciente emocionalmente para estas conseqüên-

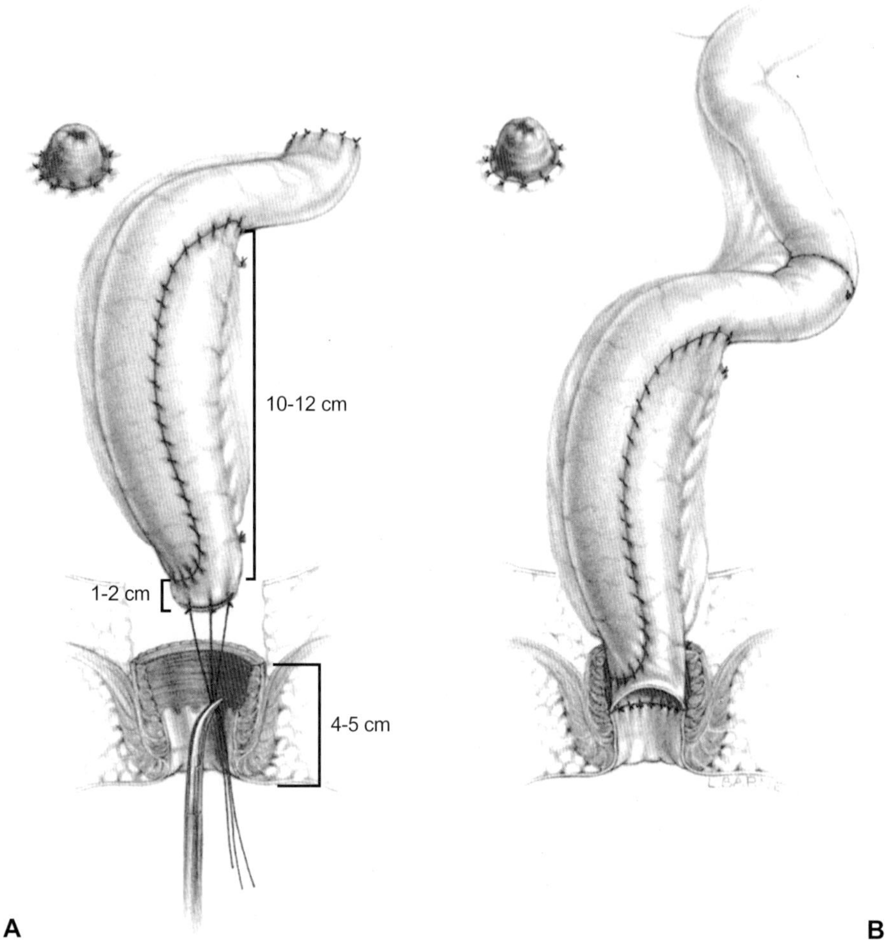

FIG. 29.29. Reservatório ileal lateral (Fonkalsrud). **A.** O reservatório ileal é criado usando-se uma técnica lado a lado, seja por costura manual, seja com o instrumento GIA longo. **B.** A goteira ileal é trazida através da bainha do músculo retal até o ânus e efetua-se a anastomose ileoanal. Observar que Fonkalsrud prefere utilizar uma ileostomia terminal. (De Fonkalsrud EW, Phillips JD. Reconstruction of malfunctioning ileoanal pouch procedures as an alternative to permanent ileostomy. *Am J Surg* 1990;160:245.)

cias e oferecer condutas alternativas. Como com os ostomizados, o estomaterapeuta[254] apresenta recursos valiosos para aconselhar os pacientes. Estes recebem uma lista de alimentos que podem aumentar ou diminuir o débito e a freqüência das evacuações. Os alimentos que comprovadamente exacerbam a freqüência defecatória são suco de maçã, frutas cruas, legumes crus, pipoca, sementes, nozes, feijões, milho, cerveja, cafeína, chocolate, leite e produtos lácteos e alimentos con-

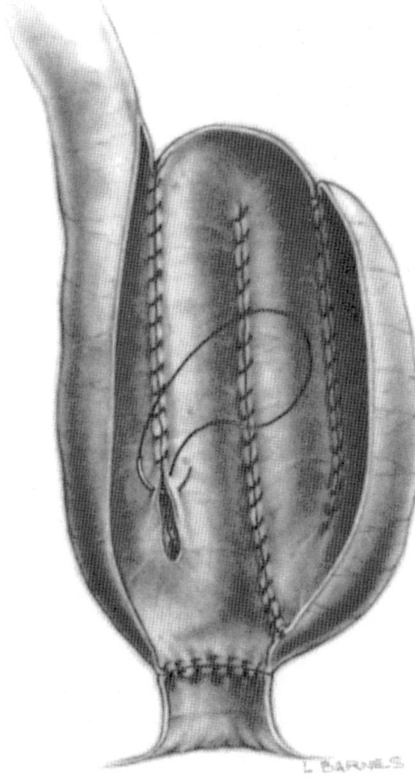

FIG. 29.30. Reservatório quádruplo – costurado à mão.

dimentados. A dieta pode ser suplementada por um dos produtos líquidos de nutrição (p. ex., Ensure). Uma ingesta líquida ampla é fortemente encorajada para evitar desidratação. A medicação suplementar na forma de agentes que diminuem os movimentos intestinais é freqüentemente útil (p. ex., loperamida [Imodium], difenoxilato [Lomotil], tintura dosodorizada de ópio, paregórico, codeína). Um agente de aumento de volume (p. ex., psyllium) pode ser acrescentado, e a colestiramina (Questran) pode melhorar a freqüência defecatória. Os agentes tópicos para irritação perianal podem ser necessários. Uma abordagem incisiva da conduta médica para estes pacientes é necessária para dar-lhes confiança até que o tempo permita que a função intestinal se torne relativamente estabilizada.

Complicações dos Procedimentos de Bolsa

Apesar da magnitude da cirurgia, a mortalidade operatória tem sido notavelmente baixa – virtualmente uma anedota. Em uma revisão da Mayo Clinic envolvendo 1.603 pacientes que foram submetidos à proctocolectomia com reconstrução bolsa-anal, ocorreram três óbitos no pós-operatório (0,2%), e nenhum destes foi relacionado diretamente à doença intestinal. Mortes tardias ocorreram em 29 pacientes (1,8%), relacionadas primariamente a manifestações carcinogênicas e extracolônicas de doenças e eventos coexistentes subjacentes ou não relacionados. Entretanto, todos os relatórios publicados reconhecem que as cirurgias com anastomose com íleo–bolsa-anal estão associadas a uma elevada freqüência de complicações em até 50%, e incluem bolsite, estenose anal, obstrução intestinal, "abscesso de bainha", problemas com o estoma, íleo, fístulas, sepse, hemorragia, problemas de evacuação, isquemia e uma variedade de outras complicações. De forma geral, as complicações são mais freqüentes em mãos dos cirurgiões que estão começando a fazer este tipo de cirurgia de que em mãos experimentadas. Todo esforço deve ser feito para preservar a bolsa ileal. Foi relatado sucessos com várias cirurgias de salvamento de bolsas por vários cirurgiões (ver adiante).

Perfuração. com as técnicas atualmente empregadas para criar o reservatório, a perfuração da bolsa em si se tornou relativamente rara. A incidência tem sido constante em aproximadamente 1 a 4%, porém a necessidade de excisão do reservatório como uma conseqüência desta complicação diminuiu com o acúmulo de experiência. A perfuração do apêndice ileal terminal da bolsa em J também foi observada. Para evitar esta complicação, é aconselhável fixar o íleo distal ao reservatório ou amputar qualquer apêndice ileal terminal após a confecção da bolsa. Além disso, a perfuração da bolsa como conseqüência de traumatismo contuso do abdome também já foi observada.

Vazamento anastomótico: o vazamento anastomótico geralmente é provocado por um de vários fatores (tensão na linha de sutura, necrose isquêmica ou sepse) e está virtualmente associado ao desenvolvimento subseqüente de estenose anal. É devido ao risco desta complicação que geralmente se aconselha fazer uma ileostomia protetora. Têm sido descritas incidências de vazamento anastomótico entre 10 e 14%. Entretanto, devido ao fato de a maioria dos centros adotarem técnicas de grampeamento, muito pouco se tem relatado no que diz respeito a esta complicação em particular. Quer seja devido à confecção de uma ileostomia protetora pela maioria dos cirurgiões ou à impossibilidade de seguir um acompanhamento apropriado de pacientes dentro das primeiras poucas semanas após a cirurgia não é conhecido. Ainda assim, os vazamentos após uma anastomose grampeada parecem ter um prognóstico melhor do que os que ocorrem após anastomoses manuais. Aceita-se, de maneira geral, que as causas principais de insucesso da bolsa são resultados funcionais insuficientes, sepse pélvica e doença de Crohn insuspeita.

Abscesso pélvico e de "Bainha": foi observado abscessos pélvicos em 11% de pacientes nos estudos iniciais da Mayo Clinic, e alguns cirurgiões se posicionam a favor da preservação do omento para limitar o risco de complicações sépticas. O abscesso de bainha, especificamente, que é o resultado da criação de uma bainha muscular longa, era um problema freqüentemente reconhecido quando esta técnica foi popularizada. Devido ao fato de todos os cirurgiões se esforçarem para limitar a extensão da mucossectomia, esta complicação se tornou cada vez menos comum.

Obstrução intestinal: a obstrução intestinal, um dos problemas mais freqüentes após esta cirurgia, se desenvolve em 16 a 22% dos pacientes. A obstrução pode ser provocada por aderências, hérnia interna, angulação do reservatório ou problemas de escoadouro, ou pode estar relacionada à ileostomia em alça. Como foi discutido no Capítulo 22, a freqüência de aderências abdominais levando à obstrução intestinal levou a pesquisas prospectivas e randomizadas com o emprego de uma membrana bioabsorvível com base no hialuronato de sódio. Foi demonstrado, por visualização peritoneal direta e padronizada antes do fechamento da ileostomia, que esta membrana era segura e também reduziu significativamente a incidência, a extensão e a gravidade das aderências abdominais pós-operatórias.

O ponto de obstrução mais comum parece ser no fechamento da ileostomia (50%). A ileostomia não deve ser rodada para facilitar o esvaziamento, pois isto parece predispor à obstrução subseqüente em vários pacientes. A obstrução de intestino delgado também é com freqüência atribuída à angulação aguda da extremidade aferente na entrada da bolsa. O *bypass* do segmento obstruído a partir do íleo distal para a bolsa não é apenas possível, mas também constitui uma conduta segura e eficaz. A obstrução duodenal como resultado de obstrução de artéria mesentérica (síndrome da artéria mesentérica superior) também tem sido descrita.

Complicações do Estoma: as complicações da ileostomia (p. ex., retração do estoma, débito elevado de ileostomia e hérnia paraestomal) são pelo menos tão freqüentes quanto os problemas encontrados relacionados à bolsa ou à anastomose. Desidratação necessitando re-hospitalização ocorreu em 20%. Mais da metade apresentou problemas com o manejo do dispositivo; a retração é observada em cerca de 15%. Outras complicações incluem prolapso, fístula e abscesso; a disfunção isolada da ileostomia tem sido observada em aproximadamente 10%. Como mencionado, alguns cirurgiões experientes sugeriram que uma ileostomia temporária pode ser evitada em pacientes selecionados. Entretanto, foi demonstrado que pacientes com derivação fecal incompleta apresentam uma incidência significativamente mais elevada de complicações anastomóticas bolsa-anais (44%) do que aqueles com derivação completa (14%).

Fístulas ileais bolsa-anais e ileais bolsa-vaginais: uma fístula entre a bolsa e a vagina é uma complicação rara após as cirurgias bolsa-anais. Apesar de não se encontrar referências claras sobre a causa, é provavelmente por traumatismo durante a dissecção anterior, seja no momento de mobilização do reto através do abdome, seja quando é feita a dissecção transanal. Nesta última situação, suspeita-se que uma mulher com um ânus ectópico (deslocamento anterior) seja muito vulnerável (ver Capítulo 13). Outra possibilidade que deve ser considerada é a doença de Crohn, na qual uma incidência de 6 a 7% desta complicação tem sido observada. Fístulas a partir do reservatório ileoanal para a pele perianal se desenvolvem em aproximadamente 5%, e fístulas a partir do reservatório ou da linha anastomótica para outros locais podem ser encontradas em mais de 4%. As opções de tratamento são essencialmente aquelas que foram descritas para a conduta desta condição quando não está associada a um procedimento de bolsa (ver Capítulos 12 e 13), e que incluem fechamento transanal, transabdominal e transvaginal; retalho avançado; secção por seton; derivação fecal; e interposição de músculo grácil. A maioria dos cirurgiões prefere o avanço de retalho endovaginal ou endoileal. Pode ser necessário, no entanto, considerar uma ileostomia temporária e reconstrução, ou mesmo a remoção da bolsa. Uma apresentação tardia de fístula vaginal está associada mais freqüentemente à doença de Crohn e, provavelmente, resultar na perda da bolsa. A perda do controle fecal após uma cirurgia convencional de fístula em mulheres é a regra mais do que a exceção. A probabilidade de se manter o reservatório ileoanal do paciente com esta complicação é difícil.

Estreitamento anal: um estreitamento anal (anastomótico) ocorre em aproximadamente 8 a 14% dos pacientes. A presença de estreitamento anal pode ser o fator mais significativo contribuindo para um resultado funcional insatisfatório. O tratamento consiste geralmente de dilatação da área estenosada, mas os sintomas persistentes podem requerer uma anoplastia (ver Capítulo 8) ou um avanço de bolsa e anastomose neo-ileoanal.

Bolsite: a bolsite, um termo cunhado por Kock para descrever a ileíte de reservatório observada com a ileostomia continente, é uma complicação facilmente reconhecível de todos os procedimentos de bolsa, observada quase tão freqüentemente quanto a obstrução de intestino delgado. A condição geralmente se manifesta por aumento do débito de evacuação de fezes líquidas, às vezes com sangue, febre baixa, debilidade e mal-estar. Acredita-se que o problema seja provocado por estase de fezes na bolsa com crescimento de organismos anaeróbios. A impressão geral é que a bolsite ocorre raramente quando os vários procedimentos de reservatório são realizados em portadores de polipose familial, que se desenvolve em 30 a 50% daqueles observados em portadores de colite ulcerativa e 5 a 6% dos portadores de polipose familial. Sugeriu-se, portanto, que a causa provável está relacionada, de alguma forma, à colite ulcerativa. A causa da condição tem sido investigada em vários centros. Alguns autores sustentam que a isquemia de mucosa deve-se à produção de radicais livres de oxigênio e empregaram alopurinol, um inibidor da xantina oxidase, e descobriram que este agente ou interrompia o episódio de bolsite aguda ou evitava a recorrência de bolsite em aproximadamente 50% dos pacientes. Os fumantes parecem apresentar significativamente menos episódios de bolsite quando comparados com não fumantes e ex-fumantes. Finalmente, o achado de que a pANCA ocorre mais freqüentemente em pacientes com bolsite crônica sugere a possibilidade de que este anticorpo possa marcar um subgrupo geneticamente distinto de pacientes com colite ulcerativa que estão predispostos ao desenvolvimento subseqüente de bolsite.

Dois padrões aparentemente distintos de apresentação são observados baseando-se no curso clínico: aqueles com dois ou menos episódios e aqueles com mais de dois. A Lahey Clinic concluiu que pacientes do primeiro grupo responderam melhor à terapia contra organismos anaeróbios, enquanto que apenas 25% no segundo grupo o fez. Os autores também identificaram um subgrupo de pacientes assim chamados "bolsite de segmento curto", a que atribuem à possível mucosa retal residual e trataram do problema com êxito com preparados esteróides tópicos.

O tratamento geralmente consiste na administração de metronidazol ou enemas contendo esteróides ou derivados de salicilato, porém a recorrência é comum (ver anteriormente). A úlcera solitária de bolsa também tem sido descrita. A doença recorrente ou intratável deve alertar o médico para a possibilidade de existência de doença de Crohn.

Irritação da pele: relata-se que a irritação acentuada da pele perianal ocorre em até 10% dos pacientes, provavelmente provocada por ação intestinal freqüente e incontinência. Os programas de manejo intestinal, incluindo agentes de volume e hidrocloreto de difenoxilato (Lomotil) ou loperamida (Imodium), geralmente têm sido recomendados. A aplicação tópica de ungüento de colestiramina a 5% em base glicol polietileno mostrou-se útil. Alguns autores estão preocupados com a possibilidade de que pacientes com colite ulcerativa presumida e doença perianal possam significar, na realidade, doença de Crohn. Entretanto, um procedimento de bolsa pélvica ainda pode ser uma alternativa cirúrgica aceitável naqueles pacientes com colite ulcerativa comprovada, porém com doença perianal, porque a incidência de insucesso geral da bolsa não se mostrou estar significativamente aumentada.

Malignidade: uma das preocupações expressas é o risco de desenvolvimento de carcinoma se a mucosa retal regenerar (ver discussão anterior). O exame de amostras patológicas das anastomoses ileoanais demonstraram que a reepitelização da bainha retal não ocorre, apesar de algumas células de mucosa retal isoladas poderem ser observadas. A bainha do músculo retal é fixada à serosa ileal por tecido fibroso denso, e doença de mucosa retal, displasia ou reepitelização não são observadas. Com menos atenção à mucossectomia e sem tentativa de preservar a bainha muscular, a preocupação quanto ao desenvolvimento subseqüente de malignidade deve ser mínima. A preocupação com transformação maligna da mucosa é justificada, e deverá ser esclarecida nos próximos anos.

Quanto ao fato de ser a proctocolectomia restauradora apropriada para pacientes que albergam um carcinoma com colite ulcerativa ou polipose, é prudente adiar a confecção da bolsa para uma cirurgia posterior, devido à dificuldade potencial de estagiamento intra-operatório e à necessidade possível de terapia adjuvante.

Outros tumores malignos: como já mencionado, adenocarcinoma no reservatório de uma bolsa de Kock tem sido descrito. Atualmente, este tumor não tem sido identificado no reservatório de uma reconstrução bolsa-anal. Entretanto, Nyam *et al.*

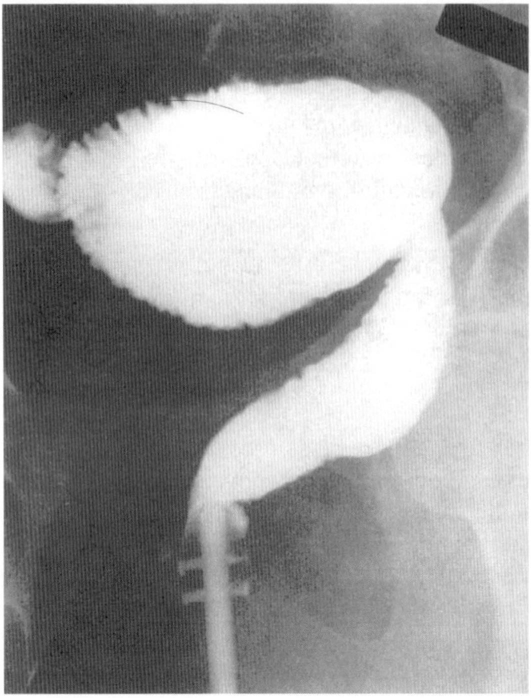

FIG. 29.31. Extremidade eferente longa de procedimento íleo-bolsa-anal predispõe a dificuldades na evacuação. O bolsograma demonstra parte do reservatório abaixo do escoadouro da bolsa.

descreveram um paciente em quem um linfoma de célula grande se desenvolveu na bolsa após esta cirurgia.

Doença recorrente: o desenvolvimento de doença de Crohn após proctocolectomia restauradora com bolsa de Kock significa um erro inicial no diagnóstico (ver anteriormente). A preocupação quanto à realização dos procedimentos de reservatório para a doença de Crohn foi discutida anteriormente e é mencionada mais extensamente no Capítulo 30.

Problemas de evacuação: problemas envolvendo obstrução intestinal e dificuldade de evacuação já foram discutidos. A impossibilidade de evacuar adequadamente geralmente está associada a ramos eferentes longos, uma preocupação particular com o procedimento da bolsa tipo S (Figura 29.31; ver *Resultados*). É devido a esta complicação que todo esforço deve ser feito para colocar o reservatório o mais próximo possível do canal anal. O tratamento desta complicação requer a ressecção da anastomose e o encurtamento do ramo eferente.

Impotência e infertilidade: assim como na proctocolectomia e na ileostomia convencionais, a impotência não parece ser um fato importante, sobretudo devido à baixa idade da maioria dos pacientes. Entretanto, aproximadamente 10% dos homens apresentam ejaculação retrógrada. Não foi identificado nenhum dano da função vesical em pacientes de ambos os sexos.

Outras Complicações: as complicações habituais sofridas em qualquer grande procedimento abdominal têm sido relatadas depois dos vários procedimentos bolsa-anais, e incluem insuficiência adrenal, hepatite, pneumotórax, sangramento gastrintestinal, pancreatite, colecistite, trombose de veia profunda e paralisia braquial, assim como, é claro, infecção da cicatriz. É problemático determinar se a incidência é mais elevada em comparação com outras cirurgias gastrointestinais.

Gravidez e Parto

A freqüência de evacuações, a incontinência fecal e o uso de absorvente para proteger as roupas aumentam significativamente durante a gravidez. Porém a função esfincteriana anal depois do pós-parto é a mesma de antes da gravidez. A incidência de complicações relacionadas à bolsa se compara favoravelmente com a da ileostomia convencional e a bolsa de Kock. A incidência da cesariana nestes pacientes, no entanto, é mais elevada. O tipo de parto deve ser influenciado apenas por questões obstétricas, não por questões relativas ao procedimento de anastomose íleo–bolsa-anal.

Estudos Fisiológicos e Avaliação Laboratorial

Manometria anal: determinação de capacidade e complacência de reservatório ileal: com a função esfincteriana normal, a continência se correlaciona à capacidade e à complacência do reservatório ileal assim como à freqüência e à força das contrações intestinais intrínsecas. Outros autores demonstraram que a integridade do mecanismo esfincteriano pode ser mantida satisfatoriamente após as cirurgias de reservatório ileoanal.

Os pacientes incontinentes geralmente apresentam pressões de repouso menores; relaxamento extenso do canal anal; ondas de amplitude maior e de alta pressão; e canal anal que não responde, indicam uma reversão do gradiente de pressão do canal anal. A incontinência fecal é mais provavelmente uma conseqüência de vários fatores, incluindo um canal anal débil e com menor resposta, potente atividade motora da bolsa, e coordenação disfuncional entre a bolsa e o canal anal.

A pressão média de repouso do canal anal e a pressão de contração máxima estão significativamente mais baixas em pacientes com bolsa quando comparados com uma população controle. Entretanto, resultados melhores podem ser alcançados no que diz respeito ao controle voluntário se o cirurgião limita a possibilidade de lesão do esfíncter interno, evitando dilatação e a mucossectomia anais, o que pode ser equilibrado com as questões da mucosa residual predispondo ao desenvolvimento de displasia e carcinoma.

A freqüência de evacuações é inversamente proporcional à capacidade e à complacência da bolsa. Os pacientes que podem postergar a evacuação por mais de 30 minutos apresentam pressões de contração anal mais elevadas e esvaziam suas bolsas mais completamente do que aqueles que sofreram vazamento. Os melhores resultados clínicos estão associados a uma pressão anal elevada e a um grande volume, complacência elevada e esvaziamento completo da bolsa.

Eletromiografia: a recuperação da atividade eletromiográfica do esfíncter anal interno e da pressão anal de repouso é progressiva e está associada a uma diminuição gradual da freqüência de evacuações.

Motilidade: a maioria das propriedades elétricas e motoras do íleo terminal é mantida após a cirurgia; porém, a motilidade da bolsa fica reduzida. Os pacientes que apresentam resultados funcionais abaixo do esperado – incontinência e evacuações freqüentes – muitas vezes apresentam enchimento rápido da bolsa e incapacidade de evacuar completamente.

Bolsografia e cintigrafia: pode ser obtido um bolsograma normal em 85% dos pacientes, enquanto que os bolsogramas dos restantes 15% revelaram vazamentos de bolsa e outros achados anormais. Os bolsogramas anormais estão associados a uma incidência de insucesso global de longo prazo de 23%, em comparação com uma incidência de insucesso a longo prazo de 6% para pacientes com achados normais; os bolsogramas podem ter um valor clínico preditivo a longo prazo.

Sensibilidade anal: a excisão da zona de transição anal não elimina a capacidade de discriminar gases/fezes, mas outros autores descobriram que a sensação anal e a função discriminatória se encontravam significativamente melhores sem a proctectomia de mucosa. Outros autores ainda demonstraram que a melhora da sensibilidade anal está associada à preservação da zona de transição anal; porém, a correlação com os resultados funcionais reais não tem sido referida.

Bacteriologia: o supercrescimento bacteriano jejunal está associado a um aumento do débito intestinal, azotorréia e a um resultado clínico insatisfatório.

TABELA 29.2. Freqüência Intestinal após Procedimentos Bolsa-Anais

Instituição	*Ano*	*Pacientes (n)*	*Bolsa Primária*	*Evacuações Diárias: Total (Média)*	*Noite (Média)*	*Dia (Média)*
Mayo Clinic	1994	1.400	J	6	0-1	5-6
St. Mark Hospital	1994	110	J, S	6	0-1	5
Cleveland Clinic	1995	521	J	6	NR	NR
Cleveland Clinic (FL)	1995	107	J	6,6	1,2	5,4
University of Wisconsin	1992	109	W	4,9	NR	NR
Lahey Clinic	1993	382	J	7	1	6
University of Chicago	1993	50	J	6	NR	NR
Radcliffe Hospital	1997	177	J	5	0-1	4,5

NR, não registrado.
J, S, W indicam o tipo de bolsa (ver texto para a descrição de cada um).

TABELA 29.3. Controle Intestinal após Procedimentos Bolsa-Anais

Instituição	*Ano*	*Pacientes (n)*	*Bolsa primária*	*Excelente/ Bom (%)*	*Prejudicado (%)*
Mayo Clinic	1994	1.400	J	48	52
St. Mark´s Hospital	1994	110	J, S	45	55
Cleveland Clinic	1995	521	J	71	29
Cleveland Clinic (FL)	1995	107	J	87	13
University of Wisconsin	1992	109	W	61	39
Lahey Clinic	1993	382	J	90	10
University of Chicago	1993	50	J	54	46

Absorção: uma das preocupações expressas no que diz respeito às várias alternativas bolsa-anais é o problema da capacidade absortiva e o distúrbio nutricional conseqüente. Foi observado que, após uma colectomia, a maioria dos pacientes apresentava bile supersaturada com cristais de colesterol, achados que geralmente são vistos em pessoas com nefrolitíase por colesterol. Fora isso, os parâmetros nutricionais e a absorção parecem estar essencialmente normais.

Freqüência Defecatória e Continência Intestinal

A interpretação dos resultados das várias abordagens para a avaliação da função da íleo-bolsa-anal se baseia obviamente de forma subjetiva. As quatro características geralmente avaliadas incluem a espontaneidade de defecação, a habilidade de adiar a defecação, a continência fecal e a freqüência de evacuações.

Uma pletora de artigos foi publicada sobre os resultados funcionais dos procedimentos bolsa-anais. O consenso geral é que esta cirurgia, com suas várias modificações, oferece a melhor qualidade de vida quando comparada com as alternativas. As Tabelas 29.2 e 29.3 resumem as experiências de várias instituições que estudam freqüência defecatória e controle intestinais após proctocolectomia restauradora.

Comparações de Forma (Modelo) do Reservatório

Tem-se direcionado muito esforço para comparar o resultado funcional de pacientes que foram submetidos à proctocolectomia restauradora com a criação de uma variedade de reservatórios ileais pélvicos. Apesar de a escolha de reservatório ser, em grande parte, uma função da preferência pessoal do cirurgião, várias opções estão disponíveis, inclusive o tipo bolsa em J duplicado, a bolsa em S triplicado, a bolsa em W quadruplicado, assim como suas versões modificadas. Quatro fatores se correlacionam, de forma significativa, a um resultado funcional ideal, e são a pressão anal máxima de repouso, o limiar sensorial no canal anal superior e médio, a complacência do reservatório ileal e a presença de um reflexo inibitório bolsa-anal. A qualidade da continência anal depende de um reservatório ileal complacente e um esfíncter anal forte e sensível. Vários estudos têm sido feitos para investigar as vantagens e as desvantagens de cada modelo de bolsa.

Apesar de alguns autores terem concluído que os reservatórios ileais em W exibem uma função e propriedades de complacência ideais quando comparados com modelos de baixa capacidade, muitos outros estudos demonstram pouca diferença. Seus achados apóiam o emprego de um reservatório ileal pequeno e duplicado, o que é de construção simples, empregando técnicas de grampeamento linear.

Apesar de a bolsa em S desfrutar de uma boa complacência, existe um aumento da dificuldade por parte do paciente para uma evacuação espontânea, e muitos pacientes necessitam de cateterização de rotina para efetuar a evacuação.

Comentário: o reservatório ileal com anastomose endoanal se tornou relativamente padronizado, ao menos no que diz respeito ao valor do procedimento na conduta cirúrgica de indivíduos com colite ulcerativa ou polipose. É inquestionável que a maioria dos pacientes fica satisfeita com os resultados funcionais e até um certo ponto serve como seus próprios controles (pois a maioria permaneceu com uma ileostomia por algum tempo). Entretanto, estes pacientes-controle apresentam uma ileostomia de alça menos que satisfatória; localiza-se mais proximalmente do que um endoestoma convencional, e o efluente, portanto, é mais líquido. Além disso, apesar de uma atenção meticulosa em criar uma ileostomia de alça, os cirurgiões freqüentemente acham que um estoma perfeito é um ideal inatingível. Assim dito, no entanto, um relato da Mayo Clinic comparou a qualidade de vida após ileostomia convencional (Brooke) com aquela após o procedimento bolsa-anal. Após ajustar para a idade, o diagnóstico e a freqüência de reoperação, a análise de regressão logística das notas de *performance* em sete categorias diferentes foi utilizada para discriminar entre as cirurgias. Os autores concluíram que os pacientes experimentam vantagens significativas no que diz respeito às suas atividades diárias e a qualidade de vida com o procedimento bolsa-ileal em comparação com a ileostomia terminal padrão.

Deve-se considerar também o fato óbvio de que, apesar do aumento de experiência com a técnica, o procedimento continua a apresentar uma morbidade elevada, apesar de menor que verificado nas experiências iniciais. A mortalidade, no entanto, é baixa, sobretudo devido ao fato de se fazer uma ileostomia protetora até que a anastomose bolsa-anal ou íleo-bolsa-anal esteja perfeitamente cicatrizada.

A análise dos vários relatos da literatura revela uma variabilidade considerável na técnica operatória entre os cirurgiões e as instituições. Além disso, com raras exceções, ao não se conseguir randomizar os pacientes, inibe-se a avaliação precisa dos méritos e riscos relativos da pletora de abordagens. Ainda assim, várias conclusões apropriadas podem ser consideradas. Antes de se concordar em realizar este procedimento como uma alternativa para a ileostomia convencional ou ileostomia de reservatório, deve-se determinar que o paciente esteja altamente motivado para aceitar as conseqüências: evacuações freqüentes (um mínimo de quatro a seis evacuações por dia e a necessidade possível de intubação se for eleita uma bolsa em S), assim como o risco de incontinência fecal. O paciente pode levar até um ano para conseguir uma estabilidade razoável no que diz respeito à função e à freqüência evacuatórias.

Vários fatores podem tornar difícil uma proctocolectomia restauradora com uma bolsa intermediária tecnicamente difícil ou impossível de se alcançar. Por exemplo, a obesidade está associada a um mesentério encurtado; isto pode fazer prever a possibilidade de se trazer o íleo bem para baixo para se efetuar uma anastomose adequada. Pode não ser possível posicionar o reservatório na pelve se houver um considerável tecido adiposo ou estreitamento do escoadouro. Geralmente o íleo terminal alcança a linha pectínea mais rapidamente na bolsa em S do que quando o reservatório em J é empregado. O paciente, portanto, pode entender que os fatores técnicos ou uma doença não prevista podem levar a abordagens cirúrgicas alternativas.

Devido ao risco de recorrência, a cirurgia não deve ser realizada em pacientes com doença de Crohn (ver Capítulo 30). O megacólon tóxico também é uma contra-indicação para se realizar este procedimento em caso de cirurgia de emergência. A conduta mais sensata nesta última situação é realizar uma colectomia total e uma ileostomia convencional com preservação retal, realizando mais tarde o procedimento restaurador. A idade mais avançada não é em si uma contra-indicação absoluta para a cirurgia, porém a maioria dos autores concorda que, devido ao fato de o processo de envelhecimento apresentar um efeito hipotônico sobre a função muscular do esfíncter anal, o procedimento deve se limitar a pacientes com menos de 60 anos, apesar de isto não ser um requisito obrigatório.

No que diz respeito ao tipo de bolsa a ser construída, a decisão parece ter evoluído: o aumento da incidência da necessidade de intubar a bolsa em S contra a capacidade teoricamente diminuída (e portanto, o aumento da freqüência de evacuações) do reservatório em J. De outra forma, muitos relatos sugerem que o tamanho do reservatório tem uma importância limitada.

Os estudos fisiológicos pré-operatórios que avaliam a pressão de contração anal ou pelo menos avaliam subjetivamente a eficácia do mecanismo esfincteriano devem ser considerados antes que se realize uma anastomose de reservatório ileal. A verdadeira questão é se os estudos fisiológicos pré-operatórios ajudam a predizer os resultados funcionais após a proctocolectomia restauradora. Em pacientes mais velhos, e naqueles com pouco tônus de repouso ou pressão de contração máxima muito boa, pode-se prever que a continência anal poderia ser ruim.

Certamente alcançamos o ponto com os procedimentos de bolsa endoanal em que merecem uma completa legitimidade em nosso arsenal cirúrgico. Até recentemente, estive preocupado com o fato de que a complexidade da cirurgia obrigava que fosse realizada apenas por cirurgiões com um número suficiente amplo de pacientes para ganhar experiência adequada com a técnica. Entretanto, com a bolsa em J grampeada e a aplicação da técnica de duplo grampeamento para se efetuar a anastomose anal, os aspectos técnicos da cirurgia são relativamente bem padronizados e podem ser realizados pela maioria dos cirurgiões gerais. Entretanto, a observação no que diz respeito a quem deve realizar estes procedimentos restauradores ainda tem validade. O maior problema, agora, não é tanto a técnica cirúrgica como requisito para um programa de seguimento obsessivo, aplicado de forma competente, quanto o compromisso óbvio do cirurgião para tal regime. Parece, hoje em dia, que a ileostomia convencional é indicada sobretudo para pacientes com doença de Crohn, para pacientes com mais idade, para aqueles com procedimentos de bolsa sem êxito, e para aqueles que não estão motivados a assumir as cargas e limitações da bolsa alternativa.

NOTAS DO REVISOR TÉCNICO

248. Esta afirmação não é concordante entre todos os autores; uma boa porcentagem deles, entre os quais o revisor desta obra, admite que em cerca de 20% dos casos de retocolite ulcerativa o reto é poupado.
249. KOCK, Nils G. (século 20), cirurgião sueco, autor da bolsa ileal de Kock. Foi o primeiro médico a propor e confeccionar bolsas ileais no ser humano (1968). A bolsa ileal de Koch é uma ileostomia continente com um reservatório valvulado, construído pela sutura e comunicação de duas alças, aferente e eferente, do íleo.
250. BOLSAS (PARKS, UTSONOMYIA, FONKALSRUD, KOCK, PECK): PARKS, Allan Guyatt (1920-1982), cirurgião inglês, nascido em 19/12/1920, radicado no *Guy's Hospi-*

tal, consultante do *St. Mark's Hospital*. Inúmeras pesquisas e publicações foram deixadas em tão curto período de vida, principalmente sobre fístulas, hemorróidas, assoalho pélvico, incontinência anal, reservatório ileal, cirurgias para retocolite ulcerativa e poliposes, etc., além de ter criado tantos instrumentos cirúrgicos. Foi coroado Mestre de Cirurgia com o trabalho sobre Hemorroidectomia Submucosa de sua autoria. A bolsa ileal com reservatório em "S" foi criada por PARKS, e descrita pela primeira vez pelo autor em: PARKS A.G. & NICHOLLS R.J. *Proctocolectomy without ileostomy for ulcerative colitis*. Br Med J, 1978;2:85-8. A proctocolectomia total com anastomose íleo-anal direta resulta, em um grande número de casos, em disenteria, urgência defecatória e incontinência ou semicontinência anal, o que fez suscitar a idéia de se interpor uma bolsa de íleo terminal entre o trânsito ileal e o ânus. As primeiras experiências foram realizadas, em laboratório, com pequenos animais, em 1955 (VALIENTE & BACON) e 1964 (PECK & HALLENBECK). KALSRUD EW. Bolsa Ileal com Reservatório em "W" : foi criada por FONKALSRUD, E.W., descrita pela primeira vez pelo autor em: FONKALSRUD, E.W.: *Total colectomy and endorectal pullthrough with internal ileal reservoir for ulcerative colitis*. Surg Gynecol Obstet, 1980;150:1-8. A proctocolectomia total com anastomose íleo-anal direta resulta, em um grande número de casos, em disenteria, urgência defecatória e incontinência ou semicontinência anal, o que fez suscitar a idéia de se interpor uma bolsa de íleo terminal entre o trânsito ileal e o ânus. As primeiras tentativas de confecção de bolsas ileais no ser humano foram levadas a termo em 1968 (KOCK) e 1978 (PARKS & NICHOLLS, que criaram as bolsas em "S", e, depois, em 1980, com as bolsas em "J" (UTSONOMYIA, IWANA and IMAJO) e em "W" (FONKALSRUD). Faleceu a 3 de novembro de 1982, aos 61 anos de idade.

251. TURNBULL, Rupert Beach (1913-1981), cirurgião americano, nascido em Pasadena, Califórnia, em 3 de outubro de 1913, tendo se especializado na Cleveland Clinic, onde se radicou. Herdou os pacientes colostomizados de seu chefe, Tom Jones, o que o levou a se interessar pela Coloproctologia. Desenvolveu a karaya como protetor da pele, iniciou trabalhos com as bolsas colostômicas, foi decisivo na criação da especialização em estomaterapia, criou a United Ostomy Association, contribuiu muitíssimo no tratamento das doenças inflamatórias intestinais e câncer cólon-retal, escreveu, com Frank Weakley o Atlas of Intestinal Stomas.
252. Ravitch MM Steichen FM. Principles and Practice of Surgical Stapling. Chicago, Year Book Medical Publishers, 1987
253. Martin LW. Surgical management of total colonic aganglionosis. Ann Surg 1972; 176:343.
254. Estomaterapeuta: já é um especialista, com especialização bem definida e com sociedades que congregam e avaliam, bem como está presente em cursos e congressos com personalidade própria.

30

Doença de Crohn e Colite Indeterminada

DOENÇA DE CROHN

A doença intestinal de Crohn foi descrita inicialmente por Crohn, Ginzburg e Oppenheimer[255,256] em 1932, quando observaram uma condição inflamatória transmural no íleo terminal.

Incidência, Epidemiologia, Etiologia e Patogênese

A incidência, a epidemiologia e as teorias sobre a causa e a patogênese da doença de Crohn foram discutidas no Capítulo 29. É interessante observar que foi encontrado DNA de *Mycobacterium paratuberculosis* em tecidos acometidos por doença de Crohn. O conceito de uma causa bacteriana para a doença intestinal inflamatória (DII) foi discutido no Capítulo 29, um conceito atualmente considerado sem fundamento. Em um estudo, no entanto, o *M. paratuberculosis* foi identificado em 65% das amostras de indivíduos com a doença de Crohn, mas em apenas 4,3% dos pacientes com colite ulcerativa. A literatura mostra que em 12,5% dos tecidos controles há este DNA. Concluiu-se que estas observações são consistentes, levando a crer na existência de um papel causativo para *M. paratuberculosis* na doença de Crohn.

Outra observação recente envolve a identificação de genes associados à DII. Com certeza, a doença de Crohn parece ser influenciada por uma ampla gama de fatores genéticos e ambientais.

Exame Físico

Ao contrário dos pacientes com colite ulcerativa, mesmo na ausência de megacólon tóxico, um paciente com a doença de Crohn pode apresentar achados óbvios no exame físico. As formas anorretais são mais compatíveis com a doença de Crohn, tendo a colite ulcerativa um acometimento sobretudo colorretal. O diagnóstico de doença de Crohn é freqüentemente suspeitado, no exame da pele perianal, que pode mostrar placas edematosas, fissuras, abscessos ou fístulas caracteristicamente.

O canal anal pode apresentar-se estenosado, fibrosado e espessado ao exame digital. Se uma fissura anal estiver aparente, observa-se dor acentuada. O exame pélvico em mulheres pode revelar fístula retovaginal, e o toque bimanual (retal e vaginal) pode revelar a presença de uma massa pélvica. Exame histopatológico de

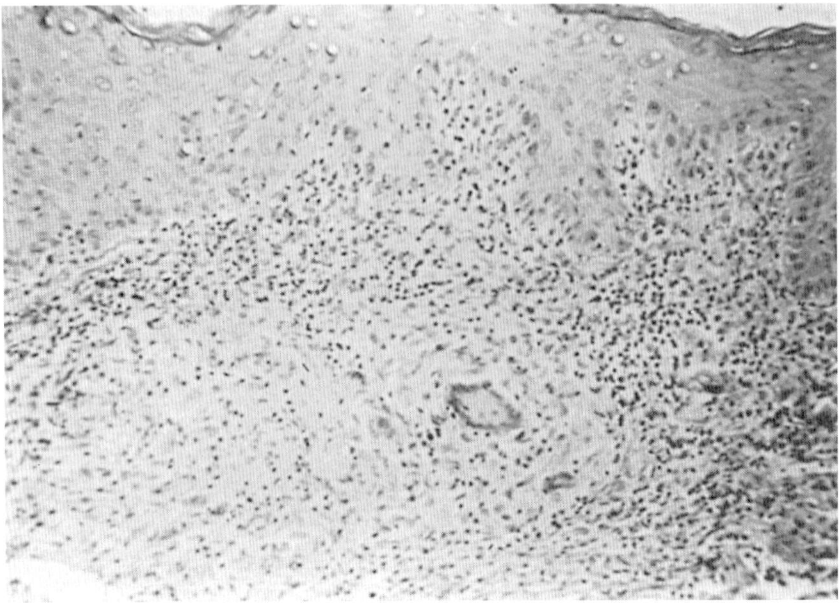

FIG. 30.1. Este corte de pele anal macroscopicamente normal revela um granuloma submucoso. Comprovou-se subseqüentemente que o paciente apresentava doença de Crohn. (Ampliação original ×80; de Corman ML, Veidenheimer MC, Nugent FW *et al. Diseases of the anus, rectum and colon. Part II: Non-specific inflammatory bowel disease*. New York: Medcom, 1976, com autorização.)

biopsia de trato sinusal ou cavidade de abscesso pode revelar presença de granulomas característicos da colite de Crohn (Figura 30.1).

Os achados abdominais são mais comuns em pacientes com a doença de Crohn do que pacientes com colite ulcerativa. Pode ser percebida ao exame físico uma massa na fossa ilíaca direita, achado comum em enterite regional envolvendo o íleo terminal. Um grande abscesso mesentérico pode freqüentemente ser palpado. A colite de Crohn, no entanto, geralmente não está associada a anormalidades abdominais clinicamente detectáveis.

Exame Endoscópico

O exame proctossigmoidoscópico geralmente é útil para se diferenciar entre colite ulcerativa da doença de Crohn. O reto está sempre acometido durante os ataques de colite ulcerativa, enquanto que na colite de Crohn 40% dos pacientes apresentam o reto saudável, com ou sem envolvimento anal ou perianal. Mas quando o reto estiver envolvido pela doença de Crohn, a diferenciação entre as duas doenças pode ser difícil.

Deve-se sempre colher biopsias de mucosa retal, mesmo estando o reto aparentemente normal, com o que se pode tirar dúvidas quanto ao diagnóstico clínico de colite ulcerativa ou doença de Crohn. A biopsia pode ser útil porque especialmente as alterações histológicas sugestivas de doença de Crohn podem estar aparentes; em até 20% destes pacientes podem ser encontrados granulomas.

A colonoscopia é recomendável em cinco eventualidades: diagnóstico diferencial entre doença de Crohn e colite ulcerativa esclareceu dúvidas de anormalidades radiográficas (p. ex., defeitos de enchimento e estreitamentos), avaliação pré e pós-operatória na doença de Crohn, exame dos estomas e dúvidas quanto a serem as alterações pré-malignas ou malignas. Na colite granulomatosa os principais achados colonoscópicos: (a) reto normal, apesar de não ser sempre o caso; (b) assimetria ou excentricidade do envolvimento retal; (c) aspecto de calçamento poliédrico; (d) vascularização normal; (e) edema de parede intestinal, como na colite ulcerativa; (f) mucosa normal entremeando áreas de ulceração; (g) úlceras serpiginosas, que podem cursar por vários centímetros; (h) (pseudopólipos, como na colite ulcerativa; e (i) áreas poupadas de mucosa (falta de continuidade do envolvimento) (Figura 30.2).

Infelizmente, a interpretação é freqüentemente difícil se as biopsias são obtidas por meio de proctossigmoidoscopia ou colonoscopia. Comparando-se com exame de enema baritado, a natureza segmentar do envolvimento é mais observada por meio da colonoscopia; as microulcerações também são mais evidentes à colonoscopia que por método radiológico. As radiografias produzem mais informação sobre as haustrações, principalmente no cólon direito. A colonoscopia permite diagnóstico em 24% dos pacientes, porém os granulomas são encontrados em apenas 5 a 10%. A lesão mais patognomônica encontrada na biopsia colonoscópica de mucosa de pacientes com doença de Crohn é granuloma. O fator limitante para se estabelecer o diagnóstico correto por meio de exame histopatológico de biopsia, no entanto, são as pequenas dimensões da amostra biopsiada. Assim, o clínico ou o

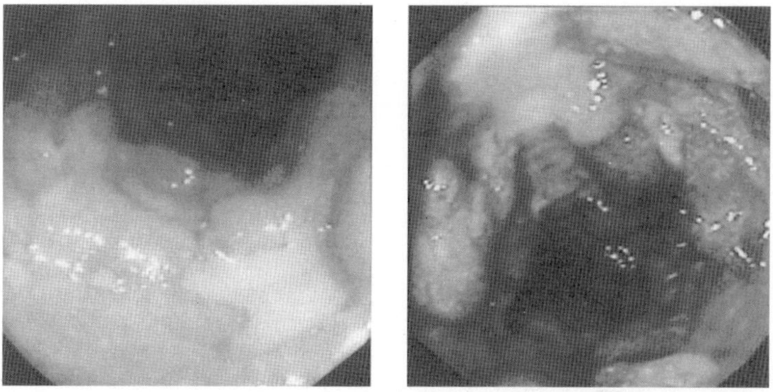

A B

FIG. 30.2. Alterações colonoscópicas na doença de Crohn. **A.** Ulceração profunda com pus; o cólon está relativamente poupado mais distalmente. **B.** Alterações inflamatórias floridas com sulcos longitudinais (*i. e.,* úlceras aptóides) constituem o aspecto característico da colite granulomatosa.

cirurgião, tendo o benefício da avaliação clínica e da anamnese do paciente, muitas vezes se encontra em melhor posição para fazer o diagnóstico correto.

Aspectos Radiográficos

Como já mencionado, a doença de Crohn pode ocorrer em qualquer lugar no trato digestivo. A doença tende a ser segmentar e assimétrica. Os achados radiológicos incluem lesões intercaladas, defeitos de contorno, úlceras longitudinais, fissuras transversas, envolvimento excêntrico, pseudodivertículos, estreitamento ou formação de estreitamento, alterações pseudopolipóides que podem assemelhar-se a calçamento poliédrico, tratos sinusóides e fístulas.

Uma radiografia simples de abdome pode ser útil nos estágios iniciais da colite de Crohn. Apesar de ser o megacólon tóxico muito menos comum na doença de Crohn do que na colite ulcerativa, uma dilatação tóxica aguda pode ocorrer antes que qualquer cicatriz firme tenha se formado na parede intestinal.

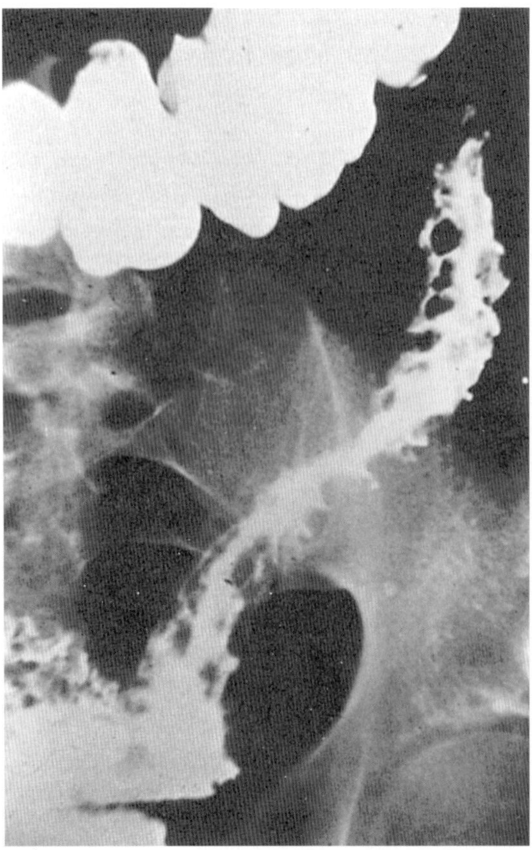

FIG. 30.3. Colite de Crohn. Aspecto grosseiro de pedras redondas no cólon esquerdo com fístula intraparietal atravessando longitudinalmente ao longo da parede intestinal. (De Corman ML, Veidenheimer MC, Nugent FW *et al. Diseases of the anus, rectum and colon. Part II: Non-specific inflammatory bowel disease*. New York: Medcom, 1976, com autorização.)

O enema opaco de pós-evacuação é muito útil para identificar pequenas úlceras numerosas. Pequenas ulcerações podem confluir, formando grandes úlceras longitudinais e, quando as úlceras longitudinais se combinam com fissuras transversas, produzem o aspecto de calçamento poliédrico observado radiologicamente (Figura 30.3). As fístulas intraparietais podem resultar da coalescência de numerosas úlceras longitudinais, o que por sua vez pode produzir um aspecto de luz intestinal dupla. As ulcerações podem ultrapassar o contorno da parede intestinal e se apresentar como numerosas espículas longas ou como tratos sinusóides (Figura 30.4). Estas fissuras profundas podem ser confundidas com divertículos; com experiência, no entanto, o médico não as confunde.

Apesar de o exame de enema baritado padrão ter sido utilizado de rotina no passado para avaliar DII (doença inflamatória intestinal), evidências mais recentes sugerem que é preferível a técnica de duplo contraste de ar (aerograma). Os radiologistas se orgulham de sua habilidade para identificar as características, às vezes incomuns, de DII, e que incluem pontes de mucosa e úlceras aftóides.

Os estreitamentos são de comprimentos variáveis e podem ser realmente extensos. Quando um estreitamento ocorre na doença de Crohn, não significa uma associação maligna como quando é observado em um paciente portador de colite ulcerativa. Entretanto, demonstrou-se que indivíduos com a doença de Crohn apre-

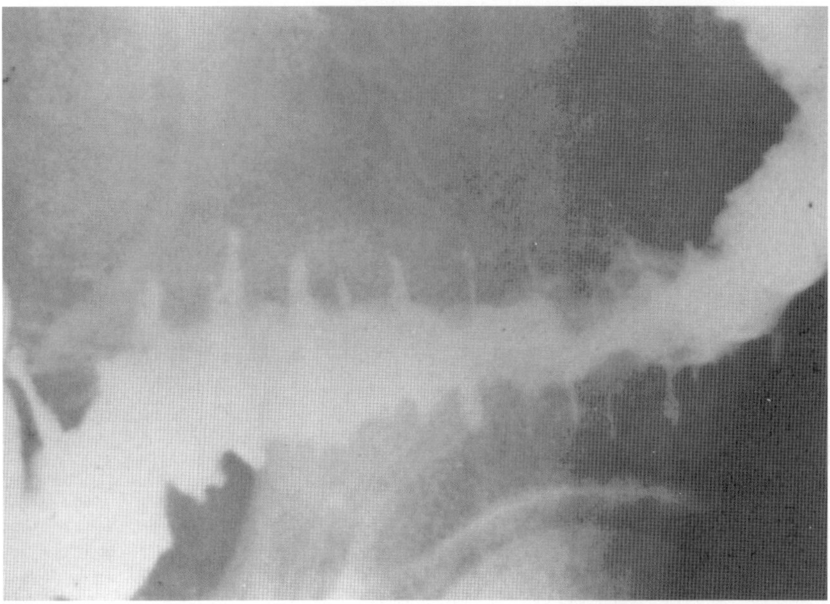

FIG. 30.4. Colite de Crohn. Fissuras profundas da parede abdominal no cólon sigmóide, conferindo um aspecto de espinheiro. (De Corman ML, Veidenheimer MC, Nugent FW *et al. Diseases of the anus, rectum and colon. Part II: Non-specific inflammatory bowel disease.* New York: Medcom, 1976, com autorização.)

sentam um risco maior para o desenvolvimento de malignidade (ver *Relação com Carcinoma*). O diagnóstico diferencial entre um estreitamento de doença de Crohn e o de um carcinoma geralmente não é difícil. A inspeção minuciosa freqüentemente revela que o intestino está ulcerado em áreas adjacentes (Fig. 30.5). Apesar de que um carcinoma cirroso deve sempre ser considerado no diagnóstico diferencial, a ausência de ulceração associada ou alterações inflamatórias em outros lugares do cólon geralmente esclarece a dúvida diagnóstica.

Um problema realmente difícil é diferenciar radiograficamente a doença de Crohn da tuberculose intestinal (ver Capítulo 33). Quando a lesão acomete apenas a região ileocecal, pode tornar-se impossível distinguir entre as duas doenças (tuberculose e doença de Crohn).

As radiografias do trato gastrointestinal superior (trânsito digestivo) são extremamente úteis para se avaliar DII no íleo terminal, principalmente porque não existe exame endoscópico disponível para esta região adequado, exceto para o íleo muito distal. A avaliação do íleo terminal é mais bem realizada pelo refluxo do caldo baritado para o íleo terminal, fato que, todavia, somente ocorre com cerca de 20% dos indivíduos. Como alternativa, um estudo seqüencial de intestino delgado ou uma enteróclise com boas radiografias focais podem ser empregados.

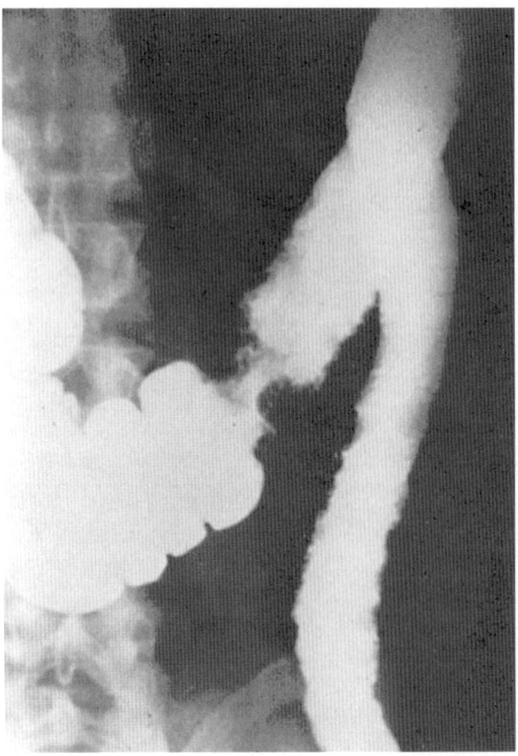

FIG. 30.5. Colite de Crohn com estreitamento de cólon transverso, uma lesão em "núcleo de maçã" sugestiva de carcinoma. Observar, entretanto, que o intestino distal à lesão se encontra ulcerado. (De Corman ML, Veidenheimer MC, Nugent FW, *et al. Diseases of the anus, rectum and colon. Part II: Non-specific inflammatory bowel disease.* New York: Medcom, 1976, com autorização.)

A doença de Crohn do íleo distal apresenta um aspecto característico: o espessamento da parede intestinal estreita a luz, resultando em graus moderados de obstrução intestinal em alguns pacientes. Esta é a causa mais freqüente de dor abdominal em doença de Crohn. O aspecto radiológico do íleo terminal foi descrito como um "espinha de peixe" (Figura 30.6). O envolvimento do íleo terminal pode ser visto como um achado isolado ou pode estar associado a várias áreas afetadas através de todo o intestino delgado (Figura 30.7). Contrastando com a avaliação radiológica do cólon em doença de Crohn, é virtualmente impossível diferenciar um estreitamento intestinal benigno de um maligno no intestino delgado. Da mesma forma que no carcinoma do intestino delgado em um indivíduo sem doença de Crohn, o prognóstico é extremamente reservado.

Complicações fistulares são observadas com freqüência em pacientes com doença de Crohn. A comunicação fistulosa entre o íleo e o cólon é a mais comum, porém outros tipos de fístulas têm sido observados, inclusive cólon-duodenal, e as fístulas para órgãos pélvicos.

Mesmo sendo o exame direto (retossigmoidoscopia) mais preciso, o enema baritado tem sido empregado para avaliar o canal anal em pacientes com doença de

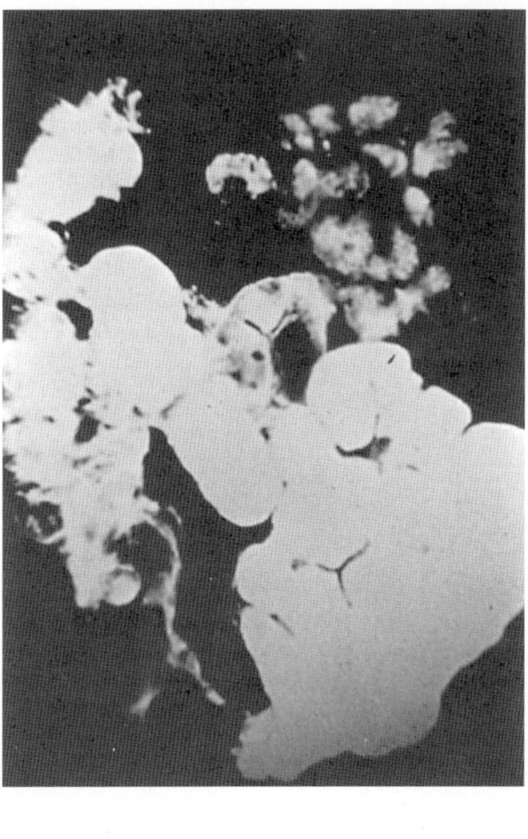

FIG. 30.6. Doença de Crohn ileal distal. O edema e o espessamento da parede intestinal produzem o característico sinal da "espinha de peixe". (De Corman ML, Veidenheimer MC, Nugent FW, *et al. Diseases of the anus, rectum and colon. Part II: Non-specific inflammatory bowel disease.* New York, Medcom, 1976, com autorização.)

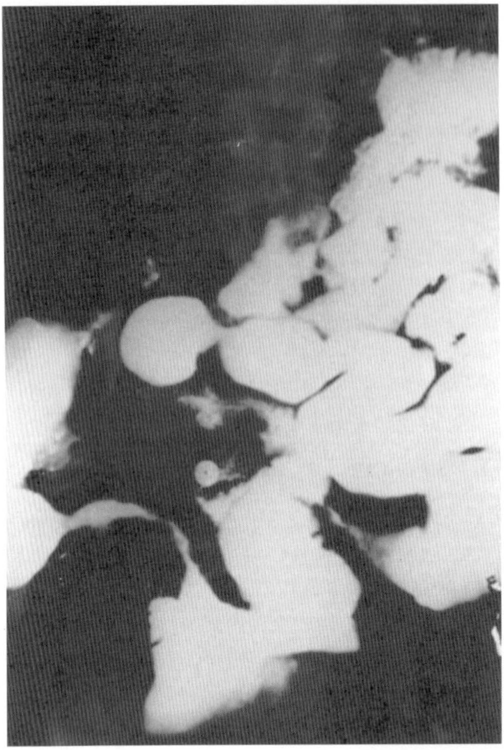

FIG. 30.7. Doença de Crohn de intestino delgado. Doença de íleo terminal e várias áreas poupadas. (De Corman ML, Veidenheimer MC, Nugent FW, *et al. Diseases of the anus, rectum and colon. Part II: Non-specific inflammatory bowel disease.* New York: Medcom, 1976, com autorização.)

Crohn. Podendo ser identificadas alterações intestinais características com um cuidadoso exame radiológico desta área. O canal anal radiologicamente normal apresenta linhas retas perpendiculares e suaves de bário entre as dobras da mucosa, enquanto em um canal anal anormal podem-se observar distorção das dobras de mucosa, úlceras, fissuras, trajetos sinuosos e fístulas.

O exame ultra-sonográfico tem valor limitado em pacientes com DII devido à presença de artefatos criados, decorrentes da presença de alças de intestino. A presença de ar ou líquido no intestino e nas alças aderidas pode traduzir um foco séptico. O diagnóstico por ultra-sonografia reflete primeiro o espessamento da parede gastrointestinal em si, percebido como um aspecto "claro" característico. A ultra-sonografia transretal delineia com perfeição a parede retal e pode detectar abscessos e fístulas insuspeitos nos tecidos pararretais e para-anais (ver Capítulos 4 e 6).

A tomografia computadorizada (TC) pode demonstrar o espessamento do cólon, nodularidade, adenopatia e abscesso intra-abdominais. A presença de fístula, principalmente uma comunicação enterocutânea, também é demonstrada por meio de uma TC. Na maioria dos casos, no entanto, a avaliação adequada da patologia intra-abdominal pode ser obtida por meio de exame endoscópico e por técnicas de contraste.

Os achados mais comuns são inflamação do tecido adiposo (73%), espessamento da parede intestinal (30%), fístulas ou trajetos sinuosos (22%) e abscessos (14%).

Mais de um terço dos pacientes apresentaram manifestações tomográficas anormais abaixo da sínfise pubiana; portanto, é necessário enfatizar a importância de seriografias tomográficas do períneo em pacientes com doença de Crohn.

Estudos Laboratoriais Especializados

Vários estudos laboratoriais especializados têm sido aconselhados, sobretudo para uma boa avaliação da doença de Crohn. Alguns autores têm sugerido o uso de tomografia com leucócitos marcados com Índio para diferenciar pacientes para os quais a terapia médica pode ser preferível àqueles que podem ser tratados preferencialmente por cirurgia. Na doença de Crohn ativa, os leucócitos marcados são excretados para dentro da luz intestinal a partir da mucosa inflamada. Os pacientes com tomografias positivas, portanto, apresentam valores mais elevados dos índices de atividade da doença, traduzido pela maior passagem do índio para dentro da luz intestinal. Como um indicador anatômico de infiltração granulocítica aguda da mucosa e da submucosa intestinais, a tomografia tem uma taxa de sensibilidade de 97% e uma taxa de especificidade de 100%. O estudo pode ser aplicado com mais êxito em pacientes com doença de Crohn fulminante, principalmente os que não podem, com segurança, ser submetidos à endoscopia ou à avaliação radiológica com contraste baritado.

Uma correlação significativa tem sido descrita com recidiva: alteração da glicoproteína-1 ácida, da globulina-2, e da velocidade de hemossedimentação em comparação com os pacientes que permanecem em remissão da doença. Além disso, foi demonstrado que pacientes com a doença de Crohn necessitando de tratamento cirúrgico freqüentemente apresentam linfopenia periférica acentuada.

Patologia

Aspecto Macroscópico

A doença de Crohn pode apresentar manifestações clínicas e patológicas multiformes. A doença pode estar confinada ao cólon ou pode envolver apenas o canal anal. As fístulas, o envolvimento segmentar, o reto poupado, a doença perianal e a formação de abscesso são características de colite granulomatosa.

Algumas das alterações iniciais na face serosa do intestino delgado envolvido pela doença de Crohn podem ser imediatamente comprovadas se o paciente for submetido à cirurgia. A extensão subserosa de gordura em torno da superfície do intestino (espessamento gorduroso) e um padrão vascular proeminente na serosa são característicos da doença (Figura 30.8). A superfície serosa pode se granular e sangrar facilmente por qualquer atrito intra-operatório. Demonstrou-se que o espessamento de gordura se correlaciona bem com a inflamação intramural e representa parte das alterações do tecido conjuntivo que acompanham a doença de Crohn intestinal.

A doença de Crohn freqüentemente afeta o intestino de modo segmentar, o que pode produzir extensas áreas poupadas, envolvimento limitado a uma área do intestino, ou mesmo um estreitamento focal isolado.

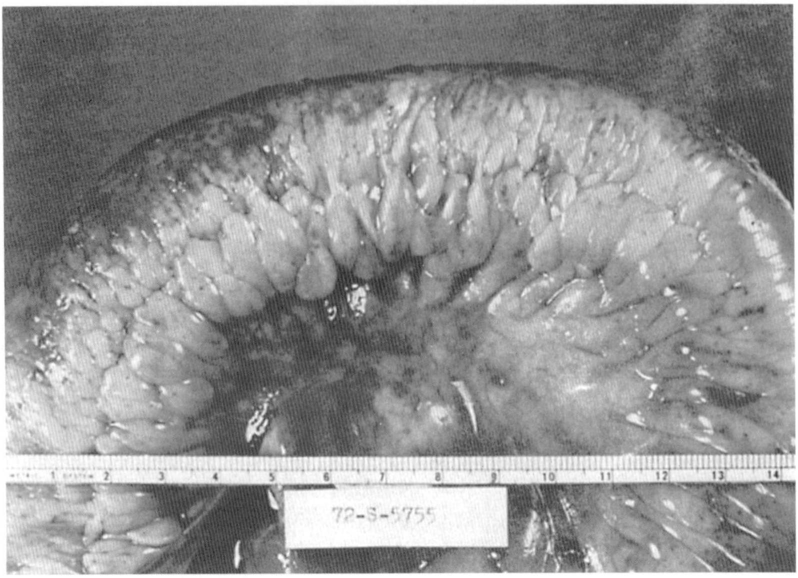

FIG. 30.8. Doença de Crohn ileal. A inflamação subserosa e o "espessamento de gordura" são evidentes. (De Corman ML, Veidenheimer MC, Nugent FW, et *al. Diseases of the anus, rectum and colon. Part II: Non-specific inflammatory bowel disease.* New York: Medcom, 1976, com autorização.)

Classicamente, a colite de Crohn envolve o intestino de maneira assimétrica. Algumas áreas do intestino podem demonstrar a doença na face mucosa com áreas adjacentes livres, deixando ilhas de mucosa edemaciadas porém, de outra forma, não ulcerada. A ulceração de modo irregular com grandes áreas de mucosa livre entremeada com lesões amplas e tortuosas é um achado característico da doença de Crohn. As áreas relativamente poupadas entre as úlceras não são observadas na colite ulcerativa. Outro aspecto característico ao exame macroscópico da doença de Crohn é o espessamento da parede intestinal. O envolvimento através de todas as camadas, junto com o aspecto de pedras redondas da mucosa, tem sido descrito como "calçamento poliédrico".

A colite de Crohn freqüentemente envolve o cólon e o íleo em continuidade. De forma contrária, a ulceração cecal pode ser observada primariamente na doença ileal. Ocasionalmente, a doença ileal termina de forma abrupta na válvula ileocecal, poupando o intestino grosso. O espessamento da parede intestinal pode produzir um estreitamento suficiente para precipitar uma obstrução intestinal ou para impedir a passagem de sementes ou nozes ingeridas pelo paciente. Já foi descrito íleo biliar em portador de estenose ileal por doença de Crohn.

Uma manifestação freqüente da doença de Crohn é a formação de fístula. As fístulas podem penetrar em qualquer órgão adjacente, como o intestino delgado ou o intestino grosso, bexiga, vagina, útero, ureter ou pele. As fistulas ocorrem com maior freqüência na face mesocólica do intestino do que na borda antimesocólica.

Ocasionalmente, uma doença difusa de mucosa produz um padrão pseudopolipóide semelhante ao da colite ulcerativa crônica. Pseudopólipos gigantes podem até simular neoplasias clinica e radiograficamente. É mais provável que a condição seja o resultado da fusão de numerosos pseudopólipos digitiformes.

Aspecto Histológico

Os três achados histológicos principais em pacientes com a colite de Crohn são a inflamação e a fibrose transparietais, granulomas e úlceras estreitas ou "fissuras", de penetração profunda. A inflamação da mucosa na doença de Crohn difere daquela da colite ulcerativa pois geralmente são observados menos abscessos de criptas e menos congestão, e a população de células caliciais está mais preservada.

Podem ocorrer granulomas em qualquer parte da parede intestinal e geralmente são identificados em aproximadamente dois terços de todos os pacientes com colite de Crohn. Se for realizada uma biopsia na tentativa de se diferenciar entre as duas condições inflamatórias, o material deve ser obtido a partir de área não-inflamada, se possível (Figura 30.9); um granuloma pode estar aparente na colite ulcerativa em uma área de inflamação aguda. Sugerem-se colher várias amostras para

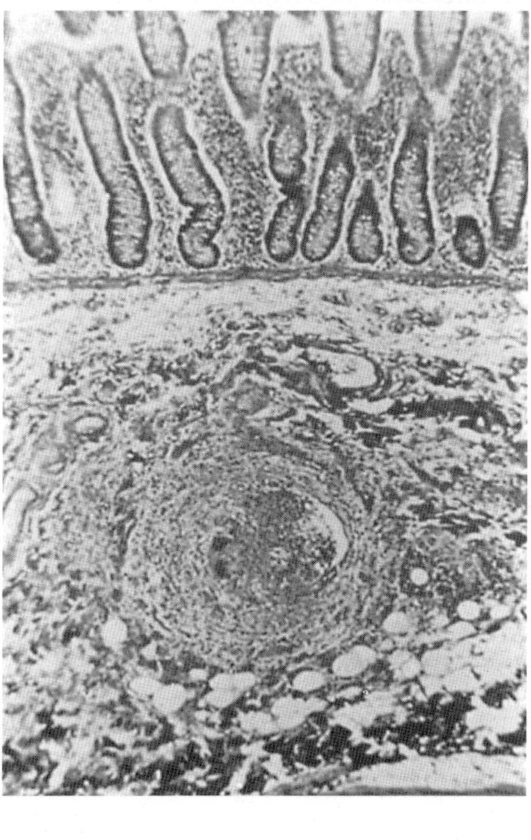

FIG. 30.9. Doença de Crohn. Granuloma submucoso. A mucosa de revestimentos exibe células inflamatórias na lâmina própria, mas não são identificados abscessos crípticos ou ulcerações. (Magnificação original ×80.) (De Corman ML, Veidenheimer MC, Nugent FW, *et al. Diseases of the anus, rectum and colon. Part II: Non-specific inflammatory bowel disease.* New York: Medcom, 1976, com autorização.)

biopsia porque as lesões da submucosa tendem a ser muito pequenas (microgranulomas). O aspecto microscópico do granuloma não é diagnóstico, e a possibilidade de um agente infeccioso deve ser sempre considerada. Os granulomas também podem ocorrer no fígado e no omento, assim como em outros locais.

As úlceras ou fissuras, estreitas, de penetração profunda, são o terceiro aspecto característico da doença de Crohn. As fissuras, que podem penetrar através da camada circular interna da musculatura intestinal, são visíveis após a administração de enema baritado. Um trato sinusal presente na gordura adjacente à parede intestinal indica que uma das fissuras penetrou através da parede intestinal. Quando isto ocorre, um trato sinusóide pode irromper em outro órgão e produzir uma fístula.

A informação acerca da patologia da DII assumiu filigrana com a microscopia eletrônica. As alterações epiteliais iniciais podem ser identificadas empregando-se esta modalidade em áreas que parecem não estar envolvidas, e que incluem necrose de células epiteliais colunares individuais; brotamento das extremidades dos vilos; várias células de Paneth; hiperplasia das células caliciformes; e aumento da secreção de muco. Os achados de outros estudos como a análise de tecido-enzima, pH da superfície jejunal, e as diferenças no fluxo do sódio e o potencial da mucosa significam que a doença freqüentemente é muito mais extensa do que o reconhecido por outros meios mais convencionais e, certamente, muito mais extensa do que geralmente se verifica no momento da cirurgia.

Outra observação é a diminuição da secreção de muco pelo intestino na doença de Crohn quando comparada com a diminuição do muco do cólon na colite ulcerativa. A diminuição da secreção mucosa pode ser explicada pela destruição das células epiteliais. Várias alterações bioquímicas também são observadas.

Sinais, Sintomas e Apresentações

Os pacientes com a doença de Crohn podem se apresentar com sintomas mínimos e queixas moderadas, ou podem ter manifestações fulminantes. Uma concordância considerável nas apresentações da colite ulcerativa e a doença de Crohn é discutida no Capítulo 29. Por exemplo, indivíduos com doença de Crohn podem ter sangramento, mas esta não é uma apresentação freqüente e pode não ser tão grave quanto na colite ulcerativa. Entretanto, já foi relatada hemorragia com risco de morte em pacientes com doença de Crohn. A dor abdominal pode ser leve ou estar ausente em pacientes com colite ulcerativa, porém os portadores de doença de Crohn queixam-se de dor intensa (cólicas) com freqüência. Esta dor pode ser em cólica e estar associada à obstrução intestinal, ou pode ser contínua e estar relacionada à presença de um processo séptico dentro do abdome. Não é raro encontrar massa abdominal ao exame físico em um paciente com doença de Crohn, porém nunca é observada em um paciente com colite ulcerativa.

A diarréia geralmente é um grande problema em pacientes com colite ulcerativa, talvez porque a doença distal tende a estar associada a mais urgência defecatória e, em alguns casos, tenesmo anal. Os pacientes com a doença de Crohn podem ter o reto poupado e estão menos propensos a sofrer esta urgência defecatória. Havendo comprometimento retal, pacientes com doença de Crohn apresentam sintomas semelhantes aos daqueles com colite ulcerativa.

Como já mencionado, o acometimento anal é observado com muito mais freqüência em pacientes com colite de Crohn do que em pacientes com colite ulcerativa. A presença de dor anal, edema e diarréia pode ser característica de apresentação da doença de Crohn e pode ser a única anormalidade observada ao exame e na investigação clínica. Entre 20 e 35% dos pacientes podem estar afetados. Fissuras anais podem responder por 30% das manifestações anais; fístulas por 30%, abscessos por 20%, e apresentações múltiplas por cerca de 20%. A colite de Crohn está mais freqüentemente associada a lesões anais do que à doença de Crohn do intestino delgado (50% contra 15%). Um nível alto de sugestões de doença de Crohn em pacientes que apresentam placas edematosas perianais características, descoloração azulada da pele, fissuras localizadas excentricamente, úlceras de base ampla, canal anal rígido ou estreitado, ou fístulas anais, principalmente se o paciente relata sintomas gastrointestinais.

A febre geralmente não é um sintoma comum em pacientes com colite ulcerativa, a menos que o paciente esteja gravemente doente (megacólon tóxico). Entretanto, em pacientes com doença de Crohn, a pirexia é comum, e geralmente é provocada por abscessos intra-abdominais ou focos sépticos não drenados. Não se observam náuseas e vômitos em qualquer das condições, a menos que ocorra obstrução intestinal. A anorexia, a perda de peso, a anemia e a debilidade generalizada estão associadas a doenças de longa duração ou fulminantes.

A Doença em Crianças e Adolescentes

Quando ocorre em crianças, a doença de Crohn pode ter uma instalação e uma progressão mais rápidas do que em adultos jovens. Estes jovens freqüentemente se tornam cronicamente doentes, apresentam distúrbio de crescimento, diminuição da acuidade mental, e são menos desenvolvidos fisicamente. É devido a estes problemas que a implementação de uma dieta elementar ou uma nutrição parenteral é uma parte especialmente importante na abordagem de pacientes nesta faixa etária (ver *Conduta Médica*). Entretanto, para ser maximamente eficaz, o tratamento deve ser iniciado antes da puberdade. Além disso, a menos que o tratamento médico consiga uma remissão sustentada, a intervenção cirúrgica pode ser o único meio eficaz para resolver o problema de atraso de desenvolvimento (ver adiante).

Crianças e adolescentes com doença de Crohn no cólon têm maior probabilidade de serem gerados que os adultos, com freqüência após um período relativamente curto de doença. O atraso do crescimento como uma indicação para a cirurgia pode ser uma das razões para esta diferença.

Assim como com adultos, a eficácia da cirurgia por doença de Crohn em crianças parece depender principalmente da localização da doença e, talvez, a escolha do procedimento cirúrgico em si. A avaliação do crescimento e do desenvolvimento, o suporte psicológico tanto para o paciente quanto para a família, e uma grande cooperação entre o médico e o cirurgião são conceitos importantes na abordagem destes pequenos pacientes.

A Doença na Gravidez

Ver Capítulo 29.

Manifestações Extra-Intestinais

A evidência crescente apóia o postulado de que a doença inflamatória do intestino é um problema sistêmico mais do que uma doença localizada no intestino delgado ou grosso. Em um estudo na Suécia baseado numa população de 1.274 pacientes com colite ulcerativa, a prevalência global de diagnósticos de acometimentos extracolônicos foi de 21%. Como já discutido no Capítulo 29, muitos conceitos etiológicos foram considerados, porém a despeito da seqüência de alterações patológicas no cólon, há poucas dúvidas sobre a presença de acometimentos patológicos relacionados à doença de Crohn, em áreas distantes do corpo. As articulações, a pele, o fígado, os rins, os olhos, a boca, o sangue, o sistema nervoso e, evidentemente, outras áreas do trato digestivo podem ser locais de lesões que, ao menos nas manifestações extra-intestinais, freqüentemente parecem dependentes da existência de doença de Crohn intestinal. Na realidade, o espectro da doença de Crohn é tão amplo que especialistas em odontologia, otorrinolaringologia, oftalmologia e dermatologia devem estar preparados para reconhecer suas manifestações. O fato de tantas complicações em outras áreas do corpo poderem ser observadas exclusivamente na doença de Crohn, a discussão é colocada neste capítulo. Entretanto, muitas das manifestações extra-intestinais podem ser observadas também na colite ulcerativa.

Manifestações Orais

As alterações inflamatórias na boca podem ser o local inicial de envolvimento da doença de Crohn, e incluem úlceras aftosas recorrentes, pioderma gangrenoso, pioestomatite vegetante, ulceração hemorrágica, glossite, macroglossia e monilíase. Relatou-se que até 20% dos pacientes com doemça de Crohn apresentaram lesões orais. As áreas mais freqüentemente afetadas e seus aspectos respectivos são a mucosa bucal (um padrão pavimentado); o vestíbulo (pregas lineares e hiperplásicas); e os lábios (difusamente edemaciados e endurecidos).

As úlceras aftosas geralmente seguem o curso ou a atividade da DII. Quanto mais ativa a doença, mais as complicações se desenvolvem. O exame histopatológico de biopsias geralmente revela uma reação inflamatória crônica.

A pioestomatite vegetante é uma manifestação incomum na DII. As projeções papilares da membrana mucosa podem ser observadas separadas por pequenas áreas de ulceração (Figura 30.10). O exame histopatológico de biopsias pode revelar uma separação suprabasal do epitélio oral e infiltração com eosinófilos.

A descoberta do granuloma oral inespecífico é importante porque pode ser a primeira manifestação da doença de Crohn.

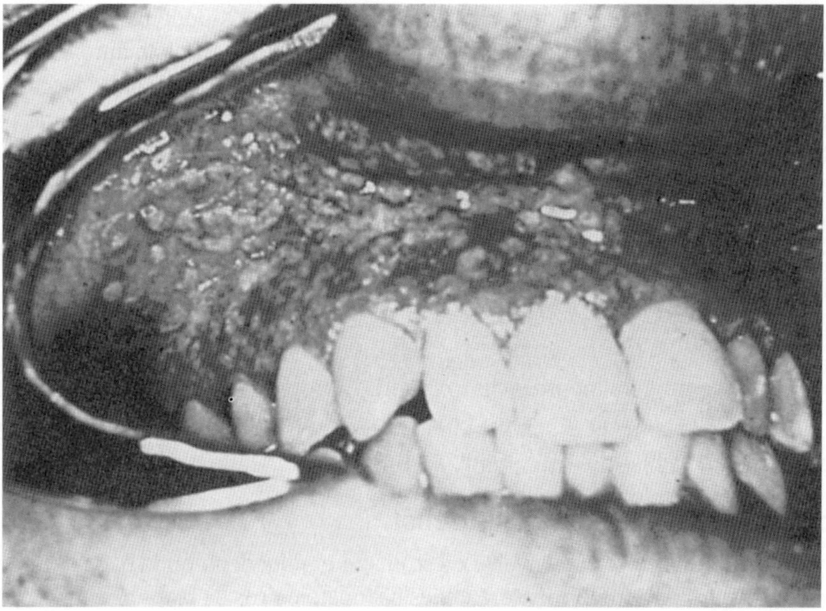

FIG. 30.10. Pioestomatite vegetante. Envolvimento da mucosa gengival por projeções papilares. (De Corman ML, Veidenheimer MC, Nugent FW, *et al. Diseases of the anus, rectum and colon. Part II: Non-specific inflammatory bowel disease.* New York: Medcom, 1976, com autorização.)

Tratamento

Devido ao fato de as lesões serem resistentes à terapia local, são aconselháveis medidas gerais para aliviar o desconforto. Os sintomas e os achados clínicos de manifestações orais são, com freqüência, aliviados com o tratamento apropriado da doença de Crohn intestinal.

Acometimento Esofágico

Pacientes com doença de Crohn no esôfago apresentam sintomas semelhantes aos daqueles associados a outras lesões deste órgão (p. ex., carcinoma). Desconforto subesternal, disfagia, dor epigástrica, perda de peso, náuseas e vômitos são, todos, parte dos achados clínicos. Outros sintomas gastrointestinais são geralmente provocados por doença de Crohn em outro local do trato digestivo. Deve-se sempre lembrar que a disfagia, da mesma forma que úlcera esofágica ou esofagite em pacientes sabidamente com doença de Crohn podem ser provocadas por esofagite de refluxo, por alguns medicamentos ou agentes corrosivos de mucosa esofágica, atrito da sonda nasogástrica, agentes infecciosos, sarcoidose ou doença de Behçet.[257] Na realidade, muitos relatos de doença de Crohn esofágica não resistem uma revisão crítica.

O exame físico geralmente é negativo no que diz respeito ao envolvimento esofágico. O diagnóstico geralmente é feito com alto nível de suspeição e investigação radiológica, o que inclui ingestão de contraste baritado. O raios X pode revelar dobras da mucosa espessadas, ulcerações múltiplas e freqüentemente, estreitamento esofágico. Este último achado torna difícil o diagnóstico diferencial com o carcinoma, exceto pela presença da doença de Crohn em outro local ou a idade relativamente jovem do paciente, que deve levar à suspeita de um processo inflamatório e não-neoplásico.

O exame endoscópico geralmente revela hiperemia, possivelmente com mucosa ulcerada ou presença de estreitamento inflamatório. Exames histopatológicos de biopsias geralmente revelam reação inflamatória, porém a ausência de granulomas não exclui o diagnóstico de doença de Crohn.

Tratamento

O tratamento geralmente é clínico padrão apropriado para a doença de Crohn do intestino delgado ou intestino grosso (p. ex., esteróides; ver Capítulo 29 e a seguir). A ressecção esofágica raramente é indicada.

Doença de Crohn Gastroduodenal

A doença de Crohn que envolve o estômago e o duodeno pode não ser tão rara como se suspeitava anteriormente. Exames histopatológicos de biopsias endoscópicas aleatórias de mucosa gástrica e duodenal em pacientes com a doença de Crohn freqüentemente revelam presença de alterações microscópicas consistentes com este processo inflamatório no trato gastrointestinal superior. Clinicamente, acredita-se que uma DII evidente na área gastroduodenal ocorra em aproximadamente 2 ou 3% de todos os pacientes com doença de Crohn. A condição pode ocorrer sem acometimento de outro local no trato gastrointestinal; porém isto é extremamente raro.

Os pacientes geralmente apresentam sintomas abdominais epigástricos exacerbados por alimentação – náusea, vômitos e perda de peso. Os sintomas podem se assemelhar aos da colite ulcerativa. Podem ocorrer obstrução, perfuração, fístula e hemorragia. Uma fístula para o estômago caracteristicamente produz sintomas de vômitos fecalóides, eructação e odor fétido de fezes. A fístula duodenocólica é uma complicação sabida de doença duodenal; ao se avaliar pacientes com este achado, no entanto, é importante assegurar se a fístula surgiu a partir de doença inflamatória do trato intestinal fora do duodeno e a partir do próprio duodeno. A maioria dos observadores concorda que as fístulas gastroentérica e duodenoentérica são quase sempre o resultado de doença intestinal.

A investigação radiológica pode revelar inflamação antral, doença contígua do duodeno, aspecto calcetado da mucosa com pregas espessadas, distensibilidade reduzida ou estreitamento e ulceração. O exame pelo enema baritado é o estudo preferido para identificar fístula entre o trato gastrointestinal superior e o cólon.

O exame endoscópico pode revelar ulceração, mucosa calcetada ou estreitamento. Como na doença esofágica, a ausência de granulomas não significa que o paciente não apresente a doença de Crohn.

Tratamento

O tratamento geralmente consiste de antiácidos e bloqueadores de receptores H_2 (um regime para úlcera), esteróides, sulfassalazina (Azulfidine), hiperalimentação, e possivelmente intervenção cirúrgica. As principais indicações para a cirurgia são a presença de fístula e obstrução. Se a hemorragia não pode ser controlada por meios conservadores, o tratamento de escolha é ou cirurgia de ressecção ou ligar e suturar o ponto de sangramento. Geralmente, no entanto, a cirurgia para a doença de Crohn gastroduodenal primária é desnecessária.

Conduta no Estreitamento Duodenal

Vários casos e revisões têm sido publicados sobre a avaliação e a conduta no estreitamento duodenal pela doença de Crohn. A gastrojejunostomia foi empregada como tratamento preferido para pacientes com esta complicação, inicialmente sem vagotomia. Tem sido demonstrado que um terço dos pacientes que receberam esta derivação necessitou de uma reoperação, geralmente por causa de ulceração marginal ou obstrução gastroduodenal. A maioria dos cirurgiões atualmente recomenda que seja praticada uma vagotomia. Muitos cirurgiões continuam indicando, sempre que possível, a estenoplastia para o tratamento ideal para a estenose duodenal (ver adiante) em vez de um *bypass* (ou derivação gastrojejunal).

Conduta nas Fístulas Gástricas e Duodenais

Quando se desenvolve uma fístula como conseqüência de doença de Crohn intestinal, a simples sutura do estômago ou do duodeno é a melhor conduta, junto com a ressecção do segmento de intestino acometido. As fístulas gástricas são sempre provocadas por doença de Crohn no intestino. A técnica consiste em excisão em cunha da abertura fistulosa gástrica. Ocasionalmente, a abertura no duodeno pode ocorrer em uma área de difícil fechamento (p. ex., adjacente ao pâncreas), situação em que após a sutura, um recorte de omento ou jejunal, ou uma duodenojejunostomia podem ser necessários.

Resultados

Como estas condições são raras, existem poucas séries de muitos casos. A maioria dos investigadores conclui que, seja o tratamento clínico ou seja cirúrgico, a doença de Crohn duodenal segue um curso mais benigno do que doença de Crohn do intestino delgado ou do cólon.

Manifestações Pancreáticas

A pancreatite ou a insuficiência pancreática foram ocasionalmente relatadas com DII, mas parece ter sido coincidência. Deve-se, no entanto, estar atento para o risco de pancreatite, que pode estar associada à administração de mercaptopurina (Purinethol). Os fatos seguintes devem ser levados em consideração pelo médico:

A dor abdominal estava ausente ou moderada e provavelmente era provocada por comprometimento intestinal.

Não houve calcificações pancreáticas.

Pacientes com insuficiência pancreática apresentavam pancreatografias normais.

É necessário ter mais informações para se definir com certeza se a doença pancreática é verdadeiramente uma manifestação extra-intestinal de DII ou não.

Doença Hepatobiliar

Estudos de função hepática e exames histopatológicos de biopsias hepáticas freqüentemente revelam resultados anormais, tanto em pacientes com colite ulcerativa quanto pacientes com doença de Crohn. O mais comum é uma elevação da fosfatase alcalina sérica, que ocorre em 30% dos casos. As razões para a associação entre a doença hepatobiliar e DII não são conhecidas, porém vários estudos postulam os resultados de colangite recorrente a partir de uma bacteremia portal pela mucosa intestinal lesada, além de uma provável predisposição genética. Gás venoso hepatoportal foi observado em pacientes sabidamente com doença de Crohn.

Foi relatada colelitíase em até um terço dos pacientes com DII, principalmente pacientes com ileíte de Crohn. Acredita-se que a explicação para esta associação envolva a circulação êntero-hepática. A doença ou a ressecção do íleo terminal leva à perda ou à má absorção dos ácidos biliares. Devido ao fato de a solubilidade do colesterol depender dos ácidos biliares, sua perda excessiva pode precipitar esta substância que, por sua vez, pode provocar a formação de cálculo. Outra explicação pode ser a colonização do íleo terminal por bactérias anaeróbias, que desconjugam os ácidos biliares para substâncias menos absorvíveis. Não está claro, no entanto, se uma incidência mais elevada de cálculos é observada em pacientes com doença de Crohn do que em indivíduos com colite ulcerativa. Devido à alta prevalência de colelitíase na população, estudos de imagens (ultra-som) da vesícula biliar são recomendados no pós-operatório e no *follow-up* de pacientes com DII.

A degeneração gordurosa é provavelmente a anormalidade microscópica encontrada com mais freqüência, chegando sua incidência a 80%, o que pode ser provocado pelo mau estado nutricional de muitos pacientes colíticos. Ocasionalmente, podem-se observar granulomas. O tratamento visa à correção da desnutrição.

Outra manifestação histológica comum de doença hepática é a pericolangite. Um termo mais preciso seria "tríade portal", devido ao envolvimento de dúctulos biliares, vênulas portais, vasos linfáticos e parênquima hepático. A condição pode se apresentar com icterícia, dor abdominal, febre e prurido. Muitos pacientes, entretanto, são assintomáticos. Supõe-se que uma infecção bacteriana ou um processo auto-imune possam ser fatores etiológicos. Não há, atualmente, nenhum tratamento específico para esta condição.

Apesar de ser a cirrose uma complicação pouco freqüente de DII, supõe-se que provoque 10% dos óbitos. Os pacientes podem desenvolver os estigmas característicos de hipertensão porta, inclusive varizes esofágicas sangrando e hemorragia de ileostomia (ver Capítulo 31).

A hepatite ativa crônica ocorre em apenas 1% dos pacientes com DII; ao contrário, a incidência de DII em pacientes com hepatite ativa crônica varia de 4 a 30%. Há relatos de pacientes que melhoram após a remoção do segmento do intestino doente.

Uma das conseqüências mais sérias, apesar de rara, de DII que ocorre como complicação tanto da colite ulcerativa quanto da doença de Crohn, é a colangite esclerosante primária. Esta condição foi diagnosticada em 3,7% dos indivíduos com colite ulcerativa. Até 70% dos pacientes com colangite esclerosante primária apresentam DII. A importância de se identificarem estes pacientes não pode ser subestimada. Tem-se sugerido que mesmo as manifestações pré-clínicas de DII podem sujeitar este paciente a um risco aumentado para o desenvolvimento de doença maligna.

A colangite esclerosante primária tem se apresentado com mais freqüência em pacientes com colite ulcerativa do que pacientes com a doença de Crohn. A causa é desconhecida, porém têm-se sugerido toxinas, agentes infecciosos, imunidade alterada e predisposição genética. Para definir este diagnóstico, o paciente deve ter história pregressa sem cirurgia biliar ou colelitíase, nem envolvimento difuso das vias biliares extra-hepáticas, e a ausência de desenvolvimento subseqüente de colangiocarcinoma. Os sintomas incluem dor abdominal no quadrante superior direito do abdome, vômitos, icterícia e prurido. Os exames laboratoriais demonstram alterações habituais que sugerem icterícia obstrutiva. O colangiograma revela um ducto biliar estenosado (Figura 30.11). Se a colangite esclerosante for definida a remoção do cólon afetado não reverte a condição.

A doença é progressiva e, em última análise, fatal, exceto se for realizado um transplante de fígado. A substituição do fígado e a imunossupressão de pacientes com colangite esclerosante e colite ulcerativa não alteram o curso da doença colônica. Alguns pacientes que foram submetidos a transplante de fígado também parecem desenvolver rapidamente doença maligna colorretal. Estes pacientes necessitam de vigilância freqüente e a longo prazo após o transplante, o que sugere que os agentes imunossupressores empregados em pacientes transplantados ortotópicos de fígado podem apresentar um efeito pejorativo sobre o cólon a partir de um aumento da predisposição para o desenvolvimento de doença maligna.

É interessante notar que, apesar da imunossupressão maciça associada ao transplante de intestino delgado, foi confirmado histologicamente a doença de Crohn recorrente no intestino transplantado.

Devido às conseqüências profundamente sérias de colangite progressiva, pode-se questionar acerca da remoção "profilática" do processo intestinal inflamatório, em caso de serem observadas alterações precoces no trato biliar, o que foi sugerido mesmo quando as manifestações gastrointestinais são mínimas, porém nenhuma evidência satisfatória apóia a implementação deste critério.

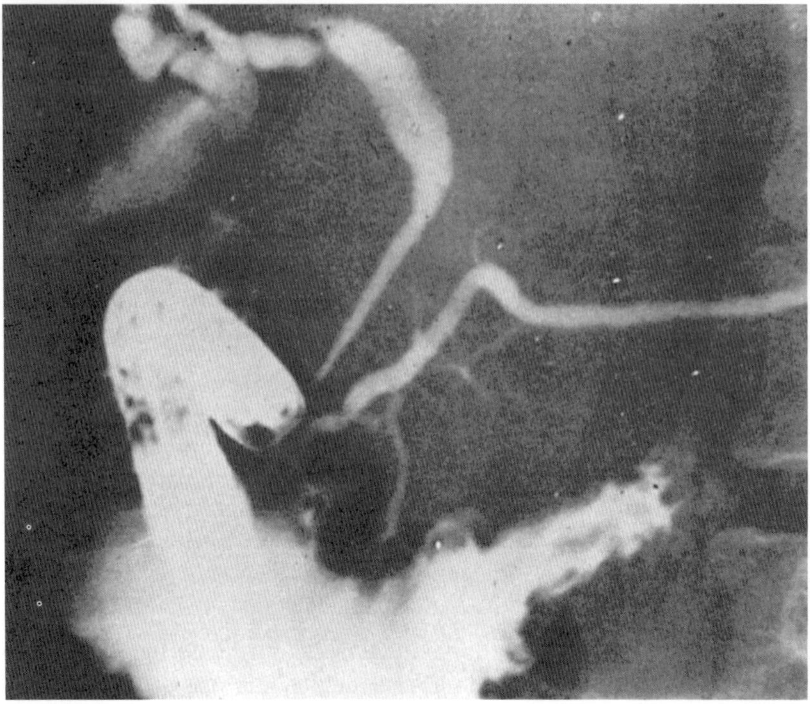

FIG. 30.11. A colangiopancreatografia endoscópica retrógrada para colangite esclerosante (ERCP – endoscopic retrograde cholangiopancreatography) demonstra estreitamento do ducto biliar comum distal com obstrução completa ao nível do canal hepático comum. (De Corman ML, Veidenheimer M C, Nugent FW, *et al. Diseases of the anus, rectum and colon. Part II: Non-specific inflammatory bowel disease.* New York: Medcom, 1976, com autorização.)

O carcinoma do ducto biliar que surge em um paciente com colite ulcerativa é uma complicação rara. A condição é mais freqüente em homens e geralmente é observada em pacientes que apresentam história prolongada de colite. Os pacientes relatam história de obstrução biliar típica com icterícia indolor, perda de peso e prurido. O diagnóstico geralmente é confirmado por colangiografia endovenosa, demonstração ultra-sonográfica de ductos intra-hepáticos dilatados, e colangiografia endoscópica retrógrada. O prognóstico é reservado, e geralmente a abordagem cirúrgica é a derivação biliar. Vários casos de carcinoma da vesícula biliar foram descritos em pacientes com colangite esclerosante e colite ulcerativa.

Manifestações Cutâneas

Pioderma Gangrenoso

O pioderma gangrenoso é uma condição encontrada exclusivamente em pacientes com DII mas, felizmente, é raro, ocorrendo em menos que 2% dos pacientes. A maioria dos pacientes apresenta doença intestinal ativa no momento em que o pioderma se desenvolve, apesar de que, em raros casos, as lesões da pele podem antecipar o acometimento intestinal aparente. Clinicamente, a lesão se parece com uma ulceração em expansão e corrosão que apresenta uma borda violácea característica (Figuras 30.12 e 30.13). Geralmente é encontrada nas extremidades (braços e pernas), e a localização mais freqüente é a área tibial anterior. Entretanto, as úlceras podem ocorrer no tronco, nas nádegas e em outros lugares. Normalmente, apenas estão presentes uma ou duas lesões, porém podem ser de tamanho considerável.

Exame histopatológico de biopsia não revela nenhuma característica definida que poderia identificar a úlcera como sendo específica para uma complicação associada à DII. Uma vasculite foi sugerida como sendo uma causa possível.

O tratamento consiste na administração de esteróides sistêmicos; ocasionalmente esteróides intralesionais; e, claro, o tratamento da colite. Uma resposta positiva ao cromoglicato dissódico tópico (CGD) foi relatada. Devido ao fato de o CGD prevenir a liberação de histamina dos mastócitos, um componente alérgico pode estar envolvido no mecanismo por sua eficácia. As medidas tópicas devem também incluir antibióticos adequados caso a cultura sugira o valor deste tratamento ou se estiver presente uma linfangite ou uma celulite. Como em tantas outras manifestações extracolônicas, o curso do pioderma segue o progresso clínico da doença de Crohn intestinal. Raramente, a doença da pele (proderma) assume tanta importância que a colectomia deva ser realizada.

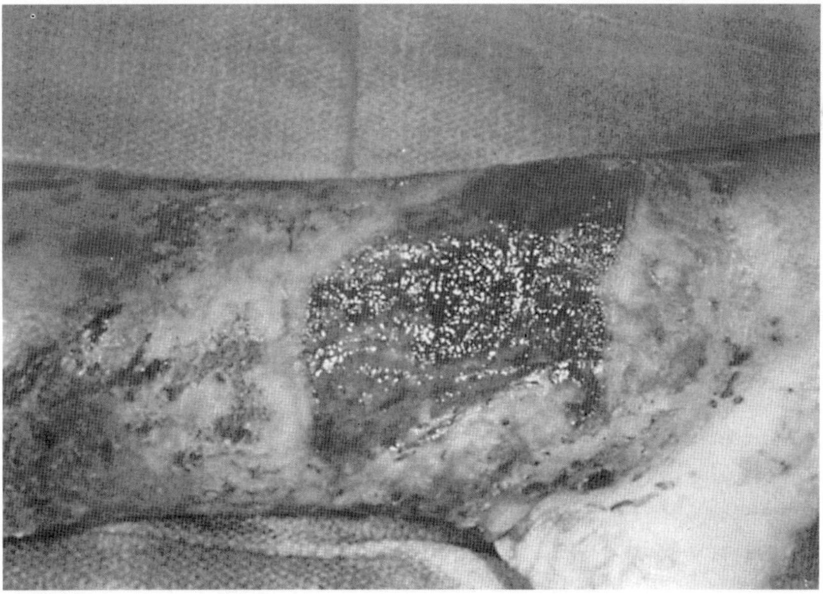

FIG. 30.12. Pioderma gangrenoso. Contorno irregular e bem definido, ulceração com bordas edematosas e base piodermatosa em um paciente com colite ulcerativa. (Cortesia de Rudolf Garret, M.D.)

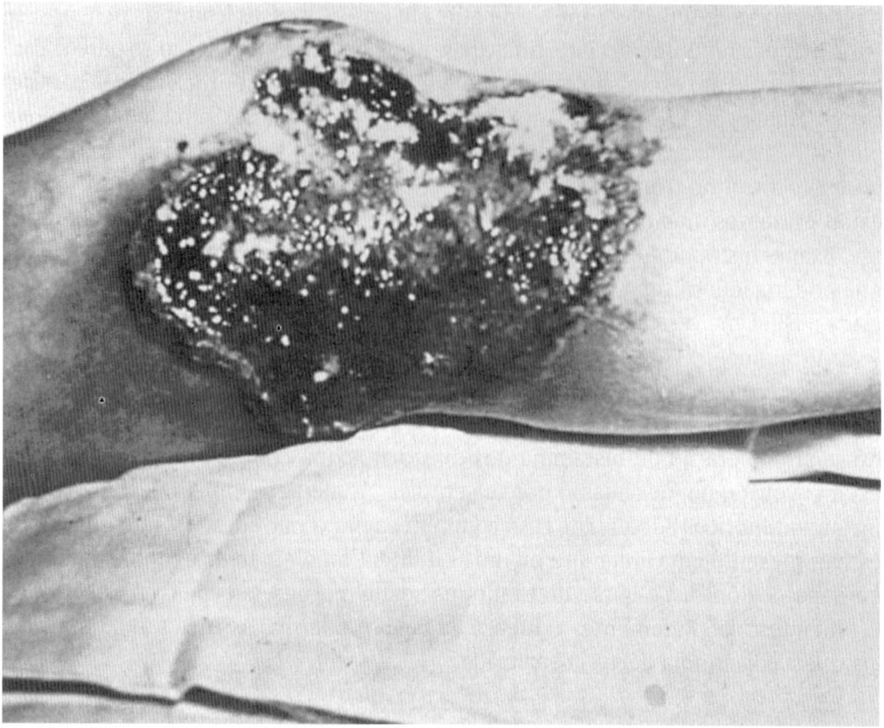

FIG. 30.13. Pioderma gangrenoso. Úlcera corroída com borda violácea. (De Corman ML, Veidenheimer MC, Nugent FW, *et al. Diseases of the anus, rectum and colon. Part II: Non-specific inflammatory bowel disease.* New York: Medcom, 1976, com autorização.)

Poliarterite Nodosa

A poliarterite nodosa é uma manifestação cutânea rara da doença de Crohn. A presença de nódulos eritematosos e sensíveis nas extremidades deve levar à suspeita do diagnóstico. A biopsia ou a excisão podem revelar uma arterite com estreitamento da luz por trombos fibrinosos. A relação da manifestação cutânea com a poliarterite nodosa é controversa.

Eritema Nodoso

O eritema nodoso é outra manifestação cutânea que é relativamente incomum observada com DII; até 5% dos pacientes são afetados. Destes pacientes, 90% apresentam doença intestinal ativa no momento em que as lesões de pele se desenvolvem. Em alguns, o eritema nodoso geralmente ocorre como um único episódio e dura por vários dias, e está associado à doença de Crohn intestinal ativa e sintomas articulares. Nódulos sensíveis, subcutâneos, são geralmente observados nas áreas pré-tibiais das pernas. Assim como ocorre com outras manifestações extracolônicas, o curso clínico geralmente acompanha o da doença de Crohn intestinal.

Psoríase

Há um risco maior de desenvolvimento de psoríase em pacientes com DII. Em uma publicação produzida por Yates *et al.*, a prevalência de psoríase na doença de Crohn (11,2%) e na colite ulcerativa (5,7%) era significativamente maior do que no grupo controle (1,5%). Uma associação maior das duas condições, assim como uma taxa mais elevada de psoríase em parentes de primeiro grau de pacientes de Crohn, leva à possibilidade de um elo genético.

Doença de Crohn Cutânea

A doença de Crohn da pele pode se desenvolver com as características histológicas próprias da condição intestinal – especificamente inflamação granulomatosa da derme. Quando a doença de Crohn ocorre na pele de pacientes com doença de Crohn intestinal a doença da pele passou a ser designada enrolamento de "doença de Crohn cutânea metastática". Apenas alguns casos foram relatados. A biopsia é necessária para se estabelecer o diagnóstico, além do que a diferenciação com sarcoidose é um problema potencial, pois ambas as doenças apresentam achados cutâneos semelhantes. O tratamento por meio de terapia esteróide intralesional tem sido tentado, geralmente com melhora temporária. O benefício também tem sido alcançado com metronidazol oral (Flagyl).

Condições Artríticas e Reumatológicas

Dependendo da interpretação do que verdadeiramente constituem as condições artríticas e reumatológicas associadas à DII, chegam a quatro os padrões clínicos observados: sinovite articular periférica intimamente relacionada à atividade da doença de Crohn intestinal (15 a 20% dos pacientes); em segundo lugar, a espondilite anquilosante (3 a 6%), na qual a relação com o distúrbio intestinal é menos claramente definida; em terceiro lugar, a sacroileíte (5 a 15%); e em quarto lugar, uma categoria que inclui complicações reumáticas, como granulomas de ossos e articulações, baqueteamento ungueal, periostite, osteomalacia, osteoporose, artrite séptica, e complicações da corticoterapia.

Artrite Colítica

A artrite colítica ou artrite "enteropática" é a manifestação articular mais freqüente de DII; é observada com mais freqüência na doença de Crohn do que na colite ulcerativa. As primeiras a serem afetadas são as grandes articulações (joelhos, quadris, cotovelos e punhos), podendo estar edemaciadas, quentes e avermelhadas. O aspecto pode não ser diferente da artrite reumatóide, porém não é deformante e é soronegativa; isto é, o fator reumatóide está ausente do sangue. Apesar de qualquer articulação poder estar afetada, as pequenas articulações são afetadas com menor freqüência (Figura 30.14).

Os sintomas da artrite geralmente se desenvolvem após o diagnóstico de DII ter sido feito e tende a acompanhar o curso da doença intestinal. A inflamação é, de

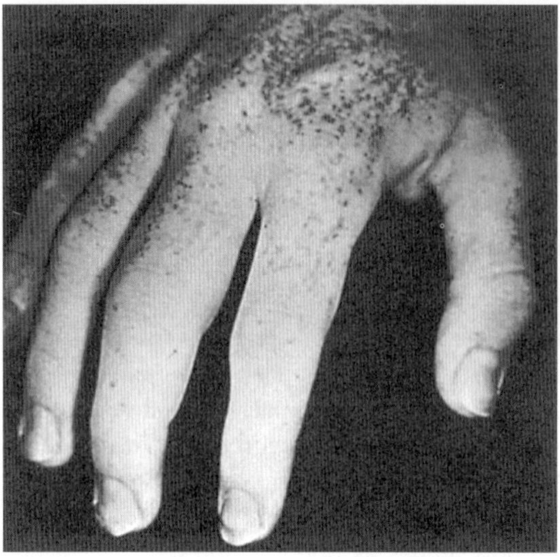

FIG. 30.14. Artrite colítica. O envolvimento da articulação interfalangiana proximal em um homem de 20 anos com colite ulcerativa aguda. (De Corman ML, Veidenheimer MC, Nugent FW, *et al. Diseases of the anus, rectum and colon. Part II: Non-specific inflammatory bowel disease*. New York: Medcom, 1976, com autorização.)

maneira geral, adequadamente controlada por agentes antiinflamatórios ou por esteróides. A artrite regride completamente após a colectomia.

Espondilite Reumatóide

Como já assinalado, outros distúrbios articulares que podem ser encontrados são artralgias graves e espondilite reumatóide. A incidência de espondilite reumatóide é consideravelmente mais elevada em pacientes com DII do que na população geral; a taxa de estimativa excede 20 vezes. A bem conhecida incidência de proporção por gênero (4:1 de homens para mulheres) é revertida quando a espondilite reumatóide complica a DII. Uma associação genética entre as duas doenças tem sido demonstrada. Contrário à maioria de outras manifestações extracolônicas, a espondilite não segue a atividade da doença de Crohn intestinal. A incidência é semelhante na doença de Crohn e na colite ulcerativa.

O paciente inicialmente desenvolve dor na região lombossacra, porém o desconforto pode progredir rapidamente para acometer a coluna torácica e cervical. Com o progresso da anquilose, o paciente desenvolve cifose dorsal característica. É interessante notar que ocorre sacroileíte assintomática isolada mais freqüentemente do que o acometimento da coluna vertebral (4 a 18%).

O tratamento consiste em fisioterapia, agentes antiinflamatórios e esteróides. A colectomia não está indicada para o tratamento das manifestações artríticas.

Osteoartropatia Hipertrófica ou Baqueteamento dos Dedos

O baqueteamento dos dedos, que também foi relatado em associação à DII, pode regredir após a ressecção do segmento intestinal envolvido, e geralmente se correlaciona à atividade da doença.

Polimiosite

A polimiosite é relacionada à DII em raras ocasiões, principalmente com a colite ulcerativa. Assim como com outras manifestações extra-intestinais incomuns, sempre se deve pensar que a manifestação pode ser simplesmente uma coincidência. Mesmo assim, devido à causa possivelmente auto-imune das duas condições, um elo causal é considerado plausível.

Doença Broncopulmonar

Algumas manifestações pulmonares parecem estar associadas à DII, inclusive bronquiectasia, doença pulmonar granulomatosa, fibrose intersticial e pneumonia por sulfassalazina.

Manifestações Oculares

A doença ocular, incluindo congestão orbital, uveíte, conjuntivite, irite e ceratite, é encontrada em até 10% dos pacientes com DII. A lesão ocular mais comum é a episclerite, uma inflamação sobre a esclera, sob a conjuntiva. Um aspecto espessado, bem avermelhado geralmente é observado em um segmento do olho. Queimação, prurido e dor são os sintomas primários, porém o paciente freqüentemente procura a atenção médica devido ao aspecto físico. Os esteróides e os antiinflamatórios são o tratamento de escolha. A episclerite está freqüentemente associada a exacerbações da DII subjacente, mas não está relacionada à extensão ou à gravidade da doença. Devido ao fato de as complicações poderem levar à coriorretinite, é aconselhável a consulta oftalmológica.

A uveíte geralmente produz dor ocular, visão enevoada e cefaléia, e pode ocorrer com a doença de Crohn subjacente sintomática ou em remissão. O diagnóstico é estabelecido por exame com lâmpada de fenda. O tratamento consiste de dilatação pupilar para aliviar o espasmo, tampão ocular e aplicação de corticosteróides tópicos.

Amiloidose

A amiloidose secundária, quando reconhecida, ocorre quase exclusivamente na doença de Crohn. O diagnóstico tem sido feito geralmente ao exame *post mortem*, apesar de a confirmação diagnóstica ter sido estabelecida em alguns pacientes que se apresentaram com insuficiência renal e sofreram biopsia renal. Na ausência de disfunção renal, uma pesquisa por amiloidose secundária provavelmente não se justifica. A utilização de biopsia retal para estabelecer o diagnóstico é discutida no Capítulo 25. A regressão da proteinúria e outras manifestações de disfunção renal, assim como hepática, têm sido relatadas após ressecção intestinal.

Complicações Urológicas

As complicações urológicas são observadas com freqüência associadas à DII. Incluem nefrite intersticial crônica, pielonefrite crônica, necrose tubular aguda, fístulas urinárias, obstrução ureteral e nefrolitíase.

A obstrução ureteral é muito mais freqüente em associação à doença de Crohn que à retocolite ulcerativa, sendo de aproximadamente 50% a incidência desta complicação neste grupo de pacientes. A forma tumoral inflamatória da doença de Crohn englobando o íleo terminal ou o cólon sigmóide, que engloba, pode produzir compressão extrínseca dos ureteres terminais; o ureter direito é mais freqüentemente comprometido que o esquerdo. O resultado da obstrução ureteral é a dilatação do ureter e hidronefrose e mesmo caliectasia (dilatação dos cálices renais). Sintomas clínicos decorrentes desta complicação são mínimos, e, quando presentes, decorrem da compressão da bexiga pelo processo inflamatório, mais do que da obstrução do ureter. A dor aguda é causada pela obstrução ureteral.

O tratamento envolve a remoção da massa inflamatória, que causa a compressão obstrutiva. A completa resolução do problema urinária pode ocorrer desde que a obstrução ureteral não tenha causado danos renais. A identificação peroperatória da obstrução e dilatação ureteral deve alertar o cirurgião para ter extremo cuidado com a dissecção intestinal a fim de evitar lesão ureteral. Pode ser uma boa conduta a colocação de cateter ureteral.

Nefrolitíase e cálculos na bexiga estão presentes em pelo menos 5% dos pacientes portadores de DII. Após a proctocolectomia com ileostomia, os pacientes ainda correm risco de desenvolver nefrolitíase. Muitos são os fatores causais do desenvolvimento de cálculos urinários em portadores de DII: decréscimo do volume urinário, aumento da concentração de corpos cristalóides na urina, alterações do equilíbrio de pH e de eletrólitos e infecções recorrentes do trato urinário. Quanto mais ácida a urina, tanto mais propenso está o paciente a sofrer precipitação de cristais de urato,e, como resultado, a desenvolver cálculos de ácido úrico, fato este muito mais comum entre portadores de DII que entre pessoas sadias. A absorção intestinal de oxalato de cálcio é aumentada pelo DII do íleo terminal, fato que aumenta ainda mais a incidência da complicação em portadores de doença de Crohn ileal. Pacientes portadores de DII ileostomizados apresentam diminuição do volume urinário e do pH urinário, ao lado de maior concentração de cálcio, oxalato e ácido úrico. Deve-se manter um adequado volume urinário permanente, encorajando o paciente a ingerir mais água e outros líquidos para aumentar o volume urinário sem aumentar a vazão do conteúdo ileal, pela alcalinização de pacientes selecionados, por meio de dieta com baixa concentração de oxalato e de gordura, além de diminuir medicamentos que podem aumentar o volume de eliminação ileal.

Abscesso do Psoas Ilíaco

Há muito tempo, tem sido relacionado abscesso do psoas ilíaco entre as complicações desenvolvidas pela doença de Crohn, o que pode ser encontrado, também, nos portadores de colite ulcerativa, ainda que mais raramente. Quando este abscesso resulta em complicação da doença de Crohn, pode ter sido formado a partir de um abscesso ou de uma fístula do íleo terminal (se a doença de Crohn acomete o lado direito do abdome) ou do jejuno ou duodeno ou cólon sigmóide (se a doença de Crohn acomete o lado esquerdo do abdome). O sintoma mais comum é a dor, que pode ser na fossa ilíaca, difusa no abdome ou no quadril. Podem ser constatados: febre e calafrios, bem como massa abdominal palpável, da mesma forma que fístula enterocutânea associada. A conduta terapêutica cirúrgica de escolha é a drenagem do abscesso e a ressecção intestinal, além de se prorrogar o uso de antibioticoterapia. Já foi descrita na literatura uma extensão do processo séptico, com formação de abscesso no espaço extradural da coluna vertebral, exigindo laminectomia de emergência.

Complicações Cardíacas

As complicações cardíacas em associação à DII são extremamente raras; a pericardite é certamente a descrita com mais freqüência. O bloqueio cardíaco pode, em alguns indivíduos, ser uma complicação de colite ulcerativa e não ser uma associação coincidente. Outros autores acreditam que a DII pode ser considerada um fator independente de risco para o desenvolvimento de endocardite bacteriana. Portanto, a profilaxia da endocardite deve ser considerada, de acordo com alguns investigadores, mesmo na ausência de fatores cardíacos primários predispondo ao desenvolvimento de endocardite bacteriana.

Outras Manifestações

Sugeriu-se que várias outras condições estão associadas à DII inespecífica. A evidência da doença de Crohn foi encontrada em músculo voluntário, laringe e ovário. Se estas e outras manifestações, como o hipertireoidismo, e problemas hematológicos, são coincidência, ainda não foi estabelecido claramente.

Relação com Carcinoma

Por muitos anos, sentia-se que o risco de desenvolvimento de carcinoma não aumentava em pacientes que apresentavam a doença de Crohn. Entretanto, um acúmulo de relatos publicados iniciando nos anos 60 parece indicar um aumento exponencial na freqüência de câncer. Alguns autores sugeriram que as observações são mera coincidência. A maioria dos investigadores, no entanto, aceita a tese de que esta relação realmente existe. Esta associação não é equivalente à que tem sido observada em colite ulcerativa de longa duração, crônica.

É difícil avaliar a verdadeira incidência da doença de Crohn e carcinoma no intestino delgado porque o carcinoma de intestino delgado é uma condição rara. Entretanto, a associação parece genuína e se baseia em várias observações.

Uma distribuição diferente de câncer de intestino delgado é observada na doença de Crohn quando comparada com câncer de intestino delgado que ocorre na ausência desta condição inflamatória. Na doença de Crohn, dois terços dos casos de câncer de intestino delgado ocorrem no íleo, enquanto que não mais de 30% ocorrem nesta área quando não está envolvida pela doença. No intestino grosso, a doença de Crohn com câncer é geralmente encontrada no lado direito do cólon, quando comparada ao envolvimento geralmente mais distal na população geral. As características adicionais de carcinoma na doença de Crohn incluem lesões multifocais e cânceres intestinais e extra-intestinais metacrônicos. Os pacientes que desenvolvem carcinoma na doença de Crohn de maneira geral são relativamente jovens; mais da metade dos pacientes com câncer de cólon tem menos de 40 anos de idade. Parece que a duração longa da doença também é um fator subjacente, e talvez exista um risco 10 vezes maior de se desenvolver câncer de cólon nesta circunstância do que na população geral.

A probabilidade do desenvolvimento de um carcinoma se encontra muito aumentada em pacientes que foram submetidos a uma derivação intestinal, o que é particularmente verdadeiro quando a doença inflamatória crônica persiste por muitos anos. A taxa de mortalidade de pacientes que desenvolvem câncer no intestino excluído é elevada (> 80%), provavelmente porque é identificado tardiamente na progressão da doença. Mesmo sem que tenha sido realizado um procedimento de exclusão (derivação intestinal), a sobrevivência é pequena com câncer de intestino delgado. A taxa média de sobrevida é de apenas 6 meses se comparada com 65 meses para pacientes com câncer no intestino grosso. A observação de novos sinais e sintomas após um período prolongado de quiescência, principalmente com doença de longa duração, e especialmente se o paciente recebeu anteriormente um procedimento de exclusão (derivação intestinal), deve levar a uma avaliação rigorosa para pesquisar presença de uma possível doença maligna.

A doença de Crohn anal também parece estar associada a um risco maior de desenvolvimento de carcinoma anal. Parece também existir uma relação com as fístulas enterocutâneas, apesar de a questão sempre permanecer se a fístula é secundária a uma doença maligna subjacente no intestino.

A conjectura é se a fístula anal ou abdominal faz com que a alteração maligna ocorra por "irritação" pela secreção ou por um estímulo para a regeneração da mucosa.

Apesar de descrito o carcinoma que surge no local do estoma em pacientes com polipose ou colite ulcerativa, apenas recentemente a complicação foi relatada na doença de Crohn. Em ambos os casos, a displasia foi identificada no tecido adjacente.

Displasia

Assim como com o carcinoma na colite ulcerativa, o diagnóstico de alteração maligna em pacientes com a doença de Crohn é virtualmente impossível. O exame endoscópico, da mesma forma, é de pouco auxílio para se estabelecer o diagnóstico. Entretanto, a displasia, se estiver presente, provavelmente é um achado tão significativo quanto o é na colite ulcerativa. Infelizmente, com a exceção do íleo bem distal, o intestino delgado não se presta bem para a investigação por meio de biopsia, principalmente se o segmento tiver sido excluído. É provavelmente uma precaução sensata lembrar todos os pacientes que receberam uma derivação intestinal ou um procedimento de exclusão e avaliá-los para uma possível ressecção.

Alguns autores sugeriram que a vigilância do cólon deve começar após 10 anos de doença de Crohn. Com que freqüência isto deve ser feito falta ainda ser determinado; porém, as questões e os assuntos expressos no Capítulo 29 deveriam ser levados em consideração.

Outras Manifestações Malignas

A questão das manifestações malignas extra-intestinais com DII é um assunto controverso. Se a associação é válida ou meramente uma coincidência ainda não é um assunto resolvido. Foi sugerido que o melanoma e o linfoma malignos concomitantes são mais que uma simples coincidência, talvez relacionados à imunossupressão a partir da própria doença ou devido ao tratamento médico.

Conduta Médica

A remissão clínica, em média, é alcançada em 65% dos pacientes com doença de Crohn. O tratamento clínico atual para a colite de Crohn acentuada parece poupar muitos pacientes da colectomia inicial, mas poucos testes clínicos apóiam o emprego de vários regimes terapêuticos. O Índice de Atividade da Doença de Crohn (Crohn's Disease Activity Index), que consiste de variáveis clínicas correlacionadas à avaliação médica do bem-estar do paciente, enquanto está sendo validado, tem sido criticado em outras bases, devido à sua subjetividade e variabilidade interobservadores. As abordagens ao manejo de pacientes incluem estilo de vida, dieta e medicação, cada qual podendo, independentemente, auxiliar no manejo do paciente com a doença de Crohn assintomática.

Aminossalicilatos

As principais substâncias tradicionalmente empregadas para o tratamento da doença de Crohn são a sulfassalazina e os esteróides (ver Capítulo 29). Entretanto, se o paciente estiver enfermo a ponto de necessitar de hospitalização, é recomendável a administração endovenosa de um esteróide. Resposta dramática é observada, com freqüência, com a administração endovenosa de esteróides; uma massa pode desaparecer rapidamente, ou os sintomas abdominais agudos de um paciente podem cessar.

Um estudo duplo-cego da eficácia da sulfassalazina comparada com a 6-metilprednisolona em pacientes com a doença de Crohn revelou que o acréscimo da primeira droga não ofereceu nenhuma vantagem. Ainda assim, a maioria dos médicos continua recomendando que seja empregada a sulfassalazina. Mesmo quando o paciente está se recuperando de cirurgia de ressecção intestinal, sem evidência da persistência da doença abdominal, a sulfassalazina é geralmente recomendada. A manutenção da remissão após a terapia de ressecção para a doença de Crohn continua sendo um tópico questionável entre os clínicos, gastroenterologistas e cirurgiões. As recaídas sintomáticas ocorrem em uma incidência de 40 a 70% na maioria dos estudos dentro dos 2 anos que seguem a cirurgia de ressecção. A mesalamina oral (Pentasa) para a terapia de manutenção parece fazer uma diferença significativa na incidência de lesões endoscópicas e na gravidade em um grupo tratado comparado com um grupo placebo. Um resultado semelhante favorável foi observado em indivíduos que foram tratados com 5-ASA oral (Asacol).

Metronidazol (Flagyl)

O metronidazol, inicialmente introduzido para o tratamento de infecções por *Trichomonas vaginalis*, revelou-se um antibiótico eficaz contra organismos anaeróbios. Descobriu-se, também, que possui atividade contra bactérias gram-positivas e gram-negativas. O fármaco é um derivado imidazol que é rapidamente absorvido por via oral e via retal; pode também ser administrado por via endovenosa no paciente agudamente enfermo.

Demonstrou-se que o metronidazol é ligeiramente mais eficaz do que a sulfassalazina. Várias teorias que sugerem o mecanismo de sua ação foram propostas: imunossupressão, um efeito na cicatrização de ferimento, estimulação da quimiotaxia leucocitária e, evidentemente, seu efeito antimicrobiano. Apesar de o metronidazol ser benéfico para alguns pacientes com doença intestinal, não parece ter um potencial terapêutico para prevenir uma recaída da doença de Crohn. Os pacientes sob tratamento prolongado precisam ser bem monitorados para controle do desenvolvimento de neuropatia periférica.

O metronidazol é particularmente útil no manejo da doença de Crohn anal e perianal. A drenagem, o eritema e a induração diminuem dramaticamente na maioria dos pacientes tratados desta forma, com a cura completa obtida em mais da metade daqueles que são mantidos em terapia. A redução da dosagem pode ser associada à atividade recorrente da doença, porém a remissão ocorre prontamente quando a dosagem plena de metronidazol é reinstituída.

Quimioterapia Antituberculosa

Pensou-se que a doença de Crohn se assemelhava à tuberculose em muitos aspectos, e foram feitas várias tentativas para isolar microbactérias, apesar de infrutíferas. Testes duplo-cegos, randomizados, envolvendo rifampicina, isoniazida e etambutol ou placebo não demonstraram nenhum benefício tangível com estes agentes.

Agentes Imunossupressores

Devido à suposição de que a DII é uma condição auto-imune, o tratamento com agentes imunossupressores tem sido recomendado. Os dois agentes que foram empregados extensamente são a 6-mercaptopurina e seu análogo, a azatioprina. Apesar de as drogas imunossupressoras mostrarem ser eficazes tanto na colite ulcerativa quanto na doença de Crohn, e com poucas exceções as complicações foram revertidas, muitos médicos, talvez inadequadamente, temem empregar esta modalidade terapêutica na abordagem de seus pacientes. Entretanto, as drogas são eficazes, e cerca de dois terços dos pacientes apresentam melhora. Além disso, a combinação delas com prednisolona é superior à utilização apenas da prednisolona, com remissões mais freqüentes e doses mais baixas de prednisolona. As substâncias não parecem ser eficazes no tratamento da doença fulminante, porém devem ser empregadas naqueles indivíduos que podem tolerar a resposta relativamente lenta ao tratamento (geralmente, ao menos 6 meses). Foram recomendadas, para o tratamento de doença perianal, obstrução de intestino delgado (quando a cirurgia está contra-indicada), e complicações de fístula, e para o manejo de crianças com doença de Crohn. A profilaxia após duas ressecções cirúrgicas é outra indicação possível.

As complicações incluem inibição de medula óssea, anormalidades hepáticas (inclusive necrose hepática), pancreatite e perda de cabelo. A questão inicial acerca da indução possível de câncer não parece ser justificada com base em quase 20 anos de experiência. Os efeitos de reserva de esteróides parecem fornecer um benefício especial neste grupo de pacientes. Em todas as probabilidades, o emprego de agentes imunossupressores é de valor comparável na abordagem da colite ulcerativa.

Além das substâncias mencionadas previamente, o metotrexato, um antagonista do ácido fólico, foi utilizado no tratamento de DII. Os resultados preliminares foram encorajadores, com uma melhora significativa observada no que diz respeito à sintomatologia e à redução da necessidade de prednisolona.

A ciclosporina, substância amplamente empregada em transplante de órgãos, foi submetida a uma avaliação na abordagem da doença de Crohn. Atualmente, o emprego de ciclosporina na DII ainda deve ser considerado experimental; porém, os resultados preliminares são encorajadores, e a medicação parece ser bem tolerada.

Óleo de Peixe de Revestimento Entérico

O efeito antiinflamatório do óleo de peixe foi bem documentado e demonstra que reduz a produção de vários agentes (p. ex., leucotrieno B_4 e tromboxano A_2), que foram observados na mucosa intestinal inflamada de pacientes com doença de Crohn. A inibição da síntese de citocinas e de fator de necrose tumoral também foi demonstrada com o óleo de peixe.

Terapia com Anticorpos

Pensou-se que o fator alfa de necrose tumoral (tumor necrosis factor-alpha – TNF-α) tem um papel importante na patogênese da doença de Crohn. Os dados iniciais sugerem que a neutralização por anticorpo do TNF-α é uma estratégia potencialmente eficaz no manejo da doença de Crohn. Estudos posteriores serão necessários para confirmar esta observação.

Terapia com Anticorpo Monoclonal

O conceito de terapia com anticorpo monoclonal se baseia no desenvolvimento de anticorpos para TNF-α para prevenir ou reduzir a inflamação em animais. Estudos iniciais demonstraram diferenças estatisticamente significativas na resposta clínica quando comparadas com o grupo placebo. Estudos consecutivos estão em curso.

Interrupção do Tabagismo

O tabagismo apresenta um efeito pejorativo no curso clínico de indivíduos com a doença de Crohn. Seja de que maneira se analise o curso da doença de Crohn, é muito menos favorável para aqueles indivíduos que fumam, principalmente se são grandes tabagistas. Como parte do regime terapêutico, portanto, os pacientes com doença de Crohn são dissuadidos de fumar.

Hiperalimentação Endovenosa

A hiperalimentação, seja parenteral ou oral (enteral), tem sido recomendada como elemento de apoio para pacientes com a doença de Crohn. O fundamento é preencher as deficiências nutricionais, permitir que o intestino repouse para a cura e o "restabelecimento", e fornecer suporte perioperatório para a cura em uma tentativa de reduzir a morbidade e a mortalidade. Parece não haver benefício duradouro da hiperalimentação como método primário de terapia para pacientes com DII, principalmente para aqueles com a doença de Crohn. Mas se o propósito do tratamento é adiar a intervenção cirúrgica para que seja realizada seletivamente, a hiperalimentação deve ser considerada.

Uma revisão extensa por Payne-James e Silk pode ser resumida na declaração "a evidência, atualmente, é que a nutrição parenteral total (NPT) na doença de Crohn deve se restringir ao papel de suporte, mais do que ser empregada como terapia primária".

Hiperalimentação a Domicílio

Uma aplicação adicional da hiperalimentação precisa ser abordada – a nutrição parenteral a domicílio – para o paciente que apresenta uma síndrome de intestino curto, uma conseqüência potencial de ressecções múltiplas ou extensas para a doença de Crohn. Apenas em 1990, a NPT representou um mercado de $937.000.000,00 ou um terço do mercado endovenoso a domicílio (de acordo com *Total Pharmaceutical Care,* Inc., Santa Barbara, CA, USA).

Quase todos os pacientes que requerem re-hospitalização o fazem devido a problemas com o cateter, e a mortalidade geralmente resulta de processo patológico subjacente mais do que da terapia. A septicemia relacionada ao cateter ocorre em uma taxa equivalente a um episódio para 3 anos-cateter. Mais da metade dos pacientes apresentou pelo menos uma ou mais complicações relacionadas à hiperalimentação, septicemia de cateter, cateteres bloqueados ou danificados, e desidratação ou desequilíbrio eletrolítico. Os únicos parâmetros valorizados para monitorar o bem-estar do paciente são o peso corporal e a albumina sérica. Apesar de esta modalidade terapêutica ser extremamente enfadonha para o paciente, ainda assim permite uma melhor qualidade de vida.

Nutrição Oral ou Enteral

O lugar de uma dieta básica na abordagem da doença de Crohn tem sido avaliado. Alguns autores sugerem que a taxa de remissão é comparável à alcançada com esteróides. Não conseguir tolerar a dieta é, evidentemente, um problema potencial. Obviamente, se o paciente preenche os mesmos critérios para tratamento que aqueles selecionados para hiperalimentação ambulatorial, a alternativa preferida é o manejo oral, se puder ser adequadamente realizada.

Somatostatina

À somatostatina, um tetradecapeptídeo, fator inibidor da liberação do hormônio do crescimento, tem-se atribuído uma poderosa ação inibitória sobre as secreções endócrinas e exócrinas gastrointestinais. Como uma das conseqüências de sua capacidade de diminuir profundamente o volume e o conteúdo enzimático do trato gastrointestinal, esta substância tem sido empregada no manejo de fístulas intestinais. Tem, portanto, um mérito particular para o tratamento de pacientes com doença de Crohn, principalmente pacientes que apresentam complicações de fístulas. Demonstrou-se que a infusão endovenosa contínua de somatostatina (250 μg/h) resulta na redução do débito e, em alguns casos, no fechamento espontâneo da fístula. O análogo sintético, SMS 901-225 (Sandostatin), foi desenvolvido para fornecer uma meia-vida mais longa com menos influência sobre a secreção de insulina. Também demonstrou-se que prolonga o tempo de trânsito intestinal e melhora a absorção de água e eletrólitos. A substância é fornecida em ampolas de 1 ml contendo 100 μg e é administrada por via subcutânea na dose de 1 ml a cada 8 horas.

Hormônio do Crescimento, Glutamina e Dieta

Um novo método de tratamento de pacientes com síndrome de intestino curto foi sugerido com a administração de hormônio do crescimento, glutamina e uma dieta especial. Com este regime, as necessidades de nutrição parenteral foram reduzidas em 80% dos pacientes tratados. Além disso, aproximadamente 40% obtêm alívio da necessidade de NPT. A teoria acerca da eficácia do tratamento se baseia no fato de que o crescimento intestinal e a adaptação são mediados, em parte, por fatores extrínsecos ao trato gastrointestinal, como o hormônio do crescimento e a tiroxina. Além disso, o aminoácido glutamina é uma fonte primária de energia para o trato gastrointestinal, por exercer efeitos tróficos sobre o intestino, e através da estimulação da absorção de nutrientes. Aguardam-se experiências suplementares com interesse.

Conduta Cirúrgica da Síndrome do Intestino Curto

No interesse da perfeição, vale a pena mencionar que há abordagens cirúrgicas disponíveis para o tratamento de pacientes com a síndrome do intestino curto. Algumas são consideradas experimentais, como o transplante de intestino e o crescimento de nova mucosa intestinal por meio de retalho de serosa. Outras opções incluem afilamento e aumento do comprimento, criando válvulas e esfíncteres intestinais, construindo segmentos intestinais antiperistálticos, marca-passo intestinal, e a implementação de recirculação de alças intestinais. Não se encontra no escopo deste texto detalhar todas estas opções potenciais.

Conduta Operatória

Indicações

O tratamento cirúrgico da doença de Crohn é aconselhável primeiramente para complicações (abscesso, fístula, perfuração e obstrução) porque a intervenção cirúrgica pode não curar o paciente. A inanição grave, as manifestações extra-intestinais e a presença ou o risco de processo maligno são indicações raras para a cirurgia nesta condição. Está bem definido que a colite ulcerativa pode produzir megacólon tóxico e perfuração, mas é importante reconhecer que no início do curso da doença, a doença de Crohn pode produzir também estas condições. Há relatos de que a perfuração livre do intestino delgado na doença de Crohn ocorre em aproximadamente 1% dos pacientes hospitalizados.

A hemorragia raramente é uma indicação para a cirurgia para a doença de Crohn, apesar de a abordagem de intervenção cirúrgica ser algo mais conservadora quando comparada com a colite ulcerativa. Devido ao fato de esta última condição ser curada com ressecção, há menos demora se a hemorragia é profusa. Uma atitude mais circunspecta é geralmente não adequada na doença de Crohn.

A presença de abscesso ou fístula virtualmente exclui o diagnóstico de colite ulcerativa. Fístulas internas e externas associadas à doença de Crohn geralmente são indicações de intervenção cirúrgica. Como já declarado, a NPT pode ter êxito em efetuar um fechamento temporário da fístula, e o lugar da somatostatina também foi mencionado; entretanto, os pacientes quase invariavelmente desenvolvem sintomas graves que acabam justificando a intervenção cirúrgica.

A formação de abscesso geralmente é uma conseqüência de fístula na doença de Crohn, e até 20% dos pacientes são submetidos à cirurgia para abscesso intra-abdominal. O local de origem mais freqüente é o íleo terminal, com o abscesso localizado no quadrante inferior direito do abdome.

O estreitamento é uma característica comum da doença de Crohn e uma indicação freqüente de cirurgia. Vários relatos sugerem que anormalidades no metabolismo do colágeno podem ser importantes na patogênese, tanto de fístulas quanto de estreitamentos e, realmente, podem antever grandes alterações patológicas.

Apendicite: a doença de Crohn confinada ao apêndice é uma entidade rara, com menos de 100 casos relatados na literatura. A doença é mais freqüente nas segunda e terceira décadas. Os sinais e os sintomas mimetizam os da apendicite aguda, com 27% dos pacientes apresentando uma massa palpável. A história clínica pré-operatória deve alertar o cirurgião para esta possibilidade. Nenhum incidente de fístula fecal subseqüente foi relatado. A doença de Crohn confinada ao apêndice parece ter um prognóstico favorável.

Ileíte aguda: ocasionalmente, um paciente é submetido à laparotomia por apendicite presumida e descobre-se que apresenta uma doença de Crohn ileal distal (ileíte aguda). Existe alguma controvérsia acerca da conduta adequada a estas circunstâncias. Se o paciente apresenta dor abdominal por menos que 1 semana, a apendicectomia é seguida de complicações mínimas. Para aqueles que apresentam sintomas por tempo acima deste período, a apendicectomia incidental é seguida por uma incidência de 83% de fístula ou de surgimento de trajeto sinuoso, não do coto apendicular, mas do íleo terminal. A maioria dos cirurgiões concorda que a fístula surge a partir do íleo, a menos que o ceco esteja envolvido pela doença. Após a ressecção ileocólica inicial, metade dos pacientes não requer nenhuma ressecção posterior, com um seguimento médio acima de 12 anos. Por outro lado, 92% dos pacientes que não foram submetidos à ressecção intestinal requerem ressecção ileocólica para intratabilidade ou complicações da doença de Crohn. Prefiro realizar uma apendicectomia se estiver convencido de que o ceco está normal; isto simplifica o diagnóstico diferencial na avaliação subseqüente de dor abdominal. Na realidade, no entanto, a apendicite aguda não relacionada à doença de Crohn subjacente é extremamente rara. Quando ocorre, está provavelmente associada à grande demora antes que seja realizada cirurgia. Certamente, deve-se ter cautela se for identificada uma ileíte terminal no momento da cirurgia para o que se presumia ser uma apendicite aguda. Pode ser mais fácil aconselhar do que realizar, porém o cirurgião não deve tentar "desfazer" aderências à parede abdominal nestas circunstâncias, devido ao risco de se precipitar a formação de um abscesso ou uma fístula fecal.

Deve-se sempre estar atento ao diagnóstico diferencial de ileíte terminal. Um processo autolimitado provocado por *Yersinia enterocolitica* deve ser considerado, assim como o diagnóstico de *Campylobacter.*

Manifestações Anais

Os abscessos anorretais e as fístulas anais são complicações freqüentes da doença de Crohn, principalmente quando a doença ocorre entre o cólon ou o reto. Se a doença estiver confinada ao intestino delgado, no entanto, as manifestações anais são menos comuns. Na ausência de outras áreas de acometimento, a doença anorretal, em si, é raramente uma indicação para intervenção cirúrgica além do ânus e do períneo. Entretanto, em pacientes com incontinência fecal, ou nos quais se desenvolve uma fístula retovaginal ou anovaginal, a cirurgia radical pode estar indicada apenas para estas complicações. Nessas circunstâncias, uma ileostomia ou uma colostomia permanente é geralmente necessária; porém um procedimento de derivação intestinal pode permitir que o cirurgião realize a reconstrução intestinal em pacientes selecionados.

A cirurgia definitiva tem sido recomendada e tem sido realizada com êxito em pacientes com fístula anal na doença de Crohn. O sucesso que estes autores tiveram é certamente, acredito, devido à cuidadosa seleção de pacientes. É importante fazer distinção entre doença de Crohn anal e fístula anal surgindo no paciente que apresenta DII sem envolvimento anal. Neste último grupo, a cirurgia anal definitiva pode ser feita com razoável expectativa de cura, o que é particularmente verdadeiro se o segmento intestinal envolvido tenha sido ressecado ou esteja quiescente. Por outro lado, a cura de lesões em um paciente com doença de Crohn anal ou com doença ativa em outro local do trato gastrointestinal levará freqüentemente a úlceras crônicas, que drenam, indolentes e dolorosas, que criam mais problemas no manejo do que a própria queixa original do paciente. Para se avaliar adequadamente a extensão da doença, pode ser necessário exame sob anestesia. A avaliação endoscópica ou radiológica de todo o trato gastrointestinal é um requisito antes que a cirurgia definitiva seja considerada em um paciente com doença de Crohn definida ou suspeita.

A forma ideal de terapia para a doença de Crohn anal é tratamento clínico e drenagem simples de um abscesso, quando este ocorre. Um cateter de longo prazo ou drenagem com SETON podem oferecer o melhor paliativo para supuração recorrente. O tratamento por aplicação local por injeção de metilprednisolona (Depo Medrol, 40 a 80 mg) tem sido experimentado com algum sucesso no alívio da dor anal acentuada.

Preparo do Paciente

Ver Capítulo 29.

Abordagens Cirúrgicas

A despeito da escolha da cirurgia e de quão radical será a extirpação intestinal, a cirurgia para a doença de Crohn é principalmente paliativa, não curativa. Portanto, a intervenção cirúrgica é recomendada essencialmente para as complicações que foram discutidas previamente. Para pacientes com doença de Crohn acometendo o cólon e o reto, a proctocolectomia com ileostomia é considerada a cirurgia apropriada, apesar de a preservação do reto ser contemplada se esta área estiver relativamente poupada. Quando a doença de Crohn afeta outros segmentos do trato gastrointestinal, a escolha da cirurgia depende da localização e da extensão da doença. A maioria dos cirurgiões acredita que os procedimentos íleo–bolsa-anal e a cirurgia de Kock estão contra-indicados em indivíduos com colite granulomatosa.

Princípios Gerais

A exploração do abdome geralmente revela a extensão da doença nos pacientes com doença de Crohn, porque este é um processo inflamatório transmural, e a serosa está sempre envolvida. Realmente, não é raro descobrir que a doença é mais extensa do que pode ser apreciada na avaliação pré-operatória. Ao contrário, na colite ulcerativa, a gravidade da inflamação geralmente não é marcante quando observada a partir da face serosa.

O intestino delgado deve ser cuidadosamente examinado, e as áreas de doença identificadas e marcadas com pontos, se necessário. Este é um princípio particularmente importante se for necessário ressecar mais de um segmento intestinal. A medida do comprimento do intestino residual normal e afetado (se deixado de ser ressecado) é útil, se for considerada uma cirurgia posterior.

Alguns cirurgiões acham ser mais prudente remover linfonodos aumentados, acreditando que os nódulos nutrem um fator que predisponha o indivíduo à doença recorrente. Nenhuma evidência sugere que isto seja verdade, e o cirurgião é aconselhado a não prosseguir com uma excisão mais radical em um esforço para eliminar estes linfonodos.

Em pacientes com doença de Crohn, a inflamação retroperitoneal pode levar algum risco de lesão ureteral durante a mobilização do cólon direito ou do retossigmóide. Deve-se ter cuidado durante esta manobra para identificar o ureter e mantê-lo fora do campo cirúrgico. Da mesma forma, a lesão duodenal é possível, principalmente se o envolvimento transmural por doença de Crohn provocar fixação do intestino aos segundo e terceiro segmentos do duodeno. Deve ser realizada uma dissecção cuidadosa entre estas estruturas: afastamento do duodeno posteriormente até que esteja fora da área de dissecção. O encurtamento e o espessamento do mesentério do cólon direito e do cólon transverso proximal também predispõem a uma possível lesão do duodeno. Clampeando-se os vasos sangüíneos em apenas um lado, dissecando o mesentério no lado do intestino, a parede lateral do duodeno fica menos propensa de ser incorporada. Pode-se, então, tratar do sangramento posterior com o intestino liberado para fora da área de lesão potencial. A técnica de desfazer aderências com dedo pode ser empregada na dissecção do mesentério do intestino delgado e do grosso, semelhante à técnica descrita para ressecção hepática, identificando-se os vasos após a secção do mesentério.

Proctocolectomia com Ileostomia

A proctocolectomia com ileostomia é a abordagem cirúrgica convencional para o tratamento da colite ulcerativa e para a maioria dos pacientes com colite granulomatosa em que o reto ou o ânus está envolvido. A ressecção do intestino delgado distal é, às vezes, necessária, quando a proctocolectomia é realizada para a doença de Crohn, dependendo se o processo inflamatório envolve o intestino delgado. Mesmo uma ressecção modesta do íleo distal pode levar a um trânsito rápido do intestino delgado e má absorção de nutrientes, assim como a perda de água e eletrólitos. Não se deve remover segmento de intestino delgado normal, limitando-se a ressecção do íleo ao comprimento necessário para a extirpação da doença macroscópica.

Uma ileostomia intraperitoneal é a técnica recomendada para a confecção de estoma em paciente com colite granulomatosa, pacientes que já sofreram a remoção de parte do íleo terminal, e pacientes para quem a retirada do peritônio parietal for tecnicamente impossível. As desvantagens relativas deste procedimento, quando comparado com a abordagem extraperitoneal, são atenuadas pela necessidade ocasional de uma revisão como conseqüência de doença recorrente, o que é mais fácil de ser realizado com uma ileostomia intraperitoneal.

Complicações

A maioria das complicações da proctocolectomia não é específica desta cirurgia e está discutida nos Capítulos 22, 23 e 29. Disfunção sexual, obstrução intestinal e dificuldades perineais são abordadas no Capítulo 29.

Problemas do Estoma

Os problemas do estoma e seu manejo são discutidos nos Capítulos 31 e 32. Uma preocupação especial é a recorrência da doença no íleo ou na ileostomia após a proctocolectomia para a doença de Crohn. Apesar de a proctocolectomia ser geralmente curativa quando a colite granulomatosa está confinada ao cólon, ao reto e ao ânus, entre 10 e 20% dos pacientes desenvolverão uma recorrência proximal, geralmente na ileostomia ou logo acima dela. O desenvolvimento de um abscesso paraileostômico em um paciente que sofreu ressecção para a doença de Crohn significa recorrência da doença até prova em contrário. A avaliação pode incluir exame endoscópico da ileostomia, investigação radiológica por enema baritado através do estoma, ou ambos.

O tratamento quase sempre requer a ressecção do íleo acometido e ileostomia com relocalização do estoma em outro local na parede abdominal. Na situação aguda, pode ser possível drenar o abscesso inserindo-se uma pinça na junção mucocutânea e liberando-se o pus, o que pode ser incorporado no dispositivo de ileostomia com um dreno deixado na cavidade. Como alternativa, se o abscesso "aflora" a alguma distância da ileostomia, a drenagem deve ser efetuada fora da placa externa da bolsa de ileostomia. Deve-se tentar evitar drenar o abscesso diretamente sob a placa externa do estoma; esta manobra inevitavelmente tornará difícil o manejo do efluente da ileostomia.

Doença de Crohn Recorrente

A doença de Crohn recorrente pode ocorrer em qualquer período após a ressecção para esta condição, e mesmo precocemente como dias após a cirurgia.

Resultados

A recorrência após a proctocolectomia para doença de Crohn, quando a doença está confinada ao cólon, foi observada em 10 a 20% dos pacientes. O prognóstico parece ser melhor se for realizada uma proctocolectomia total, quando comparada à restauração da continuidade intestinal. Taxas de reoperação cumulativas em 5 e 10 anos em 19 e 24%, respectivamente, têm sido descritas. As taxas de recorrência após cirurgia restauradora no intestino delgado e no intestino grosso são discutidas mais adiante.

Atualmente, a proctocolectomia e a ileostomia podem ser levadas a cabo com morbidade e mortalidade mínimas. A ressecção eletiva deve carrear uma mortalidade operatória inferior a 1 ou 2%.

Ileostomia

As indicações e a técnica para ileostomia, com ou sem colostomia assim-chamada de "respiradouro", são discutidas no Capítulo 29. Apesar de suas aplicações para o manejo de megacólon em pacientes com colite ulcerativa serem geralmente apreciadas, também pode ser utilmente aplicada em pacientes cuja doença não responde à terapia conservadora ou que apresentam problemas específicos (p. ex., sepse perianal). Até 90 ou 95% dos pacientes podem ter melhora por derivação intestinal simples. A ressecção definitiva pode então ser realizada em uma etapa posterior. Os pacientes que foram submetidos à derivação fecal para doença de Crohn de cólon podem apresentar um determinado período de remissão. Além disso, a derivação intestinal está associada à redução significativa da necessidade de esteróides e uma melhora significativa do hemograma, assim como da albumina sérica.

Anastomose Ileorretal

Para pacientes com doença de Crohn no cólon, com o reto poupado, a colectomia com anastomose ileorretal é o procedimento ideal. A cirurgia pode ainda ser aplicável, em pacientes com inflamação retal leve ou moderada e, obviamente, em pacientes ansiosos por evitar ileostomia. A técnica está descrita no Capítulo 22.

Resultados

A interpretação dos resultados da ressecção do cólon freqüentemente é difícil, porque alguns autores fazem recomendações baseando-se na comparação de ressecção limitada (segmentar) do cólon com a colectomia total. A necessidade de proctectomia subseqüente é semelhante para pacientes com colite ulcerativa e pacientes com doença de Crohn (24 contra 29%, respectivamente). Entretanto, sente-se que a qualidade de vida é satisfatória em apenas um terço dos pacientes com doença de Crohn, contra mais de 50% dos pacientes com colite ulcerativa.

A necessidade de reoperação devido à recorrência foi calculada e atualizada em 50% após 16 a 20 anos. As taxas de recorrência são ligeiramente mais elevadas, variando de 65 a 80%, mas nem todos os pacientes necessitaram de uma nova intervenção cirúrgica, e a continuidade intestinal pôde ser ainda mantida na maioria deles.

Comentário: acredito que a anastomose ileorretal para a colite de Crohn é o procedimento de escolha quando o reto estiver relativamente poupado e quando o paciente não apresenta doença anal significativa. Com o passar do tempo, aproximadamente um terço desenvolverá sintomas graves o bastante para requerer ou uma proctectomia ou uma derivação intestinal. Mesmo nos pacientes que devem sofrer um segundo procedimento ainda podem ser relativamente bem servidos por evitar temporariamente uma ileostomia. O problema, é claro, é selecionar os pacientes apropriados – uma tarefa excessivamente difícil. É freqüente o grau de reação inflamatória de um paciente que alberga a doença no reto e até na região anal e ainda, por um tempo, apresenta resultado relativamente salutar após a cirurgia restauradora. Entretanto, os pacientes que desenvolvem sepse pélvica, um abscesso intra-abdominal, ou uma fístula no reto, devem receber uma alça de ileostomia de derivação para proteger a anastomose, o que obviamente é uma decisão cirúrgica, e cada paciente deve ser tratado individualmente. A tomada de decisão pré-operatória pode ser facilitada determinando-se a capacidade e a complacência retal. Estes estudos fisiológicos são discutidos nos Capítulos 4 e 6.

Os pacientes incomodados por evacuações freqüentes podem ser auxiliados pela adição de um agente de volume fecal contendo psyllium, assim como medicamentos para torná-los mais lentos (p. ex., codeína, tintura desodorizada de ópio, e difenoxilato com sulfato de atropina [Lomotil] ou loperamida [Imodium]). Se for realizada uma ressecção do íleo distal, a colestiramina (Questran) pode ajudar a controlar a diarréia.

Ressecção Segmentar do Cólon

Na doença de Crohn, o restabelecimento da continuidade intestinal é certamente uma opção viável sob muitas circunstâncias, dependendo da localização e da extensão do acometimento. Devido ao fato de a condição poder ocorrer em qualquer lugar do trato gastrointestinal, é difícil discutir as escolhas operatórias, pois dizem respeito somente ao cólon e ao reto. Uma abordagem sensata é, provavelmente, adotar as três cirurgias básicas para doença do cólon que poupam o esfíncter: hemicolectomia direita para envolvimento ileocólico e do lado direito; colectomia total ou subtotal para doença envolvendo ao menos metade do cólon; e sigmoidectomia ou ressecção anterior, quando a doença estiver limitada a esta área.

Resultados

Os resultados da ressecção segmentar sugerem que as taxas de recorrência e a necessidade de reoperação são semelhantes às da colectomia total com restabelecimento da continuidade intestinal.

Ressecção com Exclusão do Reto, Procedimento de Hartmann e Ileostomia

A ressecção do cólon sem restabelecimento da continuidade intestinal é uma opção sensata no manejo da colite de Crohn. O risco, em 10 anos de proctectomias subseqüentes, é de 50 a 80%. A necessidade inicial de ressecção em muitos casos (até 50%) levou alguns autores a sugerir que a proctectomia completa precoce ou a proctocolectomia total primária deveriam ser seriamente consideradas neste grupo de pacientes.

Conduta na Doença de Crohn do Intestino Delgado

As indicações de cirurgia para enterite regional incluem inanição, sepse intra-abdominal, obstrução intestinal, fístulas, complicações urológicas e manifestações extra-intestinais. A indicação mais freqüente para o tratamento cirúrgico é a obstrução crônica (35%), seguida de fístulas internas (30%), intratabilidade clínica (22%) e formação de abscessos (11%). Como já foi discutido, ocasionalmente um paciente é operado com um diagnóstico presumido de apendicite aguda. O apêndice pode ser removido com segurança, caso não haja evidência de doença cecal. De outra forma, se o ceco parece estar envolvido pelo processo inflamatório, a apendicectomia pode resultar em uma fístula cecal. A laparotomia em si pode levar a uma fístula por intermédio da manipulação do intestino afetado, provavelmente por romper microperfurações no íleo distal. De qualquer maneira, a ressecção do íleo não é aconselhável nestas circunstâncias, pois menos de 10% dos pacientes desenvolvem uma ileíte subseqüente.

Quando uma cirurgia estiver indicada para ileíte não aguda, o segmento envolvido deve ser ressecado. A escolha do procedimento cirúrgico depende dos achados intra-abdominais. Como já mencionado, geralmente não é difícil identificar a área de doença, devido ao aspecto macroscópico da superfície serosa do envelopamento gorduroso do intestino, às alterações inflamatórias, ao estreitamento, e daí por diante. Ainda assim, é desencorajador observar que até 65% dos pacientes operados para doença de Crohn apresentam lesões no intestino delgado não detectadas pelo cirurgião, mas que podem ser identificadas por enteroscopia perioperatória de todo o intestino delgado. Parece então o que simula recidiva, na verdade é uma doença persistente.

Os tipos de cirurgia incluem ressecção limitada de intestino delgado, múltiplas ressecções de intestino delgado (com enteroenterostomia, derivação intestinal, ou ambos), circuito ou derivação, estenoplastia, dilatação com balonete e ressecção do íleo distal em continuidade com o ceco, o cólon direito, a maior parte ou todo o cólon e, é claro, proctocolectomia.

Ressecção

A ressecção do intestino delgado geralmente é um procedimento direto, uma cirurgia com a qual todos os cirurgiões estão familiarizados. Uma preocupação especial é, freqüentemente, acentuada espessura do mesentério. Às vezes é útil simplesmente dissecar o mesentério sem o uso de pinças, mantendo pressão no fornecimento sangüíneo com pressão dos dedos, e então realizar a ligadura com sutura nas extremidades seccionadas dos vasos, o que pode evitar uma difícil dissecção que pode levar à formação de hematoma entre os dois folhetos do meso. Uma técnica de secção com os dedos já foi mencionada anteriormente. A transiluminação do mesentério é um outro método para se identificar o aporte sangüíneo ao intestino. É um método especialmente útil quando se faz uma ileostomia ou um procedimento de bolsa. Embora se tenha dito que o intestino delgado coalesce até com chicletes ou cola, a melhor conduta é a sutura com pontos separados em camada total única ou grampeamento.

Geralmente é feita ressecção, deixando-se margens intestinais normais mínimas de 5 a 6 cm de cada lado. Se houver muitas áreas sadias, deve-se tentar remover ou fazer um circuito ou derivação apenas das partes mais estreitadas, que podem estar provocando os sintomas. Se dois segmentos relativamente próximos estiverem envolvidos pela doença (p. ex., < 30 cm), provavelmente é mais seguro realizar uma ressecção em bloco de ambos os segmentos entremeados por um segmento sadio, em vez de realizar duas anastomoses. Uma ressecção intestinal assistida por laparoscopia pode ser usada na cirurgia da doença de Crohn, com sucesso. Os pacientes que apresentam massa tumoral comprovada ou evidência radiográfica de fístulas não devem ser operados por videolaparoscopia.

Estenoplastia ou Estricturoplastia

A excisão radical do intestino delgado na tentativa de remover toda a doença visível pode resultar em distúrbios hidroeletrolíticos graves, assim como em desnutrição grave. Nos últimos anos, a *estenoplastia* tem sido sugerida como uma alternativa cirúrgica nesta situação. O procedimento foi originalmente defendido para o tratamento de estenoses intestinais tuberculosas, mas tem sido aplicada com êxito no manejo de extensa doença de Crohn. As indicações principais são a presença de estenoses múltiplas e relativamente curtas, e a necessidade de manter a extensão intestinal devido à doença extensa ou ressecção intestinal prévia. Os procedimentos defendidos para piloroplastia (ou Heineke-Mikulicz[258] para estenoses curtas ou Finney[259] para as estenoses compridas) podem ser empregados (Figuras 30.15 e 30.16). Uma técnica de sutura em

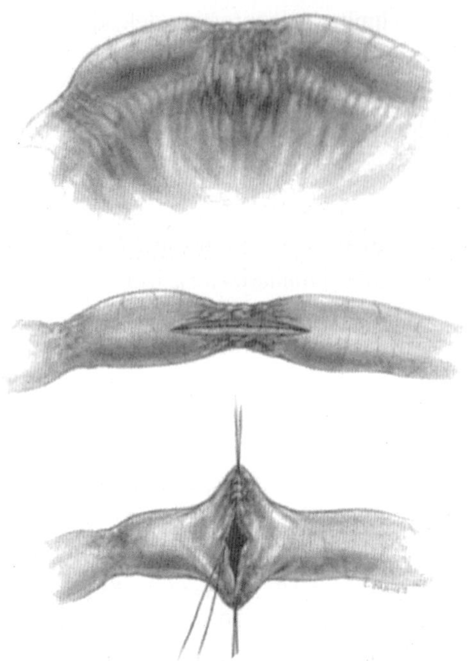

FIG. 30.15. Estenoplastia para doença de Crohn. Estenose curta tratada pela técnica análoga à piloroplastia de Heineke-Mikulicz. A enterotomia longitudinal é fechada transversalmente empregando suturas interrompidas com fio absorvível 3-0 de longa duração.

camada única interrompida tem menor probabilidade de causar estreitamento da luz intestinal, e a aproximação da linha de sutura à serosa do intestino adjacente ajuda a prevenir deiscência (Figura 30.17). Como todas as cirurgias projetadas para coaptar o intestino, uma modificação de grampeamento pode também ser empregada, porém a presença de grande espessamento parietal pode impedir a aplicação deste instrumento (Figuras 30.18 e 30.19). Uma vela[260] de 2 cm ou um cateter de Foley pode ajudar a identificar todas as áreas de estreitamentos significativos. A estenoplastia pode ser combinada com uma ressecção limitada de intestino delgado e uma derivação, todos no mesmo ato cirúrgico, dependendo dos achados operatórios.

Outra alternativa para o manejo dos estreitamentos do cólon é a dilatação por balonete, técnica que tem sido realizada com êxito por meio do colonoscópio, empregando balonetes de dilatação Riglex TTS. Uma das preocupações que foram expressas é a possibilidade de se realizar a estenoplastia na presença de câncer que pode coexistir com doença de Crohn. Portanto, seria prudente realizar uma pequena biopsia de toda a espessura do intestino antes de se completar o procedimento, obtendo cortes congelados para confirmar a ausência de alteração maligna do exame histopatológico.

Resultados

O grupo da Cleveland Clinic publicou o que talvez seja a maior experiência com estenoplastia, tendo a última publicação envolvendo 162 pacientes, compreendendo um total de 698 estenoplastias.

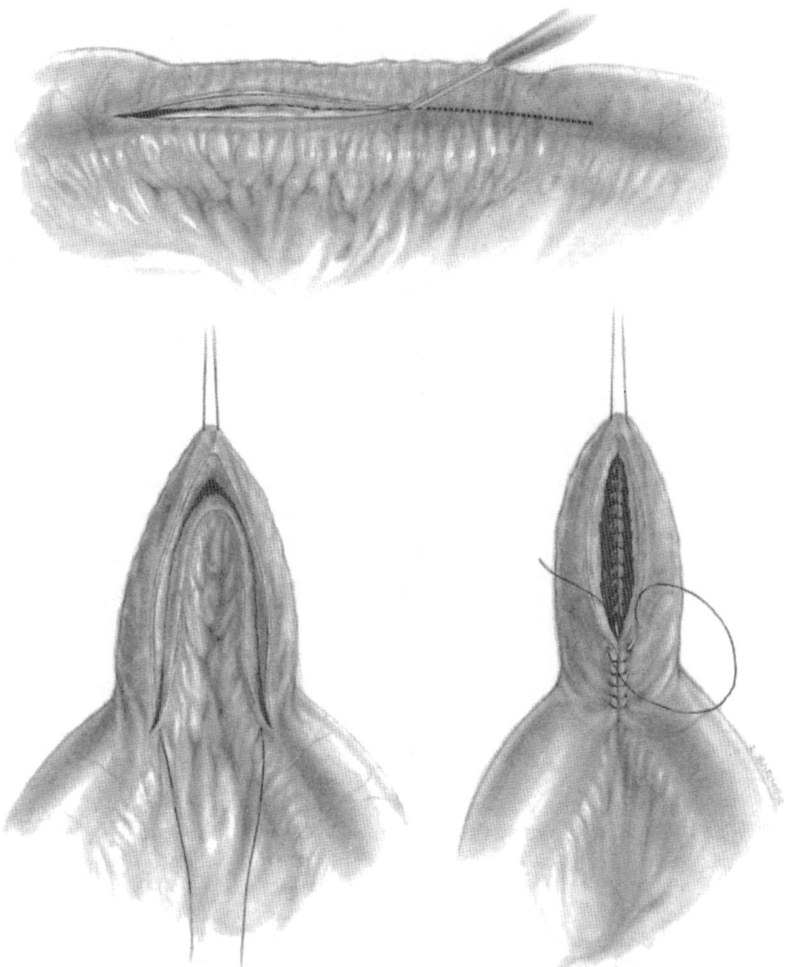

FIG. 30.16. Estenoplastia para doença de Crohn. Estenose extensa tratada por técnica equivalente à "piloroplastia" de Finney. Uma incisão antimesentérica longa é feita sobre o local da estenose até o intestino normal.

O número médio de estricturoplastias realizado para cada paciente em uma mesma cirurgia é três, sem registro de nenhum óbito. Uma incidência cumulativa de 5 anos de reoperação por recorrência foi de 28% com um seguimento médio de 42 meses. Os sintomas de obstrução foram aliviados em 98% dos pacientes operados. As taxas de reoperação foram comparáveis às taxas de ressecção. Para pacientes tratados apenas com estenoplastia, a taxa de reoperação cumulativa em 5 anos foi de 31%, enquanto que para aqueles que apresentaram ressecção intestinal concomitante foi de 27,2%.

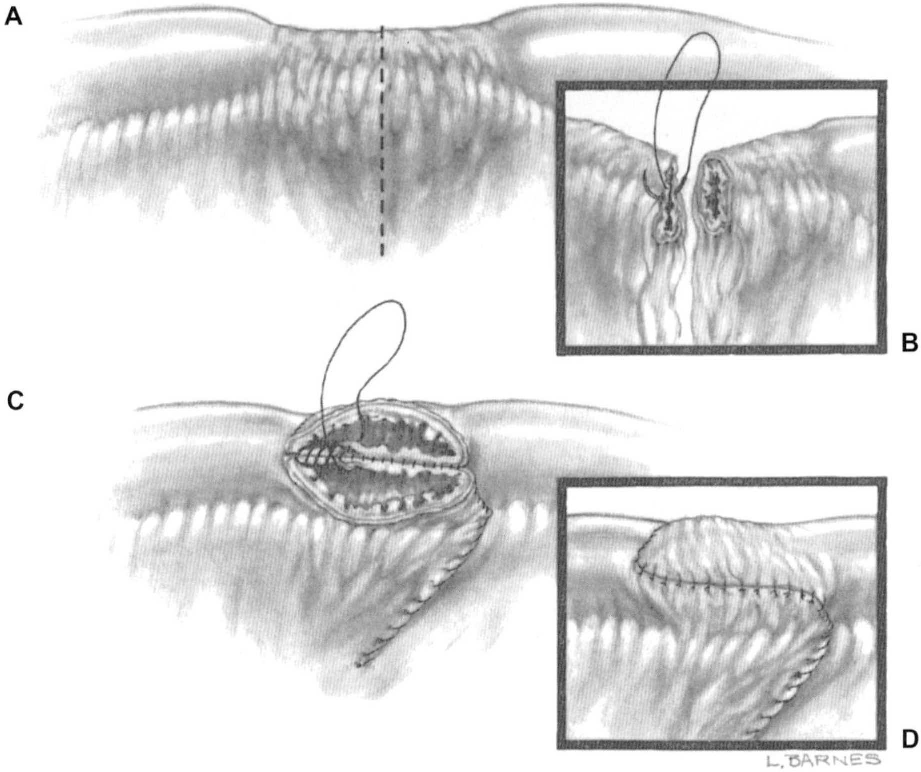

FIG. 30.17. Estenose por doença de Crohn. **A.** Estreitamento acentuado de um segmento extenso de intestino delgado. **B.** Transecção intestinal. **C.** Sutura manual das duas extremidades por meio de sutura corrida de duas camadas. Aproximação dos dois segmentos de maneira paralela. **D.** Finalização da anastomose ileoileal látero-lateral. A luz intestinal passou a ser o dobro da luz original, poupando assim metade do comprimento do intestino. (De Taschieri AM, Cristaldi M, Elli M, *et al.* Description of new bowel-sparing techniques for long strictures of Crohn's disease. *Am J Surg* 1997;173:509.)

Conduta nas Fístulas Entéricas

Aproximadamente 30% dos pacientes com a doença de Crohn desenvolvem fístula, e um terço destas fístulas é externa ou parietal. Uma fístula externa pode ser a primeira manifestação da doença de Crohn, mas é muito mais freqüentemente reconhecida como uma complicação pós-operatória. A abordagem não cirúrgica deste problema já foi discutida. Os princípios de condutas cirúrgicos e metabólicos incluem o seguinte:

FIG. 30.19. Estenoplastia grampeada. **A.** O intestino é aberto de maneira longitudinal. **B, C.** Empregando um grampeador linear e sobrepondo as linhas de grampo, a estenoplastia é realizada.

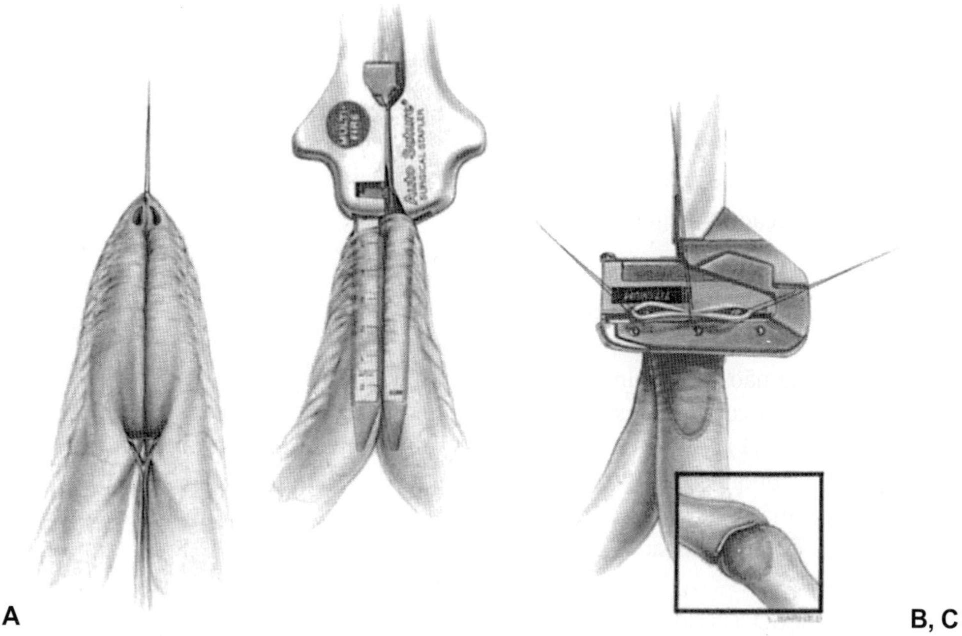

FIG. 30.18. Estenoplastia grampeada para estenose por doença de Crohn. **A.** O ponto médio da estenose se torna o ápice; o intestino é mantido em posição por uma sutura ou uma pinça de Babcock. São criadas duas pequenas enterotomias. **B.** Os dois braços do grampeador são inseridos e disparados. O tamanho do instrumento grampeador pode ser mudado para acomodar a extensão da estenose. **C.** O grampeador linear é disparado. Uma amostra de biopsia pode ser obtida do tecido residual *(quadro).*

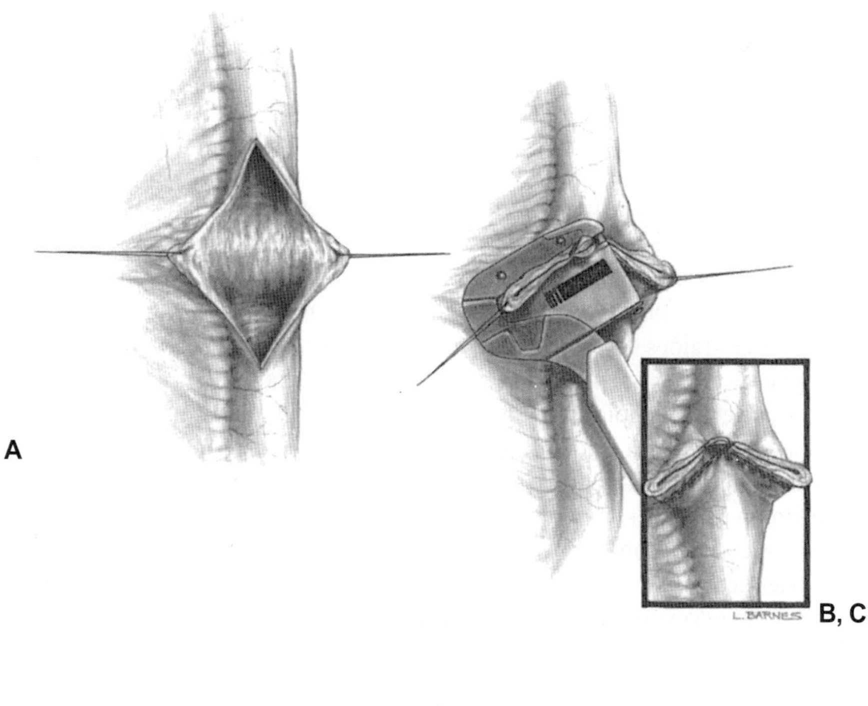

- Drenagem do processo séptico.
- Correção de quaisquer deficiências metabólicas.
- Identificação anatômica do processo patológico.
- Ressecção intestinal.

Quando uma fístula enteroentérica é identificada, é importante ter certeza de que o intestino está ou não primariamente ou secundariamente envolvido pela doença de Crohn. Por exemplo, na última situação, a ressecção do segmento do intestino que não está realmente afetado pela doença pode freqüentemente ser evitada. Esta circunstância surge quando o íleo terminal doente cria uma fístula ileossigmóide. O íleo é ressecado separando-se a comunicação fistulosa ao cólon sigmóide. A adequação da extensão de ressecção do sigmóide depende do grau da reação inflamatória; se a abertura intestinal pode ser simplesmente suturada, aconselha-se não ressecar.

Derivação Intestinal ou Exclusão Intestinal

Um procedimento de derivação ou de exclusão foi defendido para a doença de Crohn ileal distal e cecal. Essas cirurgias estão abertas à crítica devido à alta incidência de problemas sépticos persistentes e à associação com o desenvolvimento subseqüente de carcinoma (ver acima). Uma exceção à cautela ao se aplicar uma derivação é para pacientes com doença de Crohn duodenal. Aconselha-se com freqüência uma gastroenterostomia nesta circunstância, porém uma estenoplastia deve ser considerada antes.

Ileostomia Continente ou de Kock

Como já declarei, a confecção da ileostomia continente está contra-indicada na colite granulomatosa. A recorrência da doença no reservatório ou no íleo distal ocorre em aproximadamente 50% dos pacientes. Apesar de geralmente os resultados funcionais serem satisfatórios, a incidência de complicações pós-operatórias ou tardias é significativamente mais elevada do que a observada naqueles que sofreram o mesmo procedimento para colite ulcerativa.

Alguns cirurgiões "corajosos", no entanto, acreditam que o procedimento pode ser aplicado seletivamente a alguns pacientes com esta doença. A indicação mais usual é o paciente que foi submetido à proctocolectomia e ileostomia convencional alguns anos antes, sem evidência de recorrência, no intervalo. Com este pano de fundo, há uma certa boa vontade em se aceitarem os riscos e, com o consentimento adequado do paciente, faz-se uma ileostomia continente. A maioria dos cirurgiões que tem tal conduta conta com a expectativa de um período de 5 anos sem doença. O risco de recorrência é, provavelmente, pelo menos de 50%, e muitos, em última análise, terão necessidade da excisão da bolsa no futuro.

Conduta Íleo-Bolsa-Anal

A experiência com o procedimento íleo-bolsa-anal para a abordagem de fístulas entéricas se baseia primariamente em pacientes submetidos à cirurgia para colite ulcerativa presumida, apenas para descobrir, após exame da amostra cirúrgica, que o diagnóstico era um equívoco. Outro grupo de pacientes subseqüentemente desenvolve a doença de Crohn, mesmo que a análise retrospectiva da amostra não consiga demonstrar o diagnóstico de doença de Crohn. Os resultados sugerem duas categorias distintas de pacientes: aqueles com os estigmas pré-operatórios de doença de Crohn, e aqueles cuja doença de Crohn não foi suspeitada, mas apenas descoberta pelo exame histopatológico. Os pacientes com possibilidade de suspeita de doença de Crohn pré-operatória, clínica ou patologicamente, apresentam resultados muito ruins após esta cirurgia. A curto prazo, pelo menos, se o diagnóstico clínico de colite ulcerativa parece seguro, os resultados iniciais após o procedimento íleo–bolsa-anal são significativamente melhores na doença de Crohn comprovada histologicamente no pós-operatório do que quando a doença de Crohn for suspeitada no pré-operatório. Com base nos maus resultados observados na maioria dos pacientes nos quais se descobriu a doença de Crohn no pós-operatório, o grupo do Toronto General Hospital aconselha que o procedimento de bolsa pélvico não deveria ser realizado nestes pacientes. Virtualmente todos os cirurgiões experientes se recusam a realizar procedimentos de reservatórios em pacientes com doença de Crohn, mesmo quando a doença está limitada ao cólon, e apesar de não haver evidência de recorrência no intestino delgado no seguimento a longo prazo.

Resultados: há algum tempo, vem sendo sugerido que alguns fatores contribuem para o aumento de risco de recorrência da doença após a ressecção intestinal: o local da doença, a idade no início da doença, a idade na primeira ressecção intestinal, sexo, ressecção anterior, extensão da ressecção, presença ou a ausência de doença macro ou microscópica nas margens de ressecção, fatores imunológicos (contagem de célula T e de linfócitos totais), transfusão sangüínea, escolha da cirurgia, variáveis patológicas e provavelmente outros. Claramente, a recorrência não é afetada pela extensão da margem de ressecção do intestino macroscopicamente doente. Além disso, geralmente as taxas de recorrência não aumentam quando a doença de Crohn microscópica está presente nas margens de ressecção. Entretanto, alguns autores acreditam que a presença de granulomas está associada a um risco aumentado, estatisticamente significativo, para o desenvolvimento de recorrência. Parece também existir uma íntima correlação entre a duração da recorrência pós-operatória com a extensão da doença pré-operatória. Outros confirmam que a extensão da doença tem valor prognóstico no que diz respeito ao risco de recorrência sintomática, enquanto que a extensão das margens de ressecção não parece influir neste risco. Todos estes achados reafirmam a importância de uma abordagem conservadora da margem de ressecção em pacientes com doença de Crohn. A ileostomia, em si, parece estar associada a um risco de recorrência precoce, significativamente mais baixo do que para anastomoses de cólon. Outros autores sugerem que o fluxo fecal e o refluxo de conteúdos colônicos são fatores importantes na determinação do padrão de recorrência.

O protocolo para acompanhar pacientes que sofreram ressecção e que identifica recorrência precoce nunca foi claramente definido nem é isento de controvérsias. Uma diversidade de abordagens inclui visitas regulares de seguimento, avaliação endoscópica periódica, terapia medicamentosa de longa duração e investigações radiológicas e laboratoriais. Parece que a excreção fecal de 1-antitripsina é um marcador confiável de perda intestinal de proteína; portanto, ela tem sido avaliada por sua eficácia como um indicador precoce de recorrência na doença de Crohn.

A Cleveland Clinic tem levado a termo mais publicações e com número maior de pacientes do que qualquer outra instituição de saúde. Os resultados de um estudo envolvendo 615 pacientes consecutivos examinados nesta instituição revelam os padrões clínicos primários seguintes: ileocólicos, 41%; intestino delgado, 28,6%; cólon, 27%; e anorretais, 3,4%. Em 10 anos, mais de 90% dos pacientes com ileocolite sofreram cirurgia, e perto de 70% dos pacientes com doença ileal ou colônica necessitaram cirurgia. Pacientes com doença ileocólica apresentaram taxas mais elevadas de recorrência, necessitando outra cirurgia (53%), comparados com 45% para padrão colônico e 44% para padrão de intestino delgado. Fazio e Wu[261] recomendam as seguintes características principais que caracterizam pacientes com doença de Crohn:

- A maioria sofre cirurgia em algum momento.
- A reoperação é sempre uma possibilidade.
- O prognóstico, no que diz respeito à recorrência, varia, baseando-se no padrão inicial de apresentação da doença.

Mortalidade

A opinião geral, que surgiu a partir de vários estudos restrospectivos, é que a doença de Crohn não aumenta significativamente a mortalidade a longo prazo, um fator que precisa ser dirigido a cartórios, seguradoras e aos médicos consultores dos empregados.

COLITE INDETERMINADA

O diagnóstico diferencial entre colite ulcerativa e colite granulomatosa geralmente pode ser feito com base em critérios clínicos, endoscópicos e patológicos. Entretanto, talvez até 15% dos pacientes desenvolvam DII inespecífica de um tipo que não pode ser rotulado claramente como sendo uma ou outra, freqüentemente devido a características sobrepostas. Estes pacientes, portanto, foram classificados como tendo colite indeterminada.

A colite indeterminada é essencialmente um diagnóstico patológico – freqüentemente com observações histológicas equivocadas ou contraditórias. Muitos destes pacientes são submetidos à cirurgia de forma urgente. Existe pouca oportunidade – clínica, radiológica ou endoscópica – para esclarecer a natureza da doença, pois a atividade da doença afeta a avaliação de características morfológicas e, dada a oportunidade, a reavaliação durante a fase de quietude pode dissipar qualquer confusão diagnóstica.

O diagnóstico da colite de Crohn é feito ou pelo clínico (pré-operatória ou intra-operatoriamente) ou pelo patologista. Este último é o responsável por criar o diagnóstico de colite indeterminada. As características típicas em pacientes suspeitos de apresentarem colite ulcerativa incluem ulceração intermitente, reto relativamente poupado, preservação da população de células caliciformes, e fissuras profundas na mucosa. A ausência de granulomas em certos pacientes com doença de Crohn presumida também coloca o paciente em uma categoria indeterminada. Os critérios adicionais, de ulceração extensa de mucosa e submucosa separada por mucosa normal de cólon, inflamação não agregada de toda a espessura; vascularização aumentada na base da ulceração; e a ausência de abscessos de cripta transmurais e agregados linfóides também foram sugeridos.

Um cuidado particularmente importante contra a proctocolectomia restauradora é a presença de fístula anal ou doença perineal. Se o diagnóstico clínico for suspeitado, é aconselhável estagiar o procedimento. O problema com esta cautela é que ou o diagnóstico definitivo pode nunca ser esclarecido ou que a doença de Crohn pode não ser evidente até que o reto seja removido. Portanto, a importância de biopsias múltiplas não pode ser subestimada. Devido ao fato de pequenas biopsias colonoscópicas poderem ser inadequadas, uma biopsia mais profunda por meio de proctossigmoidoscópio rígido é preferível.

Também deve-se considerar a proctocolectomia abdominal, deixando-se um remanescente retal mínimo. Esta importante consideração técnica, realizando a ressecção do reto o mais baixo possível, facilita o procedimento subseqüente – ou a proctectomia ou uma cirurgia restauradora.

Até que mais dados estejam disponíveis, a utilização do procedimento de bolsa nestes indivíduos requer muito cuidado.

CONCLUSÃO

Os resultados de cirurgia para a doença de Crohn são menos que satisfatórios. O conceito que ressecções repetidas curarão, em última análise, o paciente, é obviamente errôneo. É evidente que se operações adicionais forem necessárias, a probabilidade de recorrência aumenta na realidade.

Portanto, a intervenção cirúrgica deve limitar-se àqueles pacientes que apresentam complicações bastante acentuadas para justificá-la. Uma doença de longa duração não é em si mesma uma indicação cirúrgica, como tem sido classicamente com a colite ulcerativa. Devido ao fato de não estar claro o que a validade prognóstica real do conceito de displasia significa para pacientes com colite granulomatosa, e devido ao fato de que a incidência de alteração maligna é baixa, uma doença de longa duração não é, em si, uma indicação para intervenção cirúrgica. Entretanto, opiniões recentes sugerem que quando alterações displásicas são identificadas, a ressecção deve ser aconselhada. Os procedimentos de derivação intestinal e as cirurgias de exclusão não devem ser realizados, exceto em pacientes criticamente doentes. Se levada a cabo, a ressecção definitiva deve ser realizada o mais rapidamente possível. A estenoplastia deve ser aplicada raramente, e apenas naqueles pacientes nos quais a ressecção resultasse em incapacidade significativa, como a necessidade de alimentação endovenosa.

Devido ao fato de importantes lesões endoscópicas podem estar presentes sem sintomas clínicos, a colonoscopia periódica deve fazer parte da avaliação de seguimento de todos os pacientes que foram submetidos a uma anastomose no cólon para doença de Crohn.

O futuro, no entanto, não se encontra totalmente nebuloso. Várias e novas abordagens médicas têm sido sugeridas; algumas, como na área da imunossupressão, estão sendo perseguidas em testes clínicos. Espera-se que em breve possa ser aguardado uma abordagem médica de êxito e que a cirurgia para esta doença seja relegada a se tornar uma curiosidade histórica.

NOTAS DO REVISOR TÉCNICO

255. CROHN, Burrill B. (1884-1983), gastroenterologista americano: doença de Crohn (processo inflamatório granulomatoso vazio, inespecífico, que acomete a região ileo-cecal, ocorrendo, ainda, em quaisquer segmentos do tubo digestivo e no períneo).
256. Crohn BB, Ginzburg L, Oppenheimer GD. Regional Ileitis. A Pathologic and clinical entity. JAMA, 1932; 99: 1323-1329.
257. BEHÇET, Hulusi (1889-1949), dermatologista turco: doença e síndrome de Behçet (ataques recidivantes de aftas orais e genitais ulceradas, uveíte ou iridociclite, freqüentemente acompanhada de artrite, mais comum no homem que na mulher, com manifestações sistêmicas que incluem dermatite, eritema nodoso, tromboflebite e comprometimento cerebral.
258. Heineke-MIKULICZ (Heineke Walter, 1834-1901, cirurgião alemão; Johannes von-Radecki, 1850-1905, cirurgião polonês): piloroplastia (alargamento do canal pilórico ou de outro segmento duodenal por meio de incisão longitudinal e sutura transversal, havendo as técnicas de Heineke-Mikulicz, Finney e Jaboulay; na piloroplastia à Heineke-Mikulicz a incisão não é total, poupando a mucosa e submucosa; na piloroplastia à Finney a incisão é total, abrindo o órgão, ao longo do duodeno e até o antro gástrico; na piloroplastia à Jaboulay faz-se uma gastroduodenostomia látero-lateral, mais usada para estenoses causădas por úlcera péptica). MIKULICZ, Johannes von Radecki (1850-1905), cirurgião polonês radicado na Alemanha: afta, célula, dreno, doença, operação, síndrome, amputação, piloroplastia cirurgia (colostomia de Mikulicz: cirurgia descompressiva denominada colostomia dupla ou "em cano de espingarda", à montante de processos colorretais oclusivos; dreno: dreno feito de tiras de gazes mantidas juntas por uma outra gaze que reveste as primeiras como uma capa; doença de Mikulicz: os sintomas característicos são encontrados como complicações de outras doenças, como linfomas e leucemias; afta de Mikulicz: afta maior solitária; amputação de MIKULICZ-VLADIMIROFF: ressecção osteoplástica do pé, em que o *talus* e o calcâneo são removidos, sendo os tarsos anteriores unidos à extremidade distal da tíbia, sen-

do a superfície de ambas removidas, tornando-se a extremidade distal do coto a face anterior do pé, deambulando o paciente com marcha denominada "na ponta dos pés" - *tiptoes walking* - ; piloroplastia à HEINEKE-MIKULICZ: alargamento do canal pilórico ou de outro segmento duodenal por meio de incisão longitudinal e sutura transversal, em que a incisão não é total, poupando a mucosa e submucosa) .

259. FINNEY, John H. Pemberton M.T. (1863-1942), cirurgião americano: piloroplastia (alargamento do canal pilórico ou de outro segmento duodenal por meio de incisão longitudinal e sutura transversal, havendo as técnicas de Heineke-Mikulicz, Finney e Jaboulay; na piloroplastia à Heineke-Mikulicz a incisão não é total, poupando a mucosa e submucosa; na piloroplastia à Finney a incisão é total, abrindo o órgão, ao longo do duodeno e até o antro gástrico; na piloroplastia à Jaboulay faz-se uma gastroduodenostomia látero-lateral, mais usada para estenoses causadas por úlcera péptica).
260. Velas de Hegar: HEGAR, Alfred (1830-1914), cirurgião alemão, criador das velas (de Hegar): velas metálicas, cilíndricas, de diferentes calibres, com as pontas ligeiramente afiladas, para dilatar canais anatômicos estenosados.
261. FAZIO: Fazio VW, Kodner I, Jagelman DG *et al.* Inflammatory disease of the bowel: parenteral nutrition as primary or adjunctive treatment (symposium) Dis Col Rectum 1976;19:574-578. Fazio VW.Regional Enteritis: Indications for surgery and operative strategy. Surg Clin North Am 1983; 63:27-48. Fazio VW, Galandiuk S.Strictureplasty in diffuse Crohn's jejunoileitis. Dis Colon Rectum, 1985;28:512-518.; Fazio VW, Marchetti F, Church J, *et al.*Effect of resection margins on the recurrence of Crohn's disease in the small bowel: a randomized controlled trial. Ann Surg ,1996;224:563-573.

31

Estomas Intestinais

PREPARANDO O PACIENTE

Superar ignorância e medo freqüentemente é o assunto mais importante que deve ser abordado pelo cirurgião para preparar um paciente a receber um estoma. O cirurgião deve levar em conta o medo da doença em si, o potencial de complicações e a possível mortalidade; estes assuntos devem ser abordados como parte de um exaustivo programa de reabilitação. Muitas vezes é útil fornecer literatura a respeito da natureza da cirurgia e como pode ser razoável a vida com uma colostomia ou uma ileostomia. Além disso, muitas vezes é útil dispor de pessoas de idade, sexo e posição socioeconômica semelhantes aos do que vivem assim para ele ter noção de como é viver e trabalhar normalmente com um estoma. Sempre que possível, o estomaterapeuta deve estar envolvido no aconselhamento pré-operatório, não necessariamente para fornecer detalhes sobre os cuidados com o estoma neste momento, mas, para fornecer informação acerca da ampla variedade de produtos de ostomia disponíveis (ver Capítulo 32) no mercado.

Demarcando o Estoma

A localização do estoma no abdome tem um peso direto sobre o manuseio subseqüente do mesmo. A determinação do local do estoma antes da cirurgia geralmente é feita pelo cirurgião, porém, em muitas circunstâncias, pode ser delegada a um estomaterapeuta experiente.

O estoma deve sempre ser localizado no topo da protuberância infra-umbilical, e no músculo reto abdominal, evitando a virilha, a cintura, as margens costais, o umbigo, pregas cutâneas e cicatrizes, e deixando uma margem de 5 cm de pele sadia em torno do local. Quando o local estiver sendo demarcado, é útil que o paciente adote a posição supina e contraia os músculos abdominais, o que permite que se sinta a borda lateral do músculo reto abdominal. Deve-se criar um triângulo desenhando-se uma linha imaginária do umbigo até o púbis, uma do umbigo à espinha ilíaca ântero-superior, e outra do púbis à espinha ilíaca ântero-superior (o ligamento inguinal). Geralmente o estoma deve se encontrar no centro deste triângulo. A placa da bolsa de estoma deve ser colocada com adesivo sobre o local, e o paciente deve levantar-se e inclinar-se com a placa posicionada. Pequenos ajustes podem ser necessários devido à interferência de pregas cutâneas e adiposidade do paciente.

Outro fator a ser considerado é a preferência do paciente pelo estilo de vestir-se, principalmente no que se refere ao cinto, porque o estoma deve ser colocado abaixo da cintura e preferivelmente abaixo da linha do cinto. Se um paciente vier a ter dois estomas, a nova abertura deve ser colocada acima ou abaixo da existente. Prefiro simplesmente desenhar uma marca sobre a localização proposta. Não é aconselhável usar uma caneta, pois estas marcas desaparecem durante o preparo abdominal com anti-sépticos.

As considerações mencionadas anteriormente são aplicáveis a todos os estomas intestinais – ileostomia, colostomia de sigmóide, colostomia de cólon transverso e vias urinárias.

ESTOMAS INTESTINAIS POR LAPAROSCOPIA

Vários artigos têm sido publicados confirmando ser esta abordagem bem tolerada e poder ser realizada com segurança e eficácia. As vantagens óbvias incluem evitar laparotomia e ainda manter a capacidade de identificar e orientar precisamente o segmento intestinal escolhido. A abordagem técnica para se realizar esta técnica é discutida no Capítulo 27.

COLOSTOMIA DE CÓLON SIGMÓIDE

As possíveis indicações para um estoma permanente ou temporário neste local incluem carcinoma do reto, diverticulite, doença de Crohn, anormalidades anorretais congênitas, incontinência anal e traumatismo colorretal baixo.

A técnica para se criar uma colostomia de cólon sigmóide distal satisfatória foi descrita anteriormente, por integrar a ressecção abdominoperineal para carcinoma do reto (ver Capítulo 23). É importante que o cólon sigmóide seja trazido através do músculo reto dividido e suturado à pele sem tensão. Uma colostomia maturada pode ser realizada com razoável segurança porque o efluente da colostomia não é corrosivo (são fezes formadas), porém esta técnica não é aconselhável. Com o possível ganho de peso do paciente, o estoma tende a retrair, o que torna o manuseio deste dispositivo mais difícil. Assim, deve-se permitir que o estoma protruse ligeiramente para além da pele, mas não tão extenso quanto uma ileostomia convencional.

Complicações

Os princípios de construção correta de um estoma já foram delineados e se forem seguidos, os riscos de complicações de colostomia serão minimizados.

Isquemia e Necrose do Estoma

Isquemia e necrose de estoma resultam, obviamente, de suprimento sangüíneo insuficiente. Reconhecer uma isquemia de estoma não é difícil; se a mucosa parecer azulada, provavelmente está isquêmica. Se o estoma não for viável, o intestino pode retrair para dentro da cavidade peritoneal. Pode vir, em seguida, uma peritonite fecal que pode necessitar de intervenção cirúrgica de emergência. Menos crítica, a colostomia do cólon sigmóide pode retrair e as fezes passarem para a extremidade inferior da incisão abdominal, em um trajeto subcutâneo, a partir da abertura original na fáscia do músculo reto do abdome. Em conseqüência menos danosa, o estoma se separa da pele na área não viável, gerando uma estenose.

Manuseio

Se o paciente não consegue lidar com a retração ou a estenose do estoma, torna-se necessária uma revisão. A dilatação da estenose apenas ao nível da pele não é recomendável. Uma laparotomia formal com ressecção de colostomia e a criação de um novo estoma é o mais indicado se o comprimento da extremidade do cólon estampado não for adequado, não podendo ser consertado por uma abordagem apenas local. Entretanto, deve-se fazer uma tentativa de circuncidar a colostomia por descolamento e dissecação romba, para liberar o estoma e ressuturá-lo.

Raramente, a estenose ocorre ao nível da fáscia, o que geralmente resulta de uma abertura inadequada na própria fáscia, ou de comprometimento vascular. O tratamento requer mobilização do intestino, alargamento da abertura da fáscia e ressutura do cólon.

Resultados

Há poucas publicações disponíveis em trabalhos contemporâneos sobre este assunto. A excisão local da cicatriz na junção mucocutânea é considerada como uma opção de tratamento, com uma taxa de êxito de 61%, para a cura da estenose.

Abscesso e Perfuração de Paracolostomia

O abscesso de paracolostomia é uma complicação pós-operatória rara. O problema pode ocorrer após a maturação da ileostomia quando os pontos aplicados são muito profundamente e perfuram a parede e penetram a luz intestinal no momento da eversão, o que também pode se desenvolver como uma conseqüência de recorrência de doença de Crohn.

Esta complicação pode também ser o resultado de retração do estoma com contaminação fecal do tecido subcutâneo. Mais freqüentemente, manobras intempestivas de irrigação do estoma podem levar à perfuração e abscesso. O líquido de irrigação ou o dispositivo empregado para a inserção dentro do estoma pode perfurar a parede intestinal, ganhando acesso ao plano subcutâneo.

Os sintomas decorrentes da irrigação inadequada com freqüência se encontram associados à dor abdominal local imediata. A sepse óbvia pode ocorrer com evidência de celulite da parede abdominal em torno do estoma. Se o processo disseca o subcutâneo para dentro da cavidade peritoneal ou se iniciou dentro da cavidade abdominal, pode levar a uma peritonite generalizada.

Conduta

O abscesso com perfuração é uma ocorrência grave e séptica importante, que geralmente requer uma cirurgia urgente e debridamento extenso em torno do estoma, drenagem, relocalização do estoma e, em algumas situações, uma colostomia ou ileostomia proximal derivativa.

Hemorragia

A hemorragia da colostomia é extremamente rara no pós-operatório imediato. Entretanto, se há hipertensão porta por cirrose secundária à ingestão de álcool ou colangite esclerosante, a mucosa do intestino exposto se encontra completa e predisposta ao sangramento às vezes considerável. O sangramento tem como origem varizes enteroestomais localizadas ao nível da junção mucocutânea, uma conseqüência de comunicação com a rede venosa de alta pressão das veias mesentéricas superior e inferior. A erosão ou traumatismo das veias varicosas pode exacerbar a hemorragia.

Tratamento

A abordagem inicial geralmente é a compressão digital da área hemorrágica. Outros autores sugeriram alternativas que incluem sutura das áreas que sangram, administração de betabloqueadores e a escleroterapia por injeção. Se estas tentativas falham, pode ser necessário um *shunt* (curto-circuito) portossistêmico para controlar uma hemorragia importante. Outros autores realizaram desconexões mucocutâneas chegando ao nível da fáscia do músculo reto do abdome. As veias varicosas são, então, dissecadas e ligadas. Têm sido relatados bons resultados.

Prolapso do Estoma

O prolapso ocorre com muito mais freqüência em pacientes que receberam uma colostomia em alça do que naqueles com estoma terminal. O prolapso pode ocorrer cedo ou tarde no pós-operatório. A causa pode ser uma abertura hiperdimensionada do orifício para o estoma na parede abdominal, uma alça sigmóide redundante antes do estoma, aumento súbito da pressão abdominal, uso de dispositivo rígido de bolsa com cinto apertado, a presença de um cólon redundante, ou simplesmente o estoma já ter sido criado muito comprido em relação à parede abdominal. A condição freqüentemente está associada a uma hérnia pericolostomia.

Tratamento

Na ausência da associação de hérnia, o tratamento do prolapso geralmente não requer laparotomia. Se o prolapso ocorrer logo após ter sido construída a colostomia é circuncidada por dissecção romba na junção mucocutânea, e a extremidade intestinal é liberada, ressecada e ressuturada. Se o prolapso ocorre vários meses após a cirurgia inicial, a incisão deve ser feita na mucosa ao invés de na pele ou na límbia mucocutânea. O aporte sangüíneo a partir da pele adjacente é suficiente para manter a viabilidade do estoma, e é feita uma anastomose entre o cólon distal e a mucosa residual. É importante liberar o máximo de cólon possível e ressecá-lo para evitar a recorrência de prolapso. Alguns cirurgiões modificam o procedimento de Delorme[262] como uma abordagem alternativa.

O prolapso agudo de estoma não é raro, porém requer atenção imediata para evitá-lo, o que é conseguido com pressão suave sobre o estoma, como descrito no Capítulo 17. Assim como com a terapia osmótica pelo emprego de açúcar aplicado no prolapso, o mesmo tratamento mostrou-se eficaz para o prolapso agudo e irredutível de estoma.

Resultados

O prolapso representa até 13% das complicações que o estoma pode sofrer, e que necessitam de cirurgia. Os procedimentos de fixação local do retorno à pele não conseguiram evitar o prolapso recorrente em até 65% dos casos, porém, quando há êxito, evita-se um procedimento cirúrgico mais amplo e de maior morbidade.

Hérnia Periestomal

A causa mais comum de uma hérnia periestomal é a colocação do estoma em uma localização pararretal.[263] Relata-se que a prevalência desta complicação é de 2,8% nos casos de estoma trazidos através do músculo e em 21,6% nos estornos trazidos pararetalmente, lateralmente, uma diferença altamente significativa. Outras causas possíveis de hérnia periestomal incluem a localização do estoma na própria incisão cirúrgica de laparotomia e a criação de uma abertura muito ampla na parede abdominal para passagem do estoma, ganho de peso, os efeitos do processo de envelhecimento, outras doenças sistêmicas e problemas nutricionais.

Tratamento

As escolhas de abordagens cirúrgicas para a reparação da hérnia periestomal geralmente são ditadas por seu tamanho. Hérnias relativamente pequenas podem ser reparadas por sutura direta, em volta da colostomia, reparando a parede abdominal e rematurando o estoma. Esta técnica é sugerida apenas se a colostomia tiver sido criada em localização adequada (*i. e.*, através do músculo reto do abdome seccionado). Se estiver presente uma pequena hérnia em conjunção com um estoma localizado inadequadamente, a colostomia provavelmente deverá ser reposicionada, seja por laparoscopia, seja por um método de túnel parietal intraperitoneal. O emprego da cicatriz umbilical não é um conceito único. Alguns cirurgiões preferem criar a colostomia no umbigo, sobretudo devido à sua baixa incidência de complicações. Se for criada uma colostomia umbilical, a técnica de construção é essencialmente a mesma, mas é importante remover toda a pele que tende a virar para dentro da própria cicatriz.

É melhor, sempre que possível, utilizar o tecido do próprio paciente para reparo. A reconstrução de hérnias maiores ou maciças, no entanto, geralmente requer o uso de materiais sintéticos (p. ex., mecha Marlex, prótese Dacron, ou Gore-Tex). Ao se fazer o reparo da hérnia, alguns cirurgiões preferem manter o estoma na localização original, empregando uma tela em torno da extremidade intestinal colostomizada. Outros trazem o intestino através do meio do material sintético escolhido. Prefiro utilizar a tela, se necessário, para efetuar o reparo e relocalizar o estoma em outro lugar.

Apesar de sempre existir a possibilidade de ocorrer sepse se um material protético for colocado em um campo contaminado, raramente isto se torna um problema.

Resultados

Um estudo identificou 42 indivíduos que foram submetidos ao reparo de hérnia paracolostômica, uma incidência de 34% de todas as complicações operatórias de estoma. O reparo local falhou em 47%, mas a mudança do local do estoma para o umbigo ou o lado direito do abdome teve mais êxito (57%). Alguns cirurgiões acham que a relocalização do estoma é melhor para o reparo fascial direto. Além disso, para pacientes com recidiva da hérnia, um material protético é o mais indicado, e com mais êxito de cura. A maioria dos pacientes com prolapso, contudo, é relativamente assintomática; portanto, a intervenção cirúrgica torna-se desnecessária.

Doença de Crohn Recidivante

A doença de Crohn pode recidivar no local do estoma. Por exemplo, se a doença de Crohn recidiva, então a conduta médica do processo subjacente de doença pode resolver a inflamação e melhorar as queixas do paciente. Entretanto, devido à diarréia e à incapacidade de se manter satisfatoriamente um dispositivo de bolsa, uma ressecção intestinal mais extensa e, possivelmente, uma ileostomia podem ser necessárias (ver *Complicações de Ileostomia*).

A neoplasia recidivante pode ser provocada por implantação do tumor no período da ressecção ou por uma margem de ressecção insuficiente, ou uma segunda lesão primária. O tratamento recomendado é a ressecção radical da área doente, incluindo parte da própria parede abdominal (pele, músculo, aponeurose) com relocalização do estoma.

Técnicas Alternativas para a Criação e Manuseio de Colostomia de Sigmóide

Maturação do Estoma por Grampeamento

Além da técnica convencional de maturação manual da colostomia de sigmóide, o dispositivo de grampeamento circular tem sido usado para se realizar uma colostomia terminal, o que permite uma abertura geometricamente perfeita, mas que não evita o desenvolvimento de complicações de estoma relacionadas à isquemia, tensão e localização inadequada.

Técnica

Cria-se uma pequena abertura ampla na parede abdominal o bastante para passar a haste central do grampeador sem a bigorna. Uma sutura em bolsa é feita no cólon distal da maneira habitual, e a bigorna é inserida dentro da extremidade intestinal. O cartucho e a bigorna do grampeador são aproximados, e o instrumento é disparado, fazendo-se uma anastomose colocutânea por meio do grampeamento circular.

Outra alternativa ao grampeador consiste na aplicação de grampos comuns de pele para maturar o estoma; estes grampos são removidos no décimo dia de pós-operatório.

Inserção Primária de Implante de Tela

A tela protética é recortada adequadamente, e uma janela de tamanho apropriado é criada para permitir que o cólon passe através dela. A tela é fixada ao peritônio e à fáscia posterior do reto abdominal. É discutível se esta abordagem é necessária. Acredito que um estoma adequadamente localizado e maturado provavelmente não acarreta nenhum problema subseqüente.

Colostomia Continente

A procura por continência em uma colostomia estimulou muitas tentativas de se controlarem as secreções por meio de próteses, que podem ser consideradas de quatro categorias: dispositivos externos, técnica cirúrgica isoladamente, técnica cirúrgica com dispositivos passivos implantados e técnica cirúrgica com dispositivos implantados ativos. Estes incluem a colostomia continente de Kock, que foi amplamente abandonada, exceto no caso de cecostomia continente. A rolha balão, o dispositivo de colostomia de anel magnético e o anel implantável de Prager não estão mais disponíveis devido às complicações de erosão e necrose do intestino ou do estoma.[264]

Outros autores empregam músculo liso intestinal para formar um esfíncter em torno do estoma. Em estudo envolvendo mais de 500 pacientes, 40 não necessitaram de dispositivo, e apenas cinco requereram a remoção do implante cirúrgico.

Irrigação da Colostomia

A irrigação da colostomia é um método de controle intestinal oferecido a pacientes selecionados, com colostomias de cólon sigmóide ou de cólon descendente. O sucesso depende do interesse pessoal, dos hábitos intestinais antes da cirurgia, de destreza manual, da disponibilidade de instalações sanitárias e do estilo de vida do paciente. Os critérios de seleção para pacientes candidatos à irrigação da colostomia são os seguintes (para paciente portador de colostomia definitiva de cólon descendente sigmóide):

- O paciente deve ser capaz fisica e mentalmente de realizar sua própria higiene.
- O paciente deve estar motivado a aprender o procedimento e a aderir a um horário.
- O paciente não deve ter nenhuma história anterior de doença intestinal inflamatória (DII), radioterapia (do abdome ou da pelve), ou outra ressecção intestinal importante.
- O paciente deve ter uma história de padrão intestinal regular ou constipação.
- O paciente deve ter disponibilidade de instalações sanitárias, incluindo água corrente.

As técnicas de irrigação são freqüentemente ensinadas no quinto ou sexto dia de pós-operatório, e, para alguns pacientes, alguns meses após a cirurgia. É aconselhável aprender a técnica, mas a decisão de se utilizar a irrigação deve ser pessoal. Os problemas de manuseio do estoma como hérnia e estenose, assim como defeitos visuais do paciente, destreza prejudicada, medo do procedimento de irrigação e queixa do tempo necessário, jogam contra a irrigação.

Método

Um bico, um cone ou um cateter é inserido dentro do estoma. A ponta do cone atualmente está sendo usada com mais freqüência para a irrigação da colostomia do que o cateter, não apenas devido ao menor risco de perfurar o intestino, mas também porque fornece uma válvula para evitar o refluxo. O cólon não precisa ser lavado; o intestino é meramente estimulado com o irrigante para produzir evacuação. A altura da bolsa deve ser ajustada para permitir um fluxo regular dentro do estoma. A água morna (750 a 1.000 ml) é lentamente instilada em um período de 5 a 10 minutos. Deve-se experimentar com diferentes volumes de irrigação para se determinar o programa mais eficaz para cada paciente. Após esperar aproximadamente 1 minuto, o paciente remove o cone, e a água e as fezes passam através da bainha de irrigação para o vaso sanitário. A maior parte do que reflui geralmente é coletada em 15 minutos. A bainha coletora pode então ser fechada enquanto o paciente se prepara para outras atividades. Após cerca de 45 minutos, o líquido irrigante geralmente terá sido expelido. Com o tempo, o paciente pode necessitar de irrigações apenas a cada 48 horas ou mesmo a cada 72 horas. Alguns, no entanto, podem nunca ser capazes de irrigar satisfatoriamente e necessitar de uma bolsa permanente na maior parte do tempo. Em tais circunstâncias, é difícil justificar o tempo e o esforço gastos para realizar a irrigação do estoma.

COLOSTOMIA DE CÓLON TRANSVERSO

Indicações

A colostomia no cólon transverso é um procedimento freqüentemente empregado de forma temporária por vários motivos: lesões obstrutivas ou perfurantes do cólon esquerdo, traumatismo, vazamento anastomótico, anomalias congênitas, incontinência fecal, e para proteger a anastomose. Com o desenvolvimento das técnicas de sutura e de grampeamento, no entanto, esta última indicação está quase em desuso.

Técnica

Colostomia em Alça ou em "Cano Duplo"

Se a colostomia de cólon transverso é empreendida em uma situação de emergência, deve ser acompanhada por uma completa laparotomia exploratória, identificando a natureza da doença causal. O ideal é a colostomia ser criada o mais distalmente possível e, se realizada no cólon transverso, deve ser feita no lado esquerdo para reduzir o risco de prolapso do ramo eferente. Colocando-se a abertura no cólon transverso esquerdo, o ângulo esplênico fixa o cólon e limita o risco desta complicação.

A colostomia de cólon transverso deve ser trazida através do pertuito no músculo reto abdominal, sobre um calço ou um esporão. O omento é liberado do cólon transverso por uma distância suficiente para permitir sua exteriorização sem tensão. A colostomia é então maturada abrindo-a longitudinalmente e suturando a borda do mesmo à pele. O calço ou esporão podem ser removidos assim que o edema for suficiente para manter a exteriorização do cólon.

Adequação da Derivação Fecal

Uma transversostomia em alça adequadamente construída é um estoma de derivação fecal completo. A menos qua a alça intestinal proximal retraia, é impossível que as fezes passem para a alça distal. Três fatores são responsáveis pelo insucesso das colostomias em alça:

1. Retração.
2. Redução de prolapso de colostomia em alça (invariavelmente associada à retração da alça proximal).
3. Técnica de derivação intestinal inadequada.

Colostomia Dividida

A derivação fecal inadequada pode ser abordada por "grampeamento" da extremidade da alça intestinal distal, ou por seccionar a parede posterior (esporão) da alça colostomizada, criando uma transversocolostomia terminal, e realizando uma anastomose do cólon látero-lateral do segmento distal. Este último método, uma alternativa ao conceito de estoma de "cano duplo", é de confecção demorada e pode necessitar de uma laparotomia para fechamento e restabelecimento de trânsito.

A assim chamada "colostomia em alça terminal" é uma outra opção; a alça proximal e a borda antimesentérica da alça distal são trazidas através da parede abdominal, seguindo-se a secção, por grampos, da extremidade intestinal. Em um paciente obeso às vezes é impossível liberar o cólon transverso suficiente para ser exteriorizado da cavidade abdominal como uma alça. Da mesma maneira, o intestino é seccionado, e a extremidade distal, fechada por sutura. A colostomia é, então, confeccionada empregando-se a extremidade proximal do cólon transverso, maturando-o de maneira semelhante à da colostomia de sigmóide convencional. Outra alternativa em tais pacientes é realizar uma ileostomia em alça (ver adiante).

Resultados da Confecção de Colostomias de Alça

Fazer uma transversostomia pode não ser considerado uma conduta aleatória. A taxa de complicações da transversostomia oscila entre10-50%.

Os métodos para se evitarem complicações da transversostomia são semelhantes àqueles da colostomia sigmóide. O tamanho do túnel da parede abdominal para abrigar a alça intestinal a ser estomizada deve ser adequado para evitar edema, estreitamento e obstrução. O ideal é escolher o posicionamento adequado do estoma antes da cirurgia; porém, nem sempre isto é possível se a indicação da colostomia não foi prevista no pré-operatório. Se a colostomia for feita com a alça intestinal sob tensão, provavelmente resultará em retração ou necrose. Mas o prolapso da colostomia é uma complicação mais freqüente, geralmente da membrana eferente. Se a colostomia passa pela incisão abdominal de acesso cirúrgico, pode resultar em prolapso.

Tratamento do Prolapso de Colostomia em Alça

Vários métodos têm sido propostos para tratar o prolapso de colostomia. Um deles é o emprego de um botão acolchoado colocado na parede abdominal, com uma sutura não absorvível passada através do orifício do botão, apanhando toda a espessura da parede abdominal (pele e fáscia) e intestino. A coloração de um dedo na luz do intestino ajuda a reduzir o prolapso e direcionar a entrada da agulha através do intestino. O resultado é fixar o intestino reduzido firmemente à parede abdominal anterior, evitando uma posterior intussuscepção.

Outros autores descreveram uma sutura em cordão de bolsa para estreitar o orifício de colostomia. Outro é um dispositivo que consiste em atar a base de um pessário de Gellhorn à placa de um aplicativo de colostomia. Outra opção para tratar o prolapso é chulear a alça distal, dissecar a extremidade intestinal, sobrecosturá-lo, e ressuturar a extremidade do estoma.

Comentário: deve-se tentar evitar, sempre que possível, uma transversocolostomia em alça permanente. Ocasionalmente, a chamada "colostomia temporária" pode, inevitavelmente, se tornar permanente, geralmente porque a anastomose distal não está perfeito ou o paciente desenvolveu outros problemas médicos sérios que impedem uma posterior intervenção cirúrgica. Se surgirem tais problemas, o cirurgião pode considerar um dos métodos descritos para controlar o prolapso da alça intestinal eferente.

Fechamento da Colostomia

Muito tem sido publicado acerca do fechamento da colostomia. Para resumir: o fechamento precoce da colostomia está associado a um elevado grau de morbidade e pode levar à ressecção do intestino, e na experiência da maioria dos autores, torna-se mais trabalhoso do que o simples fechamento de estoma. A infecção da incisão é de longe a complicação mais freqüente; evitá-la, portanto, deve ser possível pelo adiamento do fechamento do estoma.

Técnica

A técnica que eu prefiro para o fechamento de colostomia é a seguinte: o paciente submete-se a preparo intestinal completo, como se fosse para uma ressecção de cólon. Ambas as alças da colostomia são irrigadas, e o reto é irrigado pelo ânus na manhã da cirurgia, até que o retorno esteja limpo. São administrados antibióticos endovenosos de amplo espectro antes de o paciente ingressar na sala de cirurgia, seguindo o mesmo protocolo que é empregado para a ressecção intestinal.

A pele em volta da colostomia é seccionada circularmente por meio de um cautério de diatermia, deixando uma bainha de pele aderida ao estoma. A extremidade intestinal é dissecada até o nível da fáscia do reto abdominal. A cavidade peritoneal é penetrada; são colocadas pinças na fáscia, e o intestino é liberado circunferencialmente da mesma. A pele e o tecido fibroso restante são excisados. O fechamento da parede anterior do intestino é então efetuado de maneira transversa em relação ao maior eixo ou eixo longitudinal do cólon transverso com suturas absorvíveis de longo prazo, espaçadas, ou por meio de uma técnica de grampeamento. Se o edema e a fibrose dificultam o fechamento seguro, a alça intestinal sede do esterno é ressecada, e uma anastomose término-terminal é realizada, como em qualquer ressecção de cólon. A fáscia então é aproximada com suturas absorvíveis de longo prazo, separadas. Devido ao elevado risco de infecção, a incisão cutânea é deixada aberta para fechamento por segunda intenção tardio. A incisão é preenchida ou com gaze com iodofórmio, ou uma esponja embebida de Betadine, sendo secundariamente, fechada 3 ou 4 dias depois. No pós-operatório, o paciente é mantido sob hidratação venosa até que a ingesta oral possa ser tolerada. Não é aconselhável a sonda nasogástrica.

CECOSTOMIA

Cecostomia é um procedimento com finalidade descompressiva. Produz essencialmente um respiradouro do intestino e pode ser modelado como um procedimento aberto ou por inserção de uma sonda, percutaneamente ou por laparotomia.

Esta forma de estoma pode ser empregada para a abordagem do volvo cecal e ileocolônico (síndrome de Ogilvie).[265] Outras opções de estomas são preferidas por outras indicações. Se uma derivação do fluxo fecal for desejada, então deve ser considerada uma ileostomia. Uma ileostomia também é um estoma melhor quando se lida com o manuseio da bolsa.

Uma cecostomia deve, de forma ideal, ser realizada pela técnica de exteriorização do ceco. Se tiver que ser realizada como um procedimento "às escuras", como na dilatação cecal aguda, pratica-se uma pequena incisão no quadrante inferior direito do abdome de maneira semelhante à abordagem utilizada para apendicectomia. Entretanto, em vez de se atravessar o músculo, os músculos oblíquos externo e interno e o transverso abdominais, eles devem ser dissecados. O peritônio é exposto e seccionado cuidadosamente evitando-se lesar o ceco distendido. O ceco tende a se exteriorizar sob pressão através de incisão cirúrgica; mas se estiver tão distendido a ponto de não poder ser exteriorizado através da incisão, pode ser descomprimido por aspiração com agulha ou trocarte. A superfície seromuscular do ceco é suturada à parede abdominal com pontos com fios absorvíveis de longa duração separados. Depois que a parede abdominal tiver sido suturada desta maneira, o ceco é aberto e a borda de corte do intestino é suturada a toda espessura da pele, de maneira semelhante à empregada para maturar uma colostomia convencional.

Mesmo quando esta técnica é aplicada adequadamente, manuseio de bolsas pode ser extremamente difícil. O conteúdo do esterno é corrosivo e líquido. Mas devido ao fato de a cecostomia não fazer uma total derivação fecal, a drenagem pode, na realidade, ser mínima. A pobreza da literatura recente sobre o assunto é um testemunho da sua pouca aplicabilidade e a sua substituição por procedimentos de derivação fecal alternativos.

Cecostomia Continente

Kock *et al.* realizaram cecostomias continentes em 30 pacientes isolando o ceco do resto do cólon por secção e deixando a válvula ileocecal na extremidade distal confeccionada com um segmento isolado do íleo. Quando se comparam os resultados funcionais da cecostomia continente com os da ileostomia continente, observa-se que esta última é superior.

ILEOSTOMIA

Uma ileostomia é utilizada com freqüência no manejo de DII (colite ulcerativa ou doença de Crohn), polipose familial, anomalias congênitas, carcinomatose, traumatismo, e como uma derivação fecal para proteger uma anastomose intestinal distal. A escolha do local para uma ileostomia é realizada pelo mesmo princípio que para a colostomia.

Perspectiva Histórica

As publicações de Brooke, Crile e Turnbull[266] influenciaram nossos conceitos atuais sobre maturação primária da ileostomia, o que envolvia essencialmente cobrir a superfície serosa da ileostomia para evitar uma serosite e a formação de estreitamento.

Técnica

Um disco circular de pele é ressecado de um local previamente marcado na parede abdominal. Devido ao emprego de uma técnica subcutânea ao invés de suturas através de toda a espessura da pele, é preferível aplanar a pele obliquamente ao se fazer a incisão, o que enfatiza a face subcutânea para uma sutura mais fácil. O íleo é posicionado através de uma separação de fibras do reto abdominal, saindo da parede abdominal, até uma distância de 4 ou 5 cm. Após a fixação extra ou intraperitoneal da serosa intestinal ao peritônio, o mesentério do íleo distal é seccionado.

Três suturas são aplicadas, uma na face antimesentérica do íleo e uma em cada lado do mesentério ileal. Recomenda-se uma técnica de triangulação, que consiste em suturar, em toda sua espessura, o final do intestino, a face seromuscular do íleo (ao nível da pele) e a pele. A fixação seromuscular ajuda na eversão subseqüente do intestino. Com uma extensão apropriada e uma eversão adequada, o estoma está maturado primariamente. Suturas absorvíveis, com pontos separados, são empregadas para completar a confecção da ileostomia.

Complicações: Prevenção e Tratamento

Complicações após uma ileostomia podem resultar de erro técnico do cirurgião, como um posicionamento ou uma maturação inadequadas. Em segundo lugar, a própria doença que levou o paciente à cirurgia pode provocar problemas subseqüentes de estoma. Em terceiro lugar, o próprio paciente, por treinamento inadequado de manuseio do estoma, rejeição ao estoma ou abuso alimentar, pode precipitar complicações ao nível do estoma, que podem levar a intervenções cirúrgicas.

Complicações Devido a Técnicas Inadequadas de Maturação do Estoma

Estenose e Retração

A estenose e a retração são as indicações mais freqüentes para as revisões científicas de ileostomias. Entre 18 e 30% as cirurgias corretivas são realizadas por estas razões. As causas primárias são comprimento inicial de estoma inadequado, comprometimento vascular do meso e excisão imprópria da pele. Além de um desses fatores, o ganho de peso por parte do paciente também pode ser responsável.

Tratamento: o ideal seria que a abordagem de uma estenose ou de uma retração fosse realizada sem uma cirurgia abdominal formal. Infelizmente, a retração é uma complicação que às vezes requer uma laparotomia para se conhecer a origem do problema: a extensão ideal de íleo necessária para se criar um novo estoma satisfatório. É prudente, portanto, avisar que isto pode ser uma eventualidade.

A correção da retração ou da estenose requer: (a) a excisão de pele suficiente para criar uma abertura de tamanho apropriado; e (b) a mobilização da extremidade ileal o quanto necessário para preparar um estoma de comprimento adequado. A liberação intraperitoneal do íleo é levada a cabo tão extensamente quanto possível, e o estoma é maturado da maneira habitual. Alguns autores sugeriram a implantação de três tiras de feixe de poliglactina 910 (Vicryl), fixadas longitudinalmente na serosa antes da eversão, para evitar uma retração subseqüente. Outros autores empregam o grampeamento com GIA sem lâmina para evitar a recorrência de retração, o que pode ser realizado sem anestesia, porém apenas se a retração não é do tipo fixo. Isto é, a alça ileostomizada exterioriza uma extensão apropriada, mas intermitentemente volta para dentro da cavidade abdominal produzindo um estoma retraído. Com esta técnica, são disparadas três filas de grampos na extensão da alça ileostomizada, no sentido longitudinal.

Prolapso do Estoma

O prolapso pode ser de dois tipos: fixo (irredutível) e deslizante. O tipo deslizante significa uma fixação abdominal frouxa e indica que a mobilização da ileostomia, ao se realizar uma revisão cirúrgica, predispõe a problemas subseqüentes. A retração está associada a vazamento fecal e aos conseqüentes problemas de pele por irritação fecal ácida.

Tratamento: se a protrusão do estoma não é um verdadeiro prolapso, mas simplesmente uma ileostomia que foi criada com ramo remoto longo, a mucosa ileal é incisada, preservando a junção ileocutânea, e o estoma é invertido. O íleo redundante é ressecado circunferencialmente, e o estoma é maturado da maneira habitual. Não se deve tentar realizar uma dissecção intra-abdominal para não romper a fixação intraperitoneal do estoma. Ocasionalmente, no entanto, com um tipo deslizante de prolapso, é tanto intestino delgado liberado que alguma forma de fixação intraperitoneal torna-se necessária, o que pode ser realizado por laparotomia; ou deve-se considerar o grampeamento linear de fixação mencionado na seção anterior.

Fístula do Estoma

A fístula não é uma razão rara para uma revisão cirúrgica de ileostomia; 15% das revisões são realizadas para esta indicação. As causas desta complicação são erosão por recidiva da doença de Crohn do estoma pela placa de uma bolsa, ou por aplicação profunda de suturas. Se a fístula for provocada por doença de Crohn recorrente, são necessárias a ressecção da alça ileostomizada e a reconstrução do estoma. Para outras causas, a abordagem local pode ser tentada.

Semeadura de Mucosa Ileal

A semeadura de mucosa ileal viável pode se desenvolver ao longo da linha de sutura se as suturas subcutâneas para maturação não forem utilizadas. Esta semeadura pode levar à secreção persistente e, conseqüentemente, a problemas para se adaptar a bolsa de estoma.

Conduta: a única conduta eficaz é a excisão, mas mesmo com este procedimento as células de mucosa ileal viável podem crescer de novo na superfície de um local de implante profundo. Freqüentemente, o reposicionamento do estoma é necessário.

Esta é uma complicação totalmente evitável se for empregada uma técnica de sutura cutânea adequada.

Complicações Devidas ao Posicionamento Inadequado do Estoma

As complicações mencionadas acima são provocadas por erros na técnica de confecção e maturação da ileostomia. Outra causa de complicação na construção do estoma é o posicionamento inadequado do mesmo. Este deve ser posicionado através de fibras do músculo reto abdominal, em uma área onde o paciente pode cuidar e manusear de forma apropriada, e utilizar bolsas com confiança, sem medo de vazamento fecal.

Tratamento: se o estoma estiver posicionado inadequadamente e a manipulação da bolsa for insatisfatória, o reposicionamento do estoma é necessário, o que pode ser realizado por laparotomia, ou por um método de túnel abdominal sem exploração abdominal completa, como descrito para reposicionar uma colostomia.

Hérnia paraileostômica: relata-se que hérnias paraileostômicas ocorrem em até 28% dos pacientes com uma ileostomia terminal.

Tratamento. a hérnia paraileostômica é uma complicação geralmente provocada por um erro no posicionamento do estoma. O reparo cirúrgico é efetuado de maneira semelhante ao descrito para hérnias de colostomia, com ou sem tela. Infelizmente, a maioria destas complicações geralmente requer o reposicionamento cirúrgico da ileostomia.

Mesmo na ausência de uma hérnia paraestomal o suporte adicional da bolsa de ileostomia pode ser realizado com uma cinta apropriada, principalmente ao se levantar peso ou durante exercício. Optando-se pela conduta não cirúrgica de uma hérnia, os cintos estão disponíveis em até 27 cm de largura.

Outras Complicações

Doença de Crohn Recorrente e Outras Manifestações de DII na Ileostomia

A conduta médica da doença de Crohn recorrente no estoma ou no intestino proximal é discutido no Capítulo 30. A conduta conservadora inclui debridamento, curetagem, checagem e confecção de um suporte para o estoma, com tiras de Telfa colocadas na base da úlcera com uma bolsa convencional ou Modelo Perry nº 51. Pode haver sucesso na manobra não cirúrgica. Quando a terapia médica não tem sucesso, a revisão cirúrgica com reposicionamento do estoma é necessária. A rotação ou o avanço de enxertos de pele em volta do estoma também foram empregados com algum sucesso.

Enterites Infecciosas

Foi relatado que o *Campylobacter jejuni* pode provocar ulcerações profundas do estoma em associação à ileíte aguda. Este relato de caso enfatiza a importância de se proceder à cultura de fezes na avaliação de um paciente com suspeita de DII recorrente.

Carcinoma na Ileostomia

Doença intestinal inflamatória: o carcinoma que surge em uma ileostomia pode ocorrer após a semeadura de células tumorais viáveis no momento da cirurgia original, ou como uma conseqüência de algum fenômeno displásico de desenvolvimento tardio. Os sinais e os sintomas de apresentação mais comuns incluem sangramento, ulceração e massa friável no local da ileostomia.

O tratamento requer a ressecção em bloco do estoma, do mesentério adjacente e da parede abdominal, e a confecção de uma nova ileostomia. Alguns autores sugerem a triagem de pacientes assintomáticos com ileostomias de longa duração por meio de biopsia, procurando alterações displásicas ou neoplásicas.

Polipose Adenomatosa Familial

A polipose adenomatosa familial (FAP) pode estar associada a tumores e condições semelhantes a tumores por todo o trato gastrintestinal. Apesar de a maioria das lesões no intestino delgado ocorrerem em áreas de hiperplasia linfóide, têm sido relatados adenomas no íleo em 20% dos casos estudados. Estes tumores podem ser vistos no estoma. Também têm sido relatados adenocarcinomas no estoma. Como ainda é discutível o desenvolvimento de malignidade em estoma, recomenda-se um seguimento cuidadoso com ileoscopias e biopsias.

Hemorragia

Os pacientes com cirrose e hipertensão porta apresentam maior potencial para desenvolver comunicações vasculares dentro de aderências entre as veias ileais (portais) e as veias (sistêmicas) da parede abdominal anterior, o que pode levar a uma hemorragia da ileostomia a partir de varizes paraestomais. A escleroterapia traz apenas um alívio temporário. O sucesso da derivação vascular direcionada para aliviar a hipertensão porta deve evitar hemorragias subseqüentes, mas o procedimento pode acelerar a insuficiência hepática.

Traumatismo

O traumatismo da ileostomia pode ser acidental ou doloso. O risco desta complicação aumenta quando o estoma é mais longo que o necessário.

Ileostomia no Idoso

A idade avançada parece não ser uma contra-indicação para uma ileostomia. Freqüentemente têm mais dificuldade em manusear bolsa de ileostomias.

Avaliação dos Resultados pelo Paciente: Estilo de Vida e Função Sexual

Muitos estudos têm abordado aspectos psicológicos e sexuais de pacientes que foram submetidos a cirurgias, resultando em ileostomias ou colostomias. Apesar de alguns não relatarem qualquer problema decorrente do estoma, a maioria relata graus variados de problemas psicológicos (imagem corporal) e sexuais (esterilidade e impotência), o que sugere que o cirurgião ou estomaterapeuta deve discutir estes problemas com os pacientes antes de se realizarem cirurgias de ostomia permanente. Certamente, um cirurgião experimentado assim como um estomaterapeuta experiente e ostomizados visitantes podem criar um clima em que o paciente pode se sentir à vontade para pedir orientações sobre assuntos sexuais e sociais.

ILEOSTOMIA EM ALÇA

A ileostomia em alça é uma técnica eficaz na abordagem cirúrgica da obstrução de cólon, protegendo uma anastomose distal, desviando o fluxo fecal no tratamento de megacólon tóxico. Além disso, uma ileostomia em alça pode ser feita quando o estoma ileal terminal é de difícil confecção. Um problema destes surge em pacientes obesos, nos quais o mesentério pode estar encurtado e espessado, o que também pode ser encontrado quando o íleo distal foi previamente ressecado.

Técnica de Confecção

Um disco circular de pele é ressecado, da mesma maneira e no mesmo local como para uma ileostomia convencional. Uma alça ileal adequada é escolhida. Coloca-se um dreno de Penrose ou um cateter de borracha em torno do intestino passando por uma brecha feita no meso. A alça de intestino delgado é trazida através da separação de fibras do músculo reto abdominal. O cateter ou a haste descritas suportam a alça intestinal, e o intestino é aberto ao nível da pele na extremidade distal, não funcionante. O estoma é criado por eversão com suturas mucosa e subcutânea com pontos, manobra facilitada separada, e por meio de pinças de Babcock. A haste geralmente é removida em 3 a 5 dias, com o aspecto geral e os resultados funcionais idênticos aos obtidos por ileostomia terminal convencional.

Outros autores propõem ileostomia dividida ou "ileostomia em cano duplo", análoga à de alça terminal previamente mencionada. Apesar de esta técnica poder, com freqüência, ser realizada com segurança, há o risco potencial de o fornecimento sangüíneo ser insuficiente. Este procedimento pode também ser feito laparoscopicamente (ver Capítulo 27).

Resultados

A ileostomia em alça geralmente é um estoma temporário. As complicações incluem obstrução de intestino delgado, retração necessitando de revisão cirúrgica, abscesso periostomal e dificuldade no manuseio de bolsas.

Técnica para Fechamento do Estoma

O fechamento do estoma pode quase sempre ser feito sem laparotomia completa, circuncidando a ileostomia como para uma revisão cirúrgica. As alças intestinais proximal e distal são mobilizadas e ressecadas do lado de fora da parede abdominal. A anastomose pode ser suturada, ou pode ser látero-lateral empregando-se um grampeador circular. A anastomose grampeada tem a vantagem teórica de se criar um diâmetro luminal bem maior.

Resultados

As complicações de fechamento incluem vazamento anastomótico, hérnia e infecção da incisão.

NOTAS DO REVISOR TÉCNICO

262. DELORME, Edmond (1847-1929), cirurgião; francês, nascido em Lunéville, França. Militar, esteve em guerras por toda Europa e Norte da África, tendo introduzido conceitos de anti-sepsia nas forças armadas francesas. Condecorado como Grande Oficial de Legião de Honra da França, ocupou vários cargos médicos e militares. Contribuiu grandemente com a cirurgia, sobretudo com trabalhos sobre feridas de guerra, fraturas e decorticações pulmonares e cirurgias colorretais, destacando-se sua técnica para correção de prolapso retal.
263. Hérnia paraestomal decorrente de posicionamento de estoma pararretal: há unanimidade (ou quase) sobre o posicionamento dos estomas na parede abdominal, que deve ser através do músculo reto abdominal, por divulsão (sem secção) das fibras musculares no sentido longitudinal, passando a alça a ser ostomizada pela abertura assim feita. Não é correto a passagem da alça a ser ostomizada através de secção peritoneal e da bainha do músculo reto abdominal do lado esteno ou lateral do mesmo, pois decorrerá uma fraqueza da parede em volta do estoma facilitando a formação de hérnias. Da mesm forma não é uma boa técnica a passagem da alça a ser ostomizada pela face interna ou medial do músculo reto abdominal, pelo mesmo motivo.
264. Colostomia com anel magnético: esta técnica consiste em se colocar uma argola imantada em torno da alça ostomizada, de preferência no plano subcutâneo, bem próximo da pele. A boca do estoma é obliterado por uma "rolha" metálica imantada de pólo inverso ao do anel, com a base alargada de forma a coincidir com o anel imantado subcutâneo. Por atração magnética, quando a "rolha" com as bordas imantadas é introduzida no estoma, sua aba é atraída pelo anel subcutâneo, vedando totalmente a passagem de fezes pelo estoma. Todavia a forte compressão da boca do estoma e da pele ao seu redor pela força de atração dos dois ímãs pode levar a sofrimento vascular, com conseqüente necrose, tanto da pelo periostomal quanto do próprio estoma, motivo pelo qual esta técnica foi relegada.
265. OGILVIE, William Heneage, cirurgião chileno, radicado em Londres, Inglaterra, primeiro a descrever a síndrome que lhe leva o nome, publicada em : OGILVIE, W.H. *A large intestine colic due to sympathetic deprivation: a new clinical syndrome.* Br Med J 1948; 2:671-3. A síndrome de pseudo-obstrução aguda dos cólons (ou síndrome de OGILVIE ou dilatação cecal não oclusiva ou megacólon não tóxico ou obstrução colônica idiopática ou íleo adinâmico do cólon ou íleo colônico) é uma síndrome obstrutiva sem obstáculo mecânico, transitória e reversível com quadro clínico semelhante à obstrução intestinal mecânica dos cólons, de diagnóstico geralmente hospitalar e raramente ambulatorial. Acompanhou dois pacientes portadores de neoplasia abdominal invadindo o plexo simpático subdiafragmático, explicando ele a ocorrência oclusiva como sendo devida à desnervação simpática intestinal, causada pela invasão tumoral
266. BROOKE, Bryan N. (1915-), cirurgião britânico: ileostomia (bolsa ileal em que o íleo proximal é seccionado, trazido através da parede abdominal, invaginado, e suas bordas suturadas à pele em volta do estoma, mantendo-se um excesso de 2 centímetros de extremidade ileal além da pele, com sutura adicional.

32

Estomatoterapia

CUIDADOS PRÉ-OPERATÓRIOS

Foram discutidos no Capítulo 31.

FUNÇÃO E CUIDADOS COM O ESTOMA

As derivações fecal e urinária podem ser realizadas em pacientes em decorrência de várias indicações e situações clínicas. Segue uma visão global breve dos vários estomas.

Estomas Gastrointestinais

Os estomas podem ser construídos no intestino delgado (p. ex., jejunostomia, ileostomia e ileostomia continente) ou no cólon (p. ex., cecostomia e colostomia de transverso, de descendente e de sigmóide).

Com exceção da ileostomia continente, as indicações para os vários estomas foram discutidas no Capítulo 31. Devido ao desenvolvimento do procedimento cirúrgico de bolsa pélvica, a ileostomia continente é realizada em caso de conversão de ileostomias permanentes e ileostomias convencionais (Brooke) e nos casos de procedimentos de reservatório-anal malsucedidos. Também pode ser feita em pacientes com incontinência anal.

Ileostomia Continente (Kock)

No período pós-operatório imediato, uma das preocupações importantes é estabilizar o cateter de drenagem desfuncionante, que é colocado na bolsa, para garantir que a bolsa drene adequadamente.

Para minimizar o entupimento da sonda, é recomendável fazer irrigações suaves com 20 a 30 ml de solução salina normal, iniciando antes no pós-operatório imediato e continuando a cada 2 ou 3 horas nos dias seguintes à cirurgia. Os intervalos entre as irrigações podem ser aumentados, baseando-se na eficiência de drenagem da sonda. É extremamente importante evitar a hiperdistensão da bolsa durante as semanas seguintes à cirurgia para diminuir a probabilidade de invaginação da válvula continente. A bolsa de drenagem pode ser afixada ao leito ou à perna do paciente para manter uma drenagem constante.

Estomas Urinários

Os estomas urinários incluem o estoma vesical, a ureterostomia, a nefrostomia com condutos continentes ou não-continentes. São confeccionados com segmentos de íleo, jejuno ou cólon. A derivação urinária continente requer técnicas de manejo pré e pós-operatório semelhantes àquelas da ileostomia continente. É essencial evitar a hiperdistensão da bolsa antes da fixação adequada da válvula continente. Conseqüentemente, o reservatório urinário recém-criado é descomprimido por uma sonda de cecostomia e *stents* urinários bilaterais, colocando-se um cateter dobrado no conduto de saída. Dependendo da preferência do cirurgião, a sonda de cecostomia é irrigada suavemente com 20 a 30 ml de solução salina regular a cada 2 ou 3 horas. A estabilização das sondas dos drenos pode ser conseguida com uma diversidade de dispositivos de fixação de sondas. O emprego de drenagem constante através de uma bolsa de drenagem fixada ao leito ou à perna do paciente é recomendado para as primeiras semanas após a cirurgia.

MANUSEIO DO ESTOMA

Período Pós-Operatório Imediato

O uso de um sistema de bolsa adequada deve se iniciar ainda na sala de cirurgia. A placa da bolsa é fixada à pele limpa e seca do paciente para proteger a incisão e a pele periestomal, e para conter descargas do estoma. A aplicação da bolsa e a conexão a uma drenagem por gravidade são aconselhadas em estomas urinários.

Há uma diversidade de sistemas de uma ou duas peças, descartáveis, à prova de odor (Tabela 32.1). Utilizando-se um guia descartável de medida (folha de papel com marcas circulares para serem cortadas com a mesma medida do estoma) e dando o tamanho adequado para a abertura da bolsa dentro de 3 mm (um oitavo de polegada) da base da mucosa do estoma, a pele periestomal pode ser protegida, e o traumatismo de mucosa, evitado. Uma bolsa transparente e drenável permite que o clínico avalie a viabilidade do estoma, assim como seu débito. Uma pinça de vedação ou um dispositivo de intubação é então aplicado firmemente. A viabilidade e a função do estoma devem ser avaliadas diariamente pelo cirurgião e pela enfermeira estomaterapeuta e por cada turno da equipe de enfermagem.

Princípios de Ajuste

Para se decidir por qual tipo de bolsa usar, entre os vários métodos alternativos de manuseio de ostomias, é importante conhecer os város dispositivos de ostomia que são compostos de três partes – barreira da pele, a placa externa e a bolsa, que são necessários para um sistema coletor eficaz. A geração mais nova de bolsas incorpora essas partes em um único sistema, descartável ou reutilizável.

Agente Protetor da Pele

O agente protetor da pele, como a Skin Prep (Smith & Nephew United) ou Skin Gel (Hollister), forma uma bandagem clara que recobre a pele. Esses agentes prote-

TABELA 32.1. Produtos para Controlar o Odor

Internos	***Forma***	***Efeitos Colaterais***
Carvão ativado	Cápsulas	Grande dose pode interferir com a absorção de vitaminas Escurece as fezes
Complexo de clorofila com cobre	Pastilhas	Absorve algum gás Torna as fezes verde-escuro
Subgalato de bismuto	Pastilhas	Pode provocar toxicidade se ingerido em grandes doses
Subcarbonato de bismuto	Pastilhas	Constipação
Externos	***Forma***	***Descrição***
Agentes desodorizantes de bolsa	Bolsa Líquidos Pó Pastilhas	Pode conter uma combinação de água, ricinoleato de zinco, propilenoglicol Alguns contêm nitrato de prata, ácidos orgânicos, uréia e fragrância
Agentes desodorizantes de ambiente	Aerossol *Spray* de bomba Líquidos Sólidos	Podem conter água, etanol, fragrância e corantes artificiais Utilizados para limpeza e desodorização de placas e bolsas de estoma reutilizáveis
Agentes de limpeza e desodorizantes de bolsa		Podem conter água, detergente, surfactantes, petróleo líquido Deve-se enxaguar bem
Filtros de gás	Adere a bolsas de drenagem de 1 ou 2 peças	Filtro de carvão incorporado para desodorizar gás Algumas bolsas plásticas podem não permitir uma vedação segura do adesivo Seu uso não é adequado com efluente aquoso

gem a pele da irritação que o dispositivo de ostomia pode causar. Também aumentam a aderência da placa e facilitam a remoção do adesivo das placas reutilizáveis. Esses agentes protetores estão disponíveis em gel, *spray*, lenço umedecido, soluções de tintura e pomadas.

Barreira de Pele

Barreira de pele é um material poroso aderente que oferece proteção contra os conteúdos fecais do cólon ou íleo. As barreiras de pele utilizadas com mais freqüência são discutidas nas seções seguintes.

Produtos à base de Karaya

A karaya é uma resina que forma uma base protetora quando combinada com glicerina, inibindo, assim, os efeitos corrosivos do conteúdo ileal. É relativamente insolúvel e hidroscópica. É refinada e comercializada sob diferentes formas, incluindo pós, enxaguadores, *wafers* e coberturas, e misturados a argilas naturais. Também é manufaturada na forma de pomada, o que fornece um meio excelente para preencher as fendas criadas por dobras cutâneas abdominais perto do estoma.

A karaya é não-alergênica, mas ingredientes adicionados a alguns produtos podem provocar alguma sensibilidade. Sendo isto um problema, deve-se mudar para um produto de karaya manufaturado por outra empresa que pode não conter alérgenos específicos.

Uma desvantagem de produtos de karaya é a tendência de se decompor na presença de urina. Portanto, nunca devem ser empregados em derivações urinárias. A karaya se desmancha facilmente no calor, o que inclui febre. Assim, para os ostomizados que moram em climas quentes, uma barreira de pele que não a karaya deve ser empregada (p. ex., Stomahesive ou Hollihesive). A utilização de karaya é menos aconselhada que um dos produtos discutidos subseqüentemente. Hoje em dia a karaya é menos empregada, sendo substituída por produtos mais flexíveis.

Barreiras de Pele de Gelatina–Pectina

As barreiras de pele de gelatina–pectina apresentam uma vantagem sobre os produtos de karaya por serem mais resistentes à água e, portanto, permitirem um intervalo maior entre as mudanças do aplicativo.

Stomahesive

O Stomahesive é composto de gelatina, pectina, sódio carboximetilcelulose e poliisobutileno. É não-alergênico e se assemelha a um pedaço de queijo americano. Sua face brilhante é fixada ao aplicativo, e o lado adesivo é fixado na pele, devendo se ajustar em torno do estoma, deixando uma margem de 2 a 3 mm de distância da mesma; pode ser usado como um enxaguador ou como um *wafer* completo. O produto também está disponível em pó ou em pomada. O Stomahesive pode ser aplicado diretamente sobre a pele escoriada e fornece um excelente meio de preenchimento das fendas criadas por dobras abdominais perto do estoma.

Durahesive

O Durahesive é semelhante ao Stomahesive, porém apresenta propriedades hidrófilas específicas que absorvem líquido do efluente, o que faz com que o produto inche em torno do estoma. É uma barreira particularmente vantajosa para ostomias urinárias.

Hollihesive

O Hollihesive é semelhante ao Stomahesive, embora seja um pouco mais flexível e aderente ao toque. Também está disponível como pomada.

Reliaseal

A composição do Reliaseal é semelhante à do Stomahesive. Também tem dois lados, um coberto com papel branco, e o outro com papel azul. O papel branco é retirado e este lado é colocado diretamente sobre a pele; a cobertura de papel azul é removida, e este lado é colocado diretamente na placa da bolsa. O reliaseal também é um enxaguador eficaz para um conduto ileal.

Crixiline

O Crixiline é uma barreira semelhante ao silicone, extremamente aderente, que vem em anéis e folhas. Este material também está disponível aderido a uma bolsa descartável, de dorso macio, de extremidade aberta ou fechada, chamada "Stomaplast-plus" com um verso de fita de microporo. Este produto é útil em torno de drenos. Para se obter uma boa aderência, a pele deve estar seca.

Outras Barreiras

O United's Soft-Guard XL é dobrável e resistente à decomposição. A Coloplast produz o Comfeel; a Nu-Hope tem *wafers* de barreira de pele, enxaguadores redondos ou ovais pré-recortados e tiras de pomada para conferir flexibilidade.

Placa

A placa ou área de montagem é aquela parte do aplicativo que adere a bolsa à parede abdominal. Pode ser feita de borracha, metal, papel, adesivo ou plástico. Pode ser flexível ou rija – convexa, plana ou côncava.

Adesivos

Os adesivos são de dois tipos: líquidos (cimentos) e discos. Os cimentos adesivos são geralmente feitos de acrílico ou borracha, mas geralmente não são necessários. Se utilizados, devem ser aplicados leve e uniformemente em uma única camada sobre a pele ou a barreira. O cimento ocasionalmente é recomendado para um paciente com um contorno abdominal difícil ou no qual uma vedação satisfatória não pode ser alcançada por outro meio.

Bolsa

Há, no mercado, vários sistemas de bolsa descartáveis e reutilizáveis. A seleção depende de uma variedade de fatores físicos e psicossociais do paciente. A bolsa pode ser feita de material sintético ou de borracha. Algumas bolsas descartáveis vêm com uma fita adesiva ou de microporos e, em alguns casos, com uma placa plástica, macia e lingüetas de cinto.

Aplicativos descartáveis de duas peças tornaram-se populares. Consistem de uma barreira de pele com um anel plástico e uma bolsa com um anel que se encaixa no anel da barreira, como um produto Tupperware.

As desvantagens do sistema descartável incluem a possibilidade de um tempo de uso mais curto, aumento do custo e limitação a algumas configurações corporais. Uma placa com uma base firme fornece um melhor suporte periestomal, principalmente em um paciente com o abdome flácido. Uma bolsa descartável sempre requer uma barreira de pele para estender o tempo de uso e fornecer uma proteção adequada da pele.

Os aplicativos reutilizáveis ou "permanentes" estão disponíveis em uma ou duas peças, se a placa for destacável. Uma placa para qualquer aplicativo deve sempre apresentar um meio de fixá-la ao corpo, seja qual for o tipo de barreira de pele utilizado. A fixação geralmente se realiza com o uso de vedações ou discos de adesivo pré-cortado de dupla face.

Um aplicativo de uma peça pode ser preferido por pacientes com artrite das mãos, pacientes com visão diminuída ou cegos, jovens ativos que necessitam de uma construção segura da bolsa com facilidade de aplicação, pacientes com déficit neurológico e pacientes com estomas líquidos. O equipamento descartável de uma peça está freqüentemente disponível, pré-recortado, assim o paciente simplesmente destaca o papel protetor e fixa o aplicativo. Entretanto, a seleção de um aplicativo de uma peça pode também ser uma preferência pessoal.

As principais vantagens de um sistema de duas peças são a relação custo-benefício e a durabilidade. Um anel elástico em volta do colo da bolsa mantém o aplicativo sobre a placa. A fixação de um disco de adesivo de dupla face ao dorso da placa é a mesma do aplicativo de uma peça. A maioria dos pacientes, com exceção daqueles muito magros ou que têm abdomes firmes, necessitará de uma placa ligeiramente convexa. Além do sistema reutilizável, muitos indivíduos mantêm um estoque de bolsas descartáveis para uma "emergência", para uma mudança rápida, ou para acampar e viajar.

Cinto e Adesivo

Muitos pacientes se sentem seguros quando usam um cinto, mas este dispositivo não é feito para segurar o aplicativo no lugar. A intenção é meramente suportar o peso da bolsa. Com poucas exceções (p. ex., crianças ativas ou estomas com problema quando a revisão não é aconselhável), o uso de cintos deve ser desencorajado.

Uma alternativa para o cinto como uma armação para a placa ou área adesiva com adesivo de papel é a abordagem preferida. Para nadar ou para o banho, muitos tipos de adesivos à prova d'água estão disponíveis.

Manuseio do Aplicativo

Estabelecer a freqüência ideal para a mudança de bolsa requer um ajuste individual e experiência. No período pós-operatório imediato, a bolsa é trocada com mais freqüência do que necessário em um período posterior para permitir a avaliação do estoma e fornecer instrução em procedimentos de cuidados pessoais. Após a alta hospitalar, o paciente é encorajado a estender gradualmente o intervalo entre as trocas de bolsa até que possa chegar a uma freqüência ideal. Nenhuma freqüência é correta para a troca de bolsa. O objetivo é estabelecer uma rotina para evitar o vazamento ou a irritação da pele, o que geralmente requer uma freqüência de uma vez a cada 5 a 7 dias para um estoma bem localizado e bem construído.

Os fatores seguintes são essenciais para se ajustar o aplicativo adequadamente:

- O conteúdo não deve vazar nem provocar odor.
- O conteúdo não deve provocar irritação de pele ou de estoma.
- O aplicativo deve ser confortável para todos os níveis de atividade.
- O aplicativo não deve exigir a troca do guarda-roupa.
- O aplicativo deve ser discreto.

Com o conhecimento de alguns princípios básicos, um protocolo de manuseio satisfatório pode ser desenvolvido. O que pode parecer complexo no início tornar-se-á rotina em um curto tempo, quando o paciente ganha confiança de que o sistema não vazará e que permite ao mesmo retomar sua atividade produtiva.

Educação do Paciente e da Família

O ideal é que o tempo de instrução se baseie na disposição do paciente. Períodos mais curtos de hospitalização freqüentemente aceleram o processo de aprendizado, mas infelizmente o aprendizado não pode ser postergado. O apoio da família, dos amigos e das enfermeiras dos cuidados em domicílio (*home care*) facilita a transição para seus próprios cuidados em seu lar. É importante que estes serviços de apoio se fundamentem a partir do conhecimento prévio do paciente para evitar dependência de atenção e cuidados.

É necessário que os pacientes e suas famílias obtenham formulários de alta hospitalar que incluam instruções passo-a-passo, específicas, escritas para seu tipo de ostomia e sistema de bolsa, junto com os números de tamanho dos dispositivos e contendo informação, uma lista de fornecedores e indústrias, números telefônicos de referência e instruções de alta. As Tabelas 32.2 e 32.3 são exemplos de folhas de instruções para os pacientes distribuídas na Cleveland Clinic Foundation.

Se o paciente porventura vier a se acidentar ou ficar inconsciente, a natureza da ostomia deve ser comunicada à equipe médica de emergência, o que é particularmente importante para pacientes com derivações continentes ou bolsas pélvicas.

Antes da alta, pacientes com derivações continentes são instruídos sobre a irrigação do cateter, os cuidados com o estoma e a pele, e o manejo de bolsas de drenagem afixadas à perna e ao leito. A prevenção da hiperdistensão da bolsa deve ser enfatizada para o paciente.

TABELA 32.2. Como Trocar Sua Bolsa Descartável, de uma Peça, Pré-Recortada, com a Barreira de Pele Fixada

- Junte os seguintes itens:
  - Panos ou toalhas de papel
  - Sabonete não oleoso (Ivory e Dial são marcas recomendadas)
  - Tesoura
  - Saco plástico ou jornal
  - Nova bolsa
  - Produtos acessórios
- Prepare a nova bolsa
  - Junte o padrão (com tamanho para ajustar a certa distância do estoma) sobre a cobertura de papel da barreira de pele
  - Recorte a barreira de pele, com cuidado para não cortar através da frente da bolsa
  - Coloque a bolsa ao lado do estoma, com o lado aderente para cima
- Remova a bolsa usada
  - Mantendo a bolsa na vertical, remova o clipe do fundo da bolsa
  - Esvazie os resíduos da bolsa no vaso sanitário
  - Remova a bolsa usada da seguinte maneira:
    - Faz-se uma leve pressão sobre a pele com uma das mãos, e, com a outra mão, puxe a bolsa da pele
    - Embrulhe a bolsa usada em jornal, ou coloque-a dentro de um saco plástico e descarte
- Limpe a pele em torno do estoma
  - Lave a área em torno do estoma com sabonete não oleoso e água morna
  - Enxágüe bem a área com água quente
  - Seque a pele sem esfregar com uma toalha de pano ou papel
- Aplique a nova bolsa
  - Centralize a abertura da bolsa sobre o estoma e pressione-a em seu lugar
  - Comprima a superfície aderente da bolsa sobre a pele
  - Mantenha a bolsa firmemente no lugar por alguns momentos
- Feche a extremidade da bolsa firmemente
  - Feche a extremidade da bolsa firmemente com o clipe

Prevenção e Tratamento da Irritação da Pele

O efluente corrosivo de uma ileostomia obriga a um cuidadoso manejo do aplicativo. Além disso, a irritação mecânica, a dermatite alérgica e não-alérgica e várias infecções podem predispor o ostomizado ao risco de lesão, apesar dos cuidados intensos e um aplicativo ajustado adequadamente. Para prevenir tais complicações, é importante que o paciente retorne anualmente ao médico para uma inspeção do estoma, o que fornece ao médico (ou ao estomaterapeuta) uma oportunidade de medir de novo o estoma e avaliar a integridade da pele periestomal. Além disso, o paciente pode ser informado sobre os novos progressos dos equipamentos.

Irritação Leve

Mesmo a irritação leve da pele deve ser tratada de imediato para evitar maiores conseqüências. A dermatite, leve ou moderada, pode ser tratada lavando-se sua-

TABELA 32.3. Como Trocar Sua Bolsa Descartável de duas Peças com Aba de Barreira de Pele Pré-Recortada

Junte os seguintes acessórios:
Toalhas de pano ou papel
Sabonete não oleoso (Ivory e Dial são marcas recomendadas)
Tesoura
Saco plástico ou jornal
Nova bolsa
Aba de barreira de pele
Produtos acessórios
Prepare a nova bolsa
Junte o padrão (tamanho para ajustar até __pol. de estoma) sobre a cobertura de papel da aba da barreira de pele
Recorte a aba da barreira de pele
Remova as folhas de cobertura da barreira de pele e da superfície adesiva da aba
Deixe a aba da barreira de pele a seu lado, com o lado aderente para cima
Coloque a bolsa ao lado da aba
Remova a bolsa usada
Segurando a bolsa em pé, remova o clipe da extremidade da bolsa
Esvazie os resíduos da bolsa no vaso sanitário
Para remover a bolsa e a barreira de pele usados:
Aplique uma leve pressão sobre a pele com uma das mãos
Destaque delicadamente a bolsa da pele com a outra mão
Embrulhe a bolsa usada em jornal, ou coloque-a dentro de um saco plástico e descarte
Lave a pele em torno do estoma
Lave a área em torno do estoma com sabonete não oleoso e água quente
Enxágüe a área intensamente com água quente
Seque bem a pele, sem esfregar, com uma toalha de pano ou papel
Aplique a bolsa preparada
Centralize a abertura da aba da barreira de pele sobre o estoma e pressione-a em sua posição
Alise a superfície aderente da aba da barreira de pele sobre a pele
Clique a bolsa firmemente sobre a aba da barreira de pele
Mantenha a bolsa firmemente em seu lugar por alguns instantes
Feche firmemente a extremidade da bolsa
Aperte a extremidade da bolsa firmemente com o clipe

vemente a pele periestomal com água morna. Deve-se permitir que a área seque bem. Um secador de cabelo mantido a cerca de 30 centímetros da pele pode ser usado. O pó de karaya ou de Stomahesive deve ser espargido sobre área, e o excesso, removido. Depois que um agente protetor da pele, que foi aplicado, secou, utiliza-se uma barreira de pele com um aplicativo limpo.

Irritação Grave

A irritação grave pode ser o resultado de ajuste inadequado da placa à pele, vazamento, alergia ao produto adesivo, ou infecção micótica. A limpeza da área com um antiácido geralmente alivia a irritação, o que é feito decantando-se o antiácido

(p. ex., Amphogel, Maalox, Leite de Magnésia) e espalhando-o finamente sobre a pele. Após secar, um agente protetor da pele é aplicado, seguindo-se uma barreira de pele e uma bolsa limpa. Ocasionalmente, um pequeno pedaço de Telfa pode ser colocado sobre a área de drenagem para evitar minar a barreira de pele e permitir que a drenagem se instale. Este aplicativo deve ser trocado diariamente até que a irritação involua.

Infecções por Leveduras e Fungos

Ocorrem problemas freqüentemente com infecções por leveduras ou fungos durante o tempo quente ou onde a umidade se acumule sob o aplicativo. A área deve ser lavada e secada delicadamente, e uma pequena quantidade de pó antifúngico, aplicada na área afetada. O pó pode ser combinado com um antiácido para formar um creme espesso, que pode ser aplicado mais eficazmente.

Dieta

Algumas modificações dietéticas para pacientes com derivações fecais e urinárias podem ser aconselháveis. De maneira geral, sugere-se uma dieta com baixo resíduo nas primeiras semanas após a cirurgia. Os pacientes com ileostomia podem achar difícil tolerar alimentos mal digeridos, como milho, nozes e frutas, legumes e verduras crus. Estes produtos podem causar uma obstrução por bolo fecal na ileostomia. Alguns alimentos (p. ex., molho de maçã, arroz e bananas) podem diminuir a freqüência intestinal. Ao contrário, a cafeína, fibras, alimentos condimentados e frutas cruas podem aumentar o ritmo intestinal. Os pacientes com ileostomia continente precisam manter as fezes relativamente líquidas para permitir a passagem do efluente através do cateter. Após o período pós-operatório imediato, um paciente com uma ureterostomia não tem restrições dietéticas.

Controle de Odor

A dieta e a higiene pessoal provavelmente são o meio mais eficaz de diminuir o odor. Estão disponíveis vários produtos que ajudam a diminuir o odor. Podem ser empregados externamente ou administrados oralmente.

Questões Sexuais

Inicialmente, a maioria dos pacientes está, com freqüência, mais preocupada com os aspectos práticos de manejar suas ostomias do que com assuntos psicossexuais. Em colaboração com o cirurgião, o estomaterapeuta deve abordar este tópico como parte do aconselhamento pré e pós-operatório do paciente. As dúvidas acerca de reprodução, função sexual e relações interpessoais são comuns. Os adolescentes podem se mostrar particularmente relutantes em falar acerca de convites, sexo e reprodução em frente a suas famílias. Mulheres com bolsas pélvicas ou incisões perineais freqüentemente apresentam secura vaginal. O uso de lubrificante hidrossolúvel durante o ato sexual pode, portanto, estar indicado. O apoio para pacientes homossexuais ou lésbicas com ostomias pode ser obtido do grupo de apoio Gay/Lesbian da United Ostomy Association.

Planejamento de Alta

O planejamento de alta deve iniciar na internação hospitalar. Uma comunicação ativa entre o cirurgião, o estomaterapeuta, as enfermeiras da equipe, a assistente social, o assistente do paciente, o planejador da alta e o paciente e a família facilitará a transição hospital-residência. Para um sistema de bolsa especialmente complexo, fazer uma visita conjunta antes da alta hospitalar pode ser útil para a enfermeira do hospital e a dos cuidados a domicílio ou a unidade de cuidados estendidos. Um *follow-up* a longo prazo basear-se-á nas condições subjacentes do paciente. É recomendável que a estomaterapeuta ou o cirurgião avalie o estoma, o manuseio da bolsa pelo paciente, a pele e a reabilitação global, ao menos uma vez ao ano.

Atividade

Uma vez completada a recuperação da cirurgia, os pacientes devem ser encorajados a gozar uma vida plena e ativa. Exercícios físicos vigorosos e esportes de contato devem ser evitados devido ao risco de hérnia ou traumatismo do estoma. Fora isto, nenhuma restrição física deve decorrer das derivações fecais ou urinárias.

33

Colites Diversas

Este capítulo discute várias condições inflamatórias do intestino que, de maneira geral, são infecciosas ou não-infecciosas. O denominador comum para todas estas doenças é uma associação ao sintoma de diarréia.

Apesar de a doença diarréica ainda ser uma das principais causas de morbidade e mortalidade, principalmente entre crianças do mundo em desenvolvimento, é uma fonte significativa de morbidade nos países ocidentais. Nos Estados Unidos, os adultos apresentam uma média de um e meio episódios diarréicos por ano. Apesar de a maioria das condições diarréicas ser autolimitada, uma instalação aguda de doença diarréica pode ser a apresentação inicial de um distúrbio subjacente, que leva obrigatoriamente a uma detalhada investigação gastrointestinal.

COLITES NÃO-INFECCIOSAS

Gastroenterite Eosinofílica ou Colite Eosinofílica

A gastroenterite eosinofílica é uma doença intestinal inflamatória crônica de causa desconhecida que se caracteriza por eosinofilia no tecido envolvido e no sangue periférico. As publicações iniciais sugeriam uma associação alérgica, mas isto não foi provado. Os três padrões principais são os seguintes:

- Doença primária da mucosa com perda de proteína entérica e má-absorção.
- Doença predominante da camada muscular com sintomas obstrutivos.
- Doença primária da subserosa com ascite eosinofílica.

O antro gástrico e o intestino delgado proximal são os mais freqüentemente envolvidos; o cólon é uma localização rara para esta condição. A doença perianal também já foi relatada.

Os sintomas de apresentação mais comuns são dor abdominal e alteração de hábitos intestinais. Também são observados, com freqüência, náuseas, vômitos, perda de peso e sangramento retal. Se houver predominância de acometimento de mucosa, as queixas freqüentes são sangramento gastrointestinal, enteropatia com perda de proteína, diarréia e má-absorção. O envolvimento da serosa pode se manifestar como ascite eosinofílica. A obstrução de intestino grosso secundária à intussuscepção cólon-colônica também pode ocorrer.

A eosinofilia tecidual é um aspecto comum da gastroenterite eosinofílica. Apesar de os eosinófilos serem uma manifestação reconhecida de várias condições gastrointestinais, principalmente a doença de Crohn e a colite ulcerativa, não se pode fazer nenhuma comparação com a infiltração maciça presente na gastroenterocolite e na colite eosinofílicas.

Quando esta condição ocorre no cólon, pode, radiologicamente, mimetizar tuberculose, amebíase ou doença de Crohn. Baseando-se nos poucos casos relatados até agora, a doença parece ter predileção pelo cólon proximal. A avaliação colonoscópica pode revelar alterações, como eritema e friabilidade até granularidade e estreitamento. Além da doença intestinal inflamatória, o diagnóstico diferencial deve incluir colite infecciosa, como a helmintíase e a amebíase, a síndrome hipereosinofílica sistêmica, colite por proteína de leite, vasculite e gastroenteropatia alérgica. A avaliação dos níveis de IgE pode ajudar na determinação da possibilidade de envolvimento de alérgenos.

O prognóstico geralmente é bom, com melhora clínica, hematológica, radiográfica e histológica ocorrendo espontaneamente ou sob terapia esteróide. Entretanto, a ressecção do intestino envolvido pode ser necessária para sintomas sem remissão ou para excluir outros diagnósticos.

Colite Microscópica

A colite microscópica é uma condição na qual pacientes com diarréia grave, líquida, não apresentam anormalidade detectável do intestino, exceto por exame microscópico de amostras de biopsia. Nenhuma evidência é observada quanto a um agente infeccioso, isquemia, predisposição dietética ou anormalidade endócrina. Anemia, um aumento da velocidade de hemossedimentação, hipocalemia e hipoalbuminemia são achados freqüentes. Os pacientes geralmente são mulheres de meia-idade ou idosas, e todos apresentam diarréia líquida de longa duração como sintoma predominante, associado a problemas freqüentes de incontinência anal.

O diagnóstico se baseia na avaliação histológica de amostras de biopsia de reto e cólon. As alterações consistem de inflamação pancolônica difusa e crônica da lâmina própria (Figura 33.1). Constata-se que a inflamação é notavelmente uniforme, indicando uma colite total.

A redução grave da absorção de líquido pelo cólon provavelmente contribui para o desenvolvimento da diarréia crônica. A condição pode responder à medicação antiinflamatória, mas um papel fisiopatológico para má-absorção de sais biliares pode existir, porque a colestiramina tem se mostrado eficaz.

Alguns autores debatem se a colite microscópica e a colite colágena representam variantes de uma mesma condição.

Colite Colágena

A colite colágena é uma doença caracterizada clinicamente por diarréia líquida profusa e histologicamente por espessamento acentuado da membrana basal subepitelial do cólon.

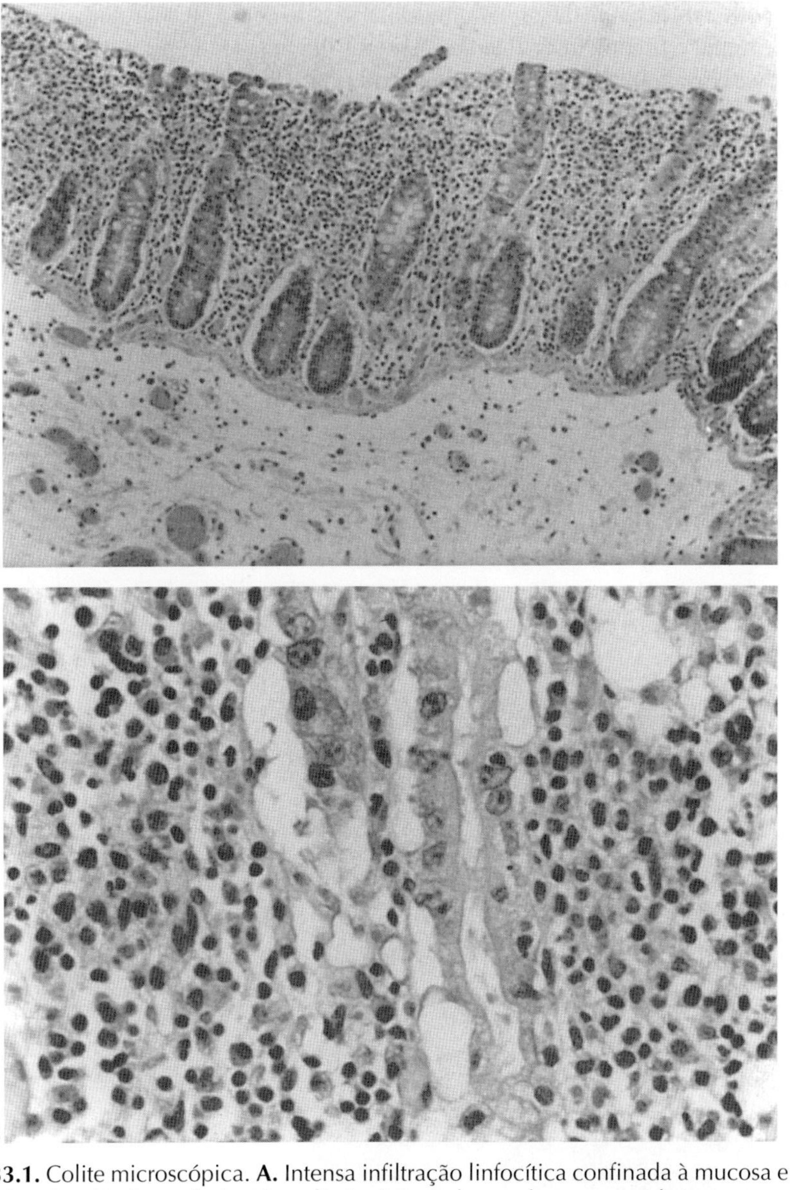

A

B

FIG. 33.1. Colite microscópica. **A.** Intensa infiltração linfocítica confinada à mucosa e preenchendo a lâmina própria. Uma diminuição é observada no conteúdo mucoso glandular, assim como distorção criptoglandular, mas nenhuma sugestão de abscesso de cripta. (Ampliação original × 330.) **B.** Uma ampliação maior (× 400) revela infiltração de glândulas por linfócitos.

Pode também envolver o íleo terminal. Assim como na colite microscópica, os pacientes são predominantemente mulheres de meia-idade a idosas que se encontram essencialmente bem, exceto pela diarréia e a dor abdominal. Os achados revelam que 85% seguem um curso crônico e intermitente; a diarréia noturna está presente em 25%, a dor abdominal em 40%, e a perda de peso em 40%; e 40% apresentam uma ou mais doenças associadas.

O exame endoscópico e os estudos radiológicos têm demonstrado a mucosa aparentemente normal na maioria dos pacientes. Entretanto, são observados, ocasionalmente, edema, friabilidade, hemorragias puntiformes e hiperemia na mucosa. Com o progresso da doença, o colágeno pode gradualmente aumentar e possivelmente agir como uma barreira de difusão, o que pode exacerbar ainda mais os sintomas diarréicos (Figura 33.2).

A patogênese da condição e a caracterização de fibrose subepitelial da doença permanecem incertas. O espessamento da camada de colágeno subepitelial pode ser uma resposta à inflamação crônica ou a uma anormalidade local da síntese do colágeno. Foi postulado que a doença pode ser atribuída à redução do *turnover* celular, permitindo que fibrócitos permaneçam mais tempo na fase madura, assim produzindo mais colágeno e uma placa colágena mais espessa. A possibilidade de que isto seja outra das condições auto-imunes já foi sugerida.

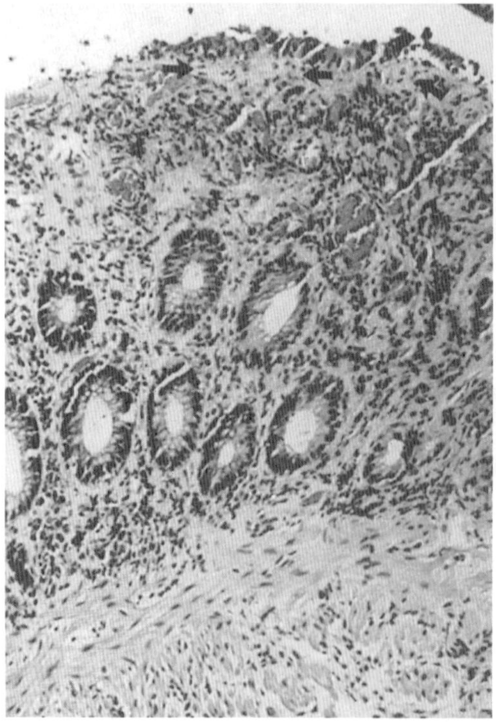

FIG. 33.2. Colite colágena. Observar o depósito de colágeno na lâmina própria superior (*setas*) sob o epitélio superficial ligeiramente desnudado. (Ampliação original × 100; cortesia de Lauren M. Monda, M.D.)

Os tratamentos recomendados incluem sulfassalazina e, para casos refratários, corticosteróides. A prednisolona é o mais eficaz, com uma taxa de resposta de mais de 80%, mas a dose necessária pode ser elevada e o efeito não ser mantido após a retirada. A taxa de resposta para antibióticos, colestiramina e loperamida estão entre 60% e 70%. Pode ocorrer resolução espontânea. Casos refratários muito raros podem se beneficiar de uma conduta cirúrgica, mas o lugar da intervenção cirúrgica nesta condição é extremamente limitado.

Enterocolite Neutropênica, Síndrome Ileocecal e Tiflite

A enterocolite neutropênica, a síndrome ileocecal e a tiflite são rótulos para uma síndrome associada à necrose de parede intestinal, que pode ocorrer durante o tratamento de doenças neoplásicas do sangue, principalmente a leucemia, o linfoma e a anemia aplástica. Uma profunda neutropenia secundária à quimioterapia foi considerada a marca da doença e o principal fator causador de seu desenvolvimento. Foi também descrita como uma complicação de um raro distúrbio hematológico benigno, a neutropenia cíclica, que é uma condição caracterizada por oscilações regulares nas contagens de neutrófilos no sangue, na qual estas células desaparecem periodicamente da circulação. O envolvimento do processo é mais freqüentemente observado no íleo terminal, no ceco e no cólon direito, possivelmente devido à alta concentração de tecido linfático nestas áreas.

Os pacientes apresentam diarréia, dor abdominal, sepse e achados típicos de apendicite aguda. Mesmo quando a dor está localizada no quadrante inferior direito, a rapidez do surgimento da toxicidade, com taquicardia, febre e delírio, pode ser extremamente dramática. Apesar de que o mecanismo patogênico preciso não seja compreendido, a evidência atual sugere que a ulceração neutropênica da parede intestinal facilita a invasão e a propagação do *Clostridium septicum*, no que resulta em necrose intestinal e septicemia.

Com sinais peritoneais óbvios, o tratamento é cirúrgico, e é obrigatória uma ressecção. Uma elevada taxa de mortalidade operatória deve ser prevista devido à doença subjacente do paciente. Entretanto, a maioria dos indivíduos com enterocolite neutropênica apresenta sintomas abdominais mínimos, se os tiverem, e não progridem para desenvolver necrose, perfuração ou peritonite.

Colite de Derivação, Colite Disfuncionante e Colite da Inanição

Desviar o fluxo fecal e desfuncionalizar o intestino pode produzir uma colite não-infecciosa. De maneira geral, os pacientes se apresentam assintomáticos, apesar de poder ser observados descarga mucosa e sangramento. Uma associação de microcarcinóides com colite de derivação também foi relatada. Esta ocorrência foi atribuída à hiperplasia neurogênica, que representa a proliferação de uma população separada de células endócrinas, associada a neurônio, extraglandular.

Os achados proctossigmoidoscópicos são essencialmente os de uma doença intestinal inflamatória leve sugestiva de colite ulcerativa. As alterações microscópicas, no entanto, tendem a ser focais, e incluem abscessos de cripta, degeneração de célula epitelial, inflamação aguda e crônica na lâmina própria e alterações regenerativas nas criptas. O quadro histológico com a condição é variável, no entanto. A taxa de produção de célula de cripta foi determinada como sendo menos da metade dos controles; além disso, a cripta é menos profunda e mais ampla. A avaliação patológica das amostras ressecadas mais gravemente afetadas pode demonstrar nodularidade difusa provocada por hiperplasia linfóide e um processo inflamatório confinado à mucosa e à submucosa.

A mucosa do trato intestinal é única, pois retira nutrientes tanto da vascularização quanto da luz intestinal. A nutrição das células epiteliais do cólon é principalmente de ácidos graxos de cadeia curta produzidos por fermentação bacteriana na luz do cólon. A deficiência destas substâncias leva inicialmente à hipoplasia da mucosa e então a um quadro mais típico de doença intestinal inflamatória inespecífica. A instilação de uma solução contendo ácidos graxos de cadeia curta duas vezes ao dia resulta no desaparecimento dos sintomas e das alterações inflamatórias observadas na endoscopia dentro de um período de 6 semanas. A condição também pode ser tratada com êxito através do uso de enemas de ácido 5-aminossalicílico.

O intestino afetado rapidamente retoma um aspecto normal após o restabelecimento da continuidade intestinal.

Colite Desinfetante (Pseudolipomatose)

Ryan e Potter enfatizaram a pouco reconhecida entidade colite desinfetante como causa de dano à mucosa do cólon e que cria uma forma única de colite. Também foi denominada "pseudolipomatose". Soluções desinfetantes de endoscópio disponíveis comercialmente (p. ex., glutaraldeído e peróxido de hidrogênio), se deixados em contato com a mucosa, podem provocar dano ao epitélio da cripta ou do estroma da mucosa com a necrose tecidual resultante. Os pacientes podem exibir sinais e sintomas de dor abdominal, febre e diarréia sanguinolenta, o que geralmente começa 12 a 48 horas após a endoscopia. A entidade pode se tornar visível como placas opacas ou pseudomembranosas, mesmo quando a colonoscopia está em andamento. Baseando-se em estudos experimentais, percebe-se que o peróxido de hidrogênio por si só é responsável pela forma única de colite que foi denominada *pseudolipomatose* pelos patologistas (Figura 33.3).

Apesar de ser importante preocupar-se acerca das sérias implicações de doenças comunicáveis e de que deve-se dedicar uma atenção estrita à desinfecção correta dos endoscópios, o enxágüe adequado e a intensa secagem ao ar devem prevenir esta complicação. O reconhecimento desta entidade, principalmente quando o endoscopista observa o aparecimento súbito de placas pseudomembranosas durante o procedimento, minutos após ter-se observado intestino normal, deve ajudar a evitar confusão quanto ao diagnóstico.

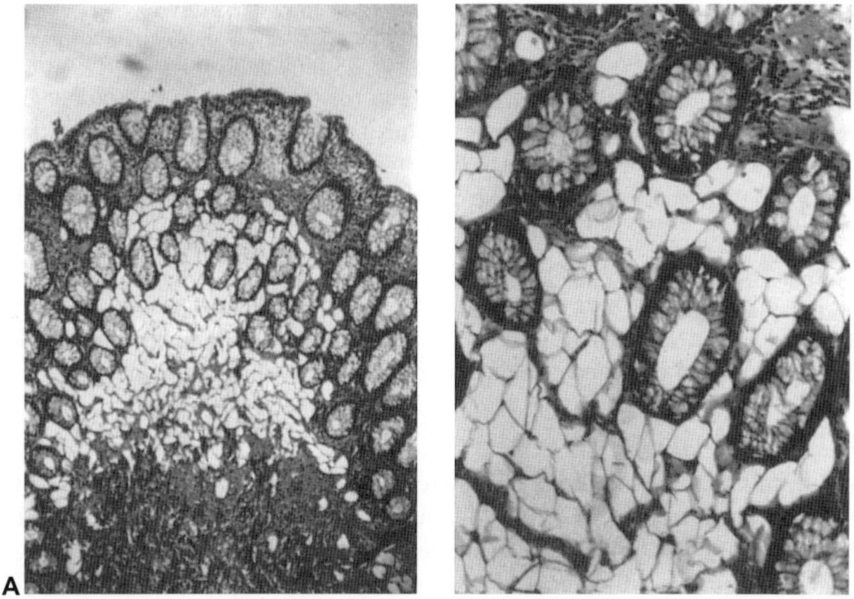

FIG. 33.3. Colite desinfetante (pseudolipomatose). **A.** Mucosa do cólon demonstrando espaços isentos de camada epitelial na lâmina própria. Observar a similaridade com pneumatose do cólon. (Ampliação original x 280.) **B.** Observar a ausência de núcleos. São espaços vazios, não lipócitos. (Ampliação original x 560.)

Colite Corrosiva

A administração oral de vários corrosivos é uma entidade bem conhecida para a qual é freqüentemente requerida uma intervenção cirúrgica. Menos conhecida, no entanto, é a instalação de várias substâncias tóxicas ou corrosivas por meio de um enema. A mais comum é o peróxido de hidrogênio; porém enemas detergentes, medicamentos vegetais, ácido acético, álcool etílico, hidróxido de sódio e ácido hidrofluórico têm sido implicados. Drogas, como a ergotamina, também podem estar associadas à reação inflamatória e toxicidade. A exposição tóxica pode resultar de terapia medicamentosa convencional, terapia medicamentosa não convencional, exame radiográfico, exame colonoscópico (ver discussão anterior), automutilação deliberada ou auto-administração acidental.

O sangramento retal, a diarréia e a dor abdominal são sintomas freqüentes. O exame endoscópico geralmente revela alterações inespecíficas consistentes com doença inflamatória intestinal, inclusive eritema, ulceração, granulação, friabilidade e exsudato purulento. Uma história de exposição com a instalação de agente medicamentoso ou tóxico é obviamente útil.

O tratamento geralmente é de suporte, apesar de poderem ser necessárias laparotomia de emergência e ressecção intestinal para colite aguda fulminante, estreitamento ou perfuração.

Colite Induzida por NSAID

Os efeitos adversos dos medicamentos antiinflamatórios não-esteróides (NSAIDs) sobre o trato gastrointestinal superior e o intestino delgado são bem conhecidos. Além disso, a ingestão destes agentes pode estar associada à toxicidade de intestino grosso, o que pode levar à diarréia profusa, perda sanguínea crônica, anemia e mesmo ser fatal. Acredita-se que a patogênese esteja relacionada à inibição da síntese de prostaglandinas. Além da via oral, a toxicidade induzida por supositório de NSAID é bem conhecida.

A ingestão de NSAIDs deve certamente ser considerada no diagnóstico diferencial de colite. A descontinuação da medicação permitirá que os achados normalizem. Além disso, o emprego de sulfassalazina mostrou ter algum benefício.

Necrólise Epidérmica Tóxica

A necrólise epidérmica tóxica é uma reação rara e grave a certos fármacos que resulta em necrose epidérmica de toda a espessura cutânea. Outras superfícies mucosas podem estar implicadas, inclusive o intestino grosso. As substâncias mais comuns associadas a esta condição incluem sulfonamidas, penicilina, NSAIDs (ver discussão anterior), anticonvulsivantes como fenitoína e barbitúricos.

Os sintomas incluem dor abdominal e diarréia sangüinolenta, geralmente no mesmo momento do desenvolvimento de lesões de pele. Vários casos de necrose de cólon complicando esta condição foram relatados.

COLITIDES INFECCIOSAS

Vírus, bactérias, fungos e uma série de outros parasitas podem provocar infecções do trato gastrointestinal. O intestino superior tende a ser atacado por organismos que produzem toxinas (p. ex., *Vibrio cholerae*), enquanto, de maneira geral, a infecção de cólon está associada a organismos que produzem disenteria (p. ex., *Shigella*). Na primeira situação, a infecção tende a deixar a mucosa isenta, enquanto que, na segunda, a mucosa intestinal freqüentemente está ulcerada ou destruída. Os organismos do intestino superior tendem a produzir diarréia com desidratação grave; entretanto, geralmente não provocam septicemia. Aqueles que afetam o intestino grosso com freqüência produzem dor abdominal grave, tenesmo e sinais e sintomas de infecção generalizada (p. ex., mal-estar, pirexia). Uma instalação rápida muitas vezes é causada pela presença de uma toxina produzida por uma bactéria, mais do que pela bactéria em si; este tipo de síndrome ocasionalmente está associada a certos alimentos de restaurante.

A maioria das diarréias episódicas é provocada por uma infecção adquirida pela ingestão de alimentos ou bebidas contaminados com fezes. A *Escherichia coli* é o patógeno mais conhecido, apesar de que muitas outras bactérias, vírus e protozoários foram implicados.

A terapia antimicrobiana recomendada para casos graves de diarréia inclui trimetoprim/sulfametoxazol, trimetoprim isoladamente, quinolonas (p. ex., ciprofloxacina [Cipro], norfloxacina [Noroxin]), ou doxiciclina, mas a maioria das diarréias infecciosas representa pouco mais do que um aborrecimento autolimitado. Um painel do National Institute of Health de especialistas em 1990 recomendou que os antibióticos não sejam empregados como profilaxia de rotina para a diarréia do viajante, devido a reações adversas à substância e aumento mundial da resistência bacteriana. Ao invés disso, a conferência endossou o uso de dois comprimidos de subsalicilato de bismuto três a quatro vezes ao dia para este fim.

Uma testagem microbiológica exaustiva e intensos estudos gastrointestinais são impraticáveis e caros para qualquer indivíduo com queixa de diarréia. Nenhuma investigação, exceto, talvez, um sigmoidoscópico rígido ou flexível e biopsia, é necessária para pacientes mais jovens se o peso estiver estável e as fezes estiverem livres de sangue oculto. Alguns indivíduos necessitam de uma avaliação mais extensa, mas esta decisão se baseia no julgamento clínico do médico.

Nesta seção, as várias diarréias de interesse potencial para o cirurgião são discutidas: apresentação, diagnóstico e terapia.

Infecções Bacterianas

Colite Associada a Antibiótico, Colite Pseudomembranosa e Colite por *Clostridium difficile*

Nos últimos anos, tem sido observado um aumento acentuado no número de pacientes cirúrgicos que desenvolvem colite associada a antibiótico e complicações associadas. De maneira geral, isto tem sido atribuído a uma consciência aumentada da condição, melhores métodos diagnósticos, ao uso mais disseminado de antibióticos de amplo espectro e ao aumento do número de pacientes idosos ou imunocomprometidos.

Qualquer paciente que desenvolva diarréia, seja durante ou após receber antibiótico, deve ser considerado em risco para esta complicação até prova em contrário, apesar de que é certamente possível que uma forma de colite não esteja associada à terapia antibiótica. Sob estas circunstâncias, o processo pode ser localizado (p. ex., o ceco) e simular um carcinoma. A diarréia com ou sem sangue e dor abdominal pode começar nas 48 horas após a administração da medicação. A condição pode ocorrer até 6 meses após a descontinuação da medicação. A incidência com pacientes internados é de 0,1% a 1,0%. Praticamente todos os antibióticos foram responsabilizados por provocar esta síndrome (p. ex., tetraciclina, cloranfenicol, clindamicina, lincomicina, ampicilina). Também relata-se que a condição é uma complicação da terapia com sulfassalazina em um paciente com doença intestinal inflamatória. A ocorrência desta complicação particular traz um desafio considerável no diagnóstico diferencial porque os sintomas, nas duas doenças, são muito semelhantes.

Os pacientes que parecem estar sob risco são indivíduos que de alguma maneira se encontram imunodeprimidos. Outros fatores associados a um risco mais elevado incluem idade avançada, neoplasia, doença pulmonar crônica, hospitalização prolongada (> 4 semanas), transferência para outro hospital, curso antibiótico (> 7 dias), tratamento com mais de um antibiótico, medicação imunossupressora, quimioterapia, medicamentos antiperistálticos, terapia antiácida, uma unidade de terapia intensiva, acomodações hospitalares compartilhadas e aquelas condições nas quais a motilidade intestinal está alterada.

Avaliação

A evidência atual sugere que a colite seja provocada por uma alteração na flora do cólon e um crescimento excessivo de cepas produtoras de toxinas de *Clostridium difficile*. O organismo é um bacilo formador de esporos, gram-positivo, que é o componente da flora intestinal normal em aproximadamente 3% dos indivíduos. Por ser tão difícil de isolar, prefere-se o ensaio de citotoxina de *C. difficile*, cujos resultados geralmente estão disponíveis em até 24 horas. Os elevados níveis de toxina são um indício para uma terapia específica, mas os resultados quantitativos da cultura possuem pouco valor diagnóstico ou terapêutico. A presença de leucócitos polimorfonucleares nas fezes é uma técnica útil e rápida que pode sugerir o diagnóstico. Um método de aglutinação do látex está disponível para a detecção da toxina e amostras de fezes, mas pode não ser específico para esta bactéria isoladamente.

O exame proctossigmoidoscópico pode revelar edema difuso, várias ulcerações e a presença das assim-chamadas "pseudomembranas", aderentes (Figura 33.4). A colonoscopia pode ser necessária para fazer o diagnóstico, principalmente porque não se observa nenhum envolvimento do lado direito com um intestino distal relativamente normal. A biopsia da lesão não é obrigatória para confirmar o diagnóstico. Entretanto, qualquer que seja a questão da causa da alteração inflamatória, deve-se obter amostra de tecido (Figura 33.5).

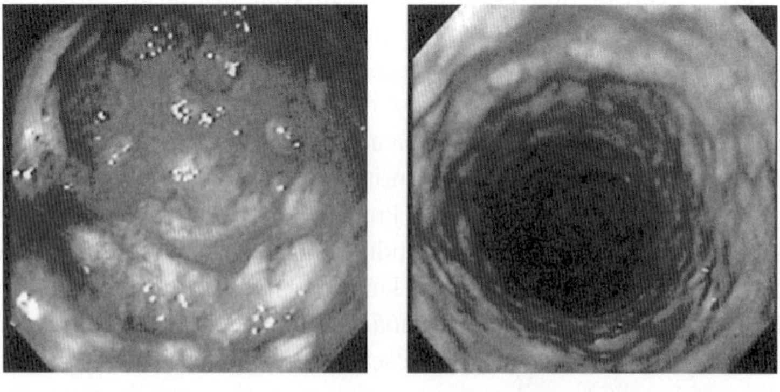

A B

FIG. 33.4. A, B. A colonoscopia revela claramente os padrões de placas aderentes amarelo e amarelo claro na colite pseudomembranosa.

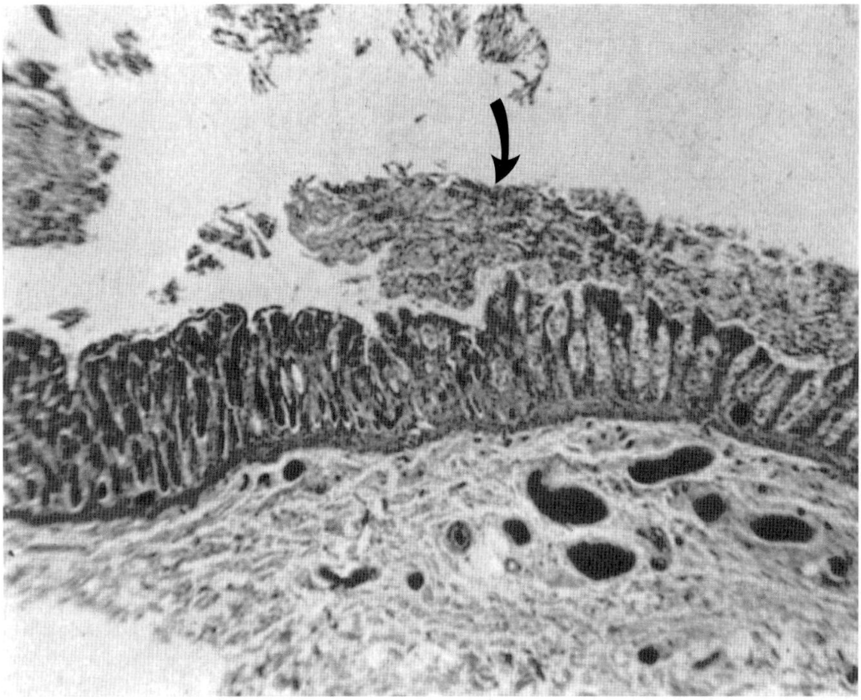

FIG. 33.5. Colite pseudomembranosa. Necrose superficial (*seta*) com exsudato mucoso inflamatório agudo. (Ampliação original x 80.)

O exame com enema baritado pode revelar "impressão digital", que é provocada por edema de parede intestinal. Em estágios mais avançados, uma ulceração grave pode estar presente (Figura 33.6). O procedimento, no entanto, é relativamente contra-indicado no paciente agudamente enfermo devido aos riscos de se precipitar um megacólon tóxico ou uma perfuração. As radiografias simples de abdome podem revelar o megacólon clássico com ou sem dilatação de intestino delgado. O diagnóstico diferencial deste quadro radiológico deve incluir a síndrome de Ogilvie (íleo colônico), isquemia e volvo.

Tratamento

O tratamento requer a descontinuação do antibiótico e reposição hidroeletrolítica. Devido ao fato de o *C. difficile* ser um patógeno entérico transferível, são aconselháveis as precauções em relação às fezes durante o curso da doença. Entretanto, dependendo da gravidade das manifestações, pode não ser necessário empregar antibioticoterapia específica. Os medicamentos que diminuem a peristalse devem ser evitados, porque a eliminação da toxina é inibida. Aqueles pacientes com febre, sinais e sintomas abdominais, leucocitose ou que são idosos ou debilitados, devem ser tratados com vancomicina. O medicamento pode ser administrado oralmente em uma dose de 125 a 250 mg a

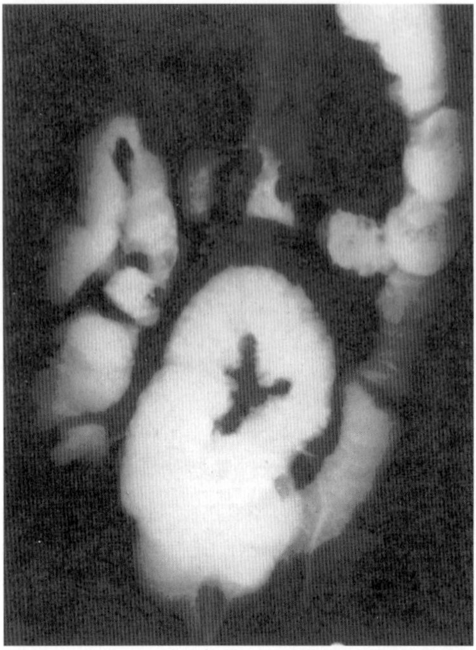

FIG. 33.6. Colite pseudomembranosa. O enema baritado demonstra uma ulceração extensa. Observar o aspecto em botão de colarinho das úlceras estendendo para dentro da parede intestinal.

cada 6 horas por, no mínimo, 5 dias, mas o tratamento por mais de 10 dias raramente é necessário. A melhora dos sintomas geralmente ocorre dentro das primeiras 48 horas, mas a diarréia pode durar 1 semana ou mais.

Uma das preocupações é como administrar o agente em um indivíduo que não se encontra capaz de tomar a medicação oral, porque a administração endovenosa não consegue atingir níveis terapêuticos adequados no intestino. Alguns autores recomendam que se dê o medicamento por enema, empregando uma solução de 500 mg em 1L de soro fisiológico a cada 8 horas. Se isto não tiver êxito e o paciente não estiver respondendo, realizar uma cecostomia ou uma colostomia pode fornecer uma via de administração.

Vários médicos sugerem que, principalmente nos casos mais leves, a bacitracina ou o metronidazol podem ser substitutos. A colestiramina, empregada isoladamente, também tem demonstrado ser eficaz.

Uma das preocupações com esta doença é a possibilidade de recorrência após a terapia, com uma freqüência que foi estimada em 10% a 14%. Tratamentos bem-sucedidos com a instalação retal de fezes homólogas assim como uma mistura de dez diferentes bactérias aeróbias e anaeróbias facultativamente têm sido relatadas – a assim-chamada "bioterapia". Já foi proposto que a ausência de um *Bacteroides species* predispõe ao recrudescimento desta doença.

A indicação mais freqüente para a intervenção cirúrgica é a perfuração, apesar de que a colite pseudomembranosa pode ser uma complicação terminal para alguns pacientes com neoplasia. Os sinais e sintomas abdominais agudos, efetivamente, podem ser as manifestações iniciais de apresentação em alguns indivíduos. A colectomia total com ileostomia é o tratamento preferido para uma perfuração ou para doença fulminante. À laparotomia, o aspecto externo do cólon pode ser equivocadamente normal. Este achado não deve influenciar o procedimento cirúrgico. Com sepse ou um intestino dilatado, na ausência de necrose ou perfuração, uma ileostomia de diversão, somente, pode ser uma conduta cirúrgica adequada. A taxa de mortalidade para esta doença pode chegar a 100%, principalmente se for realizada uma colectomia menos que subtotal. Mesmo em casos de conduta cirúrgica agressiva, são observadas taxas de mortalidade de 15%.

Enterite por "Campylobacter"

O *Campylobacter jejuni*, uma das principais causas de diarréia infecciosa nos Estados Unidos hoje em dia, também é uma importante causa de diarréia em todo o mundo. O organismo é um bastonete curvo ou em "asa de gaivota" microaerofílico, gram-positivo. A transmissão ocorre por via fecal-oral através de frutas e água contaminadas ou por contato direto com animais ou pessoas infectados. O organismo não raramente é isolado de pacientes hospitalizados que apresentam diarréia.

Os sintomas e os achados podem ser difíceis de diferenciar daqueles de outras doenças afetando o trato intestinal. Dor abdominal, febre, náusea e vômitos podem estar associados.

O exame proctossigmoidoscópico geralmente revela uma mucosa edemaciada e inflamada. O exame histológico de amostras de biopsia não é específico. Um enema baritado de duplo contraste pode revelar úlceras aftóides e um aspecto pontilhado. O exame de amostra de fezes em até 2 horas de passagem por microscópio de campo escuro ou de contraste de fase pode identificar o organismo. A presença de leucócitos polimorfonucleares no fluxo fecal não é rara, mas não é patognomônica da condição.

Geralmente a infecção é autolimitada, mas recaídas são freqüentes. Em casos graves, a hospitalização e a reposição hidroeletrolítica podem ser necessárias. A ciprofloxacina (250 a 500 mg), por via oral quatro vezes ao dia por 7 dias, é o tratamento recomendado, apesar de que a eritromicina, a tetraciclina, a doxiciclina, a gentamicina e a clindamicina também possam ser usadas. As precauções apropriadas quanto às fezes (principalmente para pacientes hospitalizados) estão indicadas, com descarte apropriado de lençóis contaminados e lavar as mãos. Foi relatado megacólon provocado por uma colite por *Campylobacter* necessitando de colectomia total.

Enterocolite por Yersinia

A *Yersinia enterocolitica* é uma causa recentemente reconhecida de infecção entérica. A enterocolite por *Yersinia* é de grande interesse para o cirurgião devido à sua prevalência e à confusão ocasional com enterite regional. Um nome anterior para o organismo causador foi *Pausterella pseudotuberculosis*, de novo levando à confusão com outra infecção bacteriana que tende a envolver a região ileocecal. Foram relatadas epidemias provocadas por contaminação de alimentos, água e leite. A doença é causada por um bacilo cocóide gram-negativo anaeróbio facultativo assemelhando-se à *Escherichia coli* não fermentando lactose. Cresce de forma ideal em temperatura fria. O diagnóstico é definido por isolamento da bactéria a partir das fezes. O biotipo e o sorotipo de acordo com antígenos O foram as técnicas epidemiológicas mais úteis.

O organismo geralmente produz sinais e sintomas de uma gastroenterite aguda como conseqüência da invasão de células epiteliais e a penetração na mucosa intestinal; a diarréia é freqüentemente observada além da dor abdominal. A drenagem da bactéria para dentro dos linfonodos regionais responde pelas complicações sistêmicas. Uma síndrome simulando apendicite é observada em 40% dos pacientes: febre, leucocitose, dor abdominal em quadrante inferior direito e dor. A condição pode produzir septicemia generalizada e abscessos metastáticos em outros órgãos. Também pode se apresentar como um abscesso de cólon ou um megacólon tóxico. A doença pode seguir um curso crônico por muitas semanas, principalmente se não tratada com antibióticos apropriados. As manifestações pós-infecções incluem eritema nodoso e artrite reativa. Os fatores predisponentes para o desenvolvimento da infecção incluem:

- Cirrose.
- Hemocromatose.
- Envenenamento agudo por ferro.
- Discrasias sangüíneas dependentes de transfusão.
- Imunossupressão.
- Diabetes mellitus.
- Desnutrição.

O exame radiológico mostra um padrão grosseiro, irregular, nodular da mucosa no íleo terminal. Também podem ser observadas ulcerações. Ao contrário da doença de Crohn, a infecção do íleo terminal geralmente está confinada à mucosa e à submucosa; o característico "sinal do barbante" está ausente. O exame endoscópico demonstra sinais de doença inflamatória em aproximadamente metade dos pacientes.

O tratamento recomendado inclui aminoglicosídeos antipseudomonas, trimetoprim/sulfametoxazol, ceftizoxima ou ceftriaxona, mas não se demonstrou que a terapia antimicrobiana seja essencial ou necessariamente eficaz na situação não complicada. Entretanto, quando surge doença sistêmica ou quando o paciente está imunocomprometido, aconselha-se a doxiciclina ou o trimetoprim/sulfametoxazol.

Salmonelose e Febre Tifóide

A febre tifóide é provocada pelo bacilo *Salmonella typhi*. Esta bactéria produz extensa invasão epitelial ao longo do intestino delgado e do cólon, sem destruir a mucosa intestinal. As bactérias rompem a mucosa e a submucosa em áreas de reação inflamatória, e uma endotoxina é produzida na autólise da célula bacteriana. Devido ao fato de que a condição seja endêmica em muitos países subdesenvolvidos, o diagnóstico geralmente é sugerido quando os sintomas ocorrem nestas áreas. Entretanto, em países ocidentais raramente é considerado. Os seres humanos são o único reservatório conhecido, com a transmissão efetuada por via fecal-oral, geralmente através da contaminação do fornecimento de água. A cultura de fezes pode revelar o organismo ou, no caso da sepse tifóide, a hemocultura pode identificar a *salmonella*. A bacteremia por salmonella, envolvendo muitos sorotipos, incluindo *S. typhi,* foi reconhecida como uma preocupação emergente na síndrome de imunodeficiência adquirida (SIDA).

Se o organismo penetra no fluxo sangüíneo, pode resultar em septicemia grave. As características da doença febril incluem febre, cefaléia, delírio, esplenomegalia, dor abdominal, *rash* maculopapular e leucopenia. Ocorre hiperplasia generalizada de todo o sistema reticuloendotelial, principalmente nas placa de Peyer[267] do íleo e folículos linfáticos solitários do ceco.

Pode ocorrer uma colecistite aguda, que pode progredir para gangrena e perfuração. O megacólon tóxico e a perfuração intestinal também podem complicar a doença e, em algumas raras ocasiões, pode desenvolver-se hemorragia gastrointestinal inferior maciça. O processo geralmente está limitado aos 70 cm terminais do íleo e do cólon proximal.

O exame abdominal pode revelar sensibilidade leve ou sinais sugestivos de uma peritonite generalizada, se houver perfuração. Foram relatadas taxas de mortalidade de 8% a 32%, no entanto, são provavelmente menos nas nações ocidentais em combinação de terapia antibiótica e cirurgia. A conduta médica inclui o uso de nutrição parenteral ou enteral e antibióticos (amoxicilina [1 g via oral, três vezes ao dia por 3 a 14 dias], ciprofloxacina, cloranfenicol ou trimetoprim-sulfa).

Tuberculose

A tuberculose envolvendo o trato intestinal pode ser provocada por *Mycobacterium tuberculosis* ou *M. bovis*. Na primeira situação, a doença é primária nos pulmões, e carreada ao trato intestinal por deglutição da secreção. O segundo organismo produz a infecção em associação à ingestão de leite não pasteurizado. Esta condição é extremamente incomum na maioria dos países ocidentais, porque a pasteurização do leite é padronizada. Entretanto, mais recentemente, tem aumentado em países como o Reino Unido e os Estados Unidos, um fato atribuível ao grande número de imigrantes asiáticos. A proporção de tuberculose extrapulmonar é muito mais elevada em pacientes com SIDA concomitante. A incidência, principalmente em áreas urbanas, tem aumentado regularmente nos últimos 15 anos. A tuberculose peritoneal atualmente é o sexto local mais comum de tuberculose extrapulmonar nos Estados Unidos, seguido de geniturinário linfático, ósseo e articular, miliar e envolvimento meníngeo.

Quando a doença de fato afeta o trato intestinal, geralmente tem como causa uma cepa pulmonar e se localiza com mais freqüência na região ileocecal. Apesar de que a condição é seja observada com mais freqüência no cólon proximal e no íleo, o envolvimento de intestino segmentar foi notado ocasionalmente.

Sintomas e Sinais

As queixas de apresentação mais comuns são dor abdominal, perda de peso e febre, o que geralmente está confinado ao hipogástrio e se localiza mais freqüentemente no quadrante inferior direito. Outros sintomas incluem anorexia, febre e perda de peso. A peritonite tuberculosa, no entanto, geralmente se apresenta como um abdome agudo que simula uma apendicite, e é observada principalmente em crianças pequenas ou adolescentes. A ascite com dor abdominal e distensão podem ser as primeiras indicações desta complicação.

O exame físico pode revelar a presença de uma massa, geralmente no quadrante inferior direito. Na rara situação quando a tuberculose envolve o reto ou o ânus, pode estar aparente um estreitamento. Se a lesão produz ulceração ou estreitamento, pode simular um carcinoma.

Avaliação

O diagnóstico requer um alto grau de suspeição. Raramente serão identificados bacilos ácido-resistentes nas fezes. Apesar de que um teste de tuberculina positivo possa ser útil, não estabelece o diagnóstico com certeza.

A investigação radiológica é útil porém não necessariamente diagnóstica de tuberculose. O estudo com enema baritado pode revelar obstrução retrógrada, estreitamento ou um "ceco cônico". O íleo terminal pode estar normal, dilatado, ulcerado ou estenosado.

Um achado ultra-sonográfico inespecífico, o "sinal do pseudo-rim", também foi identificado em associação à tuberculose ileal. Este é um padrão consistindo de um forte centro ecogênico cercado por uma borda sonolucente, o espessamento da parede intestinal sendo o fator comum. A avaliação tomográfica computadorizada (TC) pode fornecer uma noção mais profunda do processo patológico ao identificar uma ascite subclínica, adenopatia, abscesso e espessamento da parede intestinal. A distinção entre tuberculose e doença de Crohn pode não ser possível radiológica ou endoscopicamente, apesar de que já foi sugerida a colonoscopia com biopsia por ser um instrumento útil.

Descobriu-se que a laparoscopia é um procedimento útil para o diagnóstico de peritonite tuberculosa. O aspecto laparoscópico pode ser classificado de acordo com três tipos: (a) peritônio com tubérculos miliares, branco-amarelado com ou sem aderências; (b) peritônio espessado apenas com ou sem aderências; e (c) um padrão fibroaderente. O diagnóstico visual é preciso em 95% dos pacientes.

Histopatologia

De maneira geral, o aspecto macroscópico do ceco é indistinguível da doença de Crohn, mas o diagnóstico pode ser estabelecido por exame histológico. A colheita de granulomas comprovados por biopsia em lesões tuberculosas é de 100%, apesar de poder não serem encontrados bacilos ácido-resistentes de qualquer um deles.

O exame da amostra ressecada pode revelar espessamento da parede intestinal, ulceração de mucosa, doença segmentar localizada ou lesões intercaladas. Os critérios histológicos clássicos incluem a presença de células gigantes de Langhans[268] de submucosa ou de serosa e necrose caseosa (Figura 33.7). O organismo pode ser demonstrado na amostra ou pode ser cultivado por cultura de porquinho-da-índia.

Tratamento

Os agentes antituberculosos convencionais são recomendados no caso não-complicado. Aproximadamente metade dos pacientes com tuberculose de cólon ou ileocolônica pode ser tratada adequadamente apenas com terapia farmacológica. Os regimes possíveis incluem uma combinação de isoniazida com etambutol ou rifampicina. Outros preferem a pirazinamida em vez do etambutol devido à menor incidência de efeitos colaterais. Os pacientes com lesões ulcerativas apresentam mais probabilidade de responder à conduta médica do que aqueles com a forma hipertrófica da doença. Como já foi demonstrado, a tuberculose abdominal pode

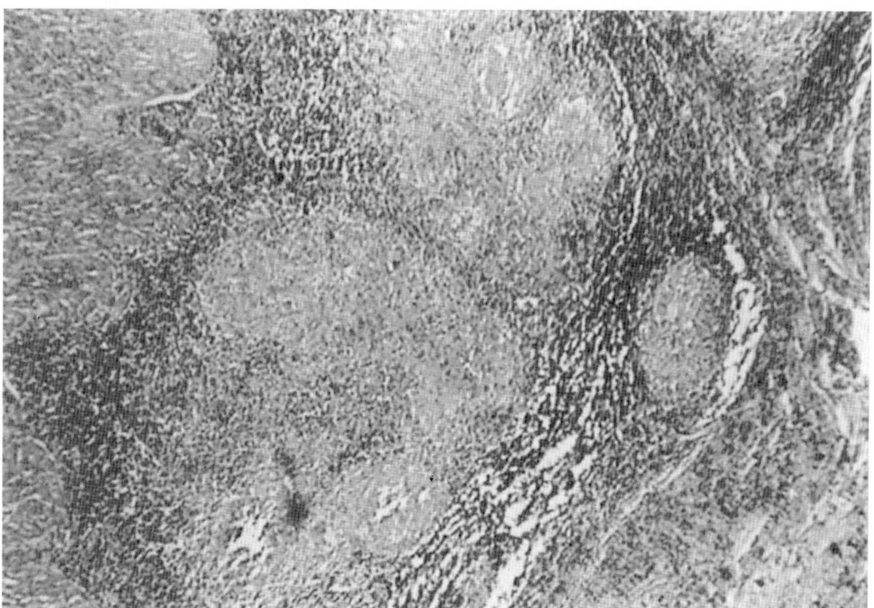

FIG. 33.7. Granulomas tuberculosos (observar a necrose caseosa) em um linfonodo mesentérico. (Ampliação original x 180; cortesia de Rudolf Garret, M.D.)

ser curada farmacologicamente se reconhecida cedo, mas a apresentação inespecífica que é freqüentemente observada tende a adiar o diagnóstico em várias ocasiões. O tratamento cirúrgico deve ser limitado àqueles pacientes com doença sintomática, localizada. Obviamente, a distinção não pode ser feita entre tuberculose e carcinoma por meios endoscópicos: está indicada uma ressecção.

Proctite Gonocócica

A gonorréia é uma doença comum, aguda, das membranas mucosas afetando a uretra, a vagina e a cérvix transmitida sexualmente, porém a gonorréia retal foi reconhecida apenas recentemente. A doença é provocada pela bactéria *Neisseria gonorrhoeae* (o gonococo), um coco gram-negativo ocorrendo em pares ou agregados. Caracteristicamente, o organismo aparece em esfregaços como diplococo gram-negativo intracelular (Figura 33.8). Para confirmar a presença do organismo por cultura, *swabs* retais são inoculados em um ágar chocolate (Thayer Martin)[269] e enviados ao laboratório imediatamente, onde são colocados em um vaso de dióxido de carbono e incubados.

Nos homens, a doença é associada com mais freqüência à população homossexual e é transmitida por sexo anal. Entretanto, nas mulheres, a doença geralmente é transferida do reto por secreção vaginal. Geralmente apenas o reto inferior está envolvido.

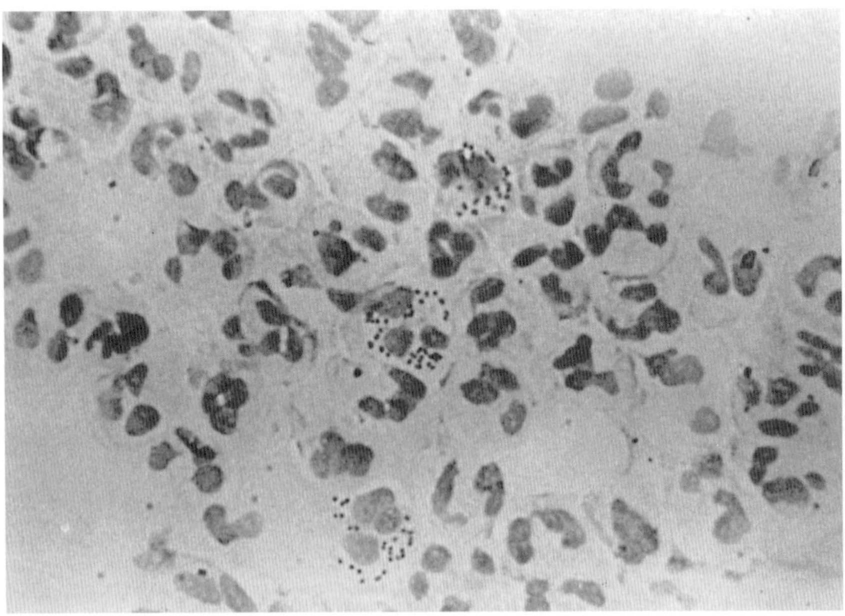

FIG. 33.8. Gonorréia. O esfregaço revela diplococos gram-negativos intracelulares no citoplasma de células polimorfonucleares. (Ampliação original x 1.000.)

A erradicação da doença é especialmente difícil porque o paciente pode não relatar nenhuma queixa. Se os sintomas forem evidentes, podem incluir prurido, secreção mucosa, sangramento retal, diarréia e indícios referentes ou à gonorréia ou à sífilis em outros locais. A doença disseminada pode ocorrer (septicemia), assim como pericardite, endocardite, meningite, periepatite e artrite gonocócica. Caracteristicamente, a artrite produz uma efusão purulenta aguda de uma única articulação.

O exame proctossigmoidoscópico geralmente revelará uma mucosa edemaciada e friável com áreas ocasionais de ulceração. A biopsia pode revelar degeneração do epitélio, ingurgitamento capilar e infiltração com células inflamatórias. Entretanto, em várias pessoas, nenhuma lesão identificável será observada.

Tratamento

O tratamento da gonorréia retal tem sido um problema particular, devido ao fato de que há uma dificuldade maior em erradicar o organismo desta área do que do trato geniturinário. Os regimes alternativos incluem penicilina procaína (4,8 milhões de unidades), em duas injeções igualmente divididas e simultâneas, com probenecida (1 g) administrada antes ou no momento da injeção de penicilina. Como alternativa, tetraciclina (1,5 g) em uma dose oral inicial, seguida por 500 mg quatro vezes ao dia por 4 dias; ou espectinomicina (2 g) por injeção intramuscular. Outros antibióticos sugeridos incluem a kanamicina (2 g) intramuscular, ou cotrimoxazol oralmente, três comprimidos, duas vezes ao dia por 3 dias. Recentemente, a ceftriaxona seguida por um curso de 10 dias de doxiciclina tem sido recomendada. A importância de exame minucioso de *follow-up* com cultura para avaliar a adequação da terapia não pode ser subestimada.

Sífilis do Reto ou Proctite Sifilítica

A sífilis do canal anal e da pele perianal é uma entidade clínica bem conhecida (ver Capítulo 19), mas a manifestação de proctite sifilítica é menos familiar para a maioria dos médicos. A condição ocorre quase exclusivamente na população homossexual masculina.

Os sintomas incluem secreção mucosa, sangramento, tenesmo e alteração nos hábitos intestinais. O exame endoscópico pode revelar uma massa ou uma lesão ulcerada que é sugestiva de carcinoma. As biopsias não conseguem revelar tumor, no entanto. As lesões anorretais foram divididas em quatro categorias:

1. Ulceração anal.
2. Ulceração retal.
3. Granulomatosa (hiperplásica).
4. Diversas (fixas, semelhantes a tumores).

Apesar de que o diagnóstico pode ser confirmado por exame de campo escuro do exsudato, descobrindo a presença de organismos treponêmicos, isto requer um alto índice de suspeição. O tratamento é o descrito no Capítulo 19.

Shigellose

A shigellose, também conhecida como disenteria bacilar, é causada pelo organismo *Shigella*, um bastonete gram-negativo, não formador de esporos (Figura 33.9). A condição pode se apresentar agudamente, com febre, diarréia e desidratação grave. Enquanto a condição geralmente está confinada à mucosa do cólon, já foi relatada doença mais profunda, incluindo a de obstrução intestinal e megacólon tóxico. Esta é outra doença que é virtualmente epidêmica na população homossexual masculina e naqueles com SIDA.

A marca da reação inflamatória é a invasão e a destruição da mucosa intestinal. Uma diarréia líquida é seguida de dor abdominal grave, tenesmo e sangramento retal. A fase do intestino delgado dos sintomas pode ser determinada por uma enterotoxina, enquanto a fase invasiva é típica do intestino grosso.

O exame sigmoidoscópico pode revelar as alterações típicas de uma proctite, com edema, friabilidade e ulceração. O aspecto pode ser indiferenciável daquele da doença intestinal inflamatória inespecífica. O meio mais satisfatório para se estabelecer o diagnóstico é a cultura obtida por *swab* de qualquer lesão ulcerativa durante a endoscopia; além disso, muco ou material fecal pode ser usado para cultura. Devido ao fato do organismo ser algo lábil, as placas devem ser inoculadas assim que possível.

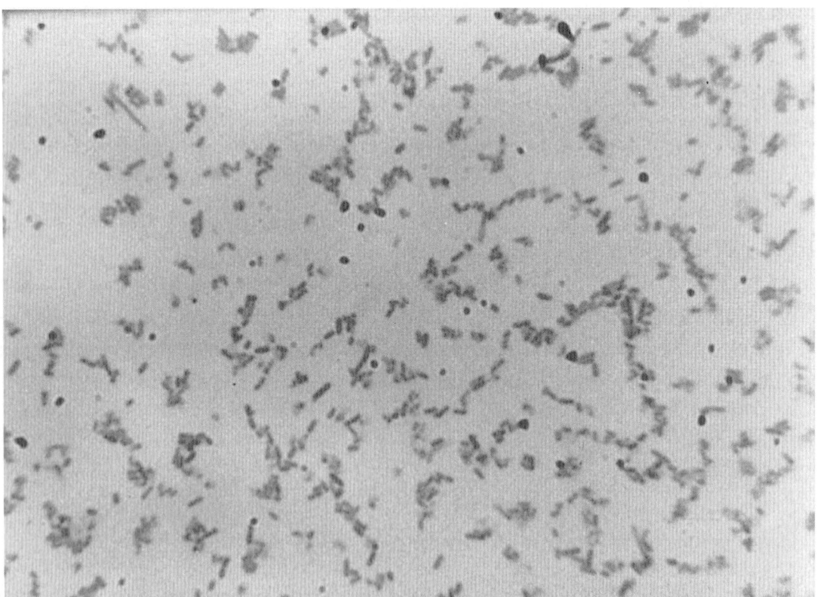

FIG. 33.9. Shigella. Bacilos gram-negativos, que, na testagem bioquímica e sorológica, revelam organismos *Shigella*. (Ampliação original x 1.060.)

Devido à natureza geralmente autolimitada da condição, medidas de suporte podem ser o único tratamento requerido, apesar de que alguns autores acreditam que todos os pacientes devem se submeter à terapia antibiótica seja qual for a gravidade dos sintomas. O trimetoprim-sulfametoxazol (Bactrim, Septra) é a medicação de escolha (um comprimido F [forte] por via oral duas vezes ao dia por 5 a 15 dias); ou a ampicilina (500 mg por via oral, quatro vezes ao dia por 5 dias pode substituir o cotrimoxazol). Outra opção é a ciprofloxacina (500 mg via oral duas vezes ao dia por 7 dias). Assim como com outras colitides infecciosas, é importante reavaliar as fezes para assegurar-se de que a bactéria foi eliminada.

Brucelose

A brucelose é provocada pela bactéria *Brucella melitensis*, geralmente devido ao consumo de leite ou queijo de cabra não-pasteurizado. Apesar de ser relativamente comum em países em desenvolvimento, raramente é observado nas nações ocidentais. Em raras ocasiões, pode provocar uma colite grave. Os sintomas e os achados endoscópicos são essencialmente os mesmos de outras condições intestinais inflamatórias. A cultura do exsudato purulento levará ao diagnóstico. O tratamento consiste em tetraciclina ou doxiciclina (Vibramicina).

Actinomicose

A actinomicose é uma doença supurativa, granulomatosa, que tende a formar trajetos sinusais de drenagem, com secreção de grânulos. O organismo *Actinomyces israelii*, uma bactéria anaeróbia, gram-positiva, é um habitante normal da boca, pulmões e tratos intestinais. Quando a doença envolve o cólon ou o reto, geralmente se apresenta com uma massa abdominal, uma fístula ou uma cavidade sinusal. Apesar de o envolvimento ileocecal ser a manifestação intestinal mais freqüente, também já foi relatado estreitamento retal.

A menos que o material esteja disponível para estudo histológico, a doença geralmente não é diagnosticada até que seja realizada uma ressecção. Os estudos radiológicos geralmente não têm sido úteis na avaliação pré-operatória. Entretanto, uma tomografia computadorizada pode ser útil, demonstrando uma massa sólida com áreas focais de atenuação ou uma massa cística com uma parede espessada que aumenta com infusão.

Para a actinomicose confinada ao cólon, a ressecção é o tratamento de escolha, além da terapia antibiótica (penicilina). Recomendam-se doses elevadas durante um período de tempo prolongado.

INFECÇÕES VIRAIS

As infecções virais, que atacam especificamente o reto ou o cólon, são extremamente raras. Entretanto, três áreas merecem atenção – SIDA, proctite por herpes simples e infecção por citomegalovírus. O vírus que causa a síndrome da imunodeficiência adquirida (HIV) é importante de ser abordado, pois muitas das complicações e manifestações da doença afetam o ânus, o reto e o cólon. A razão para isto é o fato de que o trato gastrointestinal é o maior órgão linfóide no corpo e, como tal, é um enorme reservatório potencial para o HIV. As conseqüências adversas nos mecanismos de defesa celular e humoral levam a uma pletora de infestações virais, bacterianas, fúngicas e por protozoários.

O Capítulo 20 contém uma discussão das infecções por citomegalovírus e na SIDA. Sobra uma área, a da proctite por herpes simples, que foi abordada, até certo ponto, no Capítulo 19. A discussão seguinte, no entanto, está limitada à alteração inflamatória no reto.

Proctite por Herpes Simples

A proctite por vírus herpes simples (VHS) é a causa mais comum de proctite não-gonocócica em homossexuais masculinos sexualmente ativos. As infecções por herpes nos pacientes com SIDA também podem se apresentar como uma proctite ulcerativa que permanece confinada ao reto. A probabilidade de haver proctite provocada pelo vírus herpes é maior se o paciente apresenta tenesmo, dor anorretal, constipação e ulceração perianal. A dificuldade em urinar, parestesias sacrais e ulceração difusa da mucosa retal distal também sugerem a natureza da condição. Foi observada perfuração intestinal associada a infecção intestinal por herpes simples.

O exame sigmoidoscópico revela uma proctite aguda, com elevado índice de suspeição, quanto à causa, baseando-se no fato de que o indivíduo é um homem homossexualmente ativo. O diagnóstico é estabelecido por imunoensaio do anticorpo para o vírus. Além disso, o VHS pode ser isolado por cultura a partir de *swabs* ou amostras de biopsia retais.

Foi comprovado que o aciclovir erradica a infecção perirretal por VHS. Acredita-se que o aciclovir também possa trazer benefício interferindo na história natural de recorrência da proctite após o episódio inicial.

INFECÇÕES POR FUNGOS

Candidíase ou Monilíase

As infecções por fungos do trato gastrointestinal são extremamente raras na pessoa saudável. A candidíase geralmente ocorre em pacientes imunodeprimidos, aqueles com doença debilitante grave e aqueles sob corticoterapia; também pode se desenvolver após administração prolongada de antibióticos de amplo espectro, principalmente as cefalosporinas de terceira geração. As infecções difusas por fungos são causas comuns de morte em pacientes com câncer terminal.

Quando o fungo afeta o trato gastrointestinal, geralmente produz diarréia e, ocasionalmente, dor abdominal. Além disso, podem se desenvolver fístulas internas. O diagnóstico é definido identificando-se a levedura, os esporos ou as pseudomicelas ao exame microscópico. A biopsia pode demonstrar as características de

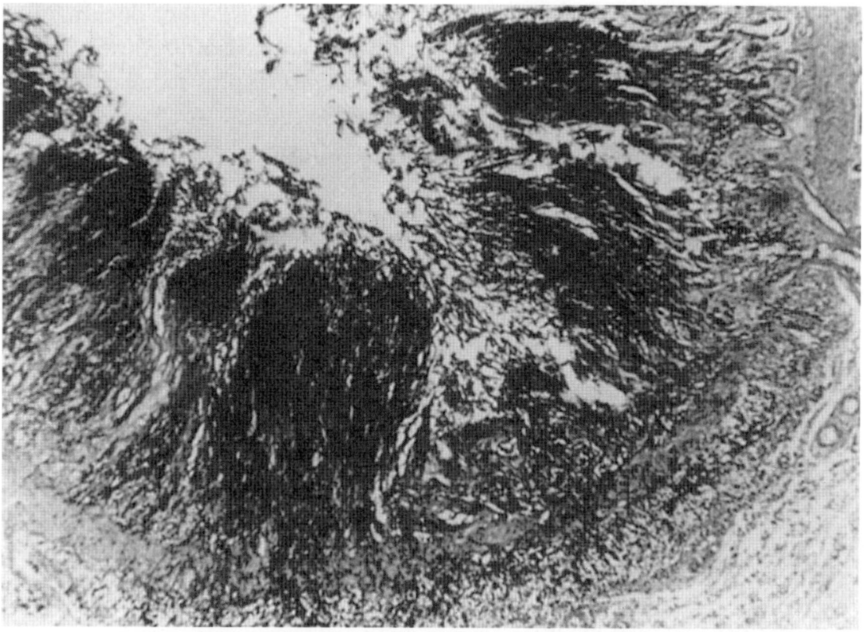

FIG. 33.10. Candidíase intestinal (monilíase). A biópsia pós-morte demonstra pseudo-hifas características substituindo a mucosa. (Ampliação original x 180; cortesia de Rudolf Garret, M.D.)

pseudo-hifas (Figura 33.10). A nistatina (500.000 a 1.000.000 U), via oral, quatro vezes ao dia, é o tratamento habitual para a candidíase intestinal. Como alternativa, o cetoconazol (200 a 400 mg), uma vez ao dia, ou a anfotericina B podem ser empregados (0,3 a 0,6 mg/kg de peso corporal diariamente).

Histoplasmose

A histoplasmose é causada pelo fungo dimórfico *Histoplasma capsulatum*, principalmente uma micose intracelular do sistema reticuloendotelial. É endêmica a áreas do Meio Oeste dos Estados Unidos, principalmente nos férteis vales de rios. Geralmente é uma infecção subclínica em indivíduos que, de outra forma, se encontram saudáveis, porém em pessoas imunocomprometidas pode se instalar a doença disseminada. Apesar de que o pulmão é de longe o órgão envolvido com mais freqüência, a condição pode afetar todo o trato gastrointestinal, principalmente o íleo terminal e o cólon proximal. Quando envolve esta área, podem ser observados ulceração com sangramento, estreitamento e mesmo perfuração. A condição às vezes é confundida com carcinoma de cólon.

O exame endoscópico pode revelar áreas intercaladas de inflamação, com placas, úlceras e peudopólipos. Enquanto a biopsia pode demonstrar os característicos fermentos germinantes ovais intracelulares dentro da mucosa, os títulos sorológicos de fixação do complemento de 1:8 ou maiores são sugestivos da doença. A cultura de fungo de amostras de biópsia também confirmará o diagnóstico. Se as alterações patológicas se correlacionam com as características radiográficas, seis padrões de envolvimento gastrointestinal foram descritos:

1. Má-absortivo (edema, infiltrados inflamatórios difusos).
2. Ulcerativo.
3. Polipóide (hiperplasia nodular dos folículos linfóides).
4. Granulomatoso (infiltrados difusos).
5. Tumefativos (grandes granulomas).
6. Compressivo (linfonodos aumentados).

Os achados físicos comuns são linfadenopatia periférica e hepatoesplenomegalia.

O cetoconazol é fármaco recomendado para aqueles com envolvimento pulmonar que não se encontram imunocomprometidos, mas a anfotericina B é sugerida para indivíduos com esta dificuldade ou que apresentam doença do sistema nervoso central. A diversão ou a ressecção de estreitamentos pode estar indicada, além de terapia agressiva a longo prazo com anfotericina B para aqueles com SIDA.

INFECÇÕES PARASITÁRIAS

Amebíase

Enquanto a amebíase é uma doença planetária encontrada mais freqüentemente nos trópicos, é a condição parasitária mais freqüente encontrada por cirurgiões nos Estados Unidos. Um paciente com freqüência acredita que ele ou ela apresenta "amebíase" baseando-se na experiência de viagem ou contato com pessoas que reconhecidamente albergam o organismo. O maior reservatório para a infecção por *Entamoeba histolytica* se encontra na população homossexual masculina.

Patogênese

A *Entamoeba histolytica* é provocada por um protozoário que existe no cólon ou com um trofozoíta (Figura 33.11) ou como um cisto. O citoplasma do organismo geralmente é muito granular devido à ingestão de muitas bactérias, hemácias e outros detritos celulares (Figura 33.12). A transmissão ocorre ou através da água ou dos alimentos contaminados por carreadores dos cistos. Os cistos engolidos passam pelo intestino delgado onde os trofozoítas são liberados. Estes se escondem na mucosa e resultam na úlcera característica em forma de frasco. As úlceras geralmente são identificadas no ceco e no cólon ascendente, mas o processo pode ser difuso por todo o intestino; é raro que o intestino delgado esteja envolvido.

Sintomas e Sinais

Os sintomas de amebíase podem ser mínimos, ou a doença pode ser aguda e fulminante, e incluem dor abdominal em cãibras, tenesmo e fezes sangüinolentas. A quei-

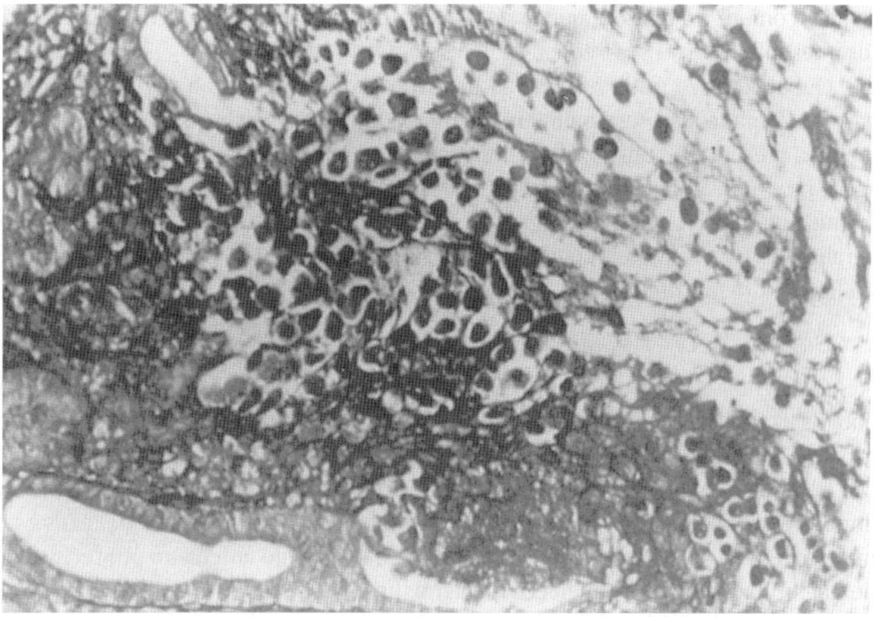

FIG. 33.11. *Entamoeba histolytica.* Trofozoítos em uma úlcera no cólon. (Ampliação original x 280; cortesia de Rudolf Garret, M.D.)

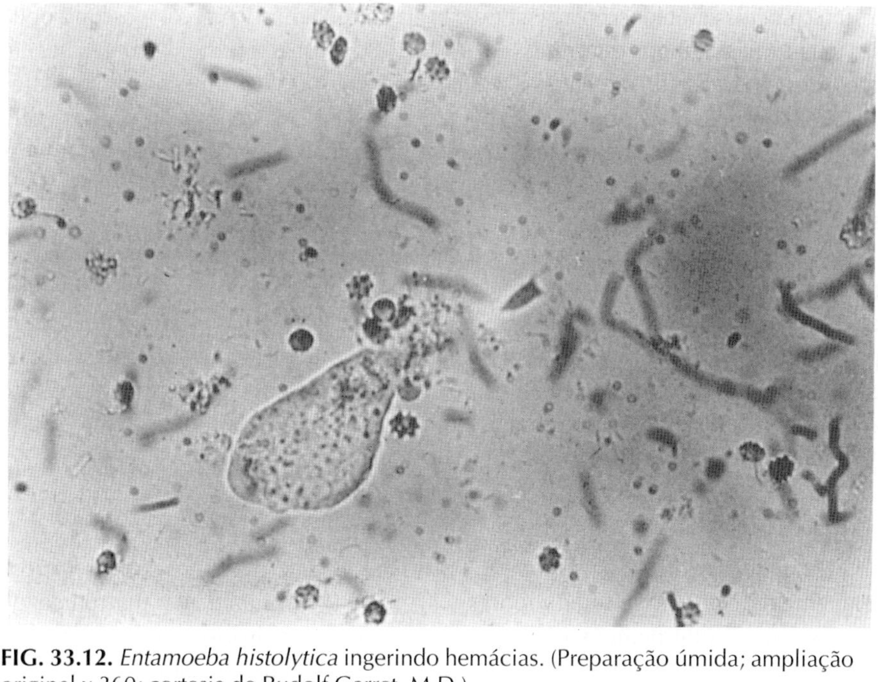

FIG. 33.12. *Entamoeba histolytica* ingerindo hemácias. (Preparação úmida; ampliação original x 360; cortesia de Rudolf Garret, M.D.)

xa mais comum é a diarréia, que pode ser sangüinolenta e conter muco. Os movimentos intestinais podem ser freqüentes, mais de dez vezes ao dia.

O exame físico pode revelar sensibilidade abdominal, mais acentuada no hipogástrio. O fígado pode estar aumentado, mas a hepatomegalia não indica necessariamente a presença de um abscesso hepático. Pode se desenvolver dilatação tóxica do cólon na condição fulminante, uma manifestação clínica e radiológica não dessemelhante à que ocorre na colite ulcerativa. A perfuração pode surgir com peritonite generalizada. A amebíase extra-intestinal pode levar à hepatite, ao abscesso amebiano do fígado, doença pulmonar e envolvimento do pericárdio, do cérebro e da pele.

Diagnóstico

O diagnóstico é firmado por exame microscópico de amostra de fezes frescas para os trofozoítas. Dos pacientes com doença sintomática, 90% demonstrarão este achado. É importante que o exame de fezes seja feito antes de qualquer investigação baritada; o emprego de óleo mineral e antibióticos de amplo espectro também impede a capacidade de se identificar o protozoário. Além da cultura de fezes e ao menos três exames de fezes para ovos e parasitas, o título amebiano por técnica de hemaglutinação pode estabelecer o diagnóstico.

O exame sigmoidoscópico é um método valioso para diagnóstico; as ulcerações geralmente são visíveis no reto em até 85% dos casos. Entretanto, devido ao fato de que a doença ocorre mais freqüentemente em uma localização proximal do que distalmente, uma proctossigmoidoscopia negativa não afasta o diagnóstico. A colonoscopia pode ser uma técnica útil por esta razão. Apesar de que o aspecto histológico geralmente não é distinguível de doença intestinal inflamatória inespecífica, a mucosa projetada, as margens corroídas ou a forma de frasco, junto com a história apropriada, sugerem colite amebiana. Ocasionalmente, uma reação granulomatosa leva à formação de uma massa, o assim-chamado "ameboma". Quando este quadro clínico está presente, pode ser difícil diferenciar um ameboma de uma colite granulomatosa ou um carcinoma.

O exame com enema baritado pode revelar a assim-chamada "úlcera em botão de colarinho", um aspecto de pedra de calçamento, impressão digital e os sinais de doença intestinal inflamatória inespecífica. A amebíase é quase sempre multifocal, portanto um importante aspecto do diagnóstico diferencial é uma pesquisa cuidadosa por toda a extensão do cólon para outras áreas de infecção. A presença de um estreitamento ou um ameboma semelhante a tumor pode confundir a interpretação; um ameboma também pode envolver o reto.

Conduta

Os medicamentos de escolha para o tratamento de pacientes assintomáticos com amebíase intestinal são o iodoquinol (Yodoxin), a furamida e o metronidazol. Outras opções que demonstraram eficácia incluem o hidrocloreto de emetina, a deidroemetina e a paromomicina (Humatin). Para a doença intestinal grave, recomenda-se o metronidazol (750 mg), três vezes ao dia por 10 dias, seguido de iodoquinol (650 mg), três vezes ao dia por 20 dias.

Se o paciente requer intervenção cirúrgica por hemorragia ou perfuração, o intestino envolvido deve ser ressecado. As indicações incluem o seguinte:

- Perfuração extraperitoneal livre, perfuração iminente ou perfuração durante quimioterapia antiamebiana.
- A perfuração com um abscesso localizado não responde à medicação antiamebiana.
- Persistência ou o desenvolvimento de distensão abdominal e sensibilidade abdominal em pacientes em tratamento.
- Persistência de diarréia grave após 5 dias de quimioterapia.
- Sintomas de colite pós-amebiana com anemia e hipoproteinemia persistentes.

Não existe nenhuma concordância quanto à melhor abordagem cirúrgica, mas o índice de mortalidade, na maioria dos estudos, é de pelo menos 75%. A colectomia abdominal total pode ser necessária se forem identificadas várias áreas de perfuração. Devido ao elevado risco de vazamento anastomótico, alguns autores sugerem a exteriorização ou, ao menos, um procedimento de diversão concomitante. Mesmo em pacientes para os quais uma cirurgia for considerada, um tratamento médico rigoroso é recomendado porque pode prevenir a necessidade de cirurgia, ou melhorar a probabilidade de sobrevivência após a ressecção nesta situação de alto risco.

Balantidíase

A balantidíase é provocada por um protozoário, o *Balantidium coli*, um ciliado que é o único membro do subfilo *Ciliophora* conhecido que afeta o ser humano. A condição é encontrada onde os sistemas sanitários são um problema. O trofozoíta é grande e ocasionalmente é visto a olho nu (Figura 33.13). A locomoção se dá por meio de filas longitudinais de cílios que cobrem o corpo e o deslocam adiante com um movimento em espiral. Um cisto se desenvolve quando o organismo é eliminado com as fezes e é a fonte de disseminação da doença.

Após o cisto ser ingerido, passa para o intestino delgado onde exocista, e o trofozoíta então passa para o cólon, onde penetra o epitélio intestinal. São produzidas ulcerações, não dessemelhantes àquelas observadas na colite amebiana. Efetivamente, não é raro as duas condições coexistirem.

Os sintomas habituais são desconforto abdominal, distensão, flatulência e fezes soltas, fétidas e pálidas. Muco e sangue podem acompanhar os movimentos intestinais. A doença pode ser autolimitada com constipação alternando com diarréia.

O exame proctossigmoidoscópico pode revelar as mesmas alterações da amebíase. O diagnóstico é feito por exame de uma amostra fresca de fezes, mas os pacientes com movimentos intestinais freqüentes podem evacuar apenas os trofozoítas. Um método adicional para a confirmação é obter os trofozoítas por aspiração duodenal ou por um fio de náilon recuperável engolido em uma cápsula com lastro.

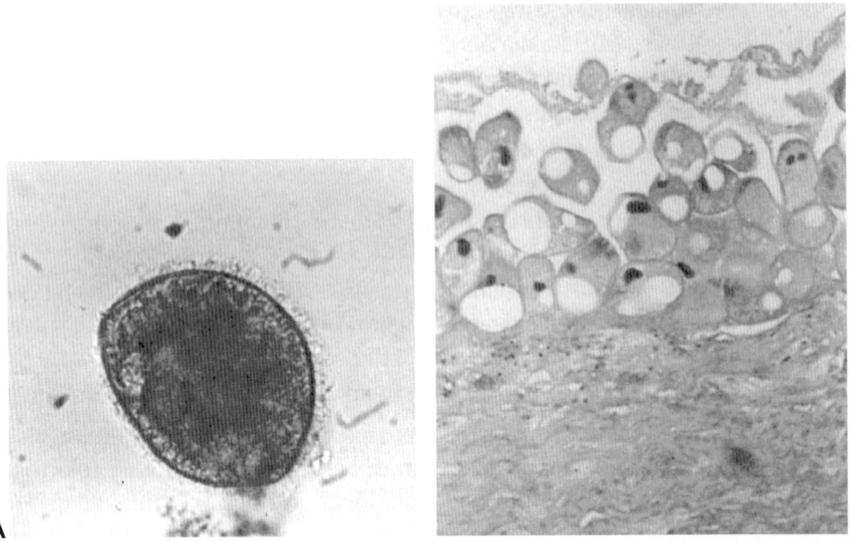

A B

FIG. 33.13. *Balantidium coli.* **A.** Trofozoíta. Observe os cílios. **B.** Superfície da mucosa do cólon substituída por trofozoítas de *B. coli.* (Ampliação original x 280; cortesia de Rudolf Garret, M.D.)

Vários medicamentos são eficazes no tratamento da balantidíase, inclusive a tetraciclina isoladamente ou em combinação com a mepacrina. As outras alternativas incluem o metronidazol, o iodoquinol e a furazolidona (Furuxone). O tratamento deve ser direcionado para o hospedeiro assintomático assim como para o paciente com doença aguda ou crônica para que se elimine o organismo e se previna sua disseminação.

Criptosporidiose

Os criptosporídeos são parasitas protozoários que infectam primariamente animais, mas a doença foi reconhecida como uma infecção importante em pacientes imunocomprometidos. É o patógeno mais freqüente em pacientes soropositivos para HIV e apresentam sintomas de diarréia; efetivamente, o diagnóstico de SIDA pode ser feito se a infecção durar mais de 3 semanas. Um elevado índice de infecção também é observado entre crianças em instalações de cuidados diários e entre pessoas chegando de países em desenvolvimento.

O organismo pode ser transmitido por várias vias, inclusive a fecal-oral, mão-à-boca, alimentos contaminados, animais de estimação (principalmente gatos) e aquáticos. A transmissão de pessoa a pessoa, principalmente na população do hospital, é um mecanismo importante de disseminação. O trato gastrointestinal é o órgão predominantemente afetado, com a produção de uma diarréia grave, debilitante e crônica. A má-absorção, o definhamento e a perda de peso podem ser evidentes. A dor abdominal, no entanto, é rara.

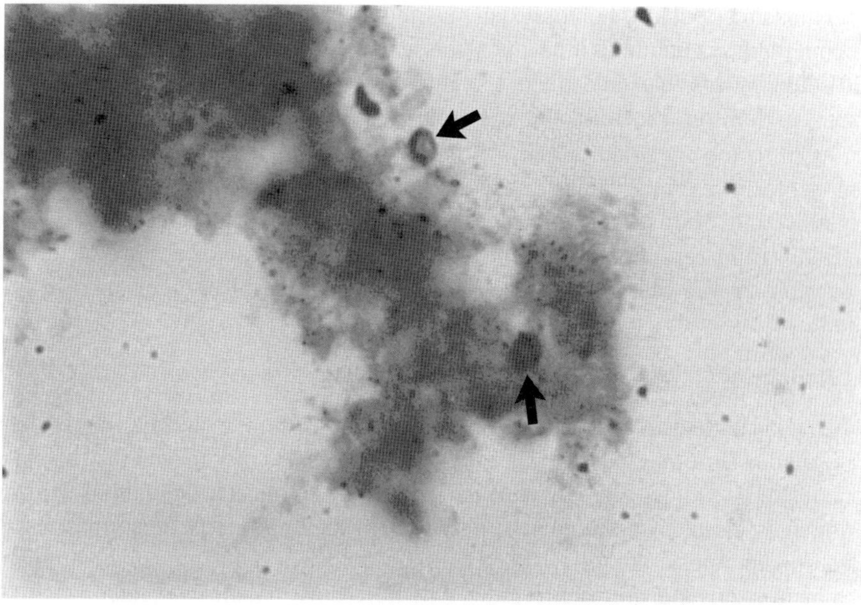

FIG. 33.14. Criptosporidiose. Pequenas formas redondas a ovais (*setas*) geralmente observadas com técnicas de coloração ácido-resistente ou coloração fluorescente. (Ampliação original x 1.000.)

O diagnóstico se baseia na demonstração de oocistos de *Cryptosporidium* nas fezes ou nas amostras para biopsia de mucosa gastrointestinal (Figura 33.14). O método diagnóstico mais sensível, entretanto, emprega um anticorpo de murina para a parede do oocisto. O protozoário parece aderir-se à mucosa e pode estar envolto por uma membrana celular do hospedeiro, porém não há nenhuma evidência de invasão ou reação tecidual.

O tratamento medicamentoso com espiramicina, um antibiótico macrolídeo com um espectro semelhante ao da eritromicina, tem sido recomendado, e o emprego recente de zidovudina (AZT [Retrovir]) pode conter alguma promessa. No entanto, devido ao fato de que a resposta clínica tem sido decepcionante, com freqüência apenas as medidas de suporte (agentes antidiarréicos e reposição hídrica) são aplicáveis nestes pacientes com risco elevado.

Giardíase

A giardíase é uma doença causada por um protozoário flagelado, a *Giardia lamblia*. É uma condição mundial, e a maioria dos pacientes é assintomática. A assim-chamada "diarréia do viajante" é freqüentemente atribuída a este protozoário. Os excursionistas, bebendo água não tratada de lagos e rios de montanha, onde animais servem como um reservatório para o parasita, estão sob risco. É provavelmente a doença aquática mais comum nos Estados Unidos. Uma incidência maior é observada na população homossexual masculina, em adultos que cuidam de crianças com fraldas, e naqueles indivíduos que se encontram em uma instituição. Vinte a 50% das crianças abaixo da idade de 3 anos em creches e 20% dos homens homossexuais podem ser transmissores de cistos.

Assim como na balantidíase, o protozoário existe tanto como cisto quanto como trofozoíta. A infecção resulta da ingestão do cisto, que exocista no intestino delgado, o que pode levar a uma variedade de alterações histológicas, variando de infiltrados celulares mínimos da lâmina própria, até a redução da altura e do número de vilos, a perda da borda em escova e um aumento nas mitoses celulares do epitélio.

Sintomas

Se o paciente estiver sintomático, a queixa mais comum é diarréia, mas podem ser relatados sintomas não diferentes dos da amebíase. O mecanismo da diarréia é pouco compreendido. Além disso, o paciente pode se queixar de náuseas, cólicas abdominais, flatulência, anorexia e perda de peso. Também pode se manifestar má-absorção. Apesar de que em raras ocasiões a doença segue um curso fulminante, a maioria dos indivíduos infectados é de portadores assintomáticos.

Avaliação

O exame proctossigmoidoscópico pode revelar alterações impossíveis de diferenciar daquelas da amebíase. O diagnóstico pode ser feito por exame de raspado na base da úlcera para os trofozoítas. Fezes soltas contêm apenas os trofozoítas; em fezes formadas, no entanto, os cistos também podem ser encontrados (Figura 33.15). A biopsia retal também pode ser útil na identificação do organismo. Um exame de fezes negativo, no entanto, não exclui o diagnóstico. Uma determinação mais precisa da causa é feita por exame microscópico do líquido duodenal ou por "teste de fio". Mais recentemente, um teste disponível comercialmente, o ensaio imunossorvente ligado a enzima ProSpecT/Giardia (ELISA, Alexon, Inc., Mountain View, CA, USA) mostrou ser sensível a 96% até 98% e 100% específico. Este teste é menos oneroso do que o estudo convencional de ovo e parasita. É 30% mais sensível, e os resultados estão disponíveis mais rapidamente.

Tratamento

Os medicamentos de escolha para o tratamento de giardíase são o hidrocloreto de quinacrina (Atabrina [100 mg], três vezes ao dia por 5 dias ou metronidazol [250 mg], três vezes ao dia por 5 dias), a segunda estando associada a uma menor incidência de cura. O tratamento do portador assintomático é algo controverso, mas a prudência deve parecer ditar que tanto a pessoa assintomática quanto o paciente aguda ou cronicamente doente devem receber terapia para evitar a disseminação da doença. Não existe nenhum agente quimioprofilático.

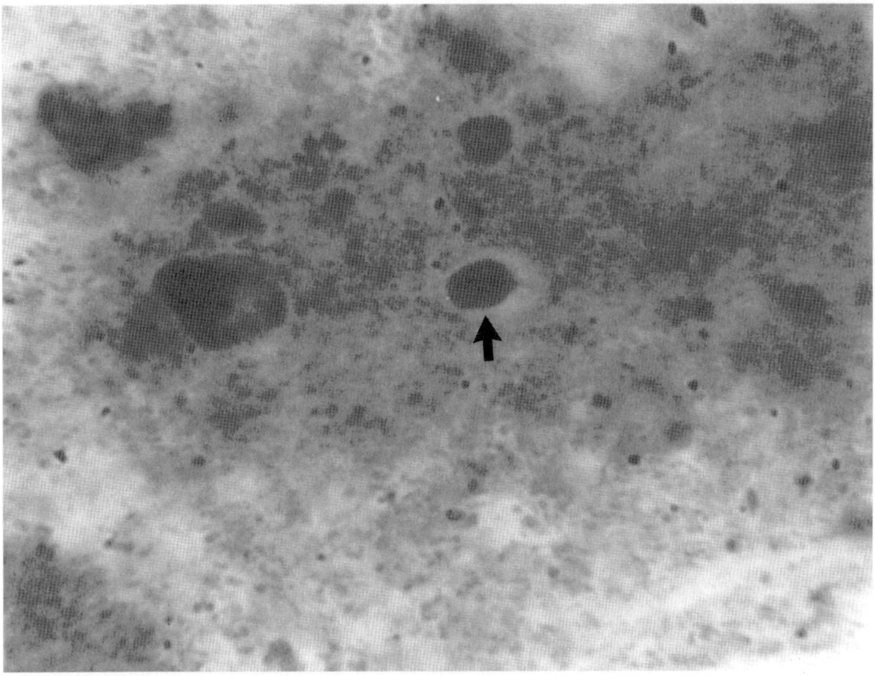

FIG. 33.15. Giardíase. Parasita ovóide demonstrando retração da parede do cisto (*seta*). Podem ser observados dois núcleos. (Ampliação original x 1.000.)

Tripanossomíase ou Doença de Chagas

A doença de Chagas[270] é provocada pelo *Trypanosoma cruzi*, que é transmitido pelo barbeiro. Os tripanossomas são depositados a partir das fezes do barbeiro quando está ingerindo sangue. A fagocitose dos organismos invasores é realizada pelos histiócitos da pele, da gordura e do músculo; esta é a chamada fase "leishmaniótica" da doença. A ruptura da célula provoca o escape de um grande número das formas de tripanossoma para a circulação (Figura 33.16). Acreditava-se que a tripanossomíase era uma condição confinada à América Central e do Sul, porém evidência mais recente sugere que a doença está presente nos Estados Unidos, principalmente no Texas.

As manifestações gastrointestinais ocorrem 2 a 20 dias ou mais após a infecção inicial. O cólon e o esôfago são envolvidos com mais freqüência, apesar de que o estômago, o intestino delgado, a bexiga e os ureteres podem ser afetados. O envolvimento do miocárdio e do sistema nervoso central também pode se desenvolver, No intestino, a liberação da toxina destrói os plexos da submucosa e mioentérico, o que pode resultar em dilatação do cólon. O paciente pode se encontrar gravemente constipado, enquanto o intestino se torna progressivamente dilatado devido à anormalidade neurológica e à presença de fezes espessadas. Apesar de a constipa-

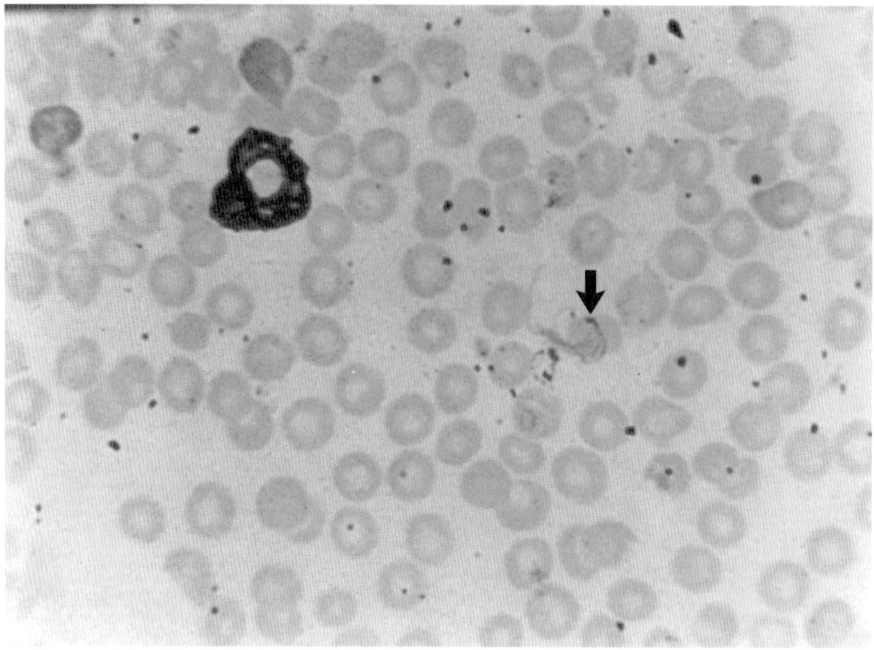

FIG. 33.16. Tripanossomíase. Configuração em *C* encontrada no sangue humano. O organismo apresenta um cinetoplasto terminal proeminente (*seta*). A localização intercelular é típica de tripanossomas. (Ampliação original x 1.000.)

ção poder necessitar do uso freqüente de enemas, freqüentemente o paciente compensa e é capaz de seguir uma existência razoavelmente normal. O volvo, no entanto, é uma complicação potencial. Nestes indivíduos com megacólon chagásico, os sinais e sintomas clínicos incluem dor grave e distensão abdominal progressiva, acompanhada de febre, toxemia grave e choque.

O exame radiológico pode revelar um cólon enormemente dilatado e alongado.[261] Em contraste com outras formas de megacólon, a distribuição pode ser segmentar.

A ressecção do esôfago ou do cólon aperistáltico[262] pode ser necessária se os sintomas assim o indicarem. Devido ao fato de a colite não afetar o reto, geralmente pode ser realizada a colectomia com restabelecimento da continuidade intestinal, porém, devido à obstrução funcional produzida pelo reto residual discinético, um dos procedimentos de ressecção endoanal deve ser considerado (ver Capítulos 18 e 23). A colectomia total com ileostomia é aconselhável se o megacólon tóxico[263] for a indicação para a cirurgia.

Esquistossomíase ou Bilharziose

A esquistossomíase é uma condição mundial afetando talvez 200 milhões de pessoas. A doença é causada por um trematódeo, uma forquilha de sangue encontrada em três formas: *Schistosoma mansoni*, *S. japonicum* e *S. haematobium*. Um caramujo hospedeiro é necessário para completar o ciclo de vida. A doença é observada freqüentemente em climas tropicais e subtropicais.

Patogênese

O ciclo de vida do organismo tem algum interesse. A infecção é adquirida por exposição à água contaminada contendo a forma de cercária (Figura 33.17). A cercária invade a pele, perde a cauda e entra nas veias subcutâneas do hospedeiro. A partir daí se espalha para o coração e os pulmões e pode produzir uma pneumonite transitória. Finalmente, ao alcançar a circulação portal, cresce, alimenta-se e se diferencia em uma forma macho ou fêmea (Figura 33.18). Após a fertilização, os vermes migram juntos para as vênulas mesentéricas terminais. Aí, a fêmea deposita os ovos fertilizados. O ovo secreta uma substância lítica que a permite migrar através do tecido circundante, para a luz intestinal e para as fezes.

As três formas da infestação são diferenciadas com base no aspecto dos ovos de *Schistosoma* (Figuras 33.19 e 33.20). O ovo de *S. mansoni* apresenta um espículo

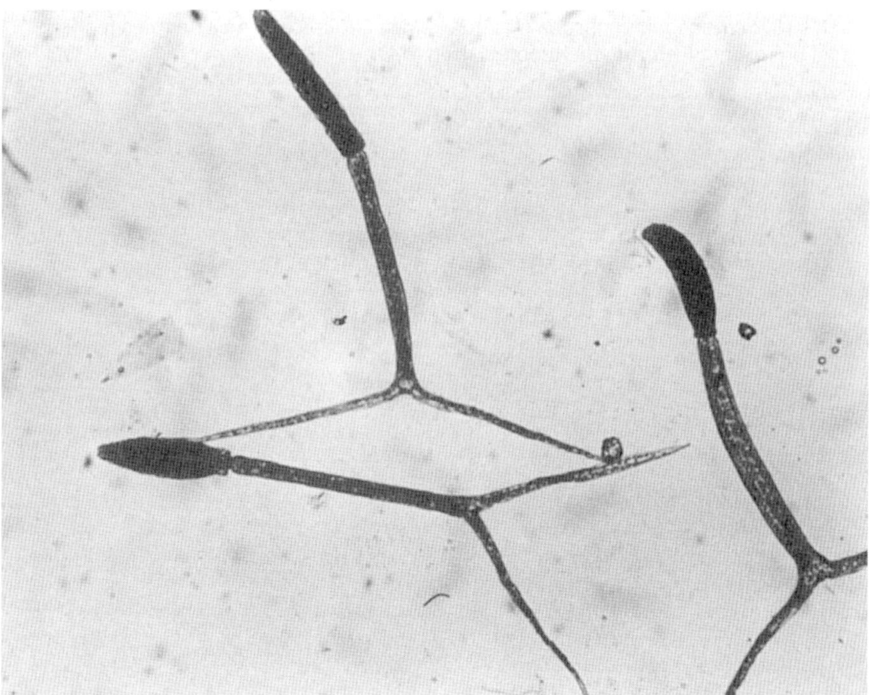

FIG. 33.17. *Schistosoma*. Cercária em forma de forquilha. (Cortesia de Rudolf Garret, M.D.)

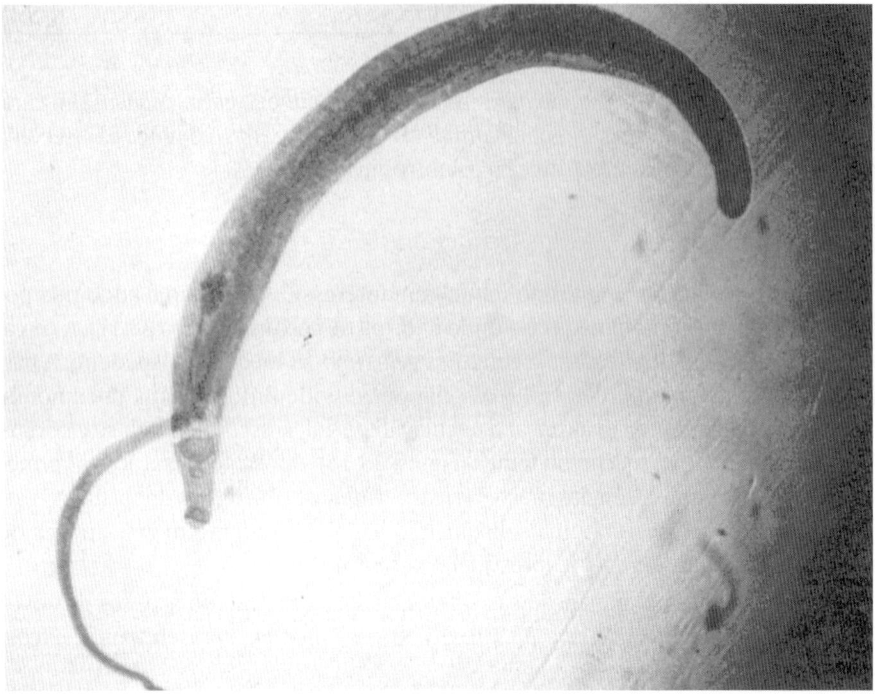

FIG. 33.18. *Schistosoma mansoni*, macho e fêmea adultos. A fêmea ocupa a fenda genital do macho. (Cortesia de Rudolf Garret, M.D.)

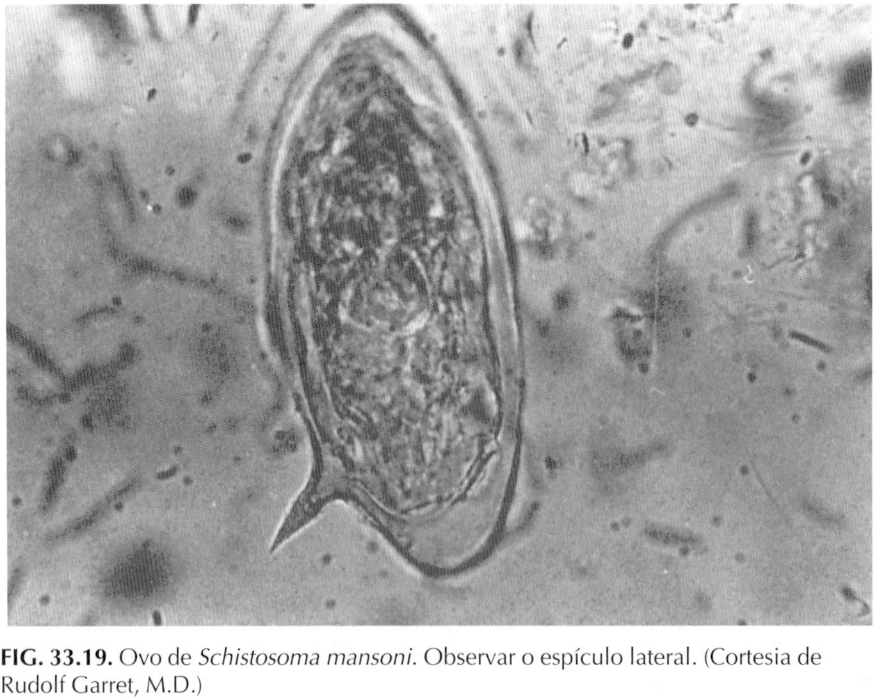

FIG. 33.19. Ovo de *Schistosoma mansoni*. Observar o espículo lateral. (Cortesia de Rudolf Garret, M.D.)

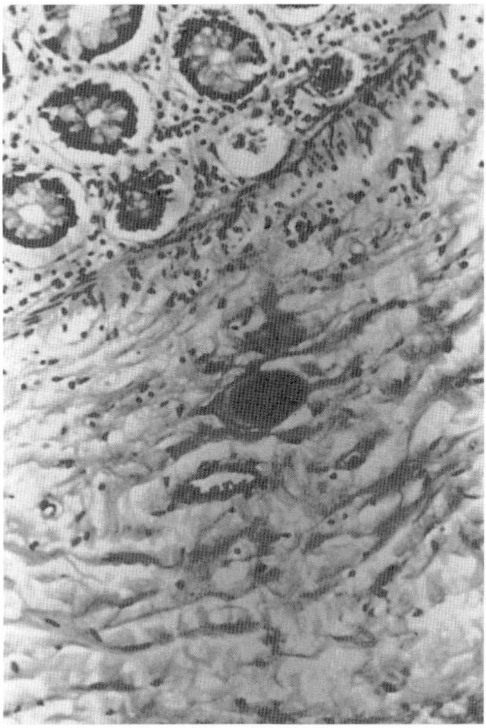

FIG. 33.20. Ovo de *Schistosoma haematobium* na parede do reto. Observar o espículo terminal. (Ampliação original x 180; cortesia de Rudolf Garret, M.D.)

lateral proeminente, o *S. haematobium* apresenta um espículo terminal em projeção, e o *S. japonicum* não apresenta nenhum espículo definido. O *S. japonicum* invade preferencialmente as veias mesentéricas superiores, assim envolvendo o intestino delgado e o cólon ascendente; o *S. mansoni* geralmente invade as veias mesentéricas inferiores, perfurando através do cólon descendente; e o *S. haematobium* tende a invadir os vasos da bexiga, produzindo, assim, sintomas na bexiga, nos órgãos pélvicos e no reto.

Sintomas e Sinais

Os sintomas inicialmente se referem à pele. Se ocorrer a migração através da parede intestinal, os pacientes desenvolvem dor abdominal inferior grave, diarréia, sangramento retal e evacuação de muco. Outros sintomas incluem febre, urticária e edema facial.

As crianças são especialmente sensíveis à disenteria aguda. Podem resultar fibrose e espessamento, e também pode ocorrer a formação de pólipos. Outras complicações incluem intussuscepção e prolapso retal. O envolvimento portal pode produzir granulomas, hepatoesplenomegalia e hipertensão porta. Também podem se desenvolver complicações do sistema nervoso central.

Diagnóstico

O diagnóstico geralmente é feito pela identificação dos ovos em amostras de fezes frescas. A biopsia retal freqüentemente revela a presença dos ovos na mucosa ou na submucosa. O diagnóstico também pode ser feito por preparação úmida; a amostra de biopsia é comprimida entre duas capas e examinada para os ovos. Um teste de pele e vários testes sorológicos também estão disponíveis para o diagnóstico; os teste de fixação de complemento e hemaglutinação indireta podem ser valiosos.

Demonstrou-se que a colonoscopia com biopsia confirma o diagnóstico, principalmente quando os ovos estão presentes. Pólipos não são raros, e, devido ao fato de que estes, quando grandes ou pedunculados, tendem não a regredir, mas provocar sangramento persistente, pode-se esperar que cresçam de novo porque a mucosa não reverte ao normal. As calcificações retocólicas e de trato urinário, como observadas em exames radiológicos, estão, ao que parece, associadas a uma forma clinicamente latente ou leve de esquistossomose.

Tratamento

A conduta médica da esquistossomose é arriscada. Os medicamentos empregados diferem, dependendo de qual espécie estiver envolvida. Vários agentes quimioterapêuticos são eficazes de formas diversas; incluem praziquantel, metrifonato, oxamniquine (tártaro emético), estibofen (Fuadin) e niridazol.

Tratar das complicações do cólon envolve uma variedade de procedimentos de ressecção e de diversão. A anastomose sem uma colostomia parece estar associada a uma incidência proibitivamente elevada de vazamento.

Relação com Carcinoma

Os pacientes com colite esquistossomótica de longa duração apresentam um elevado risco para o desenvolvimento de carcinoma, porém isto se aplica principalmente ao *S. japonicum*. Um pouco mais da metade dos pacientes com doença granulomatosa esquistossomótica do intestino grosso, sem evidência óbvia de carcinoma, apresentará displasia leve a grave. Parece que estas alterações são evidência presuntiva para o potencial pré-maligno da colite esquistossomótica, e análogas àquelas observadas em pacientes com colite ulcerativa crônica de longa duração.

Relação com Hipertensão Porta

A cirrose com hipertensão porta pode produzir hemorragia maciça a partir de varizes que requer *shunt* portocava ou ligadura da variz. Entretanto, devido ao elevado risco destes procedimentos, uma abordagem foi recomendada que envolve canulação da veia porta, seguida de seqüestro dos vermes adultos em um sistema de filtro. Demonstrou-se que a administração de tartrato de potássio-antimônio aumenta a quantidade de vermes removidos por estimular a migração para dentro da circulação porta.

Ascaridíase

A ascaridíase é causada por um grande nematelminto, o *Ascaris lumbricoides* (Figura 33.21). A doença é um problema enorme; estima-se que aproximadamente 25% da população mundial esteja afetada. A condição é endêmica em áreas tropicais e subtropicais, mas epidemias foram relatadas na Europa e mesmo em pequenas áreas focais dos Estados Unidos.

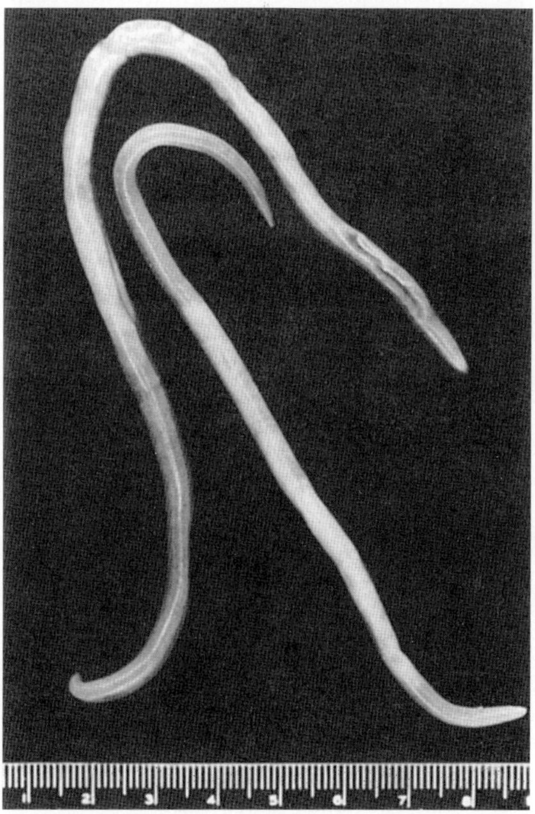

FIG. 33.21. Vermes adultos de *Ascaris lumbricoides*. (Cortesia de Rudolf Garret, M.D.)

Fisiopatologia

A infecção ocorre a partir da ingestão dos ovos em alimentos e bebidas contaminadas (Figura 33.22). Após a ingestão, as larvas emergem dos ovos e migram através da parede do intestino delgado para o sistema venoso porta, passando através do fígado para dentro dos pulmões. Finalmente, as larvas migram através dos capilares para dentro dos alvéolos e dos bronquíolos, e são expectorados e engolidos. No intestino delgado, desenvolvem-se em parasitas adultos.

Sintomas e sinais

A ascaridíase intestinal geralmente produz dor abdominal em cãibra, mas se a carga parasitária for pequena, os sintomas serão mínimos. Entretanto, devido ao grande tamanho do parasita adulto, algumas complicações referentes ao trato gastrointestinal podem surgir. A obstrução intestinal pode resultar de bloqueio por um bolo de parasitas, principalmente no íleo distal, apesar de que foi sugerido que uma causa importante para a obstrução pode ser o espasmo produzido pela irritação dos receptores sensoriais da mucosa. É improvável que a perfuração intestinal seja causada por esta condição, a menos que ocorra uma ulceração associada do intestino, como é observado na amebíase ou na febre tifóide. Pode também ocorrer vólvulo de intesti-

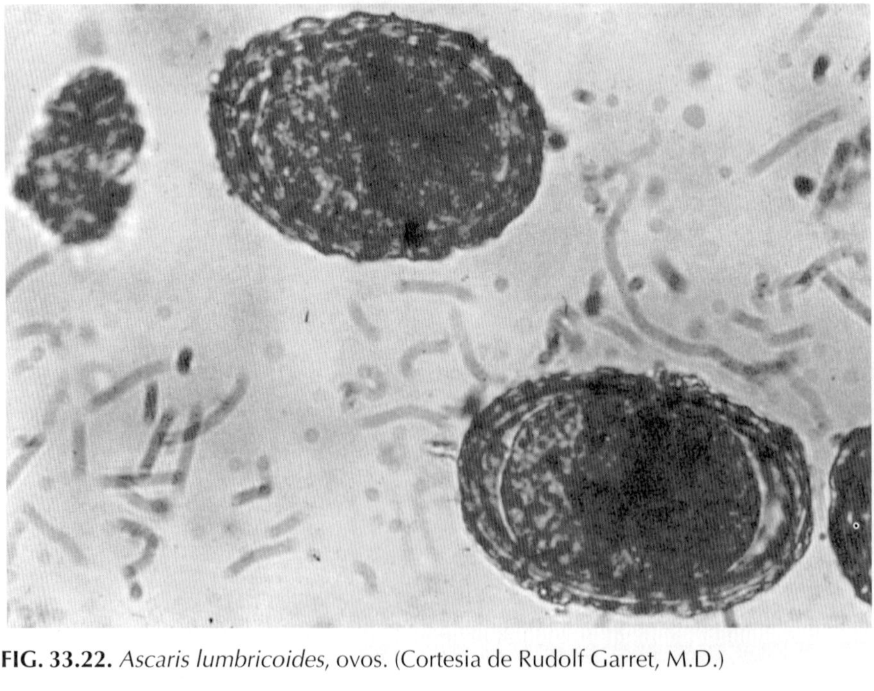

FIG. 33.22. *Ascaris lumbricoides*, ovos. (Cortesia de Rudolf Garret, M.D.)

no delgado. Além disso, reações alérgicas (asma, urticária e conjuntivite) podem resultar da absorção do parasita.

O exame físico pode revelar sinais mínimos; obviamente, na presença de obstrução intestinal, no entanto, podem ser observadas distensão abdominal e sensibilidade difusa. Ocasionalmente, pode seguir uma perfuração, e o paciente apresentará sinais de peritonite.

Diagnóstico

O diagnóstico de ascaridíase é feito pelo encontro de ovos nas fezes, as larvas ou parasitas adultos. Geralmente leva aproximadamente 2 meses a partir do momento da infecção antes que os ovos apareçam nas fezes. Os parasitas também podem ser recuperados do esputo e ocasionalmente de vômitos. Os estudos laboratoriais geralmente não têm valor, porque a única anormalidade significativa é a presença de uma eosinofilia.

As radiografias do intestino delgado podem revelar a presença dos parasitas no íleo distal. Caracteristicamente, o trato gastrointestinal do parasita pode ser identificado pois se preenche de material de contraste (Figura 33.23). Descobriu-se que a

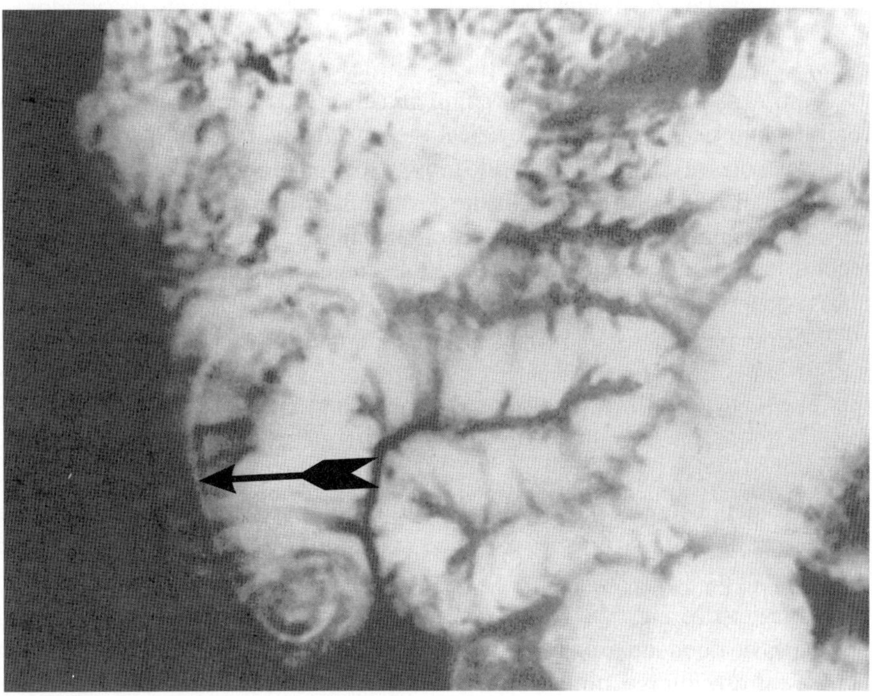

FIG. 33.23. Ascaridíase. A radiografia do intestino delgado demonstra a presença de áscaris. O trato gastrointestinal do parasita pode ser identificado (*seta*).

ultra-sonografia é útil no diagnóstico de obstrução intestinal secundária à ascaridíase. Os aspectos ultra-sonográficos característicos de sinal dos trilhos de ferrovia, e aspecto de olho-de-boi são úteis para se firmar o diagnóstico.

Tratamento

O tratamento com derivados piperazina tem sido defendido, mas está associado a efeitos colaterais potencialmente sérios. Outros medicamentos recomendados incluem o pamoato de pirantel, o mebendazol, o levamisol, o tiabendazol e o fenbendazol.

Em um paciente com obstrução intestinal, na ausência de um problema cirúrgico agudo, recomenda-se a intubação nasogástrica, e deve-se dar atenção à colocação da piperazina através do tubo. Se for necessária uma cirurgia e a perfuração não ocorreu, é melhor tentar a manipulação dos parasitas através do íleo para dentro do ceco em vez de abrir o intestino. A ressecção é aconselhada, se necessária, em contraposição à enterotomia e à extração dos parasitas. A instilação de vermífugo intraluminal intra-operatoriamente tem sido apontada por minimizar o risco de migração parasitária no pós-operatório através das linhas de sutura e anastomoses. O diagnóstico clínico e cirurgia imediata para a obstrução são importantes na redução da elevada taxa de mortalidade nesta condição potencialmente devastadora.

Estrongiloidíase

A estrongiloidíase é uma doença parasitária observada com freqüência em climas tropicais e provocada por um outro nematódeo, o *Strongyloides stercoralis*. A condição geralmente ocorre no intestino delgado, porém o cólon é, ocasionalmente, o local de envolvimento. Não muito dessemelhante do ancilóstomo, as larvas penetram a pele e são carreadas por meio da circulação para os pulmões. Podem romper dentro dos alvéolos e se desenvolver em parasitas adolescentes. A fêmea deglutida invade a mucosa do intestino delgado onde permanece, depositando ovos (Figura 33.24).

Os sintomas relativos ao trato intestinal podem ser mínimos, ou o paciente pode se queixar de diarréia, náuseas, vômitos e dor abdominal. A dor retal e o tenesmo foram relatados em associação ao envolvimento desta área, e uma proctite pode estar presente à sigmoidoscopia. A síndrome de hiperinfecção com este parasita (esmagadora proliferação dos parasitas) pode ser observada em pacientes imunocomprometidos e se caracteriza por sinais e sintomas abdominais profundos e por infecção secundária. Aqueles pacientes com linfomas e leucemia se encontram em risco maior.

O diagnóstico é estabelecido por exame das secreções duodenais; a biopsia por sucção do duodeno é um meio bem limitado de se procurar pelo parasita. Além disso, a estrongiloidíase pode ser diagnosticada encontrando-se larvas nas fezes; este é o único nematódeo intestinal do qual podem ser identificadas larvas nas fezes, ao invés de ovos.

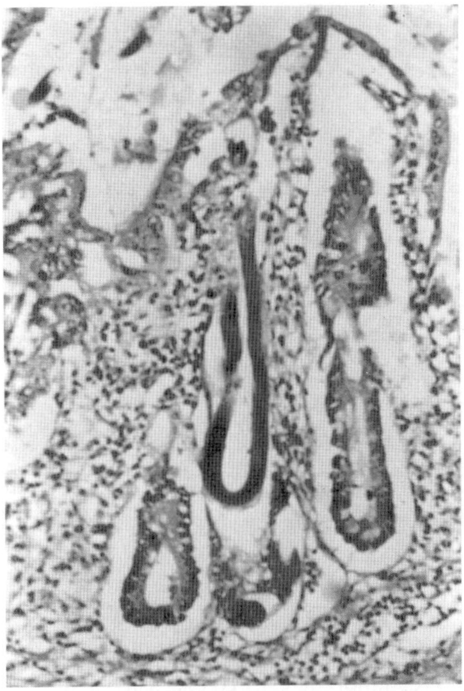

FIG. 33.24. *Strongyloides stercoralis.* As larvas e os ovos na mucosa intestinal. (Ampliação original x 280; cortesia de Rudolf Garret, M.D.)

Na forma acentuada da doença, a mortalidade geralmente é provocada por desidratação e desequilíbrio eletrolítico, o resultado de vômitos e diarréia. O medicamento de escolha para o tratamento da condição é o tiabendazol.

Tricuríase

A tricuríase é causada pelo nematódeo *Trichuris trichiura*, o assim chamado "verme de chicote". Seu nome comum é enganador porque o chicote ou cauda é, na realidade, sua cabeça. Em algumas partes do mundo, até 90% da população se encontra infectada; pode ser o helminto intestinal achado com mais freqüência em pessoas voltando de regiões tropicais.

O ovo possui uma forma característica de barril com uma proeminência não tingível em cada extremidade (Figura 33.25). A ingestão de alimentos ou água contendo os ovos é o método de contaminação. No trato intestinal, os ovos são digeridos, liberando larvas dentro do intestino delgado. As larvas residem na mucosa por vários dias, e daí se mudam para a área cecal, onde amadurecem.

Os pacientes podem ser virtualmente assintomáticos ou apresentar sintomas leves a moderados de infecção, dependendo da extensão do envolvimento. Dor abdominal baixa, diarréia e sangramento retal têm sido relatados. Também são observados náuseas, vômitos, flatulência, distensão abdominal, cefaléia e perda de peso.

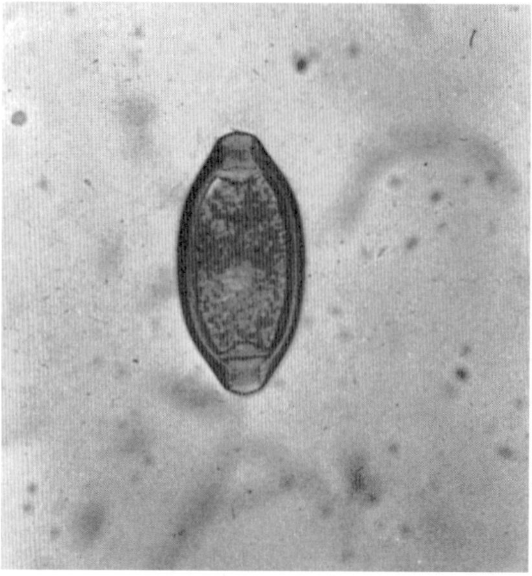

FIG. 33.25. Ovo de *Trichuris trichiura*. Observar a forma característica em barril com uma "rolha" em cada extremidade. (Cortesia de Rudolf Garret, M.D.)

Apendicite e prolapso retal podem ser conseqüências da infecção por *T. trichiura*. Pensa-se que o prolapso retal seja o resultado de esforço excessivo à defecação devido ao número maciço de parasitas no reto. A quantidade de parasitas juntos, criando um bloqueio da luz do apêndice, é responsável pelos sinais e sintomas de apendicite. Ovos de *T. trichiura* também foram identificados em um paciente com abscesso anal. Além disso, demonstrou-se que o parasita suga sangue do cólon, e estima-se que 0,005 ml por parasita por dia deve ser perdido. Assim, a infestação grave pode provocar anemia. Entretanto, apenas raramente se evidenciou uma perda de sangue significativa no adulto.

O diagnóstico é feito pela identificação dos ovos característicos nas fezes. A contagem de ovos é útil para se determinar o grau de infecção e para se avaliar a eficácia do tratamento. O exame com enema baritado pode revelar evidência dos parasitas em estudo com contraste de ar.

O tratamento com mebendazol é altamente eficaz contra *Trichuris,* assim como contra outros parasitas.

Anisaquíase

A anisaquíase ou doença do parasita do arenque é causada pela espécie do nematelminto marinho *Anisakis*. Os nematódeos adultos são parasitas intestinais de mamíferos marinhos, como focas e golfinhos. Quando se come peixe preparado inadequadamente, as larvas penetram na mucosa do estômago, do intestino delgado ou mesmo do cólon. Os pacientes apresentam dor abdominal aguda junto com uma obstrução intestinal ou uma síndrome semelhante à apendicite. Os achados podem simular os da enterite regional. A maioria dos sintomas de infecção com este parasita resolver-se-á espontaneamente.

Solitária (Taenia saginata)

A solitária da carne de boi é, de longe, a *taenia* mais comum nos seres humanos; é encontrada mundialmente, exceto onde a carne é proibida por razões religiosas. O adulto, um cestódeo hermafrodita, pode alcançar um comprimento de vários metros (Figura 33.26). Os ovos são de forma esférica e não podem ser diferenciados daqueles da *taenia* suína (Figura 33.27).

Os sintomas relatados são desconforto abdominal, náuseas, vômitos, sensibilidade cutânea, cefaléia e mal-estar, mas a maioria das infecções são assintomáticas. Devido ao grande tamanho do parasita, podem se desenvolver, ocasionalmente, sintomas obstrutivos.

O tratamento recomendado é com niclosamida ou praziquantel.

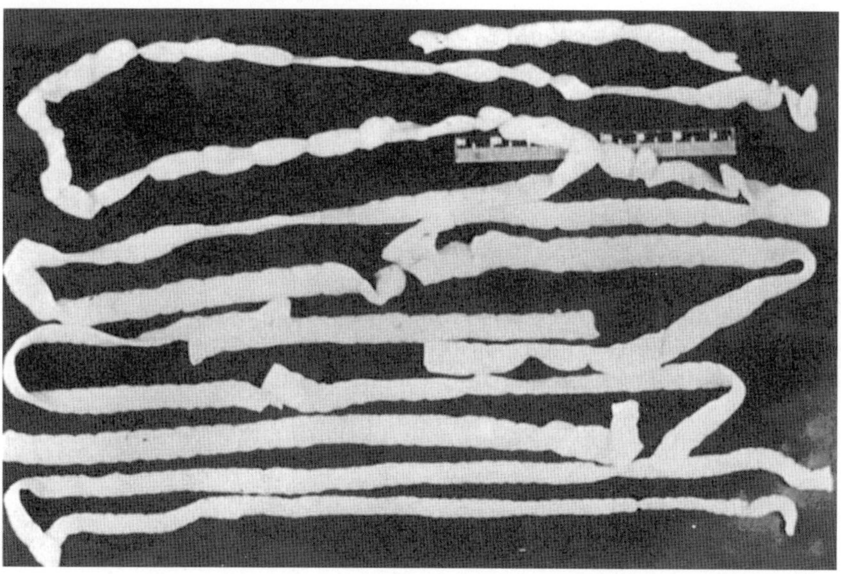

FIG. 33.26. *Taenia saginata*. Taenia adulta de carne bovina. (Cortesia de Rudof Garret, M.D.)

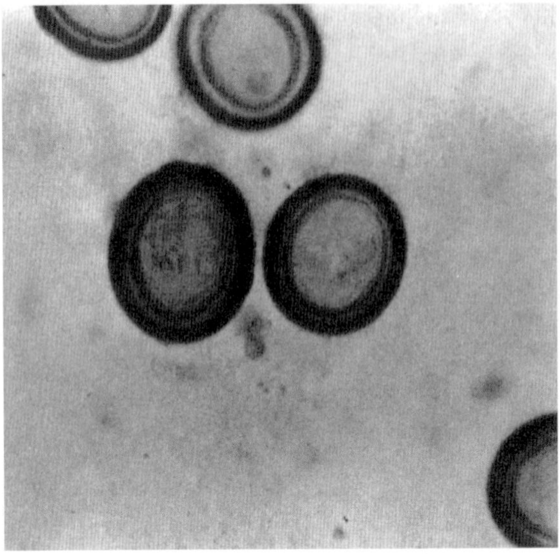

FIG. 33.27. Ovos de *Taenia saginata*. (Cortesia de Rudolf Garret, M.D.)

Referências Bibliográficas*

1. Altemeier WA, Culbertson WR. Technique for perineal repair of rectal prolapse. *Surgery* 1965;58:758-764.
2. Altemeier WA, Culbertson WR, Schowengerdt C, *et al.* Nineteen year's experience with the one-stage perineal repair of rectal prolapse. *Ann Surg* 1971;173:993-1006.
3. Altemeier WA. One-stage perineal surgery for complete rectal prolapse. *Hosp Pract* 1972;7:102-110.
4. Astler VE, Coller FA. The prognostic significance of direct extension of carcinoma of the colon and rectum. *An Surg* 1954;139:846-51.
5. Babcock WW. Experiences with resection of the colon and the elimination of colostomy. *Am J Surg* 1939;4:286-203.
6. Babcock WW. Radical single-stage extirpation for cancer of the large bowel with retainede funcional anus. *Surg Gynecol Obstet* 1947;85:1-7.
7. Babcock WW. Radical single-stage extirpation for cancer os the large bowel with retained functioned anus. *Surg Gynecol Obstet* 1947;85:1-7.
8. Bacon HE, McGregor JK. Prevention of recurrent carcinoma of the colon and rectum: report of 236 patients. *Dis Colon Rectum* 1963;6:209-14.
9. Bacon HE. Evaluation of sphincter muscle preservation and re-establishment of continuity in the operative treatment of rectal and sigmoidal cancer. *Surg Ginecol Obstet* 1945;81:113-127.
10. Barron J. Office Ligation of internal hemorrhoids. *Am J Surg* 1963;105:563-570.
11. Barron J. Office Ligation treatment of haemorrhoids. *Dis Colon Rectum* 1963;6:109-113.
12. Bevan (1917-1991). Bevan AD. Carcinoma of rectum: treatment by local excision. *Surg Clin Chicago* 1917;1:1233-1239.
13. Black BM, Botham RJ. Combined abdominoendorectal resection: Acritical reappraisal Based on 91 cases. *Surg Clin North Am* 1957:37,989-997.
14. Black BM, Kelly AH. Recurrent carcinoma of the rectum and rectosigmoid: Results of treatment after continence preserving procedures. *Arch Surg* 1955;72:538-542.
15. Bookwalter afastador de (509). Corman ML. *Colon and rectal surgery.* 2nd ed. Philadelphia: Lippincott, 1990.
16. Bowen JT. Precancerous dermatosis: a study of two cases of chronic atypical epithelial proliferation. *J Cutan Dis* 1912;30:241-255.
17. Broders AC. The grading of carcinoma. *Minnesota Med* 1925;8:725-30.
18. Buess G, Mentges B, Manncke K, Starlinger M, Becker HD. Technique and results of transanal endoscopic microsurgery in early rectal cancer. *Am J Surg* 1992;163:63-70.
19. Burch JM, Brock JC, Gevirtzman L, *et al.* The injured colon. *Ann Surg* 1986;203(6):701-11.
20. Buschke-Löwenstein A. Condylomata Acuminata simulating cancer on penis. *Klin Wochenschr* 1925;4:1726-1728.

*Referências resgatadas pelo revisor técnico.

21. Chappius CW, Frey DJ, Dietzen CD, *et al.* Management of penetrating colon injuries – a prospective randomized trial. *Ann Surg* 1991;213:492-7.
22. *CHTIT (Classification of Histological Typing of Intestinal Tumor)*, WHO (*World Health Organization*), 1976.
23. Corman ML. *Colon and rectal surgery.* 2nd ed. Philadelphia: Lippincott, 1990.
24. Crile G Jr, Turnbull RB Jr. The role of electrocoagulation in the treatment of carcinoma of the rectum. *Surg Gynecol Obstet* 1972;135:391-396.
25. Crohn BB, Ginzburg L, Oppenheimer GD. Regional Ileitis. A Pathologic and clinical entity. *JAMA* 1932;99:1323-1329.
26. Cronkhite LW, Canada WJ. Generalized gastrointestinal polyposis, pigmentation, alopecia and onychotrophia. *N Engl J Med* 1955;252:1011-1015.
27. Cutait, Daher E, Cutait R, Ioshimoto M, *et al.* Abdominoperineal endoanal pullthrough resection. *Dis Colon Rectum* 1985;28:294-299.
28. Cutait, Daher E, Figliolini FJ. A new method of colorectal anastomosis in abdominoperineal resection. *Dis Colon Rectum* 1961;4:335-342.
29. Delormé E. Communication sur le traitment des prolapsus du rectum totaux par l'exision de la muquese rectale ou recto-colique. *Bull Soc Chir Paris* 1900;26:498-518.
30. Delormé E. On the treatment of total prolapse of the rectum by excision of the rectal mucous membranes. *Dis Colon Rectum* 1985;28:544-553.
31. Douglas BS, Douglas HM. Rectal Prolapse in the Ehlers-Danlos Syndrome. *Aust Paediatr J* 1973;109-110.
32. Duhamel B. Retrorectal and anal pull-through procedure for the treatment of Hirschsprung disease. *Dis Colon Rectum* 1964;7:455-458.
33. Duhamel B. Une nouvelle operation de megacolon congenital. *Press Med* 1956;64:249-250.
34. Dukes CE, Bussey HJ. the spread of rectal cancer and its effect on prognosis. *Br J Cancer* 1958;12:309-20.
35. Dukes CE. Cancer of the rectum: An analysis of 1000 cases. *J Pathol Bacteriol* 1940;50-527-539.
36. Dukes CE. Classification of cancer the rectum. *J Path Bact* 1932;35:323-332.
37. Dunham LJ, Bailar JC 3PrdP. World maps of cancer mortality rates and frequency ratios. *J Natl Cancer Inst* 1968;41:155-203.
38. Eisenberg, HW. Sequential electrocoagulation and resection for carcinoma of the rectum. *Surg Gynecol Obstet* 1984;159:471-474.
39. Fazio VW, Galandiuk S. Strictureplasty in diffuse Crohn's jejunoileitis. *Dis Colon Rectum* 1985;28:512-518.
40. Fazio VW, Marchetti F, Church J, *et al.* Effect of resection margins on the recurrence of Crohn's disease in the small bowel: a randomized controlled trial. *Ann Surg* 1996;224:563-573.
41. Fazio VW. Regional Enteritis: Indications for surgery and operative strategy. *Surg Clin North Am* 1983;63:27-48.
42. Fazio VW, Kodner I, Jagelman DG, *et al.* Inflammatory disease of the bowel: parenteral nutrition as primary or adjunctive treatment (symposium) *Dis Col Rectum* 1976;19:574-578.
43. Ferguson JA, Heaton JR. Closed hemorrhoidectomy. *Dis Colon Rectum* 1959;2:176-179.
44. Flint LM, Vitale GC, Richardson JD. The injured colon relationship of management to complications. *Ann Surg* 1981;193:619-23.

45. Fristsch, A, Seidl W, Watzel C, *et al.* Palliative and adjunctive measures in rectal cancer. *World J Surg* 1982;6:569-577.
46. Frühmorgem HP, Holzmann JG, Altendorf A, Matek W. The malingnant potential of colorectal polyps – A new statistical approach. *Endoscopy* 1983;15:16-20.
47. Gardner EJ, Plenk HP. Hereditary pattern for multiple osteomas in a family group. *Am J Hum Genet* 1952;4:31-36.
48. Gardner EJ, Richard RC. Multiple cutaneous and subcutaneous lesions occurring simultaneously with hereditary polyposis and osteomatosis. *Am J Hum Genet* 1953;5:139-147.
49. Gardner EJ. A genetic and clinical study of intestinal polyposis, a predisposing factor for carcinoma of the colon and rectum. *Am J Hum Genet* 1951;3:167-176.
50. Gear JSS, Ware A, Fursdon P *et al.* Symptomless diverticular disease and intake of dietary fibre. *Lancet* 1979;1:511-514.
51. Goodsall DH. Anorectal Fístula. In: Goodsall DH, Miles WE. *Diseases of the Anus and rectum.* Longmans, Green & Co, 1900. p. 92-137.
52. Gordon PH, Hoexter B. Complications of the Ripstein procedura. *Dis Colon Rectum* 1978;21:277-280.
53. Haggitt RC, Glotzbach RE, Soffer EE, Wruble LD. Prognostic factors in colorectal carcinomas arising in adenomas: implications for lesions removed by endoscopic polypectomy. *Gastroenterology* 1985;89:328-336.
54. Hanley PH, Ray JE, Penningtonee, Grablowsky OM. A ten-year folloow-up study of horseshoe abscess-in-ano. *Dis Col Rectum* 1976;19:507-515.
55. Hanley PH. Conservative surgical correction of horseshoe abscess and fistula. *Dis Col Rectum* 1965;8:364-368.
56. Hardy TG Jr, Aguilar PS, Stewart WRC *et al.* Initial experience with a biofragmentable ring for sutureless bowel anastomosis. *Dis Colon Rectum* 1987;30:55-61.
57. Hardy TG JR, Hartmann RF, Samson RB *et al.* Percutaneous intrahepatic chemotherapy via indwelling portal vein catheter and subcutaneous injection reservoir. *Dis Colon Rectum* 1982;25:292-296.
58. Hardy TG Jr, Stewart WRC, Aguilar PS, *et al.* Biofragmentable ring for sutureless bowel anastomosis; early clinical experience. *Cont Surg* 1987;31 (October):39-44.
59. Hardy TG Jr, Stewart WRC, Aguilar PS. Prevention of colostomy in partial colonic obstruction by intraoperative rectal tube irrigation. *Dis Colon Rectum* 1985;28:122-127.
60. Hartmann H. *Noveau procédé d'ablation des cancers de la partie terminale du colon pelvien.* Strassbourg, France: Trentiène Congres de Chirurgie, 1921;411-414.
61. Hasson HM. Modified instrument and method for laparoscopy. *Am J Obstet Gynecol* 1971;110:886-887.
62. Hasson HM. Open laparoscopy: a report of 150 cases. *Reprod Med* 1974;12:234-238.
63. Hirschsprung H. Stuhlträgheit Neugeborener in Folge Von Dilatation und Hypertrophye des Colons. *Jahrbuch für Kinderheilkunde* 1888;27:1.
64. Hirschsprung *Stuhlträgheit Neugeborener in Folge Von Dilatation und Hypertrophye des Colons. Jahrbuch für Kinderheilkunde* 1888;27:1.
65. Houston J. Observation on the mucous membrane of the rectum. *Dullin Hospital Report* 1830;5:158-165.
66. Jass JR, Love SB. A new prognostic classification of rectal cancer. *Lancet* 1987;1303-6.

67. Jeghers H, McKusick VA, Katz KH. Generalized intestinal polyposis and melanin spots of the oral mucosa, lips, and digits;a syndrome of diagnostic significance. *New Engl J Med* 241:993,1949.
68. John De Ardene (século XIV). Corman ML. *Colon and rectal surgery.* 2nd. ed. Philadelphia: Lippincott, 1990.
69. Jost WH. One hundred cases of anal fissure treated with botulin toxin: early and long-term results. *Dis Colon Rectum* 1997;40:1029-1032.
70. Kelling G. *Ueber die besichtigung der speiseröhre und des magens mit biegsamen instrumenten.* Verh Ges Dtsch Naturforsch u Arzte ii/2:117-119,1901.
71. Kocher T. Quoted in Rankin FW, Bargen JA, Buie LA (eds). *The colon, rectum and anus.* Philadelphia, WB Saunders, 1932.
72. Kodner IJ, Shemesh EI, FRY RD *et al.* Preoperative irradiation for rectal cancer. Improved local control and long term survival. *Ann Surg* 1989;209:194-9.
73. Kraske P. Zur Exstirpation hochsitzender Mastdarmkrebse. *Verh Dtsch Ges Chir* 1885;14:464-474.
74. Kraske P. Ueber die entstehung sek undarer krebsqeschwüre durch impfung. *Zentralbl chir* 1884;11:801.
75. Krook JE, Moertel CG, Gunderson LL, *et al.* Effective surgical adjuvant therapy for high-risk rectal carcinoma. *N Engl J Med,* 1991;324:709,715.
76. Leenders E, Sieber WK. *Congenital Megacolon observation by Fredrick Ruysch in* 1691. In: *J Pediatr Surg,* 1970;5:1-3.
77. Lloyd Davies OV. Lithotomy – Trendelenburg position for resection of rectum and lower pwlvic colon. *Lancet* 1939;2:74-76.
78. Localio SA, Baron B. Abdomino-transsacral resection and anastomosis for midrectal cancer. *Ann Surg* 1973;178:540-546.
79. Localio SA, Eng K, Gouge TH, Ranson JHC. Abdominosacral resection for carcinoma of the mid-rectum: Ten years experience. *Ann Surg* 1978;188:475-480.
80. Localio SA. Curative surgery of midrectal cancer with preservation of the sphincters. *Surg Ann* 1974;6:213-245.
81. Lord PH. Anew regime for the treatment of haemorrhoids. *Proc R Soc Med* 1968;61:935-939.
82. Lord PH. Diverse methods of managing hemorrhoids: dilatation. *Dis Colon Rectum* 1973;16:180-181.
83. Lynch HT, *et al.* Attenuated familial adenomatous polyposis (AFAP). A phenotypically and genotypically distinctive variant of FAP. *Cancer* 1995;76-12:2427-33.
84. Lynch HT, Lynch PM, Albano WA, Lynch JF. The cancer syndrome: a status report. *Dis Col. & Rectum* 1981;24:311-22.
85. Madden JL. Treatment of perforated lesions of the colon by primary resection and anastomosis. *Dis Colon Rectum* 1966;9:413-416.
86. Madden, KL, Kandalaft S. Clinical evaluaction of electrocoagulation in the treatment of cancer of the rectum. *Am J Surg* 1971;122:347-352.
87. Madden, KL, Kandalaft SI. Electrocoagulation as a primary curative method in the treatment of carcinoma of the rectum. *Surg Gynecol Obstet* 1983;157:164-179.
88. Martin LW. Surgical management of total colonic aganglionosis. *Ann Surg* 1972;176:343.
89. Mason, AY. Surgical access to the rectum a transesphincteric expousure. *Proc R Soc Med* 1970;63:91-94.
90. Matius. In: Corman ML. *Colon and rectal surgery.* 2nd. ed. Philadelphia: Lippincott, 1990.

91. Maunsel HW. A new mwthod of excising the two upper poritions of the rectum and the lower segment of the sigmoid flexure of the colon. *Lancet* 1892;2:473-476.
92. Miles WE. A method of performing abdomino-perineal excision for carcinoma of the rectum and the terminal portion of the pelvic colon. *Lancet* 1908;2:1812-1813.
93. Milligan ETC, Morgan CN, Jones LE, Officer R. Surgical Anatomy of the Anal Canal and the operative treatment of hemorrhoids. *Lancet* 1937;233:1119-1124.
94. Milligan ETC, Morgan CN. Haemorrhoids and Their Surgical Treatment. A Description of The St. Mark's Hospital Operation for Haemorrhoids. *S Clin North America* 1955;35:1457.
95. Moertel CG, Fleming TR, MacDonald JD *et al.* Levamisole and Fluorouracil for adjuvant therapy of resected colon carcinoma. *New England J Med* 1990;322:352-8.
96. Morgan J. Varicous state of saphenous haemorrhoids treated successfully by the injection of tincture of persulphate of iron. *Medical Press & Circular* 1869;29-30.
97. Mori *et al.* Palliative Radiotherapy. In: Corman ML. *Colon and rectal surgery.* 2nd. ed. Philadelphia: Lippincott, 1990.
98. Morson BC, Pang LS. Pathology of anal cancer. *Proc R Soc Med* 1968;61:623-4.
99. Morson BC, Dawson IM (editors). *Gastrointestinal pathology.* 2nd. ed. London: Blackwell, 1979.
100. Morson BC. The pathology and results of treatment of squamous cell carcinoma of the anal canal and anal margim. *Proc R Soc Med* 1967;53:416-20.
101. Morson BC, Dawson MP. *Gastrointestinal pathology.* London: Blackwell, 1972. p. 624-5.
102. Morson BC, Dawson IMP. Tumors of anorectal region. In: *Gastrointestinal pathology.* 2nd. ed. Oxford: Blackwell, 1979. p. 735-42.
103. Morson BC, Sobin LH. *Histologic typing of intestinal tumors.* Geneva: World Health Organization, 1976:62-5.
104. Moschcowitz E. The pathogenesis, anatomy and cure of rectal prolapse of the rectum. *Surg Gynecol Obstet* 1912;15:7-21.
105. Murray. In: Corman ML. Colon and rectal surgery. 2nd. ed. Philadelphia: Lippincott, 1990.
106. Nigro MD. A sling operation for rectal prolapse. *Proc R Soc Med* (Suppl) 1970;63:106-107.
107. Nigro, ND, Seydel HG, *et al.* Combined preoperative radiation and chemotherapy for squamous cell carcinoma of the anal canal. *Cancer* 1983;51:1826-29.
108. Nolan. In: Corman ML. *Colon and rectal surgery.* 2nd. ed. Philadelphia: Lippincott, 1990.
109. Notaras MJ. Fissure-in-ano: Lateral subcutaneous internal anal sphincterotomy. In: Toded IP (ed). *Colon, Rectum and Anus,* 3rdP ed. London, Butterworth, 1977. p 354-360 (Operative Surgery Series).
110. Notaras MJ. The treatment of anal fissure by lateral subcutaneous internal Sphincterotomy. A techinique and results. *Br J Surg* 1971;58:96-100.
111. Notaras MJ. Lateral subcutaneous sphincterotomy for anal fissure: a new techinique. *Proc R Soc Med* 1969;1969;62:713.
112. O`Connel MJ, Martenson JA, Wieand HS, *et al.* Improving adjuvant therapy for rectal cancer by combining protracted infusion fluouracil with radiation therapy after curative surgery. *N Engl J Med* 1994;331:502-507.
113. O'Connor, O'sullivan. In: Corman ML. *Colon and rectal surgery.* 2nd. ed. Philadelphia: Lippincott, 1990.

114. Ogilvie WH. A large intestine colic due to sympathetic deprivation: a new clinical syndrome. *Br Med J* 1948;2:671-3.
115. Oldfield MC. The association of familial polyposis of te colon with multiple sebaceous cysts. *Br J Surg* 1954;41:534-541.
116. Orr TG. A suspension operation for prolapse of the rectum. *Ann Surg* 1947:126:833-840.
117. Paget J. On disease of the mammary areola preceding cancer of mammary glad. *St. Bartholomew's Hosp Rep* 1874;10:87-97.
118. Papillon J. Rectal and anal cancers: conservative treatment by irradiation – an alternative to radical surgery. Berlin: Springer, 1982.
119. Papillon J. Intracavitary irradiation of early rectal cancer for cure. A series of 186 cases. *Cancer* 1975;36(2):696-701.
120. Papillon J. Endocavitary irradiation in the curative treatment of early cancers. *Dis Colon Rectum* 1974;17:172-180.
121. Papillon J. Endocavitary irradiation of early rectal cancers for cure: A series of 123 cases. *Proc R Soc Med* 1973;66:1179-1181.
122. Papillon J. New prospects in the conservative treatment of rectal cancer. *Dis Colon Rectum* 1984;27:695-700.
123. Parks AG, Nicholls RJ. Proctocolectomy without ileostomy for ulcerative colitis. *Br Med J* 1978;2:85-8.
124. Parks AG, Nicholls RJ. Proctocolectomy without ileostomy for ulcerative colitis. *Br Med J* 1978;2:85-8.
125. Parks AG. The surgical treatment of haemorrhoids. *Br J Surg* 1956;43:337-351.
126. Peutz JLA. Very remarkable case of familial polyposis of mucous membrane of intestinal tract and nasopharynx, accompanied by peculiar pigmentations of skin and mucous membrane. *Nederl Maadschr Geneesk* 1921;10:134.
127. Ravitch MM, Steichen FM. Principles and practice of surgical stapling. Chicago: Year Book Medical Publishers, 1987.
128. Reilly M. Sigmoidal myotomy for acute diverticulitis. *Dis Col Rectum* 1965;8:42-4.
129. Limberg. In: Corman ML. *Colon and rectal surgery.* 2nd. ed. Philadelphia: Lippincott, 1990.
130. Reybard JF. Mémoire sur une tumeur cancéreuse affectant, l'S iliaque du colon: ablation. de la tumeur et del'intestin. *Bull Acad Roy Med* 1843-1844;9:1031-1043.
131. Ripstein, CB. Etiology and surgical therapy of massive prolapse of the rectum. *Ann Surg* 1963;157:259-264.
132. Ripstein CB. Procidentia of the rectum: internal intussusception of the rectum (stage I rectal prolapse). *Dis Colon Rectum* 1975;18:458-460.
133. Ripstein CB. Surgical care of massive rectal prolapse. *Dis Colon Rectum* 1965;8:224-258.
134. Ripstein CB. The repair of massive rectal prolapse. *Surg Proc* 1965;2:2.
135. Salvati EP, Rubin RJ. Electrocoagulation as primary therapy for rectal carcinoma. *Am J Surg* 1976;132:583-586.
135a. Salvati EP. Combined abdomino/endorectal resection. *Dis Colon Rect* 1961;4:363-367.
136. Selvaggi *et al.* In: Corman ML. *Colon and rectal surgery.* 2nd. ed. Philadelphia: Lippincott, 1990.
137. Semm K. Endoscopic appendectomy in 624 cases. *Endoscopy* 1983;15:59-64.

138. Shafik A. A new concept of the anatomy of the anal sphincter mechanism and the physiology of defecation. The external anal sphincter: A triple-loop system. *Invest Urol* 1975;12:412-419.
139. Shafik A. A new concept of the anatomy of the anal sphincter mechanism and the physiology of defection. II. Anatomy of the levator ani muscle with special reference to puborectalis. *Invest Urol* 1975;13:175-182.
140. Shafik A. A new concept of the anatomy of the anal sphincter mechanism and the physiology of defecation. III. The longitudinal anal muscle: Anatomy and role in anal shincter mechanism. *Invest Urol* 1976;13:271-277.
141. Shinya H. *Colonoscopy diagnosis and treatment of colonic diseases,* 1982.
142. Shinya H, Wolff WI. Morphology, anatomic distribution and cancer potential of colonic polyps. *Ann Surg* 1979;190:679-683.
143. Sir Charles Gordon-Watson, Gordon-Watson C. Discussion of the radium treatment of malignat disease of the rectum and anus. *Proc R Soc Med* 1935;28:1251-1263.
144. Soave F. Hirschsprung disease-a new surgical technique. *Arch Dis Child* 1964;39:116-124.
145. Sohn N, Robiotti JG Jr. The gay bowel syndrome: a review of colonic and rectal conditions in 200 male homosexuals. *Am J Gastroenterology* 1977;67:478-484.
146. Stone HH, Fabian TC. Management of perforating colon trauma. *Ann Surg* 190(4):430-36,1979.
147. Strauss AA, Strauss SF, Crawford RA, el al. Surgical diathermy of carcinoma of rectum: Its clinical end results. *JAMA* 1935;104:1480-1484.
148. Swedish Rectal Cancer Trial. Improved survival with preoperative radiotherapy in resectable rectal cancer. *N Engl J Med* 1997;335:980-987.
149. Swenson O, Bill Jr AH. Resection of rectum and rectosigmoid with preservation of sphincter for benign lesions producing megacolon: experimental study. *Surgery* 1948;24:212-220.
150. Swenson O, Neuhauser EBD, Pickett LK. New concepts of etiology, diagnosis and treatment of congenital megacolon (Hirschsprung disease). *Pediatrics* 1949;4:201-209.
151. Swenson O, Sherman JO, Fisher JH *et al.* The treatment and posoperative complications of congenital megacolon: a 25 year follow-up. *Ann Surg* 1975;182:266-272.
152. Thomson WHF. The nature of Haemorrhoids. *Br J Surgery* 1975;62:542-52.
153. Thomson WHF. The treatment of Hemorrhoids by a new method. *Trans Am Proctologic Soc* 1916;65-63.
154. Turcot J, Despres JP, St Poerre F. Malignant tumors of the central nervous system associated with familial polyposis of the colon. *Dis Colon Rectum* 1959;2:465-468.
155. Turnbull. In: Corman. *Colon and rectal surgery.* 2nd ed. Philadelphia, PA, USA: JB Lippincott Company, 1989. p. 247.
156. Turnbull RB Jr, Cuthbertson A. Abdominal pull-through resection for cancer for Hirschsprung's disease: delayed posterior colorectal anastomosis. *Clev Clin Q* 1961;28:109-115.
157. Turner CG. Conservative resection of the rectum by a lower route: the after results in seventeen cases. *Acta Chir Scand* 1932;72:519-535.
158. Velmahos. In: Corman ML. Colon and rectal surgery. 2nd. ed. Philadelphia: Lippincott, 1990.
159. Weir RF. An Improved method for of treating high cancers of the rectum. *JAMA* 1901;37:801-803.
160. Wells C. New operation for rectal prolapse. *Proc R Soc Med* 1959;15:334-336.

161. Wexner SD, Cheape JD, Jorge JMN, Jagelman DG. Prospective assessment of *biofeedback* for the treatment of paradoxical puborectalis syndrome. *Dis Colon Rectum*, 1993;35:145-50.
162. Wexner SD, Jorge JM. Colorectal physiological tests: use or abuse of technology? *Eur J Surg* 1994;160:167-174.
163. Wexner SD, Marchetti F, Salanga VD, Corredor C, Jagelman DG. Neurophysiologic assessment of the anal sphincters. *Dis Colon Rectum* 1991,34:606-12.
164. Wexner SD, Smithy WB, Milson JW, Dailey TH. The surgical management of anorectal diseases in AIDS and pre-AIDS patients. *Dis Colon Rectum* 1986;29:719-723.
165. Whitehead W. The surgical treatment of haemorrhoids. *Br Med J* 1882;1:148-150.
166. Winde G, Nottberg H, Keller R, Schmid KW, Bünte H. Surgical cure for early rectal carcinomas. *Dis Colon Rectum* 1996;39(9):969-976.

Índice Remissivo

Números páginas em **negrito** indicam os locais onde o assunto é abordado mais extensamente.
Números de páginas em *itálico* indicam que os temas podem ser encontrados em Figuras ou Quadros.

A

B

C

D

E

F

G

H

I

J

L

M

Q

R

S

T

U

V

W